FISIOTERAPIA NEONATAL
Evidências e Boas Práticas

FISIOTERAPIA NEONATAL
Evidências e Boas Práticas

Organizadores

Simone Nascimento Santos Ribeiro

Fisioterapeuta. PhD em Saúde da Criança e do Adolescente – Universidade Federal de Minas Gerais (UFMG). Especialista em Terapia Intensiva Pediátrica e Neonatal pela ASSOBRAFIR/COFFITO. Coordenadora da Fisioterapia Pediátrica e Neonatal do Instituto de Previdência dos Servidores do Estado de Minas Gerais (IPSEMG). Professora Adjunta da Faculdade Ciências Médicas de Minas Gerais (FCMMG).

Marcos Giovanni Santos Carvalho

Fisioterapeuta. Especialista em Terapia Intensiva Pediátrica e Neonatal pela ASSOBRAFIR/COFFITO. Mestre em Ciências da Saúde pela Universidade Federal do Amazonas (UFAM). Doutorando em Ciências da Reabilitação (UFMG). Coordenador do Serviço de Fisioterapia das Maternidades Dr. Moura Tapajoz (SEMSA-Manaus/AM) e Balbina Mestrinho (SES-AM). Preceptor do Programa de Residência em Fisioterapia em Terapia Intensiva Neonatal (UFAM). Coordenador da Pós-Graduação em Fisioterapia em Terapia Intensiva Neonatal e Pediátrica (PUC-PR/ARTMED/ASSOBRAFIR). Organizador do Programa de Atualização PROFISIO em Fisioterapia Cardiorrespiratória e Terapia Intensiva em Pediatria e Neonatologia. Diretor da Regional Amazonas da ASSOBRAFIR.

Silvana Alves Pereira

Fisioterapeuta. Doutorado em Neurociências do Comportamento pela Universidade de São Paulo (USP). Pós-Doutorado pela University of Southern California. Especialista em Terapia Intensiva Pediátrica e Neonatal pela ASSOBRAFIR/COFFITO. Professora Associada dos Cursos de Graduação e Pós-Graduação em Fisioterapia da Universidade Federal do Rio Grande do Norte (UFRN). Bolsista de Produtividade pelo CNPq. Idealizadora do Grupo de Pesquisa SAFE.

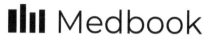

FISIOTERAPIA NEONATAL: Evidências e Boas Práticas
Direitos exclusivos para a língua portuguesa
Copyright © 2024 by Medbook Editora Científica Ltda.

Nota da editora
Os organizadores e a editora não podem ser responsabilizados pelo uso impróprio nem pela aplicação incorreta de quaisquer produtos apresentados nesta obra. Apesar de terem envidado esforço máximo para localizar os detentores dos direitos autorais de qualquer material utilizado, os organizadores e a editora estão dispostos a acertos posteriores caso, inadvertidamente, a identificação de algum deles tenha sido omitida.

Editoração Eletrônica: Futura

Capa: Eduardo Nascimento

Reservados todos os direitos. É proibida a duplicação ou reprodução deste volume, no todo ou em parte, sob quaisquer formas ou por quaisquer meios (eletrônico, mecânico, gravação, fotocópia, distribuição na Web ou outros), sem permissão expressa da Editora.

CIP-BRASIL. CATALOGAÇÃO NA PUBLICAÇÃO
SINDICATO NACIONAL DOS EDITORES DE LIVROS, RJ

Fisioterapia neonatal: evidências e boas práticas/organizadores Simone Nascimento Santos Ribeiro, Marcos Giovanni Santos Carvalho, Silvana Alves Pereira.. - 1. ed. - Rio de Janeiro : Medbook, 2024.
424 p.; 28 cm.

Apêndice
Inclui bibliografia
ISBN 978-65-5783-097-0

1. Fisioterapia para crianças. 2. Neonatologia. I. Ribeiro, Simone Nascimento Santos . II. Carvalho, Marcos Giovanni Santos. III. Pereira, Silvana Alves.

23-85513   CDD: 618.9201
               CDU: 615.8:616-053.31

Meri Gleice Rodrigues de Souza - Bibliotecária - CRB-7/6439
08/08/2023 10/08/2022

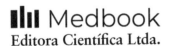

Editora Científica Ltda.
Avenida Treze de Maio 41/sala 804 – Cep 20.031-007 – Rio de Janeiro – RJ
Telefone: (21) 2502-4438 – www.medbookeditora.com.br – instagram: @medbookoficial
contato@medbookeditora.com.br – vendasrj@medbookeditora.com.br

Agradecimentos

Estamos honrados com a contribuição e a elaboração deste livro. Apesar de idealizado a partir da parceria de três grandes amigos, unidos pela Fisioterapia Neonatal, sua concretização foi fruto da colaboração de outros grandes colegas da área neonatal.

Aqui estão presentes os mais renomados colegas da área de Fisioterapia Neonatal, os quais, com suas pesquisas inovadoras e boas práticas, tornaram esta edição uma belíssima contribuição para a Fisioterapia Neonatal brasileira.

Agradecemos às famílias as autorizações pelo uso das imagens ao longo dos capítulos.

Agradecemos à querida fisioterapeuta Cristina Dias que gentilmente nos presenteou com o prefácio.

Agradecemos também à Medbook por abraçar este sonho.

Simone Nascimento Santos Ribeiro
Marcos Giovanni Santos Carvalho
Silvana Alves Pereira

*Dedicamos este livro a nossos filhos,
esposos, familiares e amigos.*

Colaboradores

Aléxia Gabriela da Silva Vieira

Fisioterapeuta pela Universidade Federal do Amazonas (UFAM). Pós-Graduada em Fisioterapia em Terapia Intensiva (Biocursos/FASERRA). Pós-Graduada em Docência no Ensino Digital pela Faculdade Israelita de Ciências da Saúde Albert Einstein. Especialista em Fisioterapia em Terapia Intensiva Neonatal (UFAM). Mestre em Saúde Baseada em Evidências pela Universidade Federal de São Paulo (UNIFESP). Fisioterapeuta do Departamento de Pacientes Graves e da Telemedicina do Hospital Israelita Albert Einstein.

Aline dos Santos Mendes

Fisioterapeuta pela Universidade do Estado do Pará. Fisioterapeuta assistencial em Terapia Intensiva Neonatal (Ebserh – HC-UFMG). Regulador do serviço em Reabilitação (DIREG – SUS-BETIM).

Amanda dos Santos Erhardt

Fisioterapeuta pela Universidade do Estado de Santa Catarina (UDESC). Mestranda em Fisioterapia (UDESC). Pesquisadora do Laboratório de Desenvolvimento e Controle Postural (LADESCOP/UDESC).

Ana Cristina de Oliveira Costa

Fisioterapeuta pela Pontifícia Universidade Católica de Minas Gerais (PUC-MG). Pós-Graduada em Fisioterapia Respiratória pela Faculdade Ciências Médicas de Minas Gerais (FCMMG) e em Neonatologia pela Faculdade Estácio de Sá e Hospital Sofia Feldman. Especialista em Terapia Intensiva Pediátrica e Neonatal pela ASSOBRAFIR/COFFITO. Doutoranda e Mestre em Saúde Coletiva pelo Instituto René Rachou (IRR/Fiocruz-MG). Fisioterapeuta do Hospital das Clínicas da Empresa Brasileira de Serviços Hospitalares (EBSERH/UFMG).

Ana Raquel Rodrigues Lindquist

Fisioterapeuta. PhD em Ciências Fisiológicas. Professora Adjunta do Curso de Fisioterapia da UFRN.

Antônio Macêdo Costa Filho

Mestre em Saúde Coletiva (Epidemiologia) pelo Centro de Pesquisas René Rachou (CPqRR) – Fiocruz-MG. Graduado em Fisioterapia pela UFMG. Especialista em Fisioterapia nas Disfunções Traumato-Ortopédicas e em Fisioterapia Cardiorrespiratória pela Universidade do Estado do Pará. Fisioterapeuta Assistente em Terapia Intensiva Neonatal – EBSERH-HC-UFMG. Regulador do serviço de Regulação em Reabilitação (DIREG – SUS-BETIM).

Brenda Iasmin de Oliveira Valério

Fisioterapeuta pela Faculdade de Ciências Médicas e da Saúde de Juiz de Fora (SUPREMA). Pós-Graduada em Fisioterapia Pneumofuncional pela SUPREMA. Residência Multiprofissional em Saúde pelo Hospital e Maternidade Therezinha de Jesus (Juiz de Fora). Pós-Graduanda em Fisioterapia em Terapia Intensiva Neonatal e Pediátrica pela PUC-PR. Fisioterapeuta na Unidade de Neonatologia da Santa Casa de Misericórdia de Juiz de Fora.

Camila de Souza Espíndola

Fisioterapeuta pela Universidade do Estado de Santa Catarina (CEFID/UDESC). Especialista em Terapia Intensiva Neonatal e Pediátrica pela ASSOBRAFIR/COFFITO. Residência em Saúde da Criança e do Adolescente (HC-UFPR). Mestranda em Fisioterapia (CEFID/UDESC). Fisioterapeuta do Hospital Infantil Joana de Gusmão (HIJG/SC).

Carla Marques Nicolau

Mestre em Ciências pelo Departamento de Pediatria da Faculdade de Medicina da USP. Especialista em Fisioterapia Intensiva Neonatal e Pediátrica pela ASSOBRAFIR/COFFITO.

Coordenadora do Centro Neonatal do Instituto da Criança (HC-FMUSP). Coordenadora do Serviço de Fisioterapia da Maternidade São Luiz Star (Rede D'Or – São Paulo).

Carolina Cristina dos Santos Camargo

Mestranda em Avaliação e Desempenho Físico Funcional pela Universidade Ibirapuera (UNIB). Pós-Graduada em Fisioterapia Intensiva Pediátrica e Neonatal pela FACPHYSIO-SP. Pós-Graduada em Fisioterapia em Pneumologia pela Universidade Gama Filho. Preceptora e Docente da Pós-Graduação da FACPHYSIO-SP. Fisioterapeuta – UTI Neonatal e Pediátrica.

Carolina Daniel de Lima-Alvarez

Fisioterapeuta. PhD em Fisioterapia pela Universidade Federal de São Carlos (UFSCar). Professora Adjunta do Departamento de Fisioterapia da UFRN.

Cássio Daniel Araújo da Silva

Fisioterapeuta pela UFAM. Especialista em saúde da criança e do adolescente (IFF/Fiocruz). Mestre em Ciências (IFF/Fiocruz). Fisioterapeuta da Unidade de Pacientes Graves do Instituto Fernandes Figueira (Fiocruz). Coordenador de Fisioterapia Pediátrica do Hospital Rios D'Or (RJ). Docente da Pós-Graduação em Fisioterapia em Terapia Intensiva (Uniredentor/InterFisio).

Cirlene de Lima Marinho

Fisioterapeuta pela Universidade Estácio de Sá (UNESA). Mestre em Ciências pela Universidade Estadual do Rio de Janeiro (UERJ). Professora do Curso de Graduação em Fisioterapia do Centro Universitário Augusto Motta (UNISUAM). Fisioterapeuta *staff* da Unidade de Terapia Intensiva Neonatal, do Ambulatório de Seguimento de Recém-Nascidos de Alto Risco e do Serviço de Pacientes Pediátricos Graves (SPPG) do Hospital Universitário Pedro Ernesto (HUPE)/UERJ.

Cláudio Gonçalves de Albuquerque

Fisioterapeuta pela Universidade Federal de Pernambuco (UFPE). Título de Especialista em Fisioterapia em Terapia Intensiva pelo COFFITO/ASSOBRAFIR. Título de Especialista em Fisioterapia Neonatal e Pediátrica pelo COFFITO/ASSOBRAFIR. Mestre em Ciências da Saúde pela UFPE. Doutorando em Saúde da Criança e do Adolescente pela UFPE. Fisioterapeuta Coordenador da Unidade de Cuidados Intensivos Pediátricos e Neonatais do HC-UFPE. Diretor Regional da ASSOBRAFIR-PE.

Cristiane do Prado

Doutora em Ciências pelo Departamento de Pediatria da FMUSP. Higher Education Teaching Certificate pela Harvard University. Fisioterapeuta Especialista em Fisioterapia Respiratória pela UNIFESP-EPM e Especialista em Fisiologia do Exercício pela UNIFESP-EPM. Docente do Mestrado Profissional em Ensino em Saúde da Faculdade Israelita de Ciências da Saúde Albert Einstein (FICSAE). Docente do Mestrado Profissional em Enfermagem (FICSAE). Coordenadora de Fisioterapia do Departamento Materno-Infantil do Hospital Israelita Albert Einstein (HIAE). Coordenadora da Clínica de Especialidades Pediátricas do Departamento Materno-Infantil (HIAE). Coordenadora do Curso de Especialização em Fisioterapia Neonatal e Pediátrica (FICSAE). Coordenadora da Residência Uniprofissional de Fisioterapia Hospitalar (FICSAE).

Cristiane Sousa Nascimento Baez Garcia

Fisioterapeuta pela Universidade Federal do Rio de Janeiro (UFRJ). Doutora em Ciências Biológicas – Fisiologia (UFRJ). Pós-Doutorado em Investigação Pulmonar (Fiocruz/UFRJ). Professora do Ensino Básico, Técnico e Tecnológico do Curso de Graduação Bacharelado em Fisioterapia do Instituto Federal de Educação, Ciência e Tecnologia do Rio de Janeiro (IFRJ).

Danielle Fortuna de Almeida

Fisioterapeuta pela Universidade Gama Filho. Especialista em Fisioterapia Neonatal e Pediátrica pelo IFF-Fiocruz. Mestre em Ensino em Ciências da Saúde (UNIPLI). Rotina de Fisioterapia da UTI Neonatal da Maternidade Leila Diniz (RJ). Coordenadora da Pós-Graduação de Fisioterapia em UTI Neonatal e Pediátrica da Uniredentor/Interfisio-EAD. Tutora do Método Canguru e Instrutora do Método RTA.

Darllyana de Sousa Soares

Fisioterapeuta pela Universidade Estadual do Piauí. Mestre em Ciências da Reabilitação pela UEL/UNOPAR. Doutoranda em Ciências da Reabilitação pela UEL/UNOPAR. Residência em Fisioterapia Pulmonar pela Universidade Estadual de Londrina. Pós-Graduação em Fisioterapia Intensiva Neonatal e Pediátrica pela Faculdade UNYLEYA. Fisioterapeuta Intensivista Neonatal no Hospital Universitário de Londrina.

Dayane Montemezzo

Fisioterapeuta pela Universidade Federal de Santa Maria (UFSM). Especialista em Terapia Intensiva Neonatal e Pediátrica (ASSOBRAFIR/COFFITO). Mestre e Doutora em Ciências da Reabilitação (UFMG). Professora Adjunta do Departamento de Fisioterapia (CEFID/UDESC). Docente Permanente do Programa de Pós-Graduação em Fisioterapia (CEFID/UDESC).

Débora Nunes Prata dos Anjos.

Mestranda em Desempenho e Reabilitação Físico-funcional pela UNIB. Especialista em Fisioterapia Pediátrica/Neonatal e em Pneumologia pela Unifesp. Coordenadora de Estágio e Docente nos Cursos de Terapia Intensiva Adulto e Pediatria pela FACPHYSIO-SP. Fisioterapeuta – Servidora Pública da Prefeitura de São Paulo atuante em UTI Neonatal/PSI e Enfermaria Pediátrica.

Diana Baggio

Fisioterapeuta. Especialista em Fisioterapia Neonatal e Pediátrica pelo Hospital Israelita Albert Einstein. Especialista em Gestão de Pessoas e Desenvolvimento de Liderança (PUC-RS). Mestranda em Ciências da Saúde pela Faculdade Israelita de Ciências da Saúde Albert Einstein.

Eugênia da Silva Lima

Fisioterapeuta. MsC em Processos Interativos dos Órgãos e Sistemas (ICS-UFBA). Especialista em Terapia Intensiva Pediátrica e Neonatal (ASSOBRAFIR/COFFITO). Fisioterapeuta

Referência do Bloco Pediátrico do Hospital São Rafael Rede D'OR. Responsável Técnica da Linha Materno-Infantil do Hospital Teresa de Lisieux.

Evelim Leal de Freitas Dantas Gomes

Fisioterapeuta. PhD em Ciências da Reabilitação. Especialista em Fisioterapia Cardiorrespiratória (INCOR) e Terapia Intensiva Pediátrica e Neonatal (ASSOBRAFIR). Docente Colaboradora do Programa de Mestrado em Desempenho e Reabilitação Físico-funcional pela UNIB. Professora Doutora do Curso de Fisioterapia da FMUSP.

Fabianne Maisa de Novaes Assis Dantas

Fisioterapeuta. Doutora em Saúde da Criança e do Adolescente pela UFPE. Mestre em Ciências da Saúde pela UFPE. Especialista em Fisioterapia Respiratória e em Fisioterapia em Terapia Intensiva pela ASSOBRAFIR/COFFITO. Professora Adjunta do Curso de Fisioterapia da Universidade de Pernambuco (UPE) – Campus Petrolina. Pesquisadora do Grupo de Pesquisa em Fisioterapia Neonatal e Pediátrica (Baby GrUPE).

Fernanda de Cordoba Lanza

Professora do Departamento de Fisioterapia da UFMG. Doutora em Ciências aplicadas à Pediatria (UNIFESP). Diretora Científica da ASSOBRAFIR (gestão 2021-2024).

Gabriela Silveira Neves

Fisioterapeuta pela Universidade Federal dos Vales do Jequitinhonha e Mucuri (UFVJM). Pós-Graduada em Fisioterapia Respiratória pela Uni-BH. Formação no Conceito Bobath (NDT – Neuro-Developmental Technique) pelo Bobath Centre, Londres. Mestre em Reabilitação e Desempenho Funcional pela UFVJM. Doutoranda em Ciências da Saúde – Saúde da Criança e do Adolescente pela UFMG. Tutora e Docente na Residência Multiprofissional em Neonatologia do Hospital Sofia Feldman.

Gentil Gomes da Fonseca Filho

Fisioterapeuta. PhD em Fisioterapia. Professor Adjunto do Curso de Fisioterapia da Faculdade de Ciências da Saúde do Trairi – UFRN.

Graziela Ferreira Biazus

Fisioterapeuta. Mestre em Ciências da Saúde pela Fundação Universidade Federal de Ciências da Saúde de Porto Alegre. Especialização em Fisioterapia Cardiorrespiratória e Especialização em Acupuntura. Título de Especialista em Fisioterapia Neonatal e Pediátrica pela Associação Brasileira de Fisioterapia Cardiorrespiratória e Fisioterapia em Terapia Intensiva. Preceptora do Núcleo da Fisioterapia do Programa de Residência Integrada Multiprofissional em Saúde com ênfase em Atenção Materno Infantil – Hospital de Clínicas de Porto Alegre.

Guilherme Cherene Barros de Souza

Fisioterapeuta. Especialista em Terapia Intensiva Neonatal e Pediátrica. Diretor Regional da ASSOBRAFIR-RJ. Coordenador Adjunto da Câmara Técnica de Fisioterapia Respiratória da ASSOBRAFIR. Docente da Residência Multiprofissional em

Saúde da Criança e do Adolescente do IPPMG/UFRJ. Docente da Residência em Fisioterapia Neonatal e Pediátrica do HUPE/UERJ. Rotina da Unidade de Internação do Complexo Hospitalar de Niterói.

Halina Cidrini Ferreira

Fisioterapeuta. PhD em Ciências pela UFRJ. Professora Associada da Faculdade de Fisioterapia da UFRJ. Vice-Coordenadora do Serviço de Fisioterapia da Maternidade-Escola da UFRJ. Líder do GENEP: Grupo de Estudos e Pesquisas em Fisioterapia Neonatal e Pediátrica da Faculdade de Fisioterapia (UFRJ).

Hércules Ribeiro Leite

Fisioterapeuta. Mestre e Doutor pela UFMG. Pós-Doutor em Fisioterapia pela The University of Sydney – Austrália. Docente do Departamento de Fisioterapia da UFMG. Docente Permanente do Programa de Pós-Graduação em Ciências da Reabilitação. Bolsista de Produtividade Nível 1 – CNPq.

Isabelly Cristina Rodrigues Regalado Moura

Fisioterapeuta. Mestre e Doutora em Fisioterapia (UFRN). Especialista em Fisioterapia Neurofuncional da Criança e do Adolescente (COFFITO-ABRAFIN). Professora Adjunta do Curso de Fisioterapia da Faculdade de Ciências da Saúde do Trairi (UFRN). Docente Colaboradora do Programa de Pós-Graduação em Ciências da Reabilitação da UFRN.

Ivete Furtado Ribeiro Caldas

Fisioteraeuta pela Universidade do Estado do Pará (UEPA). Especialista em Fisioterapia Respiratória Pediátrica e Neonatal pela Unifesp. Especialista em Fisioterapia em Terapia Intensiva em Neonatologia e Pediatria pelo COFFITO. Mestre em Pesquisa e Teoria do Comportamento e Doutora em Neurociências e Biologia Celular pela Universidade Federal do Pará (UFPA). Membro da Unidade Regional Pará da ASSOBRAFIR. Docente e Coordenadora do Laboratório de Desenvolvimento Infantil (LADIN) da UEPA – Campus Cametá. Professora Adjunta I da UEPA. Docente Permanente dos Programas de Pós-Graduação Mestrado Profissional Cirurgia e Pesquisa Experimental (CIPE) e Ensino e Saúde na Amazônia (ESA) do CCBS/UEPA. Líder do Grupo de Pesquisa Saúde e Interdisciplinaridade na Amazônia.

Jéssica Costa Leite

Fisioterapeuta pela Universidade Estadual da Paraíba (UEPB). Pós-Graduada em Terapia Intensiva Neonatal e Pediátrica (INTERFISIO). Mestre (UFPE) e Doutora (UFRN) em Fisioterapia com ênfase em Avaliação e Intervenção nos Sistemas Cardiovascular e Respiratório. Docente da UNIFACISA. Fisioterapeuta Intensivista na UTI Pediátrica do Hospital Metropolitano Dom José Maria Pires.

Joseana Celiza Fernandes Siqueira

Fisioterapeuta. Mestre em Engenharia de Produção pela UFPB. Pós-Graduada em Fisioterapia Neonatal pela FCMMG. Especialista em Terapia Intensiva Neonatal e Pediátrica – ASSOBRAFIR/COFFITO. Fisioterapeuta da Secretaria de

Saúde do Distrito Federal (Hospital de Sobradinho – Núcleo Regional de Atenção Domiciliar).

Josiane Marques Felcar

Fisioterapeuta pela Universidade Estadual de Londrina (UEL). PhD em Ciências da Saúde pela UEL. Especialista em Terapia Intensiva Pediátrica e Neonatal pela ASSOBRAFIR. Especialista em Fisioterapia Cardiorrespiratória pela ASSOBRAFIR. Docente Pesquisadora da Pós-Graduação em Ciências da Reabilitação – Programa de Mestrado e Doutorado associado entre UEL e Unopar. Docente do Programa de Residência em Fisioterapia Pediátrica e Neonatal da UEL. Docente do Curso de Fisioterapia da UEL. Fisioterapeuta Intensivista Pediátrica e Neonatal no Hospital Universitário de Londrina.

Juliana Lessa de Oliveira

Fisioterapeuta pela Universidade Estadual do Sudoeste da Bahia (UESB). Pós-Graduada em Neonatologia com ênfase em Fisioterapia pelo Hospital Sofia Feldman em parceria com a FCMMG. Formação no Conceito Neuroevolutivo Bobath pela ABRADIMENE, no Método RTA – Reequilíbrio Toracoabdominal, na Escala Motora Infantil Alberta (EMIA), no *Test of Infant Motor Performance* (TIMP) e no Método *Therapy Tapping* no desenvolvimento atípico de bebês e crianças. Fisioterapeuta do Setor de Intervenção Precoce do Lactente de Risco do Hospital Municipal Esaú Matos/Fundação Pública de Saúde de Vitória da Conquista-BA.

Juliana Nasu Tomiyama

Fisioterapeuta. Especialista em Fisioterapia em Terapia Intensiva com área de atuação em Neonatologia e Pediatria pela ASSOBRAFIR/COFFITO. Fisioterapeuta Coordenadora da UTI Neonatal da Maternidade Moura Tapajoz – Manaus/AM. Preceptora do Programa de Residência em Fisioterapia em Terapia Intensiva Neonatal pela UFAM.

Juliana Vieira Campos

Fisioterapeuta. Especialista em Saúde da Criança e do Adolescente (IPPMG/UFRJ). Mestre em Saúde Perinatal (Maternidade Escola da UFRJ). Fisioterapeuta Pediátrica Ambulatorial. Integrante do GENEP: Grupo de Estudos e Pesquisas em Fisioterapia Neonatal e Pediátrica da Faculdade de Fisioterapia da UFRJ.

Karina Piovan Costa

Fisioterapeuta. Especialista em Fisioterapia em Terapia Intensiva com área de atuação em Neonatologia e Pediatria pela ASSOBRAFIR/COFFITO. Pós-Graduada em Fisioterapia Pneumofuncional pela UEPA. Coordenadora da UTI Neonatal da Maternidade Estadual Balbina Mestrinho – Manaus/AM. Preceptora da Residência em Fisioterapia em Terapia Intensiva Neonatal pela UFAM.

Karolinne Souza Monteiro

Fisioterapeuta. PhD em Fisioterapia. Especialista em Fisioterapia em Terapia Intensiva com área de atuação em Neonatologia e Pediatria pela ASSOBRAFIR/COFFITO e em Intervenções Precoces no Autismo pelo CBI de Miami. Professora Adjunta do Curso de Fisioterapia da Faculdade de Ciências da Saúde do Trairi/UFRN.

Kelly Abud

Fisioterapeuta. Diretora do Serviço de Fisioterapia do InCor-HCFUSP. Doutoranda do Programa de Cardiologia da FMUSP.

Laís Ribeiro do Valle Sales

Fisioterapeuta. Especialista em Fisioterapia Respiratória pela SES-PE. Mestranda em Cuidados Intensivos pelo IMIP-PE. Fisioterapeuta Plantonista da UTI Pediátrica do Hospital Esperança Recife – Rede D´Or.

Laura Alves Cabral

Fisioterapeuta pela UFMG. Pós-Graduada em Fisioterapia Respiratória pela UFMG. Especialista em Terapia Intensiva Pediátrica e Neonatal e em Fisioterapia Respiratória pela ASSOBRAFIR/COFFITO. Doutora e Mestre em Ciências da Reabilitação pela UFMG. Professora Adjunta do Departamento de Fisioterapia na UFJF – Campus Governador Valadares. Pesquisadora do Núcleo de Estudos em Fisioterapia Cardiorrespiratória (NEFIC – UFJF-Campus Governador Valadares) e do Núcleo de Avaliação e Reabilitação Pulmonar (NARP – UFJF).

Lívia Barboza de Andrade

Fisioterapeuta. PhD em Ciências Pneumológicas pela Universidade Federal do Rio Grande do Sul (UFRGS). Especialista em Fisioterapia Cardiorrespiratória pela ASSOBRAFIR. Docente Pesquisadora da Pós-Graduação em Saúde Integral do Instituto de Medicina Integral Prof. Fernando Figueira (IMIP-PE). Coordenadora do Mestrado Profissional em Cuidados Intensivos do IMIP-PE. Tutora do Curso de Fisioterapia da Faculdade Pernambucana de Saúde (FPS). Coordenação Técnico-Científica da Fisioterapia na UTI Pediátrica do Hospital Esperança Recife – Rede D'Or.

Luana Renata Wingeter Borelli Lacerda

Especialista em Fisioterapia Respiratória em Terapia Intensiva Neonatal e Pediátrica pelo HCFMUSP. Especialista em Fisioterapia Intensiva Cardiorrespiratória pelo Instituto de Cardiologia Dante Pazzanese. Fisioterapeuta do Centro Neonatal do Instituto da Criança (HCFMUSP). Fisioterapeuta da Maternidade São Luiz Star (Rede D'Or – São Paulo).

Luciana Sayuri Sanada

Fisioterapeuta pela USP. Especialização em neuropediatria pela UFSCar. Mestre e Doutora em Neurologia e Neurociência pela USP. Professora Adjunta do Departamento de Fisioterapia e do Programa de Pós-Graduação em Fisioterapia da UDESC. Coordenadora do Laboratório de Desenvolvimento e Controle Postural (LADESCOP/UDESC) e do Programa de Extensão "EstimulAção: a criança em foco".

Marcela Soares Silva Ferreira

Fisioterapeuta. Mestrado em Ciências da Reabilitação pela Universidade de Brasília (UnB). Especialista em Fisiologia pela

UGF-RJ. Treinamento em Respiratory Care of the Newborn – Columbia University (NY). Fisioterapeuta Plantonista da UTI Neonatal do Hospital Materno Infantil de Brasília (SES-DF).

Marcelo Dias

Fisioterapeuta pela CEFID/UDESC. Especialista em Educação Especial (CEFID/UDESC). Mestre em Neurociências pela UFSC. Mestre em Fisioterapia (CEFID/UDESC). Fisioterapeuta da Fundação Catarinense de Educação Especial (FCEE, SC).

Marcos Giovanni Santos Carvalho

Fisioterapeuta. Especialista em Terapia Intensiva Pediátrica e Neonatal pela ASSOBRAFIR/COFFITO. Mestre em Ciências da Saúde (UFAM). Doutorando em Ciências da Reabilitação (UFMG). Coordenador do Serviço de Fisioterapia das Maternidades Dr. Moura Tapajóz (SEMSA-Manaus/AM) e Balbina Mestrinho (SES-AM). Preceptor do Programa de Residência em Fisioterapia em Terapia Intensiva Neonatal (UFAM). Coordenador da Pós-Graduação em Fisioterapia em Terapia Intensiva Neonatal e Pediátrica (PUC-PR/ARTMED/ASSOBRAFIR). Organizador do Programa de Atualização PROFISIO em Fisioterapia Cardiorrespiratória e Terapia Intensiva em Pediatria e Neonatologia. Diretor da Regional Amazonas da ASSOBRAFIR.

Maria Clara de Souza Pereira

Fisioterapeuta. Especialista em Fisioterapia em Terapia Intensiva com atuação em Neonatologia e Pediatria pela ASSOBRAFIR/COFFITO. Pós-Graduada em Fisioterapia em Terapia Intensiva pela FASERRA. Preceptora do Programa de Residência em Fisioterapia em Terapia Intensiva Neonatal pela UFAM. Fisioterapeuta Intensivista da Sala de Parto e Reanimação da Maternidade Estadual Balbina Mestrinho – Manaus/AM.

Maria Regina de Carvalho Coppo

Fisioterapeuta. Mestre em Saúde da Criança e do Adolescente pela Universidade Estadual de Campinas (Unicamp). Fisioterapeuta da Unicamp.

Milena Siciliano Nascimento

PhD em Ciência da Saúde (Departamento de Pneumologia da FM-USP). Especialista em Fisioterapia Respiratória (UNIFESP). Especialista do Departamento de Práticas Assistenciais do Hospital Israelita Albert Einstein. Professora de Pós-Graduação Latu-sensu do Hospital Israelita Albert Einstein nos cursos de Fisioterapia Pediátrica e Neonatal, Fisioterapia Hospitalar, Enfermagem Pediátrica e Neonatal e Emergências Pediátricas.

Mônica Carvalho Sanchez Stopiglia

Fisioterapeuta. Mestre em Neurociências pela Unicamp. Fisioterapeuta da Unicamp, Responsável pelo Serviço de Fisioterapia do Hospital da Mulher Prof. Dr. José Aristodemo Pinotti – CAISM-Unicamp e pelos Cursos de Especialização em Fisioterapia Neonatal e Fisioterapia Aplicada ao Neonato e Lactente da Unicamp.

Natalia Alves Menegol

Fisioterapeuta pela UDESC. Mestre em Fisioterapia pela UDESC. Pesquisadora Voluntária do Laboratório de Desenvolvimento e Controle Postural (LADESCOP/UDESC).

Nilson Willamy Bastos de Souza Júnior

Fisioterapeuta pela Universidade Estadual do Piauí (UESPI). Residência em Fisioterapia Pediátrica e Neonatal pela Universidade Estadual de Londrina (UEL). Pós-Graduação Lato Sensu em Fisioterapia Intensiva Neonatal e Pediátrica pela Faculdade UNYLEYA. Mestrado em Ciências da Reabilitação pela UEL/UNOPAR. Doutorado em Ciências da Reabilitação em andamento pela UEL/UNOPAR. Fisioterapeuta Intensivista Neonatal do Hospital Universitário Ana Bezerra – UFRN.

Paula Cristina Soares Mesquita

Fisioterapeuta Pós-Graduada pelo Programa de Residência Multiprofissional: Promoção da Saúde e Cuidado na Atenção Hospitalar na área de concentração Saúde da Criança e do Adolescente pela USP. Ex-Bolsista dos Programas de Monitoria das disciplinas Bioquímica Humana, Métodos e Técnicas de Avaliação e Eletrotermofototerapia. Ex-Supervisora e Ex--Membro da Liga Acadêmica de Fisioterapia em Neonatologia e Pediatria (LIFINEOPED) de São Paulo.

Paula Maria Eidt Rovedder

Fisioterapeuta. PhD em Ciências Pneumológicas pela UFRGS. Professora Adjunta do Curso de Fisioterapia da UFRGS. Professora do Programa de Pós-Graduação em Ciências Pneumológicas da UFRGS. Tutora da Residência Multidisciplinar em Atenção Materno Infantil do Hospital de Clínicas de Porto Alegre.

Paulo André Freire Magalhães

Fisioterapeuta. PhD em Fisioterapia pela UFPE. Doutor em Saúde Materno-Infantil pelo IMIP. Mestre em Biociências pela UFRN. Especialista em Terapia Intensiva Pediátrica e Neonatal pela ASSOBRAFIR/COFFITO. Docente Pesquisador da Pós-Graduação em Reabilitação e Desempenho Funcional (PPGRDF) da UPE. Professor Adjunto do Curso de Fisioterapia da UPE – Campus Petrolina. Líder do Grupo de Pesquisa em Fisioterapia Neonatal e Pediátrica (Baby GrUPE).

Pricila Mara Novais de Oliveira

Fisioterapeuta pela UFJF. Especialista em Fisioterapia Pediátrica pela Unicamp. Especialista em Terapia Intensiva Neonatal e Pediátrica pela ASSOBRAFIR/COFFITO. Mestre em Saúde da Criança e do Adolescente pela Unicamp. Doutora em Ciências na área de Saúde da Criança e do Adolescente pela Unicamp. Fisioterapeuta na Unidade de Saúde da Criança do Hospital Universitário da UFJF – HU-UFJF/EBSERH.

Rafael Justino da Silva

Fisioterapeuta pela UFPE. Especialista em Terapia Intensiva Neonatal e Pediátrica pela ASSOBRAFIR/COFFITO. Residência em Fisioterapia Respiratória (IMIP/PE). Mestrado em Cuidados Intensivos (IMIP/PE). Supervisor de Fisioterapia das UTI Neonatal e Pediátrica e Emergência Pediátrica (IMIP/PE). Coordenador de Fisioterapia da UTI Neonatal do Hospital Barão de Lucena – Recife/PE.

Renata de Freitas Pires

Fisioterapeuta pela UNIFAMINAS. Especialista em Fisioterapia Neonatal pela Unicamp. Especialista em Terapia Intensiva

Pediátrica e Neonatal e em Fisioterapia Respiratória pela ASSOBRAFIR/COFFITO. Formação no Conceito Neuroevolutivo Bobath pela ABRADIMENE. Fisioterapeuta na empresa Habilitar Baby Fisioterapia com atuação na área de Fisioterapia Neurofuncional Pediátrica.

Rodrigo Adasme Jeria

Cinesiologista. Terapeuta Respiratório Certificado. Mestre em Epidemiologia Especialista DENAKE em Cinesiologia Intensiva e Respiratória. Coordenador de Investigação, Inovação e Desenvolvimento – TEVEUCI – Santiago de Chile. Instituto de Ciências do Exercício e Reabilitação, Faculdade de Ciências da Reabilitação, Universidade Andres Bello, Santiago de Chile. Ex-Coordenador de Terapia Respiratória do Hospital Clínico da Rede de Saúde UC-Christus. Presidente da Divisão de Cinesiologia Intensiva, Sociedade Chilena de Medicina Intensiva. PALS & BLS Inst, AARC-NPS, EVACAM AMPA.

Rosana Silva dos Santos.

Fisioterapeuta. PhD em Clínica Médica pela UFRJ. Professora Adjunta da Faculdade de Fisioterapia da UFRJ. Coordenadora do Ambulatório de *Follow up* (Fisioterapia) da Maternidade Escola da UFRJ. Coordenadora do GENEP: Grupo de Estudos e Pesquisas em Fisioterapia Neonatal e Pediátrica da Faculdade de Fisioterapia da UFRJ.

Ruth Batista Bezerra Fagundes

Fisioterapeuta do Hospital Infantil Varela Santiago – Natal/RN. Residência Multiprofissional em Terapia Intensiva Neonatal (UFRN). Mestre em Ciências da Reabilitação (FACISA/UFRN). Especialista em Fisioterapia em Terapia Intensiva – Neonatologia e Pediatria pela ASSOBRAFIR/COFFITO.

Sabrina Sousa Freire

Fisioterapeuta. Mestrado em Gerontologia pela Universidade Católica de Brasília (UCB/DF). Pós-Graduada em Uroginecologia e Obstetrícia. Treinamento em Respiratory Care of the Newborn – Columbia University (NY). Fisioterapeuta Plantonista da UTI Neonatal do Hospital Materno-Infantil de Brasília (SES-DF).

Silvana Alves Pereira

Fisioterapeuta. Doutorado em Neurociências do Comportamento pela USP. Pós-Doutorado pela University of Southern California. Especialista em Terapia Intensiva Pediátrica e Neonatal pela ASSOBRAFIR/COFFITO. Professora Associada do Curso de Graduação e Pós-Graduação em Fisioterapia da UFRN. Bolsista de Produtividade pelo CNPq. Idealizadora do Grupo de Pesquisa SAFE.

Simone Nascimento Santos Ribeiro

Fisioterapeuta. PhD em Saúde da Criança e do Adolescente pela UFMG. Especialista em Terapia Intensiva Pediátrica e Neonatal pela ASSOBRAFIR/COFFITO. Coordenadora da Fisioterapia Pediátrica e Neonatal do Instituto de Previdência dos Servidores do Estado de Minas Gerais (IPSEMG). Professora Adjunta da Faculdade Ciências Médicas de Minas Gerais (FCMMG).

Tatiane Falcão dos Santos Albergaria

Doutorado e Mestrado em Processos Interativos dos Órgãos e Sistemas (PPgPIOS/ICS/UFBA). Docente da Universidade do Estado da Bahia (UNEB). Especialista em Terapia Intensiva com área de atuação em Neonatologia e Pediatria pela ASSOBRAFIR/COFFITO.

Tatianne Moura Estrela Gusmão

Fisioterapeuta. Doutora em Saúde Materno-Infantil (IMIP). Mestre em Saúde Pública (UEPB). Especialista em Terapia Intensiva Adulto e Pediátrica (FAMOSP). Especialista em Neonatal e Pediátrica (ASSOBRAFIR/COFFITO). Professora do Centro Universitário UNIFACISA, Campina Grande-PB. Fisioterapeuta da UTI Pediátrica do Hospital Metropolitano Dom João Maria Pires e do Hospital de Ensino e Pesquisa – HELP, Paraíba.

Thalita Vilaboim Santos

Fisioterapeuta pela Universidade Federal do Triângulo Mineiro (UFTM). Residência Multiprofissional em Neonatologia no Hospital Sofia Feldman e FCMMG. Especialista em Fisioterapia em Terapia Intensiva Neonatal e Pediátrica pela ASSOBRAFIR/COFFITO. Mestre em Ciências da Reabilitação pela UFMG. Fisioterapeuta Intensivista Neonatal e Pediátrica do Hospital Governador Israel Pinheiro (IPSEMG).

Thayla Amorim Santino

Fisioterapeuta. Especialista em Fisioterapia Respiratória pela ASSOBRAFIR/COFFITO. Pós-Graduada em Informática em Saúde pela UNIFESP. Mestre e Doutora em Fisioterapia pela UFRN.

Valeria Azevedo de Almeida

Fisioterapeuta. Doutoranda pelo Programa de Pós-Graduação em Fisioterapia da UFRN. Mestrado em Neuroengenharia do Instituto Internacional de Neurociências – Edmond e Lily Safra (IIN-ELS). Especialização em Saúde Materno-Infantil pelo Programa de Residência Multiprofissional em Saúde Materno-Infantil da EMCM/UFRN. Integrante do grupo de pesquisa Avanços em Uropediatria, cadastrado no Diretório dos Grupos de Pesquisa do CNPq e credenciado pela Fiocruz. Fisioterapeuta Intensivista Neonatal e Pediátrica do Hospital Universitário da Grande Dourados HU-UFGD/Ebserh.

Vanessa Pereira de Lima

Fisioterapeuta pela UFRN. Especialização em Fisioterapia Respiratória pela UNIFESP. Especialização em Administração Hospitalar pelo Centro Universitário São Camilo. Mestrado em Ciências da Saúde pela UNIFESP. Doutorado em Ciências da Reabilitação pela da UFMG. Docente da Universidade Federal dos Vales do Jequitinhonha e Mucuri (UFVJM).

Prefácio

Com muita alegria recebi o convite para apresentar esta obra que se concretiza como fruto do sonho de profissionais sérios, competentes, com trajetórias profissionais e acadêmicas sólidas na Fisioterapia Neonatal e que assumiram a organização deste livro. Trata-se de um marco importante na história do exercício profissional do fisioterapeuta que se dedica a uma fase da vida humana que exige, de forma especial, conhecimento sustentado na pesquisa científica, nas boas práticas, mas, sobretudo, na dimensão humana do cuidar do recém-nascido.

O escopo da Fisioterapia Neonatal tem se tornado cada vez maior, assim como o avanço tecnológico e científico da área. Dessa maneira, as habilidades e informações necessárias para atenção integral e humanizada ao recém-nascido ampliam-se na mesma proporção, exigindo dos profissionais atualizações frequentes. Um dos objetivos desta obra é contribuir nesse processo, sendo estruturada de modo a proporcionar o envolvimento crescente do leitor com o conteúdo apresentado.

O livro se divide em sete seções que se entrelaçam em uma sequência lógica, iniciando pela história da Fisioterapia Neonatal e em seguida abordando temas pertinentes ao cuidado do neonato que, mesmo apresentados separadamente, enfatizam a importância da assistência integral, reconhecendo que a construção do conhecimento que visa à assistência deve estruturar-se em bases sólidas e diversificadas. A Fisioterapia Neonatal se amplia para além da Unidade de Terapia Intensiva e precisa de profissionais habilitados a atuar nessa ampla frente de trabalho.

A observância cuidadosa das diretrizes e objetivos da atenção ao recém-nascido grave ou potencialmente grave estabelecidos pelo Ministério da Saúde se faz presente na estruturação das seções. Os tópicos abordam a importância da integralidade da assistência, da atenção humanizada e da participação da família nos cuidados, assim como fornecem as bases teóricas para ações que visem reduzir a morbimortalidade nessa população, contribuindo para a formação e qualificação profissionais.

Cada capítulo fortalece a ideia de que o conhecimento científico precisa ser a base para toda e qualquer abordagem fisioterapêutica, incluindo métodos de avaliação, técnicas e recursos. A Fisioterapia Neonatal baseia-se em princípios fisiológicos e fisiopatológicos e é guiada por avaliação primorosa, que permite a atuação baseada na evolução clínica individualizada e nas melhores evidências científicas.

Os autores que contribuíram com essa obra são profissionais de grande saber científico, que vivem a experiência do cuidar e se dedicam, com responsabilidade e seriedade, ao ensino e à pesquisa, assegurando a abordagem crítica e acurada do conteúdo proposto.

O olhar para o recém-nascido deve ser enriquecido pelo mais profundo afeto capaz de reconhecer a dignidade humana como base da vida e do cuidar. A experiência diária diante do sofrimento deve ter como objetivo fortalecer a certeza de que a busca constante de conhecimento é o instrumento que permite ao profissional da saúde assumir a responsabilidade que se apresenta diante dele.

Que o leitor possa usufruir desta obra para aprendizado e melhoria da prática clínica, mas, sobretudo, como um convite ao estudo persistente, na certeza de que aquele que está sob o cuidado de um profissional da saúde precisa do sério compromisso do cuidar no que tange à dimensão técnica e humana.

Cristina Dias
(Ft – PhD)

Apresentação

O período neonatal é um período crítico e sensível em razão do impacto que exerce sobre a primeira infância e ao longo da vida do indivíduo. Compreender sua complexidade e reconhecer os caminhos para suas necessidades faz parte do projeto desta obra.

Fisioterapia Neonatal – Evidências e Boas Práticas nasceu de um cuidado mútuo entre a necessidade de aprender mais e mais e o desejo dos autores de compartilharem as evidências sobre a qualidade do cuidado neonatal.

O livro resume, em um espaço privilegiado, a construção de saberes sobre o cuidado da Fisioterapia ao recém-nascido de risco a partir de uma perspectiva contemporânea sobre os principais temas envolvidos na avaliação e intervenção de recém-nascidos e lactentes de risco.

Esta obra foi idealizada para atender alunos e profissionais que atuam na área da Neonatologia e desejam aprofundar o conhecimento teórico e a prática clínica no maravilhoso universo da Fisioterapia Neonatal.

Os Organizadores

E agora, mãe?

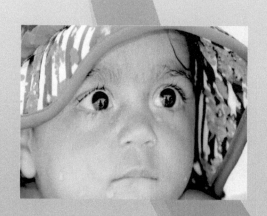

Ela não habitou em meu ventre, mas mergulhou profundamente em minha alma. Seu sangue não fluiu em minhas veias, mas alimentou os meus sonhos. Ela não é uma extensão de minha linhagem, mas carregará em si o meu caráter. Os laços entre nós transcendem a mera conexão sanguínea, hereditariedade ou gestação. Eles surgiram verdadeiramente através do convívio, do cuidado e do afeto compartilhado a cada dia, pois a vontade de ser mãe estava em meu coração.

Foi com esta convicção inabalável que abracei o nobre papel de mãe. Quando ela chegou ao mundo, ainda prematura, a recebi sabendo que, apesar de não ter nascido de mim, ela nasceu para mim.

Naquele momento, tudo se transformou. A experiente fisioterapeuta, com quase duas décadas de dedicação à área neonatal, deu lugar à nova mãe. Mãe cheia de inseguranças, cautelosa, protetora e corajosa. "Mãe de primeira viagem."

Com menos de 20 dias de vida, ela já apresentou uma grave infecção respiratória. Foram inúmeras internações, tantas que perdi a conta! A única certeza que eu tinha era a de ser mãe e de precisar desesperadamente de ajuda.

Era uma mistura avassaladora de alegria e desespero. Alegria por estar ali como mãe e desespero por não saber absolutamente nada do que poderia acontecer. Um turbilhão confuso e desafiador. Eu busquei conhecimento, consultei especialistas, e lutei incansavelmente para oferecer a ela os melhores cuidados.

Foram muitas as internações. Em meio aos desafios, eu encontrei forças dentro de mim que nem imaginava possuir. Cada obstáculo superado, um novo capítulo da nossa história, em que o afeto se entrelaçava diante tantas experiências, formando um laço indissolúvel.

Hoje, enquanto olho para trás, vejo o quanto a maternidade me transformou. Além de me tornar mãe, eu me tornei uma pesquisadora com um olhar ampliado, em busca das melhores evidências e práticas centradas no bem-estar também dos pais.

Nessa sinfonia harmoniosa entre ser mãe e fazer ciência, eu sigo adiante, levando em meu peito o amor mais puro e o conhecimento mais profundo, pronta para enfrentar qualquer desafio na tentativa de contribuir com o presente e o futuro de nossos pequenos tesouros.

Obrigada aos fisioterapeutas que me ajudaram nesse caminho, que me permitiram acompanhar o desenvolvimento da minha filha. Obrigada por me permitirem viver diária e gratuitamente este amor tão puro e com tanto significado.

Que este livro desperte não apenas curiosidade, mas também recompensas em suas trajetórias profissionais, e que experiências como essa os levem a refletir sobre o fato de que nossos bebês são muito mais do que "estrutura e função". Eles trazem histórias valiosas para o nosso cuidado.

Tudo o que precisamos fazer é ouvi-las. Com amor!

Silvana Alves Pereira (Mãe de Valentina)

Sumário

Seção I
NEONATOLOGIA: HISTÓRIA DA FISIOTERAPIA E ASPECTOS GERAIS, 1

1. **História da Fisioterapia Neonatal, 3**
   Mônica Carvalho Sanchez Stopiglia
   Maria Regina de Carvalho Coppo

2. **Aspectos Gerais e Nomenclatura no Período Neonatal, 9**
   Marcelo Dias
   Camila de Souza Espíndola
   Dayane Montemezzo

Seção II
OXIGENOTERAPIA E SUPORTE VENTILATÓRIO EM NEONATOLOGIA, 19

3. **Oxigenoterapia, 21**
   Guilherme Cherene Barros de Souza

4. **Ventilação Mecânica Invasiva Convencional, 37**
   Cláudio Gonçalves de Albuquerque

5. **Ventilação Mecânica Invasiva Avançada Neonatal, 52**
   Rodrigo Adasme Jeria

6. **Desmame da Ventilação Pulmonar Mecânica Invasiva, 62**
   Thalita Vilaboim Santos
   Simone Nascimento Santos Ribeiro

7. **Lesões Induzidas por Ventilação Pulmonar Mecânica, 69**
   Rafael Justino da Silva

8. **Ventilação não Invasiva, 78**
   Jéssica Costa Leite
   Karolinne Souza Monteiro
   Tatianne Moura Estrela Gusmão
   Thayla Amorim Santino

Seção III
SISTEMA CARDIORRESPIRATÓRIO NEONATAL, 97

9. **Desenvolvimento e Avaliação Fisioterapêutica do Sistema Cardiorrespiratório, 99**
   Paulo André Freire Magalhães
   Fabianne Maisa de Novaes Assis Dantas

10. **Monitoramento Cardiorrespiratório do Paciente Neonatal na Unidade de Terapia Intensiva, 117**
    Pricila Maria Novais de Oliveira
    Brenda Iasmin de Oliveira Valério

11. **Recursos de Fisioterapia Respiratória em Neonatologia, 132**
    Luana Renata Wingeter Borelli Lacerda

12. Tratamento Fisioterapêutico no Sistema Cardiorrespiratório, 146

Parte A
Taquipneia Transitória do Recém-Nascido, 146

Cássio Daniel Araújo da Silva
Aléxia Gabriela da Silva Vieira
Danielle Fortuna de Almeida

Parte B
Síndrome de Desconforto Respiratório Neonatal, 152

Carla Marques Nicolau
Luana Renata Wingeter Borelli Lacerda

Parte C
Síndrome de Aspiração do Mecônio e Hipertensão Pulmonar Persistente do Recém-Nascido, 161

Tatiane Falcão dos Santos Albergaria

Parte D
Hérnia Diafragmática Congênita, 170

Paula Maria Eidt Rovedder
Graziela Ferreira Biazus

Parte E
Cardiopatias Congênitas, 175

Kelly Abud

Parte F
Apneia da Prematuridade, 185

Ivete Furtado Ribeiro Caldas
Paula Cristina Soares Mesquita

Parte G
Displasia Broncopulmonar, 193

Marcos Giovanni Santos Carvalho
Simone Nascimento Santos Ribeiro
Silvana Alves Pereira

Seção IV
SISTEMA MUSCULOESQUELÉTICO NEONATAL, 201

13. Desenvolvimento e Avaliação Fisioterapêutica do Sistema Musculoesquelético, 203

Eugênia da Silva Lima

14. Tratamento Fisioterapêutico no Sistema Muscoloesquelético, 211

Parte A
Paralisia Braquial Obstétrica, 211

Marcela Soares Silva Ferreira
Sabrina Sousa Freire

Parte B
Pé Torto Congênito, 215

Ruth Batista Bezerra Fagundes

Parte C
Torcicolo Muscular Congênito, 223

Carolina Daniel de Lima-Alvarez
Aline dos Santos Mendes

Parte D
Displasia Desenvolvimental de Quadril, 234

Carolina Daniel de Lima-Alvarez
Aline dos Santos Mendes

Seção V
SISTEMA NEUROLÓGICO NEONATAL, 245

15. Desenvolvimento e Avaliação Fisioterapêutica do Sistema Neurológico, 247
Luciana Sayuri Sanada
Natália Alves Menegol
Amanda dos Santos Erhardt

16. Escalas de Avaliação do Desenvolvimento Neuropsicomotor, 259
Isabelly Cristina Rodrigues Regalado Moura
Gentil Gomes da Fonseca Filho
Ana Raquel Rodrigues Lindquist

17. Tratamento Fisioterapêutico no Sistema Neurológico e nas Alterações Congênitas da Parede Abdominal, 272

Parte A
Leucomalácia e Hemorragia Peri/Intraventricular, 272

Gentil Gomes da Fonseca Filho
Silvana Alves Pereira

Parte B
Asfixia Perinatal, 277

Gabriela Silveira Neves
Vanessa Pereira de Lima
Hércules Ribeiro Leite

Parte C
Onfalocele e Gastrosquise, 285

Josiane Marques Felcar
Nilson Willamy Bastos de Souza Júnior
Darllyana de Souza Soares

Parte D
Hidrocefalia e Microcefalia, 293

Halina Cidrini Ferreira
Juliana Vieira Campos
Rosana Silva dos Santos

Seção VI
SISTEMA SENSORIAL NEONATAL, 309

18. Desenvolvimento e Abordagem Sensorial – Aspectos da Internação na Unidade de Terapia Intensiva Neonatal, 311

Cristiane Sousa Nascimento Baez Garcia
Cirlene de Lima Marinho

19. Dor Neonatal, 322

Joseana Celiza Fernandes Siqueira
Marcos Giovanni Santos Carvalho
Fernanda de Cordoba Lanza

20. Estimulação Sensório-Motora Neonatal Unimodal e Multimodal, 333

Valéria Azevedo de Almeida
Silvana Alves Pereira

Seção VII
ABORDAGEM FISIOTERAPÊUTICA EM SITUAÇÕES ESPECIAIS, 341

21. Sala de Parto e Reanimação Neonatal, 343

Karina Piovan Costa
Juliana Nasu Tomiyama
Maria Clara de Souza Pereira

22. Transporte Neonatal, 356

Cristiane do Prado
Milena Siciliano Nascimento
Diana Baggio

23. Cuidados Paliativos, 362

Evelim Leal de Freitas Dantas Gomes
Carolina Cristina dos Santos Camargo
Débora Nunes Prata dos Anjos

24. Humanização em Neonatologia com Ênfase na Fisioterapia, 367

Juliana Lessa de Oliveira
Renata de Freitas Pires
Laura Alves Cabral

25. Gestão da Qualidade em Saúde – Visão da Fisioterapia em Neonatologia, 377

Lívia Barboza de Andrade
Laís Ribeiro do Valle Sales

26. Farmacologia Aplicada à Fisioterapia em Terapia Intensiva Neonatal, 382

Ana Cristina de Oliveira Costa
Antônio Macêdo Costa Filho

Índice Remissivo, 393

NEONATOLOGIA
História da Fisioterapia e Aspectos Gerais

SEÇÃO

I

História da Fisioterapia Neonatal

CAPÍTULO

1

Mônica Carvalho Sanchez Stopiglia
Maria Regina de Carvalho Coppo

INTRODUÇÃO

Há escritos de médicos e cientistas sobre o cuidado prestado a recém-nascidos pré-termo (RNPT) e doentes que datam do século XVII. Entretanto, somente 300 anos depois esses bebês começaram a receber cuidados especiais em hospitais. É difícil acreditar que há apenas um século recém-nascidos (RN) doentes e prematuros recebiam alta hospitalar sem nenhuma intervenção especial, e a maioria não sobreviveria ao primeiro ano de vida.[1]

Pierre-Constant Budin, obstetra francês, foi o pioneiro no cuidado de RN de risco ao encorajar a prevenção de infecções, o aleitamento materno e a esterilização do leite de vaca e ao desenvolver o processo de gavagem. Em 1882, Budin criou o Ambulatório de Puericultura no Hospital Charité de Paris e 10 anos mais tarde escreveu o primeiro livro sobre RN e lactentes nascidos prematuramente, classificando as crianças como pequenas, adequadas ou grandes para a idade gestacional (IG). Posteriormente, chefiou um Departamento Especial para Debilitados na Maternidade de la Charité em Paris . No início de sua carreira, Budin foi assistente de Etienne Stephane Tarnier, o idealizador da primeira incubadora – uma caixa de madeira com aberturas de vidro e uma garrafa de água quente para manter a temperatura dos RNPT.

Essa técnica contribuiu para reduzir em 28% a mortalidade no período de 3 anos e foi popularizada por Martin Couney de maneira pouco convencional. Como os hospitais na Europa e nos EUA não permitiam a utilização dessas incubadoras, Couney, que oferecia o tratamento de forma gratuita, organizou a primeira exposição de bebês prematuros, a qual era paga pelos espectadores para ver a tecnologia que mantinha vivos os pequenos bebês (Figura 1.1). Entre 1903 e 1939 essas exposições ajudaram a pavimentar o caminho para o cuidado intensivo neonatal.

Em 1914 foi criado, pelo pediatra Dr. Julius Hess, o primeiro centro de RNPT, no Hospital Michel Reese, em Chicago. Em outubro de 1960 foi inaugurada, no Yale New Haven Hospital, a primeira Unidade de Terapia Intensiva Neonatal (UTIN), projetada por Louis Gluck. No mesmo ano, o médico Alexander Schaffer, em seu livro *Doenças do recém-nascido* (*Diseases of the Newborn*), definiu o termo *neonatologia* como "a arte e a ciência do diagnóstico e tratamento dos distúrbios do recém-nascido".[1,2]

Nos anos seguintes, vários centros foram criados na América do Norte e na Europa para segregação dos RNPT com a finalidade de assegurar enfermeiras treinadas com dispositivos próprios, incluindo incubadoras e procedimentos rigorosos para prevenção de infecções.[2-6]

No Brasil, na década de 1960, Luiz Torres Barbosa, chefe do Serviço de Pediatria do Hospital dos Servidores do Estado, deu início à setorização do serviço por especialidade, ao instituir o setor das crianças que exigiam maior atenção em função da precariedade de suas condições físicas. Na década de 1970 surgiram as primeiras Unidades de Terapia Intensiva Pediátricas (UTIP), inicialmente organizadas em grandes centros, como Rio de Janeiro, São Paulo,

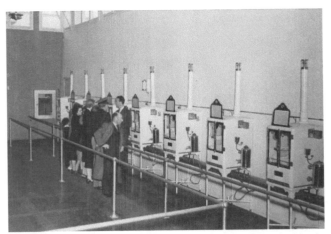

Figura 1.1 Exposição de bebês em incubadora. (Reproduzida de: Atlas Obscura. Biblioteca pública de Nova York. Disponível em: https://www.atlasobscura.com/articles/infant-incubator-coney-island.)

Belo Horizonte, Curitiba e Porto Alegre, e posteriormente se estendendo para outras regiões. Nessas unidades eram atendidos RN e crianças – a separação do atendimento neonatal/pediátrico no Brasil teve início nos anos 1980 com a criação das UTIN.[7]

AVANÇOS NA QUALIDADE DA ASSISTÊNCIA NEONATAL

A preocupação com a assistência ao RN foi crescente e, na época, as UTIN tinham como objetivos a manutenção e restauração das condições de vitalidade do RN, a prevenção de infecções e a diminuição da morbimortalidade. A sobrevivência de bebês pré-termo e sua adaptação à vida extrauterina justificaram os investimentos econômicos e sociais e o consequente aumento do conhecimento na área de neonatologia para redução da mortalidade infantil.[8]

O investimento em tecnologia, como ventiladores neonatais, equipamentos de monitorização, incubadoras aquecidas e nutrição parenteral, e principalmente na criação de uma equipe multiprofissional de assistência, possibilitou a sobrevivência de crianças com peso de nascimento e IG cada vez menores.

A introdução da ventilação assistida foi um marco da neonatologia pediátrica moderna. A partir dos anos 1970, na América do Norte, essa tecnologia tornou possível a sobrevivência de RNPT com síndrome do desconforto respiratório (SDR), à época conhecida como doença da membrana hialina. Antes, o tratamento da SDR se limitava à utilização de oxigênio suplementar. As primeiras tentativas de assistência ventilatória mecânica, utilizando ventiladores adotados para o tratamento de adultos, representavam medidas extremas para evitar o óbito. No entanto, não eram bem-sucedidas. Somente com o desenvolvimento dos ventiladores pediátricos e a intervenção precoce no curso da doença foi alcançada a redução da mortalidade.

Com a evolução dos ventiladores neonatais, novas técnicas de ventilação invasiva promoveram a diminuição do risco de lesão pulmonar induzida pela ventilação. Nos dias atuais prioriza-se a utilização precoce de técnicas de assistência ventilatória não invasiva, como o CPAP (pressão positiva contínua nas vias aéreas) nasal, a NIPPV (ventilação por pressão positiva intermitente nasal) e o NAVA (assistência ventilatória ajustada neuralmente – Maquet®, Suécia).

Outros avanços que melhoraram a sobrevida de RNPT incluíram o uso antenatal de corticoides, nos anos 1970, e do surfactante exógeno, no início da década de 1990. Além desses, a mudança de atitude diante do nascimento prematuro possibilitou o cuidado médico ativo para os RNPT mais extremos.

No Brasil, a inserção do fisioterapeuta na equipe multiprofissional da UTIN aconteceu em 1987, na Maternidade de Campinas e no Centro de Atenção Integral à Saúde da Mulher Prof. Dr. José Aristodemo Pinotti (CAISM) da Universidade Estadual de Campinas (UNICAMP), com a fisioterapeuta Mônica Sanchez Stopiglia.

Nos primórdios da UTIN, o aprendizado da equipe multiprofissional era construído por meio de livros, artigos publicados pesquisados na biblioteca da BIREME (São Paulo) por meio do *Index medicus* e, principalmente, no dia a dia com os RN. Cada alta hospitalar era comemorada, e mais conhecimento e experiência eram acumulados.

Nessa mesma época tornou-se possível o diagnóstico de doenças como refluxo gastroesofágico e displasia broncopulmonar.

Quanto às técnicas de fisioterapia, o enfoque respiratório era baseado em técnicas adotadas para adultos adaptadas para o RN, sendo utilizadas manobras como percussão, vibração manual e mecânica e drenagem postural (Figuras 1.2 a 1.4). Um dos primeiros estudos clínicos publicados sobre o efeito da fisioterapia respiratória em neonatos com o uso dessas técnicas foi o de Holloway *et al.*, em 1969.[9]

Em meados dos anos de 1970, na Europa, surgiram evidências científicas sobre as técnicas manuais de fisioterapia respiratória direcionadas para a faixa etária neonatal.[10,11] Essas técnicas eram baseadas em fluxo respiratório, otimizando o funcionamento das vias aéreas e respeitando as particularidades relativas a cada faixa etária. A primeira técnica a apresentar essas características foi a AFE (*aceleração do fluxo expiratório*), que, após o Consenso de Lyon sobre Técnicas Manuais de Fisioterapia Respiratória, em 1994, teve seu nome alterado para *aumento do fluxo expiratório*. Essa técnica, descrita pelo fisioterapeuta francês Jöel Barthe, pode ser adaptada para

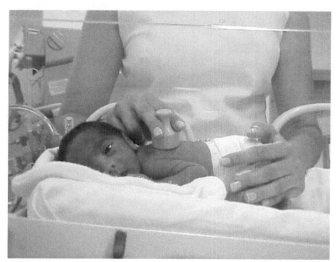

Figura 1.2 Tapotador neonatal utilizado na década de 1980. (Arquivo pessoal.)

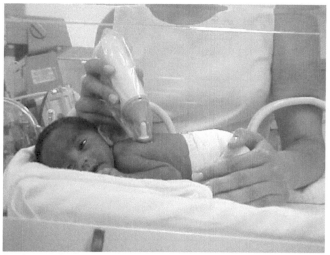

Figura 1.3 Vibrador mecânico neonatal utilizado na década de 1980. (Arquivo pessoal.)

as diferentes faixas etárias, sempre respeitando os princípios fisiológicos de sua descrição. Sua indicação para RNPT está documentada em diversos trabalhos como a *técnica da ponte* (Figura 1.5).[12,13]

Alguns anos mais tarde, pensando na higiene de vias aéreas superiores, Jöel Barthe e Guy Postiaux, fisioterapeuta belga, descreveram a técnica de *desobstrução rinofaríngea retrógrada*, que pode ser realizada com ou sem instilação de soro fisiológico para desobstrução nasal (DRR+I ou DRR).[14,15] A técnica chegou ao Brasil por volta de 1992, na UNICAMP, mas só foi consolidada após a vinda de Jöel Barthe para participar do Congresso Internacional de Terapia Intensiva Pediátrica, em 1996. Desde então, vem sendo constantemente estudada e aprimorada.[13,16,17]

Em 2004, uma nova técnica voltada para lactentes foi descrita em um artigo de Louise Lannefors.[18] Trata-se da técnica de *drenagem autógena assistida*, uma adaptação da técnica de *drenagem autógena* descrita por Jean Chevaillier na década de 1970, que utiliza variações do fluxo respiratório para descolamento e deslocamento de secreções brônquicas com um mínimo de gasto energético e/ou estresse para os bebês. Originalmente contava com a utilização de uma cinta abdominal, porém, como o uso de compressão abdominal em RN não é indicado em virtude do risco de alterações do fluxo sanguíneo cerebral, a técnica foi posteriormente adaptada pela equipe de fisioterapia da UTIN do CAISM/UNICAMP para ser utilizada em RNPT (DAA modificada para RNPT [Figura 1.6]). Com essa técnica, doenças antes consideradas contraindicações absolutas, como hipertensão pulmonar, plaquetopenia e laringite pós-extubação, entre outras, passaram a ser avaliadas como contraindicação relativa para fisioterapia respiratória.

A fisioterapia motora se baseava na avaliação dos reflexos e tônus muscular e em exercícios terapêuticos. Intercâmbios com UTIN nos EUA expandiram os horizontes e tornaram possível a utilização de novas técnicas, bem como o enfoque na humanização do atendimento e no neurointensivismo. No início dos anos 1990 foram introduzidos exercícios terapêuticos baseados no método *Baby Bobath*, assim como posicionamentos e banhos terapêuticos.

Com o passar dos anos, a preocupação exclusiva com a sobrevivência foi se expandindo de modo a considerar não somente os aspectos biológicos e mensuráveis, como a diminuição da morbimortalidade, mas também a qualidade de vida.[19]

Com a redução da mortalidade, as morbidades relativas às desordens do desenvolvimento neuropsicomotor passaram a representar um importante desafio à saúde pública. Alguns estudos focam em intervenções práticas e de baixo custo que possam ser implementadas ampla e universalmente.[20]

A UTIN é hoje considerada um setor de alta complexidade por ser um ambiente terapêutico apropriado para tratamento de RN de risco e estar em constante processo de incorporação de novos conhecimentos, diretrizes e tecnologias. A necessidade de diferentes categorias profissionais especializadas, a presença constante dos pais e o cuidado de bebês cada vez menores já fazem parte de uma realidade.

No Brasil, o Ministério da Saúde lançou, em 2000, a Norma de Atenção Humanizada ao RN de baixo peso – Método Canguru, por meio da Portaria 693 GM/MS,[21] que estabelece uma contínua adequação tanto na abordagem técnica como nas práticas que impliquem mudanças ambientais e comportamentais com o objetivo de melhorar a atenção aos RNPT, envolvendo a família. Leis e diretrizes clínicas embasam o ambiente físico, as competências e os recursos humanos das UTIN.[22]

A Associação Americana de Fisioterapia (APTA na sigla em inglês), Seção de Pediatria, definiu e documentou

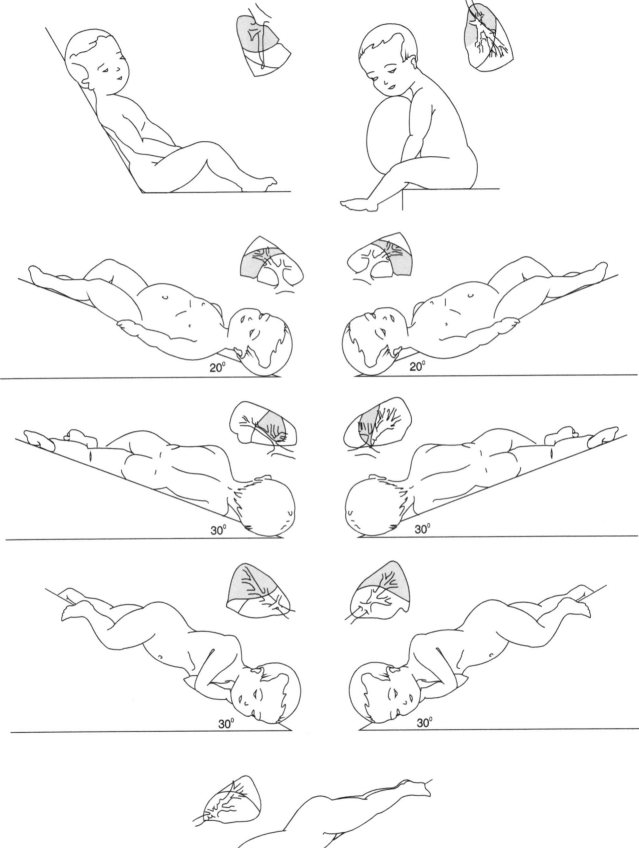

Figura 1.4 Posições de drenagem postural, hoje não mais utilizadas em razão do risco de alterações do fluxo sanguíneo cerebral na posição de Trendelenburg. (Centro de Atenção Integral à Saúde da Mulher – CAISM-UNICAMP.)

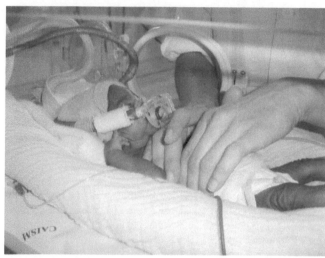

Figura 1.5 Técnica de aceleração do fluxo expiratório (AFE) para neonatos – "Técnica da ponte". (Arquivo pessoal.)

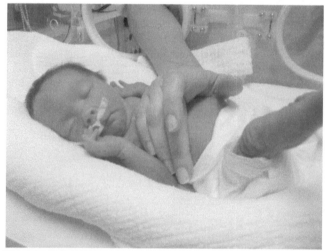

Figura 1.6 Técnica de drenagem autógena assistida modificada para o RNPT. (Arquivo pessoal.)

o papel clínico e as proficiências do fisioterapeuta neonatal em 1989, expandindo-os em 1999. As competências para a prática da fisioterapia neonatal, segundo essas diretrizes, são delineadas por papéis, proficiências clínicas e áreas de conhecimento. Os papéis do fisioterapeuta, como triagem, exame/avaliação, intervenção, interconsultas, pesquisas científicas, desenvolvimento clínico educacional/profissional e administração, estão bem esquematizados.[20] No entanto, essas diretrizes não contemplam a fisioterapia respiratória conforme exercida no Brasil, uma vez que na América do Norte essa função é executada pelo terapeuta respiratório.

Os RN vulneráveis, com condições clínicas, fisiológicas e comportamentais complexas, podem sofrer lesões inadvertidamente causadas pelas práticas e procedimentos cotidianos da UTIN, e por esse motivo esse não é um local apropriado para estudantes e fisioterapeutas de outras áreas. Assim, a fisioterapia neonatal é considerada uma área especializada de prática em que, tanto nas UTIN como nas Unidades de Cuidados Intermediários Neonatais (UCIN) e Unidades Canguru (UCINCa), o fisioterapeuta necessita treinamento e competências avançadas para abordar de maneira efetiva e segura as necessidades respiratórias, neurológicas, musculoesqueléticas e neurocomportamentais dos RN fisiologicamente instáveis, bem como as necessidades educacionais e emocionais dos pais.[20]

Portanto, a especialidade de fisioterapia neonatal requer treinamento em várias áreas paralelas, incluindo sistemas familiares, intervenção em situações de crise, terapias de luto, ambiente da UTIN e trabalho em equipe na Unidade de Terapia Intensiva, além de conhecimentos aprofundados em desenvolvimento fetal e neonatal de órgãos e sistemas, particularidades anatomofisiológicas pertinentes a cada faixa etária e técnicas de fisioterapia apropriadas para as diversas fases do desenvolvimento e às adequações necessárias nos diversos estágios das doenças e intercorrências clínicas.

CONSIDERAÇÕES FINAIS

A implementação de procedimentos clínicos baseados em evidência e a participação de fisioterapeutas em estudos clínicos na UTIN são críticas para o avanço da fisioterapia neonatal. Com o progresso da ciência, as evidências continuarão a surgir para dar suporte à prática do fisioterapeuta e guiar o plano de cuidados. A ciência dessa subespecialidade pediátrica está evoluindo, e novas e contínuas pesquisas são necessárias para aumentar o rigor da evidência e expandir as recomendações da fisioterapia neonatal.[23]

Referências

1. Born in the USA – The History of Neonatology in the United States: A Century of Caring By Anne M. Jorgensen, RNC, MS, NNP, DNPc. Disponível em: https://static.abbottnutrition.com/cms-prod/anhi-2017.org/img/history-of-neonatology_tcm1423-102720.pdf. Acesso em 19 nov 2021.
2. Sharma N, Samuel AJ, Aranha VP. Pediatric physiotherapists' role in the neonatal intensive care unit: Parent and health-care providers' perspectives. J Clin Neonatol 2018; 7:111-5.
3. Rollet C. [The debut of neonatal medicine in the XIX century]. Bull Acad Natl Med 2000; 184(9):1853-63; discussion 1863-5. PubMed PMID: 11471249.
4. O'Donnell J. The development of a climate for caring: a historical review of premature care in the United States from 1900 to 1979. Neonatal Netw 1990 Jun; 8(6):7-17. PubMed PMID: 2190078.
5. Kapronczay K. [The beginnings of incubator care of premature newborn infants]. Orv Hetil 1982 Oct 3; 123(40):2487-90. PubMed PMID: 6755349.
6. Silverman WA. Incubator-baby side shows (Dr. Martin A. Couney). Pediatrics 1979 Aug; 64(2):127-41. PubMed PMID: 382078.
7. Dikstein J, Piva J, Garcia PCR, Barbosa AP, Freddi N, David JPR. Breve relato da evolução da Medicina Intensiva Pediátrica no Brasil. Acessado via Google em 10 de novembro 2021.
8. Costa R, Padilha MI. A Unidade de Terapia Intensiva Neonatal possibilitando novas práticas no cuidado ao recém-nascido. Rev Gaúcha Enferm, Porto Alegre (RS), 2011 jun; 32(2):248-55.

9. Bertone, N. Role of Physiotherapy in a Neonatal Intensive Care Unit. The Australian Journal of Physiotherapy 1988; 34(1).

10, Beaudoin J, Remondiere R. Bases de la kinésithérapie respiratoire chez les nouveau-né. J Can Phys Assoc 1973; 1-3.

11. Remondiere R, Esclapez P, Beaudoin J, Relier J-P. Interét de la kinésithérapie respiratoire dans le traitement de la maladie des membranes hyalines du nouveau-né. Ann Pédiat 1976; 23(10):617-23.

12. Demont B, Viçon C, Cambas C, Bailleux S. Effets de la technique d`augmentation du flux expiratoire sur la résistance du système respiratoire et la SaO2, du prématuré à l'enfant à terme. Ann Kinésithér 1999; 26(5):227-31.

13. Antunes LCO et al. Efeitos da fisioterapia respiratória convencional versus aumento do fluxo expiratório na saturação de O2, frequência cardíaca e frequência respiratória, em prematuros no período pós-extubação. Brazilian Journal of Physical Therapy [online] 2006; 10(1):97-103. Disponível em: <https://doi.org/10.1590/S1413-35552006000100013>. Epub 21 Ago 2006. ISSN 1809-9246. https://doi.org/10.1590/S1413-35552006000100013.

14. Barthe J, Binoche C, Brossard V. Pneumokinésithérapie. Paris: Doin, 1990: 145.

15. Postiaux G. Kinésitherapie et bruits respiratoires. Nouveau paradigme. Nourisson, enfant, adulte. Belgique: De Boeck Supèrieur, 2016: 308-14.

16. Camy LF, Mezzacappa MA. Expiratory flow increase technique and acid esophageal exposure in infants born preterm with bronchopulmonary dysplasia. Pediatr Phys Ther 2011 Winter; 23(4):328-33. doi: 10.1097/PEP.0b013e31823565c3. PMID: 22090070.

17. Bassani MA, Caldas JP, Netto AA, Marba ST. Avaliação do fluxo sanguíneo cerebral de recém-nascidos prematuros durante a fisioterapia respiratória com a técnica do aumento do fluxo expiratório [Cerebral blood flow assessment of preterm infants during respiratory therapy with the expiratory flow increase technique]. Rev Paul Pediatr 2016 Jun; 34(2):178-83. doi: 10.1016/j.rpped.2015.08.013. Epub 2015 Oct 26. PMID: 26611888; PMCID: PMC4917268.

18. Lannefors L, Button BM, McIlwaine M. Physiotherapy in infants and young children with cystic fibrosis: current practice and future developments. JR Soc Med 2004; 97(Suppl 44):8-25.

19. Costa R, Padilha MI. A Unidade de Terapia Intensiva Neonatal possibilitando novas práticas no cuidado ao recém-nascido. Rev Gaúcha Enferm, Porto Alegre (RS), 2011 jun; 32(2):248-55.

20. Sweeney JK, Heriza CB, Blanchard Y; American Physical Therapy Association. Neonatal physical therapy. Part I: clinical competencies and neonatal intensive care unit clinical training models. Pediatr Phys Ther 2009 Winter; 21(4):296-307. doi: 10.1097/PEP.0b013e3181bf75ee. PMID: 19923969.

21. Brasil. Ministério da Saúde. Secretaria de Atenção à Saúde. Departamento de Ações Programáticas Estratégicas. Atenção humanizada ao recém-nascido: Método Canguru: manual técnico / Ministério da Saúde, Secretaria de Atenção à Saúde, Departamento de Ações Programáticas Estratégicas. 3. ed. Brasília: Ministério da Saúde, 2017. 340 p. : il.

22. Resolução 2.271, de 14 de fevereiro de 2020. Disponível em: https://www.in.gov.br/en/web/dou/-/resolucao-n-2.271-de-14-de-fevereiro-de-2020-253606068.

23. Sweeney JK, Heriza CB, Blanchard Y, Dusing SC. Neonatal Physical Therapy. Part II: Practice Frameworks and Evidence-Based Practice Guidelines, Pediatric Physical Therapy Spring 2010; 22(1):2-16. doi: 10.1097/PEP.0b013e3181cdba43

Aspectos Gerais e Nomenclatura da Fisioterapia Neonatal

CAPÍTULO 2

Marcelo Dias
Camila de Souza Espíndola
Dayane Montemezzo

INTRODUÇÃO

O período neonatal é marcado por grande vulnerabilidade para a saúde em virtude dos riscos biológicos, ambientais, sociais e culturais a que o recém-nascido (RN) está exposto, o que exige atenção especial e maior vigilância por parte de todos os envolvidos no cuidado, de modo a promover melhores crescimento e desenvolvimento infantil.[1,2]

A fisioterapia neonatal tem recebido grande atenção nas quatro últimas décadas, acompanhando os avanços científicos e tecnológicos empregados na manutenção da sobrevivência de RN fisiologicamente instáveis ou muito imaturos, internados nas Unidades de Terapia Intensiva Neonatais (UTIN).[3]

A atuação do fisioterapeuta em neonatologia deve abranger formação atualizada e capacitação cuidadosa a fim de atender de maneira segura e efetiva as demandas de desenvolvimento do RN, participar da tomada de decisões junto à equipe multiprofissional, além de acolher e orientar os anseios e dúvidas da família que, na maioria das vezes, encontra-se fragilizada e apreensiva quanto à situação do RN.[3]

Este capítulo apresenta informações introdutórias para subsidiar a atuação do fisioterapeuta em neonatologia, incluindo conceitos básicos, classificação geral do RN e do RN pré-termo (RNPT) e complicações de saúde decorrentes da prematuridade, além de alguns indicadores comumente empregados no âmbito da neonatologia.

CONCEITOS BÁSICOS E CLASSIFICAÇÃO DO RECÉM-NASCIDO

O período perinatal inicia na 22ª semana completa (154 dias) de gestação (quando o peso ao nascimento é de aproximadamente 500g) e termina no sétimo dia completo de nascimento, enquanto o período neonatal tem início com o nascimento e segue até o 28° dia completo de vida pós-natal.[4]

Não existe consenso ou normativa internacionalmente aceita sobre a viabilidade neonatal, mas se propõe que o RN com idade gestacional (IG) < 23 semanas e < 500g de peso ao nascimento (PN) seja considerado muito imaturo e que a oferta de tratamento intensivo não seria razoável.[5]

De maneira geral, os RN podem ser classificados conforme a IG e quanto ao PN e à adequação do PN à IG. Considerando que duas dessas classificações levam em conta a IG, é importante aprender a calculá-la.

O método mais preciso para definição da IG é a ultrassonografia associada à medição fetal, realizada no primeiro trimestre gestacional; no entanto, muita frequência a IG é definida pela contagem do número de semanas entre o primeiro dia do último período menstrual (DUM) e a data do parto.[6]

Outra característica importante tomada como referência para classificação é o PN, por refletir a adequação do crescimento fetal intrauterino, além de servir como indicativo de morbidade neonatal, mortalidade e atraso no desenvolvimento em caso de grande variação em relação ao peso médio para a IG correspondente.[7]

Quadro 2.1 Classificação do recém-nascido (RN) de acordo com a idade gestacional (IG), o peso ao nascimento (PN) e a adequação do PN à IG

Classificação conforme a IG
RN prematuro: IG < 37 semanas (corresponde a 259 dias)
RN a termo: IG entre 37 e 41 semanas e 6 dias (259 a 263 dias)
RN pós-termo: IG ≥ 42 semanas (294 dias ou mais)
Classificação conforme o PN
RN de baixo peso (BP): < 2.500g
RN de muito baixo peso (MBP): < 1.500g
RN de extremo baixo peso (EBP): < 1.000g
Classificação conforme a adequação do PN à IG
RN grande para IG (GIG): PN > percentil 90
RN adequado para IG (AIG): PN entre os percentis 10 e 90
RN pequeno para IG (PIG): PN < percentil 10

Fonte: World Health Organization – WHO, 2016.[4]

Diversas curvas de crescimento intrauterino, elaboradas a partir de estudos realizados com populações com diferentes características em vários países, podem ser utilizadas como referência. Idealmente, a classificação dos RN, assim como a definição precisa do risco de morbimortalidade, deveria ser realizada a partir de uma curva de crescimento intrauterino obtida de uma população com características semelhantes àquelas do RN em avaliação.[7]

No Quadro 2.1 são apresentadas as classificações para o RN.

Cabe ressaltar que a classificação do RN como pequeno para a IG (PIG) pode significar que ele é biologicamente menor quando seu peso é comparado à curva de crescimento adotada e por isso se encontra abaixo do percentil 10. Uma segunda classificação, que se refere exclusivamente ao peso, como por exemplo, o baixo PN, pode ser resultado de curto período gestacional (prematuridade) ou de restrição do crescimento fetal, ou ainda da combinação dessas duas situações.[6]

CLASSIFICAÇÃO QUANTO À PREMATURIDADE

Durante muito tempo, a definição internacionalmente aceita para RNPT era "RN com peso < 2.500g", porém essa definição não distingue os RN antes do termo daqueles que eram pequenos para a IG.[8] Atualmente, a Organização Mundial da Saúde define como prematuro o RN < 37 semanas de IG completas (< 259 dias do primeiro dia do último período menstrual)[6] e propõe a subcategorização para prematuridade apresentada no Quadro 2.2.

A última categoria (RN prematuro moderado a tardio) pode ainda ser subdividida de modo a enfatizar o nascimento prematuro tardio (IG de 34 a < 37 semanas).[9]

Quadro 2.2 Classificação quanto à prematuridade

RN prematuro extremo: IG < 28 semanas
RN muito prematuro: IG de 28 a 31 semanas
RN prematuro moderado a tardio: IG de 32 a < 37 semanas

Fonte: World Health Organization – WHO, 2012.[6]

Quanto à proporção de RNPT por categoria de prematuridade, uma estimativa realizada a partir de metanálise de 345 locais de coleta de dados (131 milhões de nascidos vivos) divulgou os seguintes resultados: 5,2% (IC95%: 5,1 a 5,3) de RN prematuros extremos, 10,4% (IC95%: 10,3 a 10,5) de RN prematuros moderados e 84,3% (IC95%: 84,1 a 84,5) de RN prematuros moderados a tardios, com 85% nascidos entre 34 e 36 semanas de IG. Vale destacar que, quanto menor a IG, maior a associação a aumento das taxas de mortalidade e deficiência, bem como a necessidade de cuidados intensivos neonatais para garantir a sobrevivência e, consequentemente, mais oneroso se torna financeiramente.[9]

CONTEXTUALIZAÇÃO DA PREMATURIDADE

A prematuridade ainda é considerada um desafio para a saúde pública em termos globais, visto que, apesar da redução de sua incidência em alguns países desenvolvidos, as estimativas apontam que a taxa de nascimentos prematuros aumentou de 9,8% em 2000 para 10,6% em 2014.[10] No Brasil, a estimativa é de 11,5%, conforme os dados da pesquisa "Nascer no Brasil: inquérito nacional sobre parto e nascimento", referente a 2011-2012,[11] e o país ocupa a nona posição em números absolutos de nascimentos prematuros.[10]

O parto prematuro pode ocorrer espontaneamente ou de maneira eletiva, ou seja, por indicação médica, nas situações em que haja risco para a saúde materna ou fetal. No Brasil, a proporção de partos prematuros espontâneos é de 60,7%, decorrentes de gravidez na adolescência, baixa escolaridade materna, cuidado pré-natal inadequado, partos prematuros prévios, gestação múltipla, placenta abrupta e infecções, enquanto os partos eletivos somam 39,3% e estão associados à utilização de serviços de saúde privados, gravidez em idade avançada, dois ou mais partos prévios por cesariana, gravidez múltipla e patologia materna ou fetal.[11]

Outro dado relevante sobre a realidade brasileira é que o país ocupa a segunda posição em número de partos por cesariana e, segundo um estudo realizado em 2015, incluindo todos os partos hospitalares efetuados no país, a prevalência de cesarianas foi de 55,5%, a qual foi associada a 10,1% de nascimentos prematuros – 29,8% de todos os partos foram de RN com 37 e 38 semanas de IG.[12] Esses dados são preocupantes não apenas pela alta prevalência de prematuros, mas porque os RN com 37 e 38 semanas de IG também apresentam risco maior de mortalidade[13] e mor-

Capítulo 2 • Aspectos Gerais e Nomenclatura da Fisioterapia Neonatal

Quadro 2.3 Principais complicações imediatas de saúde decorrentes da prematuridade

Condição de saúde	Definição breve
Síndrome do desconforto respiratório do recém-nascido	Dificuldade respiratória em virtude da deficiência do surfactante, também conhecida como doença da membrana hialina
Hemorragia intracraniana não traumática do recém-nascido	Sangramento no interior do cérebro sem histórico de trauma no parto ou após o nascimento
Enterocolite necrosante	Condição inflamatória gastrointestinal que tipicamente causa intolerância alimentar, distensão abdominal e sangramento intestinal e pode acarretar perfuração intestinal e peritonite
Retinopatia da prematuridade	Desenvolvimento anormal da vascularização retiniana dos recém-nascidos que pode resultar em miopia severa e mesmo cegueira

Fonte: adaptado de Blencowe, 2013.[9]

bidade em médio[14] e longo prazo,[15] quando comparados às crianças nascidas entre 39 e 41 semanas de gestação.[12]

A prematuridade é considerada o fator de risco mais importante para mortalidade e morbidade infantil não apenas durante o período neonatal, mas também na infância e mesmo na idade adulta.[16]

O Quadro 2.3 apresenta algumas complicações imediatas da prematuridade, mais frequentemente encontradas entre os RN internados em UTIN.

Além das complicações imediatas decorrentes da prematuridade, diversas condições de saúde têm sido relacionadas com a prematuridade em longo prazo, as quais estão listadas no Quadro 2.4.

As condições apontadas no Quadro 2.4 têm impacto na funcionalidade do indivíduo, bem como acarretam sobrecarga familiar e ônus financeiro na prestação e manutenção dos serviços de saúde e de educação especializada.[26]

Correção da idade gestacional (prematuridade)

Para acompanhamento do crescimento e do desenvolvimento infantil dos RNPT é utilizada a idade corrigida, de modo a considerar a interrupção do desenvolvimento em virtude do parto prematuro, visando a uma caracterização mais realista do desenvolvimento e do crescimento da criança,[27]devendo ser adotada para bebês nascidos < 37 semanas de IG. Em geral, a correção é feita até os 2 anos (24 meses) de idade da criança. Para prematuros < 28 semanas e extremo baixo peso, recomenda-se sua utilização até os 3 anos de idade.[28]

O cálculo da correção é realizado a partir da identificação da IG ao nascimento, descontando-se da idade cronológica (idade atual) do RNPT as semanas que faltaram para sua IG atingir o termo (40 semanas),[29] como se pode ver a seguir:

Idade corrigida = idade cronológica − (40 semanas − idade gestacional em semanas)

Exemplo – criança com 1 ano (12 meses), nascida com 32 semanas de IG:

Idade corrigida = 12 meses − (40 semanas − 32 semanas)
Idade corrigida = 12 meses − 8 semanas
Idade corrigida = 12 meses − 2 meses
Idade corrigida = 10 meses

Quadro 2.4 Condições de saúde em longo prazo decorrentes da prematuridade

Prejuízos do neurodesenvolvimento	Atraso no desenvolvimento, paralisia cerebral,[17] deficiência cognitiva, motora, visual e auditiva com diferentes níveis de gravidade[9,18,19]
Prejuízos no desempenho escolar	Crianças prematuras em idade escolar apresentam escores inferiores para leitura, matemática e escrita, quando comparadas com seus pares nascidos a termo, e o desempenho inferior persiste até o ensino médio[20]
Problemas comportamentais	Dificuldades de vínculo social, déficit de atenção e hiperatividade, problemas alimentares[17,21]
Condições adversas de saúde mental	Desordens psiquiátricas e do humor, como ansiedade, depressão, transtorno obsessivo-compulsivo, psicose e esquizofrenia[22]
Condições adversas da saúde respiratória	Asma e doença pulmonar obstrutiva crônica com redução da função pulmonar, predisposição para doença pulmonar obstrutiva crônica e infecções respiratórias ao longo da vida[23,24]
Condições adversas da saúde vascular	Desenvolvimento de doenças cardiovasculares e renais ao longo da vida[25]

Fonte: elaborado pelos autores.

Para correção da IG em caso de RNPT que ainda não completaram 40 semanas de IG, o cálculo consiste na soma das semanas de vida à IG ao nascimento.[28,30]

Exemplo – RN com 3 semanas de vida, nascido com 29 semanas de IG:

29 semanas + 3 semanas = 32 semanas de vida.

Boletim de Apgar

Criado pela médica norte-americana Virginia Apgar na década de 1950, o boletim de Apgar (Quadro 2.5) é ainda hoje utilizado para primeira avaliação do RN na sala de parto. Considerado um método rápido que relata o estado clínico do RN logo após o nascimento, o boletim foi idealizado para ajudar a identificar os RN que necessitam de suporte respiratório ou outras medidas de ressuscitação. Além disso, reflete a adaptação do período fetal para o extrauterino.[31]

O boletim de Apgar é composto por cinco componentes: frequência cardíaca, respiração, tônus muscular, irritabilidade reflexa e cor da pele. Cada um desses componentes recebe como pontuação 0, 1 ou 2 pontos, sendo a pontuação aferida no primeiro e quinto minutos de vida para todos os RN. Naqueles com pontuação < 7 após o quinto minuto, o escore de Apgar é registrado a cada 5 minutos, podendo a medida ser realizada até o 20º minuto de vida.[31] Quanto maior o valor do Apgar, melhores serão as condições fisiológicas do RN ao nascimento.[32] O Quadro 2.6 traz a classificação do boletim de Apgar.

A pontuação do quinto minuto de vida reflete melhor os efeitos de esforços de ressuscitação (se necessário) e é preditiva de sobrevivência e resultado neurológico no primeiro ano de vida, embora outros fatores devam ser considerados para previsão do desenvolvimento do RN em longo prazo.[31]

Quadro 2.6. Classificação do boletim de Apgar

Apgar 8 a 10	Boa vitalidade
Apgar 4 a 7	Anóxia moderada
Apgar 0 a 3	Anóxia grave

Fonte: adaptado de Schardosim, 2018.[31]

O boletim de Apgar pode variar de acordo com a IG, o PN, os medicamentos usados pela mãe, o uso de drogas ou anestesia e anomalias congênitas.[32] Muitos componentes do escore são subjetivos, o que pode levar a variações nas notas atribuídas pelos avaliadores. Além disso, componentes analisados pelo boletim, como tônus muscular, cor da pele e irritabilidade reflexa, dependem da maturidade fisiológica do RN.[32] Assim, o boletim de Apgar deve ser analisado com cautela, pois fornece informações com certo grau de subjetividade sobre a fisiologia de um RN em determinado momento.[33] No entanto, trata-se de um método capaz de quantificar os sinais clínicos de depressão neonatal, como cianose ou palidez, bradicardia, resposta reflexa deprimida à estimulação, hipotonia, apneia ou respiração ofegante, sendo útil para a transmissão de informações sobre o estado geral do RN e a resposta à ressuscitação.[31,33]

Outro ponto a ser destacado é que o boletim de Apgar não pode ser considerado isoladamente para o diagnóstico de asfixia, não prediz mortalidade neonatal individual ou resultado neurológico e não deve ser usado com essa finalidade.[33] Entretanto, com base em estudos, uma pontuação do boletim de Apgar < 5 no quinto e décimo minutos consiste em claro indício de aumento do risco relativo de problemas cerebrais.[31,33]

Escore de mortalidade em neonatologia
Clinical Risk Index for Babies (CRIB)

O PN e a IG foram durante muito tempo variáveis adotadas isoladamente como importantes indicadores de mortalidade neonatal.[34] Contudo, para um prognóstico mais completo das condições de vida do RN é necessário levar em consideração a gravidade clínica no momento da internação, a presença de malformações congênitas e a avaliação das variáveis fisiológicas.[34,35]

O CRIB foi desenvolvido em 1993 por quatro pesquisadores da International Neonatal Network no Reino Unido a partir de um estudo que envolveu 1.548 RN. O escore tem por objetivo avaliar a gravidade clínica de RN < 31 semanas de IG ou < 1.500g por meio da análise de seis variáveis clínicas coletadas rotineiramente nas primeiras 12 horas de vida,[36,37] sendo considerado de fácil aplicação por utilizar variáveis que fazem parte da rotina de atendimento do RN, bem como de simples e fácil reprodução. Além disso,

Quadro 2.5 Boletim de Apgar

Sinal	0	1	2
Frequência cardíaca	Ausente	< 100bpm	> 100bpm
Respiração	Ausente	Lenta, irregular	Boa, chorando
Tônus muscular	Flácido	Alguma flexão nas extremidades	Movimento ativo
Irritabilidade reflexa	Sem resposta	Careta	Tosse, espirro ou choro
Cor	Cianose ou palidez	Corpo rosado com cianose de extremidades	Completamento rosado

bpm: batimentos por minuto.
Fonte: adaptado da Academia Americana de Pediatria, 2015.[31]

Capítulo 2 • Aspectos Gerais e Nomenclatura da Fisioterapia Neonatal

trata-se de um instrumento com capacidade preditiva para a ocorrência de óbito hospitalar.[35]

As seis variáveis avaliadas são PN, IG ao nascimento, presença de malformações congênitas e três indicadores da condição fisiológica nas primeiras 12 horas após o nascimento – fração inspirada de oxigênio (FiO_2) mínima e máxima e valor máximo de excesso de base (BE) acidótico (Quadro 2.7).[34,35] Cada variável recebe um peso numérico de 0 a 7, cuja soma resulta em pontuação final que vai de 0 a 23 – quanto maior a pontuação, maior o risco de morte.[34,35]

Além de estimar o risco de óbito neonatal inicial e avaliar a gravidade nas primeiras horas de admissão, esse escore também pode ser aplicado para análise do desempenho intra e inter-UTIN mediante a comparação dos resultados.[37]

Em 2003, o escore CRIB foi reformulado após a observação de alguns pontos de viés nas variáveis de avaliação, como a FiO_2 máxima e mínima, que pode ser determinada pela equipe assistencial; além disso, o CRIB se utiliza de

Quadro 2.7 Escore do *Clinical Risk Index for Babies* (CRIB)

Variável	Pontuação
Peso de nascimento (g)	
> 1.350	0
851 a 1.350	1
701 a 850	4
≤ 700	7
Idade gestacional (semanas)	
> 24	0
≤ 24	1
Malformação congênita	
Ausente	0
Sem risco de morte imediato	1
Com risco de morte imediato	3
BE máximo nas primeiras 12 horas de vida (mmol/L)	
> −7,0	0
−7,0 a −9,9	1
−10,0 a −14,9	2
≤ −15,0	3
FiO_2 mínima apropriada nas primeiras 12 horas de vida	
≤ 0,40	0
0,41 a 0,60	2
0,61 a 0,90	3
0,91 a 1,00	4
FiO_2 máxima apropriada nas primeiras 12 horas de vida	
≤ 0,40	0
0,41 a 0,80	1
0,81 a 0,90	3
0,91 a 1,00	5

Fonte: adaptado de Sarquis, 2002.[35]
BE: excesso de base; FiO_2: fração inspirada de oxigênio.

informações obtidas nas primeiras 12 horas de vida do RN, o que também pode sofrer interferência, por exemplo, do uso de surfactante. Por isso, a variável FiO_2 foi retirada do escore CRIB II e adicionada à variável de temperatura. Os dados sobre IG e PN diferem entre os sexos masculino e feminino, e as informações coletadas devem ser observadas na primeira hora de vida do RN. Assim como no CRIB, quanto mais baixo o resultado, mais favorável é o prognóstico (Figura 2.1).[38]

Indicador de morbidade neonatal

Na década de 1990, o *Neonatal Medical Index* (NMI) foi idealizado como indicador de morbidade neonatal. Esse instrumento consiste em um sistema de classificação simples, elaborado a partir da combinação de condições adversas vivenciadas pelos RNPT durante a internação em UTIN (IG, PN, tempo em ventilação mecânica e oxigenoterapia) e de algumas complicações ocorridas nesse período e tem como objetivo refletir de maneira ampla a gravidade da condição de saúde do RNPT durante a internação hospitalar e no momento da alta, ao mesmo tempo que contribui para predição de problemas do desenvolvimento cognitivo de RNPT de muito baixo peso e motor em curto[39] e longo prazo.[40]

O NMI está organizado em cinco classes descritas com morbidade crescente de I a V, com I correspondendo a poucas complicações e V às complicações mais severas.[39,41] Desde sua idealização, o NMI tem sido empregado em estudos internacionais como instrumento clínico para detecção precoce de alterações do desenvolvimento, como critério de elegibilidade para programas de estimulação precoce e, principalmente, como indicador de morbidade neonatal em estudos comparativos. Recentemente, o NMI foi adaptado transculturalmente para a língua portuguesa do Brasil.

BOAS PRÁTICAS

O conhecimento da terminologia, classificações e indicadores utilizados na área da neonatologia é fundamental para a prática profissional e para a comunicação entre os membros da equipe multiprofissional envolvida no cuidado. O reconhecimento da vulnerabilidade dos RN, principalmente dos prematuros, em virtude da ampla gama de complicações relacionadas com a imaturidade orgânica, revela o quão desafiador e essencial é o atendimento dessa população, e a atuação do fisioterapeuta tem grande importância junto à equipe multiprofissional no cuidado ao RN em UTIN.

Na sequência são apresentados dois casos clínicos para aplicação dos conhecimentos desenvolvidos neste capítulo.

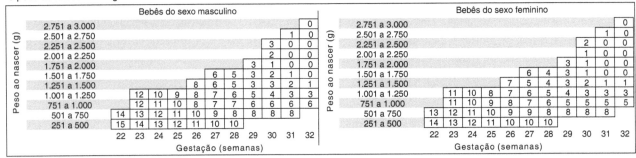

Figura 2.1 Escala CRIB II. (Reproduzido de Parry, 2003.[38])

CASO CLÍNICO 1

RN admitido em UTIN de maternidade pública, sexo feminino. Família de baixa renda, mãe gesta 5. RN em uso de ventilação mecânica não invasiva, com 32 semanas de IG, pesando 1.600g. Apgar de 4 no primeiro e de 7 no quinto minuto. Segundo dados coletados pelas equipes de enfermagem e médica na admissão, RN com temperatura de 36,1°C; gasometria do dia: pH 7,35/$PaCO_2$ 44mmHg/PaO_2 71mmHg/BIC 22/BE −4/SpO_2 92%. Mãe com complicações pós-parto não pôde comparecer à UTI; nesse momento, o pai realiza a primeira visita e recebe as primeiras informações sobre o RN.

A Figura 2.2 apresenta um fluxograma para aplicação do caso clínico estratificado segundo a Classificação Internacional de Funcionalidade, Incapacidade e Saúde (CIF).

Exercício
De acordo com as informações apresentadas no caso clínico 1:
1. Classifique o RN quanto à IG.
2. Classifique o RN quanto ao PN.
3. Classifique o RN quanto ao escore de Apgar.
4. Calcule o escore de mortalidade CRIB II.

Resposta
1. Classificação quanto à IG: RN prematuro moderado.
2. Classificação quanto ao PN: baixo peso.
3. Classificação do Apgar: anóxia moderada.
4. Escore CRIB II: 2.

CASO CLÍNICO 2

RN internado na UTIN de maternidade pública, sexo masculino, atualmente com 14 dias de vida. Família de classe média, mãe gesta 2. Pais presentes diariamente na UTIN; em dias específicos recebe visitas da avó e do irmão. RN em uso de ventilação mecânica invasiva desde o nascimento.

Dados da primeira hora de vida do RN: IG: 29 semanas; PN: 998g; SpO_2: 92%; FC: 172bpm; FR: 45 irpm; temperatura: 38,8°C; gasometria arterial: pH: 7,31/$PaCO_2$: 35mmHg/PaO_2: 68mmHg/BIC: 21/BE: −8/SpO_2: 90%.

A Figura 2.3 apresenta um fluxograma para aplicação do caso clínico estratificado segundo a Classificação Internacional de Funcionalidade, Incapacidade e Saúde (CIF).

Exercício
De acordo com as informações do caso clínico 2:
1. Calcule a IG corrigida do RN após 14 dias de vida.
2. Calcule o valor do escore CRIB II do RN de acordo com os dados da primeira hora de vida e responda: esse RN apresenta risco maior ou menor de mortalidade quando comparado ao RN do caso clínico 1? Justifique sua resposta.

Resposta
1. IG corrigida: 29 semanas + 2 semanas (14 dias) = 31 semanas.
2. Escore CRIB II: 10. O RN do caso clínico 2 apresenta risco maior de mortalidade em razão do maior escore CRIB II.

Capítulo 2 • Aspectos Gerais e Nomenclatura da Fisioterapia Neonatal

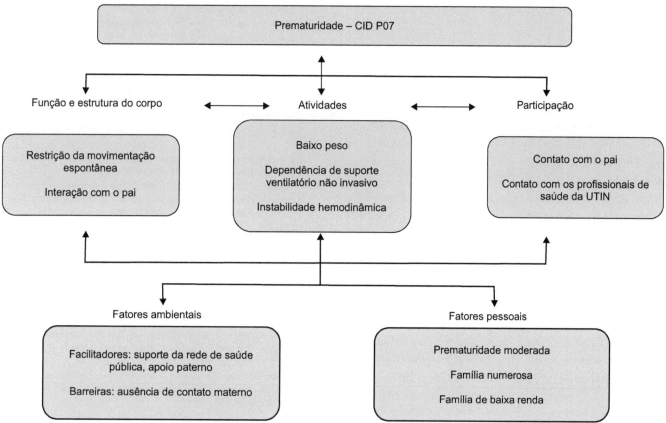

Figura 2.2 Fluxograma segundo a Classificação Internacional de Funcionalidade, Incapacidade e Saúde (CIF) para estratificação do caso clínico 1.

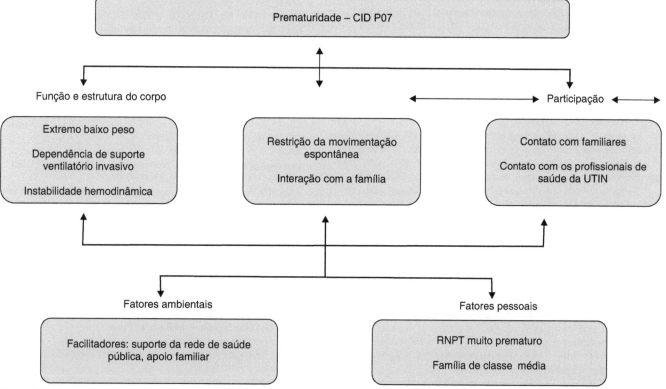

Figura 2.3 Fluxograma segundo a Classificação Internacional de Funcionalidade, Incapacidade e Saúde (CIF) para estratificação do caso clínico 2.

CONSIDERAÇÕES FINAIS

O RN apresenta diversas particularidades, bem como maior vulnerabilidade, principalmente quando o parto é prematuro, o que pode resultar em complicações de saúde em curto e longo prazo. Em virtude dessas características, o RN demanda cuidado especializado por parte da equipe de profissionais, incluindo o fisioterapeuta, o qual cumpre papel fundamental na manutenção da sobrevivência dos RN e no acompanhamento de seu desenvolvimento desde a UTIN e ao longo da infância. A atuação em neonatologia exige o conhecimento da nomenclatura, dos sistemas de classificação e dos indicadores específicos nesse âmbito.

Este capítulo apresentou alguns conceitos básicos da neonatologia, incluindo as classificações do RN conforme peso, IG e adequação do peso à IG, bem como ofereceu uma breve contextualização da prematuridade, sua classificação e complicações de saúde em curto e longo prazo, além do boletim de Apgar e dos indicadores de mortalidade (CRIB) e de morbidade neonatal (NMI) com o objetivo de introduzir os estudantes de fisioterapia e o fisioterapeuta nessa importante área de atuação.

Referências

1. Ministério da Saúde. Secretaria de Assistência à Saúde, Coordenação Materno Infantil. Manual de Assistência ao Recém-Nascido. Brasília – DF. 2012.
2. Pinheiro JMF, Tinoco LS, Rocha ASS, Rodrigues MP, Lyra CO, Ferreira ASF. Atenção à criança no período neonatal: avaliação do pacto de redução da mortalidade neonatal no Rio Grande do Norte, Brasil. Ciênc Saúde Colet 2016; 21(1):243-52.
3. Sweeney JK, Heriza CB, Blanchard Y. Neonatal Physical Therapy. Part I: Clinical competencies and neonatal intensive care unit clinical training models. Pediatr Phys Ther 2019; 21(4):296-307. doi: 10.1097/pep.0b013e3181bf75ee.
4. World Health Organization. International statistical classification of diseases and related health problems.Volume 1: tabular list. 10th revision, 5th edition, 2016. 1080p.
5. Castro MP, Moura MDR, Rugolo LMSS, Margotto PR. Limite de viabilidade no moderno cuidado intensivo neonatal – análise além da idade gestacional. Com Ciências Saúde 2011; 22(1):101-12.
6. World Health Organization. Born Too Soon: The Global Action Report on Preterm Birth. Eds CP Howson, MV Kinney, JE Lawn. World Health Organization. Geneva, 2012.
7. Margotto PR. Curvas de crescimento intra-uterino: uso de curvas locais. J Pediatr 2001; 77(3):153-5.
8. Kramer MS, Papageorghiou A, Culhane J, Bhutta Z, Goldenberg RL. Challenges in defining and classifying the preterm birth syndrome. Am J Obstet Gynecol 2012; 206(2):108-12.
9. Blencowe H, Lee AC, Cousens S et al. Preterm birth–associated neurodevelopmental impairment estimates at regional and global levels for 2010. Pediatr Res 2013; 74(1):17-34. doi:10.1038/pr.2013.2047.
10. Chawanpaiboon S et al. Global, regional, and national estimates of levels of preterm birth in 2014: a systematic review and modelling analysis. Lancet Global Health 2018; 7:e.37-46.
11. Leal MC, Esteves-Pereira AP, Nakamura-Pereira M et al. Prevalence and risk factors related to preterm birth in Brazil. Reprod Health 2016; 13(S3). doi:10.1186/s12978-016-0230-0.
12. Barros FC, Rabello Neto DL, Villar J et al. Caesarean sections and the prevalence of preterm and early-term births in Brazil: secondary analyses of national birth registration. BMJ Open 2018; 8(8):e021538. doi: 10.1136/bmjopen-2018-021538.
13. Altman M, Bonamy AKE, Wikström AK, Cnattingius S. Cause-specific infant mortality in a population-based Swedish study of term and post-term births: the contribution of gestational age and birth weight. BMJ Open 2012; 2(4): e001152. doi:10.1136/bmjopen-2012-001152.
14. Barros FC, Rossello JLD, Matijasevich A et al. Gestational age at birth and morbidity, mortality, and growth in the first 4 years of life: findings from three birth cohorts in Southern Brazil. BMC Pediatr 2012; 12(1). doi:10.1186/1471-2431-12-169.
15. Lindstrom K, Winbladh B, Haglund B, Hjern A. Preterm infants as young adults: a swedish national cohort study. Pediatrics 2007; 120(1):70-7. doi:10.1542/peds.2006-3260.
16. Loftin RW, Habli M, Snyder CC, Cormier CM, Lewis, DF, Defranco EA. Late preterm birth. Rev Obstet Gynecol 2010; 3(1):10-9.
17. Arnaud C, Ehlinger V, Delobel-Ayoub M et al. Trends in prevalence and severity of pre/perinatal cerebral palsy among children born preterm from 2004 to 2010: a SCPE collaboration. Front Neurol 2021 May; 12:1-9. doi: 10.3389/fneur.2021.624884.
18. Kerr-Wilson CO, Mackay DF, Smith GCS, Pell JP. Meta-analysis of the association between preterm delivery and intelligence. J Public Health 2011; 34(2):208-16. doi:10.1093/pubmed/fdr024.
19. Pascal A, Govaert P, Oostra A, Naulaers G, Ortibus E, Van Den Broeck C. Neurodevelopmental outcome in very preterm and very-low-birth weight infants born over the past decade: a meta-analytic review. Developmental Medicine & Child Neurology 2018; 60(4):342-55.
20. Allotey J, Zamora J, Cheong-See F et al. Cognitive, motor, behavioural and academic performances of children born preterm: a meta-analysis and systematic review involving 64 061 children. BJOG 2017; 125(1):16-25. doi:10.1111/1471-0528.14832.
21. Sarda SP, Sarri G, Siffel C. Global prevalence of long-term neurodevelopmental impairment following extremely preterm birth: a systematic literature review. Int J Appl Basic Med Res 2021; 49(7). doi:10.1177/03000605211028026.
22. Gamarra-Oca FL, Ojeda N, Gómez-Gastiasoro A et al. Long-term neurodevelopmental outcomes after moderate and late preterm birth: a systematic review. J Pediatr 2021. doi:10.1016/j.jpeds.2021.06.004.
23. Anand D, Stevenson CJ, West CR, Pharoah P. Lung function and respiratory health in adolescents of very low birth weight. Arch Dis Child 2003; 88(2):135-8. doi:10.1136/adc.88.2.135.
24. Saarenpaa HK, Tikanmaki M, Sipola-Leppanen M et al. Lung function in very low birth weight adults. Pediatrics 2015; 136(4):642-50. doi:10.1542/peds.2014-2651.
25. Abitbol CL. Rodriguez MM. The long-term renal and cardiovascular consequences of prematurity. Nat Rev Nephrol 2012; 8(5):265-74. doi:10.1038/nrneph.2012.38.
26. Frey HA, Klebanoff MA. The epidemiology, etiology, and costs of preterm birth. Semin Fetal Neonatal Med 2016; 21(2):68-73. doi:10.1016/j.siny.2015.12.011.
27. Formiga CKMR, Vieira MEB, Linhares MBM. Avaliação do desenvolvimento de bebês nascidos pré-termo: a comparação entre idades cronológica e corrigida. Rev Bras Cresc Desenvolv Hum 2015; 25(2):230-6.
28. Rugolo LMSS. Crescimento e desenvolvimento a longo prazo do prematuro extremo. J Pediatr 2005; 81(1):101-10.
29. Ministério da Saúde. Guia de Orientações para o Método Canguru na Atenção Básica. Brasília – DF, 2016.
30. American Academy of Pediatrics Committee on Fetus and Newborn, American College of Obstetricians and Gynecologists Committee on Obstetric Practice. The Apgar Score. Pediatrics 2015; 136(4).
31. Schardosim JM. Parâmetros utilizados na avaliação do bem-estar do bebê no nascimento. Av Enferm 2018; 36(2):197-208.

32. Simon LV, Hashmi MF, Bragg BN. APGAR score. StatPearls Publishing, 2017.

33. Brito ASJ, Matsuo T, Gonzalez MRC, Carvalho ABR, Ferrari LSL. Escore CRIB, peso ao nascer e idade gestacional na avaliação do risco de mortalidade neonatal. Rev Saúde Pública 2003; 37:5597-602.

34. Sarquis ALF, Myiaki M, Cat MNL. Aplicação do escore CRIB para avaliar o risco de mortalidade neonatal. J Pediatr 2002; 78(3):225-9.

35. Faridpour F, Farahani AS, Rassouli M, Shariat M, Nasiri M, Ashrafzadeh M. Clinical risk index for babies (CRIB-II) scoring system in prediction of mortality risk in preterm neonates in the first 24 hour. Evidence Based Care 2020; 10(2):58-63. doi: 10.22038/ebcj.2020.45945.2254.

36. Nascimento LFC, Ramos RS. Aplicação do escore CRIB como preditor de óbito em unidade de terapia intensiva neonatal: uma abordagem ampliada. Rev Bras Saúde Matern Infant 2004; 4(2):151-7.

37. Parry G, Tucker J, Tarnow-mordi W. CRIB II: an update of the clinical risk index for babies score. Lancet 2003; 361:1789-91.

38. Korner AF, Stevenson D, Kraemer H et al. Prediction of the development of low-birth-weight preterm infants by a new neonatal medical index. J Dev Behav Pediatr 1993; 14(2):106-11.

39. Samson JF, De Groot L, Cranendonk A, Bezemer D, Lafeber HN, Fetter WPF. Neuromotor function and school performance in 7-year-old children born as high-risk preterm infant. J Child Neurol 2002; 17(5):325-32.

40. Korner AF, Stevenson D, Forrest T, Constantinou J, Dimiceli S. Preterm medical complications differentially affect neurobehavioral functions: Results from a new neonatal medical index. Infant Behav Dev 1994; 17(1):37-43.

OXIGENOTERAPIA E SUPORTE VENTILATÓRIO EM NEONATOLOGIA

SEÇÃO

II

Oxigenoterapia

CAPÍTULO 3

Guilherme Cherene Barros de Souza

INTRODUÇÃO

A administração de oxigênio suplementar é uma das terapias mais utilizadas em Unidades de Terapia Intensiva (UTI). Seu uso objetiva a reversão ou prevenção da hipoxemia de modo a manter um transporte de oxigênio (DO_2) adequado aos tecidos para a respiração celular aeróbia com geração de trifosfato de adenosina (ATP) para manutenção do metabolismo celular.[1,2]

Lavoisier foi o primeiro a determinar experimentalmente a concentração de oxigênio no ar ambiente (aproximadamente 21%). Em 1886, George Emanuel Holtzapple fez o primeiro relato sobre o uso de oxigênio para tratamento de um caso de pneumonia. Desde então, a oxigenoterapia tornou-se um dos pilares do tratamento da insuficiência respiratória aguda (IRA), uma vez que a hipoxemia é o principal fator para o óbito nessa condição, o que fez da oxigenoterapia uma das terapias mais utilizadas no ambiente hospitalar.[3-5]

Em virtude do receio das consequências da hipoxemia e pelo fato de o oxigênio estar facilmente disponível no ambiente hospitalar, observa-se a tendência de uso indiscriminado da oxigenoterapia com menos atenção às consequências da hiperoxemia. Além de representar um gasto inadequado para o sistema de saúde, isso pode levar diretamente a casos de lesão pulmonar, retinopatias, geração de espécies reativas de oxigênio (ERO) e outras condições adversas.

Os profissionais de saúde costumam considerar a oxigenoterapia isenta de riscos e a utilizam por acreditar que é segura na ausência de hipoxemia. No entanto, diversos estudos têm mostrado uma associação entre hiperoxemia e piores desfechos em várias condições clínicas, incluindo aumento da mortalidade.[2-6]

SISTEMA RESPIRATÓRIO

O sistema respiratório é composto por vias aéreas, pulmões, arcabouço torácico e músculos respiratórios, bem como pelas estruturas adjacentes. Cada componente, isoladamente, interfere na mecânica ventilatória, porém, durante a avaliação à beira do leito, entende-se o sistema respiratório como um compartimento único.

Após o nascimento, ocorre grande aumento no número de alvéolos. Calcula-se que mais de 90% dos alvéolos encontrados no pulmão adulto se desenvolvem após o nascimento, crescendo em número e tamanho até os 8 anos de idade. O menor tamanho alveolar em crianças é responsável pela maior predisposição ao colapso alveolar.

O crescimento das vias aéreas distais é mais lento do que o das vias aéreas proximais durante os primeiros 5 anos. Esse fenômeno explica por que as infecções virais das vias aéreas inferiores constituem grande ameaça aos lactentes e crianças pequenas, em razão da regeneração mais lenta (Figura 3.1).[2,7]

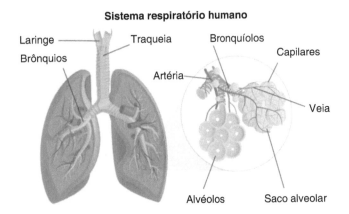

Figura 3.1 Sistema respiratório em sua porção inferior com apresentação da região de troca gasosa alveolar. (Reproduzida de: https://www.istockphoto.com/en/search/2/image?mediatype=&phrase=human%20respiratory%20system.)

Hematose, transporte e consumo de oxigênio

Níveis adequados de oxigênio no sangue arterial são essenciais para manutenção da respiração celular e produção de energia na forma de ATP. Para que isso ocorra é necessário o funcionamento correto de diferentes componentes do sistema respiratório para os tecidos e da extração de oxigênio pelos tecidos (Figura 3.2).

No pulmão, três processos são importantes para que aconteça a troca gasosa no interstício alveolocapilar:

- Ventilação alveolar.
- Difusão.
- Adequação da relação ventilação/perfusão (V/Q).

A ventilação alveolar consiste na quantidade de ar que entra e sai dos alvéolos pulmonares a cada minuto. Trata-se do processo responsável pela condução de oxigênio e pela retirada de dióxido de carbono (CO_2) dos alvéolos.

A difusão consiste no processo de propagação dos gases através da membrana alveolocapilar, isto é, na passagem de oxigênio e CO_2 em decorrência das diferenças das pressões parciais desses gases no interior dos alvéolos e no sangue venoso do capilar pulmonar.

Para adequação da V/Q é necessário que as áreas ventiladas estejam perfundidas de maneira adequada e que as áreas perfundidas estejam adequadamente ventiladas (Figura 3.2).[2,6,7]

Curva de dissociação da hemoglobina

A curva de dissociação de oxigênio-hemoglobina aponta a saturação de oxigênio da hemoglobina em uma faixa de pressões de oxigênio. Na Figura 3.3, a linha preta sólida mostra a curva para hemoglobina adulta normal (HbA). Pontos notáveis na curva incluem:

- **p50:** trata-se da pressão em que a hemoglobina está 50% saturada (27mmHg no eixo X).
- **Sangue arterial:** a hemoglobina está aproximadamente 100% saturada a uma pressão de oxigênio de 100mmHg.
- **Sangue venoso:** a hemoglobina está aproximadamente 75% saturada.

Condições que alteram a curva podem afetar o fornecimento de oxigênio aos tecidos, e esses efeitos são mais pronunciados em baixas pressões parciais de oxigênio:

- **Desvio à esquerda:** condições que deslocam a curva para a esquerda (linha preta tracejada na Figura 3.3) aumentam a afinidade do oxigênio; a hemoglobina retém mais firmemente o oxigênio e fornece menos oxigênio aos tecidos a uma determinada pressão arterial de oxigênio. A curva deslocada para a esquerda é o que permite a transferência de oxigênio da circulação materna para a fetal.
- **Desvio à direita:** condições que deslocam a curva para a direita (linha azul tracejada) diminuem a afinidade do oxigênio; a hemoglobina retém menos o oxigênio e fornece mais oxigênio aos tecidos a uma determinada pressão arterial de oxigênio.

Efeito Bohr

O efeito Bohr é caracterizado pelo estímulo à dissociação entre o oxigênio e a hemoglobina, acarretando a liberação de oxigênio para a corrente sanguínea, quando ocorre aumento na concentração de gás carbônico, ou pela ligação do oxigênio à hemoglobina, quando ocorre diminuição do pH sanguíneo (Figura 3.4).

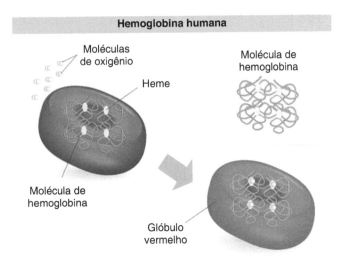

Figura 3.2 Sistema de carreamento de oxigênio através da oxi-hemoglobina. (Reproduzida de: https://www.istockphoto.com/en/search/2/image?mediatype=&phrase=human%20hemoglobin.)

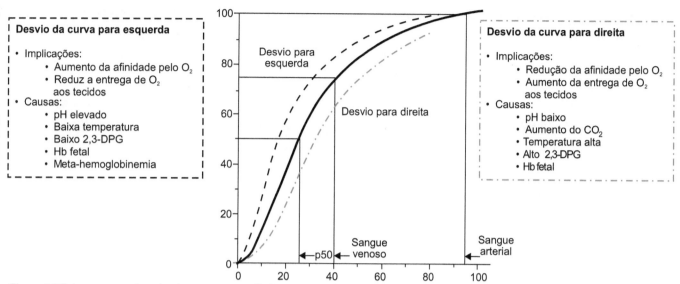

Figura 3.3 Fatores que podem desviar a curva para direita ou esquerda, alterando assim a afinidade da hemoglobina pelo oxigênio. (Reproduzida de: https://www.uptodate.com/contents/image?imageKey=HEME%2F81216.)

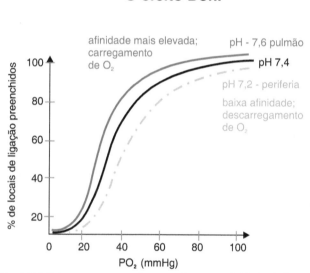

Figura 3.4 Fatores que aumentam e reduzem a afinidade da hemoglobina de acordo com o pH sanguíneo. (Reproduzida de: https://br.pinterest.com/pin/41799102768218386/?amp_client_id=CLIENT_ID(_)&mweb_unauth_id=%7B%7Bdefault.session%7D%7D&simplified=true.)

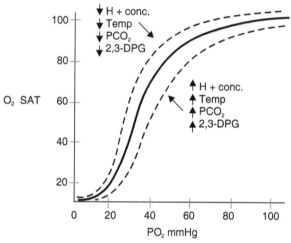

Figura 3.5 Importante característica da hemoglobina é o fato de, dependendo do ambiente em que esteja, sua afinidade pelo oxigênio ser reversível e agudamente modificada. Ela pode alterar sua conformação tridimensional, esconder o sítio de ligação do radical heme e diminuir sua afinidade pelo oxigênio. (Reproduzida de: https://www.bibliomed.com.br/bibliomed/books/livro8/cap/fig05-1.htm.)

Condições e fatores de dissociação

A afinidade da hemoglobina pelo oxigênio cresce com o aumento da pressão parcial de oxigênio. Em uma situação de atividade física intensa, devido ao grande consumo de oxigênio pelas células, a pressão parcial do oxigênio cai para cerca de 8% (quase todo o oxigênio ligado à hemoglobina é liberado e vai para o tecido que está com consumo de oxigênio elevado [Figura 3.5]).

Definição de oxigenoterapia

A oxigenoterapia consiste na oferta de oxigênio acima da disponibilizada no ar ambiente, ou seja, por meio da suplementação de oxigênio no gás inspirado, levando à oferta de uma fração inspirada de oxigênio (FiO_2) > 21% (oxigenoterapia normobárica).

Essa oferta se dá por meio de diferentes dispositivos e suas interfaces, os quais são escolhidos de acordo com a gravidade do quadro clínico apresentado pelo paciente. Nos casos menos graves, a oferta terá caráter não invasivo, estando obrigatoriamente condicionada à autonomia do *drive* inspiratório do paciente.

Em situações mais graves, quando o paciente não consegue garantir uma ventilação adequada para o mínimo de oxigenação tecidual, a intubação orotraqueal associada a ventilação mecânica invasiva é o recurso mais indicado, na qual o oxigênio será titulado através da FiO_2.

Conceitos da oferta de oxigênio

Hipoxia e hipoxemia

Antes de qualquer atitude, é necessário estabelecer uma distinção entre hipoxemia e hipoxia. A hipoxemia diz respeito a baixas concentrações de oxigênio no sangue arterial, enquanto a hipoxia se refere a baixas taxas de oxigênio na intimidade tissular. Em última instância, é o nível de oxigênio no tecido que importa, pois serve de força motriz para a difusão do oxigênio para o interior da mitocôndria, onde se dará a fosforilação oxidativa necessária à vida celular normal.[6-8]

Por conseguinte, idealmente, o ajuste da oxigenação arterial e o tratamento da hipoxemia deveriam ser guiados com base em medidas de oxigenação tecidual; entretanto, são vários os leitos teciduais (cerebral, renal, esplâncnico), cada um com ofertas e demandas de oxigênio diferentes, tornando impossível uma medida global única de adequação da oxigenação.

Convém lembrar sempre que a oferta de oxigênio também é determinada pela concentração de hemoglobina no sangue e pelo débito cardíaco, além de outros fatores, como pH e afinidade da hemoglobina pelo oxigênio.[8,9]

O Quadro 3.1 mostra os sinais e sintomas da hipoxemia aguda que compõem uma etapa fundamental do processo de avaliação pela equipe multidisciplinar.

Hipoxemia refratária

Em geral, a hipoxemia refratária deriva de uma lesão de grande proporção. O estudo canadense *Lung Open Ventilation Strategy* (LOVS) define hipoxemia refratária como a relação entre a pressão parcial de oxigênio parcial (PaO_2) e a FiO_2. De acordo com os autores, uma relação $PaO_2/FiO_2 < 70mmHg$ com $FiO_2 > 0,8$ por pelo menos 60 minutos deverá ser considerada refratária.[9]

Riscos associados à hipoxemia

Vários mecanismos relacionados com a hipoxemia estão bem descritos e compreendem etiologias multivetoriais, como difusão reduzida (doenças pulmonares intersticiais), hipoventilação (aprisionamento de ar por hiper-reatividade brônquica), patologias neurológicas com alteração do controle do centro respiratório, incompatibilidade ventilação/perfusão (condições inadequadas de perfusão pulmonar combinadas ou não com alterações da aeração alveolar ou permeabilidade da membrana alveolocapilar), *shunt* intrapulmonar (edema pulmonar cardiogênico, pneumonia, embolia), *shunt* intracardíaco e estado de choque (cardiogênico, hipovolêmico etc.).

Quadro 3.1 Sinais e sintomas de hipoxemia aguda

Sistema	Sinais e sintomas
Respiratório	Taquipneia
	Dispneia
	Cianose
	HAP
Cardiovascular	Palpitação (inicial)
	Taquicardia (inicial)
	Aumento do DC (inicial)
	HAS (inicial)
	Vasodilatação da circulação sistêmica (tardia)
	Bradiarritmias (tardia)
	HAP
	Angina
	Choque circulatório (tardia)
Neurológico	Cefaleia
	Confusão mental
	Euforia
	Delirium
	Agitação
	Papiledema
	Convulsão
	Sonolência
	Coma
Neuromuscular	Fraqueza muscular
	Tremor
	Flapping ou asterixe
	Hiper-reflexia
	Perda da coordenação motora
Metabólico/renal	Retenção de sódio e água
	Acidemia com hiperlactatemia
	Necrose tubular aguda

DC: débito cardíaco; HAP: hipertensão arterial pulmonar; HAS: hipertensão arterial sistêmica.
Fonte: adaptado de Wemple & Benditt, 2015.[6]

As causas da hipoxia tecidual também são bem descritas, principalmente no caso de sepse por falha na extração periférica de oxigênio. A hipoxemia aguda leva à taquicardia (assegurando maiores produção e transporte de oxigênio para os tecidos), aumento da ventilação-minuto (com o objetivo de aumentar o consumo de oxigênio), vasodilatação arterial sistêmica, vasoconstrição, aumento da extração tecidual de oxigênio e outros mecanismos que aumentam a entrega de oxigênio aos tecidos.[10-14]

Existem outras compensações fisiológicas para suprimir a hipoxemia, no caso de hipoxia subaguda, crônica ou hipoxemia crônica (principalmente nos casos de doenças cardiorrespiratórias). Quando os mecanismos de proteção estão sobrecarregados, pode ocorrer hipoxia tecidual com riscos de isquemia cardíaca (especialmente devido à taquicardia associada), arritmia, isquemia hepática, isquemia cerebral e respiração anaeróbia celular, levando ao aumento da produção de lactato.[14-16]

Toxicidade do oxigênio na hiperóxia em pacientes neonatais

A toxicidade do oxigênio em recém-nascidos pré-termo (RNPT) encontra-se bem evidenciada na literatura, principalmente suas complicações, como retinopatia da prematuridade (ROP), displasia broncopulmonar (DBP), lesão no sistema nervoso central (SNC) do RNPT e enterocolite necrosante, relatadas há mais de 50 anos, pouco após o lançamento das incubadoras de nova geração.

Saturação-alvo de oxigênio em recém-nascidos

A saturação normal de oxigênio em RN saudáveis é $\geq 93\%$, com aumento gradual ao longo dos primeiros 10 minutos após o nascimento (Quadros 3.2 e 3.3).[17-19]

DISTÚRBIOS ASSOCIADOS À TOXICIDADE

Retinopatia da prematuridade

A vascularização da retina é afetada principalmente pelo fator de crescimento endotelial (VEGF) e pelo fator de crescimento semelhante à insulina 1 (IGF-1). A liberação de VEGF é aumentada na presença de hipoxia, uma condição fisiologicamente normal na vida intrauterina. A oferta inadequada de oxigênio ao paciente pré-termo após o parto promove a interrupção do crescimento vascular da retina em detrimento de uma regressão da vascularização.

Entre a 32ª e a 34ª semana de gestação, a retina cresce em espessura por conta do desenvolvimento gradual da hipoxia retiniana, acarretando uma neovascularização por excesso de liberação de VEGF. A exigência generalizada de níveis maiores de saturação de oxigênio (medianas > 91% a 95%) resultou em aumento das taxas de ROP, tornando

Quadro 3.2 Saturação-alvo do oxigênio pré-ductal após o nascimento

Tempo após nascimento	Alvo de $SatO_2$
1 min	60% a 65%
2 min	65% a 70%
3 min	70% a 75%
4 min	75% a 80%
5 min	80% a 85%
10 min	85% a 95%

Fonte: Kattwinkel J, Perlman JM, Aziz K et al., 2010.[17]

Quadro 3.3 Recomendações para minimizar a toxicidade do oxigênio em recém-nascidos pré-termo

Ao nascimento
Iniciar a ressuscitação com FiO_2 de 30%
Seguir fluxogramas crescentes de $SatO_2$ (< 10 min), buscando alvo pré-ductal $\geq 80\%$ (< 10 min do parto)
Na terapia intensiva neonatal
Otimizar a $SatO_2$ da linha de base, utilizando suporte respiratório invasivo ou não invasivo apropriado
Administrar cafeína para reduzir a apneia da prematuridade e minimizar a flutuação da $SatO_2$
Adotar como alvo de $SatO_2$ 91% e 95% (RNPT < 28 semanas de gestação)
Caso seja necessária faixa-alvo mais alta, vigilância rigorosa da equipe multidisciplinar (prevenção de ROP)

Fonte: Kattwinkel J, Perlman JM, Aziz K et al., 2010.[17]

necessária a implantação efetiva de protocolos de segurança a fim de controlar a incidência desse evento adverso.[21,22]

Displasia broncopulmonar

Embora o barotrauma provocado pela ventilação mecânica seja comumente associado à DBP, a exposição excessiva ao oxigênio também desempenha um papel importante em RN prematuros. O estresse oxidativo tem efeito tóxico direto sobre os brônquios, o epitélio alveolar e o endotélio capilar. A lesão se manifesta por meio de edema alveolar com infiltração de neutrófilos, proliferação de células alveolares e, finalmente, alterações fibróticas do parênquima alveolar.

Os RNPT estão mais propensos a apresentar estresse oxidativo quando expostos a altas concentrações de oxigênio em face de uma defesa antioxidante imatura, aumentando a biodisponibilidade de ferro livre e levando à produção de radicais hidroxila.[20-22]

Lesão no sistema nervoso central

O desenvolvimento do sistema nervoso central imaturo é muito sensível a mudanças da pressão arterial de oxigênio (PaO_2), particularmente em caso de hiperoxemia. A toxicidade neurológica direta do oxigênio em condições hiperbáricas, levando a convulsões, foi inicialmente descrita em animais por Paul Bert, em 1878. Haldane reproduziu os experimentos em si próprio e descreveu os limiares de oxigênio na epilepsia em condições hiperbáricas, mas esses estudos foram interrompidos prematuramente porque os eventos adversos foram significativamente mais frequentes com oxigênio puro, incluindo atelectasia, polineuropatia e insuficiência renal, entre outros, além da toxicidade cerebral direta.[23-27]

A substância branca no SNC de pacientes prematuros é mais vulnerável ao dano oxidativo, e essa vulnerabilidade se deve a quatro fatores principais:

- Alto teor de ácidos graxos insaturados (facilmente expostos à peroxidação).
- Presença de ferro livre.
- Níveis baixos de enzimas antioxidantes.
- Oligodendrócitos.

Os RNPT estão mais expostos à hiperóxia, e nessa condição se desenvolve um processo inflamatório que potencializa o estresse oxidativo, resultando em leucomalácia.

A hemorragia peri/intraventricular (HPIV) é frequentemente observada em RNPT extremos em virtude da isquemia de um quadro hipóxico inicial, seguido por um quadro de hiperóxia, quando se instala uma lesão por reperfusão.[20-22]

Enterocolite necrosante neonatal

A enterocolite necrosante é uma das doenças do sistema gastrointestinal e sistêmicas mais graves a acometer os RN, principalmente nas unidades neonatais, com altos índices de mortalidade. Além disso, é a patologia neonatal com mais indicações cirúrgicas e desfechos graves, como síndrome do intestino curto e distúrbios psicomotores em longo prazo.

Vários fatores relacionados com o estresse enfrentado pelos RN durante a gestação ou no período pós-natal estão associados à doença, porém a prematuridade tem sido apontada como o principal. A identificação dos fatores de risco e de proteção pré-natais e neonatais relacionados com os estágios mais avançados da doença pode contribuir para prevenção de piores desfechos e complicações.

A etiologia exata da enterocolite necrosante não está clara. Entretanto, o aumento da permeabilidade e a imaturidade funcional imunitária do trato intestinal imaturo são fatores predisponentes. Acredita-se que agravos isquêmicos possam lesionar a mucosa intestinal, promovendo o aumento da permeabilidade e deixando o intestino suscetível à invasão bacteriana. A enterocolite necrosante raramente ocorre antes de iniciada a alimentação enteral e é menos comum entre os lactentes amamentados ao seio.

A agressão isquêmica inicial pode resultar do vasoespasmo das artérias mesentéricas, provocado por agressão anóxica, desencadeando o reflexo primitivo que diminui acentuadamente o fluxo de sangue intestinal. A cardiopatia congênita com sistema de fluxo sanguíneo reduzido ou a dessaturação do oxigênio arterial pode levar a hipoxia intestinal/isquemia e predispor a enterocolite necrosante.[28]

MONITORAMENTO DA OXIGENAÇÃO NO RECÉM-NASCIDO PRÉ-TERMO

As ferramentas disponíveis para monitoramento da oxigenação em prematuros na UTIN incluem: oximetria de pulso, análise de gases no sangue arterial e, raramente, pressão parcial transcutânea de oxigênio ($TcPO_2$). Mais recentemente, tem aumentado o interesse pelo monitoramento da perfusão de órgãos-alvo e o fornecimento de oxigênio por meio de espectroscopia de infravermelho próximo cerebral e somática (NIRS) (Quadro 3.4).

Monitoramento transcutâneo de oxigênio

O monitoramento da oxigenação tecidual para aferição da pressão parcial de oxigênio no sangue arterial (PaO_2) é considerado o padrão ouro que substitui a oxigenação tecidual em prematuros. No entanto, a monitoração por meio da análise de amostra de sangue é um método invasivo (favorecendo a ocorrência de infecções), extremamente doloroso e que sequestra valiosos volumes de sangue, quando se trata de pacientes de baixo peso ou com idade gestacional extremamente prematura.

Para monitoramento da $TcPO_2$ são utilizados eletrodos que medem a PaO_2 dissolvida no sangue através da

Quadro 3.4 Condições e fatores de interrupção ou leitura imprecisa da saturação de oxigênio

Fatores fisiológicos que causam flutuação da oxigenação em RNPT
Imaturidade do centro respiratório (períodos de apneia)
Obstrução de vias aéreas (superior ou inferior)
Baixo volume pulmonar
Baixa capacidade residual funcional (CRF) em razão do aumento da complacência da parede torácica
Atelectasia
Hipertensão pulmonar e vasoconstrição (hipoxia)
Assincronia ventilatória
Equipamento com mau funcionamento ou descalibrado
Deslocamento da interface de oferta de O_2

Fonte: elaborado pelo autor.

pele, usando um sensor aquecido entre 42°C e 44°C. Além disso, o método também monitora continuamente a pressão arterial transcutânea de dióxido de carbono ($TcPCO_2$) com o mesmo equipamento.

O uso clínico dessa modalidade de monitoramento tem sido amplamente substituído pela oximetria de pulso em razão de vários fatores, como a necessidade de calibração regular e as complicações locais, como queimaduras, particularmente em bebês prematuros extremos.[29]

Oximetria de pulso (SpO_2)

A medição de SpO_2 baseia-se no princípio de variações pulsáteis, na densidade óptica dos tecidos e nos comprimentos de onda vermelho e infravermelho para calcular a $SatO_2$ no sangue arterial, sendo correlacionada à proporção entre a hemoglobina oxigenada e a desoxigenada.

Os traçados de SpO_2 em prematuros podem ser facilitados quando a luz do diodo receptor é colocada em frente ao diodo emissor, evitando assim pressão excessiva ao ser aplicado o sensor. Recomenda-se "blindagem" do local de aplicação do oxímetro, uma vez que pode haver interferência para a obtenção de leituras precisas.

As vantagens do monitoramento de SpO_2 incluem sua ampla disponibilidade na maioria dos ambientes neonatais, leituras contínuas não invasivas e disponibilidade imediata sem necessidade de calibração. No entanto, a oximetria de pulso apresenta limitações técnicas. Sua medição é dificultada por artefatos de movimento, eletromagnetismo e limitações fisiológicas, incluindo hipotensão, hipoperfusão, anemia grave e hemoglobinopatias (p. ex., metemoglobinemia).

Os avanços observados nos oxímetros de pulso modernos reduziram significativamente alguns desses fatores. No entanto, a relação entre SpO_2 e PO_2 não é linear, principalmente no que diz respeito à precisão e à confiabilidade para refletir a verdadeira PO_2 arterial nos extremos de $SatO_2$ (Figura 3.6).

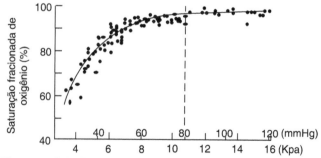

Figura 3.6 Relação entre a saturação fracionada de oxigênio medida com oxímetro de pulso e a pressão parcial arterial. A linha tracejada marca a PO_2 transcutânea acima da qual há risco aumentado de retinopatia. (Reproduzida de: Tin W, Gupta S. Oxigenoterapia ótima em bebês prematuros. Arch Dis Child Fetal Neonatal Ed 2007 março; 92[2]:F143eF147.)

EFEITOS SISTÊMICOS
Cardiovasculares

Concentrações reduzidas de oxigênio no ar inspirado produzem constrição dos vasos pulmonares em gatos e seres humanos. Por outro lado, concentrações que se aproximam de 100% no ar inspirado reduzem a resistência pulmonar total. Essa alteração no fluxo sanguíneo pulmonar pode ser considerada um benefício, a depender da situação analisada.[30]

Os efeitos hemodinâmicos incluem vasoconstrição periférica e redução do débito cardíaco, os quais podem exacerbar os distúrbios de perfusão preexistentes e, portanto, reduzir o fornecimento de oxigênio aos tecidos. Por outro lado, a vasoconstrição periférica hiperóxica pode melhorar o choque circulatório, potencialmente reduzindo a necessidade de reanimação com fluidos e vasopressores. A magnitude das alterações hemodinâmicas induzidas por hiperóxia não está clara, assim como a generalização dos efeitos para diferentes tipos de pacientes.

A hiperóxia reduz o débito cardíaco e aumenta a resistência vascular sistêmica e ligeiramente a pressão arterial média em voluntários saudáveis ou pacientes com comprometimento cardiovascular não hospitalizados. Em pacientes com sepse, a hiperóxia não parece afetar a hemodinâmica central.[31]

Sistema nervoso central

No cérebro do camundongo, a hiperóxia regulou negativamente os genes relacionados com a replicação do DNA e a fosforilação oxidativa e aumentou a morte celular no tronco cerebral. Em geral, após a hipoxia, a reoxigenação com FiO_2 alta induziu uma resposta genética inflamatória cerebral mais forte do que na reoxigenação com gás a 21%.

A oxigenoterapia afeta os genes relacionados com o crescimento e o desenvolvimento, e essas mudanças epigenéticas podem durar a vida inteira. Ainda não se sabe se os RN expostos ao oxigênio ao nascer têm risco maior de desenvolver outras doenças malignas ao longo da vida. Sabe-se, entretanto, que a hiperóxia inflige danos ao DNA e afeta seus mecanismos de reparo. Portanto, há um potencial para efeitos negativos de longo prazo da oxigenoterapia no período neonatal.

Apesar dos enormes interesse e ênfase na oxigenação do RN e do progresso substancial registrado nos últimos 30 anos, ainda há muitas perguntas sem resposta, as quais só poderão ser respondidas por grandes estudos randomizados.[19]

Sistema respiratório

O efeito tóxico pulmonar do oxigênio pode surgir após exposição prolongada. Os sintomas aparecem após um período latente, cuja duração diminui com o aumento da PaO$_2$. Em humanos, os primeiros sinais de toxicidade surgem cerca de 10 horas após a administração de oxigênio. As características clínicas podem ser divididas em três fases: (a) traqueobronquite, (b) síndrome do desconforto respiratório agudo (SDRA) e (c) fibrose intersticial pulmonar.

A PaO$_2$ tem relação direta com a complacência capilar na circulação pulmonar. Em caso de vasoconstrição pulmonar hipóxica, uma PaO$_2$ baixa é seguida por aumento da resistência vascular pulmonar (RVP); logo, o aumento da FiO$_2$ pode não apenas ocasionar melhora da PaO$_2$, mas também reduzir a RVP e, por consequência, aumentar o fluxo sanguíneo pulmonar (FSP). O mecanismo inverso (FiO$_2$ reduzida) leva ao aumento da RVP e pode ser empregado para diminuir o fluxo sanguíneo em pacientes cujo fluxo pulmonar esteja aumentado.[31]

A atelectasia por reabsorção, em virtude da eliminação de nitrogênio (N$_2$), pode levar regiões pulmonares ao colapso em caso de aprisionamento de ar, e exposições longas acarretam lesão definitiva do tecido.

O oxigênio em altas frações produz sinais e sintomas pulmonares característicos, começando com irritação carinal leve em inspiração profunda 3 a 6 horas após a exposição, irritação carinal intensa, tosse descontrolada após cerca de 10 horas e, finalmente, dispneia. Na maioria dos pacientes, os sintomas diminuem 4 horas após a interrupção da exposição.

CLASSIFICAÇÃO DOS SINTOMAS DE OFERTA
Baixo fluxo × alto fluxo

A administração de oxigênio em pediatria exige a seleção de um sistema de fornecimento de oxigênio que se adapte a características como idade, tamanho, necessidades específicas, condição clínica e objetivos terapêuticos dessa população em especial (Figura 3.7).

Os sistemas de fornecimento de oxigênio são categorizados como sistemas de baixo fluxo (desempenho variável) ou de alto fluxo (desempenho fixo). Com sistemas de baixo fluxo, 100% de oxigênio se misturam com o ar ambiente durante a inspiração, e essa mistura é arrastada, tornando variável a porcentagem de oxigênio fornecida. Dispositivos de alto fluxo fornecem um fluxo tão alto de gás pré-misturado que o percentual de ar ambiente inalado pela criança é baixo.[6]

Qualificação da oferta de gás

Para que o sistema respiratório funcione de modo ideal e ocorra a troca do gás alveolar, o gás inalado precisa ter um nível de umidade relativa próximo a 100%, bem como estar aquecido aproximadamente à temperatura corporal, como mostra a Figura 3.8.

Quando saudáveis, as vias aéreas aquecem e umidificam a coluna de gás inalado a fim de preservar sua funcionalidade e capacidade de se defender dos patógenos e das macropartículas mediante a depuração mucociliar.

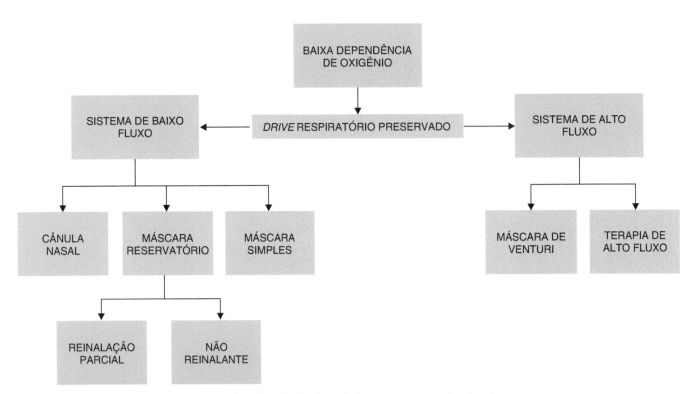

Figura 3.7 Classificação dos tipos de fluxo e suas respectivas interfaces.

Se o calor e a umidade forem insuficientes, essa camada pode ficar comprometida e exposta a lesões (Figura 3.8).

Atualmente, existem dois métodos de umidificação do gás ofertado ao paciente, esteja ele ventilando espontaneamente ou em caráter assistido. Na modalidade ativa, o aquecimento e a umidificação do ar são realizados por um aparelho externo que funciona de acordo com o princípio da vaporização (base umidificadora aquecida servocontrolada ou não) (Figura 3.9A e B).

A temperatura é programada automaticamente (servocontrolada) para alcançar um alvo (aproximadamente a temperatura corporal) por meio de sensores instalados no ramo inspiratório. Toda a coluna de ar ofertada permanece aquecida até que se desloque para dentro da via aérea do paciente através da interface escolhida pela equipe.

Os sensores de temperatura de ar são geridos por meio de um algoritmo próprio (*software* interno com base servocontrolada), o que acaba propiciando uma temperatura estável em toda a coluna de ar.

Por meio da base umidificadora não servocontrolada também será aquecida a coluna de ar inspirado, mas nesse modelo de base umidificadora o profissional deverá programar o alvo desejado (em caráter fixo), o qual pode não ser o mais adequado para o paciente neonatal.

Na modalidade passiva (utilizada em pacientes com via aérea artificial, seja por tubo orotraqueal, seja por traqueostomia), o processo de manutenção de aquecimento e umidificação do ar ocorre mediante a instalação de um filtro HME (*Heat and Moisture Exchangers*), que irá reter parcialmente o calor e a umidade do gás expirado. Ao final da

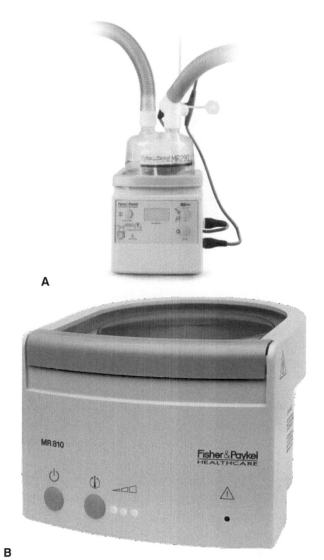

Figura 3.9A e **B** Base umidificadora servocontrolada (MR850) e base umidificadora não servocontrolada (MR810). (Reproduzidas de: https://eximiamedical.ro/en/products-therapies/intensive-care/humidification/#1600088644849-d4167282-c6c8 [**A**] e https://hul.de/uk/produkt/mr810-12/?ref=uk.hul.de [**B**].)

fase expiratória a ciclagem ocorrerá e durante a nova fase inspiratória todo o calor e a umidade acumulados no filtro serão devolvidos à via aérea do paciente (Figura 3.10).[32]

Em geral, para os pacientes neonatais é recomendada a aplicação da metodologia de umidificação ativa (base umidificadora), a despeito de alguns fatores importantes referentes ao paciente ventilado e respirando sob suporte ventilatório (tubo orotraqueal ou traqueostomia):

- Aumento da resistência imposta ao fluxo de ar em ambas as fases (inspiratória e expiratória).
- Acréscimo de volume de espaço morto (volume de ar interno à cápsula do filtro).
- Tendência de retenção de CO_2.

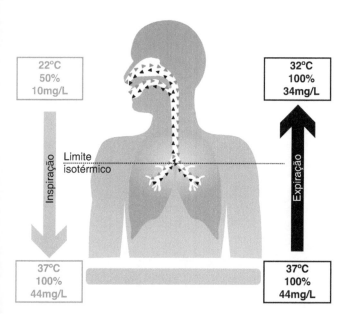

Figura 3.8 Ciclos respiratórios com as respectivas temperaturas e umidades relativas do ar, de acordo com a região das vias aéreas superiores e inferiores. (Reproduzida de: https://live.wilamed.de/Products/atemgasbefeuchtung-2/?lang=en.)

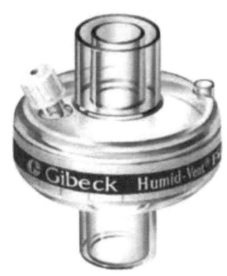

Figura 3.10 Filtro HME (*Heat and Moisture Exchangers*). (Reproduzida de: https://www.acsmedical.com.br/humid-vent-filter-compact/p.)

RECURSOS DE OXIGENOTERAPIA EM NEONATOLOGIA

Cânula nasal simples

A cânula nasal é o recurso de oxigenoterapia mais utilizado nas unidades hospitalares. Em virtude de seu baixo custo e fácil identificação, e por ser descartável e de instalação rápida e prática, acaba sendo eleito como o dispositivo de primeira escolha na maioria das situações de hipoxemia ou desconforto respiratório leve (Figura 3.11).

A cânula nasal simples consiste em um sistema de baixo fluxo de ar em que a FiO_2 varia de acordo com a inspiração do paciente. Quanto maior o pico inspiratório, maior o arrastamento de ar ambiente, diminuindo assim a FiO_2 ofertada. Sua suplementação oferece uma fração estimada máxima em aproximadamente 45%. Logo, é mais efetiva apenas para pacientes com hipoxia leve (Figura 3.12A e B).

Cânula nasal de alto fluxo de oxigênio (CNAF)

A oxigenoterapia convencional em neonatologia apresenta como desvantagens a limitação do fluxo máximo (2 a 3L/min) e os efeitos deletérios do oxigênio não aquecido e umidificado. A ventilação não invasiva (VNI), embora se tenha mostrado útil principalmente em pacientes com doenças respiratórias obstrutivas, apresenta importantes taxas de intolerância, e suas complicações mais frequentes são lesões cutâneas, irritação ocular e sensação de claustrofobia (Figura 3.13A e B).[33,35,36]

Na tentativa de oferecer uma alternativa aos pacientes com IRA que necessitam maior aporte de oxigênio com melhores tratativas de umidificação e aquecimento, porém sem as complicações da oxigenoterapia convencional ou o desconforto da VNI, a terapia de alto fluxo tem sido amplamente estudada e aplicada (Figura 3.14A e B). Inicialmente desenvolvida para populações neonatais, a

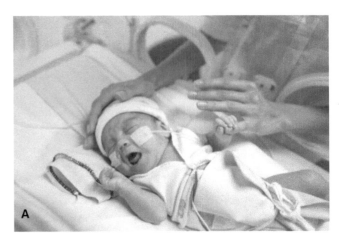

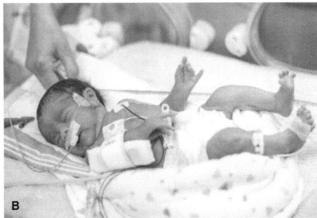

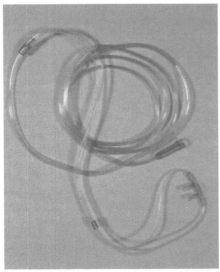

Figuras 3.11 Modelo de cateter nasal. (Reproduzida de: https://breathe.ersjournals.com/content/15/3/e108.figures-only.)

Figura 3.12A e B Cânula nasal simples em pacientes neonatais – quanto maior o pico de fluxo inspiratório, maior a diluição da FiO_2. (Reproduzida de: https://www.istockphoto.com/en/search/2/image?mediatype=&phrase=nic.)

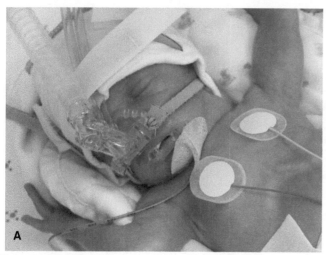
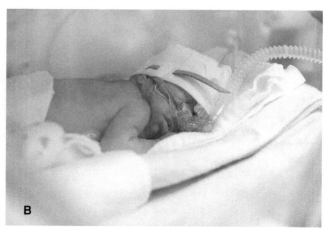

Figura 3.13A e **B** Pacientes neonatais pré-termo adaptados ao sistema de ventilação não invasiva em diferentes posicionamentos. Em algumas situações, os pacientes apresentam aumento da agitação, choro e dor com consequente despressurização de toda a via aérea ao contato com a interface. (Reproduzidas de: https://www.istockphoto.com/en/search/2/image?mediatype=&phrase=nic.)

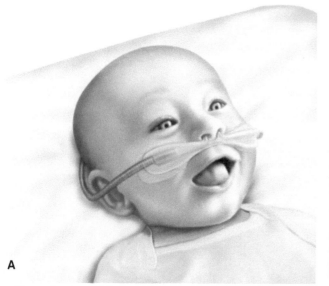
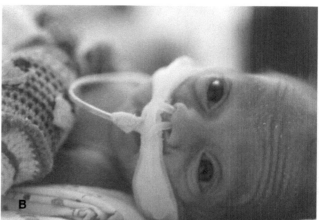

Figura 3.14A e **B** Cânula nasal de alto fluxo adaptada, respectivamente, para um lactente e um paciente neonatal. (Acervo pessoal.)

técnica também tem ganhado espaço, em razão dos bons resultados relativos à eficácia e à segurança, entre a população pediátrica na última década, em virtude de sua eficácia nos pacientes com bronquiolite, principalmente em serviços de emergência. A maior disseminação do dispositivo entre a população adulta ocorreu em virtude da pandemia do SARs-Cov-2.[33,34,36]

A ventilação por CNAF surgiu para oferecer suporte respiratório a RN, lactentes, crianças e adultos. O ar umidificado e aquecido também proporciona certo valor de pressão positiva na via aérea. Estudos observacionais sugerem que o CNAF diminui o trabalho respiratório, melhora a oxigenação e reduz as taxas de intubação.[35,37]

O circuito do CNAF baseia-se em cinco componentes (Figura 3.15A e B):

- Fonte de O_2 em alto fluxo (régua de gases hospitalares, base geradora de fluxo ou ventilador mecânico com modo próprio), possibilitando uma oferta com precisão de valor total.

- Misturador de ar e oxigênio (*blender* próprio ou acoplado), possibilitando com precisão a oferta de FiO_2.

- Base umidificadora servocontrolada ou cartucho de aquecimento.

- Circuito inspiratório com gás aquecido a aproximadamente 37°C.

- Cânulas nasais específicas.

Em conjunto, os componentes do CNAF tornam possível o fornecimento de oxigênio aquecido e umidificado em fluxos superiores aos da oxigenoterapia convencional. Seu circuito pode fornecer uma FiO_2 de até 100% e fluxo máximo de 60L/min (Figura 3.16A e B).[33,35,36]

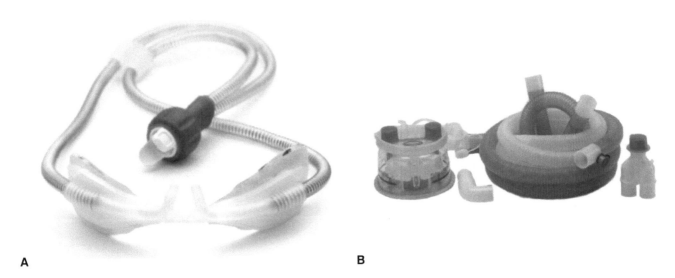

Figura 3.15A e B Cânula nasal utilizada em terapia de alto fluxo e circuito de ramo aquecido com reservatório de água. (Reproduzidas de: https://www.medicalexpo.com/pt/prod/fisher-paykel-healthcare/product-70844-536403.html [**A**] e https://www.vitae.net.br/produto/circuitos-rt--202-329-e-330-fisher-paykel/[**B**].)

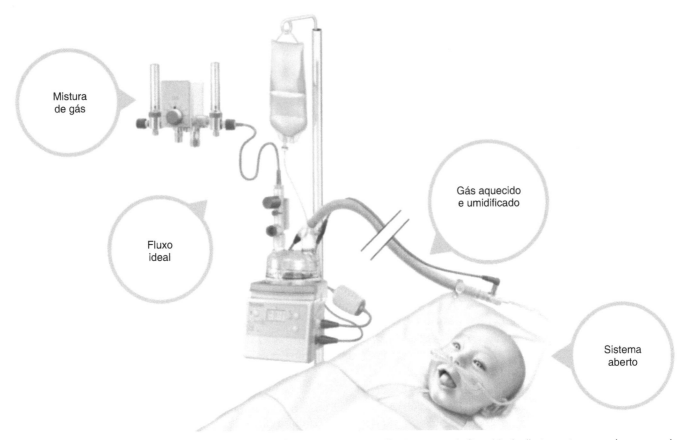

Figura 3.16 Sistema de administração de mistura de oxigênio aquecido e umidificado a taxas de fluxo ideais diretamente nas narinas por meio de uma cânula nasal que não veda a narina. (Reproduzida de: https://www.linkedin.com/pulse/cateter-nasal-de-alto-fluxo-cnaf-na-pediatria-pedroso-de-morais/?originalSubdomain=pt.)

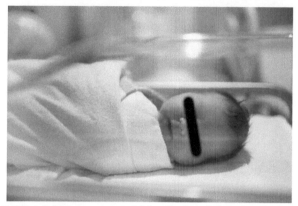 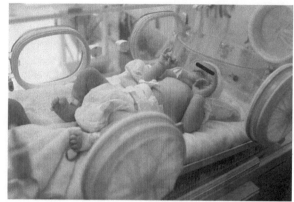

Figura 3.17A e B Sistemas de administração de oxigênio através de tenda e halo cefálico. (Reproduzidas de: https://www.linkedin.com/pulse/cateter-nasal-de-alto-fluxo-cnaf-na-pediatria-pedroso-de-morais/?originalSubdomain=pt.)

Efeitos fisiológicos do CNAF

- Otimiza o controle sobre a FiO_2 ofertada.
- Realiza diluição do CO_2 exalado (efeito *washout*).
- Reduz o espaço morto anatômico.
- Umidifica e aquece o ar inalado em simulação próxima às condições da via aérea superior.
- Promove pequena pressão positiva expiratória final.
- Proporciona mais conforto do que o uso de oxigênio convencional (frio e seco).

Uma das principais características da ventilação por CNAF é o conforto, observado principalmente 30 minutos após o início da técnica. Alguns estudos demonstram diminuição da frequência respiratória depois do início da administração da terapia de alto fluxo, traduzindo assim a melhora do padrão respiratório. A terapia possibilita ainda que o paciente receba nutrição oral com estimulação precoce do reflexo de sucção e fortalecimento da relação entre a mãe e o RN.[38,39]

Halo cefálico, tenda de oxigênio e incubadora de fluxo interno

Os métodos não invasivos de administração de oxigênio apresentam algumas vantagens: com oxigênio canalizado para um recipiente de entrada, incubadora ou tenda, a FiO_2 real pode ser determinada com precisão por meio de um analisador de oxigênio colocado próximo à boca do RN. Não há risco de obstrução das vias aéreas pelo sistema nem distensão gástrica, e a umidificação não é necessária (Figura 3.17A e B).

A desvantagem desses métodos, no entanto, é motivo de grande preocupação, ou seja, a toxicidade do CO_2, que pode ocorrer caso o fluxo de oxigênio seja inadequado, em razão de um fluxo muito baixo. O fluxo de oxigênio deverá ser suficiente para evitar a reinalação de CO_2.

Quando um halo cefálico é utilizado com vedação inadequadamente justa ao redor do pescoço do RN, o CO_2 pode ficar acumulado em seu interior. O fluxo ideal de cada recipiente deverá ser estabelecido de acordo com sua circunferência, estando disponível no mercado uma variedade mínima em três tamanhos (pequeno, médio e grande).

As tendas de oxigênio e as incubadoras de fluxo interno exigem alto fluxo de oxigênio para atingir concentrações minimamente adequadas e evitar o acúmulo de CO_2, sendo, portanto, caras e com taxas altas de desperdício.[40]

CASO CLÍNICO

RN filho de mãe diabética tipo I, 35 semanas e 2 dias, 3.125g, Apgar 8/9, parto cesáreo com tentativa de parto por via baixa durante 9 horas sem sucesso, bolsa rota no ato com índice de líquido amniótico de 17,1, em maternidade pública do interior do município do Rio de Janeiro, apresenta, 4 horas após o parto, frequência respiratória variando entre 51 e 66irpm, sem sinais de desconforto respiratório, com sons pulmonares presentes, porém rudes, associados a crepitações difusas. Durante a avaliação e o exame físico foram identificados os seguintes sinais vitais: FC: 170 a 184bpm; FR: 51 a 66irpm; $SatO_2$: 84% a 93%; TA: 36,8°C; glicemia capilar (jejum sem acesso): 119mg/dL; Glasgow modificada para crianças: 13; gasometria arterial (180 minutos após o parto): 7,49 / 28 / 50 / 28 / -1 / 89%.

Exercício

Após avaliação inicial alinhada com os exames laboratoriais complementares disponíveis, cite a(s) hipótese(s) diagnóstica(s) e elabore um plano terapêutico de admissão na UTIN.

Resposta

- Hipótese diagnóstica: taquipneia transitória do recém-nascido pré-termo moderada.

- Plano terapêutico: sob monitoração contínua, com alvo da oximetria de pulso ≥ 92%, é sugerida inicialmente uma avaliação rigorosa do padrão ventilatório e dos grupamentos musculares em sobrecarga, em busca de possíveis sinais de aumento do esforço respiratório.

Inicialmente, em uma primeira abordagem, é sugerida a realização da técnica de ponte, com leve apoio abdominal e apoio simultâneo nas últimas costelas, por 5 a 10 minutos, seguida de posicionamento do paciente em prona, favorecendo, assim, a otimização da mecânica ventilatória e objetivando o ganho de volume corrente com a consequente redução da demanda metabólica ventilatória.

Em fase subsequente, após observação mínima por 60 a 120 minutos na posição prona, em caso de permanência da taquipneia e da ausculta pulmonar com crepitações, é sugerida a admissão do paciente no sistema de CPAP nasal com pronga ou máscara. Avaliar a manutenção da posição prona durante a utilização da pressão positiva.

Programar o equipamento com pressão positiva inicial em 5cmH2O, com fração inspirada de oxigênio que mantenha SatO2 ≥ 92% em busca da otimização da entrada de ar, ampliação de área de troca e favorecimento da reabsorção de líquido alveolar residual, mantendo rigorosa vigilância em caso de redução das frequências respiratória e cardíaca nos primeiros 30 minutos.

Caso as metas de sinais vitais não sejam alcançadas, sugere-se ganho de 1 ponto na pressão positiva com novo período de reavaliação após 120 a 180 minutos. Em caso de não melhora dos sintomas e sinais vitais após 12 a 24 horas de tratamento com pressão positiva, deliberar sobre modalidade ventilatória com via aérea artificial.

No caso de estabilização do quadro clínico, com melhora dos sintomas iniciais e sinais vitais mais favoráveis, avaliar a retirada do sistema de pressão positiva para ventilação espontânea em ar ambiente.

Discutir com equipe médica se existe a necessidade de novos exames após o período de resgate terapêutico na pressão positiva.

A Figura 3.18 apresenta um fluxograma para aplicação do caso clínico estratificado segundo a Classificação Internacional de Funcionalidade, Incapacidade e Saúde (CIF).

CONSIDERAÇÕES FINAIS

Evidências crescentes têm revelado que a hiperoxemia promove efeitos adversos significativos no organismo com piora da resposta inflamatória e lesão de diversos órgãos, como pulmão, coração e cérebro. Estudos também têm evidenciado aumento da mortalidade associada tanto à hipoxemia como à hiperoxemia em diversas condições clínicas.

Os níveis ideais da oxigenoterapia estão cada vez mais consolidados em faixas seguras e precisas. Seu uso de maneira conservadora, com o objetivo de manter a PaO_2 e a

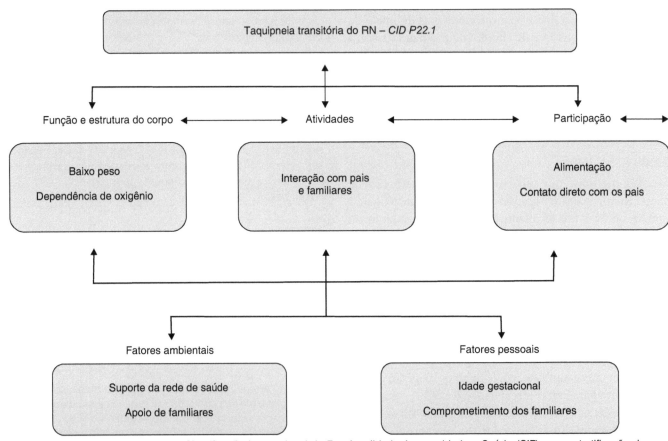

Figura 3.18 Fluxograma segundo a Classificação Internacional de Funcionalidade, Incapacidade e Saúde (CIF) para estratificação do caso clínico.

SpO$_2$ dentro dos limites fisiológicos e promover um monitoramento cauteloso, é a estratégia mais segura, evitando os potenciais efeitos tóxicos do oxigênio.

Como destacado neste capítulo, para administração de oxigenoterapia devem ser levados em conta seus potenciais benefícios, bem como o risco de toxicidade. Sua principal indicação é para reversão dos níveis de SatO$_2$ suscetíveis à ocorrência de hipoxia tecidual e manutenção de níveis satisfatórios de PaO$_2$ a fim de evitar efeitos adversos da hipoxemia, como a HAP.

O uso da oxigenoterapia pode ser examinado sob duas perspectivas: em situações agudas os de longa duração ou crônicas. Em casos agudos de hipoxemia, a oxigenoterapia é necessária até que a causa subjacente seja controlada e está indicada nos casos de hipoxemia arterial com SatO$_2$ < 90% e PaO$_2$ < 60mmHg (correlacionar limites com idade gestacional e resposta terapêutica sob monitoração contínua).

Em algumas condições, em pacientes pré-termo extremos, podem ser adotados valores limítrofes de SatO$_2$ < 90% e de PaO$_2$ < 60mmHg para aumentar a segurança contra os efeitos deletérios da hiperoxemia.

Referências

1. Pinheiro BV, Pinheiro GSM, Mendes MM. Entendendo melhor a insuficiência respiratória aguda. Pulmão RJ 2015; 24(3):3-8.
2. West JB. Fisiologia respiratória: princípios básicos. 9. ed. Porto Alegre: Artmed, 2013.
3. Nakane M. Biological effects of the oxygen molecule in critically ill patients. J Intens Care 2020 Dec; 8(1):95. Disponível em: https://doi.org/10.1186/s40560-020-00505-9.
4. Bitterman H. Bench-to-bedside review: oxygen as a drug. Crit Care 2009 Feb; 13(1):205. Disponível em: https://doi.org/10.1186/cc7151.
5. Helmerhorst HJ, Schultz MJ, van der Voort PH, Jonge E, van Westerloo DJ. Bench-to-bedside review: the effects of hyperoxia during critical illness. Crit Care 2015 Aug; 19(1):284. Diponível em: https://doi.org/10.1186/s13054-015-0996-4.
6. Wemple M, Benditt J. Oxygen therapy and toxicity. In: Gripp MA, Elias JA, Fishman JA, Kotloff RM, Pack AI, Senior RM. Fishman's pulmonary diseases and disorders. 5th ed. New York: McGraw-Hill, 2015: 2222-36.
7. Silverthorn DU. Gas exchange and transport. In: Silverthorn DU. Human physiology: an integrated approach. 7th ed. Harlow: Pearson, 2016: 588-612.
8. Emsley J. Nature's building blocks: an A-Z guide to elements. New York: Oxford University, 2001.
9. Leigh JM. The evolution of oxygen therapy apparatus. Anaesthesia 1974 Jul; 29(4):462-85.
10. Slutsky AS, Rebuck AS. Heart rate response to isocapnic hypoxia in conscious man. Am J Phys 1978; 234(2):H129-32.
11. Bradley CA, Fleetham JA, Anthonisen NR. Ventilatory control in patients with hypoxemia dueto obstructive lung disease. Am Rev Respir Dis 1979; 120(1):21-30.
12. Kogure K et al. Mechanisms of cerebral vasodilatation in hypoxia. J Appl Physiol 1970; 29(2):223-9.
13. West JW, Guzman SV. Coronary dilatation and constriction visualized by selective arteriography. Circ Res 1959; 7(4):527-36.

14. Weir EK et al. Acute oxygen-sensing mechanisms. N Engl J Med 2005; 353(19):2042-55.
15. Gill NP, Wright B, Reilly CS. Relationship between hypoxaemic and cardiac ischaemic events in the perioperative period. Br J Anaesth 1992; 68(5):471-3.
16. Vincent JL, De Backer D. Circulatory shock. N Engl J Med 2013; 369(18):1726-34.
17. Kattwinkel J, Perlman JM, Aziz K et al. Neonatal resuscitation: 2010 American Heart Association guidelines for cardiopulmonary resuscitation and emergency cardiovascular care. Pediatrics 2010; 126:e1400-e1413 .
18. Stenson BJ, Tarnow-Mordi WO, Darlow BA et al. Oxygen saturation and outcomes in preterm infants. N Engl J Med 2013; 368:2094-104 .
19. Vaucher YE, Peralta-Carcelen M, Finer NN et al. Neurodevelopmental outcomes in the early CPAP and pulse oximetry trial. N Engl J Med 2012; 367:2495-04 .
20. Loganathan PK, O'Shea J, Harikumar C et al. Effect of opaque wraps for pulse oximeter sensors: randomised crossover trial. Arch Dis Child Fetal Neonatal 2020; F1e5.
21. Dawson JA, Kamlin CO, Vento M et al. Defining the reference range for oxygen saturation for infants after birth. Pediatrics 2010; 125:e1340e7.
22. Hutten MC, Goos TG, Ophelders D et al. Fully automated predictive intelligent control of oxygenation (PRICO) in resuscitation and ventilation of preterm lambs. Pediatr Res 2015; 78:657e63.
23. Bert P. La Pression Barométrique. Recherches de Physiologie Expérimentale. Paris, 1878: 1168.
24. Haldane JBS. On being one's own rabbit. In: Possible worlds and other essays. London: Chatto and Windus, 1927: 107-19.
25. Asfar P et al. Hyperoxia and hypertonic saline in patients with septic shock (HYPERS2S): a two-by-two factorial, multicentre, randomised, clinical trial. Lancet Respir Med 2017; 5(3):180-90.
26. Floyd TF et al. Independent cerebral vasoconstrictive effects of hyperoxia and accompanying arterial hypocapnia at 1 ATA. J Appl Physiol 2003; 95(6):2453-61.
27. Floyd TF et al. Integrity of the cerebral blood-flow response to hyperoxia after cardiopulmonar bypass. J Cardiothorac Vasc Anesth 2007; 21(2):212-7.
28. Marcondes MRA. Enterocolite necrosante: avaliação entre os fatores de risco e de proteção com a gravidade e o desfecho da doença. 2019. 46f. Universidade Federal de Uberlândia. 2019. DOI http://dx.doi.org/10.14393/ufu.di. 2019.2108.
29. Sanoj KMA, Nancy M, Qureshi N, Gupta S. Oxygen therapy in preterm infants: recommendations for practice Open Access Published: November 17, 2020 DOI: https://doi.org/10.1016/j.paed.2020.10.001.
30. Swan HJC, Burchell HB, Wood EH. Effect of Oxygen on Pulmonary Vascular Resistance in Patients with Pulmonary Hypertension Associated with Atrial Septal Defect. Circulation 1959 Jul; 20(1):66-73. DOI 10.1161/01.CIR.20.1.66.
31. Teixeira RDS, Da Silva FAM. Ventilação mecânica nas cardiopatias congênitas em pediatria. PROFISIO - Programa de atualização em Fisioterapia Pediatria e Neonatal: Cardiorrespiratória e terapia intensiva, vol. 9, no. 3, p. 9–39, 2021
32. Dres M, Demoule A. What every intensivist should know about using high-flow nasal oxygen for critically ill patients. Rev Bras Ter Intensiva 2017; 29(4):399-403.
33. Nishimura M. High-flow nasal cannula oxygen therapy in adults. J Intensive Care 2015; 3(1):15-20.
34. Nishimura M. High-flow nasal cannula oxygen therapy in adults: physiological benefits, indication, clinical benefits, and adverse effects. Respir Care 2016 Apr; 61(4):529-41.

35. Gotera C, Díaz Lobato S, Pinto T, Winck JC. Clinical evidence on high flow oxygen therapy and active humidification in adults. Rev Port Pneumol 2013 Sep–Oct; 19(5):217-27.

36. Mikalsen IB, Davis P, Oymar K. High flow nasal cannula in children: a literature review. Scand J Trauma Resusc Emerg Med 2016; 24:93-103.

37. Rochwerg B, Brochard L, Elliott MW et al. Official ERS/ATS clinical practice guidelines: noninvasive ventilation for acute respiratory failure. Eur Respir J 2017; 50.

38. Möller W, Celik G, Feng S et al. Nasal high flow clears anatomical dead space in upper airway models. J Appl Physiol 2015 Jun; 118(12):1525-32.

39. Maggiore SM, Idone FA, Vaschetto R et al. Nasal high-flow versus venturi mask oxygen therapy after extubation. Effects on oxygenation, comfort, and clinical outcome. Am J Respir Crit Care Med 2014 Aug; 190(3):282-8.

40. World Health Organization (WHO). Library Cataloguing-in-Publication Data. Oxygen therapy for children: a manual for health workers. 2016.

Ventilação Mecânica Invasiva Convencional

CAPÍTULO 4

Cláudio Gonçalves de Albuquerque

INTRODUÇÃO

Durante o desenvolvimento da insuficiência respiratória aguda, é fundamental o suporte ventilatório oferecido aos recém-nascidos (RN), preferencialmente por meio de ventilação não invasiva (VNI). Nos que evoluem com maior gravidade costumam ser necessárias a intubação e a instituição de ventilação invasiva, ao mesmo tempo que é tratada a causa da descompensação respiratória.[1]

Com o avanço dos recursos tecnológicos associados aos ventiladores mecânicos (VM) e do conhecimento relacionado com o tratamento em neonatologia, foi registrada a redução da mortalidade de RN nas últimas décadas. Por outro lado, permanece alta a morbidade, incluindo o desenvolvimento de displasia broncopulmonar.[1]

Considerando a importância do fornecimento de uma ventilação protetora e de minimizar a lesão pulmonar induzida pelo ventilador (LPIV), os profissionais das Unidades de Terapia Intensiva Neonatal (UTIN) devem ter vasto conhecimento sobre as características dos modos e parâmetros ventilatórios.[1,2]

Para proporcionar uma ventilação mecânica apropriada, é importante reconhecer que os RN não são pequenos adultos, sendo fundamental a compreensão das particularidades anatômicas e fisiológicas, da biomecânica e das características das principais afecções respiratórias nessa faixa etária para, a partir desse conhecimento, associar os aspectos que caracterizam os modos e os ciclos fornecidos através da ventilação invasiva.[1-3]

BREVE HISTÓRICO

A ventilação mecânica foi popularizada a partir da epidemia de poliomielite ocorrida entre os anos 1930 e 1960 com os dispositivos denominados "pulmões de aço". Nesse período surgiram as primeiras Unidades de Terapia Intensiva, onde eram admitidos pacientes de todas as idades (Figura 4.1).[4]

No entanto, com o desenvolvimento de dispositivos compactos de ventilação por pressão positiva intermitente, em decorrência do avanço da aviação a partir da Segunda Guerra Mundial, aumentou o interesse pela substituição dos aparelhos "pulmões de aço" por ventiladores menores, possibilitando maior acesso aos pacientes (Figura 4.2). Nos anos de 1960 já existiam mais de 20 tipos diferentes de ventiladores produzidos na América do Norte para neonatos.[2,4]

> **Nota –** Os ventiladores por pressão positiva invertem o princípio fisiológico da ventilação pulmonar, ou seja, em vez de produzirem uma redução na pressão alveolar (como ocorre com a contração dos músculos inspiratórios ou mesmo com os pulmões de aço), aumentam o gradiente de pressão transrespiratória (Ptr = Palv – Patm) à medida que aplicam uma pressão positiva nas vias aéreas superiores através de uma interface (máscara ou tubo), direcionando o ar do dispositivo para os alvéolos.

Novas características deram ensejo a novas gerações de ventiladores mecânicos, as quais estão listadas no Quadro 4.1.

Neste capítulo são descritas as características dos modos convencionais e explicadas suas particularidades

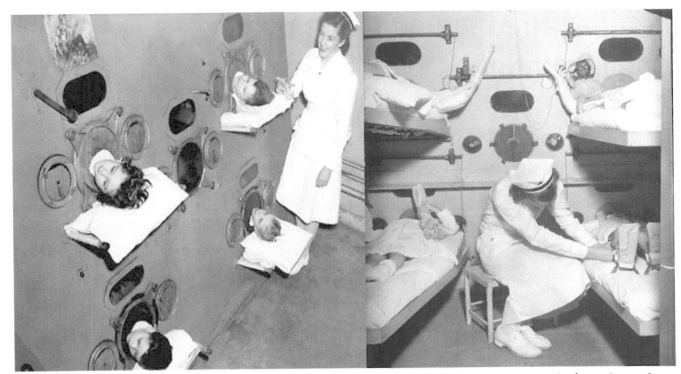

Figura 4.1 Enfermeiras acompanhando o tratamento de quatro crianças ventiladas ao mesmo tempo em uma grande câmara de pressão negativa – Hospital Pediátrico de Boston. (Adaptada de Kacmarek, 2011.[4])

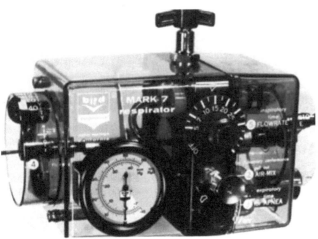

Figura 4.2 Dispositivo de ventilação mecânica por pressão positiva Bird Mark 7. (Adaptada de Kacmarek, 2011.[4])

recorrentes de apneia e bradicardia, apesar do suporte ventilatório não invasivo, ou durante procedimentos cirúrgicos. As principais etiologias associadas ao desconforto respiratório são síndrome do desconforto respiratório, asfixia perinatal, síndrome de aspiração de mecônio, cardiopatias congênitas e sepse.[5]

Objetivos da ventilação mecânica

São objetivos da ventilação mecânica:[6]

- Melhorar as trocas gasosas.
- Reduzir o trabalho da respiração.
- Otimizar o conforto respiratório.
- Evitar progressão da lesão pulmonar.

e parâmetros, o que facilita a compreensão para ajustes individualizados.

INDICAÇÃO E OBJETIVOS DA VENTILAÇÃO MECÂNICA

Apesar do sucesso do manejo da VNI, quase 50% dos RN pré-termo (RNPT) < 28 semanas de idade gestacional (IG) necessitam de intubação e ventilação mecânica, e quanto menor a IG, maior o risco (Figura 4.3).[5-7]

A ventilação mecânica tem sido indicada em caso de agravamento da insuficiência respiratória em RN, episódios

Quadro 4.1. Gerações dos ventiladores mecânicos

Geração	Ano	Características
Primeira	1900 a 1970	Ventilação volume controlada
Segunda	1970 a 1980	Possibilidade de disparo pelo paciente
Terceira	1980 a 1990	Incorporação de microprocessadores
Quarta	1990 à atualidade	Infinidade de modos ventilatórios, modos inteligentes, com duplo controle, adaptativos etc.

Fonte: Kacmarek, 2011.[4]

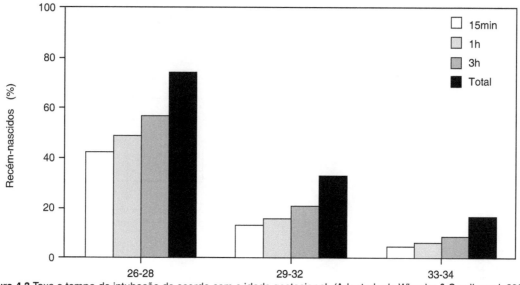

Figura 4.3 Taxa e tempo de intubação de acordo com a idade gestacional. (Adaptada de Wheeler & Smallwood, 2020.[7])

FASE DO CICLO VENTILATÓRIO

Um vez instituído o suporte ventilatório invasivo, os ciclos fornecidos apresentam quatro fases (Figura 4.4):[5,7]

1. Fase de disparo (início do ciclo ventilatório).
2. Fase inspiratória.
3. Ciclagem (transição entre as fases inspiratória e expiratória).
4. Fase expiratória.

O disparo pode ser classificado em três tipos básicos:[5,7]

- **Disparo a tempo:** o ciclo inicia de acordo com o ajuste da frequência respiratória (FR)[5,7] – por exemplo, ao se ajustar uma FR de 20irpm, o ventilador dispara a cada 3 segundos (Figura 4.5).
- **Disparo a pressão:** no disparo à pressão, o ciclo inicia com o esforço inspiratório do paciente. À medida que os músculos inspiratórios contraem, ocorre redução

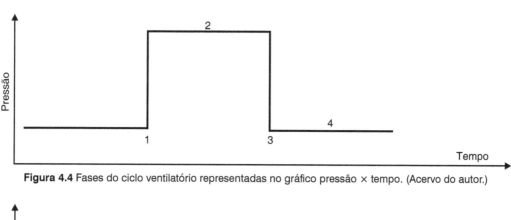

Figura 4.4 Fases do ciclo ventilatório representadas no gráfico pressão × tempo. (Acervo do autor.)

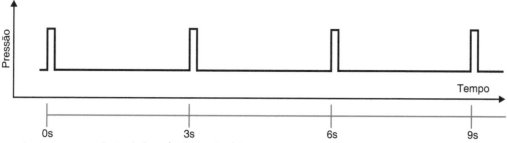

Figura 4.5 Disparo a tempo – com o ajuste da frequência respiratória em 20irpm, a cada 3 segundos um novo ciclo é iniciado pelo ventilador. (Acervo do autor.)

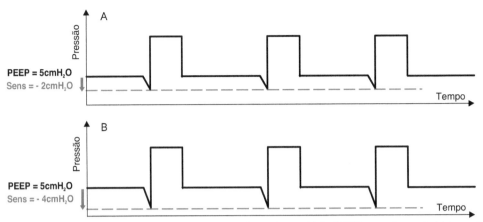

Figura 4.6 Disparo à pressão. **A** Sensibilidade de -2cmH$_2$O. **B** Sensibilidade de -4cmH$_2$O. (*PEEP:* pressão expiratória positiva final; *Sens:* sensibilidade.) (Acervo do autor.)

da pressão das vias aéreas, disparando o ventilador de acordo com o limiar da sensibilidade programado.[5,7] Na Figura 4.6A, considerando uma pressão expiratória positiva final (PEEP) de 5cmH$_2$O e o ajuste da sensibilidade à pressão em -2cmH$_2$O, o RN precisa realizar um esforço inspiratório capaz de reduzir a pressão de 5cmH$_2$O (valor da PEEP) para 3cmH$_2$O (redução de 2cmH$_2$O conforme ajuste da sensibilidade). Na Figura 4.6B, percebe-se que o ajuste da sensibilidade em -4cmH$_2$O exige do RN esforço inspiratório maior para disparar o ciclo.

- **Disparo a fluxo:** quando a sensibilidade a fluxo é programada, o disparo ocorre quando o paciente realiza esforço inspiratório capaz de direcionar o fluxo de ar do circuito do ventilador para as vias aéreas em direção aos pulmões (Figura 4.7).[5,7]

Para que o ventilador identifique o esforço inspiratório no disparo a fluxo, é necessária a adaptação de um sensor de fluxo, preferencialmente proximal, ou seja, entre o circuito do ventilador e o tubo orotraqueal (TOT).[5]

Ao aumentar o valor da sensibilidade a fluxo (L/min), o RN deve realizar esforço maior para disparar o ciclo (Figura 4.8). Por outro lado, quanto mais sensível o ventilador, maior o risco de ocorrer um disparo automático. Assim, deve ser ajustado o menor valor possível de modo a impedir o autodisparo.[5,7]

MODOS VENTILATÓRIOS BÁSICOS

Os modos ventilatórios básicos são classificados de acordo com os ciclos fornecidos. Assim, inicialmente serão discutidos os tipos de ciclo:[7-10]

- **Ciclo controlado:** o ventilador inicia o ciclo sem a necessidade de esforço inspiratório do paciente (disparo a tempo), controlando todas as fases (Figura 4.9A).
- **Ciclo assistido:** o ciclo inicia a partir do esforço inspiratório do paciente (disparo a pressão ou fluxo); o ventilador assiste e controla as outras fases (Figura 4.9B).
- **Ciclo espontâneo:** as fases do ciclo são controladas pelo paciente; o ventilador pode fornecer um suporte (Figura 4.9C).

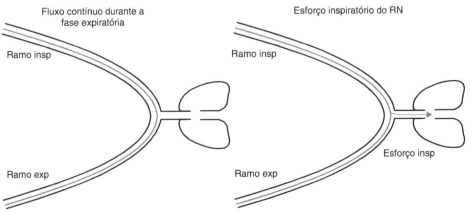

Figura 4.7 Disparo a fluxo. (*Insp:* inspiratório; *Exp:* expiratório; *RN:* recém-nascido.) (Acervo do autor.)

Capítulo 4 • Ventilação Mecânica Invasiva Convencional

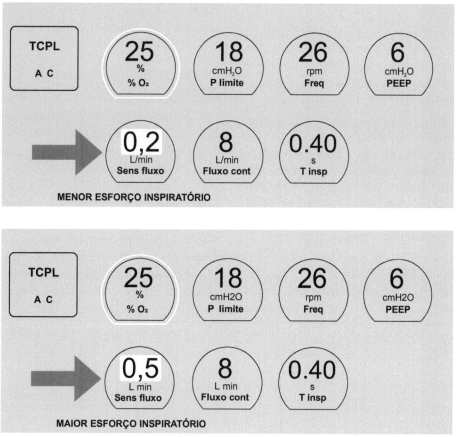

Figura 4.8 Ajuste da sensibilidade a fluxo. (*A/C:* assisto-controlado; *TCPL:* ciclado a tempo e limitado à pressão; %O_2: percentual de oxigênio; *P:* pressão; *Freq:* frequência; *PEEP:* pressão positiva expiratória final; *Sens:* sensibilidade; *T Insp:* tempo inspiratório; *Cont:* contínuo.) (Acervo do autor.)

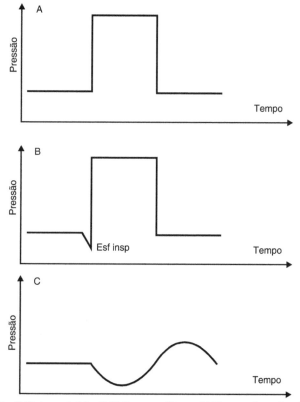

Figura 4.9A Ciclo controlado. **B** Ciclo assistido. **C** Ciclo espontâneo. (*Esf insp:* esforço inspiratório.) (Acervo do autor.)

Modo controlado (C)

Nesse modo ventilatório, os ciclos são controlados de acordo com o ajuste da FR. Nesse modo, o ventilador não responde (dispara) aos esforços inspiratórios dos pacientes com *drive* respiratório, favorecendo as assincronias e o aumento do trabalho da respiração (Figura 4.10).[7-9]

Modo assisto-controlado (A/C)

No modo A/C, além dos ciclos controlados, o ventilador dispara em resposta ao esforço inspiratório do paciente (ciclos assistidos). Ao ser ajustada uma FR de 30irpm, por exemplo, o aparelho fornece os ciclos com intervalos de 2 segundos, porém, caso o RN realize esforço inspiratório antes desse período, o ventilador dispara um ciclo assistido (Figura 4.11).[8-11]

Ventilação mandatória intermitente (IMV)

Na IMV, o ventilador envia os ciclos controlados (mandatórios) de acordo com a FR ajustada. Entre esses ciclos enviados pelo aparelho, o neonato pode realizar respirações espontâneas (Figura 4.12).[8-11]

Ventilação mandatória intermitente sincronizada (SIMV)[8-11]

Diferentemente da IMV, no modo SIMV o ventilador aguarda o RN realizar um esforço inspiratório dentro de uma janela de tempo para enviar o ciclo, sincronizando, assim, a fase de disparo.

A janela de tempo é definida de acordo com a FR programada; nesse intervalo, o primeiro esforço do RN dispara um ciclo assistido, e os demais serão ciclos espontâneos. Caso o paciente não realize nenhum esforço, será fornecido um ciclo controlado (Figura 4.13).[8-11]

É possível adicionar uma pressão de suporte (PS) nos ciclos assistidos do modo SIMV, reduzindo o trabalho respiratório do RN (Figura 4.14).[8-12]

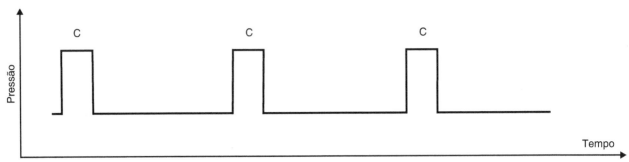

Figura 4.10 Modo controlado. (*C:* ciclos controlados.) (Acervo do autor.)

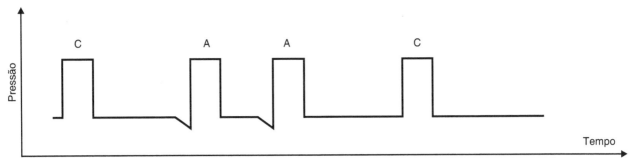

Figura 4.11 Modo assisto-controlado. (*C:* ciclos controlados; *A:* ciclos assistidos.) (Acervo do autor.)

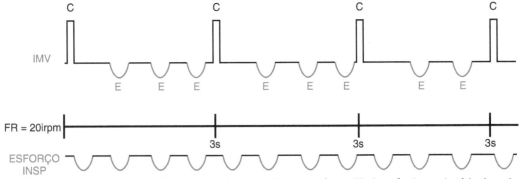

Figura 4.12 Ventilação mandatória intermitente. (*C:* ciclo controlado; *E:* ciclo espontâneo; *FR:* frequência respiratória; *Insp:* inspiratório; *s:* segundos.) (Acervo do autor.)

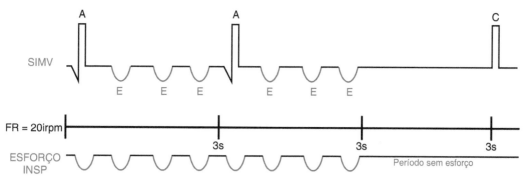

Figura 4.13 Ventilação mandatória intermitente sincronizada. (*A:* ciclo assistido; *C:* ciclo controlado; *E:* ciclo espontâneo; *FR:* frequência respiratória; *Insp:* inspiratório; *s:* segundos.) (Acervo do autor.)

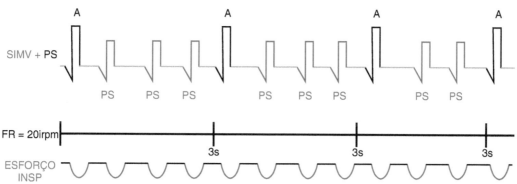

Figura 4.14 Ventilação mandatória intermitente sincronizada com pressão de suporte. (*A:* ciclo assistido; *C:* ciclo controlado; *PS:* pressão de suporte; *FR:* frequência respiratória; *Insp:* inspiratório; *s:* segundos.) (Acervo do autor.)

Modos espontâneos

Nos modos espontâneos, o paciente deve apresentar bom *drive* respiratório, pois, diferentemente dos anteriores, não são fornecidos ciclos controlados, apenas ciclos espontâneos de acordo com o esforço do RN.[8-12]

O Quadro 4.2 mostra um resumo dos modos ventilatórios de acordo com os tipos de ciclo, disparos e modalidades associadas.

Nota – O modo A/C pode acelerar o desmame da ventilação mecânica quando comparado ao SIMV. Na metanálise realizada por Greenough et al.,[9] os autores observaram redução de 42,4h do tempo de ventilação mecânica no modo A/C.

Vervenioti et al.[10] investigaram o trabalho respiratório de 40 RN submetidos à ventilação mecânica nos modos IMV, SIMV e A/C a partir da análise do produto pressão-tempo diafragmático e observaram que no modo A/C os pacientes apresentaram menor esforço muscular respiratório (Figura 4.15).

MODALIDADES VENTILATÓRIAS

Ciclada a tempo e limitada a pressão (TCPL)

Nessa modalidade, o ventilador envia um fluxo contínuo através do ramo inspiratório e, quando ocorre o disparo, a válvula expiratória se fecha e o gás é direcionado para os pulmões, promovendo aumento da pressão do sistema respiratório (Figura 4.16).[7,8,12,13]

A pressão inspiratória aumenta até atingir o limite estabelecido pelo operador (pressão limitada) e permanece nesse nível até que ocorra a ciclagem (ciclagem a tempo).[12,13]

A Figura 4.17 mostra os parâmetros que podem ser ajustados na TCPL. Na TCPL convém programar: pressão limite, fluxo (contínuo), tempo inspiratório (Tins) – variável de ciclagem, pressão expiratória final positiva (PEEP), FR e fração inspirada de oxigênio (FiO_2).[7,8,12,13]

Quadro 4.2 Resumo dos modos ventilatórios[8-11]

Modo	Tipo de ciclo	Tipo de disparo	Modalidades associadas
Controlado	Controlado	Tempo	Não utilizado atualmente
A/C	Controlado Assistido	Tempo Fluxo ou pressão	PCV VCV TCPL
IMV	Controlado Espontâneo	Tempo	TCPL
SIMV	Controlado Assistido Espontâneo	Tempo Fluxo ou pressão	SIMV-PC SIMV-TCPL
Espontâneo	Espontâneo		CPAP/PSV

A/C: assisto-controlado; CPAP: pressão nas vias aéreas positiva contínua; IMV: ventilação mandatória intermitente; PCV: ventilação controlada à pressão; PSV: ventilação com pressão de suporte; SIMV: ventilação mandatória intermitente sincronizada; TCPL: ciclado a tempo e limitado a pressão; VCV: ventilação controlada a volume.
Fonte: acervo do autor.

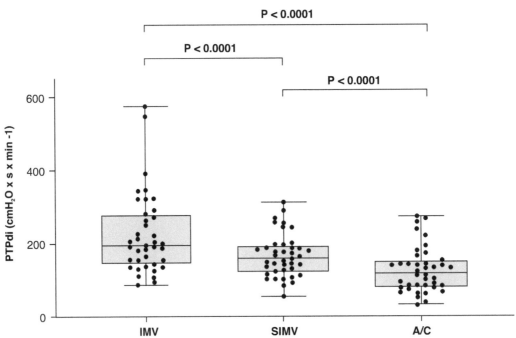

Figura 4.15 Trabalho muscular de recém-nascidos estimado a partir do produto pressão-tempo diafragmático (*PTPdi*) nos modos ventilação mandatória intermitente (*IMV*), ventilação mandatória intermitente sincronizada (*SIMV*) e assisto-controlado (*A/C*). (Adaptada de Vervenioti et al., 2020.[10])

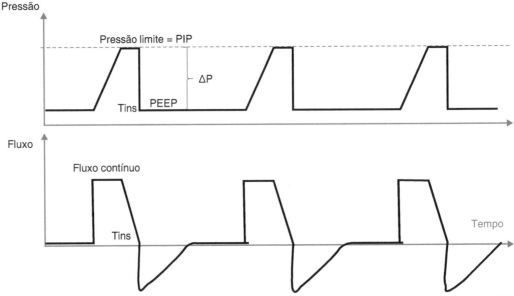

Figura 4.16 Modalidade ciclada a tempo e limitada a pressão (TCPL). (*PIP:* pressão inspiratória de pico; *Tins:* tempo inspiratório; *PEEP:* pressão positiva expiratória final; *ΔP:* variação de pressão.) (Acervo do autor.)

A variação da pressão (ΔP) consiste na diferença entre a pressão-limite e a PEEP. Nessa modalidade, o volume corrente é variável e depende de ΔP, fluxo e tempo inspiratório, tornando importante o ajuste dos alarmes de volume corrente (VC) e do volume minuto (VM).[7,8,12,13]

Ventilação com pressão controlada (PCV)

A PCV consiste em uma modalidade que torna possível o controle da pressão na fase inspiratória (pressão controlada). Sua principal vantagem é evitar altos picos de pressão, o que poderia causar lesão pulmonar, como barotrauma (Figura 4.18).[7,8,12]

Na PCV, o VC é variável, o que aumenta o risco de hipercapnia ou hipocapnia. Flutuações nos níveis da pressão arterial de dióxido de carbono ($PaCO_2$) promovem variações no fluxo sanguíneo cerebral e aumentam o risco de hemorragia intracraniana nos RNPT. Por isso, são fundamentais tanto o monitoramento como os ajustes dos alarmes de limites do VM.[14,15]

Capítulo 4 • Ventilação Mecânica Invasiva Convencional

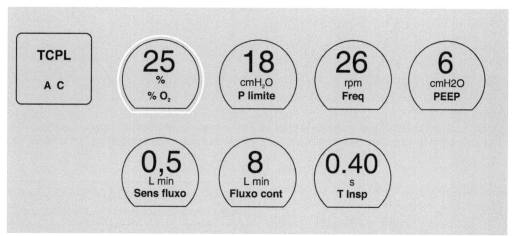

Figura 4.17 Parâmetros disponíveis para ajuste na modalidade ciclada a tempo e limitado a pressão (*TCPL*). (*A/C:* assisto-controlado; %O_2: percentual de oxigênio; *P:* pressão; *Freq:* frequência; *PEEP:* pressão expiratória final positiva; *Sens:* sensibilidade; *Cont:* contínuo; *Tins:* tempo inspiratório.) (Acervo do autor.)

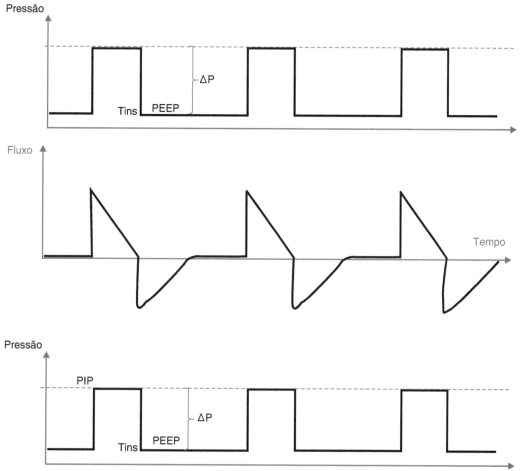

Figura 4.18 Ventilação com pressão controlada (PCV). (*PIP:* pressão inspiratória de pico; *Tins:* tempo inspiratório; *PEEP:* pressão expiratória final positiva; ∆*P:* variação de pressão.) (Acervo do autor.)

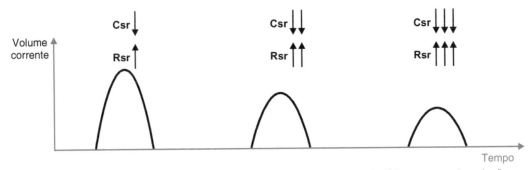

Figura 4.19 Redução da complacência (*Csr*) e aumento da resistência (*Rsr*) do sistema respiratório, provocando redução gradual do volume corrente. (*PIP:* pressão inspiratória de pico; *Tins:* tempo inspiratório; *PEEP:* pressão expiratória final positiva; ΔP: variação de pressão.) (Acervo do autor.)

Alterações na mecânica respiratória promovem alterações no VC (na Figura 4.19, quanto menor a complacência [Csr] ou maior a resistência resistência [Rsr] do sistema respiratório, menor o VC).[14-16]

Os parâmetros ajustados na PCV são: ΔP (PIP − PEEP), Tins, PEEP, FR e FiO$_2$.[16]

Na PCV, o fluxo é livre (não determinado pelo operador como na TCPL) e depende do ajuste da ΔP, da mecânica respiratória e do esforço inspiratório do paciente. Assim, quanto maior o esforço do RN, maior o fluxo inspiratório, minimizando o risco de assincronia de fluxo insuficiente.[14-16]

Ventilação com volume controlado (VCV)

Nessa modalidade, há controle de volume e fluxo na fase inspiratória (volume controlado), e o volume corrente permanece constante mesmo com alterações da mecânica respiratória do paciente, reduzindo a ocorrência de hipo ou hiperventilação.[16]

A VCV não é indicada para RN, uma vez que, ao se programar o VC, não é possível garantir que esse volume alcançará os pulmões devido à presença do escape de ar ao redor do TOT sem balonete (*cuff*), que costuma ser a cânula utilizada nesses pacientes.[16]

Uma modalidade alternativa, com algoritmo diferente, que pode ser utilizada nos RN é a de volume garantido, a qual é analisada com mais profundidade no Capítulo 5.

Pressão positiva contínua das vias aéreas/ventilação com suporte de pressão (CPAP/PSV)

O CPAP é um modo espontâneo, em que não há ajuste da FR, sendo todas as respirações iniciadas e controladas pelo esforço do próprio paciente, o que pode aumentar muito o trabalho respiratório dos RN em ventilação mecânica invasiva. Para evitar esse esforço excessivo, é possível aplicar uma pressão de suporte aos ciclos espontâneos, representando a PSV.[14-16]

Os parâmetros ajustados na PSV são: PS, PEEP, FiO$_2$ e sensibilidade expiratória (variável de ciclagem a fluxo).[14-17]

> **Nota** – Como na PSV não há programação da FR, o RN deve ter bom *drive* respiratório para ser mantido nessa modalidade.[14-16]

Uma característica importante dessa modalidade é o tipo de ciclagem a fluxo. Observe na Figura 4.20 que durante a fase inspiratória o fluxo reduz gradativamente e quando atinge 25% do pico inicial (PFI) ocorre a ciclagem.[17] Cabe mencionar que a presença de escape de ar pode retardar a redução do fluxo, prolongando o Tins e ocasionando assincronias de ciclagem (Figura 4.21). Nesse caso, o aumento do percentual do critério de ciclagem (sensibilidade expiratória) pode reduzir o Tins e corrigir a assincronia.[14-17]

PARÂMETROS VENTILATÓRIOS

Pressão inspiratória (Pinsp) e pressão controlada

A Pinsp deve ser ajustada na TCPL e na PCV. Considerando que é diretamente proporcional ao volume, o ajuste tem como referência o VC adequado para o RN (entre 4 e 6mL/kg). Por exemplo, em paciente com 3kg, a Pinsp deve ser ajustada para manter o VC entre 12 e 18mL (4 a 6mL/kg).[7,8]

Muitos ventiladores habilitam o ajuste da PC, sendo a Pinsp o resultado de (Figura 4.22):

$$Pinsp = PC + PEEP$$

O Quadro 4.3 apresenta os níveis de Pinsp e VC-alvo para cada perfil de RN.[8,18] Em algumas situações, quando não acontece o monitoramento do VC, o ajuste da PIP pode ter como base a fisiopatologia da doença, a manutenção da expansibilidade torácica entre 0,5 e 1cm, os sons pulmonares da ausculta ou a análise da gasometria.[7,8,18]

> **Nota** – Em muitos ventiladores para PCV é ajustado diretamente o ΔP, e a PIP resulta da soma da PEEP com o ΔP.

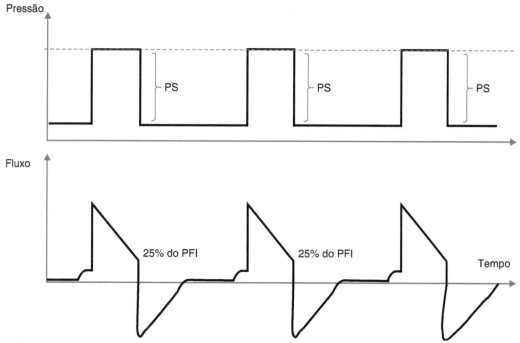

Figura 4.20 Ventilação com suporte pressórico (PSV). (*PS:* pressão de suporte; *PFI:* pico de fluxo inspiratório.) (Acervo do autor.)

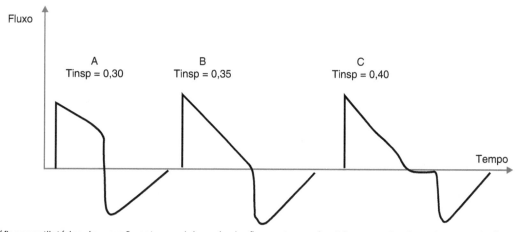

Figura 4.21 Gráficos ventilatórios de pressão × tempo (*cinza claro*) e fluxo × tempo (*preto*), apresentando prolongamento do tempo inspiratório de recém-nascido sob ventilação mecânica na modalidade PSV. (Acervo do autor.)

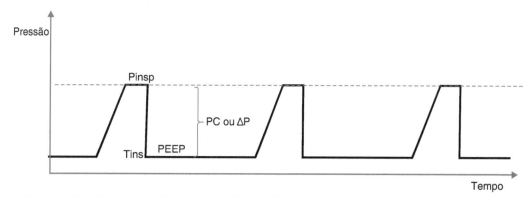

Figura 4.22 Pressão inspiratória (*Pinsp*), pressão controlada (*PC* ou ΔP) e pressão expiratória final positiva (*PEEP*) apresentadas no gráfico pressão × tempo. (Acervo do autor.)

Quadro 4.3 Recomendações para ajuste da pressão inspiratória inicial em diferentes situações clínicas

Condição	Pinsp	VC-alvo
RN termo, RNPT tardio com pulmões normais	18cmH$_2$O	4 a 4,5mL/kg
RNPT com SDR 1.250 a 2.500g	26cmH$_2$O	4 a 4,5mL/kg
RNPT com SDR 700 a 1.249g	24cmH$_2$O	4,5 a 5,0mL/kg
RNPT com SDR < 700g	24cmH$_2$O	5,5 a 6mL/kg
RNPT com DBP	26cmH$_2$O	5,5 a 6,5mL/kg
3 semanas de idade		
SAM clássica	28cmH$_2$O	5,5 a 6mL/kg
SAM com atelectasias	30cmH$_2$O	4,5 a 5,0mL/kg
RN com HDC	24cmH$_2$O	4 a 4,5mL/kg
DBP severa	30cmH$_2$O	7 a 12mL/kg

Pinsp: pressão inspiratória; VC: volume corrente; RN: recém-nascido; RNPT: recém-nascido pré-termo; SDR: síndrome do desconforto respiratório; DBP: displasia broncopulmonar; SAM: síndrome da aspiração de mecônio; HDC: hérnia diafragmática congênita; G: grama; cmH$_2$O: centímetros de água; mL: mililitro; kg: quilograma.
Fonte: Solberg et al., 2018; Keszler, 2019.

Tempo inspiratório

O Tins é o critério de ciclagem das modalidades TCPL e PCV e deve ser ajustado de acordo com a constante de tempo (CT) do RN (cabe lembrar que a CT é diretamente proporcional à Csr e à Rsr):[18,19]

$$CT = Csr \times Rsr$$

Por definição, a CT é o tempo necessário para que ocorra equilíbrio entre a Pinsp e a pressão alveolar. Quando esse equilíbrio é alcançado, o fluxo inspiratório torna-se nulo, pois não há mais diferença de pressões.[18,19]

Assim, quando o fluxo inspiratório retorna à linha de base no gráfico fluxo × tempo (Figura 4.23B), é possível considerar que o Tins é satisfatório.[18,19]

> **Atenção** – Tins > 0,50s aumenta o risco de síndrome de escape de ar em RN.[19]

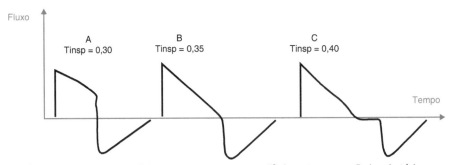

Figura 4.23A Tempo inspiratório (Tins) de 0,30s, insuficiente para que ocorra equilíbrio entre a pressão inspiratória e a pressão alveolar. **B** Tempo inspiratório (Tins) de 0,35s, adequado para o recém-nascido. **C** Tempo inspiratório (Tins) de 0,40s, excessivo. Após retornar à linha de base, o fluxo permanece nulo até a ciclagem, não incrementando o volume pulmonar. (Acervo do autor.)

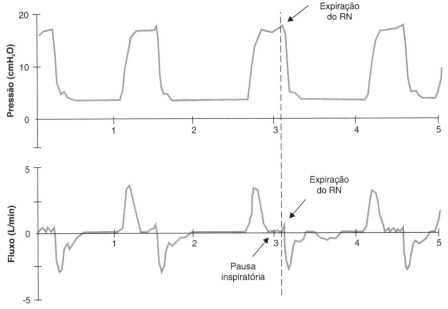

Figura 4.24 Tempo inspiratório excessivo, apresentado nas curvas de pressão × tempo e fluxo × tempo. As setas indicam uma pausa inspiratória (ausência de fluxo) antes da ciclagem e o momento em que o recém-nascido realiza esforço expiratório antes da ciclagem. (Acervo do autor.)

Convém observar também o sincronismo no momento da ciclagem do ventilador, uma vez que o Tins curto pode promover assicronias de ciclagem precoce, enquanto o longo predispõe a ciclagem tardia (Figura 4.24).[19]

Frequência respiratória

A FR influencia diretamente o VM, sendo um parâmetro fundamental para correção de alterações da ventilação pulmonar e, consequentemente, da $PaCO_2$. Assim, torna possível:[18,19]

- Aumentar a FR para corrigir a hipercapnia.
- Reduzir a FR para corrigir a hipocapnia.

Cabe lembrar que a FR excessiva pode favorecer auto-PEEP e lesão pulmonar, sendo recomendado que os profissionais aceitem níveis de $PaCO_2$ entre 40 e 60mmHg (hipercapnia permissiva) e evitem aumento desnecessário desse parâmetro.[18,19]

O Tins, juntamente com a FR, determina a relação inspiração:expiração (I:E). Quanto maiores o Tins e a FR, menor o tempo expiratório. Para o ajuste desses parâmetros é necessário monitorar a relação I:E com o objetivo de mantê-la em valores próximos a 1:2 ou 1:3. Nos RN com maior Rsr, como em casos de doença broncopulmonar (DBP) ou síndrome de aspiração de mecônio (SAM), pode ser necessária uma relação I:E de até 1:6 para garantir uma expiração completa e evitar o aprisionamento aéreo (auto-PEEP).[17-19]

> **Nota** – Nem sempre uma relação I:E de 1:2 elimina o risco de auto-PEEP, sendo essencial a análise gráfica para ajuste adequado e individualizado.[17,18]

Como se pode ver na Figura 4.25A, mesmo com a relação I:E de 1:2 não ocorre expiração completa, e o fluxo expiratório não volta à linha de base, indicando hiperinsuflação dinâmica (setas brancas). Por outro lado, a Figura 4.25B apresenta uma expiração completa (setas cinza) com relação I:E de 1:5,7.

> **Nota** – A redução da FR para correção de uma hipocapnia ou aumento do tempo expiratório só será efetiva se a FR programada for maior que a FR espontânea do RN.[16-19]

Pressão expiratória positiva final

A manutenção de uma PEEP é importante para evitar o colapso alveolar, principalmente em RN com baixa Csr, como em caso de síndrome de desconforto respiratório (SDR) ou pneumonia. Com um número maior de alvéolos estabilizados e recrutados, ocorre aumento da área de troca gasosa, melhorando a oxigenação.[18,19]

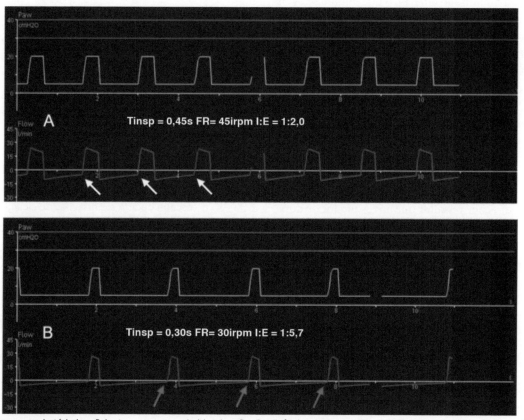

Figura 4.25A Tempo expiratório insuficiente – presença de hiperinsuflação dinâmica (*setas brancas*). **B** Tempo expiratório maior, reduzindo o risco de hiperinsuflação dinâmica *(setas cinza)*. (*Tins:* tempo inspiratório; *FR:* frequência respiratória; *I:E:* relação inspiração:expiração.) (Acervo do autor.).

Níveis de PEEP entre 4 e 6cmH$_2$O costumam ser utilizados em RN, porém PEEP > 7cmH$_2$O pode ser necessário para manter a estratégia de proteção pulmonar. Em caso de SAM, por exemplo, PEEP de 6 a 8cmH$_2$O é recomendada para manter uma capacidade residual funcional (CRF) aceitável.[18]

> **Nota –** É importante considerar, além da oxigenação, o *status* hemodinâmico e o risco de hiperdistensão alveolar nos RN.[17,18]

Fração inspirada de oxigênio

A FiO$_2$ deve ser ajustada de acordo com a faixa de saturação periférica de oxigênio (SpO$_2$)-alvo desejada. Dados de cinco grandes estudos sugerem que a SpO$_2$ para RNPT deve ser mantida entre 90% e 95%.[20-24]

A manutenção de uma SpO$_2$ > 95% aumenta o risco de DBP e retinopatia da prematuridade. Por outro lado, níveis de SpO$_2$ < 90% aumentam as taxas de mortalidade e o risco de enterocolite necrosante e de lesão cerebral.[20-24]

CONSIDERAÇÕES FINAIS

O avanço do conhecimento sobre os modos e modalidades ventilatórios, aliado à inclusão de uma tecnologia que melhora a precisão e acelera o tempo de resposta dos ventiladores mecânicos modernos, tornou possível o ajuste ventilatório individualizado em RN, o que minimiza os riscos de assincronia paciente-ventilador e de lesão pulmonar associada ao ventilador.

Inicialmente, o suporte ventilatório invasivo pode ser ajustado com o modo A/C em TCPL ou PCV por meio de parâmetros que garantam um VC adequado em relação ao peso e à condição patológica, um Tins adequado para evitar assincronias de ciclagem e PEEP e FiO$_2$ que assegurem trocas gasosas adequadas.

Convém considerar que nessas modalidades pressóricas ocorrem flutuações na ventilação pulmonar, sendo importantes os ajustes dos alarmes de VC e VM máximo e mínimo. Ademais, cabe ressaltar que novos modos de duplo controle têm sido introduzidos nos ventiladores mecânicos com o objetivo de reduzir os riscos do excesso de pressão (barotrauma) e de volume (volutrama), com algoritmos que possibilitam uma ventilação protetora em neonatologia.

A Figura 4.26 apresenta um fluxograma para aplicação do caso clínico estratificado segundo a Classificação Internacional de Funcionalidade, Incapacidade e Saúde (CIF).

CASO CLÍNICO

RN com IG de 26 semanas, pesando 800g, apresentou bradicardia (FC < 100bpm) e hipoxemia (SpO$_2$ de 65%) logo após o nascimento. Após o procedimento de reanimação, o RN foi mantido em ventilação mecânica invasiva e transferido para UTI.

Na UTI, o paciente foi mantido com os seguintes parâmetros:

1. Modo: SIMV/TCPL (sem pressão de suporte)
2. Pins = 32cmH$_2$O
3. PEEP = 2cmH$_2$O
4. Tins = 0,55s
5. FR = 70irpm
6. FiO$_2$ = 100%

No monitoramento respiratório, observa-se um volume corrente expirado (VCexp) de 12mL e SpO$_2$ de 98%. Uma hora após a admissão foi solicitada gasometria, que apresentava: pH: 7,54; PaO$_2$: 125mmHg; PaCO$_2$: 18mmHg; HCO$_3$$^-$: 18mEq/L; saturação arterial de O$_2$ (SaO$_2$): 98%.

Exercício

Com base nessas informações, responda as seguintes questões:

1. Os ajustes ventilatórios foram programados adequadamente? Justifique.
2. Após análise da gasometria, quais são os ajustes ventilatórios necessários?

Resposta

1. Não. O modo SIMV pode apresentar risco maior de assincronias e aumento excessivo do trabalho respiratório e retardar o desmame da ventilação no paciente:
   - Optar pelo modo A/C seria mais adequado.
   - Considerando o VCexp adequado de 4mL (5mL/kg), a Pins está elevada, aumentando o risco de barotrauma e volutrauma.
   - A PEEP de 2cmH$_2$O pode predispor a atelectasias; inicialmente, são mais indicados níveis entre 4 e 6cmH$_2$O.
   - O Tins está elevado, o que aumenta o risco de síndrome de escape de ar e assincronias de ciclagem tardia.

2. Na gasometria, observam-se alcalemia provocada por hipocapnia (alcalose respiratória) e hiperóxia. Para corrigir essas alterações é necessário reduzir o Tins, a FR programada e o ΔP (redução da Pins e aumento da PEEP) e atingir um VC próximo a 4mL (5mL/kg). Também é importante reduzir gradativamente a FiO$_2$ para manter uma SaO$_2$ entre 90% e 95%.

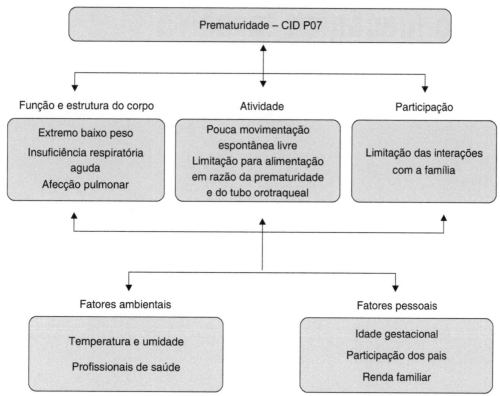

Figura 4.26 Fluxograma segundo a Classificação Internacional de Funcionalidade, Incapacidade e Saúde (CIF) para estratificação do caso clínico.

Referências

1. Keszler M. Mechanical ventilation strategies. Semin Fetal Neonatal Med 2017 Aug; 22(4):267-74.
2. Obladen M. History of neonatal resuscitation. Part 1: Artificial ventilation. Neonatology 2008; 94(3):144-9.
3. Dos Santos Rocha A, Habre W, Albu G. Novel ventilation techniques in children. Paediatr Anaesth 2022 Feb; 32(2):286-94.
4. Kacmarek RM. The mechanical ventilator: past, present, and future. Respir Care 2011 Aug; 56(8):1170-80.
5. Iqbal Q, Younus MM, Ahmed A et al.. Neonatal mechanical ventilation: Indications and outcome. Indian J Crit Care Med 2015 Sep; 19(9):523-7.
6. Gardner SL, Enzman Hines M, Nyp M. Respiratory diseases. In: Gardner SL et al. (eds.) Merenstein & Gardner's handbook of neonatal intensive care. 8th ed. St. Louis: Elsevier, 2016: 565-643.
7. Wheeler CR, Smallwood CD. 2019 Year in Review: Neonatal Respiratory Support. Respir Care 2020 May; 65(5):693-704.
8. Keszler M. Volume-targeted ventilation: one size does not fit all. Evidence-based recommendations for successful use. Arch Dis Child Fetal Neonatal Ed 2019 Jan; 104(1):F108-F112.
9. Greenough A, Murthy V, Milner AD, Rossor TE, Sundaresan A. Synchronized mechanical ventilation for respiratory support in newborn infants. Cochrane Database Syst Rev 2016 Aug 19; (8):CD000456.
10. Vervenioti A, Fouzas S, Tzifas S, Karatza AA, Dimitriou G. Work of Breathing in Mechanically Ventilated Preterm Neonates. Pediatr Crit Care Med 2020 May; 21(5):430-6.
11. Wang C, Guo L, Chi C et al. Mechanical ventilation modes for respiratory distress syndrome in infants: a systematic review and network meta-analysis. Crit Care 2015 Mar 20; 19(1):108.
12. Serra A, Stronati M. Pressure support ventilation in epoca neonatale: luci e ombre [Pressure support ventilation in neonatal age: lights and shadows]. Pediatr Med Chir 2005 Nov-Dec; 27(6):13-8.
13. De Luca D, Conti G, Piastra M, Paolillo PM. Flow-cycled versus time-cycled sIPPV in preterm babies with RDS: a breath-to-breath randomised cross-over trial. Arch Dis Child Fetal Neonatal Ed 2009 Nov; 94(6):F397-401.
14. Mian Q, Cheung PY, Polglase G, O'Reilly M, Kushniruk K, Aziz K, Schmölzer GM. Does high tidal volume delivery during positive pressure ventilation at birth cause brain injury in preterm infants? Proc Pediatr Acad Soc Annu Meet 2015; 1594:1707.
15. Barton SK, Tolcos M, Miller SL, Christoph-Roehr C et al. Ventilation-Induced Brain Injury in Preterm Neonates: A Review of Potential Therapies. Neonatology 2016; 110(2):155-62.
16. Pavone M, Verrillo E, Onofri A, Caggiano S, Cutrera R. Ventilators and Ventilatory Modalities. Front Pediatr 2020 Sep 2; 8:500.
17. Walter JM, Corbridge TC, Singer BD. Invasive Mechanical Ventilation. South Med J 2018 Dec; 111(12):746-53.
18. Solberg MT, Solevåg AL, Clarke S. Optimal Conventional Mechanical Ventilation in Full-Term Newborns: A Systematic Review. Adv Neonatal Care 2018 Dec; 18(6):451-61.
19. Brown MK, DiBlasi RM. Mechanical ventilation of the premature neonate. Respir Care 2011 Sep; 56(9):1298-311; discussion 1311-3.
20. SUPPORT Study Group of the Eunice Kennedy Shriver NICHD Neonatal Research Network, Carlo WA, Finer NN, Walsh MC et al. Target ranges of oxygen saturation in extremely preterm infants. N Engl J Med 2010 May 27; 362(21):1959-69.
21. Vaucher YE, Peralta-Carcelen M, Finer NN et al.; SUPPORT Study Group of the Eunice Kennedy Shriver NICHD Neonatal Research Network. Neurodevelopmental outcomes in the early CPAP and pulse oximetry trial. N Engl J Med 2012 Dec 27; 367(26):2495-504.
22. Schmidt B, Whyte RK, Asztalos EV et al.; Canadian Oxygen Trial (COT) Group. Effects of targeting higher vs lower arterial oxygen saturations on death or disability in extremely preterm infants: a randomized clinical trial. JAMA 2013 May 22; 309(20):2111-20.
23. BOOST II United Kingdom Collaborative Group; BOOST II Australia Collaborative Group; BOOST II New Zealand Collaborative Group, Stenson BJ, Tarnow-Mordi WO, Darlow BA et al. Oxygen saturation and outcomes in preterm infants. N Engl J Med 2013 May 30; 368(22):2094-104.
24. BOOST-II Australia and United Kingdom Collaborative Groups, Tarnow-Mordi W, Stenson B, Kirby A et al. Outcomes of Two Trials of Oxygen-Saturation Targets in Preterm Infants. N Engl J Med 2016 Feb 25; 374(8):749-60.

Ventilação Mecânica Invasiva Avançada Neonatal

CAPÍTULO 5

Rodrigo Adasme Jeria

INTRODUÇÃO

A ventilação mecânica neonatal tem possibilitado o resgate de prematuros extremos de muito baixo peso ao nascer com recomendações para iniciar a reanimação entre 22 e 24 semanas de idade gestacional (IG),[1] alterando os limites propostos por diretrizes clínicas anteriores. O aperfeiçoamento desses resultados clínicos revelou o melhor tratamento pré-natal com o uso de corticoide pela mãe em caso de suspeita de parto prematuro e melhor controle pré-natal com ultrassonografia e acompanhamento materno, bem como melhores cuidados e intervenções perinatais, como uso precoce de surfactante pulmonar, ventilação não invasiva com pressão positiva (CPAP) e avanços nos equipamentos de ventilação mecânica (VM), possibilitando uma ventilação mais precisa e mais segurança nessa faixa etária.

Esse grupo apresenta desafios muito importantes na resistência das vias aéreas, taxa de desenvolvimento baixa ou nula relacionada com a idade gestacional, ausência ou déficit de surfactante e uma complexa relação das interações cardiopulmonares nessa transição da circulação fetal para a humana. Qualquer alteração na oxigenação afeta esse processo circulatório, não sendo a prematuridade a única causa desses processos patológicos, e qualquer dano que afete as trocas gasosas e a circulação pode causar complicações.

Esse tipo de alteração exige suporte ventilatório: desde sistemas de oxigenoterapia de alto fluxo e pressão positiva contínua não invasiva até intubação traqueal e VM, sendo utilizadas modalidades avançadas para recuperar a oxigenação, ventilação e/ou danos pulmonares induzidos pelo ventilador mecânico. Esse avanço tecnológico tornou possível que pequenos pulmões fossem ventilados em razão de prematuridade ou lesão na tentativa de restabelecer e sustentar essa troca da maneira menos prejudicial possível.

Atualmente, os ventiladores mecânicos utilizados em neonatologia podem ser equipamentos multiuso para qualquer faixa etária ou especialmente projetados para neonatologia, os quais são preferíveis em razão do grau de especialização na entrega e monitoramento pela equipe, com sistemas estruturais em seu controle eletropneumático e *software* carregados que aumentam o benefício para os recém-nascidos (RN).

Avanços possibilitaram o desenvolvimento e a ampla utilização de sensores de fluxo proximais no paciente, embora aumentem ligeiramente o espaço morto (0,5 a 2mL), tornando possível um monitoramento mais preciso dos volumes e fluxos entregues e recebidos e otimizando a relação entre a VM e o paciente. Os equipamentos clássicos contêm fio aquecido ou com diferencial de pressão, gerando modalidades aplicáveis para adultos ou RN mediante o simples acionamento de um botão, com compensação de circuitos, fornecimento cada vez mais preciso de gás, monitoramento gráfico através de telas que permitem melhor revisão da sincronia paciente-ventilador, especialmente em ventilações assistidas, além da escolha adequada da modalidade pela equipe (veja a Figura 5.1).

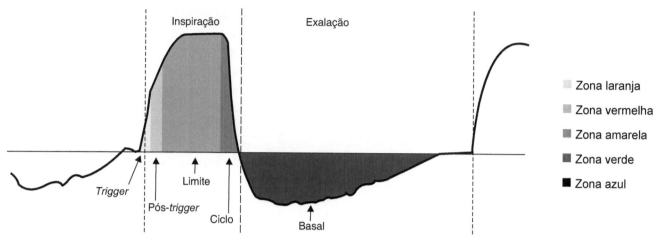

Figura 5.1 Variáveis de fase no gráfico fluxo/tempo de VM indicadas na inspiração – por *trigger* (zona laranja), pós-*trigger* (zona vermelha), limite por fluxo neste gráfico (zona amarela), ciclagem (zona verde) – e na expiração – pelo basal (área azul). (Adaptada de Williams et al., 2011.[11]

TRIGGER E SINCRONIZAÇÃO

Melhorias na VM neonatal podem ser detectadas em cada uma das variáveis de fase do ciclo ventilatório mecânico observadas na Figura 5.2.

A variável disparo, que possibilita a passagem do ventilador mecânico da expiração para inspiração, era classicamente programada por tempo (frequência respiratória) nas ventilações mandatórias, com a possibilidade de obtenção de fluxo em respirações espontâneas durante o tempo expiratório mecânico da VM, ampliando a presença de limiares de disparo por pressão (valor negativo em cmH_2O), fluxo (aceleração em L/min do fluxo de base da VM), volume ou mesmo por eletromiografia. Em virtude de sua simplicidade, precisão e confiabilidade, o disparo de fluxo é amplamente utilizado nesses dispositivos com sensor de fluxo proximal, apresentando um produto pressão-tempo significativamente menor quando comparado ao sistema de disparo por pressão, embora possa gerar ciclos de autodisparo devido a vazamentos. Esse tipo de acionador possibilitou o desenvolvimento de ventilação acionada pelo paciente de modo a auxiliar a ventilação espontânea, melhorando, assim, a sincronia e acionando os músculos respiratórios em cada respiração.

Além disso, a velocidade de entrada do gás também pode ser modificada pelo fluxo, promovendo melhorias e adaptabilidade de acordo com as diferentes condições apresentadas pelos pacientes,[2] conforme demonstrado em vários estudos que compararam a sincronização como elemento diferenciador na melhor mecânica respiratória e troca gasosa, menor trabalho respiratório do paciente e maior segurança na VM com relação ao equipamento.

LIMITE E PROTEÇÃO CONTRA BAROTRAUMA/VOLUTRAUMA

A variável fase de limite sofreu mudanças importantes: do clássico controle de pressão, que limitava a inflação a um valor fixo de pressão devido a determinado fluxo contínuo na ventilação, para um mecanismo de controle conhecido como ciclado por tempo com pressão limitada (TCPL), em que o ventilador mecânico inicia a ventilação visando atingir um fluxo-limite definido pelo profissional, mas que poderia ser limitado mais cedo ao ser atingida a pressão-limite definida, sem alcançar esse fluxo-limite, sendo uma maneira de evitar danos por excesso de fluxo tanto na via aérea como no pulmão, atualmente conhecido como reotrauma.[3-6]

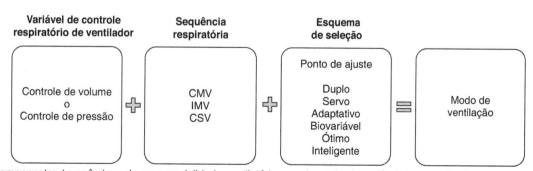

Figura 5.2 Componentes taxonômicos de uma modalidade ventilatória que depende da variável de controle do ventilador para insuflação de gás, do tipo de sequência respiratória (*CMV*: ventilação mandatória contínua; *IMV*: ventilação mandatória intermitente; *CSV*: ventilação espontânea contínua) e do esquema de seleção que permite relacionar os *inputs* do operador com os *outputs* da VM para alcançar um padrão ventilatório. (Adaptada de Chatburn et al., 2012.[4])

O objetivo de volume surgiu na década de 2000 com o nome comercial de volume garantido (VG), uma modalidade de controle adaptativo em que um volume corrente ideal/volume tidal (Vt) é ajustado, e o ventilador testa diferentes configurações de vazão decrescente (pressão de controle) para atingir o Vt ideal, sempre com a menor pressão possível. Essa é uma das modalidades predominantes e com melhores resultados clínicos relatados em metanálises de neonatologia,[3] evitando baro/volutrauma.

CICLAGEM E TEMPO NEURAL

Denominada ciclagem, a transição da inspiração para expiração, principalmente na ventilação espontânea assistida por ventilador mecânico, tem possibilitado aproximar a precisão no controle do tempo inspiratório do paciente ao tempo neural, evitando encurtamentos ou alongamentos desnecessários que se traduzem em assincronia e aumento do consumo de oxigênio.[7]

CONTROLE E MONITORAMENTO DE FLUXO

O monitoramento e os ajustes precisos do fluxo do novo equipamento de VM neonatal oferecem a possibilidade de controle do profissional ou de VM sobre um ajuste de entrada de ar na inspiração, tornando possíveis o monitoramento e a entrega de Vt precisos em uma escala de 4 a 6mL/kg para bebês com 300 a 5.000g de peso (de 1 a 30mL).

O fluxo de base agora pode ser modificado não só para fornecer gás livre para o bebê respirar, mas também pode ser a base para sistemas como CPAP, compensação de escapes e ponto-chave para o desempenho do disparo por fluxo. Por fim, o desempenho dos sensores e a integração analógico-digital da pneumática do equipamento e das telas de VM possibilitam o monitoramento em milissegundos e com pouquíssimo atraso da interação, observando picos de fluxo inspiratório e expiratório com quedas exponenciais que conseguem integrar fluxo, curvas de volume e pressão-tempo e em *loops* de fluxo/volume, volume/pressão e pressão/fluxo que possibilitam a interpretação direta e em tempo real da mecânica pulmonar (Figura 5.3).

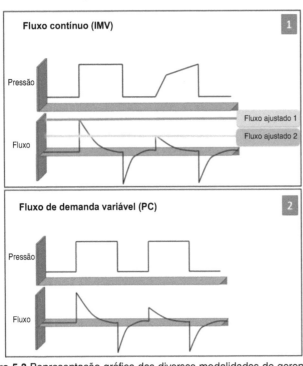
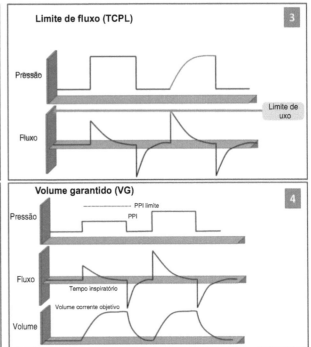

Figura 5.3 Representação gráfica das diversas modalidades de gerenciamento de fluxo em VM neonatal. (1) Corresponde ao fluxo contínuo, classicamente conhecido como IMV (ventilação mandatória intermitente) onde o clínico define um fluxo fixo e o pico de pressão inspiratório (PIP) para cada respiração; caso o fluxo seja inadequado para a redução, a pressão programada não é atingida, causando uma falta de gás para o paciente. Se o fluxo for inadequado para a elevação, pode ser exagerado e causar overshoot ou aumento da PIP no início da curva com eventual dano às vias aéreas e ao pulmão. (2) Corresponde ao fluxo de demanda variável ou classicamente à limitação por pressão controle (PC) da VM, onde o fluxo se ajusta automaticamente para atingir a pressão programada e depende diretamente da mecânica respiratória do bebê. Nesse caso, não há controle do fluxo por parte do clínico, que pode atingir valores muito elevados, causando danos relacionados ao baro/volutrauma e reotrauma. (3) Corresponde à limitação por fluxo-limite ou TCPL (ciclado por tempo com pressão limitada), onde o clínico define um fluxo máximo e uma PIP e o equipamento irá ventilar tentando atingir esse fluxo, desde que não atinja a PIP programada primeiro. Um ajuste errado do fluxo para menos poderia comprometer a entrega de PIP e, portanto, o fornecimento de gás ao paciente; já um ajuste errado do fluxo para mais ainda controla o PIP para evitar danos, mas resultaria em taxas de entrega de gás muito altas com impacto potencial nas vias aéreas. Por fim, (4) corresponde à limitação da liberação de gás por volume garantido (VG), onde o fluxo é ajustado respiração a respiração de acordo com a mecânica respiratória do paciente para tentar atingir um Vt-alvo (que pode ser maior ou menor), sempre tentando dar a menor PIP para atingir esse Vt. A piora da mecânica respiratória (menor complacência e/ou maior resistência) se traduz em diminuição do Vt seguida da próxima respiração com aumento do fluxo e da PIP para atingi-lo novamente.

Após esta introdução sobre a revolução tecnológica dos últimos 50 anos e a compilação dos avanços no manejo das modalidades ventilatórias, serão revisadas as modalidades avançadas utilizadas no resgate de lactentes graves, destacando que uma modalidade ventilatória é a soma de uma variável de controle respiratório, uma sequência ventilatória e um esquema de seleção para a relação entre o que o profissional programa e o que o ventilador executa (Figura 5.3).

NOMENCLATURA DAS MODALIDADES VENTILATÓRIAS NEONATAIS

Um aspecto não desprezível na aplicação da VM em geral e particularmente na neonatologia corresponde aos vários nomes dados às modalidades ventilatórias, dependendo, principalmente, do fabricante e do *marketing*. Assumindo a taxonomia das modalidades ventilatórias,[4,5] existem apenas cinco modalidades, como pode ser visto na Figura 5.2, ou seja, controladas por volume com sequência ventilatória continuamente comandada pelo ventilador ou sequência ventilatória intermitente. As modalidades controladas por pressão consistiriam em uma sequência continuamente controlada pelo ventilador, a sequência ventilatória intermitente e a sequência ventilatória continuamente espontânea (veja a Figura 5.3).

De maneira simplificada, as modalidades prioritárias de VM em neonatologia corresponderiam às modalidades continuamente mandatórias, como ventilação mandatória controlada (VMC), ventilação mandatória intermitente (VMI), ventilação com pressão positiva intermitente (IPPV), as quais são idênticas na obrigatoriedade, possibilitando apenas que o bebê respire a partir do fluxo circulante espontâneo, Alguns tipos de ventilação oferecem como opção a possibilidade de abertura da válvula expiratória, por meio da qual o indivíduo pode respirar tanto na inspiração como na expiração, como a ventilação com liberação de pressão nas vias aéreas (APRV) ou o DuoPAP.

Dentro da mesma categoria estão a ventilação mandatória assisto-controlada (A/C), a ventilação sincronizada com pressão positiva intermitente (SIPPV) e a ventilação acionada pelo paciente (PTV), que são formas idênticas de VM com ventilações espontâneas assistidas pela mesma pressão e tempo inspiratório programado.

Entre as sequências intermitentes destaca-se a ventilação mandatória intermitente sincronizada (SIMV) com ou sem pressão de suporte (PS), sendo esse um recurso diferenciador na assistência à ventilação espontânea em lactentes, uma vez que a SIMV sem PS não fornece pressão de suporte à ventilação espontânea nem difere muito da IMV.

Em relação às sequências continuamente espontâneas, encontram-se modalidades como pressão de suporte (PSV, PS, PS/CPAP), ventilação com pressão positiva em dois níveis (BiPAP), volume de suporte (VS) e ventilações assistidas proporcionais (APV, PPS). Nessa sequência, acrescentam-se algumas modalidades que correspondem a sequências mandatórias para controle da VM e que são utilizadas na ventilação espontânea do paciente, como ventilações em dois níveis com possibilidade de ventilação espontânea em ambos os tempos (APRV, DuoPAP, BiVent, IMV, SiPAP) e CPAP.

A ventilação com VG, também conhecida como controle de volume regulado por pressão (VCRP), VC+, fluxo automático, volume-alvo, suporte de volume, AVAPS ou TTV, entre outros nomes, corresponde a uma ventilação controlada por pressão com objetivo adaptativo, e nunca como controlador de volume, pois a variável é o controle de pressão. Cabe ressaltar também que atualmente o uso do controle de volume (controle de insuflação por fluxo/volume) na maioria dos ventiladores não está disponível em neonatologia (exceto no Puritan Bennett 980®), não havendo experiência ou evidência sobre esse tipo de VM nesse grupo. É de vital importância que o profissional que se utiliza de um ventilador mecânico neonatal conheça esses detalhes operacionais e as semelhanças e diferenças de cada modalidade para obter o melhor resultado clínico.

TEMPO CONTROLADO, PRESSÃO LIMITADA

Conforme revisado na introdução, a modalidade TCPL marca uma mudança importante no manejo da liberação de gás fresco para pacientes neonatais em VM, iniciando todas as respirações controladas por fluxo, assim como um volume de controle, mas, se esse limiar de pressão for alcançado antes, a respiração é limitada pela pressão e é mantida durante o tempo inspiratório, assim como uma pressão de controle (Figura 5.4). Cabe destacar que, se o fluxo-limite for atingido, o ventilador também manterá a pressão alcançada (não necessariamente a programada) durante o tempo inspiratório programado.

Esse sistema, que a princípio parece complexo, nada mais é do que a evolução das modalidades IMV com fluxo contínuo, nas quais um fluxo era ajustado para atingir uma pressão programada e todas as ventilações tinham a mesma velocidade de entrada de gás na pressão programada. Na TCPL, por sua vez, é possível ajustar o fluxo inspiratório-limite, de modo a evitar novo trauma devido ao limite de fluxo, ajustar sua velocidade de entrada de acordo com a mecânica e a necessidade de gás do bebê e controlar o risco de barotrauma. Uma revisão sistemática com metanálise mostrou que essa modalidade é capaz de reduzir a mortalidade da síndrome do desconforto respiratório neonatal, comparada à clássica ventilação mandatória intermitente sincronizada limitada por controle de pressão mais pressão de suporte (SIMV[PC]+PS) com um *hazard ratio* (HR) de 0,29 (IC95%: 0,07 a 0,97).[8]

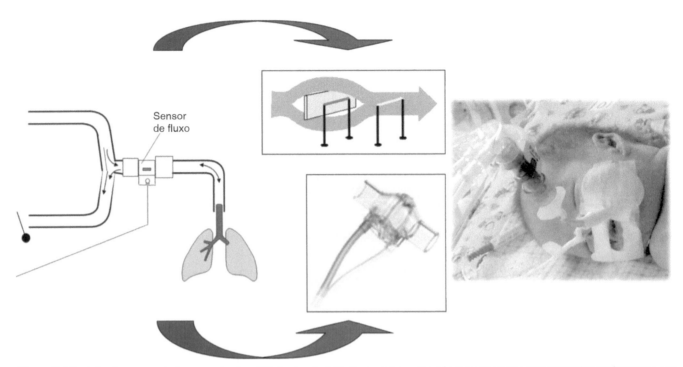

Figura 5.4 Posição do sensor de fluxo proximal no "Y" do circuito VM. Os modelos mais clássicos utilizados representados graficamente correspondem à diferença de temperatura (imagem acima) ou ao diferencial de pressão (imagem abaixo), permitindo melhor monitoramento de fluxos e volumes nesses pequenos bebês, embora deva ser considerado o aumento do espaço morto imposto à ventilação com valores entre 0,5 e 2mL, além do peso próximo ao tubo traqueal do paciente.

SISTEMAS DE *BIOFEEDBACK* NEGATIVO

Os sistemas de *biofeedback* negativo, conhecidos como VG, correspondem a modalidades com sequências de ventilação mandatória ou espontânea que ajustam o fluxo de VM respiração a respiração por meio do monitoramento contínuo da mecânica respiratória, composta por complacência pulmonar, resistência das vias aéreas e o produto entre ambas, conhecido como constante de tempo, para fornecer um Vt o mais preciso possível com mudanças na pressão fornecida. Em termos mais simples, o ventilador varia a pressão utilizada respiração a respiração para fornecer um Vt programado pelo profissional. Esse tipo de ventilação pode ser usado nas modalidades CMV, A/C, SIMV e até mesmo na PSV (veja a Figura 5.4).

Volume garantido

Como especificado previamente, outros nomes são usados para designar o controle com esse objetivo adaptativo da VM, sendo o VG comumente usado no mundo neonatal com a sigla em inglês VTV. Esse tipo de ventilação demonstrou reduzir a mortalidade por displasia broncopulmonar, pneumotórax, hipocarbia, lesão vascular cerebral (hemorragia intraventricular grau 3-4, leucomalácia periventricular) e a duração da VM em comparação com a ventilação controlada por pressão clássica. Faltam informações sobre outros desfechos clínicos do neurodesenvolvimento nesses lactentes e estudos comparativos entre as várias modalidades de VG,[3,8] bem como comparações com ventilação protetora nessa faixa etária.

Entre as complicações dessa modalidade estão a falta de precisão dos dados e ajustes que o clínico pode fazer, deixando as decisões quanto ao funcionamento do VM em uma espécie de caixa-preta, a impossibilidade de ser desenvolvida sem sensores de fluxo proximal, a falta de segurança em suas operações e nas decisões do *software* diante de artefatos de medição e, por fim, a diminuição do suporte ventilatório nos indivíduos que respiram espontaneamente, diante do aumento do trabalho respiratório que poderiam ter devido ao funcionamento da modalidade com pressão mínima necessária para atingir o objetivo.

Atualmente, muitas modalidades de SIMV com o objetivo de adaptar a ventilação o mantêm apenas na parte mandatória, enquanto na modalidade espontânea trabalham com PS, assim como o desaparecimento de modalidades como volume de suporte (VS, VO) ou volume assistido com pressão de suporte (VAPS).

SISTEMAS DE *BIOFEEDBACK* POSITIVO

Nesses sistemas, em alguns artigos considerados a ventilação do futuro, à medida que o trabalho respiratório do indivíduo aumenta, o ventilador trabalha com maior pressão proporcional ao esforço medido no próprio paciente. Desse modo, quando o ventilador mecânico detecta algum sinal de aumento do trabalho respiratório, aumenta proporcionalmente a pressão assistida para atender a essa demanda, sendo esse grau de ganho ajustado pelo clínico. No caso da ventilação assistida proporcional (PPS, APV ou VAP), o ventilador mede continuamente o produto da RC, o qual pode ser estimado por meio da equação do movimento do gás alveolar (se houve alteração no trabalho resistivo ou elástico da respiração), sustentando com maior fluxo ou volume, respectivamente essa assistência, que finalmente se reflete em maior pressão:

$$\Delta \text{ Pressão} = \text{Trabalho Respiratório Resistivo} + \text{Trabalho Respiratório Elástico} + \text{Inércia}$$

Com a equação do movimento é possível determinar que o trabalho respiratório é superado com mudanças de pressão, as quais podem ser realizadas pelos músculos respiratórios do paciente ou por equipamentos externos, como o ventilador mecânico, sendo o fluxo e a resistência os componentes do trabalho resistivo e o volume corrente e a elastância (inverso matemático da distensibilidade) os componentes do trabalho elástico. Poucos estudos sobre essa modalidade foram realizados na população neonatal em virtude da dificuldade de monitoramento e execução de mudanças rápidas no ventilador para sincronização com os pacientes, mas a evolução tecnológica, com o aumento da resolução temporal e espacial dos sensores, e a taxa de resposta dos equipamentos tornam essa proposta de assistência cada vez mais viável.

Assistência ventilatória ajustada neuralmente

Essa modalidade de uma marca específica de ventiladores mecânicos (NAVA®) corresponde ao monitoramento elétrico do diafragma por eletromiografia através de uma sonda nasogástrica modificada para esse fim. O reconhecimento da atividade elétrica é monitorado e permite que o ventilador mecânico acione a ventilação sem os problemas dos sistemas pneumáticos clássicos (pressão ou fluxo) de escapes ou incapacidade de detectar o limiar. Dessa maneira, o NAVA torna-se uma poderosa ferramenta de monitoramento de atividade e de melhor sincronia entre o paciente e o ventilador. Soma-se a isso sua capacidade de ajustar, por meio de um sistema de ganho programado pelo clínico, a quantidade de pressão de suporte (cmH$_2$O) que o equipamento entregará de acordo com o nível de atividade elétrica realizada pelo paciente (µVolts), tornando-o um sistema de assistência positiva ao esforço respiratório do paciente e

permitindo uma ciclagem mais efetiva por ser determinada pela diminuição da atividade elétrica do diafragma.

Esse tipo de suporte é cada vez mais utilizado em neonatologia, tanto em VM invasiva como não invasiva (Figura 5.5), tornando possível a ventilação espontânea assistida do paciente com sincronia significativamente melhor entre o paciente e o ventilador e reduzindo a necessidade de sedação, assincronia, dano pulmonar e dias de VM. Entre suas complicações se destacam o custo do sistema e sua associação apenas a uma marca comercial, o uso da sonda e a dificuldade em encontrar os pontos de atividade do diafragma.

VENTILAÇÃO DE ALTA FREQUÊNCIA (VAF)

A VAF corresponde a uma modalidade de ventilação controlada por pressão com a opção atual de VG, que fornece gás a uma frequência respiratória suprafisiológica (> 180irpm ou 3Hz), com pressão média contínua nas vias aéreas (PMVA) e oscilações para a entrada de ar desse gás que se traduzem em Vt baixos, inferiores ao espaço morto fisiológico, entre 1,5 e 2,5mL/kg. Seu uso é destinado ao resgate da ventilação convencional em caso de impossibilidade de troca gasosa adequada (ventilação ou oxigenação) ou aparecimento de lesão pulmonar ou interações cardiopulmonares tóxicas.

A possibilidade de entregar altas frequências sob o conceito de oscilação e em Vt tão baixos que permitam ventilação adequada se dá por diversos mecanismos relacionados com a condução do gás pela via aérea (convecção) e a melhora da troca (difusão) em razão do aumento direto da PMVA e do recrutamento pulmonar, o que garante a troca gasosa da terapia por meio desses mecanismos, melhorando de maneira rápida e eficaz a oxigenação.

Entre os conceitos de ventilação com consequente remoção de CO_2, a VAF, em virtude de seu elevado número de frequência respiratória, deixa de depender do número de Reynolds para avaliação da turbulência da via aérea e funciona sob o número de Womersley como um atraso na entrada do fluxo a 90 graus conforme o fluxo avança, gerando mecanismos convectivos por dispersões do tipo Taylor que permitem a movimentação em duas fases dos fluxos inspiratório e expiratório, traduzindo um efeito de malha (*net*), que possibilita que a frente da entrada de gás passe pelo centro da via aérea e a expiração pelas bordas de pressão negativa geradas pela grande maioria dos dispositivos VAF que auxiliam ativamente a expiração do paciente, gerando sucção. Outro elemento importante para esse elevado número de frequência respiratória é o efeito *pendelluft*, que torna possível o escape de gás de unidades rápidas para lentas e vice-versa, colaborando com o obje-

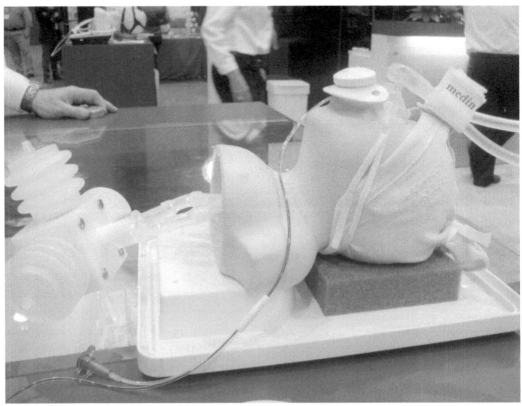

Figura 5.5 Modelo do sistema de assistência ventilatória ajustada neuralmente (NAVA®) em simulador com ventilação não invasiva, correspondente a um disparo de VM acionado por eletromiografia do diafragma do paciente com sonda nasogástrica otimizada para este fim, e com assistência respiratória por meio de *biofeedback* positivo, potencializando em cmH$_2$O a atividade elétrica usada pelo paciente respiração a respiração.

tivo principal do manejo respiratório de bebês gravemente enfermos, que é o recrutamento alveolar.

A evolução da VAF teve início com VM convencionais em altas frequências (100 a 180irpm), conhecidas como frequências intermediárias, seguidas pelo desenvolvimento de equipamentos dedicados exclusivamente à VAF, como o Sensor Medics 3100 A, no qual é gerada uma super-CPAP de média pressão com fluxo contínuo e restrição à saída de gás, responsável por manter a PMVA do circuito para então impor uma oscilação *on-line* proveniente de um alto-falante eletromagnético de acordo com a frequência respiratória em Hertz programada pelo profissional (para o grupo neonatal, entre 6 e 20Hz), a porcentagem do tempo inspiratório (25%, 33% e 50%) e a potência desse pistão para oscilação (cujo resultado é a amplitude) adequada do tórax, do abdome e da pelve superior no bebê, relacionada com a expansão torácica.

Esses VM evoluíram para sistemas de VAF híbridos que promovem ventilação mecânica convencional e de alta frequência em um único equipamento com diversos sistemas de gerenciamento de oscilações, como pistões eletromecânicos, válvulas expiratórias assistidas por sistemas Venturi e sistemas de injeção retrógrada, entre outros. Esses equipamentos são encontrados em grande parte das unidades neonatais espalhadas pelo mundo (p. ex., Acutronics Fabian®, SLE5000/6000 e Dräger VN500/600).

Os novos dispositivos possibilitam a monitoração de fluxo, promovendo a interpretação da situação ventilatória com os parâmetros aplicados, o que não era possível com as versões anteriores de VAF. Como máxima do ajuste de parâmetros, o aumento de PMVA e FiO$_2$ é responsável pelo comportamento gasométrico relacionado com melhora da oxigenação (PaO$_2$), aumento da amplitude e do tempo inspiratório e diminuição da frequência respiratória (em Hz), que se traduz no aumento do volume corrente e na diminuição subsequente da PaCO$_2$ (Figura 5.6).

Os resultados clínicos da VAF em neonatologia consistem em melhor oxigenação e menos danos no resgate do que com a VMC, bem como redução da mortalidade e dos danos pulmonares crônicos nos pacientes mais críticos (PaFi < 50). Embora existam abordagens em que a VAF é adotada como estratégia primária (VAF inicial) ou

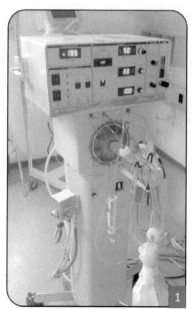
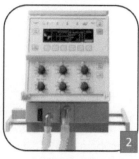
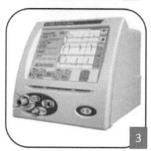
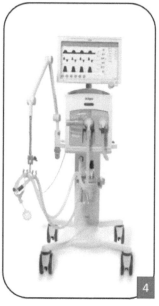
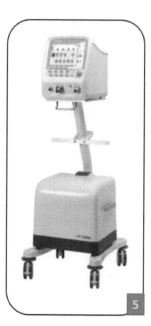

Figura 5.6 Diferentes equipes VAF. **(1)** Sensor medics 3100 A – equipamento exclusivo para VAF com circuito único e oscilação por pistão eletromagnético. **(2)** Dräger Babylog 8000 – primeiro MV híbrido no mercado, mas limitado a menos de 1.500 gramas para VAF. **(3)** SLE 5000 – VM híbrido que gerencia VAF com sistema injetor de bloqueio expiratório. **(4)** Dräger VN500 – MV híbrido que gerencia VAF com um sistema de válvula expiratória ativa usando um sistema Venturi. **(5)** Acutronics Fabian – que gerencia VAF com pistão eletromagnético integrado ao módulo do ventilador.

mesmo não invasiva (VAF por cânula nasal), as evidências se resumem a poucos relatos de casos na literatura, sem maiores justificativas do que as elencadas para as estratégias já utilizadas nesse nível.

A ventilação suave e as estratégias conservadoras de VM, como hipoxemia permissiva e hipercapnia, tornaram possível a redução do Vt na VM neonatal para valores próximos de 4 a 6mL/kg, os quais podem ser medidos adequadamente com sensores de fluxo proximal. Por sua vez, o manejo conservador de pressões com rápida escalada para VAF melhorou o recrutamento pulmonar, reduziu os danos pulmonares e melhorou os *outcomes* neonatais com patologia respiratória, assumindo um pulmão não totalmente desenvolvido (a maturação pulmonar termina entre os 8 e os 12 anos de idade). Novamente, qualquer estratégia respiratória orientada para manejo desses neonatos deve ter como objetivo melhorar as trocas gasosas por meio do recrutamento alveolar e mantê-las com PEEP ou PMVA para evitar atelectrauma, bem como diminuir o risco de danos e microdanos mediante o uso de Vt baixos com pressões também baixas para evitar baro/volutrauma, os quais podem se traduzir em lesão pulmonar aguda com cronicidade pulmonar devido ao não desenvolvimento dos alvéolos nas áreas lesionadas, significando um *handicap* no *pool* de alvéolos que a pessoa poderia ter quando adulta.

CONSIDERAÇÕES SOBRE VENTILAÇÃO PROTETORA NEONATAL

Embora em grupos científicos pediátricos e adultos exista um consenso sobre VM protetora com limitação do Vt entre 4 e 6mL/kg de peso ideal, pressão de platô < 28cmH$_2$O, *driving pressure* < 15cmH$_2$O e PEEP adequada e individualizada para manter o pulmão aberto (*open lung approach*), mesmo utilizando manobras de recrutamento pulmonar com objetivo diagnóstico quanto ao potencial de recrutamento e não terapêutico, isso não permeou o mundo neonatal, onde a principal maneira de obter recrutamento pulmonar consiste no aumento de pressões de modo a gerar maior pressão média das vias aéreas, muitas vezes sem considerar o Vt como uma situação prejudicial, ou no aumento direto da PMVA na ventilação de alta frequência, não realizando manobras que avaliem essa situação de recrutamento e limitando a estratégia convencional apenas às situações de PEEP baixa (< 8cmH$_2$O).

Assim, não há em neonatologia uma abordagem sistemática para proteção dos pulmões imaturos de bebês em situações críticas. Os relatos que apresentam evidências[9] não levam em consideração que a estratégia, mais do que a modalidade em si, é a chave para confrontar o manejo respiratório associado ao manejo integral do neonato gravemente enfermo, promovendo uma situação de maior recrutamento alveolar, otimizando as trocas gasosas, reduzindo ou substituindo o trabalho respiratório, aumentando o conforto e minimizando o risco de lesão pulmonar pela VM.[10]

CONTROLE AUTOMÁTICO DE FRAÇÃO INSPIRADA DE OXIGÊNIO

Um dos fenômenos relacionados com dano pulmonar (displasia broncopulmonar [DBP]) e cegueira por retinopatia da prematuridade (ROP) mais estudados, especialmente em bebês prematuros, é o excesso de oxigênio, cujo dano tem sido associado à falta de compensação de radicais livres de oxigênio e ao aumento dos fatores de crescimento endotelial vascular (VEGF) que levam a danos fibrosos a estruturas com comprometimento crítico de sua função.

No entanto, apesar de evitáveis, os casos de ROP e DBP continuam sendo importantes sequelas de RNPT (entre 1% e 10% de acordo com a unidade). O ajuste manual da FiO_2 pelos profissionais tem sido associado a esses desfechos, e o desenvolvimento de tecnologia baseada em algoritmos que fornecem informações sobre a SpO_2 do bebê com ajuste automático da VM e da FiO_2 tem diminuído o surgimento de DBP ou ROP nesse grupo (p. ex., Clio2 [VitalAir Avea], PRICO [Fabian Acutronics] e Oxygenie [SLE 5000/6000]). Esses dispositivos contêm sistemas de saturação integrados de última geração em seus equipamentos de VM que ajustam a FiO_2 da VM de acordo com o valor da mesma SpO_2 medida na faixa dada pelos médicos assistentes, conseguindo manter a SpO_2 dentro do objetivo proposto por mais de 90% do tempo.

CONSIDERAÇÕES FINAIS

A ventilação mecânica neonatal vem se modernizando e avançando a passos gigantescos com o uso de microprocessadores e sensores que integram melhor os ajustes e as exigências dos pacientes críticos, mas o manejo dessas situações pelos profissionais, o entendimento dos equipamentos tecnológicos com os quais se trabalha e o conhecimento e o uso aplicado da fisiologia e fisiopatologia possibilitam a integração desses elementos do ponto de vista respiratório, bem como a melhora das trocas gasosas, a substituição ou o auxílio adequado do trabalho respiratório e, por fim, mais conforto para o paciente com danos pulmonares mínimos causados pelo ventilador.

Desse modo, o manejo consciente de cada variável do ventilador mecânico e do paciente deve ser considerado por todos os clínicos que atendem pacientes neonatais, sem deixar de averiguar outros elementos relacionados com o estado hemodinâmico, e de consciência e atividade, assim como todos os elementos associados ao entendimento holístico do indivíduo.

CASO CLÍNICO

RNPT, 38 semanas + 5 dias, sexo masculino, pesando 2,8kg, com diagnóstico pré-natal de hérnia diafragmática congênita direita, nascido por cesariana eletiva de mãe primípara com 25 anos de idade sem história mórbida.

Na sala de parto, devido à patologia, foi realizada intubação orotraqueal rápida com tubo traqueal 3.0. Ventilação NeoPuff foi iniciada com pressões de $20/5cmH_2O$, FC de 140bpm e SpO_2 atingindo 90% pré-ductal e 82% pós-ductal com FiO_2 de 60%.

Devido à falta de entrada de ar no hemicampo direito, a pressão do sistema de ventilação manual é aumentada, chegando a $30cmH_2O$, e a VM é ligada, alcançando a modalidade A/C (PC) com FR de 30irpm, pressões de $30/4cmH_2O$, tempo inspiratório de 0,5s com volume corrente de 20mL e FiO_2 de 100%.

A mecânica respiratória é avaliada com complacência de $0,8mL/cmH_2O$ e resistência de $80cmH_2O/L/s$; gases do cordão com pH 7,1; $PaCO_2$ de 65mmHg; PaO_2 de 45mmHg; BE de -10mEq/L. Hemodinamicamente, FC de 180bpm, PA 40/20 [30]mmHg.

Em virtude do estado crítico do bebê, foi realizada sedação profunda com midazolam e fentanil, iniciando o uso de drogas vasoativas, epinefrina, milrinona e dopamina, além de *bolus* de soro fisiológico e albumina por cateter localizado no cordão umbilical. Mudou-se para VAF com PMVA de $16cmH_2O$, amplitude de $40cmH_2O$, I:E de 1:2, atingindo volume corrente de 8mL. Em 6 horas a FiO_2 é reduzida para 40%, com pH, 7,36 e $PaCO_2$ de 30mmHg e PaO_2 de 80mmHg.

Novamente, a modalidade é alterada para A/C com volume garantido de 13mL (4mL/kg) devido à hipoplasia do pulmão direito; a FR é aumentada para 60irpm, com aumento da PEEP para $7cmH_2O$, reduzindo-se a pressão inspiratória para $20cmH_2O$ com consequente melhora da mecânica e otimização dos gases arteriais em pH de 7,3; $PaCO_2$ de 35mmHg; PaO_2 de 60mmHg com SpO_2 pré-ductal de 94% e pós-ductal de 90% com FiO_2 de 35%.

Diante da situação, mantém-se a opção pelo uso de ventilação de alta frequência em caso de comprometimento da ventilação ou oxigenação ou aumento dos parâmetros da mecânica respiratória. A cirurgia foi agendada para 2 dias, após avaliação da função cardíaca e verificação de possível dano cerebral. Com esses parâmetros em boas condições, a cirurgia foi realizada com pós-operatório de mais 7 dias até a extubação, e ventilação PS/CPAP durante os últimos 3 dias. Fez-se a extubação com cânula nasal de alto fluxo e, superados os problemas de alimentação e baixo crescimento, foi possível a alta para controle e acompanhamento neonatal, além de reabilitação neurológica. Entre as medicações clássicas, acrescenta-se o que foi prescrito pela equipe médica: sildenafil para o tratamento crônico da hipertensão pulmonar, a ser reavaliado aos 3 meses de vida.

A Figura 5.7 apresenta um fluxograma para aplicação do caso clínico estratificado segundo a Classificação Internacional de Funcionalidade, Incapacidade e Saúde (CIF).

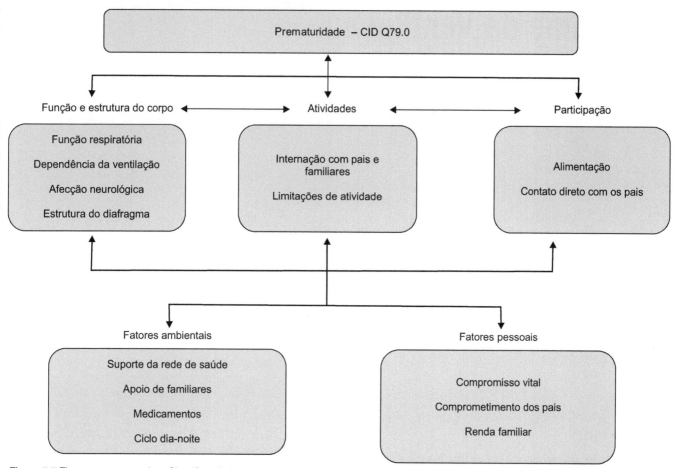

Figura 5.7 Fluxograma segundo a Classificação Internacional de Funcionalidade, Incapacidade e Saúde (CIF) para estratificação do caso clínico.

Referências

1. Part 5: Neonatal Resuscitation: 2020 American Heart Association Guidelines for Cardiopulmonary Resuscitation and Emergency Cardiovascular Care [Internet]. [acesso em 12 fev de 2022]. Disponível em: https://www.ahajournals.org/doi/epub/10.1161/CIR.0000000000000902
2. Vignaux L, Piquilloud L, Tourneux P, Jolliet P, Rimensberger PC. Neonatal and Adult ICU Ventilators to Provide Ventilation in Neonates, Infants, and Children: A Bench Model Study. Respiratory Care. 2014;59(10):1463-75.
3. Klingenberg C, Wheeler KI, McCallion N, Morley CJ, Davis PG. Volume-targeted versus pressure-limited ventilation in neonates. Cochrane Neonatal Group, editor. Cochrane Database of Systematic Reviews. 2017;(10):CD003666.
4. Chatburn RL, El-Khatib M, Mireles-Cabodevila E. A taxonomy for mechanical ventilation: 10 fundamental maxims. Respir Care. 2014;59(11):1747-63.
5. Chatburn RL, Volsko TA, Hazy J, Harris LN, Sanders S. Determining the basis for a taxonomy of mechanical ventilation. Respir Care. 2012;57(4):514-24.
6. Donn SM, Sinha SK. Minimising ventilator induced lung injury in preterm infants. Arch Dis Child Fetal Neonatal Ed. 2006;91(3):F226-230.
7. Vignaux L, Grazioli S, Piquilloud L, Bochaton N, Karam O, Jaecklin T, et al. Optimizing patient-ventilator synchrony during invasive ventilator assist in children and infants remains a difficult task*. Pediatr Crit Care Med. 2013;14(7):e316-325.
8. Wang C, Guo L, Chi C, Wang X, Guo L, Wang W, et al. Mechanical ventilation modes for respiratory distress syndrome in infants: a systematic review and network meta-analysis. Crit Care. 2015;19(1):108.
9. Brown MK, DiBlasi RM. Mechanical Ventilation of the Premature Neonate. Respiratory Care. 2011;56(9):1298-313.
10. Castillo A. Ventilación mecánica invasiva en el paciente pediátrico. Neumol Pediatr. 2017;12(1):15-22.
11. Williams K, Hinojosa-Kurtzberg M, Parthasarathy S. Control of Breathing During Mechanical Ventilation: Who Is the Boss? Respiratory Care. 2011;56(2):127-39.

Desmame da Ventilação Pulmonar Mecânica Invasiva

CAPÍTULO 6

Thalita Vilaboim Santos
Simone Nascimento Santos Ribeiro

INTRODUÇÃO

A ventilação pulmonar mecânica invasiva (VPMI) é considerada um importante avanço tecnológico que culminou no aumento da sobrevida em neonatologia, principalmente nos casos de recém-nascidos pré-termo (RNPT) extremos.[1] Apesar dos avanços recentes em relação à utilização de suporte ventilatório não invasivo imediatamente após o nascimento, reduzindo o uso rotineiro da VPMI em RNPT, uma parcela desses pacientes ainda necessita de suporte da VPMI para manter ventilação pulmonar e trocas gasosas adequadas.

O RNPT apresenta características anatomofisiológicas e de mecânica respiratória peculiares: as costelas são cartilaginosas e horizontalizadas, a caixa torácica é mais complacente e circular, e a musculatura intercostal é menos desenvolvida. Há um número menor de alvéolos, e a ventilação colateral praticamente inexiste. O diafragma, músculo mais importante na ventilação, é mais achatado e seu ângulo de inserção na caixa torácica é mais horizontal, o que dificulta o mecanismo de alavanca durante a contração muscular. Todas essas características acarretam uma ventilação menos eficiente. Além disso, o diafragma contém menos fibras do tipo I (de contração lenta e com maior capacidade oxidativa, sendo mais resistentes à fadiga do que as do tipo II). Assim, o diafragma tem uma capacidade oxidativa menor ao nascimento, o que o torna mais fatigável.[2]

Esse conjunto de características torna o RNPT mais vulnerável ao desenvolvimento de insuficiência respiratória e à necessidade de VPMI, a qual oferece suporte respiratório adequado a essa população impossibilitada de manter respiração espontânea. Apesar dos benefícios de suporte à vida, o uso prolongado da VPMI está intimamente associado a vários efeitos deletérios, como displasia broncopulmonar, pneumonia, pneumotórax e trauma em vias aéreas superiores, além de lesões neurológicas que podem comprometer o desenvolvimento neuropsicomotor da criança em longo prazo.[3]

A descontinuidade da VPMI deve ser prioridade da equipe multidisciplinar assim que o RNPT alcançar estabilidade clínica, quando a doença de base se encontrar em processo de resolução ou resolvida e a dependência de medicações, como aminas e sedativos, seja minimizada ou eliminada.

Desmame consiste no processo de transição em que o nível de suporte fornecido é gradualmente reduzido até a retirada (extubação ou decanulação) da VPMI e, portanto, inicia-se uma respiração espontânea. O desmame da VPMI e a extubação dependem de vários fatores:[4] *drive* respiratório, mecânica respiratória, propriedades musculares e ventilatórias, troca gasosa e tolerância cardíaca.

Cabe conhecer e corrigir todas as causas pulmonares e não pulmonares que causam dependência da VPMI. Tanto a retirada precoce da VPMI como seu prolongamento podem comprometer a evolução do paciente. A falha na extubação está relacionada com o aumento da mortalidade, do tempo de internação hospitalar e do uso de oxigênio suplementar.[5]

Por isso, é necessário um desmame efetivo e seguro, seguido de avaliação confiável da prontidão do RNPT para ser extubado com intuito de minimizar a chance de falha de extubação e o prolongamento desnecessário da VPMI.

HISTÓRICO DO DESMAME NEONATAL

A evolução do processo do desmame neonatal está fortemente relacionada com o desenvolvimento do suporte respiratório ao RNPT em sua totalidade. No início, o objetivo principal era o aumento da sobrevida dos pacientes prematuros, mas nos últimos anos observa-se um foco crescente no desenvolvimento de estratégias que não apenas salvem vidas, mas que também minimizem as lesões pulmonares e de outros órgãos, reduzindo, assim, as comorbidades de longo prazo.[6]

Por muito tempo a ventilação mandatória intermitente (IMV) foi considerada a principal modalidade para ventilação do RNPT e usada intensamente nas Unidades de Terapia Intensiva Neonatal (UTIN). Nesse modo controlado, o ventilador não reconhece o disparo do paciente, causando assincronias recorrentes e, em muitos casos, tornando necessário o uso de níveis altos de sedação. A presença de assincronias na ventilação mecânica está relacionada, na literatura, com aumento do tempo sob uso do suporte invasivo, deixando, portanto, o RNPT mais vulnerável às comorbidades associadas à VPMI prolongada.[7]

O surgimento dos ventiladores microprocessados e o avanço no uso e manejo dos novos modelos e modalidades de ventilação mecânica proporcionaram melhor assistência aos ciclos respiratórios paciente-ventilador, ajustes precisos de vazamento de fluxo, medição precisa dos pequenos volumes correntes realizados pelos RNPT e automação de ajustes de pressão de pico e de taxa de oxigênio inspirado.[8]

O uso atual do modo assisto-controlado, das modalidades de volume garantido, de tecnologias como o NAVA (*Neurally Adjusted Ventilatory Assist*) e de sensores de fluxo proximais, bem como as melhorias em relação ao monitoramento ventilatório entregue pelos ventiladores modernos e o uso de testes de respiração espontânea (TRE), otimizou o processo do desmame e a avaliação da prontidão para extubação do RNPT.[8]

OBJETIVOS DO DESMAME

O desmame da ventilação mecânica objetiva a descontinuação gradativa da dependência do suporte invasivo por meio de:[9]

- Redução dos parâmetros ventilatórios.
- Redução dos agentes de sedação.

- Uso de estimulantes respiratórios, como a cafeína.
- Uso pós-natal de corticosteroides, como a dexametasona.
- Uso de modos ventilatórios que reconheçam o esforço respiratório do paciente.
- Realização de teste de respiração espontânea para avaliação da prontidão para extubação.
- Uso de ventilação não invasiva após a extubação.

OTIMIZAÇÃO DO DESMAME

A decisão sobre o parâmetro a ser reduzido primeiro deve levar em consideração o mecanismo da insuficiência respiratória e a associação de cada parâmetro às possíveis complicações.[7]

Em uma criança com função hemodinâmica deficiente pode ser mais apropriada a redução da pressão positiva expiratória final (PEEP) e da pressão média das vias aéreas (PMVA). Em caso de doença broncopulmonar (DBP) e enfisema intersticial, prefere-se diminuir a pressão inspiratória positiva (PIP) e o volume corrente (VC), impedindo a potencialização da lesão existente. O VC ideal para o RNPT é de 3 a 6mL/kg de peso, e os ventiladores microprocessados aumentaram a precisão da leitura desse volume, melhorando o monitoramento do VC que está sendo alcançado com o consequente ajuste adequado da PIP. Com a melhora da complacência pulmonar, o VC aumenta e a PIP deve ser reajustada.[1,7,9]

Quando a oxigenação-alvo é alcançada, a fração inspirada de oxigênio (FiO_2) deve ser reduzida gradativamente, avaliando-se a resposta por meio da oximetria de pulso; outra opção consiste na diminuição da PEEP para níveis entre 4 e 5cmH$_2$O. Esses parâmetros, quando atingidos, permanecem até a extubação.[1,7,9]

A PIP também pode ser ajustada mediante avaliação observacional da expansibilidade do tórax, quando a leitura do VC não está disponível, ou análise da aeração do pulmão por meio de radiografia de tórax e da pressão parcial de gás carbônico ($PaCO_2$).

O desmame da frequência respiratória (FR) irá depender da modalidade de ventilação que está sendo usada. Em modos assisto-controlados e de pressão de suporte, a redução da FR não terá impacto na otimização do desmame, já que esse parâmetro é apenas de *backup* quando em situações de apneia pelo RNPT. Quando em modos como ventilação mandatória intermitente (IMV) e ventilação mandatória intermitente sincronizada (SIMV), a FR ajustada no ventilador deve ser gradualmente reduzida de acordo com o aparecimento e a regularidade do *drive* respiratório do RNPT, concomitantemente à avaliação da $PaCO_2$. Uma estratégia de hipercapnia permissiva nesse momento é discutida na literatura, mas ainda não há consenso quanto a essa medida.[1,7,9]

A FiO_2 é titulada, na maioria das vezes, pela monitoração da oximetria de pulso, um sinal vital constantemente avaliado em RNPT internados na UTIN, mas também a partir da PaO_2. A saturação-alvo para um RNPT situa-se entre 92% e 95% de SpO_2. Uma rígida vigilância em relação aos níveis de SpO_2 a que o RN é exposto é estritamente necessária devido aos já conhecidos efeitos deletérios da hiperóxia.[1,7,9]

A otimização da sedação também é etapa importante do desmame. Nas práticas neonatais é rotineiro o uso menos intenso de sedativos e curares em relação à terapia intensiva pediátrica e adulta. Quando corretamente prescrita, promoverá conforto e segurança ao RNPT. No entanto, o uso de sedação está comprovadamente relacionado com o prolongamento da VPMI, devendo, portanto, ser adotado o mínimo possível, desmamando-se o quanto antes o RNPT e evitando, também, a síndrome de abstinência.[10]

EXTUBAÇÃO NÃO PLANEJADA

A extubação não planejada consiste na retirada prematura e não intencional do tubo orotraqueal (TOT) quando em VPMI pelo neonato ou pela equipe multidisciplinar. Dados revelam que a extubação não planejada é responsável por 8,3% dos eventos adversos em UTIN. Os neonatos, comparados à população pediátrica, estão mais suscetíveis a esse evento em virtude do uso de TOT sem *cuff*, por permanecerem longos períodos intubados e em razão do uso menos frequente de sedativos.

Os eventos adversos possíveis após extubação não planejada incluem:[11]

- Broncoaspiração.
- Trauma nas vias aéreas.
- Sepse.
- Arritmias.
- Instabilidade hemodinâmica.
- Hipoxemia.
- Parada cardiorrespiratória.

Quando a reintubação assume caráter de emergência, os estudos mostram que as chances de ocorrência desses eventos adversos são quatro vezes maiores. A extubação não planejada também pode estar relacionada com aumento de parâmetros ventilatórios após a reintubação e do tempo total em VPMI, bem como com o prolongamento da permanência hospitalar. As causas costumam estar associadas a agitação, má fixação de TOT e manipulação pela equipe durante os procedimentos.

Por outro lado, alguns estudos mostram que 50% ou mais dos neonatos que sofreram extubação não planejada toleraram o suporte não invasivo, o que reforça a necessidade de avaliação imediata à extubação frequente dos RNPT, não alongando sem necessidade o tempo em VPMI.[11,12]

FALHA DE EXTUBAÇÃO

Considera-se haver falha na extubação quando o RNPT é reintubado em até 48 horas (ou mais) após a extubação, independentemente da causa. Essa intercorrência é um problema frequente em terapia intensiva neonatal, especialmente em casos de RNPT extremos. A falha de extubação está estreitamente associada à piora do quadro geral do paciente em curto e médio prazo. A literatura científica já demonstrou que a falha está relacionada com o aumento geral do tempo em VPMI, bem como dos dias de internação e de casos de pneumonia associados à VPMI, dependência do uso de oxigenoterapia e óbito.[1]

Os fatores de risco para falha de extubação são:[1]

- IG < 26 semanas.
- Tempo prolongado de VPMI.
- Histórico de falha de extubação.
- Uso de sedativos.
- Múltiplas reintubações.
- Extubação em uso de altos parâmetros ventilatórios.
- Extubação em uso de alta FiO_2.
- Presença de broncodisplasia pulmonar.

A falha de extubação pode envolver vários motivos, entre os quais:[13]

- *Drive* respiratório inconsistente.
- Fraqueza da musculatura respiratória.
- Malácia das vias aéreas superiores.
- Atelectasia alveolar.
- Instabilidade hemodinâmica.
- Edema glótico ou subglótico.
- Lesão pulmonar residual.

As indicações mais frequentes para reintubação são apneia e bradicardia (vários episódios com piora da gravidade), acidose respiratória, hipoxemia grave e aumento do trabalho respiratório (presença de retrações subcostais e intercostais, batimento de aleta nasal e gemido expiratório). Em geral, uma $PaCO_2$ > 60 a 65mmHg, pH < 7,20, FiO_2 consistentemente > 50% e múltiplos episódios de apneia (> 3 a 8/h) ou episódios graves com necessidade de uso de pressão positiva acarretam a reintubação do RNPT.[1]

O procedimento de reintubação está sujeito a complicações que podem ser graves para o RNPT, como risco de prolongamento devido a várias tentativas de reintubação malsucedidas, lesões traumáticas na via aérea, infecção, hipoxemia, bradicardia e intercorrências associadas.[1]

Capítulo 6 • Desmame da Ventilação Pulmonar Mecânica Invasiva

Logo, a necessidade de redução das taxas de falha de extubação é fundamental na terapia intensiva neonatal, sem aumento desnecessário do tempo em VPMI.

TESTES DE RESPIRAÇÃO ESPONTÂNEA (TRE)

A aplicação de um TRE como elemento da avaliação de prontidão para extubação na população neonatal vem sendo discutida há alguns anos. Inicialmente, os protocolos baseavam-se em condutas aplicadas na população adulta, e os parâmetros relacionados com tempo do teste, pressão de suporte e critérios de interrupção foram transferidos para os protocolos neonatais. Os estudos aplicavam testes com 3 a 120 minutos de duração, alguns associando o modo pressão positiva contínua das vias aéreas (CPAP) a uma pressão de suporte (PS) e outros não – sem se chegar a um consenso.[1]

Em 2016, Khemani et al. demonstraram, em estudo com mais de 400 crianças, os efeitos do uso de CPAP associado a uma PS durante o ter. Segundo eles, os resultados sugeriam que a adição de uma PS de 10cmH$_2$O à PEEP ocasionava uma subestimação de 126% a 147% do esforço respiratório após a extubação independentemente do diâmetro do TOT.[14,15] Estudo posterior consolidou a prática de uso apenas do CPAP durante o TRE em neonatologia.[16] O tempo de duração do teste também foi reduzido para a população neonatal. Sabe-se hoje que

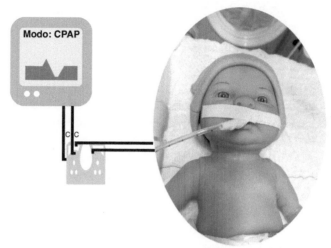

Figura 6.1 Recém-nascido intubado e conectado ao ventilador mecânico durante o TRE em modo ET- CPAP (CPAP endotraqueal). (Acervo dos autores.)

um teste de 3 a 5 minutos é suficiente para avaliação da prontidão para extubação porque o RN que não passa no teste geralmente falha nos primeiros 90 segundos do TRE (Figura 6.1).[3]

Ainda são necessários mais estudos sobre a aplicação e os efeitos do TRE, principalmente em RNPT extremos, embora seja reconhecida sua alta sensibilidade para identificação dos que estejam prontos para extubação, a despeito de sua baixa especificidade para revelar os RN que ainda não estão pronto para extubação.[5] Estudos mais recentes demonstram que o TRE pode expor, principalmente, os RNPT extremos à ocorrência de instabilidades clínicas, como bradicardia, dessaturações, apneias e atelectasias, e recomendam prudência na aplicação do TRE em prematuros < 1.250g (Figura 6.2).[17,18]

Quadro 6.1 Recém-nascido intubado e conectado ao ventilador mecânico durante o teste de respiração espontânea em modo ET-CPAP (CPAP endotraqueal)

Tipos de TRE	Vantagens	Desvantagens
TRE > 5 minutos	–	Imposição de trabalho respiratório maior durante longo tempo, podendo levar à fadiga
TRE com uso de PS	–	Subestima o esforço respiratório após extubação
TRE com uso de ET-CPAP e com duração de até 5 minutos	Simples, rápido, fácil de interpretar e alta sensibilidade	Baixa especificidade para identificar os que não estão prontos e exposição a instabilidades clínicas

Fonte: elaborado pelos autores.

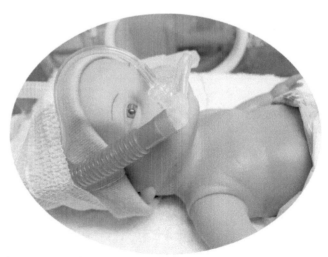

Figura 6.2 Recém-nascido em ventilação não invasiva após extubação. CPAP ventilador ou bolhas e NIPPV. (Acervo dos autores.)

PROTOCOLO DO TESTE DE RESPIRAÇÃO ESPONTÂNEA

O protocolo do TRE sugerido consiste em:

1. Monitorar FC, FR, SpO$_2$, pressão arterial (PA), VC, desconforto respiratório (através do boletim de Silverman-Andersen [BSA]) e ocorrência de apneia imediatamente antes do início do TRE.
2. Ajustar os parâmetros do ET-CPAP: recomendam-se PEEP de 5 a 7cmH$_2$O e manutenção do fluxo e da FiO$_2$ que já estejam sendo usados na VMPI.
3. Iniciar TRE, que terá duração total de 5 minutos.
4. Durante o TRE, monitorar FC, FR, SpO$_2$, PA, VC, desconforto respiratório e ocorrência de apneia.

Caso apresente nenhuma ou apenas uma instabilidade dentre FC < 100bpm ou 20% acima do basal, bradipneia ou alteração da FR 50% acima do basal, pausa respiratória frequente (mais de três episódios seguidos), dessaturação < 90%, PA > 20% da basal e nota do BSA ≥ 3, o neonato passou no TRE e deve ser extubado em até 1 hora após o teste de acordo com o protocolo de extubação de cada instituição.

Caso apresente duas ou mais instabilidades dentre FC < 100bpm ou 20% acima do basal, bradipneia ou alteração da FR 50% acima do basal, pausa respiratória frequente (mais de três episódios seguidos), dessaturação > 90%, PA > 20% da basal e nota do BSA ≥ 3, o neonato falhou no TRE e deve ser reinstituído à VPMI com os parâmetros adotados anteriormente. Convém discutir o provável motivo da falha, e outro teste pode ser realizado após 24 horas (Figura 6.3).

Cabe ressaltar que o teste deve ser interrompido imediatamente caso o RN apresente duas ou mais instabilidades listadas anteriormente e promovido seu retorno à VPMI – os 5 minutos são completados apenas quando ele passa no teste.

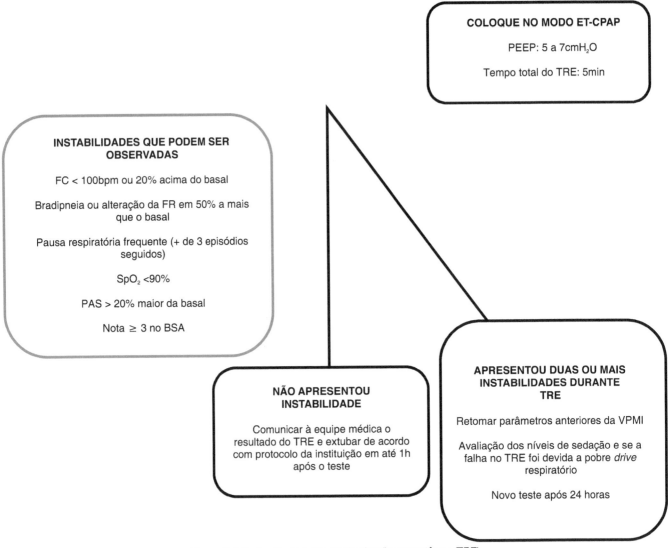

Figura 6.3 Protocolo do teste de respiração espontânea (TRE).

CASO CLÍNICO

RNPT de 29 semanas + 2 dias, nascido de parto vaginal, cefálico, com bolsa rota no ato e trabalho de parto prematuro sem causa aparente. Inicialmente vigoroso, cordão clampado com 20 segundos de vida, levado ao berço aquecido envolto em saco plástico e touca dupla. Aspiradas as vias aéreas superiores e iniciada ventilação através do ventilador manual em T em razão de FC < 100bpm. RNPT não assumiu padrão respiratório, mantendo FC < 100bpm. Optou-se por intubação. Intubado na primeira tentativa com TOT tamanho 2,5 na marca 7. Apresentado aos pais e encaminhado à UTIN.

À admissão na UTIN, instituída VPMI. RN pesava 1.010g, estava reativo, corado e normotérmico. RN apresentando tiragens subdiafragmática e intercostal moderadas, acidose respiratória na gasometria, necessitando parâmetros ventilatórios moderados e ausculta pulmonar reduzida com presença de crepitações.

Realizado surfactante na primeira hora de vida, mas ainda dependente de parâmetros moderados na ventilação mecânica. No segundo dia de vida, iniciado desmame da VPMI com boa tolerância e, ao terceiro dia, realizado TRE para avaliar prontidão para extubação. RN falha no teste devido à apresentação de dessaturação e BSA = 3. Reinstituída VPMI com os mesmos parâmetros anteriores e aguardadas 24 horas. No dia seguinte, aplicado novamente o TRE, RN passa com sucesso. Extubado e colocado em ventilação não invasiva com pressão positiva intermitente (NIPPV) por máscara nasal.

RN permaneceu 5 dias em NIPPV e depois mais 6 dias em CPAP. Realizado desmame para cânula nasal externa (CNE) a 0,5L/min. Realizadas várias tentativas de desmame da oxigenoterapia, porém RN ainda dependente de fluxo de O_2 de 0,2L/min.

Na alta para a Unidade de Cuidados Intermediários, RNPT pesava 1.490g e tinha diagnóstico de HPIV grau I, apresentando dificuldade de sucção em seio materno e ainda dependente de oxigenoterapia.

A Figura 6.4 apresenta um fluxograma para aplicação do caso clínico estratificado segundo a Classificação Internacional de Funcionalidade, Incapacidade e Saúde (CIF).

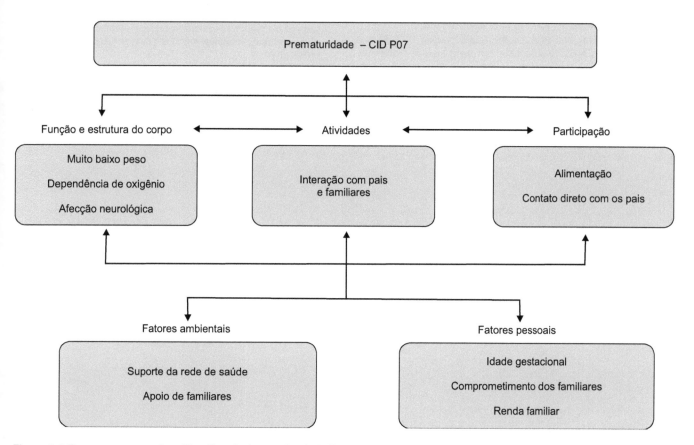

Figura 6.4 Fluxograma segundo a Classificação Internacional de Funcionalidade, Incapacidade e Saúde (CIF) para estratificação do caso clínico.

CONSIDERAÇÕES FINAIS

A assistência ao RNPT em terapia intensiva evoluiu muito nas últimas décadas, bem como as práticas relacionadas com o desmame da VPMI. O enfoque na proteção pulmonar, visando à redução de comorbidades futuras, direcionou essas mudanças.

As práticas nesse sentido devem ser aprofundadas para que sejam alcançadas boas evidências clínicas. A evolução da tecnologia e sua associação à prática clínica também representam uma força exponencial para a evolução crescente do suporte respiratório neonatal.

Referências

1. Sant'Anna GM, Keszler M. Weaning infants from mechanical ventilation. Clin Perinatol 2012; 39(3):543-62.
2. Carvalho W, Hirschheimer M, Filho J, Freddu N, Troster E. Ventilação Mecânica em Pediatria e Neonatologia. 2. ed. São Paulo: Atheneu, 2004. 601 p.
3. Kamlin COF, Davis PG, Morley CJ. Predicting successful extubation of very low birthweignt infants. Arch Dis Child Fetal Neonatal Ed 2006; 91(3):180-4.
4. Dimitriou G, Fouzas S, Vervenioti A, Tzifas S, Mantagos S. Prediction of extubation outcome in preterm infants by composite extubation indices. Pediatr Crit Care Med 2011; 12(6).
5. Teixeira RF, Carvalho ACA, de Araujo RD, Veloso FCS, Kassar SB, Medeiros AMC. Spontaneous breathing trials in preterm infants: Systematic review and meta-analysis. Respir Care 2021; 66(1):129-37.
6. Ferguson KN, Roberts CT, Manley BJ, Davis PG. Interventions to improve rates of successful extubation in preterm infants a systematic review and meta-analysis. JAMA Pediatr 2017; 171(2):165-74.
7. Bancalari E, Claure N. Weaning preterm infants from mechanical ventilation. Neonatology 2008; 94(3):197-202.
8. Jain D, Bancalari E. New Developments in Respiratory Support for Preterm Infants. Am J Perinatol 2019; 36:S13-7.
9. Bancalari E, Claure N. Strategies to accelerate weaning from respiratory support. Early Hum Dev [Internet] 2013; 89(Suppl.1):S4-6. Available from: http://dx.doi.org/10.1016/S0378-3782(13)70002-1.
10. Curley MAQ, Wypij D, Watson RS et al. Protocolized sedation vs usual care in pediatric patients mechanically ventilated for acute respiratory failure: A randomized clinical trial. JAMA 2015; 313(4):379-89.
11. Kambestad KK, Huack A, Nair S et al. The adverse impact of unplanned extubation in a cohort of critically ill neonates. Respir Care 2019; 64(12):1500-7.
12. Hatch LD, Rivard M, Bolton J et al. Implementing Strategies to Identify and Mitigate Adverse Safety Events: A Case Study with Unplanned Extubations. Jt Comm J Qual Patient Saf 2019; 45(4):295-303.
13. Shalish W, Keszler M, Davis PG, Sant'Anna GM. Decision to extubate extremely preterm infants: Art, science or gamble? Arch Dis Child Fetal Neonatal Ed 2021.
14. Khemani RG, Hotz J, Morzov R et al. Pediatric extubation readiness tests should not use pressure support. Intensive Care Med 2016; 42(8):1214-22.
15. Ferguson LP, Walsh BK, Munhall D, Arnold JH. A spontaneous breathing trial with pressure support overestimates readiness for extubation in children. Pediatr Crit Care Med 2011; 12(6):2-7.
16. Shalish W, Latremouille S, Papenburg J, Sant'Anna GM. Predictors of extubation readiness in preterm infants: A systematic review and meta-Analysis. Arch Dis Child Fetal Neonatal Ed 2019; 104(1):F89-97.
17. Shalish W, Kanbar L, Kovacs L et al. Assessment of Extubation Readiness Using Spontaneous Breathing Trials in Extremely Preterm Neonates. JAMA Pediatr 2020; 174(2):178-85.
18. Nakato AM, Ribeiro D de F, Simão AC, Da Silva RPGVC, Nohama P. Impact of spontaneous breathing trials in cardiorespiratory stability of preterm infants. Respir Care 2021; 66(2):286-91.

Lesões Induzidas por Ventilação Pulmonar Mecânica

CAPÍTULO 7

Rafael Justino da Silva

INTRODUÇÃO

Algumas décadas atrás, nos primórdios da neonatologia, a principal preocupação do profissional de saúde consistia em impedir o óbito do paciente. Nesse contexto, todos os esforços eram realizados com a finalidade de mantê-lo vivo, mas à custa de grandes agressões, muitas invisíveis e até mesmo imperceptíveis em curto prazo. Com os avanços no conhecimento sobre a fisiologia, a fisiopatologia e a farmacologia específicas dessa população, além do franco desenvolvimento da tecnologia, a assistência prestada ao recém-nascido pré-termo (RNPT) precisa ir além da simples garantia de sua sobrevivência, devendo estar imbuída de uma observação que envolva médio e longo prazos.

Assim, mais do que possibilitar ao RNPT a superação do período de internação na Unidade de Terapia Intensiva Neonatal (UTIN), o fisioterapeuta deve ter como objetivo oferecer todo o cuidado necessário, causando o mínimo de lesão possível aos órgãos e sistemas ainda imaturos, notadamente aos sistemas nervoso e respiratório, especialmente sensíveis nessa fase da vida.[1] Essas ações são imprescindíveis, uma vez que muitas dessas lesões têm podem deixar importantes sequelas, comprometendo a função pulmonar, neurocognitiva e comportamental por muitos anos, embora sejam muitas vezes desconsideradas por só se tornarem evidentes após a alta hospitalar.[2]

PARTICULARIDADES DA POPULAÇÃO NEONATAL

Desde 1967, quando Northway descreveu a displasia broncopulmonar (DBP), é conhecido o potencial agressivo do suporte ventilatório invasivo na população neonatal, especialmente sobre o sistema respiratório em desenvolvimento.[3] Ao longo do tempo, a compreensão dos mecanismos que levavam à ocorrência desses eventos nos RNPT foi se tornando mais clara, de modo a possibilitar o entendimento das características que os diferenciam da população adulta.

Alguns estudos conduzidos em modelos animais pediátricos (RNPT e lactentes) têm levantado a hipótese de que os pulmões imaturos desencadeiam menor resposta inflamatória quando expostos a estímulos agressivos semelhantes, em comparação aos de adultos, embora outros autores tenham obtido desfechos diferentes.[5] Nesses estudos, os estímulos lesivos envolviam ventilação com volumes correntes > 15mL/kg.

Além disso, outros fatores, como os biológicos e a composição estrutural, podem justificar parcialmente essa resposta diferenciada aos estímulos lesivos.[6] Como a distensibilidade do tecido pulmonar varia ao longo da infância – devido, entre outros fatores, às alterações do conteúdo de elastina (maior quantidade) e colágeno (menor quantidade) comparativamente ao indivíduo adulto – as propriedades mecânicas do tecido pulmonar diferem entre esses grupos, resultando em menor tendência à formação de membrana hialina.

Outra importante característica divergente em relação aos adultos diz respeito à resposta da imunidade inata dos lactentes, que é ativada com menos intensidade, o que pode ser compreendido como um fator relativamente protetor. Nesse sentido, observam-se menor atividade dos receptores de imunidade inata, menor capacidade de produção de citocinas pró-inflamatórias e menor funcionalidade das células de defesa, o que minimiza a extensão da resposta inflamatória, mas não neutraliza completamente o potencial da lesão.[6]

Por outro lado, é importante considerar que especificamente nos pulmões do prematuro, por serem expostos precocemente à agressão tecidual em fases iniciais do desenvolvimento, ocorre uma interrupção no processo de maturação que culmina em um tecido pulmonar mais simplificado. Os pulmões fetais contam com todo o aparato fisiológico para amadurecimento sem realizarem as trocas gasosas intrauterinamente. Quando esse processo é interrompido precocemente por ocasião do nascimento prematuro e, por consequência, em etapas precoces do desenvolvimento do sistema respiratório (fases canalicular e sacular), esse órgão é forçado a assumir as trocas gasosas e, por vezes, já precisa lidar com estímulos agressivos (hiperóxia, hiperdistensão, colapso alveolar). Esses estímulos atuam inibindo a alveolarização e o desenvolvimento do tecido pulmonar, notadamente das estruturas acinares que ainda passarão pela septação secundária, processo crucial para aumento da área de troca.

Dessa maneira, os alvéolos acabam assumindo uma configuração mais simplificada, com tamanhos maiores, porém em menor número e menos septados, com reduzida superfície disponível para hematose (Figura 7.1). Essas alterações correspondem às principais características da chamada nova DBP, que acomete tipicamente prematuros extremos devido ao alto grau de imaturidade do tecido pulmonar e às agressões causadas pela precocidade da exposição do sistema respiratório a um ambiente agressivo.[7]

MECANISMOS DE LESÃO PULMONAR EM NEONATOLOGIA

As forças mecânicas às quais o tecido pulmonar imaturo é exposto têm a capacidade de interagir com a matriz extracelular e com as células epiteliais e endoteliais, induzindo, assim, lesões teciduais conhecidas genericamente como lesão pulmonar induzida pela ventilação (LPIV). Inicialmente, esses mecanismos foram mais bem estudados em modelos adultos com síndrome do desconforto respiratório agudo, porém, atualmente, alguns estudos em tecidos mais jovens têm apontado que os mecanismos de lesão em crianças e adultos são muito semelhantes, com maior diferença nas respostas a esses estímulos.

Assim, os principais mecanismos de LPIV englobam os elementos elencados a seguir.

Barotrauma

O barotrauma refere-se ao processo associado à indução de lesão pulmonar quando são alcançadas pressões

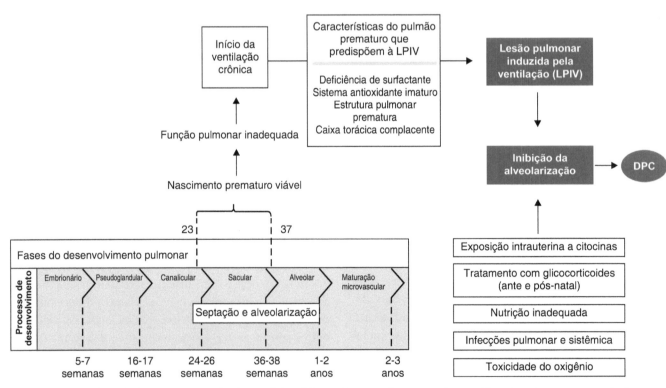

Figura 7.1 Efeito da lesão induzida por ventilação mecânica (*LPIV*) e de outros fatores no desenvolvimento pulmonar e sua relação com a doença pulmonar crônica (*DPC*). (Adaptada de Attar & Donn, 2002.[7])

elevadas. Em geral, é associado a pneumotórax, pneumediastino ou enfisema subcutâneo, apesar de na maioria das vezes o mecanismo de lesão atuar sem desencadear necessariamente algum desses eventos mais perceptíveis, agindo de modo gradual e silencioso.[8] No RNPT, também pode apresentar-se por meio de enfisema intersticial em virtude do rompimento do tecido alveolar e do tecido adjacente.

Por ter sido uma das primeiras formas descobertas com potencial agressivo, ainda hoje o barotrauma desperta grande receio entre os clínicos que lidam com o RNPT – barofobia é o termo usado para designar essa condição.[9] Entretanto, tem se tornado cada vez mais forte a evidência de que o potencial de lesão está mais associado à pressão transpulmonar e a grande volumes do que a variáveis pressóricas isoladas, uma vez que a ação da pressão no tecido pulmonar dependerá das características mecânicas do sistema (complacência e resistência).[8]

Volutrauma

Esse mecanismo de lesão vem alcançando proeminência desde a publicação de um estudo clássico em modelos animais, realizado por Dreyfuss *et al.*,[10] que sugeriu que o excesso de volume (hiperdistensão alveolar) estaria fortemente associado a lesão pulmonar, mesmo com pressões inspiratórias baixas, sendo essa uma das principais estratégias que fundamentam o conceito de proteção pulmonar. Isso reforça a necessidade de interação da pressão com a impedância do sistema, que resultará na geração de volume que, quando elevado, tem alto potencial agressivo.

No entanto, vale ressaltar que avaliações mais recentes têm creditado à pressão transpulmonar (estresse) a real pressão de distensão pulmonar, a qual efetivamente se relaciona com a lesão do tecido, de maneira que alterações na pressão transpulmonar promovem alterações no volume pulmonar de modo concordante e, assim, produzem piores desfechos nas composições estrutural e bioquímica do tecido.[8]

Atelectrauma

O atelectrauma está fortemente associado às situações de perda de volume pulmonar na fase expiratória e reabertura na inspiração, acontecendo repetidamente a cada ciclo ventilatório em unidades pulmonares recrutáveis (estendendo-se desde as pequenas vias aéreas até os ductos e sacos alveolares).[8] Esse mecanismo ocorre especialmente quando os valores de pressão expiratória positiva final (PEEP) são insuficientes para manter as estruturas distais abertas e em situações de volume pulmonar muito reduzido (hipoventilação e colapso). Cabe destacar que, em razão das características pulmonares e da caixa torácica do RNPT, é maior a tendência de fechamento dessas vias nesse grupo

de pacientes, o que os torna sensivelmente mais suscetíveis a esse mecanismo de lesão.[11]

Biotrauma

O biotrauma representa a resposta biológica à lesão mecânica do tecido pulmonar e corresponde à via final comum dos mecanismos anteriormente abordados (barotrauma, volutrauma e atelectrauma). Toda essa lesão celular mecânica leva à liberação de mediadores inflamatórios, proporcional ao grau da agressão, que acabam ganhando a circulação sistêmica por meio da circulação pulmonar, podendo disseminar-se para diversos órgãos e tecidos e causando lesão à distância, além de disfunção multissistêmica em situações mais graves.[8]

Oxitrauma

Apesar de ser um gás essencial para o metabolismo aeróbio e consequentemente para a sobrevivência, quando oferecido em excesso o oxigênio forma quantidades maiores de moléculas altamente reativas, conhecidas como espécies reativas de oxigênio (ERO), as quais têm grande potencial para oxidação das enzimas e inibição da síntese de DNA e surfactante. Nesse contexto, o organismo produz antioxidantes enzimáticos ou não enzimáticos (catalase, superóxido dismutase, peroxidases), capazes de neutralizar essas ERO, porém seu desenvolvimento se dá fundamentalmente no terceiro trimestre de gestação, de maneira que o RNPT ainda não conta com esse arsenal neutralizador maduro. Assim, esse grupo de pacientes é mais suscetível a esses agentes oxidantes com alto poder de induzir lesão não apenas pulmonar, mas também cerebral.[12] Desse modo, a exposição a elevadas concentrações de oxigênio por meio de suporte ventilatório pressórico ou por dispositivos de oxigenoterapia não pressurizados, muitas vezes necessários para melhorar a oxigenação do RNPT, aumenta a quantidade de ERO, as quais terão maior capacidade de danificar os tecidos próximos, uma vez que menos substâncias neutralizadoras estarão operantes.

LESÃO CEREBRAL INDUZIDA PELA VENTILAÇÃO (VIBI)

Por vezes mencionado na literatura internacional por sua designação em inglês (*ventilator induced brain injury*), esse tipo de lesão cerebral tem como diferencial o fato de ser causada indiretamente devido à liberação de mediadores inflamatórios, estresse oxidativo ou por mecanismos hemodinâmicos que alteram o fluxo sanguíneo cerebral, podendo promover eventos isquêmicos e/ou hemorrágicos e perturbar a homeostase do tecido cerebral.[13]

Como o sistema respiratório, o sistema nervoso do RNPT também se encontra em processo de desenvolvimento. Nesse contexto, uma característica marcante é a alta atividade da matriz germinativa antes de 32 semanas de idade gestacional (IG). Essa região corresponde ao local de formação dos precursores das células neuronais (10 a 20 semanas de IG) e gliais (terceiro trimestre), contendo uma complexa rede vascular no que diz respeito à irrigação e à drenagem e com grande fluxo sanguíneo, dada sua atividade metabólica.

Entretanto, trata-se de um local bastante sensível às variações da quantidade de sangue por apresentar um fluxo sanguíneo cerebral passivo, o que significa que variações da pressão arterial média levarão a alterações no fluxo sanguíneo cerebral. Desse modo, o uso de aparelhos de pressão positiva induz variações na pressão intratorácica, afetando a pré e a pós-carga, a frequência cardíaca e a contratilidade do miocárdio, alterando, assim, a função hemodinâmica do coração, perturbando a homeostase cerebral e aumentando a probabilidade de desenvolvimento de hemorragia periventricular e leucomalácia periventricular.[13,14]

Além desse mecanismo hemodinâmico, com a liberação de mediadores inflamatórios e de ERO é formada uma cascata inflamatória pulmonar capaz de cruzar a barreira hematoencefálica e produzir citocinas pró-inflamatórias e lesão da substância branca cerebral. Essa liberação pode ter início já nas primeiras horas de vida, especialmente sob condições de ressuscitação hiperóxica ou mesmo nas situações de hipoxemia prolongada.[13] Do ponto de vista microscópico, essa lesão do parênquima encefálico se caracteriza por aumento no tamanho e na densidade de agregação das células da micróglia.[13]

LESÃO DIAFRAGMÁTICA INDUZIDA PELA VENTILAÇÃO (VIDD)

Estudos experimentais têm sido cada vez mais consistentes em mostrar forte correlação entre a ventilação mecânica e esse outro tipo de lesão, além da pulmonar e cerebral, a diafragmática. Por envolver estudos mais recentes, seus achados são basicamente relacionados com a população adulta com falência respiratória aguda;[15] entretanto, começa a surgir timidamente na literatura internacional o argumento de que esse processo também acometeria o paciente prematuro.[16]

Até o momento, as evidências têm revelado que o RNPT pode apresentar especial fragilidade para esse processo de agressão diafragmática. Uma das justificativas seria o fato de o músculo, ao nascimento, apresentar características próprias associadas à sua natural desvantagem mecânica em virtude da estrutura da caixa torácica e da composição contrátil, além das particularidades metabólicas relacionadas com o tipo de fibra muscular mais presente ao nascimento (majoritariamente do tipo II – rápidas e glicolíticas).[11,16,17] Além disso, no neonato, a atividade pós-inspiratória do diafragma corresponde a um mecanismo típico que auxilia a manutenção do volume pulmonar no final da expiração, mas está comprometido em muitos pacientes críticos, aumentando as chances de apresentar VIDD. Nesse sentido, tem sido observado em modelos animais prematuros que a exposição ao suporte ventilatório em modalidade controlada foi responsável por induzir disfunção diafragmática associada à redução da capacidade da fibra muscular de gerar força e ao aumento das vias de sinalização de proteólise sem remodelação da estrutura da fibra.

ESTRATÉGIAS PARA REDUÇÃO DAS LESÕES INDUZIDAS PELA VENTILAÇÃO MECÂNICA NA POPULAÇÃO NEONATAL

Diante de todos os processos potencialmente lesivos associados à instituição do suporte ventilatório invasivo, faz-se necessária a aferição de medidas que reduzam a chance ou a intensidade dessas agressões. Nesse cenário, estratégias têm sido adotadas com esse objetivo na população neonatal. Entretanto, antes da abordagem das mais importantes, é fundamental compreender que agir de modo curativo pode mostrar-se pouco eficiente quando comparado às condutas profiláticas, de modo que estas seguem como as opções mais eficazes para redução de danos pulmonares, cerebrais e diafragmáticos associados à ventilação mecânica. Assim, a alternativa ideal seria não expor o tecido pulmonar ao agente agressor, mas a imaturidade do sistema respiratório dos prematuros por vezes exige uma abordagem em que se faça uso da ventilação invasiva para possibilitar a ventilação e as trocas gasosas enquanto o neonato supera a fase aguda da condição pulmonar.[18]

Estratégia de ventilação protetora

A denominação ventilação protetora ou ventilação gentil engloba um conjunto de ações que devem ser realizadas e que fundamentam a proteção do tecido pulmonar, tendo por objetivo minimizar as agressões quando é necessário o uso de suporte invasivo.

Na era pré-surfactante e antes de serem conhecidos os riscos inerentes à ventilação mecânica, esse dispositivo era utilizado na tentativa de fornecer ventilação e oxigenação dentro dos padrões de normalidade fisiológica, mesmo que à custa de altas pressões, volumes e frações de oxigênio. Com isso, o pulmão do RNPT era exposto precocemente a potentes estímulos nocivos, desencadeando forte reação inflamatória pulmonar. Esse comportamento marcou o quadro clássico da DBP, característico em pacientes com pulmões pouco mais maduros quando comparados aos atuais (uma vez que nasciam menos prematuros), mas expostos à forte agressão tissular.[19]

Desse modo, percebeu-se que o dispositivo que ajudava a salvar a vida também tinha o grande poder de causar danos ao pulmão em desenvolvimento, tornando necessário ter cautela em seu manejo. Assim, algumas medidas foram instituídas para garantir valores adequados de ventilação e oxigenação com o menor comprometimento pulmonar possível.

Controle de volume corrente

No princípio, a avaliação do volume corrente do RNPT era uma tarefa bastante complicada, pois, além da ausência do balonete de *cuff* (que evitaria escapes), a magnitude dos volumes oferecidos chegava a ser muito pequena (possivelmente entre 3 e 5mL por ciclo), o que exigia grande acurácia dos dispositivos. Atualmente, no entanto, com a evolução tecnológica, o monitoramento do volume corrente ofertado ou exalado pelo paciente é mais confiável e acessível e tem grande potencial protetor para o RNPT sob assistência ventilatória invasiva por possibilitar ajustes de seu valor de acordo com a demanda fisiológica, evitando excessos.

Com isso, uma recente revisão recomenda que esse volume seja sempre monitorado e controlado pelo operador dentro de uma faixa aceitável, variando em torno de 5mL/kg para a grande maioria dos neonatos.[20] A manutenção de valores abaixo dessa faixa deve conduzir à hipoventilação e à retenção de gás carbônico e aumentar os riscos de hemorragia cerebral, enquanto valores muito acima tendem a causar hiperventilação e lesão por volutrauma, além de lesões cerebrais isquêmicas – ambas as situações devem ser evitadas.

A garantia de uma mensuração acurada dos volumes pelo aparelho de ventilação é de fundamental importância, pois, por trabalhar com valores baixos, pequenos equívocos da máquina podem representar um percentual significativo para o volume entregue ao paciente. Por exemplo, se um paciente carece de um volume de 4mL por ciclo, um erro da máquina de 2mL, para mais ou para menos, representa 50% a mais ou a menos de volume oferecido. Assim, convém seguir as recomendações do fabricante de cada dispositivo para assegurar boa qualidade nas medidas, em geral relacionadas com calibrações periódicas e manutenção da integridade dos sensores de fluxo.

Pressão expiratória positiva final

A PEEP tem papel crucial na manutenção do pulmão aberto. Seu uso consciente evita o colapso pulmonar na fase expiratória do ciclo, quando o gás deixa os pulmões e, pela perda dos mecanismos de manutenção da capacidade residual funcional, tenderia a promover atelectasias difusas e atelectrauma. Por dar suporte aos alvéolos na expiração, favorece as trocas gasosas e a oxigenação, além de preservar a integridade do surfactante liberado. Entretanto, não existe um valor padrão a ser empregado e, embora valores

entre 5 e 7 cmH_2O sejam os mais frequentemente utilizados na prática, a condição clínica do paciente e a análise dos gráficos do ventilador devem nortear o ajuste adequado.[21]

Hipercapnia permissiva

Essa estratégia tem por objetivo permitir valores de pressão parcial de gás carbônico (PCO_2) pouco acima dos fisiológicos para minimizar o uso de altas pressões de ventilação, reduzindo o barotrauma e o volutrauma. No entanto, é necessário levar em consideração a fragilidade da matriz germinativa cerebral, especialmente nos prematuros, de maneira que valores muito elevados de PCO_2 nessa população podem aumentar o risco de hemorragia periventricular, principalmente nas primeiras 72 horas de vida. Assim, a equipe clínica deve ser extremamente cuidadosa ao admitir essa estratégia, de modo que parece ser relativamente seguro aceitar valores de PCO_2 entre 45 e 55mmHg, contanto que o pH seja > 7,25. Nas situações mais crônicas, valores entre 50 e 70mmHg tendem a ser bem aceitos devido aos mecanismos compensatórios.[14,22]

Controle da oferta de oxigênio

Como já abordado neste capítulo, a oferta de oxigênio suplementar deve ser dosada sem excesso nem escassez, evitando agressões por hiperoxemia e por hipoxemia, respectivamente. Assim, o suporte de oxigênio suplementar deve ser fundamentado na oxigenação do RNPT, não havendo um valor padrão de fração inspirada de oxigênio (FiO_2). Com efeito, tanto a saturação de oxigênio (SpO_2) como a pressão parcial de oxigênio (PO_2) podem ser utilizadas com essa finalidade, mas, na prática, a SpO_2 é mais aplicada porque, apesar de ser menos precisa, não é invasiva, possibilita monitoramento contínuo e não exige amostra de sangue. Existe certa divergência na literatura quanto à faixa de valor mais adequada, porém valores entre 92% e 95% têm sido amplamente aceitos em todo o mundo como alvo para a imensa maioria dos RN, evitando, sempre que possível, FiO_2 > 50%.[23]

Atualmente, considera-se que todos os princípios da ventilação protetora devem ser aplicados o mais precocemente possível, ou seja, já na sala de parto, quando for necessário ventilar o RN. Dessa maneira, o controle dos potenciais fatores de risco para desenvolvimento de lesão pulmonar envolve: evitar o uso de dispositivos de ventilação com pressão positiva nos quais não seja possível limitar o volume ou a pressão (como a maioria dos balões autoinfláveis tradicionais); não ofertar oxigênio suplementar a 100% para todos os RN, mas seguir as recomendações do Programa de Reanimação Neonatal mais recente; e priorizar a utilização de dispositivos que forneçam PEEP e FiO_2 ajustáveis.[23]

INSURE e LISA

O acrônimo INSURE representa a sequência dos procedimentos realizados por meio dessa técnica (INtubação-SURfactante-Extubação). As ações envolvem a intubação do RNPT, a aplicação de surfactante e a extubação logo em seguida para algum modo não invasivo de suporte pressórico. O objetivo principal é minimizar o tempo de exposição à ventilação invasiva, a qual pode em poucas horas ativar a cascata inflamatória e lesão pulmonar[24]. Uma metanálise[25] avaliou a aplicação dessa técnica em comparação com o uso tardio de surfactante e ventilação mais prolongada, encontrando melhores desfechos para o grupo INSURE (menor incidência de displasia broncopulmonar, menores taxas de síndrome de escape de ar e menor necessidade posterior de suporte ventilatório).

Seguindo a tendência, uma tentativa de administração de surfactante de maneira menos invasiva – um grupo de técnicas conhecidas mundialmente pela sigla em inglês LISA (*less invasive surfactant administration* – administração de surfactante menos invasiva) – surgiu como alternativa ao método INSURE. A LISA compreende diferentes técnicas de administração de surfactante por meio de cateter fino, cateter rígido ou outro dispositivo que não envolva intubação orotraqueal.[26] Entretanto, até o momento, a literatura ainda não conseguiu estabelecer se de fato essa técnica é superior ao INSURE para proteção pulmonar.[26]

Suporte ventilatório não invasivo

Em 1971, Gregory *et al.* já afirmavam que o uso de dispositivo não invasivo de pressão positiva contínua nas vias aéreas (CPAP) para tratamento da síndrome do desconforto respiratório promovia benefícios ao RNPT, principalmente por reduzir a necessidade de suporte invasivo.[27] Até hoje, a CPAP continua sendo uma das principais estratégias para redução da lesão pulmonar, quando bem indicada, podendo diminuir a necessidade de intubação ou possibilitar a extubação mais precoce.

Os benefícios teóricos do uso de CPAP nessa população estão associados ao fato de não necessitar de tubo orotraqueal (o que pode aumentar a possibilidade de desenvolvimento de infecção do trato respiratório), à manutenção da capacidade residual funcional por meio da PEEP oferecida, à profilaxia da ventilação agressiva e à hiperventilação.[25] Essa modalidade também pode ser oferecida em selo d'água, o que proporciona pequenas oscilações na pressão e pode promover benefícios adicionais.[28] De modo geral, recomendam-se o uso de interface adequada (máscara nasal ou pronga), aquecimento e umidificação, a mínima fração de oxigênio necessária para manter a SpO_2 entre 90% e 94% e PEEP entre 5 e 8cmH_2O.[29]

Além da CPAP, a ventilação não invasiva com pressão positiva intermitente (NIPPV), conhecida em alguns locais do Brasil como VNI ou CPAP ciclado, surgiu como uma alternativa de suporte não invasivo para casos em que o suporte proporcionado pela pressão contínua não seja suficiente para estabilizar o RNPT. Essa modalidade oferece pressão inspiratória (PIP) em intervalos programados ou disparados pelo paciente, além da PEEP, otimizando o volume corrente entregue, mas com poder menos agressivo quando comparada à ventilação mecânica invasiva.[30]

Quanto aos potenciais benefícios da NIPPV em relação à CPAP, a literatura carece de fortes evidências. Um estudo retrospectivo que comparou NIPPV × CPAP concluiu que a NIPPV diminuiu as taxas de DBP, bem como o desfecho combinado DBP/morte, em RN com peso entre 500 e 750g, sugerindo um caráter de proteção pulmonar quando respeitados os princípios da ventilação gentil.

Ventilação sincronizada

A sincronização do início da ventilação espontânea do neonato com o disparo do ventilador representou um grande desafio para a ventilação dos pacientes de peso menor, pois as formas tradicionais de detecção do esforço (por variação de fluxo ou pressão) podem ser pouco sensíveis em alguns aparelhos em razão da baixa magnitude dessas variáveis nos bebês. Além disso, a alta frequência respiratória do RNPT representa mais um desafio para o ventilador, pois precisa responder rapidamente (pouco atraso) para não interferir no ciclo seguinte, mas no atual. Atualmente, no entanto, com o avanço da engenharia clínica, estão mais acessíveis ventiladores com capacidade de sincronização adequada, especialmente quando utilizam sensor de fluxo proximal, aumentando a acurácia dos dispositivos.[31]

A sincronia dos esforços do paciente com o aparelho de ventilação tem efeito protetor por minimizar as assincronias paciente-ventilador, as quais têm grande potencial de liberação de mediadores inflamatórios, além de retardarem a possibilidade de extubação. Logo, sempre que possível, essa estratégia deve ser implantada, apesar de alguns estudos não terem encontrado diferenças em relação a desfechos como morte ou DBP.[31]

Ventilação de alta frequência

Os aparelhos que oferecem ventilação de alta frequência (VAF) surgiram como alternativa para redução da VILI em neonatologia, uma vez que utilizam pequenos volumes correntes e altíssimas frequências de ciclagem, operando por meio de diferentes mecanismos de troca gasosa não convencionais (difusão browniana, efeito *pendelluft* e oscilação cardíaca). Em geral, esses sistemas fazem uso de um ventilador ou circuito específico para trabalhar com valores não fisiológicos de volume e frequência.

Entretanto, apesar do propósito e dos benefícios teóricos, a literatura científica não dá suporte a toda essa fundamentação. Estudos mais consolidados têm mostrado que, comparativamente à ventilação mecânica convencional, a VAF não conseguiu reduzir a incidência de DBP, o que refuta o potencial benefício de ser menos agressiva nessas condições e torna seu uso pouco viável, considerando a necessidade de um aparelho específico.[32] Atualmente, seu uso está mais associado à terapia de resgate em situações específicas, como nas síndromes de escape de ar e em caso de falência ventilatória com retenção de gás carbônico.

Ventilação a volume-alvo (VVA)

Essa modalidade ventilatória se baseia em um dos princípios fundamentais da proteção pulmonar: controle adequado do volume corrente ofertado a cada ciclo. Diferentemente dos modos mais convencionais de ventilação neonatal, que se baseiam na variável de pressão como limite ou controle (IMV, SIMV ou PCV) e liberam a variável de volume, a VVA tem por objetivo a definição de um valor de volume corrente a ser entregue, limitando também a pressão a um valor máximo. Assim, a cada ciclo o ventilador altera a pressão de pico para fornecer o volume mais próximo do programado, de maneira sincronizada e considerando os esforços realizados pelo RNPT.[20] Desse modo, evita o volutrauma e a hiperventilação e, consequentemente, as oscilações de PCO_2, com potenciais benefícios para manter a estabilidade do fluxo sanguíneo cerebral.

Do ponto de vista científico, ao longo dos anos a VVA têm se mostrado eficiente em seu propósito, apresentando resultados satisfatórios e mais protetores quando comparada às modalidades de pressão limitada. Na atualização de 2019 do Consenso Europeu de Manejo da Síndrome do Desconforto Respiratório, recebeu grau de recomendação A1 como modo inicial de ventilação convencional nesses casos.[28]

Além disso, uma revisão sistemática da Cochrane do ano de 2017 mostra que os RN que foram ventilados em VVA apresentaram redução do desfecho combinado morte/DBP, menos episódios de hipocapnia e pneumotórax, menos tempo sob ventilação mecânica e menos hemorragia intraventricular de graus 3 e 4, com qualidade de evidência moderada.[33] Esses resultados são bastante animadores no que se refere à capacidade de proteção desse modo ventilatório, o que justifica seu uso estimulado nessa população, respeitando suas principais limitações (presença de grande escape aéreo e acidose metabólica importante).

Extubação precoce

A ventilação mecânica invasiva corresponde a um dos principais desencadeadores da lesão pulmonar, especialmente quando prolongada. Assim, em caso de real necessidade de uso desse suporte, o fisioterapeuta deve atuar de modo a reduzir o tempo de exposição do paciente ao agente agressor. Logo, proceder à extubação no momento oportuno deve ser um dos mais importantes objetivos a serem perseguidos na UTIN.[34]

No entanto, o estabelecimento do momento mais adequado para a extubação persiste como um grande desafio, especialmente em neonatologia. Os critérios mais amplamente adotados para essa avaliação incluem estabilidades clínica e hemodinâmica, gasometria arterial satisfatória, presença de esforço ventilatório e suporte mínimo do aparelho de ventilação. Entretanto, a literatura científica ainda não conseguiu chegar a um consenso quanto ao melhor momento para extubação nem quanto às melhores estratégias para evitar a reintubação e aos parâmetros mais confiáveis para embasar o procedimento com chance mínima de falha, já que esta também tem repercussão muito negativa para o paciente.[34]

No momento, as principais recomendações para extubação precoce em neonatologia incluem o uso de protocolos de desmame a serem seguidos por toda a equipe, a priorização de modalidades de VVA e a utilização de um dispositivo de ventilação não invasiva logo após a extubação.

Profilaxia farmacológica

Além das estratégias ventilatórias com efeito redutor sobre a lesão pulmonar, existem outras intervenções de cunho farmacológico que compete ao médico determinar. No entanto, é de fundamental importância que o fisioterapeuta conheça as principais classes de fármacos utilizados, uma vez que influirão diretamente no cuidado do RNPT com risco de lesão pulmonar:

- **Corticosteroides:** em virtude de sua alta capacidade anti-inflamatória, são utilizados no prematuro ventilado por reduzirem a resposta inflamatória, melhorarem a função pulmonar e as trocas gasosas, facilitarem o desmame da ventilação, reduzirem o edema das vias aéreas e estimularem a produção de surfactante. Por outro lado, devido à sua relação com a piora dos desfechos neurológicos do prematuro, tendem a ser utilizados como coadjuvantes no processo de extubação em casos selecionados.[35]
- **Xantinas:** a cafeína é a principal representante desse grupo, sendo amplamente utilizada em neonatologia em razão de seus efeitos estimulantes no sistema nervoso central, facilitando a extubação mais precoce e reduzindo os episódios de apneia com poucos efeitos colaterais.[54] Além disso, tem sido demonstrado que seu uso reduz a DBP e a incidência de paralisia cerebral e de atraso neurocognitivo.[36]

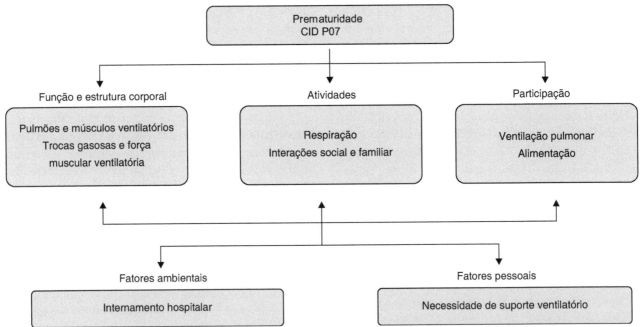

Figura 7.2 Fluxograma segundo a Classificação Internacional de Funcionalidade, Incapacidade e Saúde (CIF) para estratificação do caso clínico.

- **Diuréticos:** em caso de edema pulmonar intersticial, frequente nos pulmões de pacientes ventilados como resultado da lesão, os fármacos diuréticos têm sido utilizados para facilitar a reabsorção do fluido intersticial e melhorar a complacência pulmonar.[37]

CASO CLÍNICO

RNPT com IG de 27 semanas e 3 dias, 1 hora de vida, acaba de chegar da sala de parto intubado e ventilado com balão autoinflável, FiO_2 próxima de 100% e com grande elevação do tórax durante as incursões ventilatórias. O monitor mostra SpO_2 de 99% e FC de 147bpm. Corado e normotérmico, apresentou Apgar 7/8 e assume a ventilação, inclusive de maneira assincrônica à ventilação manual. Será admitido em suporte ventilatório invasivo e não apresenta escape significativo pelo tubo orotraqueal.

A Figura 7.2 apresenta um fluxograma para aplicação do caso clínico estratificado segundo a Classificação Internacional de Funcionalidade, Incapacidade e Saúde (CIF).

Exercício

Considerando essa situação, responda as seguintes questões:

1. Quais fatores de risco para lesão pulmonar podem ser identificados na descrição?
2. Considerando o pensamento de proteção pulmonar, qual seria o modo/modalidade ventilatório(a) mais indicado(a)? Por quê?
3. Quais cuidados ventilatórios devem ser empregados nesse paciente sob ventilação invasiva independentemente do modo/modalidade a ser escolhido(a) com a finalidade de minimizar a lesão pulmonar?

Resposta

1. A própria IG é um fator de extrema relevância, pois diminui o arsenal de defesa do RN à lesão e aumenta a necessidade de suporte ventilatório e oxigenoterapia; além disso, o fato de estar intubado e ventilado com balão autoinflável e elevada FiO_2 promove importantes agressões por baro/volutrauma (devido ao movimento torácico exacerbado, característico de hiperinsuflação e hiperventilação), atelectrauma (devido à ausência de PEEP no balão) e oxitrauma (devido à alta FiO_2). Há ainda a descoordenação entre as incursões do RN e as ventilações manuais, o que caracteriza assincronia e potencial dano pulmonar, além de possível hipocapnia por hiperventilação que poderia ser detectada por meio de gasometria arterial ou leitura capnográfica.
2. A modalidade VVA seria a mais indicada com base nas atuais recomendações para o paciente com síndrome do desconforto rRespiratório e em razão de seus desfechos clínicos. Além disso, a ausência de escape significativo embasa ainda mais essa escolha.
3. Independentemente da modalidade ventilatória escolhida, convém seguir os princípios da proteção pulmonar que envolvem o controle de um volume corrente, uso de PEEP adequada, FiO_2 mínima para manter uma SpO_2 satisfatória e hipercapnia permissiva leve.

CONSIDERAÇÕES FINAIS

A problemática apresentada neste capítulo evidencia a necessidade de compreensão profunda sobre os mecanismos de lesão pulmonar que a ventilação mecânica pode induzir. Assim, a população neonatal apresenta ainda particularidades que a diferenciam dos adultos, especialmente no que diz respeito às consequências dessa agressão e seus desfechos, os quais podem manifestar-se por meio de graves sequelas que acompanharão a criança em seu desenvolvimento e, consequentemente, também poderão ter impacto em sua família. Por isso, é papel do fisioterapeuta reduzir as consequências negativas da ventilação com pressão positiva nessa população tão vulnerável.

Referências

1. Jobe AH, Ikegami M. Mechanisms initiating lung injury in the preterm. Early Hum Dev 1998 Nov; 53(1):81-94.
2. Slutsky AS, Ranieri VM. Ventilator-induced lung injury. N Engl J Med 2013 Nov 28; 369(22):2126-36.
3. Kornecki A, Tsuchida S, Ondiveeran HK et al. Lung development and susceptibility to ventilator-induced lung injury. Am J Respir Crit Care Med 2005 Apr 1; 171(7):743-52.
4. Smith LS, Gharib SA, Frevert CW, Martin TR. Effects of age on the synergistic interactions between lipopolysaccharide and mechanical ventilation in mice. Am J Respir Cell Mol Biol 2010 Oct; 43(4):475-86.
5. Kneyber MC, Zhang H, Slutsky AS. Ventilator-induced lung injury. Similarity and differences between children and adults. Am J Respir Crit Care Med 2014 Aug 1; 190(3):258-65.
6. Bonadies L, Zaramella P, Porzionato A, Perilongo G, Muraca M, Baraldi E. Present and Future of Bronchopulmonary Dysplasia. J Clin Med 2020 May 20; 9(5):1539.
7. Attar MA, Donn SM. Mechanisms of ventilator-induced lung injury in premature infants. Semin Neonatol 2002 Oct; 7(5):353-60.
8. Madahar P, Beitler JR. Emerging concepts in ventilation-induced lung injury. F1000Res. 2020 Mar 31; 9:F1000 Faculty Rev-222.
9. Keszler M. Update on Mechanical Ventilatory Strategies. Neoreviews May 2013; 14(5):e237–e251.
10. Dreyfuss D, Soler P, Basset G, Saumon G. High inflation pressure pulmonary edema. Respective effects of high airway pressure, high tidal volume, and positive end-expiratory pressure. Am Rev Respir Dis 1988 May; 137(5):1159-64.
11. Polin RA ed. Fetal and Neonatal Physiology. 5. ed. Philadelphia: Elsevier, 2017.
12. Bancalari E, Jain D. Bronchopulmonary Dysplasia: 50 Years after the Original Description. Neonatology 2019; 115(4):384-91. doi: 10.1159/000497422.
13. Cannavò L, Rulli I, Falsaperla R, Corsello G, Gitto E. Ventilation, oxidative stress and risk of brain injury in preterm newborn. Ital J Pediatr 2020 Jul 23; 46(1):100.
14. Volpe JJ ed. Neurology of the newborn. 4. ed. Philadelphia: W. B. Saunders, 2001.
15. Petrof BJ, Hussain SN. Ventilator-induced diaphragmatic dysfunction: what have we learned? Curr Opin Crit Care 2016 Feb; 22(1):67-72.
16. Liang F, Emeriaud G, Rassier DE et al. Mechanical ventilation causes diaphragm dysfunction in newborn lambs. Crit Care 2019 Apr 16; 23(1):123.
17. Kelly AM, Rosser BW, Hoffman R et al. Metabolic and contractile protein expression in developing rat diaphragm muscle. J Neurosci 1991 May; 11(5):1231-42.
18. Suguihara C, Lessa AC. Como minimizar a lesão pulmonar no prematuro extremo: propostas [Strategies to minimize lung injury in extremely low birth weight infants]. J Pediatr (Rio J) 2005 Mar; 81(1 Suppl):S69-78.
19. Jobe AH, Bancalari E. Bronchopulmonary dysplasia. Am J Respir Crit Care Med 2001 Jun; 163(7):1723-9.
20. Keszler M. Volume-targeted ventilation: one size does not fit all. Evidence-based recommendations for successful use. Arch Dis Child Fetal Neonatal Ed 2019 Jan; 104(1):F108-F112.
21. van Veenendaal MB, van Kaam AH, Haitsma JJ, Lutter R, Lachmann B. Open lung ventilation preserves the response to delayed surfactant treatment in surfactant-deficient newborn piglets. Crit Care Med 2006 Nov; 34(11):2827-34.
22. Varughese M, Patole S, Shama A, Whitehall J. Permissive hypercapnia in neonates: the case of the good, the bad, and the ugly. Pediatr Pulmonol 2002 Jan; 33(1):56-64.
23. Sociedade Brasileira de Pediatria. Programa de Reanimação Neonatal. Reanimação do prematuro < 34 semanas em sala de parto: diretrizes da Sociedade Brasileira de Pediatria – Versão 2016 com atualizações em maio de 2021 [acesso em 20 out 2021]. Disponível em: https://www.sbp.com.br/fileadmin/user_upload/DiretrizesSBP-ReanimacaoPrematuroMenor34semanas-MAIO_2021.pdf.
24. Fortas F, Loi B, Centorrino R et al.. Enhanced INSURE (ENSURE): an updated and standardised reference for surfactant administration. Eur J Pediatr 2021 Nov 4:1-7.
25. Stevens TP, Blennow M, Soll RF. Early surfactant administration with brief ventilation vs selective surfactant and continued mechanical ventilation for preterm infants with or at risk for respiratory distress syndrome. Cochrane Database Syst Rev 2004; (3):CD003063.
26. Herting E, Härtel C, Göpel W. Less invasive surfactant administration: best practices and unanswered questions. Curr Opin Pediatr 2020 Apr; 32(2):228-34.
27. De Luca D, Shankar-Aguilera S, Bancalari E. LISA/MIST: Complex clinical problems almost never have easy solutions. Semin Fetal Neonatal Med 2021 Apr; 26(2):101230.
28. Gregory GA, Kitterman JA, Phibbs RH, Tooley WH, Hamilton WK. Treatment of the idiopathic respiratory-distress syndrome with continuous positive airway pressure. N Engl J Med. 1971 Jun 17; 284(24):1333-40.
29. Sweet DG, Carnielli V, Greisen G et al. European Consensus Guidelines on the Management of Respiratory Distress Syndrome - 2019 Update. Neonatology 2019; 115(4):432-50.
30. Dumpa V, Bhandari V. Non-Invasive Ventilatory Strategies to Decrease Bronchopulmonary Dysplasia-Where Are We in 2021? Children (Basel) 2021 Feb 11; 8(2):132.
31. Bhandari V, Finer NN, Ehrenkranz RA et al.; Eunice Kennedy Shriver National Institute of Child Health and Human Development Neonatal Research Network. Synchronized nasal intermittent positive-pressure ventilation and neonatal outcomes. Pediatrics 2009 Aug; 124(2):517-26.
32. Courtney SE, Durand DJ, Asselin JM, Hudak ML, Aschner JL, Shoemaker CT; Neonatal Ventilation Study Group. High-frequency oscillatory ventilation versus conventional mechanical ventilation for very-low-birth-weight infants. N Engl J Med 2002 Aug 29; 347(9):643-52.
33. Klingenberg C, Wheeler KI, McCallion N, Morley CJ, Davis PG. Volume-targeted versus pressure-limited ventilation in neonates. Cochrane Database Syst Rev 2017 Oct 17; 10(10):CD003666.
34. Sant'Anna GM, Keszler M. Developing a neonatal unit ventilation protocol for the preterm baby. Early Hum Dev 2012 Dec; 88(12):925-9.
35. Halliday HL, Ehrenkranz RA, Doyle LW. Early postnatal (<96 hours) corticosteroids for preventing chronic lung disease in preterm infants. Cochrane Database Syst Rev. 2001;(1):CD001146.
36. Barrington K, Finer N. The natural history of the appearance of apnea of prematurity. Pediatr Res 1991 Apr; 29(4 Pt 1):372-5.
37. Carpenter TC, Stenmark KR. Predisposition of infants with chronic lung disease to respiratory syncytial virus-induced respiratory failure: a vascular hypothesis. Pediatr Infect Dis J 2004 Jan; 23(1 Suppl):S33-40.

Ventilação Não Invasiva

CAPÍTULO

8

Jéssica Costa Leite
Karolinne Souza Monteiro
Tatianne Moura Estrela Gusmão
Thayla Amorim Santino

INTRODUÇÃO

A ventilação não invasiva (VNI) é caracterizada pelo suporte ventilatório fornecido sem a necessidade de via aérea artificial, utilizando uma interface externa – pronga nasal ou máscara nasal ou facial – posicionada sobre a via aérea superior do paciente.[1] Das diversas expressões adotadas para designar as modalidades de suporte ventilatório não invasivo, neste capítulo serão utilizadas: pressão positiva contínua nas vias aéreas (CPAP, do inglês *Continous Positive Airway Pressure*), CPAP nasal (nCPAP), ventilação nasal com pressão positiva intermitente (NIPPV, do inglês *Nasal Intermittent Positive Pressure Ventilation*), ventilação nasal com dois níveis de pressão (BILEVEL, do inglês *Nasal Bilevel Positive Airway Pressure*), assistência ventilatória neuralmente ajustada (NAVA, do inglês *Neurally Adjusted Ventilator Assist*) e ventilação nasal oscilatória de alta frequência (nVOAF).[2] Entre as diversas modalidades, a cânula nasal de alto fluxo (CNAF) também pode ser incluída como modalidade de VNI.[3]

Nas últimas décadas, o suporte ventilatório não invasivo tem se tornado mais popular, sendo considerado pela Organização Mundial da Saúde (OMS) e pelo Consenso Europeu para Manejo da Síndrome do Desconforto Respiratório (SDR) recurso de primeira escolha em neonatos prematuros.[4,5] Além de utilizada para minimizar a necessidade, o tempo e os efeitos adversos da ventilação mecânica invasiva (VMI),[5,6] a VNI é adotada em diversas condições para reduzir o trabalho respiratório e melhorar a oxigenação, preservando a ventilação espontânea.[7]

Registros apontam que o uso de VNI em neonatos foi inicialmente descrito em 1914 pelo Professor August Ritter von Reuss, ao utilizar um aparato equivalente ao que atualmente é conhecido como CPAP bolha (em inglês, *bubble CPAP* [bCPAP]).[8] Apenas em 1971, com o avanço da neonatologia, Gregory *et al.* publicaram o primeiro estudo sobre o uso de CPAP no manejo de neonatos com SDR, destacando-o como recurso promissor.[9] A evolução dos recursos, interfaces e modalidades mantém essa perspectiva até os dias atuais. Entretanto, apesar dos benefícios evidenciados, diversos desafios em relação ao manejo e à segurança de seu uso na população neonatal são apontados na literatura científica e vivenciados na prática clínica.[10]

EFEITOS FISIOLÓGICOS

Em virtude da imaturidade das vias aéreas, o neonato apresenta características que resultam em uma caixa torácica mais instável com tendência ao colapso.[6] Em recém-nascidos pré-termo (RNPT), a pequena quantidade de surfactante pulmonar acentua ainda mais essas características, aumentando o trabalho respiratório.[11]

Todas as modalidades de suporte não invasivo fornecem algum grau de pressão de distensão, causando aumento da pressão transpulmonar durante a fase expiratória. Desse modo, a VNI previne o colapso alveolar a partir da maior estabilidade das vias aéreas e da caixa torácica. Há otimização da atividade de contração do diafragma com consequente redução da assincronia toracoabdominal e minimização da hipersinsuflação dinâmica. Ocorrem melhora da complacência pulmonar, aumento dos volumes pulmonares, da capacidade vital e da capacidade residual funcional (CRF), otimização da relação ventilação/perfusão (V/Q) e da oxigenação, redistribuição do líquido pulmonar remanescente e diminuição da resistência das vias aéreas e do trabalho respiratório.[12-14]

Além dos efeitos pulmonares, a VNI promove importantes repercussões cardiovasculares. Há aumento da pressão média das vias aéreas e, consequentemente, da pressão intratorácica,[13] o que proporciona redução do gradiente pressórico, resultando em diminuição do retorno venoso, do enchimento ventricular direito, do débito cardíaco e da pressão arterial. As repercussões podem ser mais evidentes a depender dos níveis pressóricos utilizados. Portanto, o conhecimento das implicações cardiopulmonares define

seu uso em situações específicas, como malformações congênitas e pós-operatório de cirurgias cardíacas.

EFEITOS ADVERSOS E COMPLICAÇÕES

Além dos benefícios relatados, a VNI pode estar associada a riscos e complicações eventuais que devem ser minimizadas para assegurar a segurança durante seu uso. Os principais efeitos adversos e complicações relacionados com a interface, a pressão e o fluxo do gás e o paciente, bem como as principais recomendações para prevenção e manejo dessas situações, são apresentados no Quadro 8.1.

Para assegurar os efeitos fisiológicos proporcionados pela pressurização da via aérea, é necessário manter a interface bem ajustada à face do paciente de modo a reduzir o escape de ar e minimizar as principais complicações.[17] Entretanto, a interface escolhida e a pressão aplicada

Quadro 8.1 Principais complicações e efeitos adversos relacionados com o uso de ventilação não invasiva

Relacionados com a interface		Recomendações
Efeitos adversos	Reinalação de CO_2	Utilizar máscaras com orifício de exalação
	Desconforto/dor	Avaliar desconforto e dor por meio de instrumentos validados; trocar interface; medidas não farmacológicas para promover conforto
	Sangramento nasal	Verificar e ajustar aquecimento e umidificação do fluxo de gás
	Irritação ocular e conjuntivite	Utilizar interfaces adequadas, sem vazamentos e com posicionamento correto; lágrimas artificiais podem prevenir e reduzir a irritação ocular; soro fisiológico ou colírios específicos para tratamento da conjuntivite
	Ruído	Trocar interface
Complicações	Lesões cutâneas	Utilizar interfaces adequadas e checar fixação; alternar o uso de interfaces a cada 3 horas ou ao menor sinal de vermelhidão cutânea; uso de hidrocoloide nos locais de maior contato; uso de protocolos de cuidados, avaliação e monitoramento da equipe
	Necrose de aletas e de septos nasais e deformidades nasais	Utilizar interfaces adequadas; checar a fixação e avaliar áreas de maior pressão a cada 3 horas; alternar o uso de interfaces a cada 4 a 6 horas ou ao menor sinal de vermelhidão cutânea; uso de hidrocoloide nos locais de maior contato; massagem do septo nasal; evitar o contato entre a base da pronga e a ponte nasal; aquecimento e umidificação do gás; uso de protocolos de cuidados, avaliação e monitoramento da equipe

Relacionados com a pressão e o fluxo do gás		Recomendações
Efeitos adversos	Diminuição do fluxo sanguíneo cerebral	Utilizar valores de PIP e PEEP adequados
	Aerofagia ou distensão gástrica	Utilizar sonda gástrica aberta durante a adaptação da VNI e até 1 hora após a instituição; diminuir pressões ou corrigir assincronia; monitoramento da equipe
	Hipoxemia	Utilizar fixação adequada da interface; utilizar equipamentos providos de alarmes e com adequada compensação de perdas, além do monitoramento adequado pela equipe

Relacionados com o paciente		Recomendações
Efeitos adversos	Ansiedade e agitação	Aplicar medidas não farmacológicas para promover conforto; monitorar hipoxemia e hipercapnia como causa de ansiedade e agitação
	Aspiração do conteúdo gástrico	Observar as contraindicações para o uso da VNI
	Efeitos cardiovasculares	Utilizar valores de PIP e PEEP adequados
Complicações	Embolia gasosa cerebral	Mudar a estratégia ventilatória assim que for detectado enfisema intersticial pulmonar
	Hipoplasia facial	Monitorar o crescimento maxilomandibular em pacientes que utilizaram NIPPV por longo prazo; alternar periodicamente os pontos de maior pressão da interface
	Barotrauma	Manutenção do equipamento e treinamento da equipe para uso correto do recurso

CO_2: dióxido de carbono; PIP: pressão inspiratória positiva; PEEP: pressão expiratória positiva final; NIPPV: ventilação nasal com pressão positiva intermitente; VNI: ventilação não invasiva.
Fonte: adaptado de Esquinas (2010), Johnston (2018) e Alessi (2018).[12,15,16]

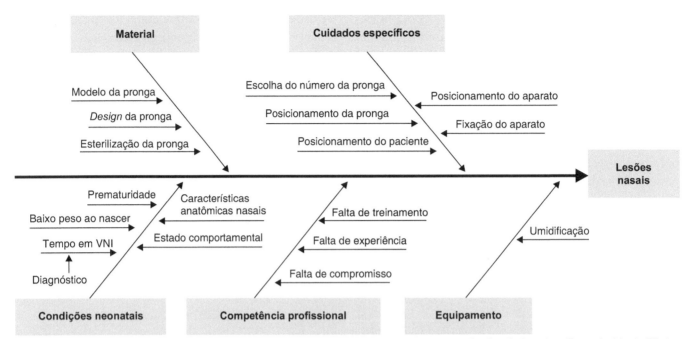

Figura 8.1 Diagrama de causa e efeito das lesões nasais na população neonatal em uso de ventilação não invasiva. (Reproduzida de Ribeiro et al., 2021.[19])

para manter o ajuste contribuem para o surgimento das principais complicações: as lesões cutâneas. Em muitas Unidades de Terapia Intensiva (UTI), as prongas nasais são reutilizadas e o processo de esterilização causa degradação do material que as compõe, tornando-as mais rígidas e, consequentemente, mais propensas a causar lesões.[18] As principais causas relacionadas com o surgimento de lesões nasais são apresentadas na Figura 8.1.

O monitoramento das lesões cutâneas ocasionadas pelo uso do suporte ventilatório não invasivo é responsabilidade de toda a equipe. Apesar de não haver consenso, estudo recente recomenda a avaliação da integridade da pele a cada 3 horas.[20] Para assegurar uma avaliação efetiva, convém remover cuidadosa e integralmente a interface, bem como sua fixação, para observação do aspecto de todas as regiões em contato.[21]

As lesões cutâneas apresentam mecanismos semelhantes às lesões por pressão e são classificadas como leves (estágio I – pele íntegra com eritema não branqueável), moderadas (estágio II – agravamento do eritema e perda de espessura parcial da pele com exposição da derme) e severas (estágios III – perda total da espessura da pele – e IV – perda total da espessura da pele associada à perda tissular com necrose columelar) (Figura 8.2).[22,23]

Embora ainda não validado para o Brasil, o Escore de Trauma Nasal vem sendo amplamente utilizado na prática clínica por ser considerado um indicador objetivo para rastreio da gravidade das lesões (Quadro 8.2).[25-27]

Além do conhecimento sobre diversas medidas norteadoras para prevenção e manejo das complicações relacionadas com o uso de VNI, a adesão às intervenções

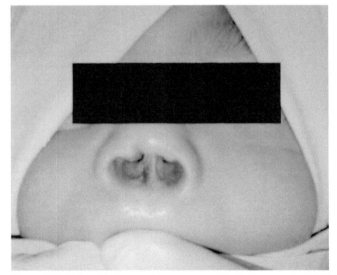

Figura 8.2 Deformidade nasal severa em virtude do uso de CPAP nasal. (Reproduzida de Jayaratne et al., 2014.[24])

sugeridas exige treinamento e envolvimento de toda a equipe.[20] A implantação de cartões educativos em cada leito parece ser uma medida útil para auxiliar a implementação e manutenção de *bundles* de prevenção de lesões de pressão relacionadas com a VNI.[20] Um exemplo de cartão está disponível no Quadro 8.3.

INDICAÇÕES E CONTRAINDICAÇÕES

O uso da VNI aumentou na última década por reduzir a necessidade de intubação orotraqueal e VMI e, consequentemente, seus efeitos deletérios, além de diminuir as taxas de morbidade e mortalidade neonatal.[28,29] Assim, na ausência de contraindicações, a VNI é a primeira opção

Quadro 8.2 Escore de trauma nasal

Ponta do nariz	0 = Normal
	1 = Vermelho
	2 = Vermelho + depressão da pele
	3 = Vermelho/depressão/degradação da pele
	4 = Todas acima + perda tecidual
Septo nasal	0 = Normal
	1 = Vermelho
	2 = Vermelho + depressão da pele
	3 = Vermelho/depressão/degradação da pele
	4 = Todas acima + perda tecidual
Narinas	0 = Normal
	1 = Alargada
	2 = Alargada e com o formato da pronga
	3 = Vermelho, sangrando
	4 = Todas acima + degradação da pele
Dorso do nariz	0 = Normal
	1 = Desvio para cima/para trás, mas normal
	2 = Desvio para cima e encurtado. Orientação anormal após remoção da pronga
Ponte do nariz	0 = Normal
	1 = Vermelho
	2 = Vermelho + depressão da pele
	3 = Vermelho/depressão/degradação da pele
	4 = Todas acima + perda tecidual
Lábio superior	0 = Normal
	1 = Vermelho
	2 = Vermelho + depressão da pele
	3 = Vermelho/depressão/degradação da pele
	4 = Todas acima + perda tecidual

Escore de trauma nasal: 0 – sem lesão; 1 a 4 – lesão leve; 5 a 6 – lesão moderada; ≥ 7 – lesão severa.
Fonte: Alsop *et al.* (2008), Khan *et al.* (2017) e Bashir *et al.* (2019).[25-27]

de suporte ventilatório em diversas condições clínicas em neonatologia.[28,30]

A VNI está indicada quando é necessária a utilização de frações inspiradas de oxigênio (FiO_2) > 50% para manter a saturação periférica de oxigênio (SpO_2) > 94%, quando há taquipneia (frequência respiratória [FR] > 50irpm), uso de musculatura acessória, sinais de desconforto respiratório (batimento de aleta nasal, tiragem subcostal e intercostal), escore de gravidade de Downes > 6 e $PaCO_2$ > 45mmHg e < 60mmHg.[31] O Quadro 8.4 resume as principais indicações da VNI para a população neonatal. A CPAP e a cânula nasal de alto fluxo (CNAF) são indicadas quando há *drive* respiratório que garanta a troca gasosa adequada, enquanto o NIPPV pode ser utilizado quando o *drive* respiratório é insuficiente.[30]

As contraindicações à VNI estão relacionadas com ausência de *drive* respiratório, comprometimento da proteção das vias aéreas, incapacidade de ajustar a interface e assincronia paciente-ventilador.[7] O Quadro 8.5 reúne as principais contraindicações absolutas e relativas ao uso de VNI.

APARELHOS E EQUIPAMENTOS

A VNI pode ser ofertada por meio de diferentes aparelhos, de acordo com a necessidade e a indicação de cada paciente.

Aparelhos de ventilação pulmonar mecânica

Em geral, esses aparelhos são utilizados em casos de insuficiência ventilatória aguda em virtude de sua maior

Quadro 8.3 Exemplo de cartão informativo utilizado como parte do *bundle* de prevenção de lesões de pressão relacionadas com ventilação não invasiva

TUDO sobre minha VNI
Deve haver uma fita métrica no meu leito ____ (marque)
<ul><li>A circunferência da minha cabeça ____ (atualize com cada nova circunferência da cabeça obtida)</li><li>Tamanho da minha touca: Branca (19-21) Amarela (21-23) Vermelha (23-25.5) Azul (25.5-28) Laranja (28-30) Verde (30-33) Branca (33-36)</li><li>Tamanho da minha pronga: (PP) (P) (M) (M-largo) (G) (G-largo) (GG)</li><li>Tamanho da minha máscara: (P) (M) (L) (GG)</li><li>Barreiras de proteção da pele que estão em uso são: Espuma Hidrocoloide Outro: _____</li></ul>
Por favor, esteja certo que:
<ul><li>A integridade da minha pele é avaliada e documentada a cada 3 horas</li><li>Certifique-se de que o circuito e tubos não estejam puxando ou torcidos</li><li>As tiras de velcro não estão apertadas demais ou pressionando os olhos</li><li>Barreiras protetoras da pele são mantidas no meu leito</li><li>Nenhuma barreira de proteção de pele é colocada no septo</li><li>A base da pronga não está pressionando contra meu septo</li><li>Minha máscara e pronga são substituídos conforme necessário e conforme eu cresço</li><li>Minha touca e amarrações são trocadas conforme eu cresço e com o aumento do desgaste</li><li>Deve-se redigir um relatório contendo todos os problemas de pele</li><li>Limpe/lave a máscara e a pronga entre o uso com água estéril</li><li>Use barreiras de espuma com prongas (remova e substitua quando molhada ou suja)</li></ul>

Fonte: adaptado de Krzyzewski *et al.* (2022).[20]

Quadro 8.4 Principais indicações de ventilação não invasiva em neonatologia

Indicações	Modalidade
Manejo na sala de parto Recrutamento alveolar Insuficiência respiratória Condições associadas à perda de volume pulmonar	CPAP ou NIPPV
Doenças obstrutivas das vias aéreas (traqueomalácia, laringomalácia e broncomalácia)	CPAP
Pós-extubação	CPAP, NIPPV, CNAF*

CPAP: *Continuous Positive Airway Pressure*; NIPPV: *Nasal Intermittent Positive Pressure Ventilation*.
Fonte: adaptado de Fedor (2017).[30]
*Os autores incluem CNAF como suporte não invasivo pós-extubação (convém sinalizar que a literatura classifica o dispositivo como oxigenoterapia).

Quadro 8.5 Contraindicações da ventilação não invasiva em neonatologia

Contraindicações absolutas	Contraindicações relativas
Choque Frequentes e graves apneias Hérnia diafragmática congênita não reparada Trauma, queimaduras ou anormalidades craniofaciais Fístula traqueoesofágica Pneumotórax não drenado Hemorragia digestiva ativa Parada cardiorrespiratória Instabilidade cardíaca grave Incapacidade de ajustar a interface Inabilidade em proteger vias aéreas Alterações gasométricas importantes ($PaCO_2$ > 65mmHg, pH < 7,25) Monitoramento inadequado ou equipe não treinada Obstrução total de vias aéreas superiores Distúrbios neuromusculares associados à depressão respiratória grave	Instabilidade hemodinâmica, uso de vasopressores Cirurgia recente de vias aéreas ou do trato gastrointestinal superior Hemorragia digestiva alta Hipersecretividade Cardiopatia congênita cianogênica Vômito excessivo

Fonte: adaptado de Viscusi & Pacheco (2018), Morley (2016) e Fedor (2017).[7,13,30]

segurança na oferta de oxigênio e no monitoramento dos parâmetros, além de promoverem melhor controle da exalação de gás carbônico. São modelos comercializados no Brasil (Figura 8.3):

- Evita 4®, Dräger.
- Evita XL®, Dräger.
- Savina®, Dräger.
- Babylog 8000 Plus®, Dräger.
- Babylog VN800®, Dräger (realiza ventilação oscilatória de alta frequência [VOAF]).
- Babylog VN600®, Dräger (realiza VOAF).
- IX5 Clearview® (contém os modos ventilatórios de CPAP convencional e CPAP por variação de fluxo [bifásico], chamado Infant Flow).
- Dixtal®, 3012, Philips.
- VS III Resmed®.
- Servo I-Universal Maquet®.
- Servo-S Maquet®.
- Servo I-Infant Maquet®.
- Servo-n Maquet®
- 3100ª/B HFOV®, Vyaire (realiza VOAF).

Aparelhos desenvolvidos exclusivamente para ventilação não invasiva (Figura 8.4)

- BIPAP Vision®, Respironics (ventila a partir de 4kg).
- Babypap 1150-S, FANEM®.
- Bubble CPAP, Fisher & Paykel.
- Infant Flow™ SiPAP®, Vyaire.
- Infant Flow Advance®, Viasys.

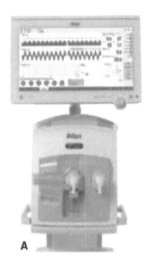
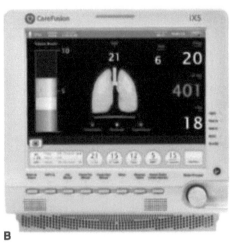
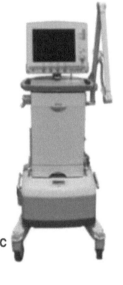

Figura 8.3 Aparelhos de ventilação pulmonar mecânica. **A** Babylog VN800®. **B** IX5 Clearview®. **C** Servo I-Infant Maquet®.

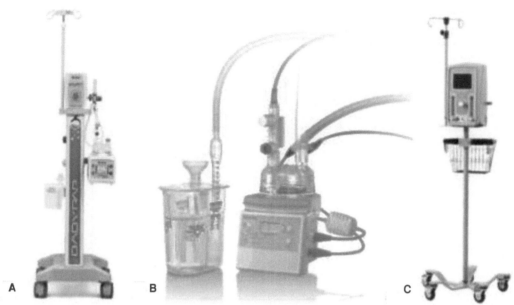

Figura 8.4A Babypap 1150-S, FANEM®. **B** Bubble CPAP, Fisher & Paykel. **C** Infant Flow™ SiPAP®, Vyaire.

Sistema artesanal

O sistema artesanal é considerado um sistema simples e de baixo custo, e que pode ser construído com recipiente do tipo em selo d'água. Nesse caso, o ramo inspiratório deve ser conectado a uma fonte de oxigênio e ar comprimido, preferencialmente acoplado a um *blender* para controle preciso da FiO$_2$. O ramo expiratório deve ser conectado ao selo d'água com nível de água equivalente à pressão que se deseja fornecer ao paciente. Assim, o paciente irá exalar contra a coluna de água, gerando a pressão positiva (CPAP artesanal ou bolhas).[32,33]

INTERFACES

A escolha da interface ideal depende de elementos como idade, peso e anatomia facial do paciente, devendo ser confortável, fácil de encaixar e de remover e fabricada com material hipoalergênico para minimizar os efeitos adversos.[7,34] Além disso, o treinamento da equipe multiprofissional, a disponibilidade de interfaces com tamanhos e formatos diferentes e as orientações aos pacientes e familiares são fundamentais para o sucesso da VNI.[28]

As interfaces podem ser ventiladas, ou seja, com orifícios para exalação do ar, ou não ventiladas. As não ventiladas são mais utilizadas em ambientes de terapia intensiva, conectadas a ventiladores mecânicos com circuito duplo.[34]

Quadro 8.6 Seleção de pronga nasal a partir do peso corporal

Tamanho	Peso do RN/lactente (g)
00	< 700
0	700 a 1.000
1	1.000 a 1.250
2	1.250 a 2.000
3	2.000 a 3.000
4	> 3.000
5	> 3.000 (de 1 a 2 anos)

Fonte: Fundação Oswaldo Cruz (2017).[35]
RN: recém-nascido.

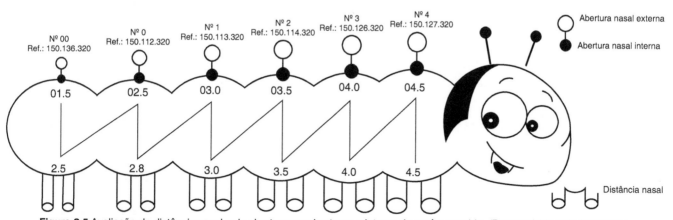

Figura 8.5 Avaliação da distância nasal e da abertura nasal externa e interna do recém-nascido. (Desenvolvida pela FANEM®.)

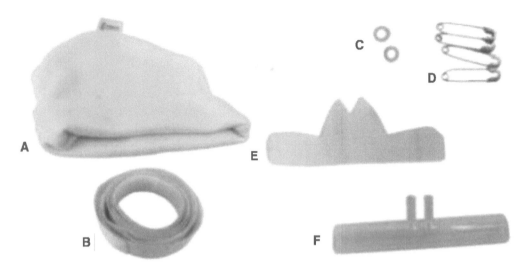

Figura 8.6 Material necessário para fixação correta da pronga nasal. **A** Touca. **B** Velcro. **C** Elástico. **D** Alfinete de segurança. **E** Hidrocoloide. **F** Pronga adequada para o peso do recém-nascido. (Acervo dos autores.)

Pronga nasal ou pronga binasal curta

Uma das interfaces mais utilizadas em RN, a pronga nasal (Figura 8.7) é formada por material flexível e leve, apresenta boa adaptação anatômica e está disponível em diversos tamanhos, devendo ser selecionada de acordo com o peso da criança (Quadro 8.6) e o tamanho da narina (Figura 8.5).

Uma das formas mais comuns de fixação da pronga nasal é por meio de atadura cirúrgica e fixação com esparadrapo, porém a mais adequada para prevenção de lesões consiste em uma touca de algodão com náilon, alfinetes de segurança e elásticos. Em todos os casos, hidrocoloide é usado para melhorar a vedação do sistema (Figura 8.6).

Para fixação adequada, deve ser obedecido o passo a passo (Figuras 8.7 a 8.9):

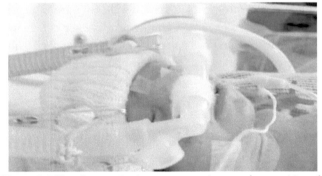

Figura 8.8 Fixação correta da pronga nasal em recém-nascido pré-termo. (Acervo dos autores.)

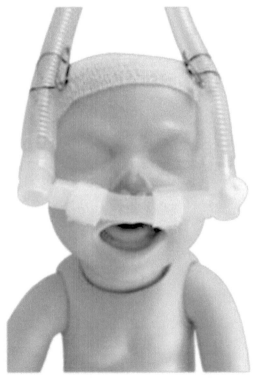

Figura 8.7 Fixação de pronga nasal em boneco. (Acervo dos autores.)

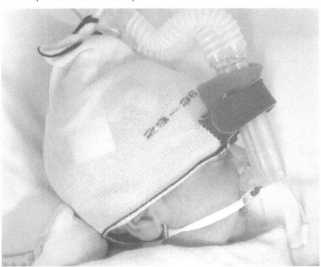

Figura 8.9 Fixação correta da pronga nasal com suporte frontal em recém-nascido pré-termo. (Acervo dos autores.)

Quadro 8.7 Vantagens e desvantagens das interfaces de ventilação não invasiva

Interface	Vantagens	Desvantagens
Pronga nasal	Interface de contato mínimo Confortável	Contraindicada se houver obstrução nasal e respiração bucal Pode causar lesões cutâneas
Cânula nasal longa e estreita	Risco menor de lesões cutâneas Menos dias em suporte ventilatório Menos necessidade de oxigênio suplementar	Pode ofertar pressão e fluxo abaixo do necessário
Máscara nasal	Fácil encaixe Permite a tosse e a alimentação Sem risco de broncoaspiração Baixo risco de claustrofobia e aerofagia Baixo risco de asfixia caso o ventilador não funcione	Vazamento pela cavidade oral Contraindicada se houver obstrução nasal e respiração bucal Pode causar lesões por pressão

Fonte: adaptado de Johnston (2018), Mortamet et al. (2017), Drescher et al. (2018) e Hochwald et al. (2021).[28,34,36,37]

1. Colocar a touca sobre a cabeça do RN.
2. Limpar a região nasal com gaze e água destilada para reduzir a oleosidade e aumentar a aderência do hidrocoloide e do velcro.
3. Acomodar o hidrocoloide, respeitando o septo e as narinas. Essa medida visa reduzir o escape de ar e *não* previne lesões.
4. Colocar o velcro macho sobre o hidrocoloide, acima do lábio superior.
5. Enrolar duas fitas de velcro fêmeas nas laterais da pronga.
6. Umidificar a pronga e colocá-la nas narinas com a concavidade para baixo. A pronga deve ocupar todo o diâmetro da narina sem causar isquemia e não deve tocar no septo nasal.
7. Aderir os velcros à pronga.
8. Fixar os ramos inspiratório e expiratório na pronga, com velcro, e na touca do RN, com alfinete de segurança e elásticos.
9. Certificar-se de que o sistema tenha bom funcionamento.

Cânula nasal longa e estreita (CNLE) ou cânula RAM (Neotech)

A CNLE consiste em um tubo longo e estreito, confeccionado em material macio, que pode ser utilizado para ofertar precocemente oxigênio ou VNI aos RNPT. Por ser longa e estreita, há a possibilidade de ofertar pressão, fluxo e suporte abaixo do necessário. Os estudos realizados até o momento indicam que a CNLE é capaz de reduzir a incidência de lesão, o número de dias em suporte ventilatório e a necessidade de oxigênio suplementar.[36,37]

Máscara nasal

A máscara nasal cobre apenas o nariz e difere quanto à presença ou não de suporte frontal (Figura 8.10), retalho interno e tipo de fixação. Mais confortável, reduz a claustrofobia, promove menos espaço morto e diminui a aerofagia, o que aumenta a tolerância à alimentação. Reduz, ainda, o risco de broncoaspiração por não cobrir a cavidade oral. Por outro lado, pode causar vazamento significativo e desconforto respiratório com a abertura da cavidade oral. Assim, seu uso é limitado na vigência de quadros agudos e em casos de obstrução nasal.[13,34] As máscaras devem ser selecionadas de acordo com o tamanho do paciente.

O Quadro 8.7 apresenta um resumo das principais vantagens e desvantagens das interfaces.

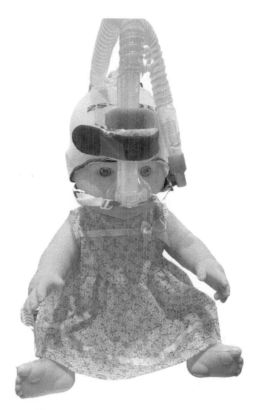

Figura 8.10 Máscara nasal com suporte frontal. (Acervo dos autores.)

Quadro 8.8 Sugestão de parâmetros iniciais na população neonatal

Parâmetros	Valores
PIP	< 16cmH$_2$O
PEEP	4 a 6cmH$_2$O
CPAP	5 a 7cmH$_2$O
Frequência respiratória de *backup*	8 a 12cpm
Relação tempo inspiratório:tempo expiratório	1:3
Sensibilidade a fluxo	0,5 a 1L/min
Tempo inspiratório	De acordo com a constante de tempo (em neonatos, uma constante = 0,15s), sendo necessárias de três a cinco constantes para garantir trocas gasosas. A doença de base também deve ser levada em consideração
Fluxo	De acordo com a idade e a doença de base
FiO$_2$	Mínimo necessário para manter saturação periférica de oxigênio entre 90 % e 95%

PIP: pressão inspiratória positiva; PEEP: pressão expiratória positiva final; CPAP: *Continuous Positive Airway Pressure*; cpm: ciclos por minuto; FiO$_2$: fração inspirada de oxigênio.
Nota: em equipamentos exclusivos de VNI são usadas as siglas IPAP (em substituição a PIP) e EPAP (em substituição a PEEP).
Fonte: adaptado do Consenso de Ventilação Pulmonar Mecânica em Pediatria/Neonatologia (2009).[41]

MODALIDADES DE VENTILAÇÃO NÃO INVASIVA

CPAP convencional

Modalidade mais utilizada em Unidades de Terapia Intensiva Neonatal (UTIN), nesse modo o fluxo é contínuo e a ventilação é espontânea; assim, o RN respira no mesmo nível de pressão gerado pela pressão positiva expiratória final (PEEP), não havendo ciclos controlados pelo ventilador. A CPAP convencional tem como objetivo terapêutico melhorar a CRF e as trocas gasosas ao reduzir o trabalho respiratório, além de promover a estabilização da caixa torácica com menor assincronia toracoabdominal.[38]

Bilevel

CPAP nasal em dois níveis (BiPAP) que fornece ciclos alternados de níveis de pressão altos e baixos nas vias aéreas a intervalos predefinidos, não sincronizados ao padrão respiratório. A pressão fornecida no BiPAP é menor que na NIPPV, e os níveis de pressão positiva diferem em 3 a 4cmH$_2$O. Além disso, o tempo inspiratório (Ti) é mais longo e a taxa de ciclo é menor. Os equipamentos disponíveis para realização do BiPAP em RN são limitados.[39]

NIPPV

Além das pressões inspiratória (PIP) e expiratória (PEEP), acrescidas de insuflações sobrepostas, também são ajustados o Ti, o fluxo e a frequência respiratória (FR). A NIPPV tem por objetivo terapêutico melhorar a CRF e o volume corrente (VC), principalmente em casos de distúrbios do sistema nervoso central, como apneia da prematuridade, minimizando a hipoventilação. Além disso, melhora as trocas gasosas e reduz o trabalho respiratório, retardando ou evitando a VMI. Uma sugestão de parâmetros iniciais está disponível no Quadro 8.8.

Para definição desse modo como escolha, os ventiladores são ajustados em IMV/TCPL, ciclados a tempo, com fluxo contínuo predefinido, pressão limitada (também predefinida) e não controlada, não havendo a possibilidade de manter uma pressão constante nas vias aéreas em caso de eventuais perdas significativas de ar, o que torna variável o VC. No entanto, todas as modalidades de VMI podem ser aplicadas na VNI:

- **Pressão de suporte:** paciente dispara o ciclo, limitado a pressão, ciclado a fluxo.
- **Pressão assistida:** paciente dispara o ciclo, limitado a pressão, ciclado a tempo.
- **Pressão controlada:** aparelho dispara o ciclo, limitado a pressão, ciclado a tempo.
- **Volume assistido:** paciente dispara o ciclo, limitado a fluxo, ciclado a volume.
- **Volume controlado:** aparelho dispara o ciclo, limitado a fluxo, ciclado a volume.

No entanto, o uso de modalidades que necessitam disparo dos pacientes é limitado em neonatologia devido à imaturidade do controle respiratório, principalmente nos prematuros.

Além disso, a NIPPV pode ser sincronizada, quando o esforço respiratório do RN dispara os ciclos, ou não sincronizada, quando os disparos dos ciclos ocorrem a partir da FR programada.

Formas de sincronização: cápsula de Graseby e pneumotacógrafo/sensor de fluxo

A forma de sincronização mais recomendada é por meio da cápsula de Graseby® (Graseby Medical, Reino Unido), que consiste em um pequeno balão cheio de ar, sensível às variações de pressão, ligado a um transdutor conectado ao ventilador. O balão deve ser colocado junto à parede abdominal, logo abaixo do apêndice xifoide, para que possa detectar o início da contração diafragmática. Os outros métodos de sincronização não têm boa utilização, pois funcionam por meio da detecção de variações de fluxo ou pressão na entrada das vias aéreas ou no ramo expiratório do circuito. Em virtude dos escapes de gás observados durante o uso de VNI, esses mecanismos perdem a precisão, podendo gerar disparos precoces ou ineficazes.[38]

A escolha da modalidade sincronizada é a ideal, uma vez que sempre que a fase inspiratória da VNI coincide com o movimento inspiratório do neonato e, consequentemente, com a abertura da glote há distensão mínima do trato gastrointestinal e diminuição da ventilação ineficaz. Além disso, a VNI sincronizada é mais eficaz na prevenção de falhas durante a extubação, promove melhor sincronia toracoabdominal e reduz a necessidade de intubação e a incidência de dessaturações, bradicardias e apneia central, em comparação com a modalidade não sincronizada.[39,40] No entanto, os ventiladores que viabilizam esse método nem sempre estão disponíveis nas unidades, o que limita seu uso nessa população.

VNI-NAVA

A VNI-NAVA é uma modalidade que se utiliza do estímulo respiratório neuronal – captado através de sinal eletromiográfico de ativação elétrica do diafragma (AEdi) – para disparo do ciclo, possibilitando uma ventilação síncrona e proporcional à intensidade do sinal do diafragma e às necessidades do paciente. Assim, o neonato controla a FR, a PIP, o VC e os tempos inspiratório e expiratório. Trata-se de um modo muito promissor em neonatologia, mas que exige ventiladores capacitados.

CPAP bolhas ou artesanal (com fluxo contínuo)

Essa modalidade consiste em uma mistura de ar comprimido e oxigênio aquecido e umidificado que é entregue ao RN pelo ramo inspiratório da pronga nasal. Já o ramo expiratório é submerso em recipiente com uma coluna de água, e a pressão do CPAP é gerada de acordo com a profundidade da submersão. O borbulhar provocado pelo gás exalado na coluna de água produz vibrações torácicas que podem melhorar as trocas gasosas. Com esse princípio, o CPAP bolhas mostra-se uma opção de suporte ventilatório eficaz e de baixo custo, sendo utilizado com sucesso em ambientes com poucos recursos. Pode ser construído de maneira artesanal ou por meio de dispositivos específicos para essa finalidade (Figura 8.11).[32]

Para estimativa da FiO_2 fornecida pelo sistema artesanal é usada a seguinte equação:

$$\frac{(O_2 \text{ (em litros)} \times 100 + \text{Ar comprimido (em litros)} \times 21)}{\text{(Fluxo total)}}$$

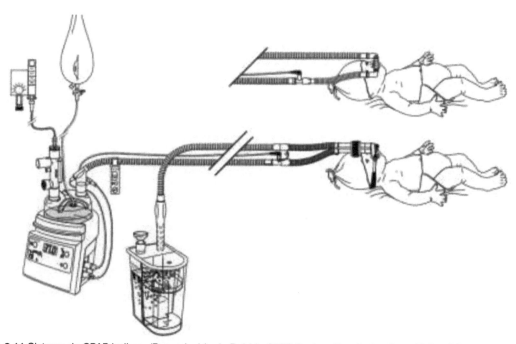

Figura 8.11 Sistema de CPAP bolhas. (Reproduzida de Bubble CPAP System User Instructions, Fisher & Paykel Healthcare.)

Uma das limitações desse sistema consiste na falta de alarmes de pressão e válvulas de alívio de pressão. Além disso, grandes volumes de condensado no ramo expiratório e altas taxas de fluxo (8 a 12L/min)[33] podem aumentar a pressão fornecida ao paciente, diminuindo a segurança dessa modalidade. Assim, o esvaziamento do circuito a cada 2 a 3 horas é uma boa prática, além da monitoração da pressão em vias aéreas proximais.[42] Os componentes do circuito também podem afetar a amplitude e a frequência do ruído gerado, o que, por sua vez, pode comprometer o recrutamento pulmonar.[32]

CPAP com fluxo variável – Infant flow® (Electro Medical Equipment Ltd., UK)

Nesse sistema (Figura 8.12), a pressão é gerada próximo às narinas, convertendo a energia cinética do fluxo de gás em pressão, ou seja, fluxos de 5 a 11L/min geram pressões de 2 a 10cmH$_2$O. O nível de pressão positiva é determinado pelo fluxo de oposição que é desviado para um ramo expiratório separado (efeito Coanda). Durante a inspiração, o fluxo é direcionado para as narinas e as vias aéreas, enquanto a expiração é facilitada pelo redirecionamento do fluxo para o ramo expiratório.[43] Essa modalidade apresenta como vantagem maior estabilidade na pressão oferecida com menor resistência à expiração, reduzindo, assim, o trabalho respiratório.

O *Infant Flow Advance®* se utiliza do mesmo princípio de funcionamento; no entanto, é capaz de oferecer dois níveis de pressão: um nível básico (PEEP) e um superior (PIP). Isso é possível devido ao aumento do fluxo, possibilitando inclusive a conexão de um sensor abdominal para detecção do esforço respiratório.

Ventilação não invasiva de alta frequência (VNIAF)

Indicada em casos de hipoxemia refratária com complacência baixa, a VNIAF é representada, principalmente, pela nVOAF, que fornece uma forma de onda de pressão oscilatória para as vias aéreas sem sincronia com a respiração do RN. Como o fluxo de ar oscila com alta frequência em todas as fases da respiração espontânea, a nVOAF auxilia a eliminação de dióxido de oxigênio e o recrutamento alveolar. No entanto, pode favorecer a obstrução das vias aéreas superiores devido ao aumento de secreções espessas, além de distensão abdominal, principalmente quando são utilizadas baixas frequências com altas amplitudes.[44] Utiliza ventiladores específicos, sendo necessários ajustes de frequência em hertz, fluxo de base (para gerar PEEP), fluxo de impulsão (para gerar PIP), amplitude e nível de suporte de oxigênio. A eliminação do dióxido de carbono ocorre principalmente pelo trato respiratório superior. A nVOAF é frequentemente usada como terapia de resgate

para evitar a intubação, especialmente se a IPPV não alcançar o resultado desejado.[45]

EVIDÊNCIAS CIENTÍFICAS

A VNI no modo NIPPV, em comparação ao CPAP, é mais eficaz em reduzir a incidência de falha de extubação e a necessidade de reintubação dentro de 48 horas a 1 semana e na prevenção de insuficiência respiratória. Além disso, revela-se útil para tratamento da apneia da prematuridade, reduzindo a frequência de apneia, porém sem efeito sobre a doença pulmonar crônica e a mortalidade.[40,46,47]

Outro ponto importante é que a NIPPV não se mostrou superior ao CPAP para RNPT de extremo baixo peso (< 30 semanas) em termos de sobrevivência com DBP ou morte,[48] mas foi associada a taxas menores de intubação e DBP naqueles nascidos entre 30 e 34 semanas, principalmente quando iniciada após administração de surfactante.[39,49] Quando essas duas modalidades são comparadas com BiPAP, a taxa de falha da VNI em RN de baixo peso supera a obtida com CPAP, não havendo diferença entre a utilização de BiPAP e a de NIPPV.[50] A modalidade BiPAP não mostrou benefícios adicionais em relação ao CPAP quando utilizada em RNPT no período pós-extubação.[51]

Já a modalidade nVOAF, em comparação com CPAP em RNPT (28 a 34 semanas) com desconforto respiratório moderado a grave pós-surfactante, foi associada a taxas menores de intubação posterior.[52] No entanto, mais estudos são necessários para avaliação e comparação dos dispositivos e interfaces, bem como para sua comparação com as demais modalidades de VNI em neonatologia.

A utilização de VNI-NAVA em prematuros e com DBP em curso ou estabelecida, comparada com métodos convencionais de VNI, apresentou taxas mais baixas de falha de extubação, bem como da duração total da ventilação e do tempo de internação.[53] Entretanto, os mecanismos de *feedback* neural parecem ser imaturos em prematuros com risco de suporte insuficiente. Portanto, a VNI-NAVA pode ser usada em RNPT com desconforto respiratório e DBP, mas é necessário um monitoramento cuidadoso.[54]

Na comparação do CPAP bolhas com o CPAP convencional em relação às taxas de falha, barotrauma, tempo total de CPAP e de oxigênio e tempo de hospitalização em RN com peso de nascimento > 1.500g e desconforto respiratório moderado que necessitavam de pressão positiva associada à oxigenoterapia, não foram encontradas diferenças entre as duas modalidades. Portanto, ambas podem ser utilizadas nessa população, desde que os critérios de segurança sejam observados.[43]

Capítulo 8 • Ventilação Não Invasiva

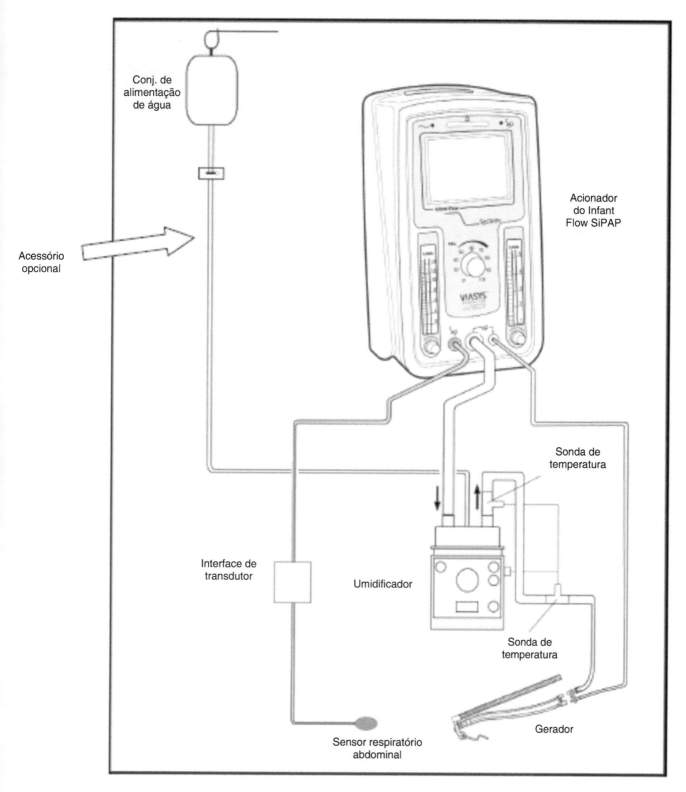

Figura 8.12 *Infant Flow* montado com circuito do paciente e umidificador. (Reproduzida de: CareFusion: SiPAP™ Infant Flow® – Manual de Operação, 2009.)

Em estudo com 68 RNPT com SDR, a nVOAF reduziu significativamente o tempo de duração do suporte ventilatório não invasivo e diminuiu a necessidade de intubação em comparação com CPAP.[55]

BOAS PRÁTICAS

Na busca pela modalidade de VNI ideal em neonatologia, os estudos ainda não são conclusivos. A modalidade NIPPV tem substituído a CPAP em razão de seus maiores benefícios, principalmente quando sincronizada, já que a sincronização dos picos de pressão positiva com os próprios esforços respiratórios da criança resulta em pressão e entrega de volume mais eficazes. Já a VNI-NAVA e a nVOAF são intervenções promissoras, embora ainda seja necessária a confirmação de sua segurança e eficácia em todos os grupos de RN. Além disso, a disponibilidade de equipamentos e interfaces ainda é escassa em vários centros e unidades do país, o que dificulta a aplicação das melhores evidências atuais na prática clínica dos profissionais.

Monitoramento

O RN em uso de VNI necessita monitoramento constante à beira do leito por toda a equipe da UTIN. Apesar de exigir conhecimentos técnicos menos avançados do que a VMI, o sucesso dessa assistência ventilatória depende diretamente da atenção e dos cuidados dispensados pelos profissionais intensivistas.[5,56]

A avaliação clínica fisioterapêutica deve atentar para o nível de consciência, o padrão respiratório e a expansibilidade torácica, especialmente nas primeiras horas de uso da VNI ou após os ajustes dos parâmetros. A solicitação e a análise de exames radiográficos e laboratoriais, principalmente gasometria arterial, são primordiais para definição de falha ou sucesso, assim como para indicação da VMI ou para desmame da VNI.

Convém proceder a o controle da obstrução das vias aéreas superiores, que pode ser percebida ao exame físico e/ou por mudanças em sinais vitais constantemente monitorados. Devem ser considerados sinais de escape aéreo pela interface, presença de secreção visível nas narinas ou cavidade oral, irritação excessiva, aumento da FR ou apneia, queda da SpO_2 ou frequência cardíaca.[5] A obstrução deve ser identificada e resolvida por qualquer integrante da equipe multidisciplinar, devendo ser conduzidas as técnicas para remoção de secreção das vias aéreas de maneira criteriosa e individualizada, de acordo com o nível da obstrução.[5]

Faz parte da prevenção dos mecanismos de obstrução e de lesão do sistema respiratório do RN a monitoração da rotina de cuidados, como hidratação da mucosa nasal com instilação de soro fisiológico 0,9% a cada 2 horas, verificação da fixação da interface, incluindo troca de fixadores, higienização da interface, rotina para intercalar prongas e máscaras a cada 3 a 6 horas, e percepção dos sinais de isquemia e/ou compressão do septo nasal.[57]

Todos os componentes dos equipamentos devem ser verificados periodicamente de modo a assegurar a percepção de condensação excessiva no circuito, aquecimento e umidificação do fluxo de gás. Esses fatores contribuem para a fluidez das secreções e reduzem os danos à mucosa nasal, bem como impedem a redução na coluna de água do sistema de bolhas que mantêm a PEEP.

O bom posicionamento do RN dentro da incubadora ou berço aquecido, além de promover conforto e organização neurológica, contribui para a manutenção de uma pressurização correta e constante da via aérea. Por isso, a equipe precisa manter monitoramento constante, visto que os movimentos neonatais, ainda desorganizados, contribuem para a adoção de posturas inadequadas e desfavoráveis à biomecânica respiratória.[5]

As respostas fisiológicas esperadas para correção do transtorno fisiopatológico que exigiu a ventilação devem ser acompanhadas e discutidas em equipe para otimização dos parâmetros ventilatórios, especialmente no que diz respeito à FiO_2 e a pressão positiva de vias aéreas. Muitos estudos enfatizam que a VNI exige atenção maior por parte dos profissionais do que a própria VMI, bem como que seu sucesso está vinculado à monitoração e ao estabelecimento de protocolos que funcionem no contexto de uma equipe atualizada e treinada.[58]

CAUSAS DE FALHA

Múltiplos fatores estão associados à falha da VNI em RN, especialmente em prematuros extremos (50% a 60% em pacientes com IG < 26 semanas). A identificação precoce de sinais preditivos de falha e o estabelecimento de protocolos de intervenção precoce que forneçam terapias de suporte – como VMI e/ou surfactante – a essas populações mais redispostas são as melhores estratégias para aumentar a sobrevida e prevenir doenças pulmonares crônicas em neonatologia.[58]

A redução da intubação e a consequente não exposição de neonatos à VMI e a seus mecanismos lesivos ao sistema respiratório imaturo podem ser alcançadas mediante a instituição de VNI.[59] No entanto, é necessário que a indicação, o manejo e o monitoramento iniciem desde a sala de parto até a UTIN por meio de protocolos e escores que identifiquem o sucesso ou a falha da prática.[50,60]

A disponibilidade dos equipamentos nos serviços de assistência neonatal depende da capacidade financeira do serviço, bem como de profissionais habilitados para seu manejo, sendo o CPAP bolha o equipamento mais utilizado por unir baixo custo, fácil manejo e eficiência clínica.[39,61]

Capítulo 8 • Ventilação Não Invasiva

O tipo de equipamento contribui para redução das falhas, uma vez que podem ser fornecidas programações com um ou dois níveis de pressão, ajuste sincronizado ou não,[39] e fornecimento de gás com temperatura controlada.[62]

Em relação às interfaces, são importantes uma boa adaptação e o monitoramento constante para evitar lesões, e, mesmo que haja diferenças na capacidade de evitar falhas, existem poucas evidências que orientem essa definição com segurança.[60,63]

Os estudos que investigam as taxas de sucesso ou prevenção de falhas recomendam que as instituições que desejam aumentar a frequência de uso da VNI o façam com o suporte de uma equipe multidisciplinar, por meio de projetos formais que contenham metas de qualidade e avaliações dos indicadores para que sejam realizados constantes ajustes até que sejam atingidas as metas em curto e longo prazo.[58,63]

Características pré-natais, como prematuridade extrema e muito baixo peso, e RN que desenvolvem SDR grave com comprometimento em radiografia inicial e que necessitem altos níveis de oxigênio suplementar (> 25%) são incluídos nos grupos com taxas maiores de falha da VNI (Quadro 8.9). Há relatos na literatura científica de grupos que desenvolvem escores de predição de falha com pontuação atribuída à combinação de variáveis, como peso ao nascer < 800g, sexo masculino e FiO_2 > 0,25.

No que diz respeito ao nCPAP, a falha pode ocorrer durante a fase aguda da SDR, no momento do desmame. A VNI deve ser capaz de manter oxigenação > 90% com FiO_2 de até 60% ou pH < 7,2 com PCO_2 de 65mmHg durante a fase aguda.

Quanto mais tempo a VNIPP for utilizada em um serviço, menores serão as taxas de uso de VMI e de DBP. Esses indicadores são atribuídos à *expertise* adquirida pela equipe que maneja a assistência ao RN. A atualização conjunta a cada 6 meses, com protocolos que favoreçam um monitoramento constante e algoritmos de ações efetivas aos sinais indicativos de falha e boas práticas de cuidados neonatais são recomendações importantes.[63,64] O uso rotineiro de surfactante profilático em RNPT para aumentar as

Quadro 8.9 Fatores de risco para falha da ventilação não invasiva em recém-nascidos

Prematuridade extrema
Muito baixo peso (< 1.000 g)
SDR grave com comprometimento em radiografia inicial e mais de duas doses de surfactante
Necessidade de altos níveis de oxigênio (FiO_2 > 30% a 40%) nas primeiras horas de vida
Necessidade de PEEP > 6cmH$_2$O

SDR: síndrome do desconforto respiratório; FiO_2: fração inspirada de oxigênio; PEEP: pressão expiratória positiva final.
Fonte: ada
ptado de Dani (2021).[66]

chances de sucesso da assistência não invasiva não é mais recomendado, devendo ser adotado apenas nos casos com sinais clínicos de SDR. A estratégia INSURE – intubação, administração de surfactante e extubação – é utilizada para administração do surfactante nos casos de alta probabilidade de falha do CPAP.[5,58]

Outra estratégia clínica citada na literatura como fator que influencia o sucesso do CPAP consiste na administração de cafeína aos RN < 28 semanas gestacionais, durante as primeiras 24 até 72 horas de vida.[5]

Sedação e analgesia

Os RN que necessitam de terapia intensiva estão mais expostos a procedimentos dolorosos, especialmente os prematuros. O controle da dor é parte essencial dos cuidados neonatais, sendo obtido por meio de sedação e analgesia adequadas. Os mecanismos farmacológicos são eficientes do ponto de vista clínico, mas suscitam preocupações quanto aos efeitos de longo prazo em um sistema neurológico em rápido e constante desenvolvimento.[66]

A capacidade dos analgésicos e sedativos de deprimirem o centro de controle da respiração e reduzirem o *drive* respiratório[66] também os torna responsáveis por dificultar a sincronia e a adaptação à VNIPP.[28] Assim, não há protocolos ou recomendações para uso rotineiro dessas medicações em RN sob VNI, e os procedimentos adotados são baseados na experiência das equipes multidisciplinares que os aplicam e necessitam de estudos para apoiar essas práticas.

Medidas não farmacológicas (sucção não nutritiva, leite materno, uso de sacarose, posicionamento canguru e aconchego facilitado) e escalas de dor e agitação (*Bernese Pain Scale Neonates* [BPN], COMFORTNeo, *Neonatal Facial Coding System-Revised* [NFCS-R], *Neonatal Infant Pain Scale* [NIPS], *Neonatal Pain, Agitation, and Sedation Scale* [N-PASS], *Premature Infant Pain Profile – Revise* [PIPP-R]) podem ser usadas para rastreio e controle do desconforto e/ou dor neonatal durante o uso da VNIPP. Caso não sejam suficientes ou indiquem altos escores para dor/agitação, são necessárias a reavaliação da etiologia da dor e a otimização do suporte ventilatório compatível com o uso da sedação/analgesia farmacológica.[66,67]

Em alguns casos, o uso de VNI associado à terapia com surfactante integra o tratamento para SDR em RN, podendo ser administrado através de intubação orotraqueal com a instituição de VMI[5] ou por meio da técnica INSURE,[68] MIST (*Minimally Invasive Surfactant Therapy*) ou LISA (*Less Invasive Surfactant Administration*), realizada com a criança em ventilação espontânea e com suporte ventilatório não invasivo, evitando completamente a intubação.[68,69]

As três situações estão associadas a episódios de desconforto e dor, especialmente as que envolvem o uso de

VMI. Quanto menos o RN for exposto à intubação e à ventilação mecânica, menor será seu contato com a dor e menor a necessidade de sedativos e analgésicos.[66]

Tanto a LISA como a MIST podem ser realizadas sem sedação ou analgesia, mas ainda assim há vantagens no uso de sedativos de baixa dose. Estudos mostram benefícios dessas técnicas em relação a desfechos como redução dos requisitos para intubação, não uso da ventilação mecânica, menor incidência de morbidades respiratórias e prevenção de DBP.[70,71] Estudos revelam que os RN que usam sedação em baixas doses se mostram mais confortáveis durante a administração de surfactante, apesar de apresentarem mais episódios de dessaturação e usarem VNI por mais tempo.[69]

DESMAME

A determinação do momento correto e da melhor abordagem (repentina, gradual ou em intervalos) para desmame bem-sucedido da VNI é crucial para redução de complicações injustificadas. Não há consenso na literatura sobre o momento ou a forma ideal do desmame, o qual deve ser conduzido de acordo com a experiência da equipe ou o protocolo local. No entanto, alguns sinais de prontidão e estabilidade devem ser considerados nas 24 a 48 horas que antecedem o desmame (Quadro 8.10).

Uma metanálise com 13 estudos revelou que a estratégia de redução gradual da pressão do CPAP e da FiO_2 possivelmente aumenta as chances de sucesso na primeira tentativa, mas que o processo de desmame pode ser retardado. A troca de CPAP por CNAF reduz a duração do tratamento com CPAP, mas está associada à maior duração da administração de oxigênio e do tempo de internação. Não foram relatados grandes benefícios para uma

Quadro 8.10 Critérios de prontidão e estabilidade para desmame da ventilação não invasiva em recém-nascidos

Pressão de CPAP ou PEEP entre 3 e 6cmH$_2$O
FiO$_2$ ≤ 30% com SpO$_2$ > 90%
Hemodinamicamente estável
Ausência de apneias que exijam ventilação manual nas últimas 24 horas
Não mais do que seis episódios de apneia com necessidade de estimulação nas últimas 24 horas
Menos de três episódios de apneias autorreversíveis (< 20 segundos) e/ou bradicardias (< 100bpm) e/ou dessaturações (≤ 86%) e cianoses nas 6 horas anteriores
Frequência respiratória < 60irpm
Ausência de tiragens e retrações significativas
Gasometria arterial satisfatória
Tolera tempo fora da VNI durante os cuidados de enfermagem (até 15 minutos)
Não esteja em tratamento para persistência do canal arterial ou sepse

CPAP: *Continuous Positive Airway Pressure;* PEEP: pressão expiratória positiva final; FiO$_2$: fração inspirada de oxigênio; SpO$_2$: saturação periférica de oxigênio; VNI: ventilação não invasiva.
Fonte: adaptado de Egesa & Waibi (2020) e Abdel-Hady, Shouman & Nasef (2015).[32,72]

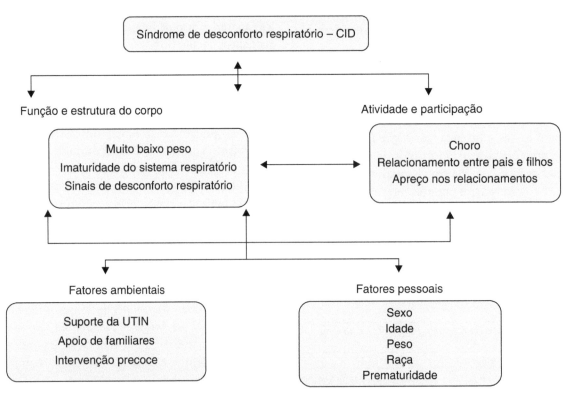

Figura 8.13 Fluxograma segundo a Classificação Internacional de Funcionalidade, Incapacidade e Saúde (CIF) para estratificação do caso clínico. (*UTIN*: Unidade de Terapia Intensiva Neonatal.)

estratégia de desmame com base em intervalos com e sem CPAP ou de maneira repentina. Por fim, não é evidente a ação de nenhuma dessas estratégias de desmame sobre o desenvolvimento de DBP.[73]

Alguns critérios contribuem para taxas maiores de sucesso, como IG > 32 semanas e peso corporal > 1.600g, permeabilidade das vias aéreas superiores e ausência de anemia, apneias, hemorragias intraventriculares de graus 3 e 4, sepse/enterocolite necrosante, persistência do canal arterial e refluxo gastroesofágico. No entanto, as metilxantinas, como a cafeína, mostraram ser adjuvantes úteis durante o desmame.[32]

CASO CLÍNICO

RNPT, 28 semanas, nascido de cesariana com peso ao nascimento de 900g, Apgar 6 e 8, sexo masculino, branco. Ainda no centro cirúrgico, apresentou gemido expiratório, retração supraesternal, batimento de asa de nariz (BAN), FR de 60irpm e choro fraco. Foi iniciada VNI por CPAP bolhas ainda no centro cirúrgico. Os pais se mostraram apreensivos e temerosos com a situação. O pai permaneceu ao lado do RN durante o tempo e proferia palavras de força e superação para o bebê. Duas horas após o início da VNI evoluiu com cianose, letargia, ritmo respiratório irregular e apneia (20s), necessitando de intubação orotraqueal (IOT) e transferência para UTIN.

A Figura 8.13 apresenta um fluxograma para aplicação do caso clínico estratificado segundo a Classificação Internacional de Funcionalidade, Incapacidade e Saúde (CIF).

Exercício

De acordo com os dados apresentados no caso clínico, responda as seguintes questões:

1. Quais são os fatores de risco para falha da VNI nesse caso?
2. O que poderia ter sido realizado para evitar a VMI?
3. Quais parâmetros iniciais devem ser escolhidos para a modalidade CPAP bolhas?

Resposta

1. Prematuridade e muito baixo peso.
2. O RNPT em questão apresenta sinais clínicos de SDR; por isso, pode ser administrado surfactante para aumentar a chance de sucesso da VNI e evitar a progressão para VMI.
3. PEEP em torno de 5cmH$_2$O; fluxo de 8L/min; FiO$_2$ mínima necessária para manter SpO$_2$ entre 90% e 95%.

Referências

1. Boel L, Broad K, Chakraborty M. Non-invasive respiratory support in newborn infants. Paediatr Child Health (Oxford) 2018; 28(1):6- 12.
2. Anne RP, Murki S. Noninvasive Respiratory Support in Neonates: A Review of Current Evidence and Practices. Indian J Pediatr 2021 Jul 1; 88(7):670- 8.
3. Behnke J, Lemyre B, Czernik C, Zimmer KP, Ehrhardt H, Waitz M. Non-Invasive Ventilation in Neonatology. Dtsch Arztebl Int 2019 Mar 15; 116(11):177- 83.
4. WHO and Reproductive Health Library. WHO Recommendation on Continuous Positive Airway Pressure Therapy for the Treatment of Preterm Newborns with Respiratory Distress Syndrome | RHL. Geneva (2015).
5. Sweet DG, Carnielli V, Greisen G et al. European Consensus Guidelines on the Management of Respiratory Distress Syndrome – 2019 Update. Neonatology 2019; 115(4):432- 50.
6. Garg S, Sinha S. Non-invasive ventilation in premature infants: Based on evidence or habit. J Clin Neonatol 2013; 2(4):155.
7. Viscusi CD, Pacheco GS. Pediatric Emergency Noninvasive Ventilation. Emerg Med Clin North Am 2018; 36(2):387- 400.
8. Goldsmith JP, Karotkin E, Keszler M, Suresh G, editors. Assisted Ventilation of the Neonate: An Evidence-Based Approach to Newborn Respiratory Care. 6. ed. Philadelphia: Elsevier, 2017. 500 p.
9. Gregory GA, Kitterman JA, Phibbs RH, Tooley WH, Hamilton WK. Treatment of the Idiopathic Respiratory-Distress Syndrome with Continuous Positive Airway Pressure. N Engl J Med 1971 Jun 17; 284(24):1333- 40.
10. Volsko TA, Barnhart S. Foundations in Neonatal and Pediatric Respiratory Care. 1. ed. Massachusetts: Jones & Barlett Learning, 2020. 619 p.
11. Blennow M, Bohlin K. Surfactant and Noninvasive Ventilation. Neonatology 2015 Jun 5; 107(4):330- 6.
12. Esquinas A. Noninvasive Mechanical Ventilation. 1. ed. Berlin: Springer, 2010. 402 p.
13. Morley SL. Non-invasive ventilation in paediatric critical care. Paediatr Respir Rev 2016 Sep; 20:24- 31.
14. Aparna C, Deorari A. Non Invasive Ventilation in Newborns. J Neonatol 2013; 27(1):36- 8.
15. Johnston C. Ventilação Não Invasiva. 1. ed. Rio de Janeiro: Editora Atheneu, 2018. 296 p.
16. Alessi S. Evidence Regarding the Use of Bubble Continuous Positive Airway Pressure in the Extremely Low Birth-Weight Infant. Adv Neonatal Care 2018 Jun; 18(3):199- 207.
17. Brill AK. How to avoid interface problems in acute noninvasive ventilation. Breathe 2014; 10(3):231- 42.
18. do Nascimento RM, Ferreira ALC, Coutinho ACFP, Veríssimo RCSS. The frequency of nasal injury in newborns due to the use of continuous positive airway pressure with prongs. Rev Lat Am Enfermagem 2009; 17(4):489- 94.
19. Ribeiro D de FC, Barros FS, Fernandes BL, Nakato AM, Nohama P. Incidence and Severity of Nasal Injuries in Preterm Infants Associated to Non-Invasive Ventilation Using Short Binasal Prong. Glob Pediatr Heal 2021 Jan 13; 8:1- 8.
20. Krzyzewski JJ, Rogers KK, Ritchey AM, Farmer CR, Harman AS, Machry JS. Reducing Device-Related Pressure Injuries Associated w ith Noninvasive Ventilation in the Neonatal Intensive Care Unit. Respir Care 2022; 67(1):24- 33.
21. Guay JM, Carvi D, Raines DA, Luce WA. Care of the Neonate on Nasal Continuous Positive Airway Pressure: A Bedside Guide. Neonatal Netw 2018 Jan 1; 37(1):24- 32.
22. Moraes JT, Borges EL, Lisboa CR, Cordeiro DCO, Rosa EG, Rocha NA. Conceito e classificação de lesão por pressão: atualização do National Pressure Ulcer Advisory Panel. Rev Enferm do Centro-Oeste Min 2016; 6(2):2292- 306.
23. Boyar V. Pressure Injuries of the Nose and Columella in Preterm Neonates Receiving Noninvasive Ventilation via a Specialized Nasal Cannula: A Retrospective Comparison Cohort Study. J Wound, Ostomy Cont Nurs 2020; 47(2):111- 6.
24. Jayaratne YSN, Zwahlen RA, Htun SY, Buïow KW. Columella pressure necrosis: A method of surgical reconstruction and its long-term outcome. BMJ Case Rep 2014; 3–6.
25. Alsop EA, Cookie J, Gupta S, Sinha SK. Nasal trauma in preterm infants receiving nasal continuous positive airway pressure. Arch Dis Child 2008; 93(Supplement 2):23.

26. Khan J, Sundaram V, Murki S, Bhatti A, Saini SS, Kumar P. Nasal injury and comfort with jet versus bubble continuous positive airway pressure delivery systems in preterm infants with respiratory distress. Eur J Pediatr 2017; 176(12):1629- 35.

27. Bashir T, Murki S, Kiran S, Reddy VK, Oleti TP. "Nasal mask" in comparison with "nasal prongs" or "rotation of nasal mask with nasal prongs" reduce the incidence of nasal injury in preterm neonates supported on nasal continuous positive airway pressure (nCPAP): A randomized controlled trial. PLoS One 2019; 14(1):1- 11.

28. Johnston C. Ventilação Não Invasiva. 1 ed. Rio de Janeiro: Atheneu, 2018. 296 p.

29. Calderini E, Chidini G, Pelosi P. What are the current indications for noninvasive ventilation in children? Curr Opin Anaesthesiol 2010; 23(3):368- 74.

30. Fedor KL. Noninvasive respiratory support in infants and children. Respir Care 2017; 62(6):699- 717.

31. Resende CB RS. Ventilação não invasiva: ventilação com pressão positiva intermitente nasal versus pressão positiva contínua nasal. In: Associação Brasileira de Fisioterapia Cardiorrespiratória e Fisioterapia em Terapia Intensiva; Martins JA, Nicolau CM, Andrade LB, organizadores PROFISIO Programa de Atualização em Fisioterapia Pediátrica e Neonatal: Cardiorrespiratória e Terapia Intensi. 2015. p. 129–45.

32. Egesa WI, Waibi WM. Review Article Bubble Nasal Continuous Positive Airway Pressure (bNCPAP): An Effective Low-Cost Intervention for Resource-Constrained Settings. 2020;

33. Marcela Raquel de Oliveira Lima, Ana Lúcia de Gusmão Freire, Lívia Barboza de Andrade, Leopoldino Gomes Santos. Comparação dos níveis de pressão positiva contínua nas vias aéreas através de dois sistemas. J Pediatr (Rio J). 2004;80(5):401–6.

34. Mortamet G, Amaddeo A, Essouri S, Renolleau S, Emeriaud G, Fauroux B. Interfaces for noninvasive ventilation in the acute setting in children. Paediatr Respir Rev. 2017;23:84–8.

35. FUNDAÇÃO OSWALDO CRUZ. Instituto Nacional de Saúde da Mulher, da Criança e do Adolescente Fernandes Figueira. Portal de Boas Práticas em Saúde da Mulher, da Criança e do Adolescente. Postagens: Pressão positiva contínua das vias aéreas. Rio de Janeiro; 2017.

36. Drescher GS, Rrt MA, Rrt CWH. Comparison of Interfaces for the Delivery of Noninvasive Respiratory Support to Low Birthweight Infants. 2018;1197–206.

37. Hochwald O, Riskin A, Borenstein-Levin L, Shoris I, Dinur GP, Said W, Jubran H, Littner Y, Haddad J, Mor M, Timstut F, Bader D KA. Cannula With Long and Narrow Tubing vs Short Binasal Prongs for Noninvasive Ventilation in Preterm Infants: Noninferiority Randomized Clinical Trial. JAMA Pediatr. 2021;175(1):36–43.

38. Prata Barbosa A, Lucia Jornada Krebs V, Perez de Figueiredo M. Non-Invasive Mechanical Ventilation in Neonatology. Curr Respir Med Rev. 2011;8(1):3–11.

39. Permall DL, Pasha AB, Chen XQ. Current insights in non-invasive ventilation for the treatment of neonatal respiratory disease. Ital J Pediatr. 2019;45(1):1–7.

40. Lemyre B, Davis PG, De Paoli AG, Kirpalani H. Nasal intermittent positive pressure ventilation (NIPPV) versus nasal continuous positive airway pressure (NCPAP) for preterm neonates after extubation. Cochrane Database Syst Rev. 2017 Feb 1;2017(2).

41. Cíntia R:, Participantes J, Johnston C, Barbosa AP, Horigoshi NK, Zanetti NM, et al. CONSENSO VENTILAÇÃO PULMONAR MECÂNICA EM PEDIATRIA/NEONATAL TEMA: VENTILAÇÃO NÃO INVASIVA COM PRESSÃO POSITIVA-VNIPP Coordenação: Werther Brunow de Carvalho.

42. Youngquist TM, Richardson CP, DiBlasi RM. Effects of condensate in the exhalation limb of neonatal circuits on airway pressure during bubble CPAP. Respir Care. 2013;58(11):1840–6.

43. Yagui ACZ, Vale LAPA, Haddad LB, Prado C, Rossi FDS, Deutsch ADA, et al. Bubble CPAP versus CPAP with variable flow in newborns with respiratory distress: a randomized controlled trial. J Pediatr (Rio J). 2011 Nov;87(6):499–504.

44. Ullrich TL, Czernik C, Bührer C, Schmalisch G, Fischer HS. Nasal high-frequency oscillatory ventilation impairs heated humidification: A neonatal bench study. Pediatr Pulmonol. 2017 Nov 1;52(11):1455–60.

45. De Luca D, Dell'orto V, Sud P, Béclère H" A. Non-invasive high-frequency oscillatory ventilation in neonates: review of physiology, biology and clinical data.

46. Lemyre B, Davis PG, De Paoli AG. Nasal intermittent positive pressure ventilation (NIPPV) versus nasal continuous positive airway pressure (NCPAP) for apnea of prematurity. Cochrane Database Syst Rev. 2002 Jan 21;(1).

47. Lemyre B, Laughon M, Bose C, Davis PG. Early nasal intermittent positive pressure ventilation (NIPPV) versus early nasal continuous positive airway pressure (NCPAP) for preterm infants. Cochrane Database Syst Rev. 2016;2016(12).

48. Kirpalani H, Millar D, Lemyre B, Yoder BA, Chiu A, Roberts RS. A Trial Comparing Noninvasive Ventilation Strategies in Preterm Infants. N Engl J Med. 2013;369(7):611–20.

49. Oncel MY, Arayici S, Uras N, Alyamac-Dizdar E, Sari FN, Karahan S, et al. Nasal continuous positive airway pressure versus nasal intermittent positive-pressure ventilation within the minimally invasive surfactant therapy approach in preterm infants: a randomised controlled trial. Arch Dis Child Fetal Neonatal Ed. 2016 Jul 1;101(4):F323–8.

50. Salvo V, Lista G, Lupo E, Ricotti A, Zimmermann LJI, Gavilanes AWD, et al. Noninvasive ventilation strategies for early treatment of RDS in preterm infants: An RCT. Pediatrics. 2015;135(3):444–51.

51. Victor S, Roberts SA, Mitchell S, Aziz H, Lavender T. Biphasic Positive Airway Pressure or Continuous Positive Airway Pressure: A Randomized Trial. Pediatrics. 2016 Aug 1;138(2).

52. Zhu XW, Zhao JN, Tang SF, Yan J, Shi Y. Noninvasive high-frequency oscillatory ventilation versus nasal continuous positive airway pressure in preterm infants with moderate-severe respiratory distress syndrome: A preliminary report. Pediatr Pulmonol. 2017 Aug 1;52(8):1038–42.

53. Shetty S, Evans K, Cornuaud P, Kulkarni A, Duffy D, Greenough A. Neurally Adjusted Ventilatory Assist in Very Prematurely Born Infants with Evolving/Established Bronchopulmonary Dysplasia. 2021;

54. Lefevere J, Van Delft B, Vervoort M, Cools W, Cools F. Non-invasive neurally adjusted ventilatory assist in preterm infants with RDS: effect of changing NAVA levels. Eur J Pediatr. 2021 Sep 17;1:1–7.

55. Iranpour R, Armanian AM, Abedi AR, Farajzadegan Z. Nasal high-frequency oscillatory ventilation (nHFOV) versus nasal continuous positive airway pressure (NCPAP) as an initial therapy for respiratory distress syndrome (RDS) in preterm and near-term infants. BMJ Paediatr Open. 2019;3:443.

56. Kinshella MLW, Walker CR, Hiwa T, Vidler M, Nyondo-Mipando AL, Dube Q, et al. Barriers and facilitators to implementing bubble CPAP to improve neonatal health in sub-Saharan Africa: a systematic review. Public Health Rev. 2020;41:6.

57. Newnam KM, McGrath JM, Salyer J, Estes T, Jallo N, Bass WT. A comparative effectiveness study of continuous positive airway pressure-related skin breakdown when using different nasal interfaces in the extremely low birth weight neonate. Appl Nurs Res. 2015 Feb;28(1):36–41.

58. Wright CJ, Sherlock L, Sahni R, Polin RA. Preventing CPAP failure: Evidence-Based and physiologically sound practices from delivery room to the NICU. Clin Perinatol. 2018;176(1):139–48.

59. Gharehbaghi MM, Hosseini MB, Eivazi G, Yasrebinia S. Comparing the efficacy of nasal continuous positive airway pressure and nasal intermittent positive pressure ventilation in early management of respiratory distress syndrome in preterm infants. Oman Med J. 2019;34(2):99–104.

Capítulo 8 • Ventilação Não Invasiva

60. Govindaswami B, Nudelman M, Narasimhan SR, Huang A, Misra S, Urquidez G, et al. Eliminating risk of intubation in very preterm infants with noninvasive cardiorespiratory support in the delivery room and neonatal intensive care unit. Biomed Res Int. 2019;2019.

61. Dewez JE, van den Broek N. Continuous positive airway pressure (CPAP) to treat respiratory distress in newborns in low- and middle-income countries. Trop Doct. 2017 Jan 10;47(1):19–22.

62. Amadi HO, Okonkwo IR, Abioye IO, Abubakar AL, Olateju EK, Adesina CT, et al. A new low-cost commercial bubble CPAP (bCPAP) machine compared with a traditional bCPAP device in Nigeria. Paediatr Int Child Health. 2019 Jul 3;39(3):184–92.

63. Sahni R, Schiaratura M, Polin RA. Strategies for the prevention of continuous positive airway pressure failure. Semin Fetal Neonatal Med. 2016;21(3):196–203.

64. Backes CH, Cooper JN, Notestine JL, Alfred CM, Ball MK, Rivera BK, et al. A trial comparing continuous positive airway pressure (CPAP) devices in preterm infants. J Perinatol. 2020 Aug 20;40(8):1193–201.

65. Dani C. Nasal Continuous Positive Airway Pressure and High-Flow Nasal Cannula Today. Clin Perinatol. 2021 Dec 1;48(4):711–24.

66. McPherson C, Miller SP, El-Dib M, Massaro AN, Inder TE. The influence of pain, agitation, and their management on the immature brain. Pediatr Res. 2020;88(2):168–75.

67. Rocha G, Soares P, Gonçalves A, Silva AI, Almeida D, Figueiredo S, et al. Respiratory Care for the Ventilated Neonate. Can Respir J. 2018;2018.

68. Kaniewska U, Gulczyᨦ ska E. The influence of the technique of surfactant administration (LISA vs INSURE) on the outcomes of respiratory distress syndrome treatment in preterm infants. Dev period Med. 2019;23(3):163–71.

69. Dekker J, Lopriore E, Van Zanten HA, Tan RNGB, Hooper SB, Pas ABT. Sedation during minimal invasive surfactant therapy: A randomised controlled trial. Arch Dis Child Fetal Neonatal Ed. 2019;104(4):F378–83.

70. Buyuktiryaki M, Alarcon-Martinez T, Simsek GK, Canpolat FE, Tayman C, Oguz SS, et al. Five-year single center experience on surfactant treatment in preterm infants with respiratory distress syndrome: LISA vs INSURE. Early Hum Dev. 2019;135(March):32–6.

71. Halim A, Shirazi H, Riaz S, Gul SS, Ali W. Less Invasive Surfactant Administration in Preterm Infants with Respiratory Distress Syndrome. J Coll Physicians Surg Pak. 2019 Mar;29(3):226–330.

72. Abdel-Hady H, Shouman B, Nasef N. Weaning preterm infants from continuous positive airway pressure: evidence for best practice. World J Pediatr. 2015;11(3):212–8.

73. Brenda van Delft, Ginderdeuren F Van, Lefevere J, Delft C van, Cools F. Weaning strategies for the withdrawal of non- invasive respiratory support applying continuous positive airway pressure in preterm infants: a systematic review and meta- analysis. BMJ Paediatr Open 2020; 4(e000858).

SISTEMA CARDIORRESPIRATÓRIO NEONATAL

SEÇÃO

III

Desenvolvimento e Avaliação Fisioterapêutica do Sistema Cardiorrespiratório

CAPÍTULO 9

Paulo André Freire Magalhães

Fabianne Maisa de Novaes Assis Dantas

INTRODUÇÃO

O sistema respiratório (SR) passa por grandes transformações estruturais e funcionais, principalmente nos primeiros anos de vida.[1] Os recém-nascidos pré-termo (RNPT) costumam apresentar alterações das estruturas e função dos sistemas respiratório e sensório-motor.[2] Essas alterações podem estar relacionadas com idade gestacional (IG), imaturidade do sistema nervoso, prejuízos na função muscular (respiratória e periférica), ganho de peso e desenvolvimento incompleto do sistema cardiorrespiratório. Desse modo, a prematuridade é causa frequente de internação em Unidade de Terapia Intensiva Neonatal (UTIN).

O diagnóstico fisioterapêutico se dá a partir de uma avaliação clínico-funcional individualizada, de maneira sistemática, e consiste na interpretação de anamnese, exame físico, achados laboratoriais e demais variáveis adquiridas por equipamentos específicos da fisioterapia e/ou compartilhados pela equipe multiprofissional.

Este capítulo apresenta os estágios de desenvolvimento do sistema respiratório e os elementos básicos para avaliação fisioterapêutica do recém-nascido (RN) com foco na avaliação do sistema cardiorrespiratório.

A avaliação do RN inicia com uma revisão completa dos registros de cuidados de saúde e prossegue por meio dos métodos menos invasivos de coleta de informações comportamentais, de desenvolvimento, fisiológicas e musculoesqueléticas necessárias para implementação de um plano de tratamento fisioterapêutico. À medida que o RN amadurece e pode tolerar melhor o manuseio, os métodos de avaliação incluem testes padronizados mais longos, com as propriedades psicométricas necessárias para consolidar o diagnóstico e o planejamento do tratamento fisioterapêutico.

DESENVOLVIMENTO DO SISTEMA RESPIRATÓRIO

O nascimento prematuro é uma preocupação de saúde pública global. Aproximadamente 10% de todos os nascimentos são classificados como prematuros.[1] Crianças nascidas prematuras (antes de completadas 37 semanas de gestação) correm risco maior de apresentar problemas motores, cognitivos, cardiorrespiratórios e comportamentais em comparação com as nascidas a termo.[2,3] Embora os avanços na biotecnologia tenham conduzido ao aumento das taxa de sobrevivência, a redução da taxa de incidência de morbidades tem sido um grande desafio. O conhecimento fisiológico das etapas de desenvolvimento do sistema respiratório neonatal, desde o período embrionário, torna-se necessário para compreensão clínica do bebê.

Os pulmões do feto começam a se desenvolver em torno de 22 a 25 dias após a concepção, com a formação do broto pulmonar a partir do intestino anterior do embrião, seguido por ramificações sucessivas da árvore brônquica.[4] O desenvolvimento pulmonar é dividido em cinco períodos (embrionário, pseudoglandular, canalicular, sacular e alveolar), os quais serão discutidos a seguir.[4,5]

Período 1 – Embrionário (3 a 7 semanas de gestação)

O primeiro período de desenvolvimento pulmonar, ou estágio embrionário, inicia durante a quarta semana de vida fetal (Figura 9.1). Há um pequeno abaulamento do intestino anterior na faringe. Esse broto pulmonar se alonga e forma a traqueia, a laringe e os brônquios iniciais. Por volta da quinta semana, o brônquio principal desenvolve três brotos brônquicos à direita e dois brônquios à esquerda que se desenvolvem nos lobos dos pulmões.[5]

O epitélio laríngeo multiplica-se rapidamente durante esse período, ocluindo o lúmen laríngeo. À medida que se desenvolvem, as dobras traqueoesofágicas dividem o intestino anterior em traqueia ventral e esôfago dorsal. Se houver separação incompleta dessas duas áreas, ocorrerá uma fístula traqueoesofágica. Além disso, a agenesia pulmonar ocorrerá caso a ramificação dos brônquios seja interrompida durante esse estágio.[5]

Período 2 – Pseudoglandular (6 a 16 semanas de gestação)

Outra ramificação dos brônquios ocorre durante o segundo período de desenvolvimento pulmonar, denominado pseudoglandular (Figura 9.1). O canal pleuroperitoneal fecha-se na sétima semana de vida fetal, separando o tórax da cavidade abdominal (o que evita a hérnia diafragmática congênita).[5]

Em torno da décima semana de vida fetal ocorre uma recanalização que abre a laringe, formando as cordas vocais. Se a recanalização não acontecer nesse momento, a luz da laringe poderá permanecer bloqueada, causando atresia traqueal. Durante essa fase há desenvolvimento significativo dos brônquios, até que as divisões brônquicas sejam concluídas, por volta de 16 semanas de gestação.[4] Nesse momento ainda não há a possibilidade de troca gasosa.[5]

Período 3 – Canalicular (16 a 28 semanas de gestação)

Durante o estágio canalicular, os bronquíolos terminais dão origem aos bronquíolos respiratórios, que então desenvolvem vários túbulos, chamados ductos alveolares, levando aos futuros alvéolos primitivos (Figura 9.2). À medida que os bronquíolos continuam a crescer e ramificar-se, o sistema vascular também se desenvolve.[5]

Os vasos sanguíneos e os bronquíolos se desenvolvem ao mesmo tempo, mas, inicialmente, os vasos sanguíneos estão relativamente distantes dos ductos respiratórios ou alveolares. A respiração com troca gasosa é possível no final do período canalicular porque alguns desses ductos alveolares desenvolveram sáculos terminais e o tecido pulmonar está bem vascularizado nesse ponto, com uma rede de vasos sanguíneos chegando muito mais perto dos sáculos terminais ou alvéolos primitivos (Figura 9.2).[4]

Nascimentos prematuros que ocorrem durante o período canalicular tardio dão à luz bebês com estrutura

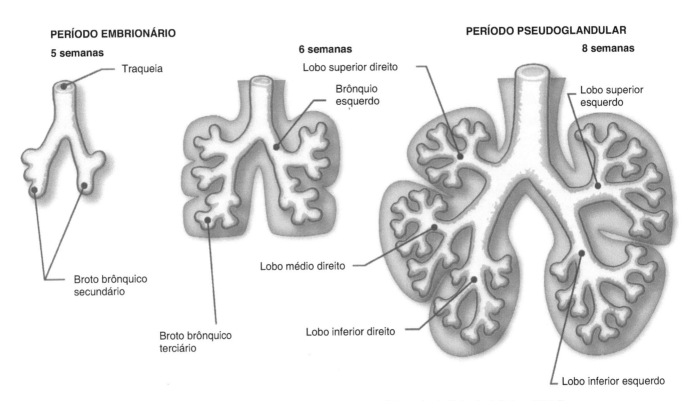

Figura 9.1 Períodos embrionário e pseudoglandular. (Adaptada de Rubarth & Quinn, 2015.[5])

imatura das vias aéreas, bem como deficiência de surfactante e pneumócitos do tipo II que estão apenas começando a se desenvolver. Ao final do período canalicular, todas as 23 vias aéreas condutoras estão presentes.[4,5]

Período 4 – Sacular (24 a 38 semanas de gestação)

Durante o período sacular, os ductos alveolares estão produzindo alvéolos primitivos, chamados sáculos terminais. Essas estruturas saculares são ainda imaturas, mas podem promover trocas gasosas limitadas por meio das células alveolares do tipo I, que são planas e finas, para mover o oxigênio e o dióxido de carbono através da interface capilar-ar (Figura 9.2). Muitos dos pneumócitos cuboidais do tipo II continuam produzindo surfactante ao longo desse período.[5]

Período 5 – Alveolar (36 semanas a 3 anos de idade)

No quinto período, denominado estágio alveolar, os verdadeiros alvéolos são formados. Os alvéolos amadurecem, crescem e criam septos, formando alvéolos secundários. Esse estágio continua após o nascimento, por volta dos primeiros 3 a 5 anos de vida.[4] Muitos bebês com displasia broncopulmonar (DBP) apresentam ausência de septação secundária durante esse período, quando o número de alvéolos aumenta significativamente.[5]

Após o nascimento, a "alveolarização" aumenta o número de alvéolos de algo entre 0 e 50 milhões no nascimento para mais de 300 milhões em adultos.[4] Portanto, a maturação e a septação desses alvéolos em alvéolos secundários são necessárias para que os bebês que nasceram prematuramente se recuperem da síndrome do desconforto respiratório (SDR) e para o desenvolvimento menos grave de DBP.[5]

AVALIAÇÃO FISIOTERAPÊUTICA DO SISTEMA CARDIORRESPIRATÓRIO

As primeiras 24 horas de vida correspondem ao período em que se espera que o neonato apresente boa adaptação ao ambiente extrauterino. Portanto, deverá ser capaz de manter adequado padrão respiratório e circulatório, funcionamento gastrointestinal, capacidade de nutrição e termorregulação.[6] O período neonatal, que compreende os primeiros 27 dias pós-parto, é considerado uma fase de vulnerabilidade para a saúde infantil em razão dos riscos biológicos, ambientais, sociais e culturais.[7] Por isso, é fundamental conhecer como o sistema cardiorrespiratório se adapta à transição do ambiente intrauterino para o ambiente externo, o cenário em que o bebê está inserido e as condições socioculturais, a fim de identificar possíveis desvios dos parâmetros obtidos, bem como barreiras e facilitadores para adesão ao tratamento.

A avaliação fisioterapêutica do neonato, além de exigir entendimento detalhado das particularidades anatomofisiológicas do RN e conhecimento da terminologia utilizada em neonatologia, deve ter como foco o contexto da prática fisioterapêutica. A Organização Mundial da Saúde (OMS) alerta sobre a necessidade de qualificação profissional na assistência perinatal no pacto nacional de redução da mortalidade infantil no Brasil.[7] O fisioterapeuta faz parte da assistência multidisciplinar e precisa estar atualizado para promover uma assistência qualificada.

Ambiente de avaliação

O ambiente em que o exame físico é realizado pode afetar significativamente a confiabilidade dos resultados por interferir na avaliação do examinador e/ou no estado do RN. Um ambiente de exame ideal deve ser priorizado e mantido tanto quanto possível. Quando isso não é ra-

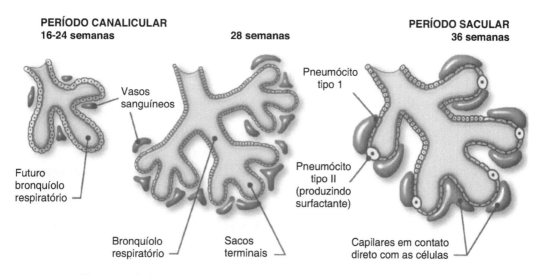

Figura 9.2 Períodos canalicular e sacular. (Adaptada de Rubarth & Quinn, 2015.[5])

zoavelmente viável, o examinador deve estar ciente das limitações produzidas por um ambiente subótimo e ajustar a abordagem do exame ou adiar partes selecionadas do exame para o momento em que o ambiente esteja apropriado. Considerações ambientais importantes incluem:

1. Iluminação.
2. Temperatura.
3. Ruídos.
4. Outras distrações (p. ex., altura/posição inadequada do leito, falta de equipamento adequado).
5. Estado fisiológico do RN (p. ex., fome, choro).

O RN costuma ser examinado em uma cama mais quente, na sala de parto, na incubadora ou em um berço no quarto da mãe. Uma cama aberta aquecida fornece o melhor acesso, possibilitando que o RN seja mantido aquecido enquanto completamente despido para o exame.

Anamnese

Em qualquer área de atenção em saúde, a anamnese é o ponto de partida para uma boa avaliação, consistindo na construção da história clínica a partir de registros dos eventos ocorridos desde o período gestacional até o momento da avaliação do bebê. Durante a anamnese, familiares e/ou cuidadores devem ser ouvidos calmamente em uma entrevista com escuta qualificada.[7-9]

Essa etapa consiste em uma entrevista inicial com os familiares com o objetivo de coletar dados sobre a história clínica pregressa e as condições atuais de saúde materno-infantil, com foco nas afecções respiratórias.[8] É importante que o fisioterapeuta também procure obter informações acerca dos períodos antenatal e intraparto, as quais poderão indicar situações de risco para deficiências e incapacidades do sistema cardiorrespiratório.

Informações adicionais podem ser encontradas no prontuário do paciente. Os demais membros da equipe multidisciplinar também devem ser consultados para completar a anamnese. O Quadro 9.1 lista os itens que compõem a anamnese do neonato.

Avaliação física

As técnicas de exame físico do RN incluem observação dos sinais vitais, inspeção, palpação e ausculta.[8-14] A percussão tem uso relativamente limitado nessa população.

Sinais vitais

Os dados sobre sinais vitais fornecidos pela enfermagem (temperatura corporal, frequência cardíaca e frequência respiratória) podem ser revisados, mas o fisioterapeuta também deve observar as frequências cardíaca e respiratória no momento do exame. Na UTIN, os sinais vitais precisam ser constantemente vigiados.

A pressão arterial não é medida rotineiramente em RN saudáveis, mas deve ser verificada em todas as quatro extremidades, caso a história ou o exame sugira qualquer suspeita de alteração vascular. Em virtude da falha do mecanismo de autorregulação nos bebês prematuros, a pressão arterial sistólica deve ser sempre monitorada, pois sua oscilação é diretamente proporcional à pressão do fluxo sanguíneo cerebral e está associada ao desenvolvimento da hemorragia peri/intraventricular.[8,10,11] O Quadro 9.2 apresenta os valores de normalidade dos sinais vitais para a população neonatal.[13,14]

Exame físico

O exame físico deverá ser realizado após a anamnese e é composto de quatro etapas: (1) inspeção (estática e dinâmica); (2) palpação; (3) percussão; e (4) ausculta.[8,10,12] O neonato deve estar sem roupas, o toque deve ser gentil, a condução do exame deve favorecer a termorregulação e a avaliação deve ser comparativa entre os dois hemitórax.

Inspeção estática

A inspeção estática consiste na avaliação visual da parede torácica do bebê para observação das seguintes características:

Condições da pele: simetria de pregas e dobras cutâneas; alterações de cor (icterícia, equimoses, cianose); grau de hidratação; trofismo, edemas ou deformidades; presença de cicatrizes (toracotomia, esternotomia); presença de drenos, cateteres ou tubos. A cianose é reconhecida por coloração azul-arroxeada da pele, leitos ungueais ou mucosas e decorre do aumento da desoxiemoglobina > 5g/dL.[15] A Figura 9.3 apresenta sítios de localização de cianose e sua classificação.

Configuração da caixa torácica e da coluna vertebral: formato, presença de retrações musculares, integridade óssea, articular e postural. A orientação das costelas pode ser um indicativo de obstrução (horizontalização dos arcos costais com aumento do diâmetro anteroposterior, comum na síndrome de aspiração do mecônio) e restrição (quando há aumento da obliquidade descendente nas últimas costelas).[16] Assimetrias torácicas podem ser identificadas em casos de pneumotórax, derrame pleural e malformações congênitas do coração, pulmão ou coluna vertebral.[8] Cabe lembrar que o tórax do RN é anatomicamente cilíndrico, não devendo ser confundido com a presença de obstrução.

Alterações musculares: a condição muscular e as alterações tróficas, retrações ou encurtamentos musculares devem ser investigados, comparando-se os hemitórax em busca de assimetrias.

Capítulo 9 • Desenvolvimento e Avaliação Fisioterapêutica do Sistema Cardiorrespiratório

Quadro 9.1 Ficha de anamnese comentada quadro digitado anexo

Data: ___/ ___ / _____ Identificação _____ Nome: _____ Data de nascimento: ___/ ___ / _____ Idade: Idade gestacional corrigida: _____ Sexo: ( ) Masculino ( ) Feminino Etnia: _____ Local de nascimento/procedência: _____ Genitores (nome e idade): 1. _____ 2. _____ Consanguinidade: _____ Endereço dos responsáveis: _____ Telefone: ( ). _____ Email: _____ Médico responsável: _____	Essa etapa objetiva coletar informações gerais de identificação do paciente. O conhecimento do perfil sociodemográfico possibilita o melhor planejamento das ações de saúde, desde as estratégias de prevenção até o acompanhamento do tratamento fisioterapêutico, colaborando para a melhor oferta de serviços e a mais adequada às realidades regionais.
História da afecção atual: Registrar o relato espontâneo e sem interferência, em ordem cronológica, dos principais fatos (desde os sinais e sintomas iniciais até o momento atual) que motivaram a procura pelo serviço de saúde.	Corresponde ao detalhamento da queixa principal e à descrição da evolução dos sintomas.
História pessoal e doenças pregressas: Peso ao nascimento: ___g. Classificação: ( ) EBP ( ) MBP ( )BP. Comprimento/estatura no nascimento: ___cm. Classificação: ( ) PIG ( ) AIG ( ) GIG. Idade gestacional no nascimento: ___semanas. Classificação: ( ) RNPT ( ) RNT ( ) RN pós-termo. Classificação da prematuridade: ( ) PE ( )MP ( )PM Doenças prévias: ( ) não ( ) sim _____ Desenvolvimento (marcos motores/sensoriais): _____	Etapa destinada a coletar informações sobre o histórico de saúde; desenvolvimento e tratamentos prévios que mostrem associação direta ou indireta de causa e efeito com a afecção atual. A visão da família acerca da SIFE (sentimentos, ideias, funcionamento e expectativas) deve ser integrada.
Antecedentes familiares: Histórico de doenças e óbitos que tenham afetado os parentes por consanguinidade. ( ) não ( ) sim: _____ Pessoas do convívio do neonato apresentam doenças prévias com características semelhantes: ( ) não ( ) sim: _____	Investiga aspectos de saúde dos pais, familiares e cuidadores. Algumas afecções de caráter genético ou infectocontagioso podem estar associadas ao estado de saúde dos familiares, incluindo os cuidadores.
Antecedentes nutricionais: Aleitamento materno ( ) não ( )sim, exclusivo ( ) sim+suplemento: _____ Duração do aleitamento materno: _____ Motivo da interrupção: _____ Introdução de outros alimentos ( ) não ( ) sim, idade: _____ Intolerâncias/alergias ( ) não ( ) sim: _____ Desnutrição ou hipodesenvolvimento ( ) não ( ) sim _____	A introdução, duração e motivo de interrupção do aleitamento materno devem ser registrados. Aspectos nutricionais podem estar relacionados com o *status* respiratório dos neonatos e a escolha do tratamento. É indispensável o diálogo com o nutricionista para adequação dietética às suas condições e necessidades atuais.
Condições socioeconômicas, ambientais e culturais: Nível de escolaridade do(a)s responsável (eis): Renda familiar: _____ Religião ( ) não ( ) sim: _____ Presença de animais ( ) não ( ) sim: _____ Convívio com fumante ( ) não ( ) sim: _____ Rotina de higiene: ___Horas de sono diárias: _____ Condições habitacionais (ventilação, limpeza, iluminação saneamento básico da residência): _____	Corresponde ao detalhamento dos determinantes sociais de saúde em que o menor está inserido. Esses determinantes podem influenciar indiretamente as doenças respiratórias da infância.
Antecedentes maternos	Esta etapa investiga as condições de saúde desde o processo de gestação e pode ser dividida em antecedentes pré-natais, natais e neonatais.
Antecedentes pré-natais: Gestação ( ) planejada ( ) não planejada Gestação única ( ) não ( ) sim _____ Acompanhamento médico regular ( ) não ( ) sim _____ Ganho de peso, uso de vitaminas e medicamentos: _____ Complicações na gestação ( ) não ( ) sim _____ **Antecedentes natais:** Bolsa rota: ( ) não ( ) sim. Tempo: _____ Via de parto ( )cesárea ( ) fórceps ( ) normal ( ) tempo de período expulsivo: _____ Complicações no parto ( ) não ( ) sim _____ Apgar: em 1 min. em 5 min. em 10 min _____ **Antecedentes neonatais:** Desconforto respiratório ( ) não ( ) sim: _____ Cianose ( ) não ( ) sim: _____ Suporte ventilatório ( ) não ( ) sim. Tempo: _____ Oxigenoterapia ( ) não ( ) sim. Tempo: _____ Icterícia ( ) não ( ) sim _____	A história materna e a evolução do parto e do RN são fundamentais para identificar os fatores de risco que podem contribuir para adoecimento e/ou risco posterior à saúde do bebê. A saúde materna afeta diretamente relacionada com o bem-estar fetal e neonatal.

EBP: extremo baixo peso (< 1.000g); MBP: muito baixo peso (1.000 a 1.500g); BP: baixo peso (> 1.500 e ≤ 2.500g); PIG: pequeno para a idade gestacional (percentil < 10); AIG: adequado para a idade gestacional (percentil de 10 a 90); GIG: gigante para a idade gestacional (percentil > 90); RNPT: recém-nascido pré-termo (< 37 semanas); RNT: recém-nascido a termo (37 a 42 semanas); RN pós-termo: recém-nascido > 42 semanas. PE: prematuro extremo (< 28 semanas); MP: muito prematuro (28 a 31 semanas); PM: prematuro moderado (32 a 36 semanas).

Quadro 9.2 Valores de normalidade dos sinais vitais em neonatos com menos de 6 meses de idade

Temperatura (°C)	36 a 37	
	p50	p95
Pressão arterial sistólica (mmHg)	70	110
Pressão arterial diastólica (mmHg)	45	60
	RN pré-termo	RN a termo
Frequência cardíaca (bpm)	120 a 140	100 a 140
Frequência respiratória (irpm)	40 a 60	30 a 40

Fonte: Sivan & Pizarro (2014); Stape et al. (2010).[13,14]

Abdome: o abdome do neonato é naturalmente mais protuberante e arredondado que o tórax, mas anormalidades abdominais, como hepatoesplenomegalia, ascites ou distensões gástricas, podem restringir a expansibilidade torácica, reduzir os volumes e capacidades pulmonares e aumentar o trabalho muscular respiratório.

Posicionamento e postura: também devem ser observados e identificados desvios posturais, sinais de hipotonia e hipertonia e, se necessário, convém realizar as correções para melhor adequação postural e segurança do neonato, favorecendo a biomecânica toracoabdominal.

Inspeção dinâmica

A inspeção dinâmica consiste na avaliação dos movimentos torácicos associados à função respiratória. São componentes da inspeção dinâmica:

Padrão respiratório: para avaliação do padrão respiratório, observa-se a movimentação do tórax e do abdome para identificar as regiões onde os movimentos são mais amplos e existem padrões respiratórios anormais. O movimento toracoabdominal normal é constituído pela expansão e retração do tórax e do abdome durante a inspiração e a expiração, respectivamente e de maneira sincrônica. Embora se movam em unidade, esses dois compartimentos apresentam independência de movimento. Várias manifestações clínicas podem ocasionar alterações nessa movimentação, determinando os seguintes tipos de respiração:[17,18]

- **Costal ou torácica:** movimentação predominante da porção superior do tórax.[17,18]
- **Abdominal:** movimentação predominante da metade inferior do tórax e do abdome superior, observada em RN devido às características fisiológicas (aumento da complacência pulmonar, imaturidade da musculatura abdominal e estabilizadora da caixa torácica) e anatômicas (horizontalização das costelas e do diafragma com redução da zona de aposição diafragmática), que criam desvantagem para a mecânica respiratória e prejudicam a ventilação.[17,18]
- **Paradoxal:** caracterizada por retração abdominal e expansão do tórax na inspiração. Encontrada na insuficiência respiratória aguda, associada à fadiga da musculatura respiratória, e paralisia diafragmática.[17-19] Está presente também durante o sono REM (*rapid eye movements*), quando existe inibição central de todos os músculos posturais do corpo, incluindo os intercostais inspiratórios, responsáveis pela manutenção da unidade da caixa torácica.[20] A inibição desses músculos leva o RN a apresentar distorção do gradil costal durante a inspiração e aumento do trabalho do diafragma, que

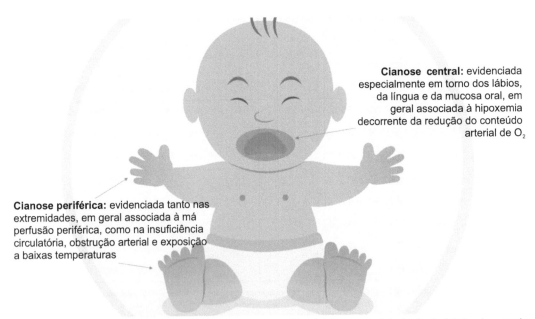

Figura 9.3 Classificação e localização da cianose. (Adaptada de https://blog.jaleko.com.br/tetralogia-de-fallot-a-doenca-da-cor-roxa/ .)

necessita contrair-se mais para manter a ventilação em níveis adequados.[19,20]

Amplitude e expansibilidade: a amplitude da respiração e a expansibilidade torácica refletem a magnitude do volume de ar mobilizado para os pulmões. Em relação à amplitude, a respiração pode ser classificada como profunda ou hiperpneica, presente em caso de aumento da demanda ventilatória (acidose metabólica, dor, estresse), ou superficial, que ocorre durante o sono, na hiperinsuflação pulmonar e em doenças restritivas.[19,20]

A expansibilidade torácica normal é bilateral e simétrica.[17-19] Para sua avaliação, recomenda-se observar as faces anterior e posterior do tórax, da região superior à inferior, bilateralmente, em busca de reduções e/ou assimetrias na expansibilidade. Doenças que atingem a parede torácica, sua musculatura, a pleura ou o pulmão podem produzir esses sinais.

Características da respiração: a respiração pode ser oral ou nasal. Lactentes de até 6 meses têm respiração predominantemente nasal, em razão do posicionamento elevado da epiglote, que direciona o ar para a nasofaringe, e do grande tamanho da língua em relação à cavidade bucal, dificultando a respiração oral.[8-10] A respiração oral pode sinalizar a presença de obstrução de vias aéreas superiores ou síndrome do respirador oral.[8]

Ritmo respiratório: o ritmo respiratório do neonato pode ser naturalmente irregular, com presença de pausas que variam de 5 a 15 segundos, devido à imaturidade do sistema nervoso central. Essa respiração periódica ocorre em cerca de 25% dos RN prematuros e em 2% a 6% dos bebês a termo, especialmente durante a fase do sono REM, e não é acompanhada de queda de saturação de oxigênio, cianose e bradicardia, sinais que caracterizam a apneia.[20] Outras irregularidades do ritmo respiratório podem indicar a presença de lesões neurológicas, doença cardíaca ou alterações metabólicas.[20] As mais frequentes e as principais condições associadas estão listadas no Quadro 9.3.

Sinais de desconforto respiratório: o desconforto respiratório representa a expressão clínica do aumento do trabalho respiratório como resposta compensatória aos prejuízos da ventilação e trocas gasosas[8-10] e pode ser identificado pelos seguintes sinais de esforço respiratório (Figura 9.4):

- **Taquipneia:** o aumento da frequência respiratória é decorrente da necessidade de manter o volume-minuto quando há redução do volume corrente.
- **BAN:** dilatação das narinas na inspiração que visa reduzir a resistência ao fluxo de ar mediante o aumento do calibre da via aérea.
- **Gemidos:** ruídos expiratórios causados pelo fechamento parcial da glote durante a expiração para manter a capacidade residual funcional e prevenir o colapso alveolar nas situações de perda de volume pulmonar.
- **Estridor laríngeo:** som rude gerado pela obstrução parcial da traqueia superior e/ou laringe, geralmente observado após a retirada de prótese traqueal em razão do surgimento de edema local.
- **Extensão cervical (*head bobbing*):** estratégia utilizada pela criança para diminuir a resistência das vias aéreas durante o desconforto respiratório.
- **Balanço de cabeça:** movimento da cabeça para cima e para baixo, a cada respiração, em razão da contração da musculatura acessória do pescoço.
- **Tiragens:** depressões torácicas resultantes das altas pressões negativas intratorácicas que podem ser geradas pelo esforço inspiratório. Podem ser intercostais (entre as costelas), supraclaviculares (acima das clavículas), subcostais (abaixo das últimas costelas inferiores) ou nas margens superior (supraesternal) e inferior do esterno

Quadro 9.3 Anormalidades do ritmo respiratório e condições clínicas associadas

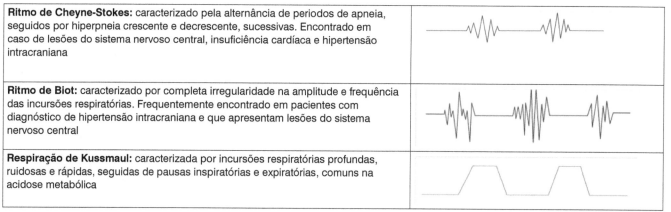

Ritmo de Cheyne-Stokes: caracterizado pela alternância de períodos de apneia, seguidos por hiperpneia crescente e decrescente, sucessivas. Encontrado em caso de lesões do sistema nervoso central, insuficiência cardíaca e hipertensão intracraniana	
Ritmo de Biot: caracterizado por completa irregularidade na amplitude e frequência das incursões respiratórias. Frequentemente encontrado em pacientes com diagnóstico de hipertensão intracraniana e que apresentam lesões do sistema nervoso central	
Respiração de Kussmaul: caracterizada por incursões respiratórias profundas, ruidosas e rápidas, seguidas de pausas inspiratórias e expiratórias, comuns na acidose metabólica	

Fonte: adaptado de Sarmento *et al.* (2011).[8]

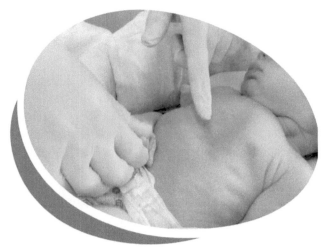

Figura 9.4. Recém-nascido apresentando distorção da caixa torácica. (Acervo dos autores.)

um método clínico que confere notas de 0 a 2 para cinco parâmetros avaliados: movimentos do tórax e abdome, retração costal inferior, retração xifóidea, BAN e gemido expiratório. Uma nota igual a 0 indica normalidade; uma soma inferior a 5 representa dificuldade respiratória leve e uma soma igual a 10 corresponde ao grau máximo de desconforto respiratório.[21]

Palpação torácica

A palpação torácica consiste no exame tátil da parede torácica e seus achados complementam as informações coletadas durante a inspeção.[8-10] Partes moles e estruturas ósseas são exploradas por meio de movimentos circulares com os dedos, verificando a presença de eventuais anomalias, como edema, enfisema subcutâneo, pontos de dor ou hipersensibilidade, abaulamentos, retrações, hipo ou hipertrofia, fraturas, adenomegalias, desvios de traqueia (percebida à palpação da região da fúrcula esternal nos casos de derrames pleurais volumosos, atelectasias ou pneumotórax hipertensivo), entre outras.[22]

A palpação torácica também pode ser utilizada para avaliação do frêmito toracovocal (vibrações geradas pelas cordas vocais durante a fala e transmitidas por meio das vias aéreas, dos pulmões e da caixa torácica) e da expansibilidade torácica (mediante observação do deslocamento das mãos, apoiadas simetricamente sobre cada hemitórax, durante a respiração).[8,22,23] O frêmito toracovocal estará mais perceptível em condições como condensações, neoplasias e derrame pleural e reduzido na presença de pneumotórax ou hiperinsuflação.[23]

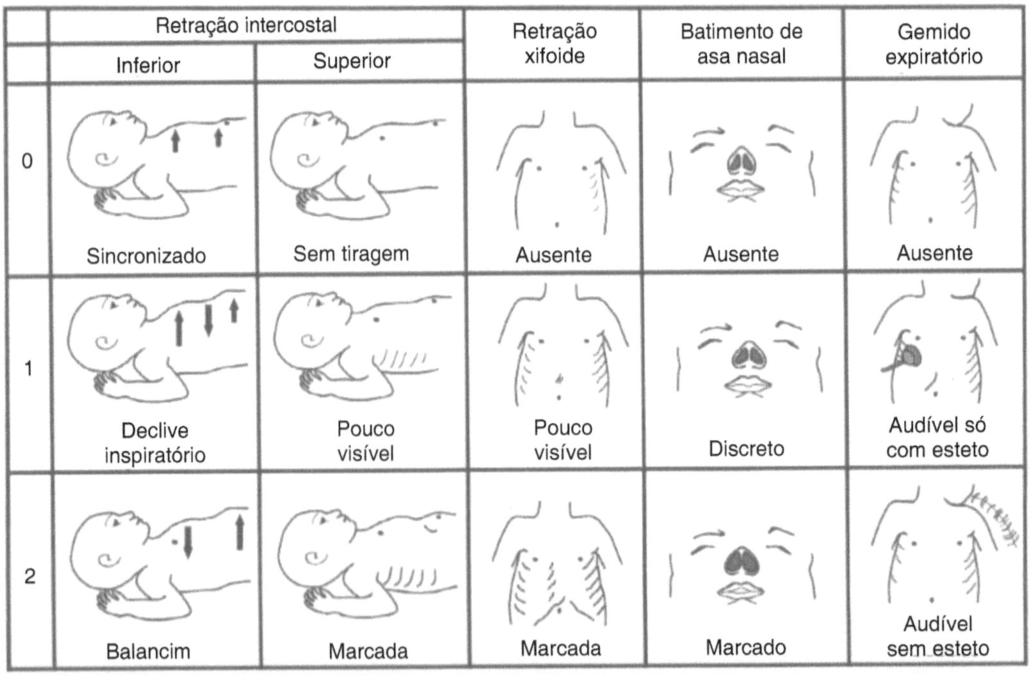

(xifoide). As tiragens aparecem quando os pulmões se apresentam com complacência baixa ou quando há obstrução de vias aéreas superiores ou alterações estruturais que exigem maior negativação da pressão pleural para expansão dos pulmões. Como a caixa torácica é muito complacente, o excesso de pressão negativa pode produzir retração do esterno ou de toda a porção anterior do tórax, com protrusão do abdome, ocasionando o balanço toracoabdominal ou padrão paradoxal.

O grau de desconforto respiratório e a gravidade do comprometimento pulmonar podem ser quantificados por meio do boletim de Silverman-Andersen (Figura 9.5),[21]

	Retração intercostal		Retração xifoide	Batimento de asa nasal	Gemido expiratório
	Inferior	Superior			
0	Sincronizado	Sem tiragem	Ausente	Ausente	Ausente
1	Declive inspiratório	Pouco visível	Pouco visível	Discreto	Audível só com esteto
2	Balancim	Marcada	Marcada	Marcado	Audível sem esteto

Figura 9.5 Boletim de Silverman-Andersen. (Reproduzida de: Almeida & Kopelman, 1994.[21])

Percussão torácica

A percussão produz vibrações na parede torácica que são transmitidas aos órgãos e tecidos subjacentes. Em condições normais, a percussão produz um som característico, conhecido como som claro pulmonar.[8] As alterações na percussão podem ser caracterizadas por:

- **Submacicez e macicez (diminuição ou desaparecimento da sonoridade):** apresenta-se em áreas de aumento da densidade pulmonar e redução da relação ar/tecido (derrames ou espessamentos pleurais, condensações pulmonares, infarto pulmonar e neoplasias).[8]
- **Som timpânico:** presente em áreas onde há diminuição na densidade pulmonar e aumento da relação ar/tecido, como nos casos de pneumotórax, hiperinsuflação ou grande cavidade intrapulmonar (p. ex., caverna tuberculosa).[8]

Ausculta pulmonar

A ausculta pulmonar é o componente do exame físico que torna possível identificar os sons produzidos pelo fluxo de ar no sistema respiratório e que podem ser percebidos na traqueia, nos pulmões ou na boca e diferenciados como normais (som pulmonar normal) ou anormais (ruídos adventícios), fornecendo informações sobre o estado do parênquima pulmonar e das vias aéreas. Além dos ruídos adventícios, a ausência ou redução do som pulmonar normal está associada a condições patológicas.[24-28]

Apesar de simples, a técnica pode ser de difícil realização em RN em virtude de frequência respiratória elevada, baixo volume corrente, choro, agitação, pouco tecido subcutâneo e pequeno tamanho do tórax. Esses fatores podem confundir o examinador quanto ao tipo de som, intensidade e segmento acometido. Desse modo, é importante que a ausculta seja realizada em ambiente silencioso e tranquilo, por meio de estetoscópios neonatais, explorando as regiões anterior, lateral e posterior do tórax de maneira simétrica, bilateral e comparativa, partindo da base para o ápice, em toda a extensão torácica, por, no mínimo, um ciclo respiratório completo em cada ponto avaliado. Recomenda-se iniciar pela base porque certos sons anormais que ocorrem apenas nos lobos inferiores podem, por exemplo, ser alterados pelo choro durante o exame.[12,24-28] No Quadro 9.4 estão listados os principais sons encontrados na ausculta torácica, sua localização e significância clínica.

Quadro 9.4 Principais sons encontrados à ausculta respiratória

Som	Características	Significado clínico
Som pulmonar normal	Som leve, de baixa intensidade (som de sussurro), localizado na periferia no pulmão, mais audível na inspiração que na expiração	Diminuído ou abolido em condições de redução no volume corrente (VC) por acometimento do parênquima pulmonar (condensação, atelectasia) ou da caixa torácica (derrame pleural, pneumotórax, cifoescoliose)
Roncos	Graves, de alta intensidade, semelhantes ao ronco durante o sono, localizados em áreas com muco ou líquido, percebidos na inspiração e expiração; mais intensos na expiração, modificam-se durante a tosse	Vibração da secreção ou líquido presente nas vias aéreas centrais durante a passagem do fluxo aéreo
Sibilos	Sons contínuos agudos, de característica "musical", de origem brônquica, percebidos principalmente ao final da expiração	Passagem do fluxo de ar através da via aérea estreitada por broncoespasmo, edema de mucosa, inflamação, tumores ou corpos estranhos. Os sibilos inspiratórios podem ser ocasionados por secreções brônquicas
Crepitações finas	Som descontínuo, de baixo tom, alta frequência e curta duração, "explosivo", não musical, semelhante ao som produzido pela movimentação do cabelo entre os dedos, também descrito como "crepitações em velcro". Não se modifica com a tosse, sendo percebido na inspiração e expiração e mais frequente na inspiração	Abertura e fechamento repentinos das vias aéreas, especialmente das vias aéreas distais e regiões dependentes do pulmão, por serem mais passíveis de colapso. Comuns nos pacientes com desordens respiratórias que reduzem o volume pulmonar (atelectasia, pneumonia, edema pulmonar e fibrose pulmonar)
Crepitações grossas	Som descontínuo, de alto tom, de baixa frequência, mais "grosseiro" e de maior duração que as crepitações finas	Relacionadas com presença de secreção e ruptura de pequenas superfícies líquidas formadas devido à tensão superficial
Estridor	Ruído de alta intensidade sonora, podendo ser audível sem o auxílio do estetoscópio, especialmente na inspiração. Pode ser inspiratório ou expiratório	Estreitamento da via aérea superior: em geral, o estridor inspiratório é consistente com estreitamento acima da glote, enquanto o estridor expiratório indica estreitamento da traqueia inferior. As causas mais comuns são laringomalácia, edema de glote, epiglotite e crupe
Atrito pleural	Ruído grave, semelhante a crepitações grosseiras, identificado em ambas as fases da respiração, mas que pode ser auscultado apenas durante a inspiração. Não é afetado pela tosse	Fricção entre as superfícies pleurais inflamadas. A intensidade da fricção pleural pode aumentar com inspiração profunda

Fonte: Reichert *et al.* (2008).[24]

Tosse e expectoração: a tosse constitui um mecanismo reflexo em resposta a um estímulo químico ou mecânico dos receptores presentes na mucosa do trato respiratório superior e pode estar associada a patologias pulmonares e extrapulmonares. Sua eficiência depende de uma adequada mecânica respiratória e da ação dos músculos inspiratórios e expiratórios; assim, a capacidade de remoção de secreções por meio de tosse deve ser avaliada, bem como a necessidade de assistência do fisioterapeuta ou de sucção mecânica.[8,29] A tosse pode ser classificada como aguda ou crônica (> 3 semanas), seca ou produtiva, eficaz ou ineficaz. No caso de tosse produtiva, convém observar as características da secreção eliminada. Embora subjetiva, a análise quantitativa e qualitativa (aspecto, coloração e viscosidade) deve ser registrada e pode indicar mudanças no quadro pulmonar (p. ex., infecções) ou geral (desidratação) do paciente.[8,29]

Exames complementares

Os exames complementares, quando necessários, disponibilizam informações que complementam o exame clínico, auxiliando a elaboração do diagnóstico fisioterapêutico e a escolha da melhor conduta a ser empregada, além possibilitar a avaliação da resposta terapêutica.

Entre as competências e habilidades requeridas na formação do fisioterapeuta estão:

> [...] realizar consultas, avaliações e reavaliações do paciente, colhendo dados, solicitando, executando e interpretando exames propedêuticos e complementares que permitam elaborar um diagnóstico cinético-funcional, para eleger e quantificar as intervenções e condutas fisioterapêuticas apropriadas, objetivando tratar as disfunções no campo da Fisioterapia, em toda sua extensão e complexidade, estabelecendo prognóstico, reavaliando condutas e decidindo pela alta fisioterapêutica (Resolução CNE 4/2002, Art. 5º).

A Resolução 80 do Conselho Federal de Fisioterapia e Terapia Ocupacional (COFFITO), de 1981, já alertava para a importância dos exames complementares para a prática fisioterapêutica, assegurando que o fisioterapeuta é profissional competente e habilitado para interpretar e solicitar exames complementares. Isso foi posteriormente reafirmado na Resolução 402, de 3 de agosto de 2011, que disciplina a especialidade profissional Fisioterapia em Terapia Intensiva, quando informa no artigo 3º que:

> Para o exercício da Especialidade Profissional de Fisioterapia em Terapia Intensiva é necessário o domínio das seguintes Grandes Áreas de Competência: [...] Solicitar, realizar e interpretar exames complementares como espirometria e outras provas de função pulmonar, eletromiografia de superfície, entre outros; [...] Interpretação de exames

complementares e específicos do paciente crítico ou potencialmente crítico[...].

Desse modo, após anamnese e exame físico e antes de elaborar seu diagnóstico funcional, é necessário que o fisioterapeuta tenha acesso aos exames complementares clínicos, laboratoriais e de imagem.

A seguir serão abordados os principais exames complementares utilizados pelo fisioterapeuta na avaliação do RN.

Exames laboratoriais

Os exames laboratoriais realizados nos casos de RN (principalmente os séricos), quando necessários, representam uma ferramenta importante para auxiliar o diagnóstico, tratamento e seguimento das condições neonatais, se corretamente solicitados e interpretados. Nesse contexto é importante a ampliação do conhecimento relativo aos valores de referência, interpretação e interações fisioterapêuticas diante de exames laboratoriais. Convém observar os valores laboratoriais que dizem respeito às decisões sobre a capacidade do bebê de tolerar com segurança o movimento e o manuseio. O Quadro 9.5 sumariza as variáveis laboratoriais e suas implicações para as intervenções fisioterapêuticas.[30,31]

Oximetria de pulso e gasometria arterial

A oxigenação arterial pode ser avaliada de maneira não invasiva, pela oximetria de pulso, ou invasiva, pela gasometria arterial. A oximetria de pulso é um método prático, indolor e de baixo custo que fornece rápida, fácil e contínua análise da saturação periférica de oxigênio (SpO_2), da frequência de pulso e do comportamento desses parâmetros no tempo, por meio de um dispositivo denominado oxímetro de pulso, sendo amplamente utilizada para esse fim.

Seu princípio se fundamenta no fato de a hemoglobina oxigenada e reduzida poder ser distinguida por meio da absorção de dois diferentes comprimentos de luz. Apesar dessas vantagens, entretanto, o oxímetro de pulso apresenta algumas limitações, pois sua leitura sofre influência de diversos fatores que prejudicam sua acurácia. Os valores de SpO_2 fornecidos podem que não corresponder aos reais, tornando necessária uma gasometria arterial.

Os fatores que podem interferir com a leitura dos oxímetros de pulso e que devem ser levados em consideração no momento da interpretação da SpO_2 incluem:

- Falta de acurácia em SpO_2 < 70%.
- Suscetibilidade para artefatos causados pela movimentação.
- Interferência de forte luminosidade.
- Má perfusão periférica por baixo fluxo local, baixo débito cardíaco ou hipotermia.
- Icterícia.

Capítulo 9 • Desenvolvimento e Avaliação Fisioterapêutica do Sistema Cardiorrespiratório

Quadro 9.5 Exames laboratoriais e implicação clínica para a fisioterapia

Variável	Valor de referência	Significado clínico
Eritrograma	Hemoglobina (g/dL) Cordão: 16,5; 1 a 3 dias: 18,5; 1 semana: 17,5; 2 semanas: 16,5; 1 mês: 14,0	Quando os níveis de Hb estão reduzidos, a capacidade de transporte de O_2 pode estar prejudicada
	Hemácias ($\times 10^{12}$/L) Cordão: 4,7; 1 a 3 dias: 5,3; 1 semana: 5,1; 2 semanas: 4,9; 1 mês: 4,2	Valores de hemácias abaixo do estipulado indicam anemia, a qual pode estar associada ou não à queda na taxa de hemoglobina A policitemia consiste no aumento da quantidade da série vermelha e pode estar associada a doenças que são acompanhadas de hipoxemia crônica
	Hematócrito (%) Cordão: 51; 1 a 3 dias: 56; 1 semana: 54; 2 semanas: 51; 1 mês: 43	O aumento do hematócrito ocorre quando há policitemias, diminuição da tensão de oxigênio no sangue e desidratação grave. Sua diminuição ocorre com a redução do número de hemácias, nos casos de anemias, descompensações cardíacas e administração excessiva de líquidos, acarretando hemodiluição
Leucograma	Leucócitos (células/mm³) Até 1 dia: 9.000 a 30.000 2 a 7 dias: 5.000 a 21.000 8 a 14 dias: 5.000 a 20.000 15 a 30 dias: 5.000 a 19.500	O aumento no número de leucócitos (leucocitose) normalmente está associado a infecções bacterianas, inflamação, traumatismos, necrose tecidual, leucemia, reações alérgicas e uso de corticosteroides. Leucocitoses > 14.000 células/mm³ e/ou desvio à esquerda > 10% de células jovens podem comprometer o desmame ventilatório, em função do quadro infeccioso A redução no número de leucócitos (leucopenia) pode ocorrer em virtude de infecções virais, quimioterapia, comprometimento imunológico e mielodisplasia Pacientes com leucopenia < 4.000 células/mm³ podem estar mais suscetíveis a infecções durante procedimentos como aspiração, ventilação não invasiva, entre outras técnicas, podendo comprometer sua estabilidade clínica Leucopenia grave (< 1.500 células/mm³) indica risco maior de evolução com IRpA
Plaquetograma	150 a 350 (10³/mm³)	Quando a contagem de plaquetas é baixa, diz-se que o neonato tem trombocitopenia; a contagem elevada é chamada trombocitose. Pacientes com trombocitose acentuada (> 600.000 células/mm³) podem apresentar risco maior de acidentes tromboembólicos; pacientes com trombocitopenia < 100.000 células/mm³ estão mais suscetíveis à presença de equimoses e hematomas após abordagem fisioterapêutica e sangramento durante procedimentos de aspiração traqueal e de vias aéreas superiores; pacientes com trombocitopenia grave (< 10.000 células/mm³) apresentam risco de sangramento de vias aéreas durante a VNI. O significado da trombocitopenia depende do quadro geral de saúde do RN e nem sempre indica risco de sangramento. Assim, cabe ao fisioterapeuta comunicar-se com a equipe médica sobre a importância dos valores de plaquetas e o risco de sangramento com intervenções de manuseio e posicionamento
Fosfatase alcalina	Alerta: > 800UI/L = risco de fraturas ósseas	Esta informação é importante para o terapeuta que pode estar lidando com esse bebê ou promovendo intervenção específica de amplitude de movimento. Muitas vezes, é responsabilidade do fisioterapeuta fornecer instruções à família e à equipe de enfermagem em relação às técnicas de manuseio modificadas para bebês em risco de fratura óssea
Bilirrubina	RN: Bilirrubina direta: até 0,4mg/dL Bilirrubina total: 1 dia: até 5,1mg/dL 1 a 2 dias: até 7,2mg/dL 3 a 5 dias: até 10,3mg/dL	Níveis elevados de bilirrubina no sangue ocasionam icterícia, caracterizada pela coloração amarelada da pele, escleras e unhas. Apesar de na maioria dos casos ter evolução benigna, a icterícia pode evoluir, se não tratada a tempo, para uma síndrome neurológica denominada *kernicterus*, que consiste na impregnação do tecido cerebral pela bilirrubina, apresentando evidência de lesão neuronal irreversível e comprometimento neurológico
pH após o nascimento	A faixa de pH normal varia ligeiramente entre as fontes, mas um intervalo de 7,27 a 7,32 para bebês < 30 semanas e 7,30 a 7,35 para bebês de 30 a 36 semanas costuma ser considerado normal	O pH arterial umbilical é uma medida da acidose neonatal. O nível de pH umbilical pode fornecer informações sobre prejuízo na oxigenação e riscos de morbidade e de desenvolvimento. Em neonatos com valores de pH arterial umbilical ≤ 7,00 tende a ser maior a incidência de convulsões, encefalopatia hipóxico-isquêmica e disfunção de órgãos vitais
Nível de fenobarbital	40mg/dL ou mais podem ter efeito sedativo	É importante que o fisioterapeuta conheça o nível de fenobarbital quando esse medicamento é prescrito. Um nível sérico de fenobarbital alto pode confundir a interpretação das observações e avaliações padronizadas

Fonte: Lee *et al.* (2007); Byrne *et al.* (2013).[30,31]

A gasometria arterial, além de fornecer dados mais acurados sobre a oxigenação sanguínea, também possibilita o diagnóstico de alterações do equilíbrio acidobásico.

O equilíbrio acidobásico é imprescindível para manutenção da homeostase, sendo determinado por mecanismos fisiológicos responsáveis pelo controle das concentrações dos íons hidrogênio (H^+) e, consequentemente, do potencial hidrogeniônico (pH) dentro de uma faixa de valores compatíveis com a vida: sistema tampão, pulmões e rins. Os distúrbios acidobásicos acontecem quando há queda do pH abaixo dos valores de normalidade (acidemia) ou quando há elevação do pH acima dos valores de normalidade (alcalemia) e podem originar-se de alterações ventilatórias ou metabólicas, denominando, assim, acidose e alcalose respiratória ou acidose e alcalose metabólica, respectivamente.

A gasometria arterial torna possível a avaliação da oxigenação arterial mediante a análise dos valores da pressão parcial de oxigênio (PaO_2) e da saturação arterial de oxigênio (SaO_2). Valores de PaO_2 < 50mm Hg e/ou SaO_2 < 88% em RN são compatíveis com o quadro de hipoxemia. Em neonatologia, sugere-se uma variação da SaO_2 entre 88% e 94% a fim de evitar hipóxia e hiperóxia. Os parâmetros avaliados por meio da gasometria arterial e seus valores de normalidade[31] encontram-se descritos no Quadro 9.6.

A gasometria arterial também possibilita o cálculo de outros índices relacionados com a oxigenação e baseados na PaO_2, como relação PaO_2/FiO_2, índice de oxigenação (IO), diferença alveoloarterial de oxigênio (Dif $A-aO_2$) e conteúdo arterial de oxigênio (CaO_2).

Exames de imagem

As causas da dificuldade respiratória no período neonatal podem ser classificadas em anormalidades que afetam principalmente a aeração, a circulação ou o desenvolvimento do tórax. Essas condições devem ser consideradas no diagnóstico diferencial e investigadas por meio de exames de imagem.[33,34]

Radiografia de tórax

Modalidade de imagem mais relevante na investigação de distúrbios respiratórios neonatais, com boa relação custo-eficácia, a radiografia de tórax possibilita a identificação de estruturas anatômicas cardiotorácicas normais e patológicas. Os achados radiográficos devem ser sempre correlacionados com a clínica e, quando possível, comparados com exames prévios.

A aeração do pulmão neonatal normal está geralmente completa em dois ou três ciclos respiratórios após o nascimento, e os campos pulmonares devem aparecer simetricamente aerados na radiografia inicial com os diafragmas situados no nível do oitavo par de costelas posteriormente e do sexto par anteriormente. O tamanho do coração costuma ser de difícil avaliação por causa da projeção anteroposterior (AP) supina e da sombra tímica. A relação cardiotorácica transversal deve ser < 60%.[34]

A radiografia de tórax está indicada para investigação da causa de dificuldade respiratória no período pós-natal imediato, sendo as causas mais comuns a síndrome do desconforto respiratório (SDR), no bebê prematuro, ou, em RN a termo, a taquipneia transitória do recém-nascido (TTRN) ou síndrome da aspiração de mecônio (SAM). Os principais achados radiográficos dessas condições estão descritos no Quadro 9.7.[34]

Ultrassonografia de tórax

A ultrassonografia (USG) de tórax é considerada uma extensão do exame físico, ampliando as possibilidades de diagnóstico das disfunções ventilatórias e musculares pelo fisioterapeuta e possibilitando o acompanhamento à beira do leito. Tem sido recomendada como modalidade de imagem preferencial na avaliação pulmonar em virtude de sua maior precisão, praticidade, ausência de potenciais efeitos adversos (p. ex., radiação) e aplicação imediata, à beira do leito, integrada com os resultados do exame físico e a impressão clínica,[35-37] além de maiores sensibilidade e especificidade, quando comparada à radiografia de tórax.[38] Assim, a USG torácica tem sido amplamente utilizada pelos fisioterapeutas na prática clínica para diagnóstico das dis-

Quadro 9.6 Parâmetros avaliados na gasometria arterial e valores de referência em recém-nascidos (RN) pré-termo e a termo

Parâmetros	Valores de normalidade		
	< 28 semanas	28 a 40 semanas	RN a termo
pH	≥ 7,25	≥ 7,25	7,35 a 7,50
PaO_2	45 a 65	50 a 70	80 a 100
$PaCO_2$	40 a 50	40 a 60	30 a 40
HCO_3^-	22 a 26	22 a 26	22 a 26
BE	+2 a -2	+2 a -2	+2 a -2

Fonte: Harris (1996).[32]

PaO_2: pressão parcial de oxigênio; $PaCO_2$: pressão parcial do dióxido de carbono; HCO_3^-: bicarbonato; BE: excesso de base.

Quadro 9.7 Condições clínicas neonatais e achados radiográficos

Condição clínica	Achados radiográficos
Síndrome do desconforto respiratório	Depende da gravidade da doença. Padrão reticulogranular difuso e bilateral ("vidro fosco"), broncograma aéreo e opacidade pulmonar
Taquipneia transitória do recém-nascido	Acentuação da trama broncovascular hilar bilateral, cisurite, pequenos e eventuais derrames pleurais com borramento do seio costofrênico, hiperinsuflação com horizontalização das cúpulas diafragmáticas, padrão reticulonodular compatível com edema alveolar
Síndrome da aspiração de mecônio	Hipotransparências alveolares algodonosas e difusas alternando-se com zonas hiperinsufladas, atelectasias subsegmentares, hiperinsuflação pulmonar com horizontalização das cúpulas diafragmáticas, pneumomediastino ou pneumotórax, em 10% a 40% dos casos

Fonte: Arthur (2001).[34]

funções ventilatórias, elaboração dos objetivos e da conduta fisioterapêutica e avaliação da resposta terapêutica.

O método abrange a avaliação da parede torácica, do espaço pleural, do diafragma e dos pulmões. A técnica é padronizada e de simples realização, com foco nos artefatos gerados pela reflexão do ultrassom e não nas imagens que expressam as estruturas de forma anatômica. As agressões pulmonares reduzem a aeração dos pulmões, alterando sua superfície e ocasionando padrões previsíveis e distintos. Assim, o pulmão pode apresentar padrão aerado, síndrome intersticial, consolidação alveolar, alterações na linha pleural e derrame pleural.[39]

O processamento dos sinais refletidos e a formação da imagem podem ser obtidos de duas maneiras:

1. **Modo B:** possibilita a criação da imagem bidimensional convencional.
2. **Modo M:** nesse modo, a imagem de um objeto em particular é acompanhada ao longo do tempo durante o movimento.[40]

As costelas bloqueiam as ondas do ultrassom e são identificadas por sua sombra acústica, o que impede a visualização das estruturas mais profundas. Entre as costelas aparece uma linha horizontal hiperecoica, que corresponde à imagem da pleura, e sua cintilância se deve ao deslizamento entre as pleuras visceral e parietal durante o movimento respiratório. Como ela é altamente reflexiva e o pulmão está aerado (o ar restringe a propagação do ultrassom), sua imagem se projeta e reverbera, formando as linhas A, que são paralelas e equidistantes.[41]

Avalia-se então a existência do deslizamento pleural, que pode ser percebido no modo B. No modo M, um sinal característico, conhecido como "sinal da praia", denota o deslizamento pleural e se apresenta como uma imagem linear correspondente à parede torácica (sem movimento) sobre a linha pleural (clara ou hiperecogênica) e um padrão granular homogêneo abaixo desta, artefato gerado pelos ciclos respiratórios e pelo movimento do ar. A ausência do deslizamento pleural no modo B ou a substituição do "sinal da praia" pelo "sinal da estratosfera" sugere a possibilidade de pneumotórax. A Figura 9.6 mostra o local de transição entre a presença de deslizamento e sua ausência, chamado de *lung point* (ponto pulmonar).[41-43]

O segundo artefato analisado é a linha B, correspondendo a linhas verticais hiperecogênicas, perpendiculares à linha pleural, deslocando-se ao longo da imagem, com aspecto de "cauda de cometa" ou "raios de sol", e movendo-se juntamente da linha pleural, por meio da respiração, apagando as linhas A. Quando três ou mais linhas B são visualizadas em um mesmo espaço intercostal, é indicativo de patologia. De modo geral, essas linhas representam os septos interlobulares espessados.[41,44]

A imagem ultrassonográfica identificada como padrão C corresponde a pequenas áreas hipoecoicas, de formato variável, com bordas irregulares, indicando consolidação pulmonar, a qual pode estar associada a pneumonia ou atelectasia. No interior da consolidação podem ser visualizadas opacidades hiperecogênicas que correspondem a broncogramas aéreos. As imagens de broncograma aéreo podem ser dinâmicas em relação ao ciclo respiratório e, nesse caso, encontram-se sob a influência do fluxo aéreo (sugerindo pneumonia) ou fixas (sugerindo atelectasia).[45,46] As linhas A e B e o padrão C estão ilustrados na Figura 9.7, e os principais achados da USG pulmonar estão descritos no Quadro 9.8.

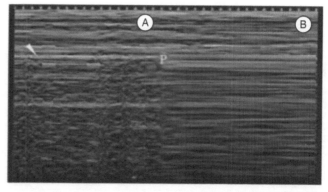

Figura 9.6 Imagem de ultrassom do "ponto pulmonar". **A** Sinal da praia. **B** Sinal da estratosfera. (*P:* ponto pulmonar.) (Reproduzida de Dexheimer et al., 2012.[39])

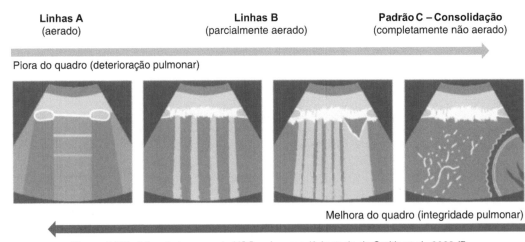

Figura 9.7 Padrões de imagem de USG pulmonar. (Adaptada de Smith et al., 2020.[47])

Um protocolo proposto por Brat et al. (2015)[48] tem sido sugerido para o exame pulmonar de neonatos, segundo o qual cada pulmão é didaticamente dividido e analisado, com um transdutor linear, ao longo de três zonas (anterior superior, anterior inferior e lateral), através de varreduras transversais e longitudinais. Para cada zona é atribuída uma pontuação de 0 a 3, correspondente a quatro padrões ultrassonográficos: 0 indica padrão A, definido pela presença apenas de linhas A; 1 indica padrão B, definido como a presença de três ou mais linhas B bem espaçadas; 2 indica padrão B grave, definido como a presença de linhas B coalescentes com ou sem consolidações, limitadas ao espaço subpleural; e 3 indica consolidação difusa (Figura 9.8). A pontuação total varia de 0 a 18.

A USG também tem sido utilizada para avaliação da estrutura e função diafragmática por meio das variáveis mobilidade, espessura e velocidade de contração diafragmática:

- **Espessura:** a espessura diafragmática em lactentes pode ser avaliada no modo B. Um transdutor linear é posicionado perpendicularmente no oitavo ou nono espaço intercostal, entre as linhas médio e anteroaxilar direita, correspondendo à zona de aposição do diafragma (Figura 9.9). Observam-se as membranas pleural e peritoneal (duas linhas paralelas hiperecoicas) e o diafragma entre essas linhas, logo acima das bordas mal definidas do fígado e adjacentes ao conteúdo aéreo pulmonar. A partir dessa imagem são realizadas duas medidas (em milímetros): ao final da expiração (DTI-exp), partindo do meio de cada linha e distanciadas horizontalmente em cerca de 2cm, para que então seja calculada a média da espessura.[49] Essas medidas também podem ser obtidas no modo M, após o congelamento da imagem. A mensuração da espessura diafragmática ao final da inspiração (DTI-insp) possibilita o cálculo da fração de espessamento (DTF), que corresponde à variação da espessura diafragmática com o movimento respiratório (Figura 9.10).[50] A DTF pode ser obtida por meio da fórmula:

$$DTF = \frac{DTI\text{-}insp\ 2\ DTI\text{-}exp}{DTI\text{-}exp} \times 100$$

- **Mobilidade:** a amplitude da excursão diafragmática craniocaudal durante a respiração tranquila e a respiração profunda é avaliada no modo M. O fígado é usado como uma janela sônica para o hemidiafragma direito, enquanto o baço é usado para avaliação do hemidiafragma esquerdo.[51,52] O ciclo respiratório

Quadro 9.8 Principais achados da ultrassonografia pulmonar

Condição clínica	Achados ultrassonográficos
Pulmão aerado	Presença de linhas A (linha horizontal hiperecoica visível abaixo do tecido subcutâneo e entre as costelas, resultado do encontro da pleura visceral, do espaço pleural e da pleura parietal) paralelas e equidistantes
Derrame pleural	Presença de imagem anecoica (escura, sem reflexão de ondas) e homogênea
Pneumotórax	Ausência do deslizamento pleural (modo B), ausência do "sinal da praia" e aparecimento do "sinal da estratosfera"' no modo M e identificação do "ponto pulmonar". A presença de linhas B exclui pneumotórax
Síndrome intersticial	Presença de três ou mais linhas B
Consolidação pulmonar e atelectasia	Presença das linhas C, broncogramas aéreos dinâmicos (pneumonia) e fixos (atelectasia)

Fonte: Dexheimer et al. (2012).[39]

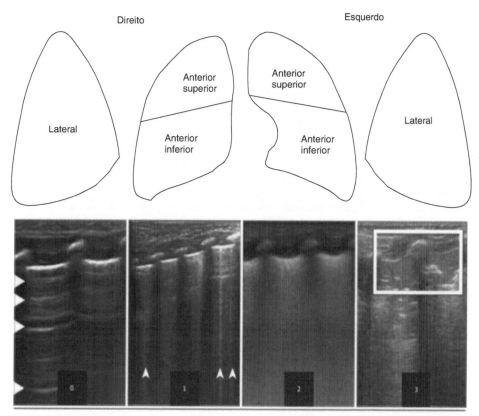

Figura 9.8 Zonas de avaliação pulmonar e padrões ultrassonográficos com as respectivas pontuações. (Adaptada de Brat *et al.*, 2015.[48])

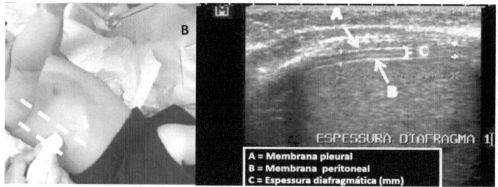

Figura 9.9 Mensuração da espessura do diafragma através do ultrassom no modo B. (Acervo dos autores.)

é mensurado a partir da identificação do ponto mais basal da curva senoidal até o ápice desta (Figura 9.10).[53] Apesar de os valores de normalidade para mobilidade diafragmática em bebês não estarem bem definidos, sugere-se como normal uma excursão diafragmática > 4mm e diminuída quando < 4mm. A ausência de movimento e o movimento paradoxal indicam paralisia do diafragma.[49]

- **Velocidade de contração:** na mensuração da velocidade de contração diafragmática, utiliza-se o transdutor linear no modo M na USG, acoplado à parede subcostal anterior do HTD, com os cursores colocados acima de rastreio. A medida da velocidade de contração diafragmática é obtida pela razão entre a excursão diafragmática e o tempo inspiratório (Figura 9.11).[54,55]

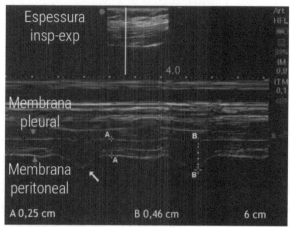

Figura 9.10 Mensuração da espessura diafragmática, no modo M, no final da expiração (A–A) e no final da inspiração (B–B). (Reproduzida de Santana *et al.*, 2020.[50])

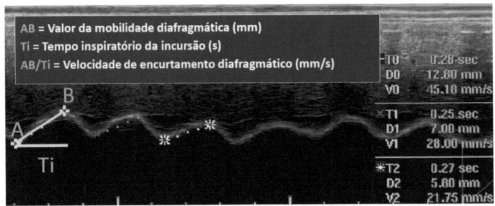

Figura 9.11 Ultrassonografia cinesiológica do diafragma. A mobilidade inspiratória do diafragma corresponde à distância entre A e B. A velocidade de contração do diafragma é obtida a partir da razão entre AB e o tempo inspiratório. (Acervo dos autores.)

APLICABILIDADE CLÍNICA DA CLASSIFICAÇÃO INTERNACIONAL DE FUNCIONALIDADE, INCAPACIDADE E SAÚDE (CIF)

A prematuridade, conforme demonstrado até aqui, é uma condição que pode envolver diferentes sistemas e funções biológicas e impactar negativamente a saúde infantil, resultando em limitação de diversas atividades e da participação da criança em longo prazo.

De acordo com recomendações da OMS, o fisioterapeuta, sempre que possível, deve utilizar a CIF para estratificar a funcionalidade dos pacientes. Proposta em 2001 pela OMS, a CIF operacionaliza a condição de saúde por meio de um modelo biopsicossocial e holístico, oferecendo um sistema de classificação da funcionalidade.[56]

A utilização da estrutura de classificação da CIF é importante por tornar possível entender a condição de saúde para além das questões biológicas e produzir os dados em uma linguagem universal, o que possibilita a comparação dos dados entre diferentes populações. Esses dados são importantes para o dimensionamento das necessidades em saúde e para a reabilitação dos diferentes grupos populacionais.

Na prática clínica, várias são as possibilidades de utilização da CIF, mediante a escolha livre de categorias relacionadas com a funcionalidade do neonato, o uso de *core sets* (listas resumidas) ou *checklists*. Contudo, a CIF é um sistema de classificação, e não um questionário ou sistema de avaliação com pontuação de um escore total atribuível. A Figura 9.12 ilustra como o diagrama da CIF pode ser útil para o entendimento da funcionalidade do bebê. A escolha das categorias baseou-se em uma situação hipotética de um RN com diagnóstico de insuficiência respiratória, considerando todo o contexto da criança, e não apenas o ambiente hospitalar.

CASO CLÍNICO

RNT, sexo feminino, IG = 39 semanas, peso = 3.890g, GIG, nasceu deprimida, cianótica, sem respiração espontânea, hipotônica. Foi submetida à aspiração traqueal com saída de moderada quantidade de secreção meconial, sendo encaminhada para a UTIN com hipótese diagnóstica de SAM. Encontra-se em incubadora aquecida sob oxigenoterapia (halo com FiO_2 = 60%), FR = 80irpm, tiragem subcostal, BAN, FC = 152bpm, PA = 70 × 40mmHg e SpO_2 = 89%. Ausculta pulmonar com crepitações finas difusas.

Gasometria: pH = 7,32; $PaCO_2$ = 55; PaO_2 = 49,7; HCO_3 =18,8; BE: -8,2; SaO_2 = 89%.

RX de tórax: hipotransparências alveolares algodonosas difusas, áreas de atelectasias em segmentos basais e hiperinsuflação em ambos os campos pulmonares.

A Figura 9.12 apresenta um fluxograma para aplicação do caso clínico estratificado segundo a Classificação Internacional de Funcionalidade, Incapacidade e Saúde (CIF).

Exercício
Qual a interpretação sobre a avaliação respiratória e análise dos exames complementares a partir das informações oferecidas?

Resposta
Os sinais vitais e o padrão respiratório demonstram aumento do trabalho cardiorrespiratório (FR elevada, tiragem subcostal, BAN, FC elevada); a oxigenação reduzida, apesar da FiO_2 elevada, denota hipoxemia por comprometimento significativo nas trocas gasosas e/ou disfunção ventilatória. A ausculta respiratória com crepitações sugere instabilidade alveolar com abertura inspiratória e colapso expiratório compatível com disfunção ventilatória ou preenchimento alveolar; os achados radiológicos corroboram o quadro de preenchimento e hipoventilação alveolar, justificando o aumento do trabalho respiratório e as trocas gasosas alteradas. A gasometria arterial confirma hipoventilação pulmonar e hipoxemia associada.

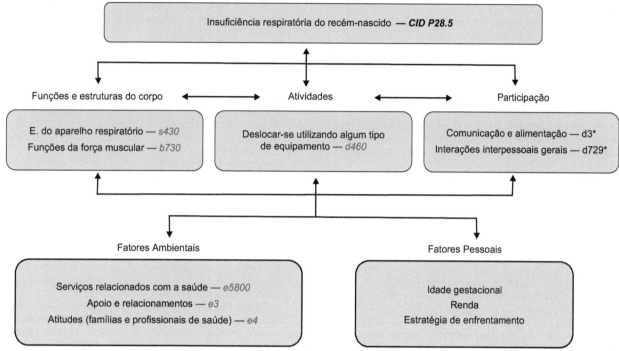

Figura 9.12 Fluxograma da Classificação Internacional de Funcionalidade, Incapacidade e Saúde (CIF) para entendimento da funcionalidade de neonatos.

CONSIDERAÇÕES FINAIS

A prematuridade consiste em um problema recorrente em todo o mundo, exigindo a assistência de profissionais qualificados, entre os quais o fisioterapeuta, que precisa conhecer as etapas de desenvolvimento e as particularidades do RN. A detecção de problemas significativos do neonato em tempo hábil ajuda a prevenir morbidades graves. A avaliação fisioterapêutica deverá consistir em uma abordagem sistemática para obtenção da história pré-natal e do RN para planejamento do tratamento de maneira objetiva e individualizada, levando em consideração as necessidades específicas.

Referências

1. March of Dimes, PMNCH, Save the Children, WHO. Born too soon: the global action report on preterm birth [Internet]. Geneva: World Health Organization, 2012. Available at: https:// www.who.int/pmnch/media/news/2012/201204_borntoosoon-report.pdf (accessed 08 November 2021).
2. Martini S, Frabboni G, Rucci P et al. Cardiovascular and cerebrovascular responses to cardio-respiratory events in preterm infants during the transitional period. J Physiol. 2020 Sep;598(18):4107-4119. doi: 10.1113/JP279730. Epub 2020 Jul 23. PMID: 32592405.
3. Dantas FMNA, Magalhães PAF, Hora ECN ET al. Lung mechanics and respiratory morbidities in school-age children born moderate-to-late preterm. Pediatr Res 2021 May 8. doi: 10.1038/s41390-021-01538-y.
4. Fraga MV, Guttentag S. lung development: embryology, growth, maturation, and developmental biology. In: Gleason CA, Devaskar SU, eds. Avery's Diseases of the Newborn. 9th ed. Philadelphia, PA: Elsevier Saunders,; 2012: 571-83.
5. Rubarth LB, Quinn J. Respiratory Development and Respiratory Distress Syndrome. Neonatal Netw 2015; 34(4):231-8. doi: 10.1891/0730-0832.34.4.231. PMID: 26802638.
6. LoMauro A, Aliverti A. Extremes of age: newborn and infancy. Breathe 2016; 12: 65-8.
7. Brasil. Ministério da Saúde (MS). Secretaria de Atenção à Saúde. Departamento de Ações Programáticas e Estratégicas. Atenção à saúde do recém-nascido: guia para os profissionais de saúde. Brasília: Ministério da Saúde (MS), 2011. Volume 1.
8. Sarmento GJV, Carvalho FA, Peixe AAF. Avaliação de Fisioterapia Respiratória Pediátrica e Neonatal. In: Sarmento GJV, organizador. Fisioterapia Respiratória em Pediatria e Neonatologia. São Paulo: Manole, 2011.
9. Goulart AL. Caracterização da população neonatal. In: Kopelman BI, Santos AMN, Goulart AL, Almeida MFB, Miyoshi MH, Guinsburg R, editores. Diagnóstico e tratamento em neonatologia. São Paulo: Atheneu, 2004.
10. Walker VP. Newborn Evaluation. In: Gleason CA, Juul SE. Avery's Diseases of the Newborn. 10th edition. Elsevier, 2018: 289-311.
11. Ribeiro MAS, Garcia PCR, Fiori RM. Determinação da pressão arterial em recém-nascidos. Scentia Medica, Porto Alegre, 2007; 17(3):156-67.
12. Godoy DMA, Lima MRO, Figueira MCAM, Ramos FF. Avaliação Fisioterapêutica nas Disfunções Cardiorrespiratórias da Infância. In: Andrade LB, organizador. Fisioterapia Respiratória em Neonatologia e Pediatria. Rio de Janeiro: Medbook, 2011.
13. Sivan Y, Pizarro CF. Monitorização e Avaliação da Função Pulmonar. In: Carvalho WB, Hirschheimer MR, Proença Filho JO, Freddi NA, Troster EJ, organizadores. Ventilação pulmonar mecânica em pediatria e neonatologia. 2. ed. São Paulo: Atheneu, 2004.
14. Stape A, Bousso A, Gilio AE, Troster JE, Kimura HM, Britto JLBC. Manual de normas: terapia intensiva de normas pediátricas. São Paulo: Sarvier, 2010.
15. Wilkins RL, Stoller J. Avaliação do paciente à beira do leito. In: Scanlan CL, Wilkins RL, Stoller J. Fundamentos da Terapia Respiratória de Egan. São Paulo: Manole, 2000.
16. Swartz MH. Textbook of physical diagnosis: history and examination. 2nd ed. Philadelphia: W.B. Saunders Company, 1994.

17. Deturk WE, Cahalin LP. Fisioterapia cardiorrespiratória: baseada em evidências. Porto Alegre: Artmed, 2007: 235-86.
18. Behrman RE, Kliegman RM. Nelson: princípios de pediatria. 4. ed. Rio de Janeiro: Guanabara Koogan, 2004.
19. Lopes JMA, Bryan AC et al. Synergistic behaviour of inspiratory muscles after diaphragmatic fatigue in the newborn. J App Physiol 1981; 51:447-551.
20. Lopes JMA. Respiratory muscle function during sleep [thesis]. Toronto: University of Toronto, 1982.
21. Silverman WA, Andersen DH. A controlled clinical trial of effects of water mist on obstructive respiratory signs, death rate and necropsy findings among premature infants. Pediatrics 1956 [S.l.]; 17:1-10.
22. Campana AO. Exame clínico: sintomas e sinais em clínica médica. Rio de Janeiro: Guanabara Koogan, 2010: 3-122.
23. MacDonald J. Fisioterapia do Aparelho Cardiorrespiratório na Criança de Idade Pré-escolar e Escolar. In: Burns YR, MacDonald J. Fisioterapia e Crescimento na Infância. São Paulo: Santos, 1999.
24. Wilkins RL. Avaliação do Paciente à Beira do Leito. In: Kacmarek RM, Wilkins RL, Stoller JK. Egan, fundamentos da terapia respiratória. 9. ed. Rio de Janeiro: Elsevier, 2009: 704-63.
25. Reichert S, Gass R, Brandt C, Andrès E. Pulmonary auscultation in the era of evidence-based Medicine. Rev Mal Respir 2008 Jun; 25(2):674-82.
26. Presto B, Presto L. Fisioterapia Respiratória – Uma nova visão. 3. ed. Rio de Janeiro: Elsevier, 2007.
27. Vyshedskiy A, Alhashem RM, Paciej R, Ebril M, Rudman I, Fredberg JJ. Mechanism of Inspiratory and Expiratory Crackles. Chest 2009 Jan; 135(1):156-64.
28. Pasterkamp H, Brand PL, Everard M, Garcia-Marcos L, Melbye H, Priftis KN. Towards the standardisation of lung sound nomenclature. Eur Respir J 2016; 47(3):724-32.
29. Zamberlan GC, Oliveira, MA. Avaliação Respiratória. In: Do Prado C, Vale LA. Fisioterapia Neonatal e Pediátrica. Manole, 2011.
30. Lee GR, Bithel TC, Foerster J, Athens JW, Lukens JN. Wintrobe - Hematologia Clínica. 12. ed. Editora Manole, 2007.
31. Byrne E, Campbell SK. Physical therapy observation and assessment in the neonatal intensive care unit. Phys Occup Ther Pediatr 2013 Feb; 33(1):39-74. doi: 10.3109/01942638.2012.754827. PMID: 23311522.
32. Harris TA. Physiologic Principles. In: Goldsmith JP, Karotkin EH, editores. Assisted ventilation of the neonate. Philadelphia: Saunders, 1996: 21-68.
33. Greenough A, Karani J. Antenatal medicine and neonatal imaging. In: Greenough A, Roberton NRC, Milner AD, eds. Neonatal Respiratory Disorders. Oxford: Oxford University Press, 1996: 77-88.
34. Arthur R. The neonatal chest X-ray. Paediatric Respiratory Reviews 2001; 2:311-23.
35. Liu J, Cao HY, Wang XL, Xiao LJ. The significance and the necessity of routinely performing lung ultrasound in the neonatal intensive care units. The Journal of Maternal-Fetal & Neonatal Medicine 2016; 29(24):4025-30.
36. Cattarossi L, Copetti R, Poskurica B. Radiation exposure early in life can be reduced by lung ultrasound. Chest 2011; 139(3):730-1.
37. Kurepa D, Zaghloul N, Watkins L, Liu J. Neonatal lung ultrasound exam guidelines. Journal of Perinatology 2018; 38(1):11-22.
38. Shah V et al. Prospective evaluation of point-of-care ultrasonography for the diagnosis of pneumonia in children and young adults. JAMA Pediatrics 2013; 167(2):119-25.

39. Dexheimer Neto FL, Dalcin P de T, Teixeira C, Beltrami FG. Lung ultrasound in critically ill patients: a new diagnostic tool. J Bras Pneumol 2012; 38(2):246-56s.
40. Anantham D, Ernst A. Ultrasonography. In: Mason RJ, Broaddus VC, Murray JF, Nadel JA, editors. Murray and Nadel's textbook of respiratory medicine. 5th ed. Philadelphia: Saunders-Elsevier, 2010: 445-60.
41. Lichtenstein DA. Ultrasound examination of the lungs in the intensive care unit. Pediatr Crit Care Med 2009; 10(6):693-8.
42. Piette E, Daoust R, Denault A. Basic concepts in the use of thoracic and lung ultrasound. Current Opinion in Anaesthesiology 2013; 26(1):20-30.
43. Lichtenstein D, Mezière G, Biderman P, Gepner, A. The "lung point": an ultrasound sign specific to pneumothorax. Intensive Care Medicine 2000; 26(10):1434-40.
44. Dietrich CF et al. Lung B-line artefacts and their use. Journal of Thoracic Disease 2016; 8(6):1356-65.
45. Lichtenstein DA, Lascols N, Mezière G, Gepner A. Ultrasound diagnosis of alveolar consolidation in the critically ill. Intensive Care Medicine 2004; 30(2):276-81.
46. Touw HR, Tuinman PR, Gelissen HP, Lust E, Elbers PW. Lung ultrasound: routine practice for the next generation of internists. Netherlands Journal of Medicine 2015; 73(3):100-7.
47. Smith MJ, Hayward SA, Innes SM, Miller ASC. Point-of-care lung ultrasound in patients with COVID-19 - a narrative review. Anaesthesia 2020 Aug; 75(8):1096-104. doi: 10.1111/anae.15082. Epub 2020 Apr 28. PMID: 32275766; PMCID: PMC7262296.
48. Brat R, Yousef N, Klifa R et al. Lung ultrasonography score to evaluate oxygenation and surfactant need in neonates treated with continuous positive airway pressure. JAMA Pediatrics 2015; 169:e151797.
49. Urvoas E, Pariente D, Fausser C, Lipsich J, Taleb R, Devictor D. Diaphragmatic paralysis in children: diagnosis by TM-mode ultrasound. Pediatr Radiol 1994; 24(8):564-8.
50. Santana PV et al. Diaphragmatic ultrasound: a review of its methodological aspects and clinical uses. Jornal Brasileiro de Pneumologia [online] 2020; 46(06) [Acessado 26 Março 2022], e20200064. Disponível em: <https://doi.org/10.36416/1806-3756/e20200064>. Epub 20 Nov 2020. ISSN 1806-3756. https://doi.org/10.36416/1806-3756/e20200064.
51. Boussuges A, Gole Y, Blanc P. Diaphragmatic motion studied by m-mode ultrasonography: methods, reproducibility, and normal values. Chest 2009 Feb; 135(2):391-400.
52. Epelman M, Navarro OM, Daneman A, Miller SF. M-mode sonography of diaphragmatic motion: description of technique and experience in 278 pediatric patients. Pediatr Radiol 2005 Jul; 35(7):661-7.
53. Testa A, Soldati G, Giannuzzi R, Berardi S, Portale G, Gentiloni Silveri N. Ultrasound M-mode assessment of diaphragmatic kinetics by anterior transverse scanning in healthy subjects. Ultrasound Med Biol 2011 Jan; 37(1):44-5.
54. Houston JG, Angus RM, Cowan MD, McMillan NC, Thomson NC. Ultrasound assessment of normal hemidiaphragmatic movement: relation to inspiratory volume. Thorax 1994 May; 49(5):500-3.
55. Chichra A, Makaryus M, Chaudhri P, Narasimhan M. Ultrasound for the pulmonary consultant. Clin Med Insights Circ Respir Pulm Med 2016 Jun 29; 10:1-9.
56. World Health Organization. International Classification of Functioning, Disability and Health (ICF). WHO; 2001. https://apps.who.int/iris/bitstream/handle/10665/42407/9241545429.pdf.

Monitoramento Cardiorrespiratório do Paciente Neonatal na Unidade de Terapia Intensiva

CAPÍTULO 10

Pricila Mara Novais de Oliveira
Brenda Iasmin de Oliveira Valério

INTRODUÇÃO

O paciente criticamente enfermo é aquele que tem ou pode apresentar algum tipo de descompensação fisiológica que coloque em risco sua vida. Uma das funções da terapia intensiva é prover dados de monitoramento para manejo dessa descompensação e acompanhar o tratamento. A monitoração contínua e rigorosa dos pacientes possibilita o acompanhamento da evolução do quadro clínico de modo que a equipe assistencial possa detectar precocemente eventos que coloquem suas vidas em risco, viabilizando a execução de intervenções eficazes. A monitoração adequada promove o gerenciamento do estado clínico da criança criticamente enferma e torna possível antecipar-se para a resolução de possíveis complicações mediante a observação da resposta do organismo à doença e ao tratamento estabelecido em busca da cura.[1,2]

O monitoramento dos sinais vitais é uma das mais importantes e essenciais ferramentas no tratamento de pacientes críticos. Atualmente, na prática clínica, é possível obter e analisar uma grande variedade de sinais fisiológicos por meio de diferentes técnicas, tanto invasivas como não invasivas. O avanço tecnológico nas últimas décadas tem ampliado e aumentado a precisão da monitoração em uma população cada vez mais jovem com algumas tecnologias sendo incorporadas ao ventilador mecânico, como a capnografia.

Na terapia intensiva, o monitoramento é realizado de maneira não invasiva e contínua pelo fisioterapeuta, levan-

tando dados para a tomada de decisões, como indicação ou não da intervenção fisioterapêutica e suspensão do atendimento, bem como para definição rápida da necessidade de ajustes em oxigenoterapia e suporte ventilatório. Na população neonatal, em virtude da dificuldade de expressão e de compreensão dos pacientes, a avaliação sistemática de dados objetivos torna-se ainda mais necessária para assegurar a proteção desses pacientes sob o cuidado de toda a equipe multiprofissional. A Figura 10.1 mostra um paciente neonatal na terapia intensiva sob monitoração contínua dos sinais vitais.

DESENVOLVIMENTO

Uma extensa gama de dispositivos, instrumentos e técnicas encontra-se disponível, principalmente para monitoração clara e objetiva dos parâmetros cardiovasculares e respiratórios, muitos deles destinados à população pediátrica. A avaliação combinada dos sinais vitais revela-se mais útil e fidedigna para verificação do estado de homeostase do que a análise isolada desses parâmetros.[3]

Cabe ressaltar que alguns desses parâmetros são dependentes da idade e podem ser influenciados por fatores externos, como dor, agitação, ansiedade, temperatura do ambiente, estado de consciência da criança e estresse, entre inúmeros outros fatores inerentes ao ambiente de terapia intensiva.[2]

Na Figura 10.2*A* é possível observar um modelo comum de monitor multiparâmetros à beira leito, enquanto a

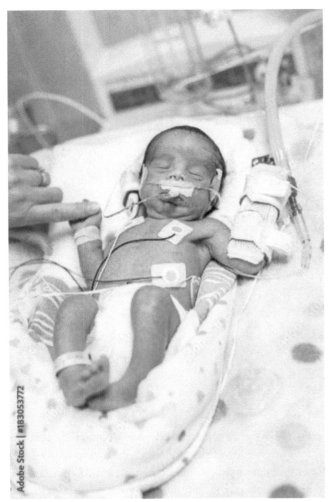

Figura 10.1 Recém-nascido sob monitoração contínua em Unidade de Tratamento Intensivo Neonatal. (Disponível em: https://stock.adobe.com/.)

Figura 10.2*B* exibe um exemplo de tela de monitor multiparâmetros. A leitura da tela do monitor multiparamétrico pode parecer intimidadora a princípio, mas é de simples compreensão, fornecendo pistas visuais e sonoras a respeito do estado geral dos pacientes. As curvas do monitoramento costumam estar à esquerda e os valores numéricos à direita.

MONITORAMENTO HEMODINÂMICO

O monitoramento hemodinâmico ou cardiovascular integra a rotina no cenário da terapia intensiva, facilitando a obtenção contínua de dados diretos e indiretos referentes ao *status* hemodinâmico por meio de eletrodos e outros dispositivos específicos, com a transmissão em tempo real desses dados para um monitor multiparâmetros.

O estado hemodinâmico pode ser avaliado a partir da mensuração de parâmetros, como frequência cardíaca (FC), eletrocardiograma (ECG), pressão arterial sistêmica e perfusão periférica. A pressão arterial pulmonar pode ser acompanhada por meio de um ecocardiograma realizado por profissional competente, e o balanço hídrico também tem se mostrado importante, principalmente em crianças com cardiopatias congênitas.[2]

Alterações nesses parâmetros podem significar má perfusão tecidual ou revelar a presença de arritmias graves ou instabilidade hemodinâmica, entre outras condições que contraindiquem a realização de técnicas de fisioterapia respiratória. A instabilidade cardiovascular é comum em pediatria e tem múltiplas causas, como sepse, trauma, insuficiência cardíaca e cardiopatias congênitas.[2,4] Esses parâmetros também servem para acompanhamento do efeito hemodinâmico da pressão positiva durante a ventilação mecânica invasiva, auxiliando os fisioterapeutas na tomada de decisão quanto às estratégias ventilatórias.

A identificação precoce de insuficiência circulatória ou choque é fundamental e influencia diretamente a taxa de sobrevida dessas crianças. O monitoramento hemodinâmico torna possível a estratificação da gravidade do distúrbio circulatório e do mecanismo fisiopatológico subjacente, auxiliando a adoção de condutas e norteando a terapia.[1,2] Os principais parâmetros hemodinâmicos monitorados nos pacientes por fisioterapeutas em Unidades de Tratamento Intensivo Pediátricas (UTIP) são apresentados a seguir.

Frequência cardíaca

A FC pode ser acompanhada nos monitores dos pacientes internados através do ECG ou do oxímetro de pulso posicionado no dedo do paciente. A FC deve ser analisada conforme a idade da criança, como mostra o Quadro 10.1.

Os valores de FC em repouso esperados para adultos (em torno de 80bpm) serão encontrados apenas na adolescência. Essas mudanças se devem ao aumento do tônus vagal que acontece com o envelhecimento. Lactentes e pré-escolares também podem ficar estressados durante o exame físico e apresentar taquicardia. A FC pode ser classificada em:[5]

- **Normocardia:** FC dentro da faixa de normalidade.
- **Bradicardia:** FC abaixo do valor de normalidade esperado para a idade. Pode ocorrer em casos de hipotermia, arritmias, efeitos de medicamentos, como betabloquea-

Quadro 10.1 Frequência cardíaca em repouso ideal para a idade

Idade	Mínima a máxima (bpm)	Média
Recém-nascido	70 a 190	125
1 a 11 meses	80 a 160	120
1 a 2 anos	80 a 130	110
2 a 4 anos	80 a 120	100
4 a 6 anos	75 a 115	100
6 a 10 anos	70 a 110	90
Adolescentes e adultos	60 a 100	80

Fonte: adaptado de Stape *et al*. (2010).[5]

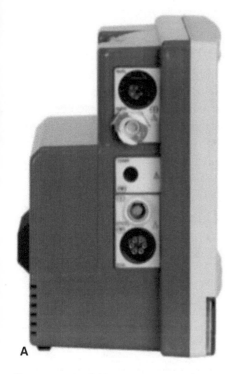
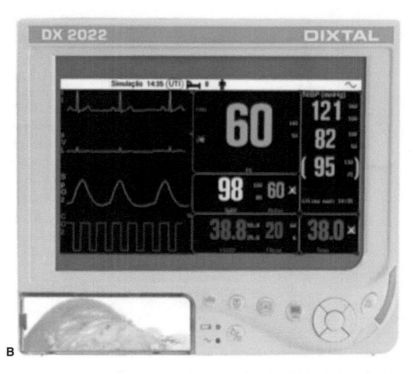

Figura 10.2 A e B Monitor multiparamétrico Dixtal 2022 com dados do eletrocardiograma (ECG): frequência cardíaca = 60bpm, temperatura = 38,0°C, saturação periférica (SpO_2) = 98%, capnografia temporal (CO_2 × tempo) com $ETCO_2$ = 38,8, frequência respiratória (resp) = 20irpm, pressão arterial não invasiva (sistólica/diastólica) = 121/82 (pressão arterial média = 95). (Reproduzida de: Folheto Dx 2022, Dixtal, Ltda, Brasil.)

dores, hipóxia ou apneia relacionada com prematuridade e imaturidade do sistema nervoso central (SNC), entre outros.

- **Taquicardia:** FC acima do valor esperado para normalidade, frequente em casos de dor, febre, medo, ansiedade, esforço físico, anemia, redução do conteúdo de oxigênio no sangue arterial e medicações (p. ex., beta-2-adrenérgicos), entre outros.

Em recém-nascidos, a isquemia e a hipóxia podem levar à bradicardia, enquanto a taquicardia é o primeiro sinal de choque. Cabe destacar a importância dos ajustes dos alarmes de FC máxima e mínima nos monitores, os quais devem sempre estar ligados e definidos individualmente. Em caso de disparo do alarme, inicialmente convém analisar a clínica do paciente para só depois verificar o monitor, em razão da possibilidade de falhas na leitura e desconexões.

Ritmo cardíaco – Eletrocardiograma

A avaliação e o monitoramento do ritmo cardíaco na UTIP são conduzidos por meio de ECG. A interpretação de um ECG é dependente da idade, uma vez que a FC normalmente encontrada em um adolescente seria considerada patológica em um lactente. Durante o período neonatal, o ECG reflete a predominância anatômica do ventrículo direito, que permanece sob alta pressão da artéria pulmonar durante o período fetal. Após o nascimento, com a queda da pressão na artéria pulmonar, o estresse sobre a parede do ventrículo direito é reduzido até se aproximar do encontrado em adultos.[6]

Os eletrodos colocados sobre o tórax do paciente convertem a atividade elétrica cardíaca do coração em um sinal digital que é enviado ao monitor multiparâmetros. Em geral, a curva do ECG visualizada no monitor corresponde à derivação II, mas nos monitores mais modernos é possível selecionar a curva a ser visualizada. A eletrocardiografia realizada de forma contínua na UTIP não substitui um estudo completo do ritmo cardíaco por meio de um ECG que contenha todas as derivações e em condições ideais.[7]

O ritmo cardíaco normal é denominado ritmo sinusal e consiste em uma onda P precedendo o QRS com intervalo PR regular. O funcionamento do ciclo cardíaco normal depende das funções cardíacas, visto que a despolarização elétrica inicia no nó sinusal e avança através do tecido atrial para o nó atrioventricular (AV), onde a velocidade de condução diminui temporariamente, progredindo para o feixe de His e o sistema de Purkinje para então despolarizar o miocárdio ventricular.[7] Assim, o ciclo cardíaco normal é composto por uma onda P, um complexo QRS e uma onda T. Os intervalos entre as ondas PR e QT, assim como o segmento ST, são interpretações que possibilitam a detecção do ritmo do coração e do número de batimentos por minuto.[7] A Figura 10.3 mostra o ritmo cardíaco sinusal regular de um paciente pediátrico.

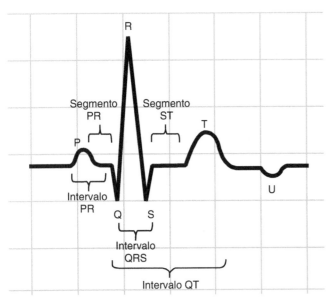

Figura 10.3 Ritmo sinusal regular em paciente pediátrico. (Reproduzida de O'Connor et al., 2008.[6])

Com frequência, os distúrbios do ritmo cardíaco são secundários a alterações sistêmicas, como distúrbios hidroeletrolíticos, acidobásicos, alterações da glicemia, hipóxia, afecções do sistema nervoso, processos infecciosos, doenças do colágeno e intoxicações exógenas, entre outros, podendo ainda estar associados a defeitos congênitos, como transposição de grandes vasos, insuficiência das valvas atrioventriculares e alterações congênitas no septo AV, entre outros.[7] Alguns dos principais ritmos cardíacos apresentados na população pediátrica serão descritos a seguir.

Síndromes bradicárdicas

A FC encontra-se abaixo do valor mínimo para a idade, sendo o ritmo mais comum antes da parada cardíaca em pacientes pediátricos. A bradicardia está intimamente associada a casos de hipoxemia, hipotensão e acidose, condições que diminuem a condução através do nó sinusal e da junção AV. Desse modo, os ritmos lentos irão resultar em choque ou instabilidade hemodinâmica e exigir tratamento imediato com suporte de vias aéreas, oxigenação e ventilação.[7] Nesses casos, quando as crianças apresentam FC ≤ 60bpm, recomenda-se o início das manobras de compressão durante a reanimação cardiopulmonar.

Bradicardia sinusal

A bradicardia sinusal é caracterizada pelo ritmo que tem origem no nodo sinusal, apresentando onda P positiva e uma FC menor que o limite inferior para a idade, sendo o ritmo mais comum antes da parada cardíaca. Pode apresentar como causas manobras vagais, como aspiração de vias aéreas superiores, hipertensão intracraniana, hipóxia e hipotermia, entre outras.[7]

Bloqueios atrioventriculares (BAV)

Os BAV se caracterizam por retardo na condução ou interrupção da transmissão do impulso elétrico (BAVT) dos átrios para os ventrículos, podendo ser classificados como pré-hissianos (localizados no nó AV) ou pós-hissianos (no sistema His-Purkinje). As principais causas são congênitas ou adquiridas, em decorrência da correção das cardiopatias congênitas ou de processos infecciosos, inflamatórios e intoxicações exógenas.[7]

Síndromes taquicárdicas

Nesses casos, a FC encontra-se acima do previsto para a idade e sua ocorrência está estreitamente relacionada com a hiperexcitabilidade miocárdica.[7]

Extrassístoles

As extrassístoles podem ser causadas por distúrbios elétricos na formação do impulso (idiopáticas) ou podem refletir hiperexcitabilidade miocárdica em decorrência de excessiva estimulação adrenérgica em razão da utilização de medicamentos, distúrbios eletrolíticos, metabolismo aumentado, patologias cardíacas, alterações isquêmicas ou disfunção ventricular.[7]

Taquicardias supraventriculares

As taquicardias supraventriculares são as arritmias mais frequentes em pediatria e estão relacionadas, principalmente, com as cardiopatias, sendo frequentes em casos de anomalia de Ebstein, transposição corrigida das grandes artérias e defeito do septo interatrial de grande magnitude.[7]

Taquicardia sinusal

A taquicardia sinusal é caracterizada por frequência de descarga do nó sinusal mais alta que o normal para a idade e ocorre em resposta às necessidades orgânicas de débito cardíaco ou oferta aumentada de oxigênio, estando associada a variações fisiológicas, como agitação, choro e emoções, bem como a outras causas, como hipoxemia, febre, estresse metabólico, pneumotórax hipertensivo e tromboembolismo pulmonar.[7]

Taquicardia atrial

A taquicardia atrial está diretamente associada a estímulos simpáticos, acarretando aumento súbito da frequência ventricular e causando sintomas repentinos. A onda P apresenta-se com contorno anormal e a FC em repouso encontra-se na faixa de 100 a 220bpm.[7]

Pressão arterial sistêmica

O monitoramento da pressão arterial sistêmica (PAS) é rotineiro e considerado um padrão aceito nas UTIP – a escolha da frequência e da modalidade de aferição é fundamentada na gravidade e no estado clínico do paciente, assim como na necessidade de monitoração mais ou menos acurada.[1,2] A medida da PAS é realizada, principalmente, de maneira não invasiva, mas também pode ser obtida de forma invasiva, registrando dados contínuos e fidedignos quanto à pressão no sangue arterial.

A medição não invasiva pode ser determinada de modo intermitente, por meio de esfigmomanômetro e estetoscópio (Figura 10.4), sendo um procedimento relativamente rápido e de fácil execução à beira do leito.[1,2] Nas UTIP, entretanto, o método mais frequente consiste na colocação de um esfigmomanômetro no braço do paciente, conectado ao monitor multiparâmetros. De acordo com a programação do monitor, as aferições da PAS são obtidas periodicamente mediante a insuflação automática do manguito. O principal problema para a acuidade da aferição da PAS em pediatria diz respeito ao tamanho do manguito a ser utilizado, que não deve ultrapassar um terço da medida do braço.

No entanto, em pacientes gravemente enfermos e hemodinamicamente instáveis, que apresentam baixo débito cardíaco, disritmias, hipotensão grave (choque), com hipertensão intracraniana ou hipertensão maligna, entre outras complicações, a medida não invasiva se revela inadequada e pouco confiável, tornando necessária a monitoração invasiva.[2,10]

A medida invasiva da PAS é realizada mediante a inserção de um cateter em grandes artérias – em pediatria, as mais frequentemente utilizadas são as artérias femoral, radial e tibial posterior.[1,2] O método funciona com base no princípio de transmissão de mudança de pressão de uma coluna para um transdutor mecânico e apresenta limitações técnicas que podem tornar imprecisas as informações, como necessidade de calibração, conformidade e resistência do sistema e presença de "bolhas" no sistema, o que pode acarretar alterações nas medidas.[1,2,5] Os valores ideais para PAS estão relacionados com idade, sexo e condição clínica e incluem os limiares terapêuticos observados no Quadro 10.2.

De acordo com os valores de normalidade, a criança pode apresentar-se:[5]

- **Normotensa:** valores dentro da faixa de normalidade para a idade.
- **Hipotensa:** valores abaixo da faixa esperada para a idade, o que pode acontecer em casos de insuficiência cardíaca, diminuição do volume sanguíneo circulante (hemorragias, choque) e vasodilatação periférica, entre outros.
- **Hipertensa:** valores acima da faixa de normalidade para a idade, podendo ocorrer em casos de aumento da resistência vascular periférica e ocasionar sintomas como cefaleia, confusão mental, visão embaçada e uremia, entre outros. A hipertensão arterial em crianças é definida como a presença de três picos de PAS > percentil 95. As crianças com alterações nos valores de PA costumam apresentar algum distúrbio renal agudo ou crônico ou distúrbio hidroeletrolítico.

A medição da PA é fundamental para diagnóstico e tratamento da hipo e hipertensão, as quais estão relacionadas com aumento da mortalidade dos pacientes pediátricos.[11]

Pulsos e perfusão periférica

Os pulsos podem ser avaliados a partir da palpação dos pulsos radial, femoral e carotídeo para análise de sua amplitude, simetria e frequência. Alterações podem indicar distúrbios na circulação (p. ex., a presença de pulsos fracos pode indicar redução no débito cardíaco por hipovolemia ou hipotensão decorrente de hemorragias ou desidratação, entre outras causas). Quando o pulso se encontra aumentado,

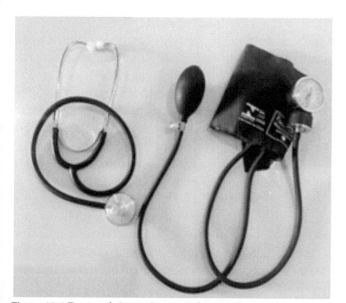

Figura 10.4 Estetoscópio e esfigmomanômetro. (Acervo das autoras.)

Quadro 10.2 Pressão arterial esperada por idade

Idade	PAS/PAD (mmHg)	
	P50	P95
0 a 6 meses	70/45	110/60
3 anos	95/64	112/80
5 anos	97/65	115/84
10 anos	110/70	130/92
15 anos	116/70	138/95

PAS: pressão arterial sistólica; PAD: pressão arterial diastólica.
Fonte: adaptado de Stape et al. (2010).[5]

pode indicar a ocorrência de condições hiperdinâmicas, como febre, agitação e anemia, entre outras. Além disso, é possível identificar a presença de arritmias através da frequência e do ritmo do pulso.

A perfusão periférica é avaliada por meio da técnica de enchimento capilar, em que se faz pressão na base da unha de modo que a coloração passe de rosada para pálida e, após liberada a pressão, retorne a coloração rosada. A perfusão é considerada lentificada quando o tempo para enchimento capilar ultrapassa 2 segundos.[12]

Pressão arterial pulmonar

A circulação pulmonar fetal apresenta elevada resistência vascular pulmonar (RVP), o que faz com que apenas 10% do débito cardíaco alcancem os pulmões.[13]

Vários fatores contribuem para a manutenção de RVP elevada no período fetal, como baixa tensão de oxigênio no sangue, baixa produção de substâncias vasodilatadoras (p. ex., óxido nítrico e prostaglandinas) e aumento da produção de substâncias vasoconstritoras (p. ex., endotelinas).[13] Entretanto, após o nascimento, com a primeira respiração ocorrem a expansão e a oxigenação dos alvéolos, e a pressão da artéria pulmonar deve cair para 50% da pressão sistêmica, enquanto o fluxo sanguíneo pulmonar aumenta para perfundir os pulmões.

A medida da pressão arterial pulmonar (PAP) pode ser obtida de maneira invasiva por meio da inserção cirúrgica de um cateter na artéria pulmonar, de modo a fornecer dados diretamente do átrio direito, PAP, medição do débito cardíaco e pressão de oclusão da artéria pulmonar (POAP).[2] No entanto, trata-se de um método pouco utilizado na população pediátrica por ser extremamente invasivo e possibilitar inúmeros riscos de complicações.[14]

Método mais comum de aferição nessa população, o ecocardiograma de ultrassom transtorácico é realizado de maneira não invasiva, à beira leito, por médico especialista. Não é necessário nenhum tipo de preparo do paciente para realização do exame – basta a aplicação de gel sobre o tórax, e o transdutor em contato com a pele emite ondas ultrassônicas que são registradas e convertidas em imagens no computador.[2]

As circulações sistêmica e pulmonar apresentam a mesma estrutura arterial, mas a segunda consiste em um sistema de alta complacência, apresentando alto fluxo e baixa pressão. Dessa maneira, a pressão arterial pulmonar corresponde a um quinto da PAS.[15] Assim como em adultos, a hipertensão pulmonar em crianças é definida como PAP média ≥ 25mmHg em repouso ou ≥ 30mmHg durante exercício, com POAP normal e ausência de condições relacionadas ou associadas.[16]

O ecocardiograma analisa em tempo real de que forma o coração contrai, assim como o tamanho, a estrutura e a funcionalidade das câmaras cardíacas, válvulas e vasos sanguíneos, possibilitando ainda a estimativa de valores de PAP, a identificação de defeitos congênitos, a permanência de comunicação entre as câmaras e consequente *shunt*, fornecendo dados que tornam possível acompanhar a evolução da doença e o processo de resposta à terapia.[2,13]

Quando não ocorre uma queda brusca da PAP após o nascimento, as artérias que chegam ao pulmão permanecem vasoconstritas, limitando a quantidade de sangue que chega aos pulmões e consequentemente a oxigenação na corrente sanguínea, quadro este denominado hipertensão pulmonar persistente neonatal (HPPN).[13] A HPPN é uma síndrome caracterizada por alta RVP e *shunt* direita-esquerda pelo canal arterial e/ou forame oval. O diagnóstico de HPPN é suspeitado quando o RN apresenta hipoxemia persistente mesmo na ausência de desconforto respiratório, havendo desproporção entre o esforço, as alterações radiológicas e o nível de hipoxemia.[13]

A ecocardiografia pode auxiliar a compreensão a respeito da fisiopatologia e do desenvolvimento do quadro clínico na criança, identificando não só a HPPN, mas também outras causas de instabilidade hemodinâmica, como insuficiência miocárdica ou tamponamento cardíaco. Em alguns casos, a realização do exame em série possibilita a avaliação da resposta ao tratamento.[2]

Balanço hídrico

A estase do sistema cardiorrespiratório depende do equilíbrio entre a função cardiocirculatória e a pulmonar. Diversas patologias podem alterar esse equilíbrio, e as alterações no sistema cardiovascular acarretam mudanças na ventilação pulmonar, e vice-versa. O balanço hídrico corresponde à diferença dos líquidos que foram infundidos ou ingeridos pelo paciente crítico menos suas perdas através do débito vesical, vômitos ou sangramento.

Durante a fase inspiratória, na respiração espontânea, a pressão intratorácica torna-se negativa mediante a negativação da pressão intrapleural, promovendo a entrada de ar e o retorno venoso e aumentando o débito cardíaco[8]. Já na fase inspiratória do ciclo ventilatório mecânico, a variação da pressão intratorácica é o oposto, ou seja, torna-se positiva durante a inspiração e diminui com a expiração, fazendo aumentar o retorno venoso durante a expiração.[8]

O retorno venoso depende do volume sanguíneo e de sua distribuição no sistema vascular, do tônus vascular e do movimento respiratório. A pré-carga do ventrículo direito depende do retorno venoso e, em condições normais, é igual à do ventrículo esquerdo, variando de acordo com a FC e a pós-carga. Os mesmos mecanismos que afetam o enchimento ventricular direito podem atingir as pressões de enchimento do ventrículo esquerdo. Na ventilação mecânica há alteração significativa na pré-

-carga do ventrículo direito e, pelo fato de as cavidades estarem paralelas à circulação pulmonar, ocorrerão mudanças no enchimento ventricular esquerdo.[8] O aumento da pressão intratorácica implica alterações na pré-carga do ventrículo esquerdo, ou seja, redução do retorno venoso, elevação da pós-carga do ventrículo direito, desvio do septo interventricular para a esquerda e aumento da pressão transmural e da pressão pericárdica em decorrência da hiperexpansão pulmonar.[8]

O balanço hídrico influencia diretamente a pré e a pós-carga do ventrículo direito com implicações na VM, principalmente nos casos de cardiopatias congênitas. Durante a VM, é importante a monitoração da volemia do paciente, a qual está relacionada com a manutenção da pressão de enchimento ventricular direito adequada. Os quadros de hipervolemia irão causar distensão da cavidade ventricular, queda do desempenho do ventrículo direito, redução do enchimento ventricular esquerdo, queda do débito cardíaco e aumento da RVP, comprometendo diretamente a ventilação mecânica e o quadro clínico do paciente.[8]

No pós-operatório de cirurgia cardíaca, algumas situações merecem destaque por sua importância no monitoramento do balanço hídrico, como derivação atriopulmonar (cirurgia de Fontan), derivações cavopulmonares e disfunção do ventrículo direito, como algumas cardiopatias congênitas, assim como no pós-operatório de transplante cardíaco.[17]

MONITORAMENTO RESPIRATÓRIO

As emergências respiratórias pediátricas estão entre as causas mais frequentes de internação hospitalar e óbitos em crianças com menos de 1 ano de idade. Em razão de particularidades anatomofisiológicas e imunológicas, as crianças são particularmente mais suscetíveis ao desenvolvimento de distúrbios respiratórios mais graves. Por isso, é essencial reconhecer precocemente alterações nas trocas gasosas e atuar imediatamente para prevenir a parada cardiorrespiratória.

O monitoramento das trocas gasosas abrange desde a aplicação de dispositivos simples, como o oxímetro de pulso, até os mais sofisticados, para medir as trocas gasosas. O metabolismo aeróbio é o principal processo pelo qual os seres humanos queimam nutrientes para obter energia. O processo consome O_2 e produz CO_2, que é transportado pelo sangue e excretado pelo sistema respiratório. O consumo de oxigênio (VO_2) consiste no volume de oxigênio consumido por unidade de tempo (mL/min), enquanto a eliminação de dióxido de carbono (VCO_2) refere-se ao volume de CO_2 eliminado por unidade de tempo (mL/min). Diversos dispositivos disponíveis no mercado são capazes de aferir tanto o VO_2 como o VCO_2, os quais associam sensores de O_2 ou CO_2 a um pneumotacógrafo para medi-

ção do fluxo de gás. Alguns ventiladores mecânicos, como Servo-i (Maquet, Wayne, New Jersey) e G5 (Hamilton Medical, Bonaduz, Switzerland), já dispõem dessa tecnologia.[17]

Com o avanço tecnológico dos ventiladores microprocessados, a análise da mecânica respiratória foi incorporada e tornou possível o monitoramento em tempo real, bem como ajustes automatizados nas pressões geradas pelos ventiladores mecânicos de acordo com algoritmos específicos de modos ventilatórios mais modernos. Apesar de promissoras, algumas tecnologias são pouco acessíveis na maioria das UTIP.

A oximetria de pulso e a frequência respiratória ainda são os parâmetros não invasivos mais utilizados para monitoramento respiratório nas UTIP. Esses sinais vitais sinalizam a integridade da função ventilatória e a troca de gases em pacientes em respiração espontânea ou VM. Em posse desses dados, os profissionais de saúde podem diagnosticar problemas nas trocas gasosas, monitorar a evolução dos pacientes e direcionar condutas, desde a determinação da necessidade de suplementação de oxigênio e suporte ventilatório até a promoção de ajustes nos parâmetros da VM.

Oximetria de pulso

O oxímetro de pulso promove com certa precisão a leitura não invasiva da saturação periférica de oxigênio (SpO_2), conhecida como o quinto sinal vital. O aparelho funciona por meio de um sensor óptico que combina os princípios da pletismografia aos da espectrofotometria. O sensor detecta a diferença de absorção de luz entre a hemoglobina oxigenada – oxi-hemoglobina – e a hemoglobina reduzida – desoxi-hemoglobina, fornecendo a medida da SpO_2. A partir dessa medida, obtida de maneira contínua ou intermitente, é possível inferir a saturação arterial de oxigênio (SaO_2) e diagnosticar a hipoxemia.[17] Cabe ressaltar que o oxímetro não possibilita a determinação do grau de hiperóxia ao qual o paciente está sendo exposto, e níveis excessivos de oxigênio podem ser tóxicos para os lactentes.[18]

O aparelho pode ser usado em qualquer ambiente, desde o domicílio até o centro cirúrgico, para monitorar e possibilitar um tratamento adequado em caso de suspeita de hipoxemia. A Figura 10.5 mostra o local mais comum para posicionamento do oxímetro de pulso em lactentes: o dorso do pé através de sensores em Y. A posição dos sensores deve ser modificada com frequência para evitar lesões de pele, principalmente nos pré-termo.[17]

Alguns fatores podem interferir na confiabilidade da leitura da SpO_2, como baixa perfusão tecidual, baixa concentração de hemoglobina, ritmo cardíaco irregular, pigmentação do tecido ou das unhas e excesso de luz ambiente. A movimentação do membro também pode ocasionar

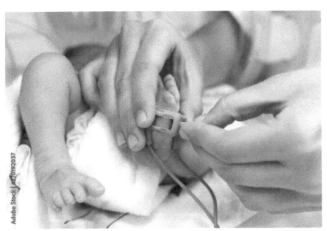

Figura 10.5 Oxímetro de pulso posicionado no dorso do pé de lactente. (Reproduzida de https://stock.adobe.com/.)

medidas incorretas. A presença de meta-hemoglobina, espécie de hemoglobina que não se liga ao oxigênio, pode promover valores equivocados de SpO_2. Uma diferença entre SpO_2 e SaO_2 > 5% pode sugerir a presença de meta-hemoglobina e/ou carboxi-hemoglobina.[17] O membro em que o sensor é colocado deve ser mantido aquecido de modo a assegurar a estabilidade da curva pletismográfica e obter uma leitura mais constante de SpO_2.

A interpretação dos valores de SpO_2 e o estabelecimento de valores de faixa de SpO_2-alvo para cada criança dependem da análise da idade do paciente, patologia de base, presença de anemia e outras informações. Em geral, varia entre 97% e 99% a SpO_2 esperada para uma criança saudável no nível do mar. Valores mais baixos são esperados em maiores altitudes com menor pressão atmosférica. Não há grandes estudos multicêntricos que tenham avaliado a melhor faixa de saturação-alvo para o paciente pediátrico crítico. O Quadro 10.3 exibe os valores esperados de SpO_2 para cada faixa de idade.[18]

Os valores de SpO_2 também podem ser usados para estratificação da gravidade de doenças que desequilibram a relação entre a ventilação e a perfusão (V/Q), como asma, bronquiolite e doenças pulmonares crônicas. A gravidade da crise de asma é classificada como leve em caso de SpO_2 > 95%, moderada entre 90% e 95% e grave < 90%. A SpO_2 também pode ser usada para diagnóstico e estratificação da síndrome do desconforto respiratório agudo pediátrica, mas essa fórmula será abordada posteriormente. A SpO_2 não é uma medida sensível nos casos de obstrução alta da via aérea superior.

O objetivo da suplementação de oxigênio é alcançar a oxigenação adequada com a menor FiO_2. A faixa de SpO_2-alvo em pediatria pode variar em situações especiais, de acordo com a idade e a doença de base da criança. Em caso de bronquiolite, a Sociedade Brasileira de Pediatria (SBP) segue a recomendação europeia de manter uma SpO_2 > 90% na ausência de acidose respiratória entre 90% a 92% em caso de bebês com menos de 3 meses e com esforço respiratório importante.[20]

Alguns estudos em lactentes com bronquiolite sugerem que a monitoração contínua da oximetria nesses pacientes pode prolongar o período de internação hospitalar, aumentando os custos para os serviços de saúde.[18] Por esse motivo, a SBP recomenda a oximetria intermitente na fase aguda em caso de crianças hospitalizadas.[20]

Os pacientes com doença pulmonar crônica apresentam retenção crônica de CO_2 à medida que a doença vai progredindo e perdem o estímulo hipercapneico do centro respiratório. Esses pacientes dependem do estímulo hipóxico e necessitam de uma titulação cuidadosa da oxigenoterapia para evitar a supressão desse estímulo do *drive* respiratório central.

Portanto, apesar de simples, a oximetria exige experiência do profissional que gerencia seus dados para definição de condutas. Conhecer as limitações técnicas da oximetria e a fisiopatologia das doenças de base dos pacientes possibilita uma individualização mais adequada dos valores-alvo da SpO_2.

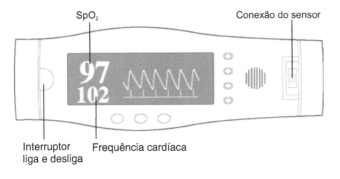

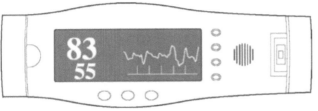

Figura 10.6 Curva pletismográfica da oximetria de pulso. **A** Curva estável com leitura adequada. **B** Curva instável com leitura inadequada. (Reproduzida de World Health Organization, 2016.[19])

Quadro 10.3 Valores de saturação periférica de oxigênio para cada faixa etária

Idade	Mínima	Máxima
Recém-nascido	90%	94%
1 mês a 6 anos	92%	97%
> 6 anos	94%	98%

Fonte: Walsh & Smallwood (2017).[18]

Gasometria arterial

A gasometria arterial fornece informações sobre oxigenação, ventilação, circulação e concentração de eletrólitos, particularmente sódio e potássio, e consiste em exame complementar fundamental para o monitoramento da troca gasosa e seu efeito no metabolismo, principalmente nos pacientes em VM, visto que o comprometimento da oferta de oxigênio aos tecidos pode causar disfunção de órgãos e sistemas. O fisioterapeuta deve analisar os resultados da gasometria de acordo com o contexto da doença de base e o quadro clínico da criança, mantendo-se atento aos parâmetros ventilatórios, à situação circulatória e aos demais dados da monitoração.

O controle gasométrico pode ser realizado de maneira contínua ou intermitente. O monitoramento intermitente é o mais constantemente aplicado e consiste em coleta e análise de amostras sanguíneas arteriais isoladas, sendo a artéria radial a mais utilizada para coleta do sangue arterial, mas as artérias umbilical e temporal no RN e as artérias braquial e femoral em crianças maiores são consideradas boas opções.[21] A análise da gasometria é mais cara e exige mais recursos do que o oxímetro de pulso para monitoração da hipoxemia. O procedimento é invasivo, doloroso e estressante para crianças e lactentes, além de fornecer informação apenas sobre determinado momento. Por poder acarretar complicações, como vasoespasmo, formação de trombos, hemorragia e infecção local, sua coleta deve ser indicada com cautela em pediatria. Para sua realização, é necessário avaliar sempre a relação custo-benefício, estando indicada apenas quando seu resultado for capaz de definir a tomada de decisão quanto à conduta.[21]

O monitoramento contínuo, por sua vez, é obtido mediante a inserção de um cateter arterial com sensor de fibra óptica; entretanto, trata-se de um procedimento de alto custo e com discutível aplicabilidade, principalmente em pediatria. Apresenta como vantagem a redução do número de coletas, em especial nos pacientes que demandam monitoramento maior, como durante a utilização de oxigenação por membrana extracorpórea (ECMO).[21]

A gasometria venosa, por outro lado, é procedimento menos doloroso, sendo útil para avaliação do equilíbrio acidobásico e, de maneira aproximada, para inferir o estado da ventilação (valores de $PaCO_2$), apesar de agregar poucas informações acerca da oxigenação.

Os gasômetros, aparelhos analisadores de gases, medem diretamente os valores de pH, PaO_2 e $PaCO_2$, bem como calculam os demais parâmetros: SaO_2, HCO_3^- e excesso de bases (BE).[21] Os valores de referência para interpretação da gasometria de acordo com a faixa etária podem ser observados no Quadro 10.4.

Para interpretação dos dados de uma gasometria arterial, é importante saber que eles refletem o quadro clínico do paciente no momento da coleta, podendo sofrer alterações significativas em curto espaço de tempo. Alguns fatores podem conduzir a resultados imprecisos, como a coleta de amostra inadequada em criança chorosa, a demora na transferência para o laboratório, o armazenamento inadequado e o controle de qualidade laboratorial insatisfatório.[21]

O equilíbrio acidobásico é obtido a partir da concentração de três elementos principais: (1) pH – logaritmo negativo da concentração de hidrogênio (H+) livre; (2) $PaCO_2$ – regulado pela ventilação pulmonar; e (3) concentração de HCO_3^- no plasma – componente metabólico regulado pelo rim. Esses três elementos funcionam como um sistema de tampão. Quando um transtorno respiratório acontece, os rins atuam como compensadores, recuperando bicarbonato ou eliminando H+. Da mesma maneira, quando ocorre um transtorno metabólico, é o sistema respiratório que promove a compensação, aumentando ou diminuindo a eliminação de CO_2 ao estimular a ventilação pulmonar. Essas compensações são lentas, e não definitivas, todavia minimizam as variações no pH, conforme fórmula a seguir:

$$pH = 6{,}1 + \log HCO_3^-/PaCO_2$$

O pH oscila em uma faixa de 7,35 a 7,45, sendo denominados acidose os valores < 7,35 e alcalose os valores > 7,45. Para determinação da causa primária é necessário avaliar o valor obtido do pH em relação ao pH ideal de 7,4. Se inferior, caracteriza uma acidose; quando superior, o fenômeno primário é uma alcalose, uma vez que nunca ocorre uma "supercompensação", ou seja, o organismo

Quadro 10.4 Valores esperados na gasometria arterial em neonatologia e pediatria

Parâmetro	< 28 semanas	28 a 40 semanas	Recém-nascido a termo	> 1 ano
pH	≥ 7,25	≥ 7,25	7,35 a 7,50	7,35 a 7,45
PaO_2	45 a 65	50 a 70	60 a 80	80 a 100
$PaCO_2$	40 a 50	40 a 60	30 a 40	35 a 45
HCO_3^-	22 a 26	22 a 26	22 a 26	22 a 26
BE	± 2	± 2	± 2	± 2

Fonte: Goldsmith & Karotkin (1996).[22]

corrige a causa primária até o pH se aproximar de 7,4.[21] Assim, para identificação do distúrbio acidobásico, é necessário avaliar o pH para classificá-lo como acidose ou alcalose e posteriormente analisar as concentrações de HCO_3^- e $PaCO_2$ para classificação da origem do distúrbio primário. Vale destacar que a causa da acidose ou da alcalose irá depender de o distúrbio ter sido causado por uma alteração respiratória ou metabólica.[21]

A hipoxemia é definida na gasometria de acordo com a faixa etária:[21]

- **Recém-nascidos:** PaO_2 < 50mmHg e/ou SaO_2 < 88%.
- **Lactentes > 28 dias:** PaO_2 < 60mmHg e/ou SaO_2 < 90%.
- **Crianças > 1 ano:** PaO_2 < 80mmHg com SaO_2 < 90%.

O parâmetro que define melhor a ventilação pulmonar é a $PaCO_2$, a qual tem relação direta com a produção de CO_2 e indireta com a ventilação alveolar. A $PaCO_2$ se mantém em torno de 40mmHg quando a ventilação é normal. Caso os valores de $PaCO_2$ se encontrem < 35mmHg, o quadro é denominado hipocapnia e tem como causa respiratória principal uma hiperventilação pulmonar. Quando os valores de $PaCO_2$ estão > 45mmHg, trata-se de hipercapnia, cuja principal causa respiratória ou são a hipoventilação pulmonar ou os distúrbios na relação V/Q. A hipercapnia pode ser considerada moderada (entre 45 e 60mmHg), grave (entre 60 e 80 mmHg) ou crítica (> 80mmHg).[21] Nos pacientes com doenças pulmonares crônicas são tolerados valores de $PaCO_2$ > 45mmHg, o que é considerado uma hipercapnia permissiva.[21] A concentração de $PaCO_2$ influencia o pH sanguíneo, e quando as alterações ocorrem o sistema de tampão renal promove compensações para manutenção do pH ao reter o bicarbonato.[21]

Os distúrbios metabólicos são caracterizados por alterações nas concentrações de HCO_3^- que têm influência direta no pH: para cada 10mEq/L modificados no HCO_3^- ocorre uma alteração de 0,15 no pH. Assim, valores de pH < 7,35 podem ser causados por redução na concentração de HCO_3^-, ou seja, acidose metabólica, que normalmente está associada ao aumento na produção de ácidos pelo organismo, como em casos de cetoacidose diabética e diarreia grave. Por outro lado, valores de pH > 7,45 são ocasionados por aumento de HCO_3^-, caracterizando uma alcalose metabólica, distúrbio associado à eliminação excessiva de ácidos e à ingestão, infusão ou reabsorção de bases, como nos casos de vômitos prolongados, hipovolemia, utilização de diurético e hipopotassemia.[21]

Índices de oxigenação
PaO_2/FiO_2 e $SatO_2/FiO_2$

A razão entre a pressão parcial de oxigênio no sangue (PaO_2) e a fração inspirada de oxigênio (FiO_2) é o indicador mais utilizado na prática clínica para mensuração da hipoxemia do adulto e do adolescente e para estratificação das lesões pulmonares agudas. A relação, também conhecida como P/F, também ajuda a avaliar a resposta do paciente à oxigenoterapia e a interpretá-la, visando estabelecer a causa predominante de hipoxemia. No caso de uma hipoxemia provocada por *shunt* pulmonar (redução da ventilação com perfusão mantida), o paciente apresenta boa resposta à oxigenoterapia com aumento da relação P/F. No entanto, caso a hipoxemia seja causada por distúrbio de perfusão, como tromboembolismo pulmonar, o paciente não apresenta boa resposta ao aumento da FiO_2 e ocorre redução da relação P/F.

Em indivíduos adultos saudáveis, a PaO_2 permanece em torno de 80 a 100mmHg, e durante a respiração espontânea em ar ambiente (FiO_2 = 21%) encontra-se uma relação em torno de 450mmHg. Os valores de estratificação da hipoxemia estão descritos no Quadro 10.5.

O índice de saturação de oxigênio ($SatO_2/FiO_2$) é uma alternativa não invasiva por utilizar a $SatO_2$ em vez da PaO_2 obtida por meio de gasometria arterial – os valores de referência são apresentados no Quadro 10.5.

Índice de oxigenação

O índice de oxigenação (IO) é recomendado em substituição à relação PaO_2/FiO_2, sugerida no consenso de Berlim para a SDRA, para quantificar a hipoxemia e a gravidade da insuficiência respiratória ou lesão pulmonar em pacientes pediátricos em ventilação mecânica. O índice de oxigenação é calculado como:

$$IO = MAP \times FiO_2 \times 100 / PaO_2$$

O uso da MAP para graduação da hipoxemia e estratificação da SDRA pediátrica possibilita a avaliação do impacto da pressão positiva na oxigenação, uma vez que diferentes níveis de pressão durante a ventilação vão impactar diretamente a relação PaO_2/FiO_2, alterando a incidência e a classificação da gravidade da SDRA pediátrica.

O IO tem sido usado como marcador clínico para avaliação da gravidade dos pacientes e da resposta aos tratamentos empregados. O índice também foi proposto como marcador preditivo para desfechos, incluindo mortalidade. Quanto mais baixo o IO, melhor a oxigenação do paciente. À medida que a oxigenação de uma pessoa melhora, ela se torna capaz de atingir uma PaO_2 mais alta com uma FiO_2 mais baixa, o que se reflete na fórmula como diminuição no numerador (FiO_2) ou aumento no denominador (PaO_2), reduzindo, assim, o IO. O Quadro 10.5 apresenta os valores de ponto de corte para hipoxemia de acordo com o IO e o índice de saturação de oxigênio (ISO).

Capítulo 10 • Monitoramento Cardiorrespiratório do Paciente Neonatal na Unidade de Terapia Intensiva

Quadro 10.5 Estratificação da hipoxemia e da lesão pulmonar na população pediátrica

	Risco*	Leve	Moderado	Grave
PaO_2/FiO_2		≤ 300 a 201	≤ 200 a 101	≤ 100
SpO_2/FiO_2		≤ 264 a 222	≤ 221 a 151	≤ 150
IO	< 4	4 ≤ IO < 8	8 ≤ IO < 16	≥ IO 16
ISO	< 5	5 ≤ ISO < 7,5	7,5 ≤ ISO < 12,3	≥ 12,3

*Risco: necessita de FiO_2 > 40% no cateter nasal (FiO_2 > 40%: < 1 ano = 2L/min; 1 a 5 anos = 4L/min; 5 a10 anos = 6L/min; >10 anos = 8L/min) ou CPAP/BiPAP para manter SpO_2 > 88% a 92%.
IO: índice de oxigenação; ISO: índice de saturação de oxigênio.
Fonte: adaptado de Orloff *et al.* (2019).[23]

As limitações para aplicação do IO incluem a necessidade de cateter arterial para amostragem frequente ou medição intermitente do estado de oxigenação por natureza. Como a gasometria consiste em um procedimento invasivo estressante e com risco maior para as crianças, têm sido propostos outros índices para monitoração da oxigenação.[23]

Índice de saturação de oxigênio

O ISO pode ser utilizado quando não se dispõe da PaO_2 em virtude da impossibilidade de coleta de gasometria. Na mesma equação do IO, a PaO_2 é substituída pela SpO_2 medida pela oximetria de pulso. O ISO é calculado como:

$$ISO = MAP \times FiO_2 \times 100 / SpO_2$$

O Quadro 10.5 mostra a classificação da hipoxemia ou lesão pulmonar de acordo com o ISO. Estudos indicam forte correlação entre IO e ISO com a vantagem de o cálculo do ISSO não exigir nenhuma medida invasiva, possibilitando o monitoramento contínuo do estado de oxigenação dos pacientes pediátricos. O ISO foi validado como confiável para avaliação da gravidade da insuficiência respiratória e da lesão pulmonar em neonatos e pacientes pediátricos de UTI.[23]

MONITORAMENTO DA VENTILAÇÃO

A ventilação alveolar pode ser avaliada de rotina nos pacientes que recebem suporte ventilatório por meio da medida da frequência respiratória (FR) do paciente, da ventilação-minuto (VE) e da capnografia, as quais podem inferir a adequação e a eficiência da ventilação alveolar.

Frequência respiratória

A FR é caracterizada pela quantidade de incursões respiratórias realizadas por minuto por um indivíduo em repouso. Entende-se por incursão o movimento de inspiração seguido de expiração completa. A FR é controlada pelo centro respiratório localizado no bulbo, e o tempo de resposta do comando do centro respiratório é chamado *drive* central. Quando a demanda metabólica de oxigênio é maior ou em casos de hipoxemia e, principalmente, quando há hipercapnia no sangue, o centro respiratório aumenta a FR. Durante o sono ou no caso de narcose medicamentosa, a FR é reduzida e ocorre hipoventilação pulmonar.

Em adultos, a FR costuma ser verificada colocando-se a mão levemente sobre o tórax e contando quantas vezes ela sobe durante 1 minuto. Em lactentes e pré-escolares, o toque pode acarretar aumento do estresse nas crianças e, por esse motivo, recomenda-se a avaliação da FR por meio da inspeção do tórax durante 1 minuto ou através de ausculta pulmonar nas crianças com expansibilidade menor. Uma dica prática consiste em analisar os lactentes enquanto estão no colo materno.

Como a FR pode estar aumentada de maneira fisiológica em períodos de choro e agitação da criança, sua contagem deverá ser valorizada isoladamente apenas quando a criança estiver calma. Os valores de FR variam de acordo com a faixa etária, sendo esperados os valores apresentados no Quadro 10.6.

Tanto o aumento como a redução da FR são preocupantes. De acordo com o ritmo, a FR pode ser classificada em:

- **Bradipneia:** redução da FR abaixo do esperado para a idade. As causas mais comuns em crianças são as encefalopatias hipóxico-isquêmicas, que podem causar depressão no *drive* central com irregularidade no padrão

Quadro 10.6 Frequência respiratória esperada para cada faixa etária

Idade	Respirações por minuto
< 1 ano	30 a 60
1 a 3 anos	24 a 40
4 a 5 anos	22 a 34
6 a 12 anos	18 a 30
13 a 18 anos	12 a 16

Fonte: Sociedade Brasileira de Pediatria (2017).[20]

respiratório. Outras causas incluem distúrbios metabólicos (acidose metabólica com perda de HCO_3^-) e narcose medicamentosa.

- **Taquipneia:** aumento da FR acima do esperado para a idade. As incursões respiratórias mais rápidas geralmente são mais superficiais, com expansibilidade menor. As causas mais comuns na infância são febre, desidratação e algum tipo de infecção. Doenças respiratórias, como bronquiolite e pneumonia, também causam esse sintoma.
- **Apneia:** pausa ou interrupção da respiração por alguns segundos. Essas pausas são comuns, bem como um padrão de respiração irregular em RNPT, mas, à medida que o sistema nervoso central amadurece, elas se tornam menos frequentes. A apneia do sono é mais usual em crianças mais velhas com alguma comorbidade, como obesidade.

A dispneia não consiste em uma alteração do ritmo respiratório, mas em aumento do esforço respiratório. Pode haver dispneia sem alteração na FR, assim como pode haver taquipneia sem a presença de dispneia.

Nas crianças em insuficiência respiratória, a taquipneia é o sinal clínico mais precoce em qualquer idade, uma vez que para manter a oxigenação próxima ao normal ocorre aumento do VE como mecanismo compensatório. A bradipneia e a apneia são sinais de maior gravidade e acontecem de maneira mais tardia.[20]

Capnografia

A capnografia possibilita o monitoramento da pressão parcial de CO_2 no gás exalado no final da expiração corrente (*end tidal* CO_2 [$ETCO_2$]) em cada ciclo respiratório e em tempo real, tornando possível acompanhar as variações do CO_2 e suas tendências ao longo do tempo, de acordo com os ajustes realizados na VM. Já a capnometria consiste na medida dos valores de CO_2 exalados em função do tempo. A avaliação da ventilação alveolar por meio da capnografia é simples por exigir apenas a respiração do paciente, não necessitando sua cooperação. A monitoração indireta e não invasiva da $PaCO_2$, sem a necessidade de coletas frequentes da gasometria arterial, reduz os riscos inerentes à coleta de sangue arterial, diminui os custos do serviço e minimiza o estresse e a dor, principalmente em RN e lactentes.[24]

O capnógrafo é um aparelho de fácil utilização. Estudos atestam boa correlação entre $PaCO_2$ e $ETCO_2$ em neonatos, demonstrando que a capnometria pode indicar com boa acurácia os níveis arteriais de CO_2.

A capnografia é recomendada como medida de segurança para monitoração de pacientes em insuficiência respiratória ou VM. A monitoração do CO_2 começou a ser utilizada em pacientes cirúrgicos sob anestesia e seu uso têm sido crescente nos ambientes de emergências, UTI

e pré-hospitalares. As principais indicações da capnografia em pediatria e neonatologia e as respectivas alterações observadas no capnógrafo são descritas no Quadro 10.7.[24]

No Brasil é comum a utilização de tubos orotraqueais sem balonete na população neonatal, o que interfere na leitura do CO_2 exalado, reduzindo a $PETCO_2$ e o platô da fase III. Por esse motivo, a interpretação da capnografia deve ser realizada com cautela nesses pacientes e nos que apresentam importante vazamento ao redor do balonete.

A capnografia possibilita o monitoramento não invasivo da dinâmica do CO_2, desde sua produção (metabolismo), transporte (perfusão pulmonar e sistêmica) e difusão para os alvéolos, até sua eliminação pelas vias aéreas (patência das vias aéreas e homogeneidade da ventilação alveolar). A capnografia tem sido recomendada como padrão ouro na rotina de monitoramento de crianças em estado grave em terapia intensiva ou com suspeita de alteração na pressão de perfusão cerebral.[24]

A partir da curva gráfica da capnografia e de seus ângulos e inclinações é possível obter valiosas informações sobre a fisiologia pulmonar. O formato do capnograma é semelhante em indivíduos saudáveis (Figura 10.7). A leitura e a interpretação do capnograma em pediatria e neonatologia são mais complexas, quando comparadas às do adulto, devido a algumas particularidades fisiológicas e técnicas.

A maturação pulmonar na faixa etária pediátrica muda a forma do capnograma, principalmente no neonato. A produção de CO_2 é menor em neonatos (aproximadamente 15mL/min) do que em adultos (em torno de 200mL/min). Quanto menor a quantidade de CO_2 exalado, mais difícil é a obtenção de uma medida confiável da capnografia. Além disso, a maior FR na primeira infância reduz o tempo expiratório nessa faixa etária, o que, associado a um menor VT, prejudica a leitura do CO_2 exalado.[24] Estudos indicaram maior inclinação da curva da capnografia em prematuros sem a presença do platô alveolar (SIII), correspondente à fase de eliminação do CO_2 alveolar devido à imaturidade pulmonar. No início da adolescência (em torno de 10 a 12 anos), o formato da curva da capnografia se aproxima do encontrado em adultos saudáveis.

Apesar da ampla possibilidade de utilização clínica, a capnografia ainda é subutilizada. Acredita-se que o desconhecimento dessa ferramenta e de suas possibilidades de aplicação prática seja a causa principal de sua baixa utilização na prática clínica. O uso da capnografia em pediatria é recente, e poucas investigações foram realizadas até momento.

Espaço morto/volume corrente (VD/VT)

O monitoramento da razão do espaço morto em pacientes críticos tem valor prognóstico e pode ajudar no manejo do ventilador mecânico, principalmente em pacientes

Quadro 10.7 Indicações da capnografia em terapia intensiva pediátrica e neonatal

Indicação	Parâmetro
Detectar apneia e hipoventilação	ETCO$_2$ ausente ou aumentado (> 45mmHg)
Avaliar posicionamento do TOT	Presença de ETCO$_2$, fluxo e pressão confirmam TOT na traqueia
Titulação da ventilação	Correlação do ETCO$_2$ com PaCO$_2$
Obstrução da via aérea	Curva da capnografia em formato de "barbatana de tubarão" (aumento do *slope* da fase III do capnograma)
Detectar reinalação de CO$_2$ ou vazamento no circuito de VM	Capnograma não retorna à linha de base durante a inspiração
Avaliar gravidade e risco de mortalidade na doença pulmonar aguda	Quanto maior VD/VT, maior a gravidade Correlação da VD/VT fisiológica com PaO$_2$ e PaO$_2$/FiO$_2$
Marcador de sucesso na extubação	VD/VT fisiológico ≤ 0,50 é capaz de predizer o sucesso da extubação
RCP adequada	PETCO$_2$ indica compressão adequada durante RCP e determina o prognóstico
Estimar débito cardíaco	VCO$_2$ pode predizer débito cardíaco

ETCO$_2$: pressão parcial de CO$_2$ ao final do volume corrente expirado; TOT: tubo orotraqueal; VM: ventilação mecânica; VD: volume do espaço morto; VT: volume corrente; PaCO$_2$: pressão arterial de CO$_2$; RCP: ressuscitação cardiopulmonar; PETCO$_2$: pressão de gás carbônico ao final da expiração; VCO$_2$: produção de gás carbônico. Fonte: Oliveira (2020).[24]

com SDRA. Estudos recentes sobre as estimativas de espaço morto usando capnografia volumétrica validaram essa ferramenta como uma estimativa não invasiva da PaCO$_2$. Quanto maior a relação VD/VT, maior a gravidade, uma vez que quanto maior o espaço morto e menor o volume corrente menor é a eficiência ventilatória.[24]

O aumento da superfície corporal (peso e altura) também leva ao aumento das áreas que não participam das trocas gasosas, ou seja, do volume do espaço morto das vias aéreas (VD anatômico). Consequentemente, a relação VD/VT é menor em crianças porque há aumento expressivo do VD anatômico. Segundo Schmalisch (2016),[25] os cálculos de VD desenvolvidos para adultos são frequentemente inaplicáveis aos neonatos com fase II prolongada e fase III reduzida ou ausente (veja a Figura 10.7).

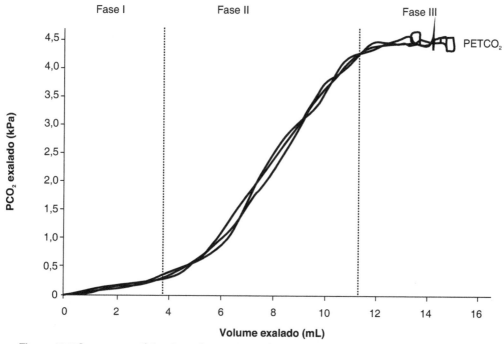

Figura 10.7 Capnograma típico de recém-nascido pré-termo. (Reproduzida de: Schmalisch, 2016.[25])

CASO CLÍNICO

RN com 1 mês de idade deu entrada na emergência do hospital com quadro de suspeita de bronquiolite viral aguda (BVA) com necessidade de IOT e foi encaminhado para UTI. Histórico de prematuridade (IG de 35 semanas) com 4kg de peso, no momento mantido sob VM com os seguintes parâmetros: modo A/C; pressão controlada (PCV) = 10cmH$_2$O; FR mecânica = 30irpm; pressão expiratória (PEEP) = 5cmH$_2$O; FiO$_2$: 60%, volume corrente (VC) de 18mL e FR total = 70irpm. À avaliação, apresenta desconforto respiratório com presença de respiração paradoxal, retração xifoide marcada, sudorese fria e tiragem intercostal bem marcada. À ausculta pulmonar, apresenta murmúrio vesicular com sibilos e crepitações finas difusas. Mantém FC = 170bpm e tempo de enchimento capilar de 2 segundos com pulsos cheios e simétricos. Apresenta ainda a seguinte gasometria: pH = 7,18; PaO$_2$ = 84mmHg; PaCO$_2$ = 65mmHg; HCO$_3^-$ = 27mEq/mL; SaO$_2$ = 96%.

A Figura 10.8 apresenta um fluxograma para aplicação do caso clínico estratificado segundo a Classificação Internacional de Funcionalidade, Incapacidade e Saúde (CIF).

Exercício

1. Descreva os parâmetros cardiorrespiratórios alterados nesse RN.
2. Qual o grau de desconforto respiratório apresentado pelo paciente de acordo com o boletim de Silverman-Andersen?
3. Analise os parâmetros ventilatórios ofertados ao paciente e os correlacione com o quadro apresentado, assim como a gasometria.

Resposta

1. Paciente taquipneico (FR total = 70irpm) com esforço respiratório moderado, taquicárdico (FC = 170bpm) e com ausculta pulmonar indicando obstrução de pequenas vias aéreas e broncoespasmo.
2. O paciente apresenta balancim, retração xifoide e tiragem intercostal = boletim de Silverman-Andersen de 6 pontos, sendo classificado como esforço moderado.
3. A avaliação dos parâmetros e do quadro apresentado torna possível observar que a pressão ofertada parece insuficiente para vencer a resistência das vias aéreas, o que justifica o quadro de desconforto e a retenção de CO$_2$ apresentada na gasometria. Convém pensar ainda em ajustar valores de FR, utilizando baixas relações inspiração/expiração a fim de favorecer o esvaziamento alveolar. Desse modo será ofertado um VC entre 4 e 6mL/kg e a FiO$_2$ poderá ser ajustada como a menor possível para uma SpO$_2$ > 90%.

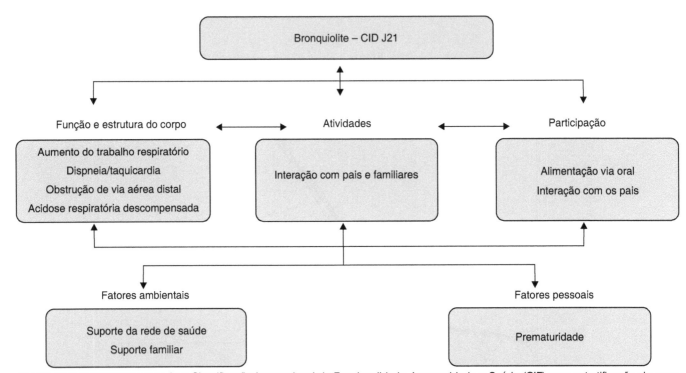

Figura 10.8 Fluxograma segundo a Classificação Internacional de Funcionalidade, Incapacidade e Saúde (CIF) para estratificação do caso clínico.

CONSIDERAÇÕES FINAIS

A monitorização cardiorrespiratória desempenha um papel fundamental na terapia intensiva neonatal, garantindo o acompanhamento contínuo e preciso dos pacientes mais vulneráveis. Através do uso de tecnologias avançadas, como eletrocardiogramas, oxímetros de pulso e capnografia, é possível avaliar de forma não invasiva a função cardíaca e respiratória das crianças internadas. Essa vigilância constante permite a detecção precoce de alterações hemodinâmicas e respiratórias, facilitando intervenções imediatas e personalizadas. Além disso, a monitorização é essencial para avaliar a resposta às terapias instituídas, otimizando os cuidados e contribuindo para melhores desfechos clínicos nesse ambiente crítico.

Referências

1. Sivarajan VB, Bohn D. Monitoring of standard hemodynamic parameters: heart rate, systemic blood pressure, atrial pressure, pulse oximetry, and end-tidal CO2. Pediatric critical care medicine: a journal of the Society of Critical Care Medicine and the World Federation of Pediatric Intensive and Critical Care Societies 2011; 12(4 Suppl):S2-S11.
2. Singh1 Y, Villaescusa JU, Cruz EM et al.. Recommendations for hemodynamic monitoring for critically ill children – expert consensus statement issued by the cardiovascular dynamics section of the European Society of Paediatric and Neonatal Intensive Care (ESPNIC). Critical Care 2020; 24:620.
3. Thompson M, Coad N, Harnden A, Mayon-White R, Perera R, Mant D. How well do vital signs identify children with serious infections in pediatric emergency care? Arch Dis Child 2009; 94:888-93.
4. Antonelli M, Levy M, Andrews PJ et al. Hemodynamic monitoring in shock and implications for management. International Consensus Conference, Paris, France, 27-28 April 2006. Intensive Care Med 2007; 33:575-90.
5. Stape A, Bousso A, Gilio AE, Troster JE, Kimura HM, Brito JLBC. Manual de normas: terapia intensiva de normas pediátrica. São Paulo: Sarvier, 2010.
6. O'Connor, Matthew, Nancy McDaniel, and William J. Brady. "The pediatric electrocardiogram part II: Dysrhythmias." *The American journal of emergency medicine* 26 (2008): 506–51.
7. Magalhães LP, Guimarães ICB, Melo SL et al. Diretriz de Arritmias Cardíacas em Crianças e Cardiopatias Congênitas SOBRAC e DCC – CP. Arq Bras Cardiol 2016; 107(1Supl.3)1-58.
8. Sarmento, George Jerre Vieira (Org.). Fisioterapia respiratória em pediatria e neonatologia. 2. ed. rev. ampli. Barueri: Manole, 2011. 582 p.
9. Prado C, Vale LA. Fisioterapia neonatal e pediátrica. Barueri: Manole, 2012.
10. Pytte M, Dybwik K, Sexton J et al: Oscillometric brachial mean artery pressures are higher than intra-radial mean artery pressures in intensive care unit patients receiving norepinephrine. Acta Anaesthesiol Scand 2006; 50:718-21.
11. Matettore A, Ray S, Harrison DA et al. Paediatric intensive care admission blood pressure and risk of death in 30,334 children. Intensive Care Med 2019; 45:1482-3.

12. Brieley J et al. Clinical practice parameters for hemodynamic support of pediatric and neonatal septic shock: 2007 update from the American College of Critical Care Medicine. Crit Care Med 2009; 37(2):666-88.
13. Cabral JE, Belik J. Persistent pulmonary hypertension of the newborn: recent advances in pathophysiology and treatment. J Pediatr (Rio J) 2013; 89(3):226-42.
14. Perkin RM, Anas N. Pulmonary artery catheters. Pediatr Crit Care Med 2011; 12:S12–20.
15. Callou MRA, Ramos PR, Miranda PR. Hipertensão arterial pulmonar. Arquivos Brasileiros de Cardiologia [online]. 2009, v. 93, n. 6 suppl 1, p. 156-159.
16. Widlitz A, Barst RJ. Pulmonary arterial hypertension in children. European Respiratory Journal Jan 2003, 21 (1) 155-176.
17. Craig Craig D Smallwood CD and Walsh BK. Noninvasive Monitoring of Oxygen and Ventilation. Respir Care 2017; 62(6):751-64.
18. Walsh BK, Smallwood CD. Pediatric Oxygen Therapy: A Review and Update. Respiratory Care Jun 2017; 62(6):645-61.
19. World Health Organization. (2016). Oxygen therapy for children: a manual for health workers. World Health Organization. Disponível em: https://apps.who.int/iris/handle/10665/204584.
20. Sociedade Brasileira de Pediatria. Diretrizes para o manejo da infecção causada pelo vírus sincicial respiratório (VSR) 2011. Disponível em: https://www.sbp.com.br/fileadmin/user_upload/Diretrizes_manejo_infeccao_causada_VSR2017.pdf.
21. Fernandes NA, Rocco JR, Rocco PRM. Regulação respiratória do equilíbrio ácido básico. In: Rocco PRM, Zin WA. Fisiologia Respiratória aplicada. Rio de Janeiro: Guanabara Koogan, 2009: 193-206.
22. Physiologic Principles. In: Goldsmith JP, Karotkin EH, editores. Assisted ventilation of the neonate. Philadelphia: Saunders, 1996:21-68.
23. Orloff KE, Turner DA, Rehder KJ. The Current State of Pediatric Acute Respiratory Distress Syndrome. Pediatr Allergy Immunol Pulmonol 2019 Jun 1; 32(2):35-44.
24. Oliveira PMN. (2020) Aplicabilidade da capnografia na terapia intensiva neonatal e pediátrica. In: PROFISIO – Fisioterapia pediátrica e neonatal: cardiorrespiratória e terapia intensiva. Ciclo 7, Volume 4.
25. Schmalisch G. Current methodological and technical limitations of time and volumetric capnography in newborns. Biomed Eng Online 2016 Aug 30; 15(1):104.
26. Manczur TI, Greenough A, Pryor D, Rafferty GF. Assessment of respiratory drive and muscle function in the pediatric intensive care unit and prediction of extubation failure. Pediatr Crit Care Med 2000 Oct; 1(2):124-6.
27. Moura JC, Gianfrancesco L, Souza TH, Hortencio TD, Nogueira RJ. Extubation in the pediatric intensive care unit: predictive methods. An integrative literature review. Rev Bras Ter Intensiva 2021; 33(2):304-11.
28. Johnston C, de Carvalho WB, Piva J, Garcia PC, Fonseca MC. Risk factors for extubation failure in infants with severe acute bronchiolitis. Resp Care 2010; 55(3):328-33.
29. Andrade OVB, Hirschheimer MR. Gasometria arterial. In: Carvalho WB, Hirschheimer MR, Proença Filho JO, Freddi NA, Troster EJ (Orgs.) Ventilação pulmonar mecânica em pediatria e neonatologia. 2. ed. São Paulo: Atheneu, 2004: 369-76.
30. Santos RMG, Pessoa-Santos BV, Reis IMM, Labadessa IG, Jamami M. Manovacuometry performed by different length tracheas. Fisioter Pesqui 2017; 24(1):9-14.

Recursos de Fisioterapia Respiratória em Neonatologia

CAPÍTULO

11

Luana Renata Wingeter Borelli Lacerda

INTRODUÇÃO

A fisioterapia está inserida na equipe multiprofissional com o objetivo de aprimorar e restaurar as capacidades físicas e respiratórias do paciente. Para isso, o fisioterapeuta tem autonomia e competência para alterar/ajustar os parâmetros da ventilação mecânica (VM) e corrigir assincronias.[1,2]

Os objetivos são traçados a partir de uma avaliação detalhada e, assim, as condutas serão definidas para cada caso. Para alcançar os objetivos, o fisioterapeuta faz uso de recursos, métodos e técnicas.[3,4]

No período neonatal, a fisioterapia está direcionada para reduzir o trabalho respiratório e melhorar a função respiratória, de modo a facilitar as trocas gasosas e promover uma melhor relação ventilação-perfusão (V/Q). Entre os objetivos da fisioterapia estão, também, a remoção das secreções brônquicas e a manutenção e restauração de volumes e capacidade pulmonares,[5,6] para assim favorecer a capacidade do neonato de controlar as funções fisiológicas da respiração.

Esses benefícios são alcançados por meio de posicionamentos, técnicas/manuseios que auxiliam o sincronismo toracoabdominal e proporcionam independência e eficiência respiratória.

Os objetivos da fisioterapia respiratória devem ser traçados de maneira individualizada e dinâmica. Convém respeitar fatores como idade gestacional (IG) e cronoló-

gica, assim como as condições clínicas no momento da avaliação.[7]

TÉCNICAS/MANUSEIOS DA FISIOTERAPIA RESPIRATÓRIA DURANTE O PERÍODO NEONATAL

Neste capítulo serão abordados os recursos da fisioterapia respiratória no período neonatal, bem como as principais técnicas/manuseios e procedimentos no âmbito da neonatologia e, por fim, as principais indicações e contraindicações.

Posicionamento terapêutico

O posicionamento terapêutico é considerado uma intervenção não invasiva destinada a todos os recém-nascidos (RN).[8]

O sistema respiratório dos RN apresenta particularidades que podem aumentar a instabilidade da caixa torácica, como maior complacência torácica, costelas mais horizontalizadas e menor área de justaposição entre o diafragma e as costelas. Nos RN, essas diferenças fisiológicas promovem menos estabilidade das diferentes forças de distorção impostas à caixa torácica, o que ocasiona a instabilidade do tórax.[8] Essas peculiaridades estão acentuadas nos RN pré-termo (RNPT).

Uma das primeiras intervenções em Unidade de Terapia Intensiva Neonatal (UTIN) consiste no posicionamento terapêutico, e alguns estudos mostram que o posicionamento pode melhorar a função respiratória.[9-12]

POSICIONAMENTO E CARACTERÍSTICAS

Decúbito dorsal (supina)

A posição supina é a mais utilizada e indicada para todos os RN nas UTIN por possibilitar maior visibilização do paciente e facilitar o posicionamento de tubo endotraqueal, drenos e cateteres.[12]

Em virtude de algumas patologias de base e/ou da instabilidade hemodinâmica, muitas vezes é a única posição possível para o paciente. Nesse caso são utilizadas adaptações para melhorar o funcionamento do sistema respiratório (Figuras 11.1 a 11.4).

Em relação à mecânica respiratória, a posição supina apresenta algumas desvantagens em razão da maior ação da gravidade sobre o tórax.[9] Em supino, o músculo diafragma encontra-se em uma posição de alongamento, o que reduz a zona de aposição do diafragma, dificultando sua incursão, e aumentando o trabalho respiratório.

Durante e após o atendimento, é possível otimizar a mecânica respiratória mediante o posicionamento terapêutico.

Contraindicações ao posicionamento em supino

O posicionamento em supino está contraindicado nos casos de RN com onfalocele posterior e mielomeningocele não corrigida (após a correção, deve-se aguardar a liberação do neuropediatra).

- Colocar a cabeça na linha média;
  - Minimizar 0 risco de apneia ou obstrução intermitente das vias aéreas, assim como as flutuações da pressão intracraniana (PIC)
- Suporte na região dos ombros (coxim), prevenindo sua retração e flexão do pescoço
- Acrescentar rolos sob as pernas para promover flexão e evitar abdução excessiva e rotação externa e aumentar zona de oposição do diafragma e das costelas e assim favorecer a ação do diafragma
- Deixar a região torácica exposta para avaliação do padrão respiratório
- Coxim ou ninho apoiando todo o RN e mantendo-o em contenção

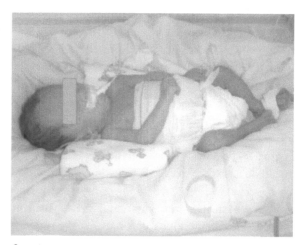

Figura 11.2 Otimização do posicionamento em decúbito dorsal.

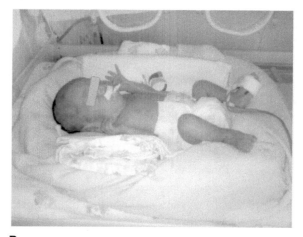

Figura 11.3A e **B** Recém-nascido em posição supina e respiração espontânea.

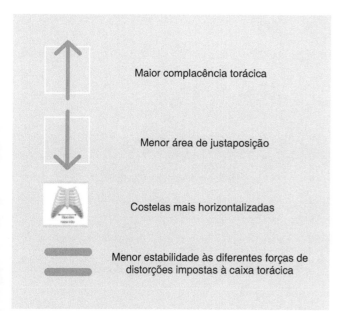

Figura 11.1 Particularidades do sistema respiratório neonatal.

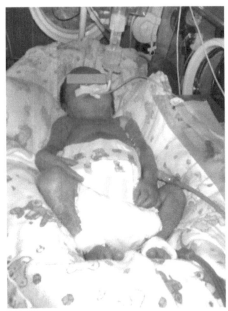

Figura 11.4 Recém-nascido em posição supina e suporte ventilatório invasivo.

- Utilizar coxins em forma de rolos para elevar o tórax e facilitar a dinâmica diafragmática
- Manter a cabeça lateralizada e alinhada com o tronco (realizar mudanças frequentes da lateralização da cabeça)
- Posicionar os membros superiores e inferiores em flexão (evitar abdução e rotação externa)
- Coxim, apoiando todo o RN e mantendo-o em contenção.

Figura 11.5 Posicionamento em decúbito ventral. (Reproduzida de Oliveira *et al.*, 2009.)[14]

Decúbito ventral (prono)

O posicionamento em decúbito ventral (DV) ou prono é considerado vantajoso para a biomecânica toracoabdominal e está indicado para todos os RN, exceto para os que apresentam instabilidade hemodinâmica, em pós-operatório imediato de cirurgias abdominais ou cardíacas, com distensão abdominal importante, em uso de cateter umbilical, ou terapia de substituição renal (diálise peritoneal) e RNPT nas primeiras horas de vida.

Com o DV ocorre aumento da zona de aposição do diafragma, associado a maior estabilidade da caixa torácica e redução do gasto energético (Figuras 11.5 e 11.6 A e B).[9,13]

Apesar de todos os benefícios promovidos pela biomecânica respiratória, convém atentar para a ocorrência de apneias centrais na posição prona, uma vez que os prematuros dormem de modo mais eficiente e com menos despertares quando em DV.[13]

Decúbitos laterais

O posicionamento lateral está indicado para quase todos os RN, à exceção dos que apresentam as seguintes condições: pós-operatório imediato de derivação ventrículo-peritoneal (DVP) – ipsilateral à DVP, dreno de tórax, massas cervicais, instabilidade hemodinâmica e RNPT nas primeiras horas de vida[14] (Figuras 11.9 a 11.12).

Esse posicionamento é considerado benéfico por promover melhor sincronia toracoabdominal e estabilidade da parede torácica, bem como melhora do volume corrente (Figuras 11.7 e 11.8 A e B).[12]

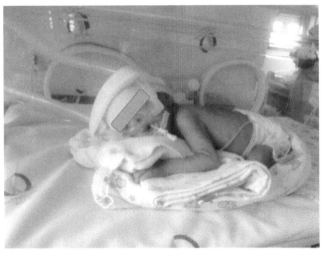

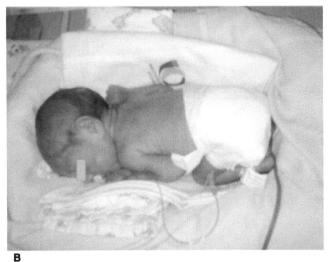

Figura 11.6A e B Recém-nascido em decúbito ventral.

- Membros superiores e inferiores levemente flexionados e na linha média
- Cabeça totalmente lateralizada e alinhada ao tronco
- Ombros alinhados e paralelos à pelve
- Alternar os lados periodicamente no intuito de evitar alterações posturais

Figura 11.7 Posicionamento lateral.

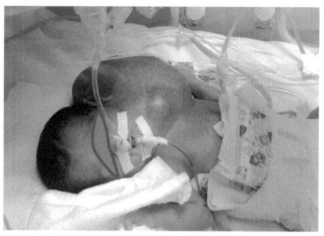

Figura 11.9 Massa tumoral.

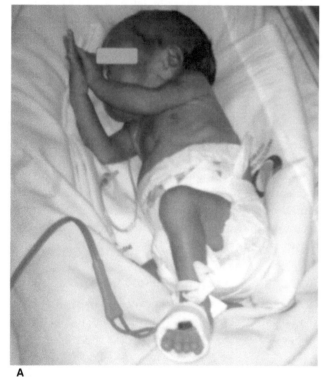

A

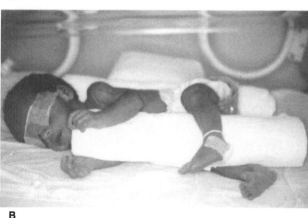

B

Figura 11.8A e B Recém-nascido em decúbito lateral.

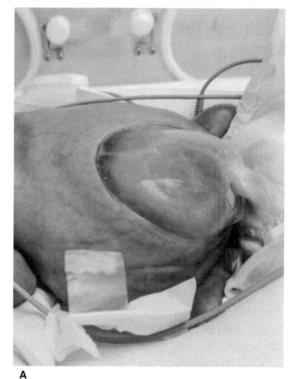

A

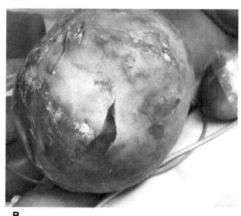

B

Figura 11.10A e B Onfalocele não corrigida.

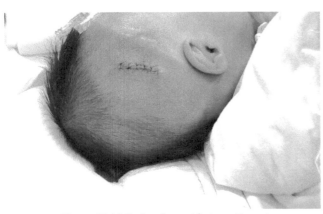

Figura 11.11 Derivação ventrículo-peritoneal.

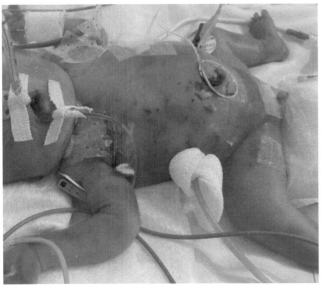

Figura 11.12 Edema com lesão subcutânea e diálise peritoneal (terapia de substituição renal).

Efeitos terapêuticos do ninho

Os ninhos promovem autocontrole, conservação da energia e redução de estresse fisiológico e comportamental.

Contraindicações absolutas dos posicionamentos (Figuras 11.9 a 11.12)

O posicionamento adequado deve ser realizado após a terapia de modo a otimizar os efeitos positivos das técnicas/manuseios (Quadro 11.1).

APRESENTAÇÃO DAS TÉCNICAS/MANUSEIOS

As técnicas/manuseios são recursos que podem ser aplicados em RN com a finalidade de mobilizar/deslocar secreções das vias aéreas superiores e/ou inferiores, bem como restabelecer volumes e capacidade pulmonares. Entre os recursos de fisioterapia respiratória no âmbito neonatal estão as técnicas convencionais e as não convencionais.

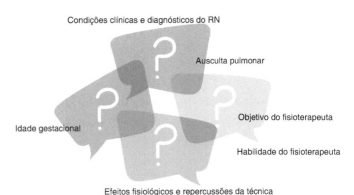

Figura 11.13 Fatores a serem questionados e avaliados para seleção das técnicas/manuseios.

São consideradas convencionais as manobras de higiene brônquica que consistem nas seguintes técnicas: drenagem postural, vibração associada ou não à compressão torácica e aspiração.[15] O uso da fisioterapia respiratória não convencional vem crescendo, a qual consiste em técnicas que modificam o fluxo expiratório de maneira não invasiva. Entre as técnicas não convencionais estão aumento do fluxo expiratório (AFE), expiração lenta e prolongada (ELPr) e desobstrução rinofaríngea retrógrada (DRR).[4]

As técnicas/manuseios podem ser aplicados de modo isolado ou associado, de acordo com a avaliação específica do fisioterapeuta (Figura 11.13).

Para cada técnica há uma indicação precisa que deve levar em consideração o diagnóstico funcional a partir de uma criteriosa avaliação do sistema respiratório. A ausculta pulmonar constitui a base da avaliação específica da fisioterapia respiratória.

Técnicas/manuseios convencionais

As técnicas/manuseios convencionais visam ao desprendimento e à mobilização de secreções, facilitando sua eliminação.[4]

Vibração torácica

A vibração torácica consiste em movimentos oscilatórios rítmicos e rápidos de pequena amplitude, exercidos sobre a parede do tórax com intensidade suficiente para promover vibração no nível dos brônquios com a frequência ideal de 3 a 55Hz. A vibração aperfeiçoa os efeitos do tixotropismo por meio da propagação de ondas mecânicas impostas sobre a parede torácica, tornando a secreção mais fluida para ser mobilizada e expelida ou aspirada.[4] Seu objetivo é o deslocamento das secreções de modo a facilitar a mobilização de secreções das vias áreas mais calibrosas.

A experiência clínica sugere que essas intervenções no tórax mais complacente do RN alcançam grande eficácia.[16]

A vibração está indicada nos casos de RN com hipersecreção brônquica e atelectasia decorrente da secreção

Quadro 11.1 Síntese dos estudos × posicionamento

Autor/Ano	Objetivo	N população	Métodos	Achados	Conclusão
Maynard, 2000[12]	Avaliar a influência das posições DV e DD na mecânica da parede torácica e a função pulmonar	10 RNPT RE	Pletismografia e oximetria de pulso	A SpO_2 não apresentou diferença entre os grupos supino: maior FC e menor sincronismo toracoabdominal	Prono parece ter maiores vantagens mecânicas do que supino por melhorar o sincronismo toracoabdominal
Elder, 2005[13]	Avaliar estabilidade cardiorrespiratória em RN com DBP aptos para alta da UTIN	16 RNPT com DBP	Polissonografia e oximetria de pulso	Sem diferenças entre os grupos	A posição supina parece ser apropriada para RNPT com DBP
Oliveira, 2009[14]	Avaliar o efeito das posições DD e DV sobre as variáveis do padrão respiratório	12 RNPT em recuperação da SDR, durante a RE e no sono REM	Pletismografia e oximetria de pulso	Prono: reduções significativas no índice de respiração difícil	A posição prona resultou em redução significativa da assincronia toracoabdominal, sem afetar a SpO_2
Gouna, 2013[5]	Comparar os padrões respiratórios e a função pulmonar nos seguintes decúbitos: DD, DL e DV em RNPT dependentes de O_2 e pressão positiva	19 RNPT	SpO_2, $PaCO_2$, FC, FR, PA. O padrão respiratório foi registrado por pletismografia respiratória indutiva	FiO_2 foi semelhante nas três posições. SpO_2 e VC foram maiores em DL esquerda e DV do que em DD; os movimentos abdominais e torácicos foram menores, e a contribuição da caixa torácica para o VC foi maior em DL esquerda e DV do que em DD	Em RNPT, tanto a posição lateral esquerda como o DV melhoram a função pulmonar ao otimizarem a estratégia respiratória

RE: respiração espontânea; SpO_2: saturação periférica de oxigênio; FC: frequência cardíaca; DBP: displasia broncopulmonar; SDR: síndrome do desconforto respiratório; RNPT: recém nascido pré-termo; VM: ventilação mecânica; VC: volume corrente; PEEP: pressão positiva no final da expiração; FiO_2: fração inspirada de oxigênio; PP: pressão de pico das vias aéreas; Paw: pressão média nas vias aéreas; FR: frequência respiratória; PAMi: pressão arterial média invasiva; relação P/F: relação entre pressão parcial de oxigênio e fração inspirada de oxigênio; IO: índice de oxigenação; O_2: oxigênio; PA: pressão arterial; $PaCO_2$: pressão parcial de dióxido de carbono; DD: decúbito dorsal; DL: decúbito lateral; DV: decúbito ventral (prono).

e contraindicada nos RN que apresentam as seguintes condições: hérnia diafragmática congênita não corrigida, pneumotórax (não drenado), fratura de costela e RNPT nas primeiras horas de vida.

Procedimento

Para realizar a vibração torácica manual, o fisioterapeuta possiciona suas mãos na região torácica do RN (com ausculta pulmonar indicativa de secreção). Os punhos e os cotovelos do fisioterapeuta devem permanecer imóveis.

Convém realizar uma contração isométrica dos membros superiores de modo a produzir e impulsionar movimentos vibratórios que são transmitidos à região torácica do RN.

A técnica deve acompanhar a cinética da caixa torácica e a vibração aplicada durante a fase expiratória do ciclo respiratório (Figura 11.14). No RN, o emprego dessa técnica pode ser mais difícil em razão da elevada frequência respiratória fisiológica nessa faixa etária.

Técnicas/manuseios não convencionais[4,17,18]

Surgidas entre o final da década de 1980 e o início dos anos 1990 com o objetivo de respeitar as diferenças

anatomofisiológicas de cada faixa etária, essas técnicas promovem alteração do fluxo e/ou volume para mobilização e eliminação de secreções. As abordagens propostas incluem a expiração lenta e prolongada (ELPr), o aumento do fluxo expiratório (AFE) e a desobstrução rinofaríngea retrógrada com instilação de soro fisiológico (DRRI).

Expiração lenta e prolongada[17]

Técnica passiva de ajuda expiratória aplicada em RN e lactentes, a ELPr é realizada por meio de lenta pressão manual externa aplicada ao final de uma expiração espontânea que continua até o volume residual. Trata-se da extensão de uma expiração espontânea.[19]

O fisioterapeuta modifica as variáveis de entrada de ar, direcionando o fluxo e o volume de ar para as vias aéreas superiores e, possivelmente, auxiliando a depuração brônquica (Figura 11.15). Além desses efeitos, é produzida uma hiperventilação regional mediante a indução de suspiros caracterizados por incursões respiratórias que provocam aumento no volume corrente.[19]

A ELPr está indicada para expansibilidade toracopulmonar, facilitação da desobstrução broncopulmonar, reversão de atelectasias e desinsuflação pulmonar e está

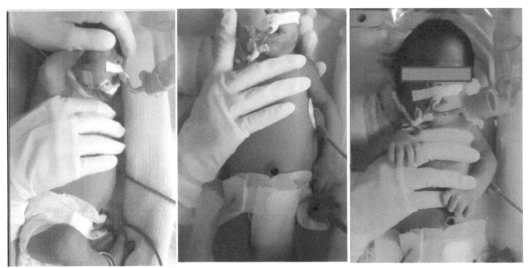

Figura 11.14 Técnica de vibração.

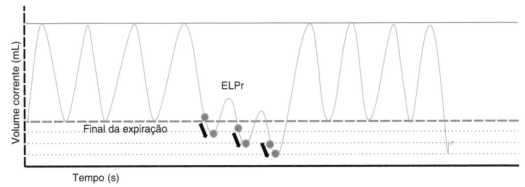

Figura 11.15 Princípios da técnica de ELPr. Alteração de fluxo e/ou volume. (Reproduzida de: Lanza et al., 2011.)

contraindicada nos seguintes casos: pneumotórax não drenado, altos parâmetros na VM ou ventilação de alta frequência, RN instáveis hemodinamicamente e RNPT.

Para que seja constatada a efetividade da técnica, é necessária uma boa avaliação, seguindo a ausculta pulmonar (AP) ou simplesmente o aparecimento de tosse espontânea, o que confirma a mobilização das secreções de distal para proximal. Em caso de broncoespasmo, a técnica não representa uma contraindicação, desde que seja precedida de aerossolterapia com ação broncodilatadora.[20]

Entre as técnicas para desobstrução brônquica, a ELPr é a que fornece desobstrução mais eficaz com efeito calmante.[21]

Procedimento

A técnica consiste na aplicação de pressão manual toracoabdominal lenta no final do expiração espontânea e em direção ao volume residual (Figura 11.16A e B).

O terapeuta identifica visualmente as fases inspiratória e expiratória de acordo com o movimento do tórax e no final da fase expiratória aplica compressão toracoabdominal sem promover aceleração do fluxo expiratório.

A compressão do tórax deve ser exercida em sentido craniocaudal, e a pressão no abdome deve ser exercida em direção oposta. A pressão deve ser lenta, com duração de dois a três ciclos respiratórios (importante: a mão não deve deslizar sobre a pele do paciente).

No Quadro 11.2 encontra-se a síntese de artigos e achados após procedimentos.

Aumento do fluxo expiratório[22,23]

Essa técnica consiste no aumento do volume expirado, em velocidade ou quantidade, e é utilizada com frequência em lactentes.

A técnica consiste em um movimento toracoabdominal sincronizado, produzido pelas mãos do fisioterapeuta, sobre o tempo expiratório que se inicia após o platô inspiratório sem ultrapassar os limites fisiológicos expiratórios do paciente (Figura 11.17). Está indicada para RN hipersecretivos e com tosse ineficaz e contraindicada nos seguintes casos: pneumotórax não drenado, altos parâmetros na VM ou ventilação de alta frequência, RN instáveis hemodinamicamente e RNPT.

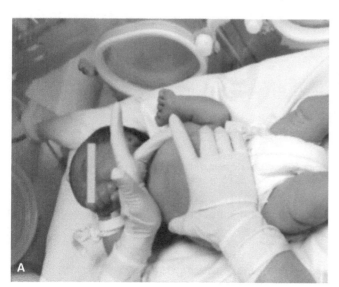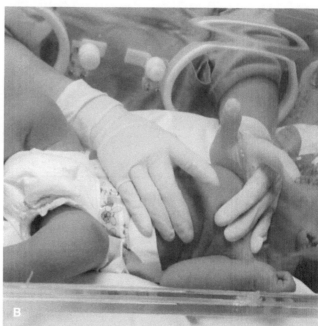

Figura 11.16A e B Procedimentos de expiração lenta e prolongada (ELPr).

Quadro 11.2 Síntese de artigos e achados após procedimentos

Autor/ano	Objetivo	Conclusão
Fontoura, 2005[24]	Avaliar a magnitude do incremento de fluxo expiratório entre as técnicas TEMP e AFEL	Esse estudo sugere que TEMP e AFEL apresentam efeitos semelhantes sobre o fluxo expiratório
Antunes, 2006[25]	Comparar os efeitos da FRC versus AFE	Os resultados sugerem que o AFE é menos estressante e pode ser aplicado em prematuros no período pós-extubação. O AFE parece ser seguro e benéfico em curto prazo
Selestrin, 2007[26]	Analisar a variabilidade da FC e FR, SpO_2, PA e temperatura em RNPT e em VM	A fisioterapia neonatal demonstrou ser um procedimento terapêutico sem repercussões deletérias em relação às variáveis fisiometabólicas
Nicolau, 2010[27]	Avaliar as repercussões da fisioterapia respiratória sobre a função cardiopulmonar em RNPT submetidos à VM	Os procedimentos de fisioterapia respiratória e de aspiração endotraqueal não apresentaram influências significativas na função cardiopulmonar
Lanza, 2011[18]	Descrever os efeitos de Elpr na mecânica respiratória de lactentes	Aumento do fluxo expiratório, indução de respirações, redução do VC sem provocar aumento de pico expiratório
Sánchez, 2012[28]	Avaliar se os efeitos das técnicas de vibração e AFE causam dor em bebês prematuros com diagnóstico de pneumonia	Nenhuma das técnicas promoveu alterações nos parâmetros fisiológicos
Lanza, 2013[17]	Avaliar as alterações da mecânica respiratória e do VC em lactentes sibilantes em ventilação espontânea	Essa técnica de fisioterapia respiratória é capaz de induzir mudanças significativas na VC e na FR em lactentes com sibilância recorrente, mesmo na ausência de exacerbações. A mecânica respiratória permaneceu inalterada, indicando que a aplicação da técnica é segura nesse grupo de pacientes
Bassani, 2019[29]	Avaliar a repercussão da fisioterapia respiratória com a técnica de AFE sobre a hemodinâmica cerebral de RNPT	A manobra de aumento do fluxo expiratório não afetou o fluxo sanguíneo cerebral em RNPT clinicamente estáveis
Mishra, 2020[19]	Efeito da ELPr como um adjunto à reabilitação pulmonar na resolução da congestão pulmonar em RN com pneumonia congênita	A ELPr associado a outro protocolo de fisioterapia foi eficaz no tratamento de neonatos com pneumonia congênita admitido em UTIN
Lievens, 2021[30]	Avaliar a influência da ELPr no RGE em crianças < 1 ano	ELPr não causa diferença significativa nos RGE em crianças < 1 ano

TEMP: terapia expiratória manual passiva; AFEL: aumento do fluxo expiratório lento; FRC: fisioterapia respiratória convencional; AFE: aumento do fluxo expiratório; SpO_2: saturação periférica de oxigênio; PA: pressão arterial; VM: ventilação mecânica; ELPr: expiração lenta e prolongada; VRE: volume de reserva expiratória; PFE: pico de fluxo expiratório; VC: volume corrente; RNPT: recém-nascidos pré-termo; RGE: refluxo gastroesofágico; DV: decúbito ventral.

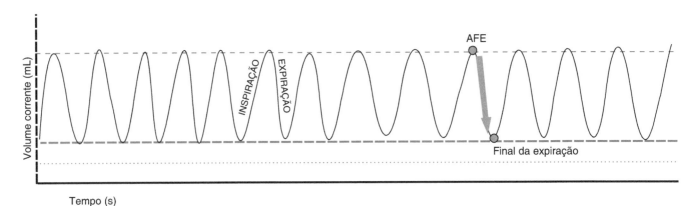

Figura 11.17 Princípios da técnica do aumento do fluxo expiratório (AFE). (Reproduzida de: Lanza *et al.*, 2011.)

Procedimento

Uma das mãos do fisioterapeuta é colocada sobre o tórax e a outra sobre o abdome, apoiando as últimas costelas (Figura 11.18*A* e *B*). No início da fase expiratória é aplicada leve compressão para aumentar o fluxo de ar expirado.[22]

As manobras com compressão torácica podem reduzir o diâmetro das vias aéreas, provocar diminuição da complacência respiratória e/ou limitar o fluxo expiratório, podendo ocasionar colapso das vias condutoras de ar e interrupção da remoção das secreções.[20]

No entanto, as técnicas manuais de fisioterapia são sempre dependentes da habilidade e da prática do fisioterapeuta, são suscetíveis a variações e devem ser confiadas a profissionais experientes.[23]

Nenhuma técnica/manuseio de fisioterapia deve ser abordada(o) nas primeiras horas de vida dos RNPT com peso de nascimento < 1.500g em virtude da frequência maior de hemorragia intracraniana peri/intraventricular nesse período.[31]

Desobstrução rinofaríngea retrógrada com instilação de soro fisiológico[32]

Os RN são respiradores nasais obrigatórios, e a obstrução nasal é potencialmente grave, a depender da intensidade e do grau de obstrução.

A DRRI consiste na instilação de soro fisiológico nas narinas e em inspiração forçada para limpar a nasofaringe. Seu princípio está fundamentado no aumento da velocidade do fluxo aéreo inspiratório que diminui a pressão dos orifícios sinusais, favorecendo a mobilização das secreções dessas cavidades para o conduto rinofaríngeo principal.[33]

A DRRI está indicada em caso de secreção que se acumula nas vias aéreas superiores e causa desconforto respiratório e/ou queda da SpO_2 no RN. A técnica está

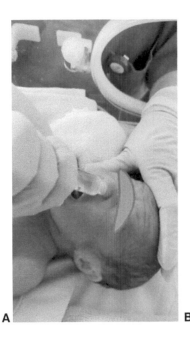
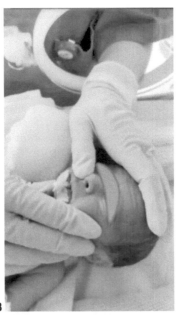

Figura 11.18A Descrição da técnica de aumento do fluxo expiratório. **A**. Posicionamento inicial das mãos. **B** Posicionamento final das mãos.

contraindicada nas seguintes situações: RN em uso de IOT e VM, insuficiência respiratória grave, doença neuromuscular e risco de broncoaspiração/ausência de reflexo para proteção de vias aéreas.

A intervenção com DRRI em crianças < 3 anos com infecção de vias aéreas superiores não altera a condição do ouvido e melhora o *clearance* rinofaríngeo com resolução da obstrução nasal.[33]

Procedimento

- RN em DD elevado.
- Instilar solução de cloreto de sódio a 0,9% (solução fisiológica) em uma das narinas (Figura 11.19A e B). O terapeuta vai excluir a outra narina para que o bebê realize inspiração profunda, o que promove a mobilização das secreções dessas cavidades para o conduto rinofaríngeo principal (Figura 11.20A e B).
- Aguardar a recuperação do bebê.
- Repetir o procedimento na outra narina.

Esse procedimento pode ser repetido enquanto persistirem as secreções nasais.

Hiperinsuflação manual (HM)

A HM é uma técnica de fisioterapia com a qual se ventila manualmente o paciente que está com via aérea artificial e em uso de ventilação mecânica invasiva (VMI), podendo ser utilizado um balão autoinflável ou o próprio ventilador mecânico.[34]

Na HM é realizada uma insuflação pulmonar passiva, potencializando as forças de recolhimento elástico pulmonar, promovendo aumento do pico de fluxo expiratório (PFE) e, consequentemente, favorecendo o deslocamento da secreção acumulada nas vias aéreas.[35]

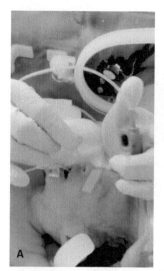
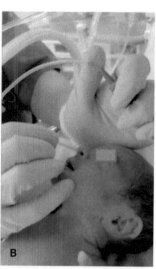

Figura 11.20A e B Oclusão da narina do lado oposto. Todo o procedimento será realizado de maneira estéril.

De acordo com a literatura, a manobra deve aplicar o volume com um fluxo inspiratório lento, acompanhado por uma pausa inspiratória de 1 a 2 segundos; em seguida, uma rápida liberação da bolsa produz alto fluxo expiratório. Durante a fase de expiração é possível associar a vibração torácica (Figura 11.21A e B).[36]

Essa técnica está indicada para remoção de secreção, tampões mucosos e expansão pulmonar de segmentos com atelectasias e contraindicada nas seguintes condições: pneumotórax não drenado, instabilidade hemodinâmica, altos parâmetros na VM ou ventilação de alta frequência.

Aspiração de vias aéreas superiores (AVAS) e cânula orotraqueal (COT)

A aspiração pode ser necessária em caso de aumento excessivo de muco e mudança na viscosidade do muco ou na osmolaridade e tem por finalidade remover as secreções retidas de modo a prevenir complicações respiratórias.[37]

Em RN com necessidade de IOT, a aspiração não deve passar de 15 segundos, e o RN não deve ser desconectado da VM mais de três vezes. Em neonatos, está indicado o aumento de 10% da FiO_2 por 30 a 60 segundos antes do procedimento de aspiração endotraqueal.[37-39]

Por se tratar de procedimento invasivo, a American Association for Respiratory Care recomenda que a aspiração de secreções seja realizada somente em resposta a sinais clínicos e sintomas.[39]

Os critérios que apontam para indicação de AVAS são: sinais de desconforto respiratório, queda de saturação e agitação psicomotora devido à hipersecretividade.

Para aspiração com COT são adotados os seguintes critérios: queda de saturação, ausculta pulmonar ruidosa, presença de secreção na cânula orotraqueal, curva serrilhada no gráfico da VM e/ou aumento na pressão de pico.[39]

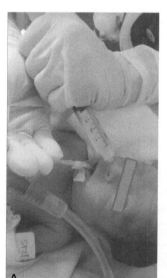
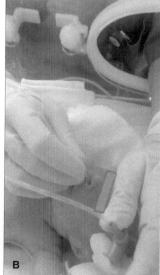

Figura 11.19A e B Instilação de soro fisiológico 0,9% em uma das narinas.

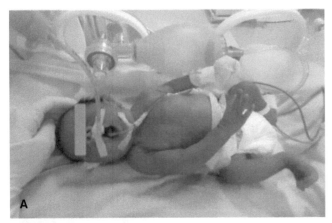

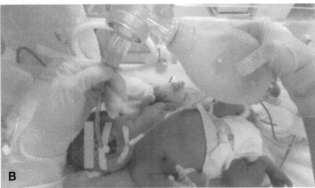

Figura 11.21A e B Procedimento de hiperinsuflação manual.

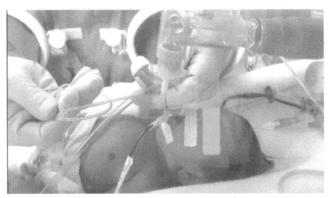

Figura 11.22 Procedimento estéril.

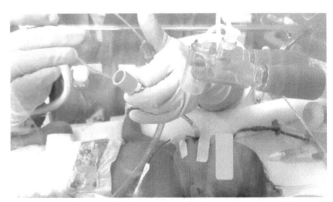

Figura 11.23 Introdução da sonda a cânula, ainda com o sistema de vácuo aberto.

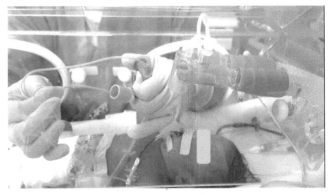

Figura 11.24 Fechamento do sistema de vácuo com retirada da sonda.

Quanto menor o RN, mais minuciosa deverá ser a avaliação e mais assertiva a conduta do profissional fisioterapeuta para a escolha.

Procedimento

O procedimento de aspiração da COT é realizado de maneira asséptica por meio de sonda flexível de pequeno calibre, sendo uma de suas extremidades conectada ao aparelho de pressão negativa.

A sonda é introduzida de maneira lenta e gradual, na nasofaringe ou na COT.

O sistema de pressão negativa é ativado na fase de retirada da sonda, removendo as secreções expectoradas ou mobilizadas, e o terapeuta vai retirando a sonda (Figuras 11.22 a 11.24).

A Classificação Internacional de Funcionalidade, Incapacidade e Saúde (CIF) oferece uma lista abrangente de categorias de função e estrutura, atividades e participação, além de fatores ambientais e pessoais, a qual auxilia a classificação de recursos terapêuticos mais adequados para atender as necessidades individuais de cada paciente, sendo fundamental na escolha dos recursos de fisioterapia por fornecer uma estrutura abrangente e sistemática para compreensão, avaliação e intervenção em relação à funcionalidade dos pacientes. Além disso, ajuda a monitorar os resultados, visando melhorar a funcionalidade e a qualidade de vida dos pacientes atendidos.[40]

CONSIDERAÇÕES FINAIS

A fisioterapia respiratória neonatal tornou-se um método para tratamento de rotina em muitas UTIN com intuito de favorecer a capacidade do neonato de controlar as funções fisiológicas da respiração.

Cabe ressaltar que há uma indicação precisa para cada uma das técnicas citadas neste capítulo, devendo ser considerado o diagnóstico disfuncional realizado à beira do leito e sendo particularmente importante considerar a vulnerabilidade do período neonatal para assim modificar as intervenções terapêuticas de modo a evitar a descompensação clínica. Com o estudo e desenvolvimento contínuos de abordagens fisioterapêuticas nas UTIN, certamente será possível obter melhores técnicas e recursos para essa população.

Capítulo 11 • Recursos de Fisioterapia Respiratória em Neonatologia

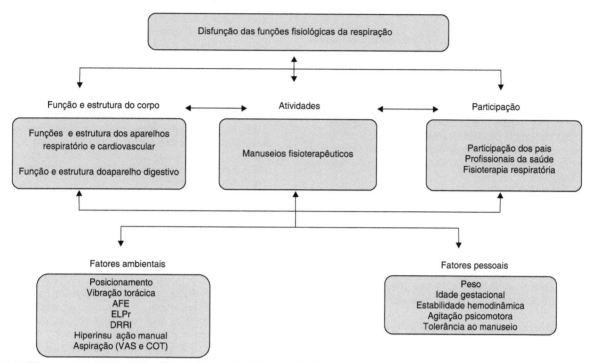

Figura 11.25 Fluxograma segundo a Classificação Internacional de Funcionalidade, Incapacidade e Saúde (CIF) para estratificação dos casos clínicos 1 e 2.

CASO CLÍNICO 1

Plantão na UTIN, às 17h nasce RNPT com IG de 28 semanas, sexo masculino, peso 1.470g, Apgar 3/7/7. Nasceu sem tônus, choro fraco, com sinais de desconforto respiratório e FC < 100bpm. Iniciada ventilação com pressão positiva (VPP) no primeiro minuto, sem melhora da FC e do padrão respiratório. Intubado com 4 minutos de vida com uma cânula 2,5, fixado em 7,5. Evolui com melhora progressiva da FC, porém mantendo $SatO_2$ abaixo do alvo, sendo aumentada a FiO_2 até 100%. Com 10 minutos apresentou melhora da cor e do tônus, com recuperação da $SatO_2$ aos 15 minutos de vida. Transportado para UTIN.

Após 5 horas de vida, o RNPT evolui com queda da SpO_2 para 70% e bradicardia (FC: 89 batimentos por minuto). O fisioterapeuta foi chamado à beira do leito e no momento da avaliação são observados aumento do trabalho respiratório e presença de secreção presença de secreção na COT. associadas à agitação motora.

A Figura 11.25 apresenta um fluxograma para aplicação do caso clínico estratificado segundo a Classificação Internacional de Funcionalidade, Incapacidade e Saúde (CIF).

Exercício
No que se refere às técnicas/manuseio de fisioterapia respiratória para esse paciente, existe alguma indicação? Justifique sua resposta.

Resposta
Não, pois se trata de RNPT com peso < 1.500g no primeiro dia de vida, o que contribui para aumento do risco de hemorragia intracraniana peri/intraventricular.

O RN apresenta bradicardia, queda de saturação e presença de secreção na COT, o que sugere a necessidade de aspiração da COT e reavaliação dos sinais vitais.

CASO CLÍNICO 2

RNT de 39 semanas nasceu com choro fraco e hipotônico, FC > 100bpm, mas com cianose central e tônus reduzido, sem, no entanto, atingir $SatO_2$-alvo e com desconforto respiratório, sendo iniciado CPAP 5cmH_2O com FiO_2 de 30%. Levado à UTI neonatal para observação clínica e cuidados. Após 6 horas em uso de CPAP, apresentou melhora do padrão respiratório e SpO_2, sendo suspenso o suporte ventilatório. O RN seguiu em ar ambiente.

Hoje com 28 dias de vida, em uso de sonda orogástrica e transição para dieta via oral, o RN apresenta sinais de desconforto respiratório (tiragem subdiafragmática e batimento de aletas nasais). Durante a avaliação do fisioterapeuta, observam-se também AP com roncos bilaterais e obstrução nasal. Posteriormente, o RN cursou com picos febris e piora dos exames laboratoriais e radiológicos. A equipe médica suspeita de broncopneumonia por broncoaspiração e solicita avaliação da fonoaudióloga.

A Figura 11.25 apresenta um fluxograma para aplicação do caso clínico estratificado segundo a Classificação Internacional de Funcionalidade, Incapacidade e Saúde (CIF).

Exercício
Quais os recursos da fisioterapia respiratória para esse RN? Justifique a escolha de uma técnica apropriada e de outra contraindicada.

Resposta
As técnicas/manuseios para desobstrução brônquica, como a vibração com intuito de alterar a reologia do muco, torná-lo mais fluido, e o AFE, para auxiliar o carreamento das secreções para vias aéreas mais calibrosas e proximais, bem como AVAS, para manter via aérea pérvia. Neste caso, a DRRI não seria indicada em razão de o RN apresentar suspeita de broncoaspiração, uma vez que desenvolveu sinais de broncoaspiração.

Referências

1. Sweeney JKT, Heriza CB, Blanchard Y, Dusing SC. Fisioterapia Neonatal. Parte II: Estruturas Práticas e Diretrizes Práticas Baseadas em Evidências, Fisioterapia Pediátrica: Primavera de 2010 – Volume 22 -Edição 1 – p 2-16 doi: 10.1097 / PEP.0b013e3181cdba43

2. Portaria CREFITO 3, No 185, de 18 de agosto de 2022. Conselho Regional de Fisioterapia e Terapia Ocupacional da 3ª Região.

3. Hough JL, Flenady V, Johnston L, Woodgate PG. Chest physiotherapy for reducing respiratory morbidity in infants requiring ventilatory support. Cochrane Database of Systematic Reviews 2008:CD006445.

4. Oliveira EAR, Gomes ELFD, Evidência científica das técnicas atuais e convencionais de fisioterapia respiratória em pediatria Evidência científica atual e convencional da fisioterapia respiratória em pediatria. Fisioterapia Brasil, Ano 2016 - Volume 17 DOI: https://doi.org/10.33233/fb.v17i1.30.

5. Gouna G, Rakza T, Kuissi E, Pennaforte T, Mur S, Storme L. Positioning effects on lung function and breathing pattern in premature newborns. J Pediatr. 2013 Jun;162(6):1133-7, 1137. e1. doi: 10.1016/j.jpeds.2012.11.036. Epub 2013 Jan 11. PMID: 23312684.

6. Wells DA, Gillies D, Fitzgerald DA. Positioning for acute respiratory distress in hospitalised infants and children. Cochrane Database Syst Rev. 2005;(2):CD003645. PMid:15846674.

7. Wolfson MR, Greenspan JS, Deoras KS, Allen JL, Shaffer TH. Effect of position on the mechanical interaction between the rib cage and abdomenF in preterm infants. J Appl Physiol 1992; 72 (3): 1032-8.

8. Wells DA, Gillies D, Fitzgerald DA. Positioning for acute respiratory distress in hospitalised infants and children. Cochrane Database Syst Rev. 2005;(2):CD003645. PMid:15846674.

9. Toso BRGO, Viera CS, Valter JM, Delatore S, Barreto GMS. Validation of newborn positioning protocol in Intensive Care Unit. Rev Bras Enferm. 2015;68(6):835-41. DOI: http://dx.doi.org/10.1590/00347167.201568062.

10. Bhat RY, Hannam S, Pressler R, Rafferty GF, Peacock JL, Greenough A. Effect of prone and supine position on sleep, apneas, and arousal in preterm infants. Pediatrics. 2006 Jul;118(1):101-7. doi: 10.1542/peds.2005-1873. PMID: 16818554.

11. Bertone N. The role of physiotherapy in a neonatal intensive care unit. Aust J Physiother. 1988;34(1):27-34. doi: 10.1016/S0004-9514(14)60599-7. PMID: 25025980.

12. Maynard V, Bignall S, Kitchen S. Effect of positioning on respiratory synchrony in non-ventilated pré-term infants. Physiother Res Int 2000; 5(2): 96-110.

13. Elder DE, Campbell AJ, Doherty DA. Prone or supine for infants with chronic lung disease at neonatal discharge? J Paediatr Child Health 2005; 41: 180-5.

14. Oliveira TG, Rego MA, Pereira NC, Vaz LO, França DC, Vieira DS, Parreira VF. Prone position and reduced thoracoabdominal asynchrony in preterm newborns. J Pediatr (Rio J). 2009 Sep-Oct;85(5):443-8. English, Portuguese. doi: 10.2223/JPED.1932. PMID: 19830358.

15. Johnston C, Zanetti NM, Comaru T, Ribeiro SNS,Andrade LB, Santos SLL. I Recomendação brasileira de fisioterapia respiratória em unidade de terapia intensiva pediátrica e neonatal. Rev bras ter intensiva. 2012;24(2):119-29

16. Postiaux G. Fisioterapia respiratória pediátrica: tratamento guiado por ausculta pulmonar. 2ª ed. Porto Alegre: Artmed; 2004

17. Lanza Fde C, Wandalsen GF, Cruz CL, Solé D. Impact of the prolonged slow expiratory maneuver on respiratory mechanics in wheezing infants. J Bras Pneumol.2013 Jan-Feb;39(1):69-75. doi: 10.1590/1806-37132013000100010.

18. Lanza FC, Wandalsen G, Dela Bianca AC, Cruz CL, Postiaux G, Solé D. Prolonged slow expiration technique in infants: effects on tidal volume, peak expiratory flow, and expiratory reserve volume. Respir Care. 2011 Dec;56(12):1930-5. doi: 10.4187/respcare.01067. Epub 2011 Jun 17. PMID: 21682953.

19. Mishra R, Samuel AJ. Prolonged slow expiratory technique: A lung clearance technique for neonates admitted in neonatal intensive care units. J Clin Neonatol 2018; 7: 282-283.

20. Oberwaldner B. Physiotherapy for airway clearance in paediatrics. Eur Respir J. 2000 Jan;15(1):196-204. doi: 10.1183/09031936.00.15119600. PMID: 10678646

21. Efeito da Técnica de Expiração Lenta Prolongada nos Gases Sanguíneos em Recém-Nascidos com Pneumonia

22. Postiaux G, Lens E. De ladite Accélération du Flux Expiratoire (AFE) où force dis fast (Expiration Technique-FET). Ann Kinésithér 1992;19(8):411-27

23. Postiaux G, Lens E. De ladite Accélération du Flux Expiratoire (AFE) où force dis fast (Expiration Technique-FET). Ann Kinésithér 1992;19(8):411-27

24. Fontoura AL ,Silveira MS, ALMEIDA C, Jones MH. Increase of expiratory flow generated by respiratory physiotherapy techniques in infants. Scientia Medica, Porto Alegre: PUCRS, v. 15, n. 1, jan./mar. 2005

25. Antunes LCO; Silva EG; Bocardo P; Daher DR; Faggiotto RD; Rugolo LMSS. Effects of conventional chest physical therapy versus increased expiratory flow on oxygen saturation, heart rate and respiratory rate in premature infants following extubation. Brazilian Journal of Physical Therapy. 2006,v.10,n.1,pp.97-103.doi.org/10.1590/S1413-35552006000100013.

26. Selestrin CC, Oliveira, AG, Ferreira C, Siqueira, AAdeF, Abreu LC, Murad N.. Avaliação dos parâmetros fisiológicos em recém nascidos pré-termo em ventilação mecânica após procedimentos de fisioterapia neonatal. Rev Bras Crescimento Desenvolv Hum. 2007;17(1):146-155

27. Nicolau CM, Falcão CM. Influência da fisioterapia respiratória sobre a função cardiopulmonar em recém-nascidos de muito baixo peso. Revista Paulista de Pediatria. 2010, v. 28, n. 2 Epub 15 Jul 2010. ISSN 1984-0462.

28. Sánchez BM, Martín MR, Cano FJ, Martínez SG, Gómez MJ, Yep CG, García MC. Estudio de la eficacia y utilidad de la fisioterapia respiratoria en la bronquiolitis aguda del lactante hospitalizado. An Pediatr (Barc). 2012 Jul;77(1):5-11. Spanish. doi: 10.1016/j.anpedi.2011.11.026.

29. Bassani MA, Caldas JPS, Netto AA, Marba STM. Cerebral blood flow assessment of preterm infants during respiratory therapy with the expiratory flow increase technique. RevistaPaulistaPediatria.2016,v.34,n.2,pp.178-183   DOI.org/10.1016/j.rppede.2016.02.007.

30. Lievens L, Vandenplas Y, Vanlaethem S, Van Ginderdeuren F. Prolonger slow expiration technique and gastroesophageal reflux in infants under the age og 1 year. Front Pediatr . 2021; 9: 722452. Doi: 10.3389 / fped.2021.722452.

31. Mai P, Fushen. Literature review prolonged slow expiration (PSE) and prone position intervention in children : a literature review. Jurnal Keperawatan.2020 16(2): 66-75.

32. Gomes GR, Calvete FP, Rosito GF, Donadio MV. Rhinopharyngeal Retrograde Clearance Induces Less Respiratory Effort and Fewer Adverse Effects in Comparison With Nasopharyngeal Aspiration in Infants With Acute Viral Bronchiolitis. Respir Care. 2016 Dec;61(12):1613-1619. doi: 10.4187/respcare.04685. Epub 2016 Aug 23. PMID: 27555618.

33. Alexandrino AS, Santos R, Melo C, Tomé D, Bastos JM, Postiaux G. Immediate effects of a rhino-pharyngeal clearance protocol in nasal obstruction and middle ear condition of children under 3 years of age with upper respiratory infections: A randomized controlled trial. Acta otorrinolaringologica espanola. 2019, 70(4), 192–199. https://doi.org/10.1016/j.otorri.2018.03.004.

34. Godoy VCWP, Zanetti NM, Johnston C. Manual hyperinflation in airway clearance in pediatric patients: a systematic review. Rev Bras Ter Intensiva. 2013;25(3):258-262

35. Berti JSW, Tonon E, Ronchi CF, Berti HW, Stefano LM, Gut AL, et al. Manual hyperinflation combined with expiratory rib cage compression for reduction of length of ICU stay in critically ill patients on mechanical ventilation . J Bras Pneumol. 2012;38(4):477-486

36. Viana CC, Nicolau CM, Juliani RC, Carvalho WB, Krebs VL. Efeitos da hiperinsuflação manual em recém-nascidos prematuros sob ventilação mecânica. Repercussões da hiperinsuflação manual em recém-nascidos pré-termo sob condições mecânicas. Rev Bras Ter Intensiva . 2016; 28 (3): 341-347. doi: 10.5935 / 0103-507X.20160058)

37. Ringer, C. N., Engberg, R. J., Carlin, K. E., Smallwood, C. D., & DiBlasi, R. M. (2020). Physiologic Effects of Nasal Aspiration and Nasopharyngeal Suctioning on Infants With Viral Bronchiolitis. Respiratory care, 65(7), 984–993. https://doi.org/10.4187/respcare.07269

38. Gardner, D. L., & Shirland, L. (2009). Evidence-based guideline for suctioning the intubated neonate and infant. Neonatal Network: The Journal of Neonatal Nursing, 28(5), 281-302. doi:10.1891/0730- 0832.28.5.281.

39. Pritchard M, Flenady V, Woodgate P. Preoxygenation for tracheal suctioning in intubated, ventilated newborn infants. Cochrane Database Syst Rev. 2001;2001(3):CD000427. doi: 10.1002/14651858.CD000427. PMID: 11686960; PMCID: PMC7043300.

40. Da Fonseca Filho GG, Lopes AC et al. Assessment of child development in premature babies based on the ICF biopsychosocial model. Eur J Phys Rehabil Med 2021;57:585-92. DOI: 10.23736/S1973-9087.20.06543-0) Key words: Premature birth; Child; Disease.

Tratamento Fisioterapêutico no Sistema Cardiorrespiratório

CAPÍTULO 12

Parte A

Taquipneia Transitória do Recém-Nascido

Cássio Daniel Araújo da Silva
Aléxia Gabriela da Silva Vieira
Danielle Fortuna de Almeida

INTRODUÇÃO

A taquipneia transitória do recém-nascido (TTRN) pode ser definida como uma síndrome clínica de caráter transitório e início insidioso, em geral autolimitada e benigna, causada por retardo ou disfunção na absorção do líquido pulmonar fetal que se manifesta nas primeiras horas após o nascimento. Também conhecida como síndrome do pulmão úmido neonatal, dificuldade respiratória benigna do recém-nascido (RN) ou síndrome do desconforto respiratório tipo II, foi descrita inicialmente em 1966, após relatos de casos de RN com desenvolvimento precoce de desconforto respiratório de intensidade leve a moderada e com resolução ainda nas primeiras 24 horas de vida.[1-3]

Um dos estudos iniciais que descreveram o quadro clínico da síndrome caracterizou oito casos de RN que apresentaram taquipneia de 80 a 140 incursões por minuto ao nascimento ou logo após, acompanhada por retrações na caixa torácica e gemidos – com sintomas durando até 5 dias. Em todos os casos do estudo, os diagnósticos diferenciais puderam ser excluídos a partir das características clínicas no decorrer da evolução da doença e dos padrões radiológicos bem definidos.[1] Ao longo dos anos, a TTRN tornou-se uma das entidades clínicas mais comuns do período neonatal, com incidência que pode chegar a 30% em bebês nascidos a termo por cesariana eletiva – maior do que a da síndrome do desconforto respiratório (SDR) e da síndrome de aspiração do mecônio, por exemplo.[3]

EPIDEMIOLOGIA

Há escassez de estudos que tenham investigado a real incidência de TTRN, muito em virtude dos fatores de confundimento com outros diagnósticos diferenciais, mas estima-se, de modo geral, que esteja presente em 5,7 RN para cada 1.000 nascimentos, sendo mais frequente nos bebês do sexo masculino nascidos de cesariana ou filhos de mães com diabetes ou asma com história de asfixia perinatal e bebês pequenos ou grandes para a idade gestacional (IG).[2,3]

Em relação à IG especificamente, acredita-se que a incidência de TTRN seja de cerca de 10% dos bebês nascidos entre 33 e 34 semanas, de aproximadamente 5% entre 35 e 36 semanas e de menos de 1% em nascidos a termo. Sabidamente, a cesariana é por si só fator de risco para o desenvolvimento da TTRN; portanto, acredita-se que essa incidência possa estar em curva de ascensão, o que suscita a necessidade de um número maior de leitos de

Unidades de Terapia Intensiva Neonatal (UTIN) ocupados e, consequentemente, de mais estudos e diretrizes para seu manejo clínico.[4]

ETIOPATOGENIA

Durante o desenvolvimento uterino na gestação, os espaços aéreos fetais e os sacos aéreos são preenchidos de líquido, que deve ser eliminado e/ou reabsorvido dos espaços alveolares para que seja efetuada a troca gasosa após o nascimento. No final da gestação e antes do parto, os canais secretores de cloro e líquido no epitélio pulmonar são revertidos para que a absorção de líquido predomine e o líquido seja removido dos pulmões. Esse processo é intensificado pelo trabalho de parto em si, o qual, sem o início desse processo, aumenta o risco de retenção de fluido pulmonar fetal. Alguns fatores extrínsecos podem acelerar a depuração do fluido pulmonar, como os corticosteroides antenatais, a compressão do tórax fetal com as contrações uterinas e a liberação de adrenalina fetal no trabalho de parto, que aumenta a captação dos fluidos pulmonares. Atualmente, contudo, postula-se que o movimento passivo do sódio através dos canais epiteliais seja o principal mecanismo de reabsorção do fluido pulmonar fetal, enquanto a compressão torácica no trabalho de parto desempenharia papel menor na depuração.[5,6]

Do ponto de vista clínico-radiológico, essa depuração tardia dos fluidos pulmonares leva à repleção dos linfáticos pulmonares, a qual está associada ao desenvolvimento de edema subpleural e edema intersticial perivascular, evidenciados na radiografia de tórax, cursando com progressiva redução da complacência pulmonar. Além disso, estudos que observaram a deficiência do sistema surfactante em amostras do líquido amniótico de RN com TTRN reforçam esse modelo teórico como o mais aceito para explicar a origem da síndrome e a fisiologia associada aos sintomas precoces.[1-3,4]

APRESENTAÇÃO CLÍNICA E EVOLUÇÃO DA DOENÇA

Esforço ventilatório manifestado pelos sinais clássicos de retração na caixa torácica, batimento das aletas nasais e gemidos são causas comuns de internação na UTIN, acompanhados ou não de outros sinais, como taquipneia, hipoxemia e acidose. Estimativas indicam que 15% dos RN a termo e 29% dos prematuros tardios admitidos na UTIN desenvolvem morbidade respiratória significativa, e esses índices podem aumentar na população nascida antes da 34ª semana de gestação.[4-6] Alguns fatores de risco podem determinar predisposição maior para o desenvolvimento de TTRN, como prematuridade, líquido amniótico com presença de mecônio, cesariana, diabetes gestacional, corioamnionite materna ou achados ultrassonográficos pré-natais, como oligodrâmnio ou anormalidades pulmonares estruturais.[3] Por outro lado, independentemente dos fatores de risco, grande parte dos bebês que virão a desenvolver a síndrome nasce vigorosa, com bom Apgar e sem dificuldade para iniciar os primeiros esforços respiratórios – apenas em pequena parcela a dificuldade já se inicia na sala de parto.[2]

Conceitualmente, define-se TTRN como a ocorrência de taquipneia (frequência respiratória > 60irpm), acompanhada de sinais de esforço ventilatório leve a moderado (retrações na caixa torácica) e gemidos expiratórios iniciados imediatamente ao nascimento ou após as primeiras horas e com duração média de 48 a 72 horas, embora os casos mais graves possam permanecer por até 5 dias. O diagnóstico é essencialmente clínico, apoiado pelos achados radiológicos, pois ainda não existem marcadores bioquímicos ou hematológicos específicos que determinem a condição.[1-5]

Clinicamente, o exame físico pode revelar achados diversos: taquipneia comum com cerca de 80irpm, podendo chegar a mais de 100, batimentos das aletas nasais, retrações torácicas, sudorese, gemidos expiratórios ou prensa abdominal expiratória, conformação do tórax em tonel e algum grau de cianose. Inicialmente, não são encontradas alterações neurológicas e/ou cardiológicas. Os achados à radiografia de tórax, além de possibilitar o diagnóstico diferencial, acompanham o desenvolvimento da doença. Acredita-se que cerca de 90% dos quadros iniciais não apresentem alterações radiográficas específicas, as quais começam a surgir à medida que a doença se desenvolve, desaparecendo ao final dos sintomas. Os principais achados são aumento da trama vasobrônquica, hiperinsuflação pulmonar, rebaixamento do diafragma, edema de septos interlobares ou fluido nas fissuras e, eventualmente, cardiomegalia (Figura 12.1).[1-4]

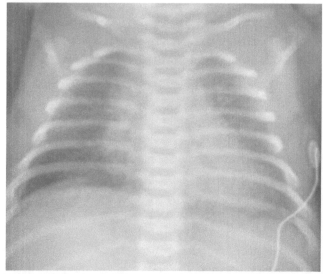

Figura 12.1 Recém-nascido com sinais clássicos de taquipneia transitória do recém-nascido. Radiografia de tórax evidenciando trama broncovascular infiltrada, cardiomegalia e sinais de hiperinsuflação pulmonar. (Acervo dos autores.)

A persistência ou piora dos sintomas em mais de 6 horas – mesmo após as medidas iniciais de suporte – suscita a investigação de diagnósticos diferenciais com a realização de exames, como medida da saturação periférica de oxigênio pré e pós-ductal (para descartar cianose diferencial), hemograma completo, hemocultura, proteína C reativa (PCR), lactato (para descartar sepse neonatal), nível de amônia no cenário de letargia e acidose metabólica (para descartar erros inatos do metabolismo) e ecocardiograma (para descartar cardiopatia nos casos de desconforto ou cianose persistentes). A análise da gasometria arterial pode mostrar hipoxemia e hipocapnia, devido à taquipneia, ou hipercapnia, quando houver fadiga respiratória iminente.[4]

Alguns dos principais diagnósticos diferenciais que devem ser investigados incluem pneumonia, SDR, síndrome de aspiração do mecônio, pneumotórax, defeitos de *shunt* cardíaco da esquerda para a direita, hipertensão pulmonar persistente, irritação meníngea ou doenças do sistema nervoso central, erros inatos do metabolismo, malformações congênitas, como hérnia diafragmática, ou malformações adenomatoides císticas.[2-4]

O prognóstico é favorável. Em geral, os sintomas apresentam remissão a partir de 48 horas após o início sem maiores complicações e desaparecem em até 5 dias. Há relatos na literatura de formas malignas da TTRN, nas quais os RN desenvolveram hipertensão pulmonar persistente devido a uma possível elevação da resistência vascular pulmonar em virtude de retenção do fluido pulmonar. Complicações como extravasamento de ar e/ou necessidade de ventilação mecânica invasiva são raras. Além disso, outros estudos sugerem uma possível associação entre a TTRN e o desenvolvimento de síndromes de sibilância da infância, o que implica a necessidade de atenção maior ao seguimento dessas crianças.[7,8]

ESTRATÉGIAS DE SUPORTE VENTILATÓRIO PARA PACIENTES COM TAQUIPNEIA TRANSITÓRIA DO RECÉM-NASCIDO

- A escolha de suporte inicial para os bebês hipoxêmicos com ou sem sibilância, na ausência de sinais de insuficiência ventilatória, pode ser a cânula nasal de alto fluxo (HFNC), por fornecer fluxo de gás umidificado e aquecido, enriquecido (opcionalmente) com oxigênio, que atua lavando o espaço morto da nasofaringe e reduz a resistência das vias aéreas. A terapia, apesar da escassez de estudos sobre sua aplicação em casos de TTRN, mostrou-se eficaz como alternativa de suporte não invasivo em lactentes e RN, incluindo prematuros.[8]

- O suporte através de pressão positiva contínua nas vias aéreas (CPAP), seja por meio de gerador mecânico de fluxo, seja por CPAP em bolhas, tem sido utilizado há décadas na população neonatal, especialmente em prematuros, com vasta evidência de sucesso, assim como a ventilação nasal com pressão positiva intermitente (NIPPV), geralmente reservada para casos com grau maior de desconforto ventilatório e/ou na presença de achados radiológicos sugestivos de hipoventilação, como atelectasias. Por outro lado, recursos mais atuais, como ventilação nasal de alta frequência (NHFPV), ainda carecem de mais estudos a respeito de sua segurança e eficácia clínica.[9]

- Alguns estudos compararam a eficácia das medidas de suporte na TTRN e apresentaram resultados diversos: Dumas *et al.* (2011) compararam o NHFPV com CPAP nasal em estudo com 46 RN por cesariana com 37 semanas de IG ou mais e peso ≥ 2.000g, evidenciando menos tempo de duração da taquipneia e de suplementação de oxigênio no grupo NHFPV, em comparação ao grupo CPAP, além de níveis menores de suplementação de O_2. Demirel *et al.* (2013) compararam o suporte por NIPPV não sincronizada com CPAP nasal em ensaio que incluiu 40 RN com IG ≥ 37 semanas e peso ≥ 2.000g, concluindo que não houve diferença significativa na duração do suporte respiratório, nos níveis de suplementação de O_2 e no tempo de hospitalização entre as duas abordagens. Osman *et al.* (2019), por sua vez, compararam o uso de CPAP de curta duração com oxigênio de fluxo livre em ensaio randomizado com 64 RN prematuros e a termo tardios nascidos por cesariana. A duração da taquipneia e a necessidade de internação em UTIN foram menores no grupo CPAP, sem diferença no tempo de internação entre os grupos.[9]

- Mais recentemente, outro ensaio clínico randomizado incluiu 151 RN com IG ≥ 34 semanas e peso ≥ 2.000g nos grupos CPAP nasal (NCPAP) ou CPAP em dois níveis, evidenciando diminuição significativa no nível de $PaCO_2$ nas primeiras 12 e 24 horas de terapia nos RN ventilados em dois níveis pressóricos em comparação com o grupo NCPAP. Além disso, a taxa de intubação (falha da terapia) foi significativamente maior no grupo NCPAP. Por outro lado, alguns desfechos secundários, como tempo total de suporte respiratório, tempo de internação hospitalar e incidência de pneumotórax, foram semelhantes entre os grupos.[10]

- Em relação à ventilação mecânica invasiva, sua instituição permanece baseada no exame clínico e na evolução da doença, especialmente nas primeiras horas após o suporte inicial. O Boletim de Silverman-Andersen (BSA) e a gasometria arterial parecem ser bons instrumentos para mensuração da deterioração respiratória ao longo do tempo em RN com TTRN. Além disso, retrações subcostais e supra ou subxifoides no primeiro exame físico, presença de assincronias no movimento toracoabdominal, pH arterial < 7,30 e relação PaO_2/FiO_2 < 1,2 foram associados significativamente à necessidade de ventilação mecânica e podem ser utilizados na tomada de decisão.[11]

- De modo geral, ainda não há evidências suficientes para estabelecer os benefícios e os efeitos adversos dos diversos níveis de suporte ventilatório aplicados à TTRN,[9] sendo a escolha clínica ainda resguardada pela avaliação do estado respiratório da criança, nível de esforço, necessidade de suplementação de oxigênio, níveis de saturação periférica, achados radiológicos e pelos sinais/sintomas excludentes da terapia ventilatória não invasiva, como instabilidade hemodinâmica e rebaixamento do nível de consciência.

Para mais informações sobre oxigenoterapia, ventilação não invasiva e ventilação mecânica invasiva convencional/avançada na população neonatal, consulte os Capítulos 3, 4, 5 e 8.

AVALIAÇÃO E TRATAMENTO DE ACORDO COM OS ASPECTOS DA CLASSIFICAÇÃO INTERNACIONAL DE FUNCIONALIDADE, INCAPACIDADE E SAÚDE (CIF)

A CIF fornece ao fisioterapeuta um conceito de avaliação que leva em consideração as potencialidades do paciente de forma consolidada, holística e fluida, a qual está em constante adaptação para incluir diversas particularidades da saúde. Como mencionado, a CIF abrange domínios codificados pelo sistema alfanumérico "b", "s", "d" e "e", que correspondem, respectivamente, às *funções do corpo*, *estruturas do corpo*, *atividade e participação* e *fatores ambientais*.

A avaliação e o tratamento da TTRN são apresentados na forma de fluxograma (Figura 12.2), que demonstra suas morbidades associadas e o impacto para a atividade e participação social do RN com TTRN e de sua família.

Estrutura e função do corpo (s e b)
Funções da respiração (b440), estrutura do aparelho respiratório (s430) e funções de equilíbrio hídrico, mineral e eletrolítico (b545)

A vigilância do ritmo respiratório e do declínio da função respiratória em pacientes com TTRN é fundamental para indicação segura de oxigenoterapia ou uso

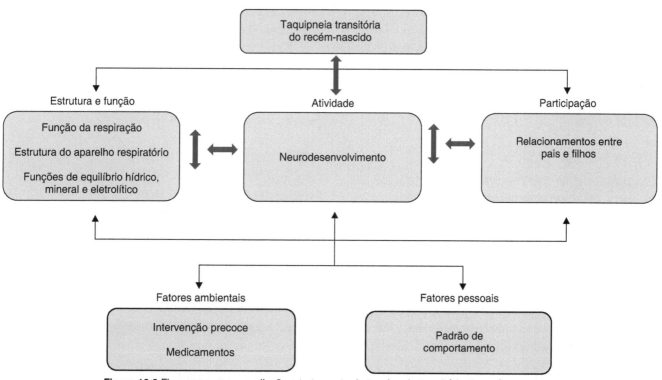

Figura 12.2 Fluxograma para avaliação e tratamento da taquipneia transitória do recém-nascido.

de pressão positiva, seja por ventilação não invasiva, seja por ventilação invasiva, se necessário.[4,5] A inspeção do padrão respiratório, bem como a graduação do desconforto respiratório por meio do BSA, auxilia a quantificação do desconforto respiratório e a tomada de decisão durante a fase aguda da TTRN e em caso de futuras complicações, como necessidade de intubação orotraqueal.[12] A criação de protocolos institucionais nos serviços de saúde com critérios de escalonamento de suporte ventilatório é fundamental para o tratamento efetivo desses pacientes porque, embora o tratamento da TTRN seja de suporte, muitas vezes exigindo apenas oxigenoterapia (via cânula nasal, cateter nasal de alto fluxo ou baixo fluxo, incubadora neonatal, halo de oxigênio), a deterioração respiratória em razão da própria doença ou por fatores secundários, como infecção, pode direcionar a conduta para uma insuficiência respiratória aguda.

Outro fator importante a ser considerado diz respeito ao balanço hídrico do RN. Embora a revisão sistemática[13] mais recente indique evidência limitada para estabelecer os benefícios e malefícios de restrição hídrica no gerenciamento de TTRN e essa decisão de manejo hídrico não seja tomada pelo fisioterapeuta, essas alterações já esperadas pela fisiopatologia da doença impactam diretamente a ausculta pulmonar, sendo esperados sons pulmonares com crepitações finas ou grossas, e a mecânica respiratória – menor complacência pulmonar e maior resistência de vias aéreas, interferindo nas pressões pulmonares ajustadas em pacientes que necessitam de ventilação mecânica não invasiva ou invasiva.[2] Assim, o fisioterapeuta deve estar atento a essas alterações e promover os ajustes ventilatórios, sempre prezando pela segurança, usando volumes correntes seguros (4 a 6mL/kg), evitando riscos de volutrauma, atelectrauma e biotrauma e preservando também a função neurológica, tendo em vista que os parâmetros ventilatórios ajustados de maneira inadequada também impactam a circulação cerebral do RN.

Atividade e participação (d)
Neurodesenvolvimento e crescimento (d1, d2, d3, d4, d5) e relacionamento entre pais e filhos (d760)

Embora a TTRN assuma um caráter agudo, as complicações pulmonares secundárias às alterações fisiológicas esperadas podem influenciar o neurodesenvolvimento do RN em razão de um período de internação prolongado, tornando necessária a avaliação de fatores que predispõem o risco de atraso neuropsicomotor para implementação de protocolos de estimulação suplementar precoce. Além disso, otimizar as trocas posturais pode auxiliar a obtenção de um padrão respiratório mais regular e estimular ganhos motores fundamentais no primeiro trimestre de vida –

como, por exemplo, controle da linha média – e a prevenção de encurtamentos e deformidades.[14]

Cabe ressaltar que, apesar do caráter agudo da TTRN e do tempo de hospitalização provavelmente curto, pode haver interferência no fortalecimento do vínculo familiar e na troca de experiências iniciais, antes associadas a uma rotina habitual e agora totalmente diferentes devido a um ambiente de internação repleto de riscos e incertezas e de profissionais de saúde que promovem manuseios inesperados e necessários.

Fatores ambientais e pessoais (e)
Intervenção precoce (e580), medicamentos (e1101) e padrão de comportamento

Como destacado nos tópicos anteriores, os pacientes com TTRN muitas vezes necessitam de intervenção precoce, ou seja, avaliação fisioterapêutica para acompanhamento da evolução do quadro, vigilância respiratória contínua, promoção de posicionamento terapêutico, ajuste de parâmetros ventilatórios e manutenção de vias aéreas pérvias.

Além disso, a exposição a procedimentos dolorosos, como coleta de exames, aspirações e uso de pressão positiva, pode instaurar uma memória da dor, ocasionando sensibilidade ao toque e tornando necessárias tanto a *avaliação* para identificação dos procedimentos dolorosos potenciais como a *decisão* quanto ao incremento de medidas para controle da dor e dessensibilização do paciente, em vista da necessidade de manuseio para promoção de melhor qualidade de vida durante a após o período de internação hospitalar. Para mais detalhes sobre avaliação e as medidas de controle da dor neonatal, veja os Capítulos 18 e 19.

Nesse contexto, além do olhar do fisioterapeuta, é fundamental uma visão multidisciplinar para identificação tanto de complicações respiratórias como de comportamento, avaliando inclusive a necessidade de acompanhamento psicológico para os pais ou responsáveis.

POSICIONAMENTO TERAPÊUTICO COMO ADJUVANTE PARA OTIMIZAÇÃO DA MECÂNICA VENTILATÓRIA

O posicionamento corporal constitui uma forma de interação da criança com o novo ambiente durante o período neonatal, o qual está intrinsecamente relacionado com uma diversidade de estímulos proprioceptivos, táteis e visuais, bem como com a ação da gravidade, atuando como fatores ambientais para o desenvolvimento de controle postural e a aquisição de habilidades motoras. Além disso, sob o ponto de vista respiratório, o posicionamento adequado do RN interfere na ventilação, perfusão e, especialmente, na sincronia toracoabdominal.[15]

Considera-se assincronia toracoabdominal a diferença no tempo de expansão ou retração entre os componentes torácicos e abdominais provocada pelas características anatômicas e fisiológicas que naturalmente deixam o RN em desvantagem biomecânica ventilatória e que são exacerbadas na vigência de qualquer processo patológico que envolva direta ou indiretamente o sistema respiratório. Assim, o posicionamento em prono é altamente recomendado com o objetivo de favorecer o movimento toracoabdominal, diminuindo a assincronia e otimizando a movimentação do gradil costal, bem como promovendo a estabilização da parede torácica anterior durante a inspiração.[16]

Alguns estudos já destacaram que o posicionamento em prono é mais indicado do que a posição em supino para favorecer a oxigenação e a complacência pulmonar, principalmente para RN em ventilação mecânica. Por outro lado, um estudo teve como objetivo avaliar lactentes pré-termo e o efeito das diferentes posições na distribuição da ventilação pulmonar, relatando que o principal fator a interferir na função respiratória dessa população é a mudança de posição, e não o posicionamento específico propriamente dito. Os autores verificaram ainda que, independentemente da posição adotada, a mudança de postura promove melhora da homogeneidade da ventilação, que pode permanecer por até 2 horas após o procedimento, tanto para os lactentes em suporte ventilatório como para aqueles em respiração espontânea. Cabe ressaltar que os estudos com a posição prona também recomendam que ela seja adotada durante o período de sono somente com monitorização, em virtude das alterações fisiológicas presentes na fase de adormecimento profundo (sono REM).[15-17]

CASO CLÍNICO

RN do sexo masculino, nascido com 39 semanas de IG em parto cesáreo eletivo, Apgar 8/9, pesando 3,450kg, filho de mãe diabética, sem intercorrências durante a gestação. Aproximadamente 4 horas após o parto, evolui com retração subcostal/intercostal importante mais gemidos expiratórios e frequência respiratória de 86irpm com saturação periférica de oxigênio limítrofe e oscilando abaixo de 94%. Sem febre. Ausculta cardíaca normal, sem eventos de cianose. Ausculta pulmonar com som ligeiramente reduzido globalmente e alguma subcrepitação basal. Radiografia de tórax sem atelectasias, evidenciando hiperinsuflação com retificação dos arcos diafragmáticos e espessamento importante da trama broncovascular, especialmente em direção às bases pulmonares.

Exercício

1. Com base neste caso, quais fatores de risco para TTRN chamam a atenção?
2. Quais medidas iniciais de suporte podem ser consideradas para o RN?
3. Em relação à mecânica ventilatória, quais condutas específicas da fisioterapia podem ser aplicadas, visando ao reequilíbrio da ventilação e da troca gasosa?

Resposta

1. Sexo masculino, parto cesáreo e presença de diabetes materno são fatores que predispõem o desenvolvimento de TTRN.
2. Fisioterapia respiratória, objetivando a melhora da mecânica ventilatória e prevenindo possível obstrução de vias aéreas por acúmulo de secreção; adaptação de CPAP via pronga nasal acrescido de oxigenoterapia; suspensão da dieta livre no seio materno e instalação de hidratação venosa nas primeiras horas de suporte para avaliação da possível necessidade de sonda enteral; controle rigoroso do balanço hídrico; posicionamento terapêutico com envolvimento familiar no cuidado.
3. A avaliação minuciosa do tórax e do padrão respiratório deve guiar o fisioterapeuta na tomada de decisão quanto às melhores técnicas e recursos. No presente caso, sugere-se inicialmente a aplicação de técnicas desobstrutivas a fluxo com aspiração das vias aéreas superiores em caso de necessidade, para excluir componentes de impactação por secreção e facilitar o processo de desinsuflação pulmonar. Por fim, o posicionamento em prono intermitente associado à pressão positiva por CPAP – e o posicionamento em canguru com os pais – pode fazer parte do arsenal terapêutico para o caso.

CONSIDERAÇÕES FINAIS

A TTRN é uma condição clínica causada pela absorção retardada dos fluidos pulmonares fetais e manifesta-se de maneira transitória, com duração de até 5 dias, e evolução autolimitada. Caracteriza-se pela presença de taquipneia com sinais variados de desconforto respiratório de grau leve a moderado e achados inespecíficos à radiografia de tórax. Em geral, manifesta-se nas primeiras horas após o nascimento, sendo mais comum no sexo masculino e em bebês nascidos de cesariana. O suporte ventilatório na TTRN pode incluir oxigenoterapia, cânula nasal de alto fluxo e, nos casos graves, ventilação não invasiva por pressão positiva ou ventilação invasiva. A abordagem fisioterapêutica inclui avaliação inicial para escolha e instalação do suporte respiratório, cuidados com as vias aéreas, abordagem para otimização da biomecânica respiratória e posicionamento terapêutico com cuidado integral envolvendo a família.

Referências

1. Avery ME, Gatewood OB, Brumley G. Transient tachypnea of newborn. Possible delayed resorption of fluid at birth. American Journal of Diseases of Children 1966; 111(4):380-5.
2. Sarmento GJV. Fisioterapia respiratória em pediatria e neonatologia. Taquipneia transitória do recém-nascido. Barueri-SP: Manole, 2007.
3. Dehdashtian M, Aletayeb M, Malakian A, Aramesh MR, Malvandi H. Clinical course in infants diagnosed with transient tachypnea of newborn: A clinical trial assessing the role of conservative versus conventional management. J Chin Med Assoc 2018; 81(2):183-6. doi: 10.1016/j.jcma.2017.06.016.

4. Jha K, Nassar GN, Makker K. Transient tachypnea of the new-born. Disponível em: https://www.ncbi.nlm.nih.gov/books/NBK537354/. Acesso em 25 nov 2021.

5. Reuter S, Moser C, Baack M. Respiratory distress in the newborn. Pediatr Rev 2014; 35(10):417-29. doi:10.1542/pir.35-10-417.

6. Jain L. Alveolar fluid clearance in developing lungs and its role in neonatal transition. Clin Perinatol 1999; 26(3):585-99.

7. Birnkrant DJ, Picone C, Markowitz W, El Khwad M, Shen WH, Tafari N. Association of transient tachypnea of the newborn and childhood asthma. Pediatr Pulmonol 2006; 41(10):978-84.

8. Wilkinson D, Andersen C, O'Donnel CPF, De Paoli AG, Marley BJ. Cânula nasal de alto fluxo para suporte respiratório em bebês prematuros. Cochrane Database of Systematic Rewiews 2016: 2. doi: 10.1002/14651858.

9. Moresco L, Romantsik O, Calevo MG, Bruschettini M. Non-invasive respiratory support for the management of transient tachypnea of the newborn. Cochrane Database of Systematic Reviews 2020: 4. doi: 10.1002/14651858.CD013231.pub2.

10. Özer Bekmez B, Dizdar EA, Büyüktiryaki M et al. Comparison of nasal CPAP versus bi-level CPAP in transient tachypnea of the newborn: A randomized trial. Am J Perinatol 2021 Dec; 38(14):1483-7. doi: 10.1055/s-0040-1713815.

11. Kahvecioğlu D, Çakır U, Yıldız D et al. Transient tachypnea of the newborn: Are there bedside clues for predicting the need of ventilation support?. The Turkish Journal of Pediatrics 2016; 58:400-5.

12. Kimura AF, Yoshitake APM, Bueno M, Belli MADJ. Avaliação da função respiratória do recém-nascido no período neonatal imediato. Revista Brasileira de Enfermagem 2009; 62(6):850-5.

13. Gupta N, Bruschettini M, Chawla D. Fluid restriction in the management of transient tachypnea of the newborn. Cochrane Database of Systematic Reviews 2021: (2).

14. Formiga CKMR, Vieira MEB, Fagundes RR, Linhares MBM. Modelos preditivos para o desenvolvimento motor precoce dos bebês prematuros: um estudo longitudinal prospectivo. J Hum Growth Dev 2017; 27(2):189-97.

15. Graciosa MD. Posicionamento corporal do recém-nascido: implicações na função respiratória e no desenvolvimento motor. In: Associação Brasileira de Fisioterapia Cardiorrespiratória e Fisioterapia em Terapia Intensiva; Martins JA, Schivinski CIS, Ribeiro SNS (orgs.) PROFISIO Programa de Atualização em Fisioterapia Pediátrica e Neonatal: Cardiorrespiratória e Terapia In,tensiva: Ciclo 8. Porto Alegre: Artmed Panamericana 2019: 87-112. (Sistema de Educação Continuada a Distância, v. 3).

16. Rehan VK, Nakashima JM, Gutman A, Rubin LP, McCool FD. Effects of the supine and prone position on diaphragm thickness in healthy term infants. *Arch Dis Child*. 2000; 83(3):234-238. doi:10.1136/adc.83.3.234

17. Chaisupamongkollarp T, Preutthipan A, Vaicheeta S, Chantarojanasiri T, Kongvivekkajornkij W, Suwanjutha S. Prone position in spontaneously breathing infants with pneumonia. Acta Paediatrica 1999; 88(9):1033-4.

Parte B

Síndrome de Desconforto Respiratório Neonatal

Carla Marques Nicolau
Luana Renata Wingeter Borelli Lacerda

INTRODUÇÃO

O desenvolvimento e maturação adequados dos pulmões são fundamentais para o estabelecimento da função respiratória após o nascimento. A síndrome de desconforto respiratório (SDR) constitui a patologia respiratória mais frequente e grave nos recém-nascidos pré-termo (RNPT) e está relacionada com a deficiência primária de surfactante, sendo também conhecida como doença da membrana hialina, expressão que traduz o quadro anatomopatológico, que evidencia pulmões pouco aerados, associados a um grau variável de atelectasia e ingurgitamento capilar e venoso. Outros fatores, como hipóxia, acidose e hipovolemia, também interferem na síntese de surfactante, agravando o quadro inicial.[1,2]

A deficiência do surfactante endógeno promove maior tensão na superfície alveolar, ocasionando progressivamente atelectasias e diminuição da capacidade residual funcional que, por sua vez, contribuem para aumento da resposta inflamatória e edema intersticial, com consequente diminuição da complacência pulmonar e alteração da relação ventilação/perfusão, bem como aumento do *shunt* direita-esquerda e maior consumo de oxigênio. Essas alterações se traduzem clinicamente em insuficiência respiratória progressiva e hipoxemia grave.[1-3]

A SDR pode manifestar-se clinicamente como desconforto respiratório leve ou um quadro de insuficiência respiratória grave e óbito. A incidência e a gravidade aumentam com a diminuição da idade gestacional (IG). A terapia de reposição com surfactante, associada à oxigenoterapia com suporte ventilatório adequado ao quadro respiratório, constitui o tratamento principal da patologia.[2,4]

DESENVOLVIMENTO PULMONAR FETAL

Para entender a etiologia da SDR é essencial revisar o desenvolvimento pulmonar fetal e a produção de surfactante.[1,2] O desenvolvimento alveolar fetal normal ocorre nos seguintes estágios:

- **Período embrionário:** com aproximadamente 26 dias de gestação, o estágio embrionário inicia com o aparecimento do pulmão fetal como uma protrusão do intestino anterior. A ramificação inicial do pulmão ocorre aos 33 dias de gestação, formando os possíveis brônquios principais, os quais começam a se estender para o mesênquima. Uma ramificação adicional forma os brônquios segmentares à medida que o pulmão entra no próximo estágio de desenvolvimento.

- **Fase pseudoglandular:** na fase pseudoglandular (da quinta à 16ª semana de gestação) aparecem de 15 a 20 gerações de ramificação das vias aéreas, evoluindo até os brônquios segmentares e terminando como bronquíolos terminais. No final do estágio pseudoglandular, as vias aéreas são circundadas por um mesênquima levemente compactado que inclui alguns vasos sanguíneos e é revestido por células epiteliais ricas em glicogênio e morfologicamente indiferenciadas, de formato colunar a cuboidal. Em geral, a diferenciação epitelial é centrífuga, de modo que as vias aéreas proximais são revestidas por células mais diferenciadas e progressivamente menos diferenciadas nos túbulos mais distais.

- **Fase canalicular:** durante a fase canalicular (da 16ª à 26ª semana de gestação) ocorrem grandes alterações estruturais, gerando um pulmão viável. Marca o início do desenvolvimento do ácino pulmonar, da formação da barreira hematoaérea e da produção de surfactante via células do tipo 2, culminando em um pulmão potencialmente viável para troca gasosa. O número e tamanho crescentes dos capilares continuam a vascularizar o mesênquima. Aliado ao crescimento dos bronquíolos, isso afina o espaço mesenquimal entre as membranas basais do epitélio respiratório e o epitélio vascular. Eventualmente, essas membranas basais epiteliais capilares e respiratórias se fundem, formando uma barreira sangue-ar rudimentar. Na 20ª semana, os corpos lamelares começam a se formar no citoplasma do epitélio cuboidal carregado de glicogênio dos bronquíolos e essas células se diferenciam em células do tipo 2, que são capazes de produzir surfactante.
- **Estágio sacular:** no início do estágio sacular (aproximadamente 25 semanas de gestação) ocorre a formação de alvéolos, isto é, a alveolarização, que se dá pelo crescimento de septos que subdividem os sáculos terminais em alvéolos anatômicos, onde ocorre a troca de ar. O número de alvéolos em cada pulmão aumenta de zero na 32ª semana de gestação para aproximadamente 50 e 150 milhões de alvéolos nos RN a termo e 300 milhões em adultos.

FISIOPATOLOGIA

O surfactante pulmonar cobre o revestimento interno dos alvéolos normais. No feto, entretanto, os alvéolos em desenvolvimento são preenchidos com fluido pulmonar fetal, o que não contribui para as trocas gasosas. Durante a vida fetal, a produção de surfactante começa nas células alveolares tipo 2 por volta da 20ª semana de gestação. O surfactante é predominantemente lipídico-denso, compreendendo cerca de 70% a 80% de fosfolipídios, 10% de proteínas e 10% de lipídios neutros. O surfactante reduz a tensão superficial alveolar, facilitando a expansão alveolar e reduzindo a probabilidade de atelectasia por colapso alveolar.[5,6]

O surfactante consiste em quatro proteínas específicas (SP): SP-A, SP-B, SP-C e SP-D. SP-A e SP-D estão envolvidas na regulação de processos inflamatórios no pulmão. A SP-B é necessária para formação de corpos lamelares normais nas células do tipo 2 e também está envolvida no processamento de SP-C. A SP-C é uma proteína que pode funcionar com SP-B para melhorar a deposição e a função do surfactante dentro dos alvéolos, reduzindo a tensão superficial. Dentro das células alveolares tipo 2, a síntese do surfactante começa com fosfolipídios no retículo endoplasmático. Os fosfolipídios são transferidos através do aparelho de Golgi para os corpos lamelares. O complexo de lipoproteína surfactante (SP-A, SP-B, SP-C e fosfolipídios) se forma dentro dos corpos lamelares na superfície apical das células do tipo 2, que são posteriormente liberados nos alvéolos por exocitose.[5-7]

O papel mais conhecido do surfactante pulmonar é o de estabilizar os alvéolos e os bronquíolos respiratórios durante a fase expiratória, evitando o colapso das vias aéreas distais e a perda do volume pulmonar. Durante a inspiração, o surfactante promove um recrutamento alveolar uniforme, reduzindo o gradiente pressórico entre o interstício e o alvéolo e diminuindo, assim, a formação de edema alveolar, como mostra a Figura 12.3. Além disso, sabe-se que o surfactante apresenta propriedades imunológicas, antibacterianas e anti-inflamatórias, cujas funções estão possivelmente ligadas às apoproteínas SP-A e SP-D.[5-7]

Qualquer fator que perturbe algum dos passos envolvidos na formação e manutenção da película tensoativa rica em fosfolipídios saturados pode diminuir a quantidade de surfactante ativo na interface ar-líquido da superfície alveolar.[6] A redução do surfactante ativo resulta em aumento das forças de tensão superficial e de retração elástica dos pulmões, ocasionando instabilidade e atelectasia alveolar progressiva com diminuição da complacência pulmonar e da capacidade residual funcional. Esses fatores alteram a relação ventilação/perfusão (V/Q) pulmonar, provocando hipoxemia, hipercapnia e acidose.

Nos últimos anos, a melhor compreensão dos vários aspectos do metabolismo do surfactante pulmonar direcionou as pesquisas no sentido de avaliar a eficácia da terapêutica de reposição do surfactante exógeno nas outras patologias pulmonares que não a SDR, as quais alteram a função da substância tensoativa. A imaturidade pulmonar resulta em maior permeabilidade endotelial e alveolar às proteínas, facilita a ocorrência de edema pulmonar, o que agrava ainda mais a função respiratória, e inativa o surfactante presente na luz alveolar.[5-7]

Assim, a imaturidade estrutural pulmonar promove o influxo de proteínas plasmáticas para os espaços aéreos, o que acarreta má distribuição da ventilação e alterações da perfusão pulmonar, favorecendo os distúrbios de V/Q, ou seja, tornando ineficientes as trocas gasosas.[7]

O comprometimento da perfusão agregado à hipoxemia colabora para a lesão do epitélio alveolar e do endotélio, aumentando a permeabilidade capilar e resultando em edema intersticial e influxo de proteínas, plasma

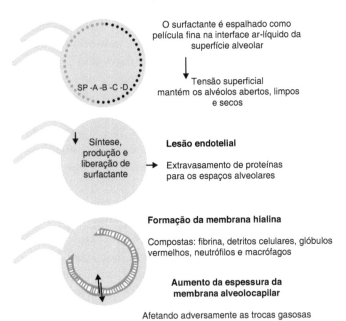

Figura 12.3 Fisiopatologia da síndrome do desconforto respiratório.

e sangue nos espaços alveolares, concretizando, assim, a lesão pulmonar e a deterioração das trocas gasosas com consequente evolução para falência ventilatória.[8]

A ineficiência dos músculos respiratórios, associada ao aumento da tensão superficial, causa no neonato a incapacidade de atingir níveis suficientes de pressão transpulmonar para adaptação respiratória após o nascimento,[8] como ilustrado na Figura 12.4.

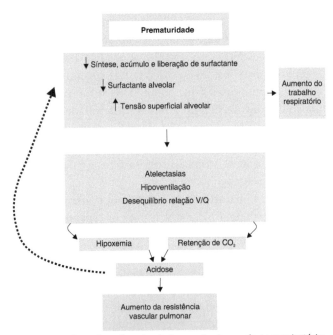

Figura 12.4 Complicações da síndrome do desconforto respiratório.

INCIDÊNCIA

A incidência e gravidade da SDR são inversamente proporcionais à IG e ao peso ao nascimento, acometendo cerca de 60% dos RN < 28 semanas, 30% dos RN de 30 semanas e aproximadamente 5% dos pré-termo tardios.[9]

A SDR é a afecção respiratória mais frequente no RN pré-termo, sendo mais comum nos prematuros com menos de 28 semanas de gestação, do sexo masculino, filhos de mães diabéticas e nos que sofreram asfixia ao nascimento.[10] A taxa de incidência da SDR é de aproximadamente 42% nos RN com peso de nascimento entre 501 e 1.500g, acometendo 71% dos RN com peso de nascimento entre 501 e 750g em pesquisa da Rede de Pesquisa Neonatal do Instituto Nacional de Saúde Infantil e Desenvolvimento Humano (NICHD).[11]

MANIFESTAÇÕES CLÍNICAS

As manifestações clínicas de SDR resultam, principalmente, de função pulmonar anormal e hipoxemia. Como a SDR é basicamente um distúrbio do desenvolvimento de produção deficiente de surfactante, ela se apresenta nos primeiros minutos ou horas após o nascimento. Se não for tratada, a SDR piora progressivamente nas primeiras 48 horas de vida.[9]

As alterações fisiológicas da SDR acarretam diminuição da complacência pulmonar, aumento da resistência, colapso alveolar, edema pulmonar e alterações nas trocas gasosas (hipoxemia e hipercapnia). Clinicamente, observam-se desconforto respiratório, taquipneia, tiragem intercostal e subdiafragmática, gemidos expiratórios, batimentos das aletas nasais, cianose e edema de extremidades. Em alguns pacientes, a vasoconstrição pulmonar provocada pela hipóxia leva à hipertensão pulmonar persistente e ao *shunt* direita-esquerda via canal arterial e/ou forame oval, resultando em mais hipoxemia.[9,10]

DIAGNÓSTICO E CLASSIFICAÇÃO

O diagnóstico da SDR é baseado no quadro clínico do RNPT, iniciando com insuficiência respiratória progressiva logo após o nascimento (manifestada por aumento do trabalho respiratório e da necessidade de oxigênio).[9]

As características radiográficas do tórax nos casos de SDR incluem baixo volume pulmonar e a clássica aparência em vidro fosco, ocasionando o padrão reticulogranular difuso com a presença dos broncogramas aéreos. Esse padrão radiográfico resulta de atelectasia alveolar em contraste com vias aéreas aeradas. O edema pulmonar pode contribuir para o aspecto difuso.[9]

O quadro radiológico pode apresentar quatro graus distintos: grau I – leve (granulações finas); grau II – moderado (granulação bem evidente em "vidro moído"); grau

III – grave (broncograma aéreo alcançando a periferia dos campos pulmonares com discreto borramento cardíaco), e grau IV – opacidade total dos campos pulmonares e área cardíaca imperceptível.[9,10]

Uma área de intensa e crescente pesquisa clínica, com implicações clínicas relevantes, a ultrassonografia (USG) pulmonar neonatal pode ser usada para descrever a adaptação pós-natal e o diagnóstico diferencial do desconforto respiratório neonatal, além de prever a necessidade de suporte ventilatório não invasivo ou invasivo. No caso da SDR neonatal, as imagens ultrassonográficas evidenciam a presença de linhas B coalescentes com espessamento pleural e condensações subpleurais.[12]

MANEJO

Apesar dos avanços no manejo da SDR, alguns aspectos se destacam, como o uso do corticoide antenatal, o uso profilático ou terapêutico do surfactante, o momento da aplicação do surfactante, caracterizado como precoce ou tardio, e o uso de pressão positiva contínua em vias aéreas (CPAP).[13]

Corticoide antenatal

A incorporação de estratégias para prevenção da SDR deve ser iniciada antes do nascimento e envolve tanto os pediatras como os obstetras a partir do acompanhamento adequado no pré-natal, da identificação de situações de risco para o trabalho de parto prematuro, assim como a viabilização de condições adequadas de assistência tanto para a gestante como para o feto e seu nascimento.[13]

A administração de corticoide antenatal é recomendada a todas as gestantes com risco de trabalho de parto prematuro a partir de 23 até 34 semanas completas de IG. Seu uso está associado à diminuição da mortalidade neonatal, do risco da SDR, de hemorragia periventricular, de enterocolite necrosante, da necessidade de suporte respiratório invasivo, de infecções sistêmicas nas primeiras 48 horas de vida e de admissões em UTI. Parece ser mais efetivo quando administrado pelo menos 24 horas antes do parto e até 7 dias depois.[13]

Surfactante profilático × Surfactante terapêutico

A administração profilática de surfactante está indicada para RNPT com alto risco de desenvolver SDR e que precisam ser intubados para receber surfactante, em geral ainda na sala de parto, antes do diagnóstico radiológico, o que caracteriza esse uso como profilático. O surfactante terapêutico é administrado somente aos RN com quadro respiratório e diagnóstico de SDR.[8,13]

Tanto a administração profilática como a terapêutica apresentavam bons resultados durante os anos 1990. O uso profilático era considerado superior quando a literatura analisava os desfechos clínicos, como mortalidade e síndrome de escape de ar. A observação clínica que a literatura passou a refletir e apontar como questionamento era de que o uso profilático implicava a intubação e ventilação mecânica de RN que não desenvolveriam SDR. No início de 2008, novas evidências de grandes ensaios clínicos já demonstravam que a utilização de corticoide neonatal associada à estabilização em CPAP após o nascimento e o uso terapêutico do surfactante tinham impacto na diminuição do risco de desenvolvimento de displasia broncopulmonar (DBP) e de óbito em relação ao uso profilático,[13,14] ou seja, a literatura sugere a superioridade do uso terapêutico do surfactante.

Surfactante terapêutico precoce × Surfactante terapêutico tardio

O momento para o uso terapêutico do surfactante tem sido alvo de estudos. A literatura define o uso de surfactante terapêutico precoce como aquele a ser administrado na primeira hora de vida e o tardio como o utilizado após 2 horas de vida em RN com diagnóstico de SDR.[13]

A clínica, assim como a literatura, enfrenta o desafio de pautar evidências que discriminem os benefícios segundo a gravidade dos RNPT. Para aqueles com diagnóstico de SDR e intubados em razão do quadro respiratório, a administração terapêutica e precoce do surfactante está associada a importante redução do risco de mortalidade neonatal, doença pulmonar crônica ou morte com 36 semanas de idade corrigida.[13,14]

Os questionamentos se voltam para o procedimento a ser adotado para os RNPT menos graves, que não necessitam de intubação e que podem beneficiar-se do uso de CPAP, com a possibilidade de evitar intubação e promover um uso mais tardio do surfactante. Trata-se, portanto, de benefícios contraditórios em relação à evidência da superioridade do uso terapêutico e precoce do surfactante.[13]

As técnicas minimamente invasivas de administração de surfactante, especialmente o método que utiliza sonda ou cateter intratraqueal associado à CPAP nasal, sugerem maiores eficácia e segurança para o paciente neonatal em comparação com outros métodos. Essas técnicas se associam à menor necessidade de ventilação mecânica (VM) invasiva e a menores efeitos adversos para os RN. A administração menos invasiva de surfactante (LISA – do inglês *Less Invasive Surfactant Therapy*) ou a terapia minimamente invasiva com surfactante (MIST – do inglês *Minimally Invasive Surfactant Therapy*) reflete a busca dos neonatologistas por técnicas que possibilitem, simultaneamente, a administração do surfactante e o uso de CPAP nasal nos RN de extremo baixo peso.[15]

A USG pulmonar, através do escore de aeração pulmonar conhecido como LUS (*Lung Ultrasound Score*), possibilita uma terapia precoce com surfactante, reduzindo a exposição ao oxigênio. Valores de LUS > 5 pontos indicam a necessidade de uso de surfactante exógeno.[12]

Uso de CPAP

A compreensão da fisiopatologia e da gravidade da doença está intimamente relacionada com uma estratégia terapêutica que garanta o estabelecimento da capacidade residual funcional (CRF), o que direciona o tratamento para a administração contínua de pressão positiva e não de surfactante exógeno. Nessa perspectiva, tanto o surfactante como a CPAP alcançam o mesmo objetivo final de manter a CRF.[14]

O cuidado respiratório neonatal é complexo e se mantém em constante desenvolvimento. Três grandes ensaios clínicos avaliaram a estabilização inicial em CPAP nasal com a estratégia convencional de intubação e administração de surfactante a RN: CPAP ou intubação nasal ao nascimento (*COIN trial*)[16], CPAP precoce *versus* surfactante em RN muito prematuros (*SUPPORT trial*)[15] e ensaio clínico randomizado comparando três estratégias no manejo respiratório inicial de RNPT (*Vermont Oxford Delivery Room Management trial – VON DRM trial*).[17] Apesar de algumas diferenças em certos critérios, como intubação e administração de surfactante, e de isoladamente não conseguirem demonstrar resultados estatisticamente significativos, a conclusão dos investigadores com a metanálise desses ensaios favorece a estabilização inicial em CPAP, quando comparada ao uso profilático de surfactante, demonstrando uma associação a risco menor de óbito ou doença pulmonar crônica.[13,17]

O uso precoce de CPAP como modo de suporte ventilatório inicial passou a consistir na prática padrão atual, sendo recomendado como o primeiro modo ideal de suporte respiratório.

Estabilização na sala de parto

A estimulação do bebê durante a estabilização ajuda a promover respirações regulares. Os RN com respiração espontânea devem ser colocados inicialmente em CPAP na sala de parto para reduzir o risco de DBP. A aspiração de rotina das vias aéreas antes do início de CPAP não é benéfica. O nível ideal de CPAP é desconhecido, mas a maioria dos estudos adota níveis de pelo menos 6cmH$_2$O e, alguns, até 9cmH$_2$O.[13]

Para fornecer CPAP mensurável desde o nascimento, o dispositivo *T-piece* é uma escolha melhor do que a bolsa anestésica autoinflável, e a interface inicial pode ser uma máscara facial.

O aquecimento e a umidificação dos gases utilizados para estabilização devem ser ideais para evitar a perda de calor. O envolvimento imediato em um saco de polietileno sob um aquecedor radiante também reduz a perda de calor, e o aumento da temperatura da sala de parto para cerca de 26°C também é recomendado para RN < 28 semanas.[13]

O oxigênio aquecido e umidificado fornecido por cânula nasal de alto fluxo (CNAF) também foi estudado como um modo primário de suporte respiratório, mas revelou-se inferior ao CPAP em virtude das falhas, com bebês randomizados para CNAF frequentemente precisando de resgate com CPAP para evitar a intubação.[13]

Suplementação de oxigênio

As recomendações atuais sugerem saturações entre 90% e 94%, estabelecendo limites de alarme entre 89% e 95%. Episódios de hipoxemia intermitente e bradicardia estão associados a risco aumentado de morte tardia ou incapacidade aos 18 meses e devem ser evitados o quanto possível.[13]

Ventilação mecânica invasiva

À medida que a tecnologia da ventilação mecânica (VM) melhora, o risco de lesão pulmonar deve diminuir. Apesar dos objetivos de maximização do suporte ventilatório não invasivo, muitos RN precisarão inicialmente de VM, e cerca da metade daqueles com menos de 28 semanas de gestação falhará em sua primeira tentativa de extubação.

Os ventiladores modernos com sensores de fluxo podem medir com razoável precisão os volumes de gás que entram e saem do tubo endotraqueal e usam essas informações para aplicar limites à quantidade de suporte fornecido para evitar a hiperdistensão pulmonar.

Uma vez estabilizado em VM, e caso a respiração espontânea esteja presente, convém considerar as estratégias de desmame (Quadro 12.1).

AVALIAÇÃO E TRATAMENTO DE ACORDO COM OS ASPECTOS DA CLASSIFICAÇÃO INTERNACIONAL DE FUNCIONALIDADE, INCAPACIDADE E SAÚDE (CIF)

Os distúrbios respiratórios são recorrentes no paciente neonatal. A assistência multiprofissional a esses pacientes necessita de uma mudança de enfoque para que o processo de cuidado seja integral e abranja todas as áreas de sua vida, as quais podem ser influenciadas pela doença.[21]

A CIF, criada pela Organização Mundial da Saúde (OMS) em 2001,[22] propõe uma concepção de avaliação e intervenção que tem se estabelecido como modelo universal e de linguagem única na maioria dos países desenvolvidos.

Capítulo 12 • Tratamento Fisioterapêutico no Sistema Cardiorrespiratório

Quadro 12.1 Recomendações para síndrome de desconforto respiratório (SDR) e níveis de evidência

	Recomendações	Nível de evidência*
Surfactante exógeno	RN com SDR devem receber uma preparação de surfactante de origem animal	A1
	Uma política de surfactante de resgate precoce deve ser padrão, mas há ocasiões em que o surfactante deve ser administrado na sala de parto (p. ex., quando a intubação é necessária para estabilização)	A1
	RN com SDR devem receber surfactante de resgate no início da doença. Um protocolo sugerido seria tratar bebês que estão piorando quando $FiO_2 > 0,30$ na pressão de CPAP de pelo menos $6cmH_2O$	B2
	Alfa poractante na dose inicial de 200mg/kg é melhor do que 100mg/kg de alfa poractante ou 100mg/kg de beractant para terapia de resgate	A1
	LISA é o modo preferido de administração de surfactante para bebês com respiração espontânea em CPAP, desde que os médicos tenham experiência com essa técnica	B2
	Uma segunda e, ocasionalmente, terceira doses de surfactante devem ser administradas se houver evidência contínua de SDR, como alta necessidade persistente de oxigênio, e outros problemas foram excluídos	A1
Uso de CPAP nasal	CPAP deve ser iniciada desde o nascimento em todos os bebês com risco de SDR, como aqueles < 30 semanas de gestação que não precisam de intubação para estabilização	A1
	O sistema de entrega de CPAP tem pouca importância; no entanto, a interface deve ser de pinos binasais curtos ou máscara com pressão inicial de cerca de 6 a $8cmH_2O$	A2
	A PEEP pode então ser individualizada, dependendo da condição clínica, oxigenação e perfusão	D2
	CPAP com surfactante de resgate precoce é considerada o manejo ideal para bebês com SDR	A1
	A NIPPV sincronizada, se administrada por meio de um ventilador em vez de um dispositivo BiPAP, pode reduzir a falha de extubação, mas pode não conferir vantagens em longo prazo, como redução da DBP	B2
	Durante o desmame, a CNAF pode ser utilizada como alternativa à CPAP para alguns bebês com a vantagem de menor trauma nasal	B2
Estabilização em sala de parto	Retardar o clampeamento do cordão umbilical por pelo menos 60 segundos para promover a transfusão placentofetal	A1
	Em bebês com respiração espontânea, estabilizar com CPAP de pelo menos $6cmH_2O$ via máscara ou pronga nasal. Não use insuflação sustentada, pois não há benefício em longo prazo. Insuflação pulmonar com pressão positiva suave com 20 a $25cmH_2O$ de PIP deve ser usada em lactentes persistentemente apneicos ou bradicárdicos	B1
	Para bebês < 32 semanas de gestação, SpO_2 de 80% ou mais (e FC > 100bpm) deve ser alcançada em 5 minutos	C2
	A intubação deve ser reservada para bebês que não respondem à ventilação com pressão positiva por meio de máscara facial ou pronga nasal	A1
	Os bebês que necessitam de intubação para estabilização devem receber surfactante	B1
	Sacos plásticos ou envoltórios oclusivos sob aquecedores radiantes devem ser usados durante a estabilização na sala de parto para bebês < 28 semanas de gestação de modo a reduzir o risco de hipotermia	A1
Suplementação de oxigênio	Em RNPT que recebem oxigênio, a meta de saturação deve estar entre 90% e 94%	B2
	Os limites de alarme devem ser definidos em 89% e 95%	D2

Continua

Quadro 12.1 Recomendações para síndrome de desconforto respiratório (SDR) e níveis de evidência *(continuação)*

	Recomendações	Nível de evidência*
Suporte ventilatório	Após a estabilização, a VM deve ser usada em bebês com SDR quando outros métodos de suporte respiratório falharam	A1
	A duração da VM deve ser minimizada	B2
	A escolha primária do modo ventilatório fica a critério da equipe clínica; entretanto, se a VM convencional for utilizada, deve-se empregar ventilação direcionada a volume corrente	A1
	No desmame da VM, é razoável tolerar um grau modesto de hipercapnia, desde que o pH permaneça > 7,22	B2
	Cafeína deve ser usada para facilitar o desmame da VM	A1
	A cafeína precoce deve ser considerada para bebês com grande probabilidade de precisar de VM, como aqueles em suporte respiratório não invasivo	C1
	Convém considerar um curso curto de redução gradual de dose baixa ou dexametasona muito baixa para facilitar a extubação em bebês que permanecem em VM após 1 ou 2 semanas	A2

* A1: revisão sistemática de ensaio clínicos controlados e randomizados; A2: revisão sistemática de estudos de coorte; B1: ensaio clínico controlado e randomizado com intervalo de confiança estreito; B2: estudos de coorte e ensaios randomizados de menor qualidade; C1: resultados terapêuticos "tudo ou nada"; C2: observação de estudos terapêuticos; D2: opinião de especialista.
Fonte: adaptado de European Consensus Guidelines on the Management of Respiratory Distress Syndrome – 2019 Update.[11]
SDR: síndrome do desconforto respiratório, CPAP: pressão positiva contínua em vias aéreas; LISA: *Less Invasive Surfactant Administration*; PEEP: pressão expiratória final positiva; NIPPV: ventilação com pressão positiva intermitente; BIPAP: pressão positiva em vias aéreas em dois níveis: DBP: displasia broncopulmonar; CNAF: cânula nasal de alto fluxo; PIP: pico de pressão inspiratória; FC: frequência cardíaca; VM: ventilação mecânica.

Em se tratando de distúrbios respiratórios no período neonatal, especialmente aqueles que envolvem condições crônicas persistentes no nível de função e estrutura corporal, é mais viável modificar o ambiente para facilitar a aquisição das habilidades e a participação da criança.

No âmbito hospitalar, os RN enfrentam ambientes pouco acolhedores, manipulações excessivas e frequentes manuseios que causam eventos dolorosos, acarretando alterações comportamentais e fisiológicas que afetam negativamente a recuperação.

Função e estrutura corpo (b e s)

Funções da respiração (b440), estrutura do aparelho respiratório (s430) e funções de manutenção do peso (b530)

A SDR é causa importante de morbidade e mortalidade no período neonatal. Logo após o nascimento, o RN passa por adaptações fisiológicas para sobreviver no meio extrauterino. Algumas condições favorecem a necessidade de suporte respiratório nesse período, como a prematuridade. A imaturidade pulmonar, associada à deficiência de surfactante, geralmente causa no RNPT algum grau de insuficiência respiratória com necessidade de suporte ventilatório. O uso de suporte ventilatório ajuda a melhorar a ventilação alveolar, diminuindo o trabalho respiratório e reexpandindo as áreas que sofreram atelectasia, embora existam riscos de efeitos adversos.[21]

A VM invasiva e a não invasiva, apesar de consideradas terapias de suporte, são indicadas na maioria dos casos, mas são capazes de influir na progressão da doença em virtude de seus efeitos colaterais. Desse modo, torna-se necessária a utilização de estratégias protetoras para minimizar os efeitos lesivos da VM, prevenindo, assim, os danos pulmonares que possa ocasionar durante o tratamento da SDR em RN.

A insuficiência de crescimento pós-natal do RN de muito baixo peso, ocasionando subnutrição, está associada a desenvolvimento neurológico prejudicado, maior dificuldade na retomada (*catch up*) de peso, estatura e perímetro cefálico, além de risco maior de condições associadas à prematuridade, como retinopatia da prematuridade e desvios metabólicos (p. ex., osteopenia da prematuridade). A função respiratória também é prejudicada pela nutrição inadequada do RN e sua dificuldade em ganhar peso, afetando diretamente o crescimento muscular esquelético.[23]

O tratamento fisioterapêutico visa otimizar a função pulmonar através de posicionamentos terapêuticos, gerenciamento criterioso do suporte ventilatório e manutenção dos protocolos de manipulação mínima, especialmente na primeira semana de vida, objetivando minimizar o evento hemorrágico peri/intraventricular. As manobras de fisioterapia respiratória devem ser avaliadas com cuidado quanto à indicação e ao momento de sua realização.

Atividade e participação (d)

Crescimento e neurodesenvolvimento (d1,d2)

O crescimento não deve consistir exclusivamente em aumento de peso, comprimento e outras medidas antropométricas mensuráveis, mas no resultado de um suporte nutricional que possibilite ao RNPT recuperar-se das morbidades e adquirir boa composição corporal e adequado desenvolvimento neuropsicomotor e cognitivo. Para isso, é essencial acompanhar o crescimento desde a vida fetal até a adolescência.

Para RNPT, um dos principais desafios é a manutenção do crescimento pós-natal que ocorreria na vida intrauterina com o progredir da gestação. Quanto maior o grau de prematuridade, mais difícil é a adaptação pós-natal, principalmente nas primeiras 3 semanas, ocorrendo importante perda de peso. Em seguida, o bebê passa por um período de recuperação nutricional, e seu ganho de peso está associado, principalmente, ao acúmulo de gorduras. Há várias curvas disponíveis para monitoramento do crescimento pós-natal: curvas com base em USG fetal e correlação com o peso para a IG; curvas de crescimento intrauterino para peso, comprimento e perímetro cefálico ao nascer para cada IG; e curvas de peso, comprimento e perímetro cefálico no período pós-natal construídas por metodologia combinada.[23]

Muitos bebês prematuros que passam meses internados em UTIN apresentam risco de diferentes morbidades, principalmente crônicas, que podem levar a déficits de crescimento e atraso no neurodesenvolvimento. Assim como o acompanhamento do crescimento, também é importante o seguimento em relação ao desenvolvimento neuropsicomotor e cognitivo. A avaliação do desenvolvimento do prematuro engloba história clínica detalhada e exames físico e neurológico. Essa abordagem inicial será importante para a adoção de intervenções específicas e precisa ser completada por avaliações sistematizadas por meio de testes de triagem e diagnósticos aplicados a cada faixa etária.[23]

No caso de RNPT com SDR, são considerados dois testes de desenvolvimento neuromotor: avaliação dos movimentos generalizados (GM) e teste infantil de desempenho motor (TIMP).

Fatores ambientais e pessoais (e)

Intervenção precoce (e580), família próxima (e310) e profissionais de saúde (e355)

Inúmeros estudos mostram a importância da presença dos pais na UTIN e de sua participação nos cuidados com o filho hospitalizado, não só para o estabelecimento do vínculo afetivo mãe-filho, mas também para redução do estresse causado pela hospitalização e preparo para o cuidado com a saúde no domicílio. Algumas intervenções têm sido recomendadas e implementadas nas unidades neonatais para instrumentalizar o trabalho da equipe de saúde, como liberação de visitas de outros membros da família, permanência dos pais junto ao filho internado, implementação de grupos de apoio aos familiares e incentivo à participação

da mãe no cuidado ao bebê e na tomada de decisão do tratamento, entre outras.

A atuação das diferentes categorias profissionais que prestam assistência ao RN com SDR deve evitar sobrecargas sensoriais e dores inesperadas e enfatizar os aspectos positivos e competências do RN. Períodos prolongados de sono difuso, choro inconsolável, mudanças abruptas do fluxo sanguíneo devido às rotinas, mudanças de posicionamento, manipulação agressiva, procedimentos invasivos, como aspiração de secreções, ambiente ruidoso e luminoso, impossibilidade de mamar e diminuição da interação social e dos cuidados provocam efeitos no cérebro e parecem, consequentemente, acarretar alterações no desenvolvimento.

A UTIN é um ambiente estressante por diversos motivos, incluindo luz intensa, ruídos, manuseios realizados pelos profissionais e pouca interação social, entre outros. Assim, apesar da tecnologia sofisticada e da qualificação das equipes de saúde, todos os fatores citados colaboram para alterações no ciclo do sono e o surgimento de estresse, desconforto e dor. A compreensão do estresse como um processo psicofisiológico do organismo é fundamental por tornar possível diagnosticar as respostas desencadeadas pela maneira como os estímulos são processados.

CASO CLÍNICO

RNPT extremo com IG de 26 semanas, peso de nascimento de 920g, recebeu Apgar 8/8/9. Filho de mãe com 25 anos sem comorbidades que entrou em trabalho de parto prematuro e não recebeu corticoide antenatal com suspeita de corioamnionite. Intubado na sala de parto em razão de apneias recorrentes, foi encaminhado para UTIN, onde foi acoplado à VM. Apresenta temperatura corporal de 33°C. Recebe a primeira dose de surfactante exógeno. A equipe médica procede à passagem do cateter umbilical.

A Figura 12.5 apresenta um fluxograma para aplicação do caso clínico estratificado segundo a Classificação Internacional de Funcionalidade, Incapacidade e Saúde (CIF).

Exercício

1. De acordo com o caso citado, de que modo o fisioterapeuta pode contribuir para o melhor prognóstico desse RN?
2. Quais cuidados devem ser observados ao se pensar no desmame precoce?
3. Qual a importância da participação dos pais no prognóstico desse RN?

Resposta

1. O fisioterapeuta deve posicionar o RN em decúbito dorsal com a cabeça na linha média e cânula orotraqueal (COT) na linha média, minimizando as oscilações do fluxo sanguíneo cerebral e prevenindo os eventos hemorrágicos da matriz germinativa, principalmente nas primeiras 96 horas de vida. Manter ventilação protetora; não realizar mudanças de decúbito nesse período; aspiração de COT somente se necessário, e utilizar sistema fechado de aspi-

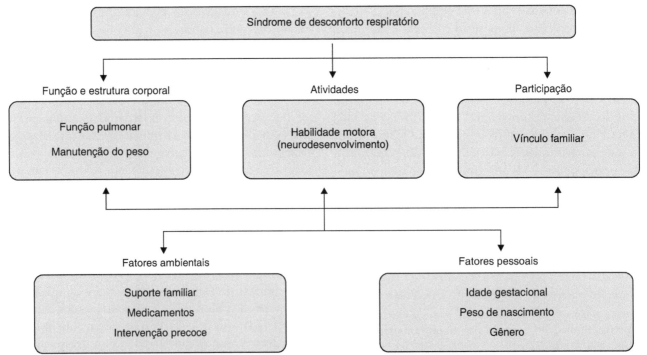

Figura 12.5 Fluxograma segundo a Classificação Internacional de Funcionalidade, Incapacidade e Saúde (CIF) para estratificação do caso clínico.

ração. Manter o protocolo de manipulação mínima com toda a equipe multidisciplinar.
2. Iniciar o desmame assim que for alcançada a estabilidade clínica do RN (manutenção da temperatura corporal, resolução do quadro respiratório inicial – uso de surfactante, estabilidade hemodinâmica), com redução dos parâmetros ventilatórios e, assim que possível, extubação e instalação de VNI, pensando na redução dos quadros de doença pulmonar crônica neonatal e das demais morbidades neonatais.
3. Os pais têm papel fundamental no bom prognóstico do RN, devendo ter sua participação incentivada desde os cuidados intensivos, como tocar no bebê e falar com ele. Tão logo seja possível, convém pegar o bebê no colo, fortalecendo o vínculo pais-bebê e otimizando o prognóstico do RN. Devem ter participação ativa durante todo o processo de internação e receber orientações quanto aos cuidados e manuseios necessários, preparando, assim, a futura alta hospitalar. Esse processo também beneficia o desenvolvimento neuromotor do RN.

CONSIDERAÇÕES FINAIS

A SDR é o principal distúrbio respiratório dos RNPT e está diretamente relacionada com o desenvolvimento pulmonar, ou seja, com pulmões estruturalmente imaturos e deficientes em surfactante. Diversas terapias são rotineiramente adotadas para tratamento da SDR desde a vida intrauterina, como corticoide antenatal materno, e também após o nascimento, como suporte ventilatório com pressão positiva para melhora do aporte de oxigênio aos tecidos e reposição de surfactante pulmonar. No que diz respeito ao tratamento fisioterapêutico, de acordo com a CIF, convém considerar fatores como função pulmonar, manutenção de peso corporal, neurodesenvolvimento, intervenção precoce e suporte familiar.

Referências

1. Silveira CMB, Guaragna GF, Daniel IWBS, Luz JH. Síndrome do desconforto respiratório. In: Lerner L (ed.) Acta Médica. Porto Alegre: ediPUCRS, 2008: 636-48.
2. Hansen T, Corbet, A. Disorders of the transition. In: Tauesch WeBRA (ed.) Avery's diseases of the newborn. 7 ed. USA: WB Saunders Co, 1998: 602-29.
3. Pickerd N, Kotecha S. Pathophysiologyof respiratory distress syndrome. Paediatr Child Health (Oxford) 2009; 19: 53-7.
4. Joshi S, Kotecha S. Lung growth and development. Early Hum Dev 2007; 83:789-94.
5. Weaver TE, Conkright JJ. Function of surfactant proteins B and C. Annu Rev Physiol 2001; 63:555-78.
6. Awasthi S, Coalson JJ, Yoder BA, Crouch E, King RJ. Deficiencies in lung surfactant proteins A and D are associated with lung infection in very premature neonatal baboons. Am J Respir Crit Care Med 2001; 163:389-97.
7. Jena SR, Bains HS, Pandita A et al. On behalf of sure group. Surfactant therapy in premature babies: SurE or InSurE. Pediatr Pulmonol 2019 Nov; 54(11):1747-52. Disponível em: https://doi:10.1002/ppul.24479.
8. McPherson C, Wambach JA. Prevention and treatment of respiratory distress syndrome in preterm neonates. Neonatal Netw 2018 May 1; 37(3):169-77. doi: 10.1891/0730-0832.37.3.169.
9. Wheeler CR, Smallwood CD. 2019 Year in Review: Neonatal respiratory support. Respir Care 2020 May; 65(5):693-704. Disponível em: https://doi:10.4187/respcare.07720.
10. Liszewski MC, Stanescu AL, Phillips GS, Lee EY. Respiratory distress in neonates: Underlying causes and current imaging assessment. Radiol Clin North Am 2017 Jul; 55(4):629-44. Disponível em: https://doi:10.1016/j.rcl.2017.02.006.

11. Yadav S, Lee Brian, Kamity R. Neonatal respiratory distress syndrome. Stat Pearls Publishing 2022. Disponível em: https//ncbi.nlm.nih.gov/books/NBK560779.
12. Raimondi F, Migliano F, Corsini I et al. Lung ultrasound score progress in neonatal respiratory distress syndrome. Pediatrics 2021; 147(4):e2020030528.
13. Sweet DG, Carnielli V, Greisen G et al. European Consensus Guidelines on the management of respiratory distress syndrome – 2019 Update. Neonatology 2019; 115(4):432-50. Disponível em: https://doi>10.1159/000499361.
14. Ho JJ, Subramaniam P, Davis PG. Continuous positive airway pressure (CPAP) for respiratory distress in preterm infants. Cochrane Database Syst Rev 2020 Oct 15; 10(10):CD002271. Disponível em: https://doi:10.1002/14651858.
15. Herting E, Hartel C, Gopel W. Less invasive surfactant administration: best practice and unsanswered questions. Disponível em: https://doi:10.1097/mop.0000000000000878.
16. Rüegger CM, Owen LS, Davis PG. Nasal intermittent positive pressure ventilation for neonatal respiratory distress syndrome. Clin Perinatol 2021 Dec; 48(4):725-44. Disponível em: https://doi:10.1016/j.clp.2021.07.004.
17. Morley CJ, Davis PG, Doyle LW, Brion LP et al.; COIN Trial Investigators. Nasal CPAP or intubation at birth for very preterm infants. N Engl J Med 2008; 358:700-8.
18. Carlo WA, Finer NN, Walsh MC et al.; SUPPORT Study Group of the Eunice Kennedy Shriver NICHD Neonatal Research Network. Target ranges of oxygen saturation in extremely preterm infants. N Engl J Med 2010; 362(21):1959-69.
19. Carlo WA. Gentle ventilation: the new evidence from the SUPPORT, COIN, VON, CURPAP, Colombian Network and Neocosur Network trials. Early Human Development 2012; 88:S81-S83.
20. Hogden L, Munger K, Duffek S. Neonatal respiratory distress. S D Med 2021 Jan; 74(1):28-35.
21. Lagae D, Schuler-Barazzoni M, Ungarelli-McEvoy C, Stadelmann Diaw C, Roth-Kleiner M. Respiratory distress in newborn infants in Western Switzerland. J Matern Fetal Neonatal Med 2021 Oct; 34(19):3112-9. Disponível em: https://doi:10.1080/14767058.2019.167813.
22. Madden RH, Bundy A. The ICF has made a difference to functioning and disability measurement and statistics. Disabil Rehabil 2019 Jun; 41(12):1450-62. Disponível em: https://doi:10.1080/09638288.2018.1431812.
23. Voller SMB. 50 years ago, in The Journal of Pediatrics: Neurologic status of survivors of neonatal respiratory distress syndrome. J Pediatr 2018 Sep; 200:239. Disponível em: https://doi:10.1016/j.jpeds.2018.03.009.

Parte C

Síndrome de Aspiração do Mecônio e Hipertensão Pulmonar Persistente do Recém-Nascido

Tatiane Falcão dos Santos Albergaria

SÍNDROME DE ASPIRAÇÃO DO MECÔNIO

A síndrome de aspiração do mecônio (SAM) é causa frequente de internação na Unidade de Terapia Intensiva Neonatal (UTIN) com morbidade e mortalidade variá-veis nos últimos anos em razão dos avanços nos cuidados obstétricos e na sala de parto.[1,2] Além do impacto direto no desempenho respiratório, os recém-nascidos (RN) em um contexto de exposição ao mecônio apresentam predisposição maior para complicações, como sepse neonatal, convulsões e comprometimento neurológico com consequente permanência prolongada na UTIN.[3]

O mecônio é o nome dado às primeiras fezes do RN e em situações fisiológicas normais é excretado cerca de 48 horas depois do nascimento de bebês a termo, sendo raramente encontrado no líquido amniótico de RN com idade gestacional (IG) < 34 semanas. Apresenta composição variada (secreções gastrointestinais, bile, ácidos biliares, muco, suco pancreático, sangue, vérnix caseoso deglutido, lanugem e restos celulares), apresentando-se com aspecto viscoso, inodoro e de coloração verde-escura.[3]

O principal fator causal para liberação do mecônio intraútero está relacionado com o estresse hipóxico fetal, ocasionado por insuficiência placentária, hipertensão materna, *diabetes mellitus* materno, pré-eclâmpsia, oligo-drâmnio e tabagismo materno, estimulando o peristaltismo no cólon e o relaxamento do esfíncter.[6] Nem todo RN no contexto de parto com líquido amniótico meconial desenvolve SAM. Os fatores associados ao desenvolvimento dessa condição incluem consistência mais espessa de mecônio, traçado cardíaco fetal alterado, acidose fetal, parto por cesariana, baixo índice de Apgar e necessidade de intubação ao nascimento.[3,6]

Epidemiologia

O avanço no conhecimento relacionado com as práticas pré-natais e perinatais vem produzindo dados epidemiológicos muito favoráveis no que diz respeito à SAM e reduzindo sua incidência, principalmente após a década de 1990.[1] Em países em desenvolvimento, está relacionado com 10% das causas de insuficiência respiratória, com taxa de mortalidade de 20%.[3]

No Brasil, entre 1996 e 2016, foram registrados 26.812 óbitos por SAM com curva temporal descendente. A região Sudeste, embora registre o maior número absoluto de óbitos ao longo dos anos, foi a que apresentou melhora maior nas taxas de mortalidade, enquanto a região Nordeste, em 2016, foi responsável pelo maior número de óbitos no país (Figura 12.6).[4]

A ocorrência de SAM é mais frequente em fetos a termo e pós-termo do que em prematuros, os quais, embora já apresentem peristaltismo intestinal ativo desde a oitava semana de IG, parecem ter em sua imaturidade gastrointestinal a justificativa para o menor potencial de eliminação do mecônio intraútero.[3]

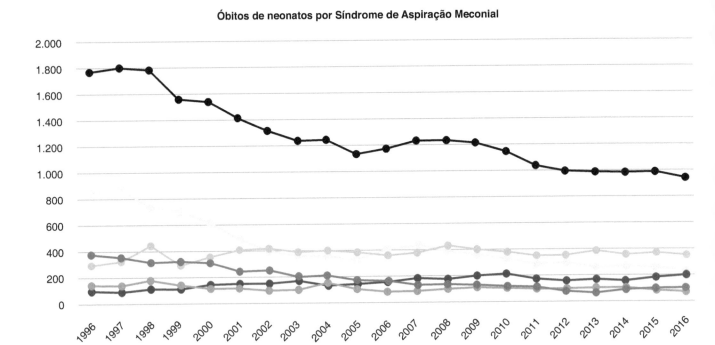

Figura 12.6 Distribuição dos óbitos neonatais por síndrome de aspiração meconial no Brasil – período de 1996 a 2016. (Reproduzida de Carvalho et al., 2020.[4])

Definição e fisiopatologia

O conceito de SAM está relacionado com a presença da tríade formada por líquido amniótico meconial, desconforto respiratório não explicado por outra entidade nosológica e características radiológicas típicas da patologia.[1]

O impacto da aspiração do mecônio no desempenho respiratório é atribuído a: (1) obstrução aguda das vias aéreas; (2) disfunção ou inativação do surfactante; (3) pneumonite química com liberação de mediadores vasoconstritores e inflamatórios; e (4) hipertensão pulmonar persistente do recém-nascido (HPPRN).

Diante da característica heterogênea do acometimento respiratório, a alteração funcional que irá compor o diagnóstico cinesiológico funcional estará relacionada com diminuição da complacência por comprometimento do parênquima pulmonar e aumento da resistência das vias aéreas que, a depender da extensão e intensidade da aspiração do mecônio, pode comprometer as vias aéreas de médio e pequeno calibre e levar, nesse caso, aos quadros mais graves da doença. Reconhecer as características funcionais da doença, mediante o entendimento de sua fisiopatologia e dos sinais clínicos durante a avaliação fisioterapêutica, contribui para definição assertiva do diagnóstico cinesiológico funcional e do plano terapêutico adequado.

O mecônio pode causar obstrução parcial ou completa das vias aéreas. Quanto mais espesso for o mecônio e maior sua distribuição em vias aéreas mais distais, maior será a obstrução com consequentes atelectasia e hiperinsuflação, ocasionando incompatibilidade na relação ventilação/perfusão (V/Q) e, nos quadros mais graves, síndrome de escape aéreo e pneumotórax, condição que compromete ainda mais a complacência pulmonar, agora também por um evento da parede do tórax.[3,6]

O quadro de hiperinsuflação com consequente pneumotórax é explicado pelo "mecanismo de válvula", decorrente do pequeno diâmetro das vias aéreas mais distais e sua condição de maior instabilidade. Durante a inspiração, a pequena via aérea se dilata e permite que o ar inspirado chegue até o alvéolo; na exalação, entretanto, quando essa mesma via aérea diminui de raio, ao encontrar o mecônio apresenta obstrução total, não permitindo a exalação do ar inspirado, o que leva ao aumento progressivo do enchimento alveolar e ao risco de pneumotórax (Figura 12.7).[7]

Os alvéolos sofrem influência direta do mecônio em virtude de um possível efeito tóxico observado a partir da presença de neutrófilos e macrófagos nos alvéolos e nas vias aéreas poucas horas após aspiração de mecônio. As citocinas e os radicais livres lesionam as células epiteliais das vias aéreas, levando à morte celular por apoptose. As citocinas que são liberadas por células inflamatórias, incluindo o fator de necrose tumoral alfa, a interleucina-1β e a interleucina-8, causam lesão direta no parênquima pulmonar e no endotélio vascular, produzindo pneumonite tóxica e edema pulmonar hemorrágico.[3]

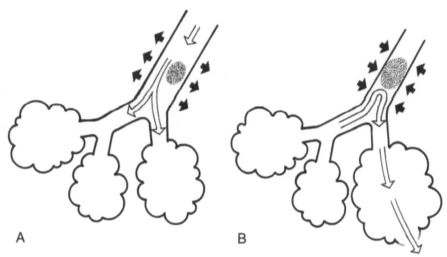

Figura 12.7 "Mecanismo de válvula" produzido pela presença do mecônio na pequena via área, a qual apresenta como características raio menor e maiores instabilidade e limitação de fluxo. **A** Na inspiração, a pequena via aérea se dilata e, mesmo com mecônio, permite a passagem do ar para o alvéolo. **B** Na exalação, a pequena via aérea reduz seu raio e, ao encontrar o mecônio, apresenta obstrução total com consequente aprisionamento de ar, podendo evoluir para síndrome de escape aéreo. (Reproduzida de Keszler & Gautham, 2022.[7])

O impacto na oxigenação é atribuído a uma combinação de incompatibilidade V/Q, *shunt* intrapulmonar relacionado com a atelectasia regional e *shunt* extrapulmonar relacionado com a HPPRN, que, nesses casos, pode ser causada por vasoconstrição pulmonar secundária a hipóxia, hipercapnia e acidose, hipertrofia dos capilares pós-acinares resultante de hipóxia intrauterina crônica e vasoconstrição pulmonar em virtude de inflamação.[6,7]

Características radiológicas

Os achados radiológicos mais comuns são infiltrados irregulares difusos, hiperinsuflação, consolidação e atelectasia, os quais podem variar de acordo com a consistência e a quantidade de mecônio aspirada, ocasionando obstrução parcial ou completa das vias aéreas e produzindo maior ou menor dano parenquimatoso (Figura 12.8).[3,7]

Estudo observacional realizado por Lama *et al.* (2018) com o objetivo de identificar a prevalência de SAM e relatar os perfis clínico-radiológicos em um hospital terciário encontrou uma prevalência de 13,4% de RN diagnosticados com SAM. Considerando apenas os RN diagnosticados com SAM, 59% apresentaram achados radiológicos anormais, os quais foram duas vezes mais frequentes naqueles pacientes com mecônio espesso em comparação com os que apresentaram mecônio fluido. Os achados radiológicos anormais observados foram hiperinsuflação (47,8%), infiltrado irregular difuso (37%), consolidação (21,7%), atelectasia (8,7%), espessamento da fissura pulmonar direita (6,5%) e pneumotórax (8,7%).[5]

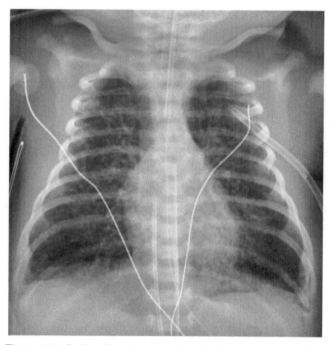

Figura 12.8 Radiografia anteroposterior do tórax de recém-nascido com síndrome de aspiração do mecônio (SAM), demonstrando hiperinsuflação pulmonar (diafragmas achatados e expansão pulmonar de 10 a 11 costelas) com opacidades irregulares. Presença de dreno torácico à esquerda devido a pneumotórax, uma complicação da SAM grave. (Reproduzida de Keszler & Gautham, 2022.[7])

Tratamento

Certamente, o sucesso observado ao longo dos anos em relação aos números da SAM está pautado nas ações preventivas e no manejo adequado dos RN na sala de parto. Entre essas ações se destacam a redução dos partos pós-termo, o manejo direcionado do sofrimento fetal e a diminuição da incidência de asfixia ao nascimento.[3,4]

A aspiração orofaríngea intraparto de rotina ou a aspiração traqueal de RN vigoroso com presença de mecônio no líquido amniótico, com o objetivo de evitar a aspiração e consequentemente o desenvolvimento da SAM, sempre foi considerada uma intervenção preventiva, realizada de rotina em sala de parto, mas deixou de ser recomendada pelas diretrizes atuais, uma vez que estudos multicêntricos que compararam aspiração *versus* não aspiração demonstraram resultados semelhantes em relação a incidência, mortalidade, necessidade de ventilação mecânica e duração da oxigenoterapia por SAM.[4,7]

A mesma recomendação tem sido dada quanto à intubação traqueal seletiva e à aspiração em RN não vigorosos ao nascimento. Em razão da falta de evidências que respaldem essa prática, levando em consideração os riscos relacionados com a intubação orotraqueal, ela não tem sido mais apoiada.[8,9]

Todos os RN que ao nascimento apresentem líquido amniótico meconial e evoluam para desconforto respiratório devem ser encaminhados à UTIN e, uma vez a criança desenvolva SAM, o manejo é basicamente de suporte.[4]

Manutenção da oxigenação adequada, pressão arterial ideal e correção da acidose, da hipoglicemia e de outros distúrbios metabólicos constituem a base do tratamento.[5] Como premissas básicas de todo o tratamento, cuja abordagem é multiprofissional, estão a manutenção do ambiente térmico ideal e o manejo mínimo, reduzindo o risco de agitação e dor, que podem causar hipoxemia e *shunt* direita-esquerda.[3]

O surfactante exógeno, uma vez que o mecônio inibe sua função – condição provavelmente responsável, em parte, pelo colapso alveolar na SAM –, pode ser indicado nos casos mais graves em que seja necessário suporte ventilatório invasivo. Revisão sistemática com metanálise de quatro ensaios clínicos que avaliam a terapia mostrou diminuição da necessidade de oxigenação por membrana extracorpórea (ECMO, do inglês *Extracorporeal Membrane Oxygenation*) e redução do tempo de internação hospitalar, embora não tenha registrado efeitos significativos na mortalidade nem em outros resultados, como duração da ventilação assistida e da suplementação de oxigênio, pneumotórax, enfisema pulmonar intersticial, pneumotórax, necessidade de oxigênio na alta ou hemorragia.[10]

Apenas o surfactante de origem animal foi testado em ensaios clínicos no contexto da SAM, sendo ainda desconhecida a eficácia dos surfactantes sintéticos. Observa-se que geralmente são necessárias doses múltiplas, e cada dose deve ser administrada com monitoramento adequado do sistema cardiorrespiratório, uma vez que o surfactante pode contribuir para obstrução preexistente das vias aéreas por

mecônio e promover hipoxemia transitória, sendo a obstrução do tubo endotraqueal relatada em um terço dos casos quando se optou pela administração em *bolus*.[7]

A maioria dos pacientes precisará apenas de oxigenoterapia, mantendo como alvo SpO_2 de 90% a 95% (para formas de administração de oxigênio, veja o Capítulo 3), podendo ser necessário suporte ventilatório invasivo ou não nos pacientes mais graves que apresentem hipoxemia (PaO_2 < 50mmHg), hipercapnia (PCO_2 > 60mmHg), com acidose (pH < 7,25), já em uso de fração inspirada de oxigênio (FiO_2) > 0,6. Nesses casos, o objetivo da terapia é melhorar a oxigenação, buscando minimizar o barotrauma, que favorece as síndromes de escape aéreo.[3]

O CPAP nasal pode ser indicado com o objetivo de auxiliar a melhora da complacência, resolvendo atelectasias, estabilizando a pequena via aérea e reduzindo o colapso terminal, de modo a otimizar a troca gasosa. Estudo que comparou pacientes que fizeram uso de CPAP nasal (PEEP de $5cmH_2O$) em relação ao Hood demonstrou diminuição significativa na necessidade de ventilação mecânica nos primeiros 7 dias de vida (a taxa de falha foi de 3% no grupo de neonatos randomizados para CPAP nasal *versus* 25% no grupo tratado com oxigênio no Hood [*odds ratio* de 0,09; IC95%: 0,02 a 0,43; p = 0,002]); além disso, observou-se redução do quadro de sepse e da necessidade de surfactante.[11]

Uma vez que o quadro da SAM pode variar bastante entre os RN, inclusive durante o curso da própria doença, a definição da estratégia ventilatória durante a ventilação mecânica invasiva deve ser individualizada. Com o objetivo de melhorar a complacência pulmonar, além do uso do surfactante exógeno, o ajuste criterioso da PEEP favorece a oxigenação e pode auxiliar, se bem titulada, o controle da hiperinsuflação produzida pelo "mecanismo de válvula" (Figura 12.6), uma vez que a PEEP aumenta a capacidade residual funcional, estabilizando a pequena via aérea, evitando obstrução completa e permitindo a exalação do ar inspirado. A hiperinsuflação pulmonar não apenas prejudica diretamente as trocas gasosas, mas também pode agravar ainda mais a oxigenação por efeitos compressivos na microvasculatura pulmonar.[7,12]

A observação cuidadosa de gráficos básicos disponíveis na tela do aparelho de ventilação mecânica, principalmente dos que analisam a variável fluxo, pode ajudar a distinguir entre os diferentes mecanismos fisiopatológicos e auxiliar o ajuste das configurações do ventilador.[7] Os gráficos irão contribuir para definição individualizada do tempo inspiratório, pois com constantes de tempo inspiratórias prolongadas nos quadros de SAM muita atenção é necessária para garantir um tempo inspiratório suficiente para entrega do volume corrente-alvo sem produzir PEEP intrínseca, avaliação disponível através da análise da curva fluxo/tempo.

HIPERTENSÃO PULMONAR PERSISTENTE DO RECÉM-NASCIDO

A HPPRN é uma condição muito frequente na SAM, mas também pode estar associada a outras condições, como:[13,14] (1) condição pulmonar normal (p. ex., asfixia perinatal, sepse, doença cardíaca congênita, diabetes materno e síndrome de Down); (2) hipoplasia do tecido pulmonar, como nos casos de hérnia diafragmática congênita e oligodrâmnio; e (3) doença do parênquima pulmonar (p. ex., síndrome do desconforto respiratório [SDR], SAM, hipóxia fetal crônica com aumento da musculatura lisa e pneumonia).

No útero, o feto encontra-se em estado de relativa hipoxemia e alta resistência vascular pulmonar, sendo dependente da placenta para troca gasosa. O estabelecimento dos pulmões como órgão de troca gasosa favorecerá uma transição bem-sucedida para o RN, resultando em redução significativa na resistência vascular pulmonar.[7]

Valores de pressão em torno de 60 a 80mmHg são considerados normais na artéria pulmonar do feto, caindo para 18 a 20mmHg (a partir de 6 a 8 horas de vida) ao final do primeiro dia de vida. No RN com HPPRN, a pressão na artéria pulmonar permanece próximo de 70 a 80mmHg, superior à pressão sistêmica, que é de 50 a 55mmHg.[12]

A HPPRN é uma condição que, apesar de identificada há mais de 30 anos, continua desafiando a prática assistencial. O óxido nítrico inalatório é a terapêutica mais investigada na literatura científica, e o uso de novas abordagens baseia-se somente em estudos experimentais ou no tratamento de adultos com hipertensão pulmonar primária.[15]

Epidemiologia

A HPPRN é uma doença grave com elevada morbimortalidade, comum em RN a termo e pós-termo, mas também presente em RNPT. Sua incidência é variável em virtude da ausência de recursos adequados para o diagnóstico em alguns serviços.[16]

Estudo realizado recentemente em centros norte-americanos relatou prevalência de 1,9/1.000 na população de RN a termo, com mortalidade de 11% relacionada com aproximadamente 1% a 2% de todas as admissões em UTIN. Dados nacionais são pouco explorados na literatura científica, havendo o registro de dois casos por 1.000 nascidos vivos e mortalidade de 11,6%.[15,16]

Definição e fisiopatologia

Por definição, a HPPRN ocorre quando há falha na redução da resistência vascular pulmonar durante a transição para a vida extrauterina. Essa condição leva à exposição do ventrículo direito a uma alta pós-carga com consequente manutenção de um *shunt* direita-esquerda pelo canal arterial e pelo forame oval, justificando o quadro de hipoxemia refratária à oxigenoterapia.[12,14]

A fisiopatologia da doença tem relação com os fatores que levaram ao aumento da resistência vascular pulmonar durante o período perinatal, como vasoconstrição, remodelamento vascular pulmonar, hipoplasia vascular pulmonar, eventos obstrutivos e patologias do parênquima pulmonar. Uma condição pouco discutida, que pode estar relacionada com o aumento da resistência vascular pulmonar, consiste no uso de altas pressões médias durante a ventilação mecânica, a qual é considerada iatrogênica. A redução das forças utilizadas durante a ventilação acarreta a diminuição da resistência vascular pulmonar com consequente desaparecimento do *shunt* direita-esquerda.[15]

A apresentação clínica varia de acordo com a patologia de base, mas são frequentes labilidade e hipoxemia persistente, mesmo com exposição a uma alta concentração de oxigênio.[7] O desconforto respiratório é leve, a menos que a hipertensão pulmonar seja secundária a uma doença pulmonar, como a SAM. Em RNPT também há o risco de hipertensão pulmonar tardia associada aos casos mais graves de displasia broncopulmonar (DBP).[14]

Em caso de suspeita de HPPRN, o ecocardiograma com doplerfluxometria deve ser sempre realizado, pois trata-se de um método que, além de identificar o *shunt* direita-esquerda, também consegue descartar a presença de malformações cardíacas que poderiam ser a causa da hipoxemia.

Tratamento

Segundo Bendapudi, Rao & Greenough,[14] a chave para o tratamento da HPPRN é a melhora da oxigenação. Embora o cuidado respiratório possa parecer a única prioridade para que esse objetivo seja alcançado, são fundamentais condutas relacionadas com os estímulos oferecidos ao RN na UTIN – por meio de cuidados ambientais e manutenção da temperatura corporal adequada e do manejo contingente – pois qualquer movimentação ou estímulo pode precipitar um quadro de hipoxemia grave. Nessas condições, a aspiração deve ser utilizada apenas quando absolutamente necessária, e as técnicas de fisioterapia respiratória que promovam manipulação vigorosa da caixa torácica e grandes variações da pressão pleural não são indicadas.[14]

Os primeiros registros na literatura sobre a condução do RN com HPPRN apontam a hiperventilação como principal estratégia de tratamento com o objetivo de reduzir o dióxido de carbono arterial (PCO_2), elevando o pH e produzindo, assim, uma vasodilatação pulmonar. Essa conduta evidenciou redução de 50% na velocidade do fluxo cerebral, promovendo alterações nos exames funcionais desse sistema. Além disso, essa estratégia também foi associada a escape aéreo maior e DBP, não sendo mais recomendada.[14]

Outra conduta culturalmente identificada na condução do paciente com HPPRN é a hiperóxia para reduzir a pressão vascular na artéria pulmonar. De acordo com Barrington & Dempsey, oxigênio deve ser administrado para atingir valores normais de saturação, evitando a hiperóxia, uma vez que sua toxicidade já é conhecida. Não há evidências de que o aumento de FiO_2 além do necessário para atingir saturações normais tenha efeito na diminuição da resistência vascular pulmonar.[17]

Mesmo na presença de doença pulmonar associada, os esforços relacionados com a estratégia ventilatória devem estar associados à melhora do recrutamento alveolar (expansão de oito a nove costelas em radiografia de tórax inspirada), sem a promoção de insuflação pulmonar excessiva, pois tanto a hipoventilação como a hiperinsuflação pulmonar ocasionarão a elevação da resistência vascular pulmonar. A monitoração da saturação de oxigênio, de preferência pré e pós-ductais contínuas, é essencial.[18]

Nos casos de RN com SDR e SAM, o surfactante pode ser indicado e tem demonstrado grande valor terapêutico, melhorando a oxigenação e a relação V/Q e diminuindo, consequentemente, o *shunt* intrapulmonar. Nesses casos de HPPRN associada à doença parenquimatosa, a reposição de surfactante antes de ser iniciado o uso do óxido nítrico inalatório melhora os resultados e reduz a necessidade de ECMO.[15,18]

Com o advento de novas terapias foi possível observar aumento do arsenal terapêutico na HPPRN, o que certamente está relacionado com desfechos melhores. Entre essas terapias encontram-se a ECMO e o óxido nítrico, com destaque para este último em razão do número maior de publicações sobre seu uso nessa população, demonstrando melhorar rapidamente a necessidade de oxigênio e reduzir a necessidade de ECMO em RN a termo.[14,19]

O índice de oxigenação (IO) – pela fórmula IO = pressão média das vias aéreas (MAP) × fração inspirada de oxigênio (FiO_2) × 100/pressão parcial de oxigênio arterial (PaO_2) – deve ser utilizado para avaliação da gravidade da hipoxemia e orientação quanto às intervenções:[18, 20]

- **Objetivo terapêutico:** otimizar a ventilação e manter IO < 10.
- **IO > 15:** avaliar a necessidade de mudança na estratégia ventilatória e transferência para unidade de complexidade maior, com apoio da cardiologia e possibilidade de terapêutica com óxido nítrico inalatório.
- **15 > IO < 25:** deve ser iniciado óxido nítrico inalatório a 20ppm.
- **IO > 25:** avaliar transferência para centro com disponibilidade de ECMO.
- **IO ≥ 40:** instituição de ECMO.

O óxido nítrico para tratamento dos pacientes com HPPRN é administrado via inalatória, atuando no músculo liso vascular e na vasodilatação pulmonar seletiva. Por não afetar a resistência vascular sistêmica, com melhora do fluxo sanguíneo pulmonar, o *shunt* direita-esquerda é reduzido.[19] Recomendam-se 20ppm, os quais, uma vez administrados, devem ser reduzidos gradativamente – redução de 5ppm/h até 5ppm e depois 1ppm a cada 4 horas até que seja completamente descontinuada com o objetivo de evitar o fenômeno de vasoconstrição de rebote.[15,18]

A opção pela ECMO está relacionada com os quadros mais graves, com valores de referência variados na literatura em relação ao IO – em geral, valores > 40. No entanto, o planejamento da transferência para centro com suporte deve ser formulado de maneira precoce, propiciando condições clínicas ao paciente para o procedimento. A ECMO possibilita uma janela de recuperação do processo da doença subjacente, garantindo a oxigenação basal para o corpo com melhores resultados nos casos de SAM em comparação com os pacientes com diagnóstico associado de hérnia diafragmática.[21]

CASO CLÍNICO

- **História gestacional:** A.C.A., 22 anos, autônoma, ensino fundamental completo, residente na capital com moradia autoconstruída, G1P0A0, refere duas consultas de pré-natal, testes rápidos para HIV, anti-HCV, sífilis e AgHBS não reagente. Sorologias GSRH mãe O(+), nega tabagismo, nega etilismo, glicemias na gestação normais, níveis tensionais normais, nega patologias.
- **História admissional:** RN a termo, nascido de parto vaginal, apresentação cefálica, admitido na UTIN proveniente da sala de parto com relato de líquido amniótico meconial, necessidade de manobras de reanimação e aspiração de vias aéreas, Apgar 1º minuto: 3; 5º minuto: 5; 10º minuto: 7, evoluindo com desconforto respiratório importante, hipoxemia e necessidade de ventilação mecânica invasiva (VMI) ao nascimento. Na admissão à UTIN, foi ajustada a VMI em A/C – PCV (Pins: 20, PEEP: $5cmH_2O$, Ti: 0,45, FR: 50irpm, VT: 5mL/kg), SpO_2 pós-ductal: 78%, já com FiO_2 = 100%, desconforto respiratório moderado, BSA: 5, e ausculta pulmonar com assimetria, demonstrando maior redução no hemitórax esquerdo com crepitações no ápice direito. Avaliação gráfica durante ventilação mecânica possibilitou identificar no *loop* fluxo/volume limitação de fluxo em via aérea distal. Instituída imediatamente oximetria de pulso em membro superior direito (pré-ductal) e observada uma diferença de 20% entre as medidas pré e pós-ductais. Radiografia admissional demonstrava tubo orotraqueal bem posicionado, infiltrado bilateral grosseiro, hiperinsuflação no hemitórax esquerdo e atelectasia no ápice direito. Na avaliação admissional, RN hipoativo, pouco reativo ao manuseio, tônus diminuído globalmente, amplitudes articulares preservadas, reflexos

primitivos palmar e plantar simétricos, porém lentificados. Apresenta-se lábil, evoluindo com quadro de cianose importante ao manuseio.

- **Diagnóstico médico admissional:** RN a termo adequado para IG, SAM, HPPRN, asfixia perinatal, risco metabólico. O caso clínico mostra um RN a termo em unidade hospitalar de alta complexidade (nível III) que apresenta sinais de comprometimento funcional produzidos por sua condição de saúde e de acordo com seu diagnóstico clínico. Nesse contexto, é importante conduzir a avaliação e a definição do diagnóstico cinesiológico funcional através da Classificação Internacional de Funcionalidade, Incapacidade e Saúde (CIF), o que favorece uma visão integral do paciente, envolvendo seu contexto pessoal e familiar, e a individualização de seu plano terapêutico (Figura 12.9).[22]
- **Diagnóstico cinesiológico funcional:**
  - Alterações dos sistemas cardiovascular, hematológico, imune e respiratório secundárias a: (1) alteração na função dos vasos sanguíneos secundária à HPPRN, (2) redução da complacência pulmonar por um componente de parênquima secundário à atelectasia em ápice direito e à hiperinsuflação à esquerda, e (3) aumento da resistência em vias aéreas secundário à presença de mecônio com impacto na troca gasosa e limitação do fluxo em via aérea distal.
  - Alteração da função neuromusculoesquelética relacionada com movimento secundária a: (4) alteração da consciência, (5) diminuição do tônus muscular, (6) alteração do reflexo motor e (7) alteração dos movimentos voluntários secundária à asfixia ao nascer com impacto em experiências sensoriais, estado comportamental, alimentação e interação social.

Estrutura e função do corpo (s e b)

Estrutura (s)

(1) Estrutura do sistema cardiovascular (s410)
  - **Artérias (s4101); Capilares (s4103)**

(2,3) Estrutura do sistema respiratório (s430)

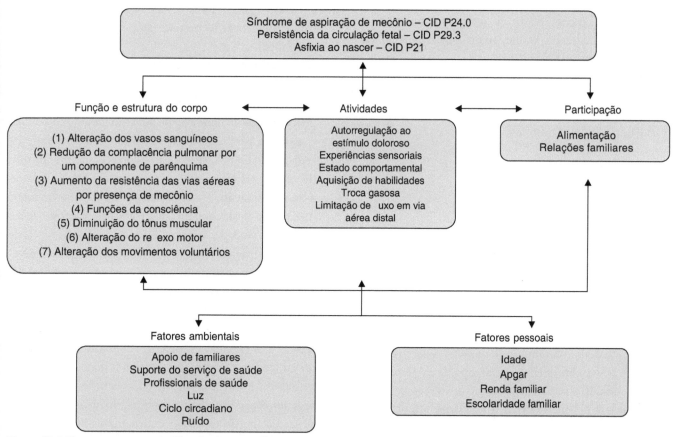

Figura 12.9 Fluxograma para estratificação do caso clínico segundo a Classificação Internacional de Funcionalidade, Incapacidade e Saúde (CIF).

- Árvore bronquial (s43010); Alvéolos (s43011)

(4,5,6) Estruturas musculoesqueléticas adicionais relacionadas ao movimento (s770)

- **Músculos (s7702)**

Função (b)

(1) Funções dos vasos sanguíneos (b415)

- **Funções das artérias (b4150); Funções dos capilares (b4151)**

(2,3) Funções respiratórias (b440)

- **Funções respiratórias, outras especificadas (b4408)**

(4) Funções da consciência (b110)

- **Qualidade da consciência (b1102)**

(5) Funções relacionadas ao tônus muscular (b735)

- **Tônus dos músculos de todos os membros (b7354); Tônus dos músculos do tronco (b7355)**

(6) Funções relacionadas ao reflexo motor (b750)

- **Reflexos gerados por outros estímulos exteroceptivos (b7502)**

(7) Funções relacionadas ao controle dos movimentos voluntários, outras especificadas (b7608)

Atividade e participação (d)

- Lidar com o estresse e outras demandas psicológicas (d240)
- Outras percepções sensoriais intencionais (d120); experiências sensoriais intencionais, outras especificadas e não especificadas (d129)
- Aquisição de habilidades (d155); aquisição de habilidades não especificada (d1559)
- Mamar (d5601)
- Relações familiares (d760)

Fatores ambientais (e)

- Família próxima (e310)
- Serviços, sistemas e políticas de saúde (e580)
- Profissionais de saúde (e355)
- Luz (e240)
- Ciclos dia/noite (2450)
- Som (e250)

De acordo com essa descrição, é possível observar que nem todos os pacientes com diagnóstico de SAM, HPPRN e asfixia ao nascer apresentariam a mesma repercussão funcional. No caso clínico em questão, a partir do exame físico seria observado o impacto na função dos vasos sanguíneos secundário à HPPRN devido à alteração importante na oxigenação, mesmo à custa de uma FiO_2 elevada, uma diferença de 20% entre as medidas da SpO_2 pré e pós-ductais e a labilidade ao manuseio.[19]

O impacto nas funções respiratórias, em razão da redução da complacência pulmonar por um componente do parênquima, é observado por meio da ausculta pulmonar reduzida à esquerda e no ápice direito – o primeiro evento atribuído à hiperinsuflação pulmonar, característica dos casos de SAM devido ao mecanismo de válvula produzido por rolhas de mecônio que conseguiram atingir a pequena via aérea, evento que também explica a presença de limitação de fluxo no *loop* fluxo/volume. A ausculta reduzida no ápice direito está relacionada com o quadro de atelectasia, condição também ocasionada pela presença de mecônio em via aérea mais distal e obstrução completa dos bronquíolos, impedindo o enchimento alveolar. Ambos os eventos estão diretamente associados ao diagnóstico de aumento da resistência nas vias aéreas secundário à presença de mecônio, com impacto na troca gasosa e limitação do fluxo na via aérea distal.[7]

A associação das alterações funcionais observadas no exame físico do paciente à compreensão da fisiopatologia tanto da SAM como da HPPRN irá direcionar a equipe para um plano terapêutico que consiste em:

- **Monitoramento da função cardiorrespiratória:** acompanhamento dos dados fornecidos pelo ventilador mecânico, bem como pelo monitor multiparamétrico e o exame físico, para comparação com outros registros e identificação precoce de possíveis mudança no desempenho.

- **Gerenciamento interdisciplinar adequado ao suporte ventilatório invasivo:** (1) otimização da oxigenação mediante ajuste adequado da PEEP, guiada principalmente pela correção da limitação de fluxo no *loop* fluxo/volume e melhora progressiva da SpO_2 com possibilidade de redução da FiO_2, favorecendo a correção do mecanismo de válvula em vias aéreas de pequeno calibre, reduzindo a hiperinsuflação, restabelecendo o fluxo de ar no ápice direito e o deslocamento das rolhas de mecônio para brônquios mais proximais e de maior calibre passíveis de remoção através da aspiração traqueal; (2) pressões inspiratórias que assegurem volume corrente de 5 a 6mL/kg e normocapnia – considerando que a hipercapnia acentuaria o quadro de hipertensão pulmonar e a hipocapnia poderia produzir comprometimento cerebral e lesão pulmonar, aumentando o tempo de ventilação mecânica; (3) identificação e ajuste de possíveis falhas de interação, possibilitando a manutenção da ventilação assistida sem aumento do trabalho respiratório, de modo a evitar perda da função muscular diafragmática; (4) indicação de retirada do suporte ventilatório invasivo logo que possível.[1,3,12,21,22]

- **Terapia de remoção de secreção:** técnicas respiratórias de compressão torácica não são indicadas devido à labilidade associada à HPPRN, produzida pelo *shunt* direita-esquerda e evidenciada pela hipoxemia grave aos mínimos estímulos. O ajuste adequado da PEEP proporcionará o restabelecimento e a estabilização do fluxo nas vias aéreas mais distais, fator essencial para deslocamento das rolhas de mecônio de uma via aérea de calibre menor para uma de calibre maior. Quando em via aérea proximal, a secreção deve ser removida por meio de aspiração traqueal, fortalecendo a orientação de não realização da aspiração traqueal de rotina, a qual estará indicada apenas quando produzir impacto no desempenho do paciente (alteração da ausculta pulmonar caracterizada por ruídos de maior frequência, como roncos, alteração da oxigenação, alteração da interação paciente/ventilador, alteração no *loop* fluxo/volume e/ou redução do volume corrente/volume minuto em comparação a registros anteriores).[14]
- **Suporte interdisciplinar à terapia por óxido nítrico inalatório:** garantir entrega adequada do gás pela via inalatória do circuito de ventilação mecânica, assim como acompanhamento da resposta terapêutica.[18,19]
- **Cuidado contingente:** ações de controle de estímulos ambientais (temperatura, luz, ruído, ciclo sono/vigília), mínimo manuseio e organização postural.[18]
- **Manutenção do vínculo familiar:** orientação dos pais quanto à importância da presença na unidade para participação na rotina de cuidado do RN, assim como dos relacionados com o aleitamento materno. Deve ser possibilitado livre acesso, mesmo que no momento não sejam possíveis o posicionamento no colo e o contato pele a pele devido à labilidade do quadro de HPPRN.
- **Estímulo ao aleitamento materno:** orientações para favorecimento da produção de leite materno, assim como extração e oferta por via prescrita pelo médico, reduzindo o risco de desmame precoce. Nos casos de pacientes em dieta zero, reforçar a importância da colostroterapia nos primeiros dias de vida.
- **Estimulação sensório-motora:** no início deve estar relacionada apenas com as medidas de prevenção de estímulos excessivos mediante cuidados contingentes, evitando o quadro de hipoxemia produzido aos mínimos estímulos; após estabilização do quadro clínico, promover o estímulo tátil-cinestésico, o estímulo tátil/auditivo/olfativo/vestibular, preferencialmente por meio do contato pele a pele, e as mobilizações indicadas especificamente quando da identificação de possíveis alterações musculoesqueléticas adicionais ao diagnóstico cinesio-

lógico funcional admissional causadas por restrição no leito, redução da movimentação ativa e sedação (retração da cintura escapular, desalinhamento pélvico e posições viciosas).[23]

CONSIDERAÇÕES FINAIS

A evolução da assistência pré-natal vem possibilitando a redução do número de casos de RN com SAM, assim como da presença do mecônio e menor gravidade no comprometimento pulmonar, reduzindo, consequentemente, a HPPRN. Nesse contexto, os RN se beneficiam de uma assistência interdisciplinar voltada para estabilização da função cardiorrespiratória e redução dos estímulos que possam exacerbar sua condição clínica.

O fisioterapeuta atua com um olhar voltado para as alterações da função cardiorrespiratória, mas também controlando os estímulos a que o paciente é submetido e muitos dos que lhe são privados e que podem comprometer seu desenvolvimento neurossensoriomotor. Para definição de um plano terapêutico adequado, é fundamental o reconhecimento da fisiopatologia da doença e sua correlação com os achados funcionais da avaliação, de modo a tornar possível a instituição de intervenções que evitem complicações e melhorem a condição de saúde global do paciente.

Referências

1. Garcia-Prats JA. Meconium aspiration syndrome: pathophysiology, clinical manifestations, and diagnosis. In: Martin R, Wilkie L (eds.) Up to Date 2021. Disponível em: https://www.uptodate.com/contents/meconium-aspiration-syndrome-pathophysiology-clinical-manifestations-and-diagnosis#H170900680. Consulta em 10 jan 2022.
2. Kumar A, Kumar P, Basu S. Endotracheal suctioning for prevention of meconium aspiration syndrome: a randomized controlled trial. Eur J Pediatr 2019 Dec; 178(12):1825-32. doi: 10.1007/s00431-019-03463-z.
3. Monfredini C, Cavallin F, Villani PE, Paterlini G, Allais B, Trevisanuto D. Meconium aspiration syndrome: A narrative review. Children 2021; 8:230. doi: https:// doi.org/10.3390/children8030230.
4. Carvalho AS, Franco JM, Maciel MCB et al. Mortalidade por síndrome de aspiração meconial em recém-nascidos no estado do Pará, Região Norte do Brasil. REAS/EJCH 2020 Apr; 12(5):1-10. doi: https://doi.org/10.25248/reas.e2743.2020.
5. Lama S, Mahato SK, Chaudhary N et al. Clinic-radiological observations in meconium aspiration syndrome. J Nepal Med Assoc 2018; 56(209):510-5.
6. Chand S, Salman A, Abbassi RM et al. Factors leading to meconium aspiration syndrome in term- and post-term neonates. Cureus 2019 Sep; 11(9):e5574. doi: 10.7759/cureus.5574.
7. Keszler M, Gautham KS. Assisted ventilation of the neonate: An evidence-based approach to newborn respiratory care. 7 ed. Elsevier, 2022.
8. Trevisanuto D, Strand ML, Kawakami MD et al. International Liaison Committee on Resuscitation Neonatal Life Support Task Force. Tracheal suctioning of meconium at birth for non-vigorous infants; a systematic review and meta-analysis. Resuscitation 2020 Apr; 149:117-26. doi: 10.1016/j.resuscitation.2020.01.038.
9. Nangia S, Thukral A, Chawla D. Tracheal suction at birth in non-vigorous neonates born through meconium-stained amniotic

fluid. Cochrane Database Syst Ver 2021 Jun 16; 6(6):CD012671. doi: 10.1002/14651858.CD012671.pub2.

10. El Shahed AI, Dargaville PA, Ohlsson A, Soll R. Surfactant for meconium aspiration syndrome in term and late preterm infants. Cochrane Database Syst Ver 2014 Dec 14; 2014(12):CD002054. doi: 10.1002/14651858.CD002054.pub3.

11. Pandita A, Murki S, Oleti TP et al. Effect of nasal continuous positive airway pressure on infants with meconium aspiration syndrome: A randomized clinical trial. JAMA Pediatr 2018; 172(2):161-5. doi:10.1001/jamapediatrics.2017.3873.

12. Margotto PR. Assistência ao recém-nascido de risco. 4 ed. Brasília: MIB/SES/DF, 2021.

13. Stark AR, Eichenwald EC. Persistent pulmonary hypertension of the newborn. In: Garcia-Prats A, Wilkie L (eds.) Up to Date 2021. Disponível em: https://www.uptodate.com/contents/persistent-pulmonary-hypertension-of-the-newborn?search=Meconium%20aspiration%20syndrome:%20Pathophysiology,%20clinical%20manifestations,%20and%20diagnosis&source=search_result&selectedTitle=4~43&usage_type=default&display_rank=4. Consulta em10 jan 2022.

14. Bendapudi P, Rao GG, Greenough A. Diagnosis and management of persistent pulmonary hypertension of the newborn. Paediatr Respir Ver 2015 Jun; 16(3):157-61. doi: 10.1016/j.prrv.2015.02.001.

15. Cabral JE, Belik J. Persistent pulmonary hypertension of the newborn: recent advances in pathophysiology and treatment. J Pediatr (Rio J) 2013; 89:226-42. doi: 10.1016/j.jped.2012.11.009.

16. Sezerino AS, Kinas MH, Fronza MD, Pabis FC. Hipertensão pulmonar persistente neonatal: Análise do diagnóstico e tratamento. Arq. Catarin Med 2019 out-dez; 48(4):152-61.

17. Barrington KJ, Dempsey EM. Common hemodynamic problems in the neonate requiring respiratory support. In: Keszler M, Gautham KS. Assisted ventilation of the neonate: An evidence-based approach to newborn respiratory care. 7 ed. Elsevier, 2022.

18. Mathew B, Lakshminrusimha S. Persistent pulmonary hypertension in the newborn. children (Basel). 2017 Jul 28; 4(8):63. doi: 10.3390/children4080063.

19. Martinho S, Adão R, Leite-Moreira AF, Brás-Silva C. Persistent pulmonary hypertension of the newborn: Pathophysiological mechanisms and novel therapeutic approaches. Front Pediatr 2020; 8:342. doi: 10.3389/fped.2020.00342.

20. Nakwan N. The practical challenges of diagnosis and treatment options in persistent pulmonary hypertension of the newborn: A developing country's perspective. Am J Perinatol 2018 Dec; 35(14):1366-75. doi: 10.1055/s-0038-1660462.

21. Edwards MO, Kotecha SJ, Kotecha S. Respiratory distress of the term newborn infant. Paediatr Respir Ver 2013 Mar; 14(1):29-36; quiz 36-7. doi: 10.1016/j.prrv.2012.02.002.

22. World Health Organization. Classificação Internacional de Funcionalidade, Incapacidade e Saúde. 2004. 238 p.

23. Johnston C, Stopiglia MS, Ribeiro SNS, Baez CSN, Pereira SA. Primeira recomendação brasileira de fisioterapia para estimulação sensório-motora de recém-nascidos e lactentes em unidade de terapia intensiva. Rev Bras Ter Intensiva 2021 Jan-Mar; 33(1):12-30. doi: https://doi.org/10.5935/0103-507X.20210002.

Parte D

Hérnia Diafragmática Congênita

Paula Maria Eidt Rovedder
Graziela Ferreira Biazus

INTRODUÇÃO

A primeira descrição de hérnia diafragmática congênita (HDC) foi elaborada em 1575.[1] Uma das anomalias congênitas mais temidas nas Unidades de Terapia Intensiva Neonatais (UTIN),[2] a HDC consiste em um raro defeito no desenvolvimento do diafragma, caracterizado por herniação do conteúdo abdominal para o tórax, o que resulta em graus variados de hipoplasia pulmonar e hipertensão pulmonar (HP).[3]

A HDC está associada a altas taxas de morbidade e mortalidade. Evidências crescentes demonstram que fatores genéticos contribuem para sua ocorrência, embora a patogênese permaneça imprecisa. O gatilho exato para o desenvolvimento do defeito diafragmático é indeterminado. Tradicionalmente, sabe-se que a hérnia de órgãos abdominais no tórax inibe diretamente o desenvolvimento normal do pulmão, podendo ocasionar hipoplasia pulmonar.[4]

DADOS EPIDEMIOLÓGICOS

A HDC é encontrada em cerca de 1 a cada 3.000 nascidos vivos e representa cerca de 8% das malformações observadas em recém-nascidos (RN), podendo associar-se a outras malformações – quase um terço dos RN com HDC apresenta uma ou mais anormalidades estruturais. As mais comuns acometem o sistema cardiovascular (14%), embora também ocorram anomalias geniturinárias (7%), de membros (5%), no sistema nervoso central (5%) e palatinas (2%).[5-7]

Fatores associados ao prognóstico da HDC e relacionados com maior mortalidade incluem:

- **Fatores pré-natais:** baixo volume pulmonar fetal, anomalias associadas (especialmente cardíacas), polidrâmnio, cariótipo anormal e fígado localizado no tórax.[2]
- **Fatores pós-natais:** grave hipertensão pulmonar, hipoplasia pulmonar, disfunção ventricular, necessidade de agentes vasoativos e oxigenação por membrana extracorpórea (ECMO, do inglês *Extracorporeal Membrane Oxygenation*).[2]

Classificação

As HDC são classificadas em três tipos, de acordo com a localização do defeito:

- **Hérnias de Bochdaleck:** descritas pelo anatomista Vincent Bochdalek em 1848, resultam de um defeito no segmento posterolateral do diafragma. Constituem mais de 90% de todas as anomalias congênitas do diafragma e representam 85% a 90% das HDC. Os defeitos podem ser unilaterais ou bilaterais, sendo mais frequentes as hérnias localizadas à esquerda, com incidência de cerca de 75% a 90%. Os defeitos posterolaterais direitos ocorrem em cerca de 10% dos casos e são bilaterais em menos de 5% dos casos. Apresentam um saco herniário em 20% dos casos.[8]

- **Hérnias de Morgagni:** descritas pela primeira vez em 1769 pelo anatomista Giovanni Morgagni, resultam de um defeito no segmento anterior, entre as origens costal e esternal do diafragma. Representam apenas 1% a 2% das HDC e em mais de 90% dos casos ocorrem à direita. Apresentam frequentemente um saco herniário.[8]
- **Hérnias do hiato esofágico:** decorrentes do alargamento excessivo do hiato esofágico, podem resultar na passagem do estômago para a cavidade torácica. A hipótese mais aceita para explicar a etiologia das HDC é a existência de um defeito na fusão.[8]

As hérnias de Bochdalek resultam de uma fusão incompleta das membranas pleuroperitoneais entre a oitava e a décima semana, quando o intestino regressa à cavidade peritoneal, com consequente persistência do canal pleuroperitoneal. As hérnias de Morgagni se formam quando a fusão entre os elementos esternal e costal do diafragma não é completa.[8]

PROGNÓSTICO

A gravidade da HDC está relacionada com a dimensão das vísceras herniadas e com a altura em que ocorreu a herniação durante a gestação. O prognóstico será tanto pior quanto mais precoce for seu aparecimento e quanto maior seu tamanho. Assim, quando a herniação ocorrer no período pseudoglandular, haverá diminuição do número de brônquios e bronquíolos, bem como do leito vascular. Quando surgir durante o período alveolar, que se inicia a partir da 24ª semana, haverá diminuição do número e tamanho dos sacos alveolares e dos vasos sanguíneos periacinares.[8]

DIAGNÓSTICO NO PERÍODO NEONATAL

A HDC pode ser diagnosticada por ecografia no período pré-natal. Há referência a seu diagnóstico pré-natal por ecografia já nas primeiras 15 semanas de gestação. O diagnóstico costuma ser um achado inesperado na ecografia morfológica de rotina realizada no segundo trimestre. Em alguns casos, o diagnóstico é estabelecido tardiamente na gestação, após ecografia morfológica normal. A herniação intermitente das vísceras, fenômeno pouco frequente, poderá explicar a falha no diagnóstico pré-natal de pequenas hérnias, bem como o diagnóstico tardio no período pré-natal.[8]

TRATAMENTO
Cirurgia fetal

Na maioria dos casos, a causa da morte é a hipoplasia pulmonar, incluindo parênquima e leito vascular pulmonar, provavelmente resultante da compressão do pulmão pelas vísceras da cavidade abdominal. A retirada cirúrgica dos órgãos digestivos do tórax, ainda no período intrauterino, é uma opção terapêutica, dando ao pulmão espaço para se desenvolver.[1]

Cirurgia após nascimento

Após o parto, convém monitorar os sinais vitais do RN e realizar procedimentos de modo a assegurar sua estabilidade. O RN tem indicação de intubação com tubo endotraqueal, devendo ser evitada a ventilação manual com saco ou máscara, a qual pode causar distensão do estômago e do intestino delgado e diminuir a capacidade de distensão dos pulmões já hipoplásicos. É importante manter a estabilidade cardiopulmonar e evitar hipercapnia excessiva, bem como hipoxemia, de modo a prevenir ao máximo o aparecimento de hipertensão pulmonar persistente.[9]

A correção cirúrgica após o nascimento se dá por via aberta, podendo ser utilizada ECMO antes ou após o procedimento cirúrgico. No entanto, a ECMO pode apresentar complicações mecânicas, como presença de coágulos no circuito, e complicações fisiológicas (hemorrágicas, embólicas e acidentes vasculares cerebrais). A eventual hipertensão pulmonar é tratada por meio de medicamentos e óxido nítrico inalatório.[10]

ATENÇÃO DO FISIOTERAPEUTA NO PERÍODO DE HOSPITALIZAÇÃO ATÉ O SEGUIMENTO AMBULATORIAL

O fisioterapeuta inicia sua atuação no período da internação na UTIN com a instituição das seguintes estratégias:

Estratégia de ventilação mecânica (VM) protetora

Consiste na promoção de VM gentil com volume corrente entre 4 e 8mL/kg, tempo inspiratório curto (0,35s), menor pico de pressão possível (de preferência < 25cmH$_2$O), monitoração hemodinâmica cuidadosa e pressão expiratória positiva final (PEEP) entre 3 e 5cmH$_2$O, bem como ventilação de alta frequência oscilatória (VAFO), quando necessário.

A VAFO combina baixas variações de volumes à manutenção da pressão média das vias aéreas e tem por objetivo minimizar lesões pulmonares associadas à VM convencional, evitando altos picos de pressão inspiratória, atelectasias, barotrauma e presença de mediadores inflamatórios, de modo a otimizar o tratamento na HDC, diminuindo a taxa de mortalidade e prevenindo doenças pulmonares crônicas. No entanto, ainda são necessários mais estudos sobre o manejo ventilatório nos RN para que o tratamento se torne seguro e preciso.[11-13]

A saturação de oxigênio pré-ductal deve ser mantida entre 85% e 95%, com PaCO$_2$ na faixa de 45 a 60mmHg e pH $\geq$ 7,25. Além disso, deverá ser assegurada uma boa perfusão dos órgãos.[9,14]

Estratégia de desmame do suporte ventilatório

Essa estratégia se baseia na estabilidade clínica, na avaliação do ciclo de ventilação espontânea, nos exames sanguíneos (gasometria arterial e radiografia torácica), na fração de O_2 oferecida e no nível de sedoanalgesia.

Estratégia de remoção de secreção

A fisioterapia, por meio de recursos mecânicos e manuais, contribui de maneira eficaz tanto na prevenção como na reversão da atelectasia, uma das principais complicações pulmonares da HDC. As técnicas para remoção de secreção devem ser conduzidas com o objetivo de controlar as secreções pulmonares e promover a expansão pulmonar. Estão indicadas manobras torácicas na região de bases pulmonares, com atenção ao pós-operatório (nos casos cirúrgicos), para melhorar a expansão da área comprometida e reduzir as secreções pulmonares, além de aspiração de vias áreas inferiores. Convém atentar para os episódios de queda da saturação, alteração hemodinâmica, dor ou desconforto apresentados pelo RN durante o manejo.

Estratégia de exercícios motores

A intervenção motora no pós-operatório de correção da HDC se reveste de extrema importância. O repouso prolongado e/ou períodos longos de imobilização podem predispor diversos problemas, como atrofia, fraqueza, síndrome do imobilismo, contratura muscular, diminuição de amplitude, encurtamento muscular e deformidade articular.[15] Após a estabilização clínica do RN, convém iniciar gradativamente exercícios sensório-motores com alongamentos, mobilizações e compressões articulares dos membros inferiores e superiores. As mobilizações podem ser passivas ou ativo-assistidas, de modo a manter e estimular a mobilidade corporal, os padrões adequados de movimento e o desenvolvimento osteomioarticular, além de evitar deformidades. As mobilizações podem consistir em flexão e extensão dos membros, chutes alternados e alcance alternado de membros superiores, sempre buscando a funcionalidade do RN e sua tolerância ao exercício.[16]

Atrasos no desenvolvimento neurológico acontecem em 12% a 77% dos RN com HDC. O desenvolvimento de deformidades da parede torácica está presente em cerca da metade desses RN, e assimetrias progressivas acontecem em cerca de 21% a 48% dos casos. Além dessas alterações musculoesqueléticas, 10,27% dos RN também apresentam escoliose. Essas alterações são mais frequentes em casos de grandes dimensões, independentemente da técnica utilizada para reparo cirúrgico.[9]

A avaliação motora por meio do teste de desempenho motor infantil é importante para os RN cirúrgicos restritos ao leito com o objetivo de detectar alteração do desenvolvimento motor.[17]

Estratégia de posicionamento terapêutico neonatal

Esse recurso favorece a simetria e o equilíbrio musculoesquelético, melhora a função respiratória e otimiza a realização do movimento. O posicionamento terapêutico adequado auxilia a prevenção do acúmulo de secreções do sistema respiratório e facilita o estímulo para a caixa torácica, promovendo a reexpansão pulmonar, principalmente nas regiões com atelectasias, bem como otimiza a oxigenação e melhora a relação ventilação/perfusão (V/Q).[15]

Na alta hospitalar, é recomendado o seguimento ambulatorial do RN com o objetivo de promover avaliações e treinamento das funções respiratória e motora.

Capacidade vital forçada expiratória (CVF), volume expiratório forçado no primeiro segundo (VEF_1), relação VEF_1/CVF, fluxos expiratórios e qualidade de vida (QV) podem ser avaliados por meio de questionários. A partir da avaliação da função pulmonar e da QV, cabe promover treinamento muscular respiratório da função respiratória com exercícios utilizando espirômetro de incentivo combinado com treinamento muscular inspiratório. Segundo Moawd *et al.*,[18] o treinamento muscular respiratório pode melhorar as funções respiratórias, a capacidade máxima de exercício, o desempenho funcional e a QV de crianças em idade escolar submetidas à correção cirúrgica de HDC.

A avaliação do desenvolvimento motor e das habilidades motoras poderá ser realizada por meio de escalas, como *Alberta Infant Motor Scale* (AIMS), *Pediatric Evaluation of Disability Inventory* (PEDI), *Gross Motor Function Measure* (GMFM) e *Gross Motor Function Classification System* (GMFCS).[19]

CASO CLÍNICO

O caso aqui apresentado é inédito. O Termo de Consentimento Livre e Esclarecido foi assinado e o procedimento foi autorizado pelo responsável do RN, sendo garantidos o sigilo e o anonimato de sua identidade.

RN masculino, 37 semanas + 5 dias, sem diagnóstico no pré-natal de HDC, nascido de parto vaginal, Apgar 9/9, peso ao nascimento 2.815g. Inicialmente vigoroso, sem desconforto respiratório, encaminhado à mãe. Nas primeiras 24 horas de vida, apresentou sinais e sintomas de dificuldade respiratória, como frequência respiratória aumentada, tiragens subcostais e supraesternais e ausculta pulmonar com murmúrio vesicular respiratório reduzido. Realizada radiografia torácica com volumosa hérnia diafragmática à esquerda contendo o estômago (Figura 12.10).

O RN foi transferido para UTIN com suspeita de HDC, evoluindo com necessidade de oxigênio suplementar. No

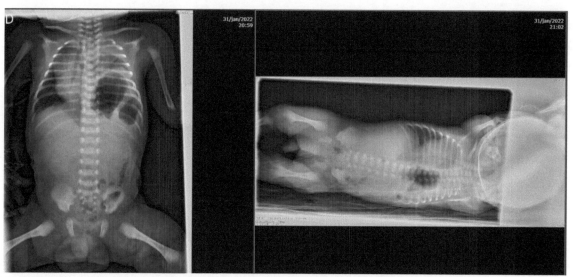

Figura 12.10 Radiografia com abdome agudo com tórax, volumosa hérnia diafragmática à esquerda, contendo o estômago, atelectasia no pulmão esquerdo, desvio lateral à direita das estruturas do mediastino e defeito na região posterior da hemicúpula diafragmática à esquerda – o conteúdo herniado ocupa a maior parte do pulmão esquerdo.

centro de referência, exames de investigação confirmaram o diagnóstico de HDC à esquerda, e o paciente foi intubado por via orotraqueal e encaminhado para o bloco cirúrgico para correção. No transoperatório foi confirmada a presença de baço, estômago e alças intestinais na cavidade torácica e defeito do diafragma posterior. O RN manteve-se estável após cirurgia, sem necessidade de drogas vasoativas; ecocardiograma sem hipertensão pulmonar, radiografia torácica dentro da normalidade (Figura 12.11) e ecografia cerebral normal.

No segundo dia de pós-operatório (PO), redução dos parâmetros ventilatório e extubação forma realizadas com sucesso, com o paciente permanecendo em ar ambiente. No terceiro dia de PO iniciou com febre e no quinto dia apresentou piora ventilatória, necessitando de oxigênio suplementar e triagem para sepse normal. No sétimo dia de PO, em razão da febre persistente e da piora do padrão ventilatório; foi realizada pesquisa de COVID com resultado positivo. O RN necessitou de ventilação não invasiva até o 20º dia de PO e em seguida ficou 2 dias na cânula nasal de alto fluxo. No 23º dia de PO, ficou em ar ambiente, estável. No 24º dia de PO, começou a receber dieta por via oral com boa aceitação. Recebeu alta no 26º dia de PO com orientações e retornos ambulatoriais agendados.

Durante todo o período de internação na UTIN, o RN realizou fisioterapia respiratória e motora duas vezes ao dia com técnicas específicas para controle de secreções pulmonares e expansão pulmonar. Além disso, a fisioterapia motora respeitou as fases de recuperação no pós-operatório, enfatizando as fases de desenvolvimento motor do RN (Figura 12.12).

CONSIDERAÇÕES FINAIS

A HDC é uma patologia de difícil compreensão. Apesar dos avanços tecnológicos para os cuidados respiratórios e do aumento da segurança da técnica ECMO, o manejo desses RN é complexo, incluindo a melhor abordagem e o tempo de correção cirúrgica, bem como o tratamento da hipertensão pulmonar na presença de *shunts* fetais persistentes. Além disso, as complicações mecânicas e hemorrágicas são prevalentes.[10] A fisioterapia respiratória e motora é uma das intervenções que favorecem a recuperação desses RN e promovem controle das possíveis complicações no período crítico de internação. Esses RN devem ser acompanhados por equipe multidisciplinar de modo a detectar

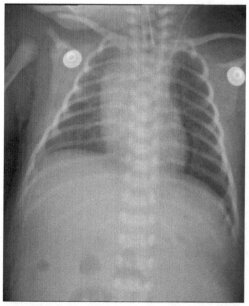

Figura 12.11 Radiografia torácica no primeiro dia de pós-operatório de correção da hérnia diafragmática congênita. Tubo endotraqueal bem posicionado. Pequeno pneumotórax à esquerda. Correção da hérnia.

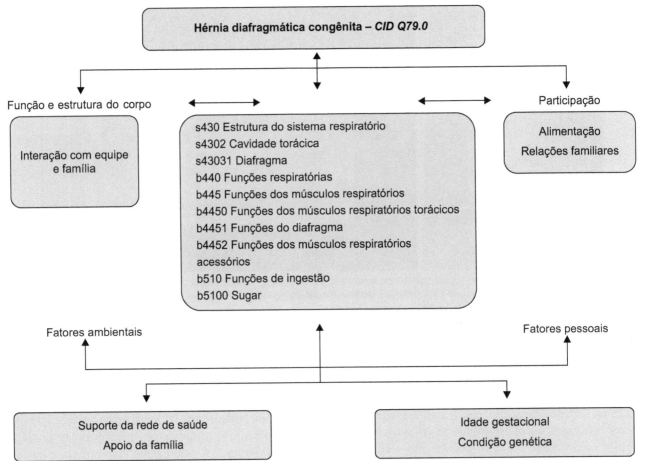

Figura 12.12 Fluxograma para estratificação do caso clínico segundo a Classificação Internacional de Funcionalidade, Incapacidade e Saúde (CIF).

precocemente e superar algumas dificuldades que irão surgir e oferecer a essas crianças a possibilidade de uma melhor qualidade de vida.[9]

Referências

1. Dos Santos ATL et al. Anestesia para correção intrauterina de hérnia diafragmática congênita. Relato de caso. Brazilian Journal of Anesthesiology 2020; 48(3):202-4.
2. Lakshminrusimha S, Vali P. Congenital diaphragmatic hernia: 25 years of shared knowledge; what about survival? J Pediatr (Rio J) 2020; 96:527-32.
3. Chatterjee D, Ing RJ, Gien J. Update on congenital diaphragmatic hernia. Anesth Analg 2020 Sep; 131(3):808-21. doi: 10.1213/ANE.0000000000004324. PMID: 31335403.
4. Zhu Q, High FA, Zhang C et al. Systematic analysis of copy number variation associated with congenital diaphragmatic hernia. Proc Natl Acad Sci USA 2018; 115(20):5247-52. doi: 10.1073/pnas.1714885115.
5. Hofer A, Huber G, Greiner R, Pernegger J, Zahedi R, Hornath F. Congenital diaphragmatic hernia: a single-center experience at Kepler University Hospital Linz. Wien Med Wochenschr 2021 Oct 6: 1-7. doi: 10.1007/s10354-021-00885-z. Epub ahead of print. PMID: 34613518; PMCID: PMC8493772.
6. Zhu Q, High FA, Zhang C et al. Systematic analysis of copy number variation associated with congenital diaphragmatic hernia. Proc Natl Acad Sci USA. 2018; 115(20):5247-52. Disponível em: https://doi.org/10.1073/pnas.1714885115.
7. Quinney M, Wellesley H. Anaesthetic management of patients with a congenital diaphragmatic hernia. BJA Educ 2018; 18(4):95-101. doi: 10.1016/j.bjae.2018.01.001.
8. Santos E, Ribeiro S. Congenital diaphragmatic hernia – a review. Acta Obstet Ginecol Port 2008; 2(1):25-33.
9. Caetano RL. Hérnia Diafragmática Congênita. Trabalho Final do Mestrado Integrado em Medicina. Clínica Universitária de Pediatria. Faculdade de Medicina da Universidade de Lisboa (Portugal). 2016.
10. Miranda M et al. ECMO em recém-nascidos com hérnia diafragmática congênita: a experiência de um centro de referência português de ECMO. Acta Médica Portuguesa [SI] dez 2020; 33(12):819-27. Disponível em: https://actamedicaportuguesa.com/revista/index.php/amp/article/view/13075.
11. Romualdo LIB, Ventilação de alta frequência em pediatria e neonatologia: uma revisão de literatura. 2018. Tese de Doutorado. Pontifícia Universidade Católica de Goiás.
12. Silva PYF et al. Ventilação oscilatória de alta frequência em neonatologia e pediatria: Uma revisão sistemática. ASSOBRAFIR Ciência 2020; 10(1):39-48.
13. Tricanico RP, Souza PP. The effects of the use of high frequency ventilation in neonates with congenital diaphragmatic hernia. Revista Eletrônica Saúde e Ciências 2016; 6(01).
14. Chandrasekharan PK, Rawat M, Madappa R, Rothstein DH, Lakshminrusimha S. Congenital diaphragmatic hernia – a review. Matern Health Neonatol Perinatol 2017 Mar 11; 3:6. doi: 10.1186/s40748-017-0045-1. PMID: 28331629; PMCID: PMC5356475.

15. Paiva T. O posicionamento terapêutico neonatal. Epitaya E-Books 2022; 1(1):221-33. Disponível em: https://doi.org/10.47879/ed.ep.2022380p221.
16. Oliveira BS, Mendonça KMPP, Freitas DA. Fisioterapia motora no recém-nascido prematuro em Unidade Intensiva Neonatal: uma revisão sistemática. ConScientia e Saúde 2014; 14(4):647-54.
17. Shimizu GY. Avaliação do desenvolvimento motor e do efeito da intervenção fisioterapêutica em recém-nascidos cirúrgicos em Unidade de Terapia Intensiva Neonatal. 2020. Tese de Doutorado. Universidade de São Paulo.
18. Moawd SA, Azab AR, Ibrahim ZM, Verma A, Abdelbasset WK. Impacts of respiratory muscle training on respiratory functions, maximal exercise capacity, functional performance, and quality of life in school-aged children with postoperative congenital diaphragmatic hernia. Dis Markers 2020 Sep 4; 2020:8829373. doi: 10.1155/2020/8829373. PMID: 32963638; PMCID: PMC7492875.
19. Mélo TR. Castilho-Weinert, Forti-Bellani (eds.) Fisioterapia em neuropediatria. Omnipax Editora, 2011.

Parte E

Cardiopatias Congênitas

Kelly Abud

INTRODUÇÃO

As cardiopatias congênitas abrangem alterações anatômicas do coração e grandes vasos que causam problemas na função cardíaca propriamente dita e também repercussões sistêmicas tanto em curto como em longo prazo.[1] Essas malformações podem estar ou não associadas a outras síndromes com fenótipo diverso. O prognóstico e a sobrevida dependem de inúmeros fatores, como apresentação clínica e classificação da cardiopatia, características e comorbidades associadas e sazonalidade das afecções pediátricas comuns. Desse modo, o tratamento deve ser individualizado e levar em conta o espectro das repercussões das cardiopatias sobre todo o desenvolvimento da criança, otimizando a assistência fisioterapêutica, com foco no tratamento de complicações e na melhora da qualidade de vida da criança com cardiopatia.[2]

Neste tópico serão discutidos aspectos gerais das cardiopatias congênitas, incluindo sua classificação. Ao final o leitor será capaz de identificar os fatores com possível impacto nos diversos órgãos e sistemas que o guiarão para uma avaliação precisa e individualização da abordagem fisioterapêutica.

EPIDEMIOLOGIA E BASES DO TRATAMENTO

As cardiopatias congênitas consistem no defeito congênito mais comum e são atualmente responsáveis por grande parte das mortes infantis em todo o mundo. Cerca de um milhão de crianças nascem por ano com cardiopatia congênita, e de 6 a 20 em cada 1.000 nascidos vivos apresentam formas mais graves dessas cardiopatias. Ao longo dos últimos anos, a sobrevida dos pacientes com anormalidades anatômicas do coração aumentou 75%, em média, sendo menor no países menos desenvolvidos.[3]

Segundo o último censo (2015), 6% das mortes de crianças no Brasil são causadas por cardiopatias congênitas.[4] No país, nascem por ano 25 a 30 mil crianças com cardiopatia – em 2015 foram documentadas 675.485 crianças e 552.092 adultos com cardiopatias no território nacional.[5] Estima-se que 80% dos casos são cirúrgicos e que 40% a 50% deles têm indicação cirúrgica no primeiro ano de vida.

A depender de um amplo espectro de gravidade, ao longo da vida as repercussões funcionais das alterações anatômicas do coração têm impacto expressivo no desenvolvimento de doenças altamente incapacitantes, como insuficiência cardíaca em seus inúmeros aspectos e sequelas neurológicas[6] ou respiratórias.[7]

É inegável o papel da cirurgia na qualidade de vida do paciente com cardiopatia congênita. A correção anatômica possibilita o remodelamento do miocárdio e o restabelecimento de fluxos sanguíneos,[8] a ponto de promover débito cardíaco suficiente para manter a funcionalidade dos órgãos e sistemas. Entretanto, esses procedimentos são, em sua maioria, de grande porte e cercados de possíveis complicações passíveis de abordagem multiprofissional tanto em âmbito hospitalar como ambulatorial.

CONCEITOS E CLASSIFICAÇÃO GERAL

Para o entendimento das manifestações clínicas das cardiopatias é necessário conhecer alguns aspectos que integram sua classificação. Cabe lembrar que a gravidade é muito variável, havendo situações em que o indivíduo pode permanecer assintomático até a vida adulta e outras altamente incapacitantes e com prognóstico sombrio já nas primeiras horas de vida.[9]

O Quadro 12.2 mostra a classificação mais frequentemente utilizada e que engloba características da repercussão sobre a circulação pulmonar, a presença ou não de cianose e o tipo de sobrecarga ventricular. É importante conhecer a classificação das cardiopatias, pois sobre elas recai a construção de parâmetros de normalidade. Também é possível, através da classificação da cardiopatia, analisar suas repercussões e traçar um plano terapêutico objetivo. Por exemplo, um paciente com cardiopatia cianogênica, antes da correção cirúrgica, tem saturação periférica de oxigênio (SpO_2) em torno

Quadro 12.2 Classificação geral das cardiopatias congênitas

Fluxo pulmonar	Volemia pulmonar	Cianose	Sobrecarga ventricular
Hiperfluxo	Hipervolemia	Cianogênica	Ventrículo direito
Hipofluxo	Hipovolemia	Acianogênica	Ventrículo esquerdo
Normofluxo	Normovolemia		

de 75%, a qual não aumenta com o aumento da oferta de oxigênio.

ASPECTOS CLÍNICOS DAS PRINCIPAIS CARDIOPATIAS DO RECÉM-NASCIDO

Entre as cardiopatias com grave repercussão no período neonatal estão aquelas em que a permanência do canal arterial aberto é fundamental para a sobrevida da criança. As mais frequentes são: transposição das grandes artérias (TGA), atresia tricúspide (AT), atresia pulmonar (AP), síndrome do coração esquerdo hipoplásico (SCEH) e coarctação de aorta crítica (CoAoC).[10] Essas cardiopatias são ditas "complexas" e demandam intervenções precoces. Atenção especial deve ser dada à elucidação detalhada da anatomia, observando a fase de regressão da hipertensão pulmonar fisiológica fetal. Alguns dias após o nascimento, a redução da resistência vascular pulmonar leva, nas situações canal arterial-dependentes, a um desequilíbrio da razão fluxo pulmonar/fluxo sistêmico (Qp/Qs), o que pode culminar em redução do débito cardíaco e comprometimento da função renal e hepática e, por fim, do prognóstico cirúrgico. Assim, devem ser observadas as condições fisiológicas que levam ao fechamento do canal e/ou à vasodilatação pulmonar, sendo importante traçar limites de normalidade da SpO_2. Valores > 85% podem indicar desequilíbrio entre o fluxo sanguíneo pulmonar e o sistêmico e levar o neonato a um baixo débito cardíaco. Do mesmo modo, o aumento da saturação pode contribuir para o fechamento do canal arterial e comprometer a sobrevida da criança.

Por sua incidência, repercussão em curto prazo e gravidade, outro aspecto merece ser particularmente discutido: as condições associadas ao hiperfluxo pulmonar. Pacientes pediátricos com grandes comunicações entre as circulações pulmonar e sistêmica, sejam comunicações cardíacas intracavitárias, sejam grandes comunicações entre os vasos da base, desde que não apresentem lesões obstrutivas à direita, estão sujeitos ao desenvolvimento de alterações na hemodinâmica pulmonar.[11] Cerca de 25% dos portadores de comunicações cardíacas não restritivas apresentam elementos clínicos sugestivos de hipertensão pulmonar. Desses, uma quarta parte se apresenta com elementos diagnósticos compatíveis com hipertensão pulmonar moderada e acentuada.[11] Quanto maior o hiperfluxo, pior a repercussão sobre a circulação pulmonar, promovendo remodelamento de vasos e aumento da resistência vascular nesse território.[12] O estado constante de sobrecarga promove relativa diminuição do débito cardíaco, também desequilibrando o Qp/Qs, o que, associado às infecções pulmonares de repetição, leva ao reduzido ganho ponderal.[13]

Cardiopatias congênitas que cursam com hipofluxo pulmonar têm menos fenótipo de hipersecreção pulmonar, mas estão mais frequentemente associadas à cianose. A constância do regime de hipoxemia tecidual também promove adaptações. Assim, são típicas das cardiopatias cianogênicas as malformações arteriovenosas (p. ex., baqueteamento digital) e os eventos embólicos (estes últimos justificados pela policitemia proveniente da maior produção de hemácias na medula óssea).

As alterações da hemodinâmica levam a criança com cardiopatia a desenvolver insuficiência cardíaca congestiva (ICC) em médio prazo, a qual se diferencia em muitos aspectos da ICC do adulto. A depender do diagnóstico de base e da história clínica, a possibilidade de transplante cardíaco deve ser considerada no curso do tratamento da cardiopatia congênita. A classificação da ICC e a indicação do transplante na criança têm diretrizes bem definidas e devem ser consideradas mediante o acompanhamento periódico do paciente[14] pela equipe multiprofissional.

AVALIAÇÃO E ASSISTÊNCIA FISIOTERAPÊUTICA AO NEONATO EM PRÉ-OPERATÓRIO

A atenção ao neonato com cardiopatia tem início no período pré-natal, quando, a partir do diagnóstico estabelecido por meio do ecocardiograma fetal, é programado com o médico o tipo de parto e definidas as necessidades ou intercorrências possíveis no momento do nascimento, bem como a possibilidade de intervenção precoce – o parto deve ocorrer, então, em hospital especializado. Nem sempre a gestante tem acesso ao ecocardiograma fetal; nesse caso, o exame físico realizado pelo neonatologista na sala de parto determina as primeiras intervenções médicas. São situações em neonatologia que demandam a internação do paciente recém-nascido (RN) com cardiopatia congênita:

Capítulo 12 • Tratamento Fisioterapêutico no Sistema Cardiorrespiratório

- Cardiopatias em que a sobrevida depende da manutenção do canal arterial pérvio (p. ex., atresia tricúspide, atresia pulmonar, transposição das grandes artérias, síndrome do coração esquerdo hipoplásico).
- Cardiopatias com grave cianose associadas a comunicações atriais restritivas e sujeitas a intervenções hemodinâmicas precoces (p. ex., atresia tricúspide e transposição das grandes artérias).
- Cardiopatias com grave hiperfluxo pulmonar já no período neonatal (p. ex., tronco arterioso comum).
- Qualquer situação aguda com necessidade de intubação na sala de parto (p. ex., parada cardiorrespiratória, malformações de vias aéreas, condições relacionadas com a prematuridade).

A avaliação fisioterapêutica do paciente neonatal com cardiopatia congênita deve apontar para os sinais de insuficiência respiratória, contemplando os passos da propedêutica pulmonar. É útil a aplicação de escore de insuficiência respiratória, sendo o mais utilizado o Boletim de Silverman-Andersen (Figura 12.13).[15] Na ausculta pulmonar, convém atentar para os sons que traduzem hipersecreção ou congestão, lembrando que, dado o menor número de ramificações brônquicas dos pacientes pequenos, o diagnóstico diferencial entre congestão e hipersecreção deve ser feito cuidadosamente, levando em conta a repercussão da cardiopatia. É de extrema importância traçar o plano terapêutico individualizado a partir do entendimento da fisiopatologia da cardiopatia – nesse contexto, definir os critérios de normalidade para cada situação pode ajudar a prevenir eventos de gravidade.

Parâmetros ideais de pressão arterial sistêmica e SpO_2 são definidos em visita multiprofissional a partir do primeiro ecocardiograma e são úteis para definição de critérios de interrupção da manipulação durante a terapia. Além da anatomia da cardiopatia e dos limites de normalidade para cada caso, a interpretação do ecocardiograma é útil para o fisioterapeuta no sentido de avaliar a repercussão da pressão positiva intratorácica. O dado ecocardiográfico que leva à avaliação da repercussão sobre a hemodinâmica pulmonar é demonstrado por Qp/Qs. Desse modo, quanto maior o valor absoluto, maior o fluxo pulmonar e menor o sistêmico, o que, em conjunto com a avaliação da repercussão respiratória, torna possível lançar mão de estratégias não medicamentosas no sentido de aumentar ou diminuir a resistência vascular pulmonar, como o ajuste da pressão média da via aérea no paciente em ventilação mecânica[16] ou, ainda, a indicação da modalidade da terapia de expansão pulmonar.

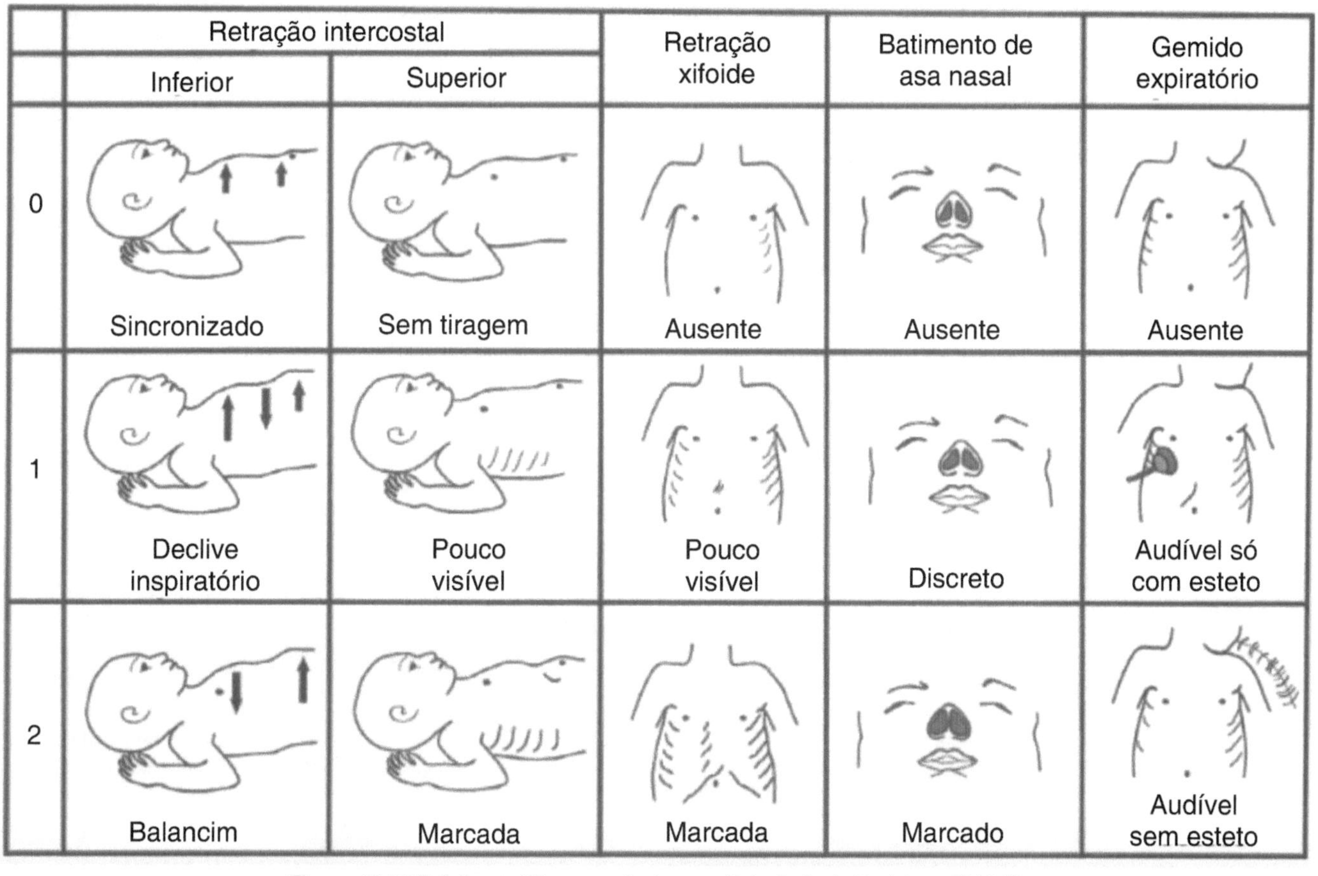

	Retração intercostal		Retração xifoide	Batimento de asa nasal	Gemido expiratório
	Inferior	Superior			
0	Sincronizado	Sem tiragem	Ausente	Ausente	Ausente
1	Declive inspiratório	Pouco visível	Pouco visível	Discreto	Audível só com esteto
2	Balancim	Marcada	Marcada	Marcado	Audível sem esteto

Figura 12.13 Boletim de Silverman-Andersen. (Adaptada de Hedstron, 2018.[15])

Os sinais de descompensação clínica em que deve ser considerada a interrupção da terapia incluem:

- Aumento ou diminuição da frequência cardíaca e/ou da pressão arterial sistêmica em 20% em relação aos valores basais pré-intervenção.
- Diminuição da SpO$_2$ além dos limites definidos em visita multiprofissional.
- Cianose súbita.
- Piora dos sinais de insuficiência respiratória, definidos por escore de avaliação rápida.
- Sinais clínicos de baixo débito cardíaco: extremidades frias, *livedo reticularis* e sudorese intensa.
- Alteração súbita do nível de consciência (agitação ou hipoatividade).

Outra prioridade no paciente neonato com cardiopatia consiste em diminuir o custo metabólico. Considerando que a terapia de remoção de secreção pode até mesmo aumentar os sinais de insuficiência respiratória, o recurso da ventilação não invasiva pode e deve ser indicado, mas é imprescindível a identificação da repercussão da pressão positiva sobre o estado hemodinâmico, bem como traçar uma meta de avaliação contínua, buscando a identificação

de sinais de descompensação clínica, como os descritos, com necessidade de intervenção imediata.

Os distúrbios do desenvolvimento motor são raramente diagnosticados no RN, mas podem ser notados em crianças maiores. Entre as repercussões para aquisição de habilidades motoras, o atraso pode ocorrer na vigência ou não de lesão neurológica estrutural ou ser consequência de síndromes, como as de Down, Noonan ou Edwards. Logo que possível, convém incluir na avaliação fisioterapêutica a síndrome genética associada, bem como sua descrição fenotípica. Escalas de avaliação já validadas podem sem usadas para o paciente cardiopata, desde que a equipe esteja treinada na aplicação e interpretação. A *Functional Status Scale* (FSS), adaptada para a língua portuguesa, tem se mostrado um instrumento útil e de fácil aplicação no ambiente intra-hospitalar.[17] O Quadro 12.3 mostra a escala completa. A terapia que objetiva o estímulo motor deverá ser priorizada assim que for alcançada a estabilização clínica, tendo, na fase de pré-operatório, objetivo restrito à manutenção das amplitudes de movimento e posicionamento terapêutico no leito.

O Quadro 12.4 apresenta um resumo dos pontos fundamentais da avaliação fisioterapêutica do neonato com cardiopatia.

Quadro 12.3 *Functional Status Scale*

	Normal (1 ponto)	Disfunção leve (2 pontos)	Disfunção moderada (3 pontos)	Disfunção grave (4 pontos)	Disfunção muito grave (5 pontos)
Estado mental	Períodos normais de sono/vigília; responsividade adequada	Sonolento, mas suscetível ao ruído/toque/movimento e/ou períodos de não responsividade social	Letárgico e/ou irritável	Despertar mínimo aos estímulos (estupor)	Coma não responsivo e/ou estado vegetativo
Funcionalidade sensorial	Audição e visão intactas e responsivo ao toque	Suspeita de perda auditiva ou visual	Não reativo a estímulos auditivos ou visuais	Não reativo a estímulos auditivos ou visuais	Respostas anormais à dor ou ao toque
Comunicação	Vocalização apropriada, não chorando, expressividade facial ou gestos interativos	Diminuição da vocalização, expressão facial e/ou responsividade social	Ausência de comportamento de busca de atenção	Nenhuma demonstração de desconforto	Ausência de comunicação
Funcionamento motor	Movimentos corporais coordenados, controle muscular normal e consciência da ação e da reação	Um membro com deficiência funcional	Dois ou mais membros com deficiência funcional	Controle deficiente da cabeça	Espasticidade difusa, paralisia ou postura de descerebração/decorticação
Alimentação	Todos os alimentos ingeridos por via oral com ajuda adequada para a idade	Nada por via oral ou necessidade de ajuda inadequada para a idade com a alimentação	Alimentação via oral e por tubo	Nutrição parenteral com administração via oral ou por tubo	Nutrição parenteral exclusiva
Estado respiratório	Ar ambiente e sem suporte artificial ou dispositivos auxiliares	Tratamento com oxigênio e/ou aspiração das vias aéreas	Traqueostomia	CPAC durante todo ou parte do dia e/ou suporte ventilatório mecânico durante parte do dia	Suporte ventilatório mecânico durante todo o dia e toda a noite

Fonte: Andrade *et al.* (2018).[16]

Quadro 12.4 Pontos fundamentais da avaliação fisioterapêutica

Diagnóstico anatômico
Dependência do canal arterial: ( ) sim ou ( ) não
Síndrome associada (descrição fenotípica)
História clínica: condições e intercorrências de parto
Propedêutica respiratória: inspeção/palpação/ausculta
Suporte ventilatório: tipo e parâmetros
Escore de Silverman-Andersen
Função motora: escalas conforme treinamento da equipe
Limites de normalidade: FC/PA/SpO$_2$

FC: frequência cardíaca; PA: pressão arterial; SpO$_2$: saturação periférica de oxigênio.

PERÍODO PÓS-OPERATÓRIO IMEDIATO

Os procedimentos cirúrgicos sobre o coração e grandes vasos são realizados sob anestesia geral, sedação e bloqueio muscular. A maioria dos pacientes, especialmente os neonatais, sai da sala de operação intubada e em ventilação mecânica totalmente controlada. O primeiro contato do fisioterapeuta com o paciente envolve a recepção, avaliação e conexão ao ventilador mecânico da unidade de cuidados intensivos, devendo a atenção ser voltada para avaliação do tamanho, tipo e local de fixação da cânula de intubação, expansibilidade torácica e estabelecimento de parâmetros iniciais de ventilação conforme relato cirúrgico. A condução da ventilação mecânica envolve inúmeras peculiaridades e deve ser individualizada para cada situação clínica.[18] Os alvos de saturação e critérios de desmame são definidos em reunião da equipe multiprofissional à beira leito, no momento da chegada do paciente e logo que a equipe ajusta a monitoração.[16]

ASSISTÊNCIA FISIOTERAPÊUTICA AO PACIENTE EM VENTILAÇÃO MECÂNICA

No pós-operatório inicial, os objetivos da assistência fisioterapêutica são a expansão pulmonar e a remoção de secreção. Para remoção de secreção, a técnica mais utilizada é a ventilação manual com compressão torácica, seguida de aspiração traqueal. Para ventilação manual é utilizada a bolsa com oxigênio suplementar, dependendo da saturação esperada para a correção cirúrgica. Cabe ressaltar que, quando o aumento da saturação implica vasodilatação pulmonar e desequilíbrio da razão Qp/Qs, a suplementação de oxigênio não está indicada.[19,20] A compressão torácica é feita com o objetivo de aumentar o fluxo expiratório de modo a promover o arraste da secreção na via aérea. A técnica pode ser realizada com o paciente conectado ao ventilador mecânico ou em sequência à ventilação manual. A Figura 12.14 mostra a adaptação do posicionamento das mãos durante a manobra. Com o paciente conectado ao ventilador mecânico é possível dosar a força de compressão manual, a qual deve ser suficiente para promover o aumento do fluxo, observando-se as curvas de monitoração

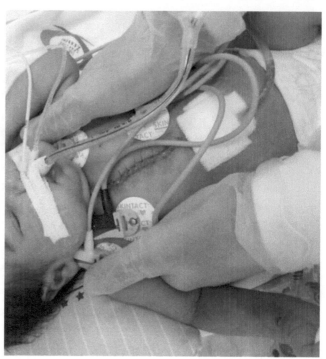

Figura 12.14 Posição das mãos para compressão torácica.

(Figura 12.15). Convém atentar para o fato de que não há compressão direta da incisão ou sobre os drenos torácicos, sendo importante observar que o paciente permanece com analgesia prescrita de horário, mas a aplicação de escala de dor pode ser útil na indicação de analgesia extra antes do atendimento fisioterapêutico.

ESTRATÉGIAS DE VENTILAÇÃO MECÂNICA

As estratégias que permeiam os ajustes do ventilador mecânico passam pela análise criteriosa da interação hemodinâmica da pressão positiva intratorácica.[16] Entendendo as peculiaridades do coração do neonato e da anatomofisiologia respiratória, é razoável afirmar que ajustes inadvertidos na ventilação mecânica podem ocasionar graves intercorrências hemodinâmicas, justificadas pela interdependência coração-pulmão nessa faixa etária. O ventilador deve ser ajustado à luz da melhor mecânica ventilatória sem, no entanto, promover interferência que comprometa o débito cardíaco e, portanto, o transporte de oxigênio.[21] A Figura 12.16 mostra a relação entre o volume pulmonar e a resistência vascular pulmonar. Ao estabelecer parâmetros de ventilação, convém fazer duas perguntas iniciais:

1. Qual o objetivo da ventilação?
2. O quanto de interferência é necessário ou pode ser feito na circulação pulmonar?

Interferir aumentando a resistência vascular pulmonar aumenta a pós-carga do ventrículo direito, mas pode reduzir a pré-carga do ventrículo esquerdo. Muitas vezes, pacientes com disfunções do coração direito devem ser ventilados

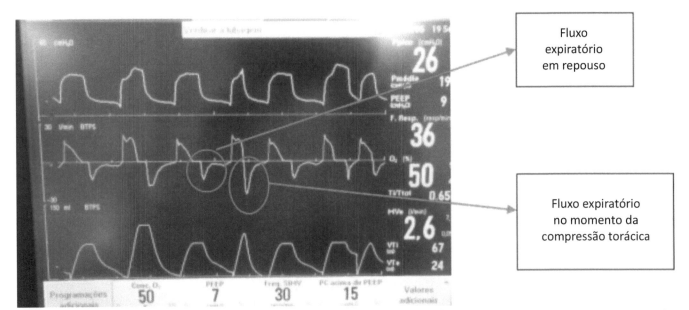

Figura 12.15 Curvas de monitoramento da ventilação mecânica durante a compressão torácica adaptada para o paciente com esternotomia.

com pressões médias de vias aéreas (PMVA) menores – na prática, entre 7 e 9cmH$_2$O. Já em situações que cursam com congestão pulmonar e disfunções do coração esquerdo, o ajuste de parâmetros para obtenção de PMVA > 10cmH$_2$O pode auxiliar a manutenção da função hemodinâmica.

Duas técnicas cirúrgicas merecem especial atenção do ponto de vista da ventilação mecânica: a operação de Glenn e a operação de Fontan. Essas correções cirúrgicas envolvem fluxo de sangue passivo para os pulmões, e os pacientes devem ser ventilados com a menor interferência possível na circulação pulmonar. Entendam-se por "menor interferência possível" baixas PMVA e tempo mínimo em pressão positiva intratorácica (extubação o mais breve possível). Cabe lembrar que os colapsos pulmonares aumentam a resistência vascular pulmonar; portanto, devem ser prevenidos e tratados, ainda que haja a necessidade transitória de aumento de pressões em vias aéreas.

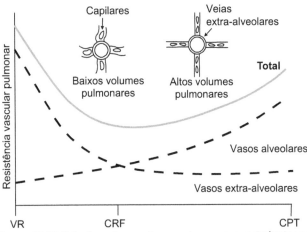

Figura 12.16 Relação entre o volume pulmonar e a resistência vascular pulmonar. (*VR*: volume residual; *CRF*: capacidade residual funcional; *CPT*: capacidade pulmonar total.) (Adaptada de Iliopoulos *et al.*, 2015.[16])

DESMAME E EXTUBAÇÃO

Como descrito amplamente na literatura,[22] para indicação de seu desmame é fundamental o tratamento da causa que levou o paciente à ventilação mecânica. Desse modo, os neonatos intubados para manutenção hemodinâmica podem ser extubados assim que estejam compensados clinicamente para aguardar a cirurgia sem o suporte ventilatório. Se a programação cirúrgica for realizada em curtíssimo prazo (1 a 2 dias), o paciente é mantido intubado. Após a cirurgia, além do restabelecimento da função hemodinâmica, é necessária a evidência de cessação do efeito da anestesia geral ou sedação. Entretanto, a analgesia é imprescindível para a boa evolução do pós-operatório.

Diversas modalidades de ventilação mecânica podem ser utilizadas, sempre considerando peculiaridades anatômicas da cardiopatia. Ao final do desmame, convém realizar teste de ventilação espontânea antes de indicar a extubação. A Figura 12.17 mostra como é realizado o teste de respiração espontânea no paciente com cardiopatia, tanto clínico como cirúrgico. Em caso de falha no teste, deve-se buscar a resolução da causa e, a partir dela, definir quando será realizada nova tentativa de ventilação espontânea. Na maioria das vezes, a otimização da analgesia auxilia o desmame do paciente cirúrgico, permitindo que ele melhore seu desempenho na ventilação espontânea em menos de 6 horas.

As condições que mais frequentemente aumentam o tempo de ventilação mecânica do paciente em pós-operatório de cirurgia de cardiopatias congênitas são: baixo débito cardíaco, hipertensão pulmonar, infecções pulmonares e derrame pleural.[23]

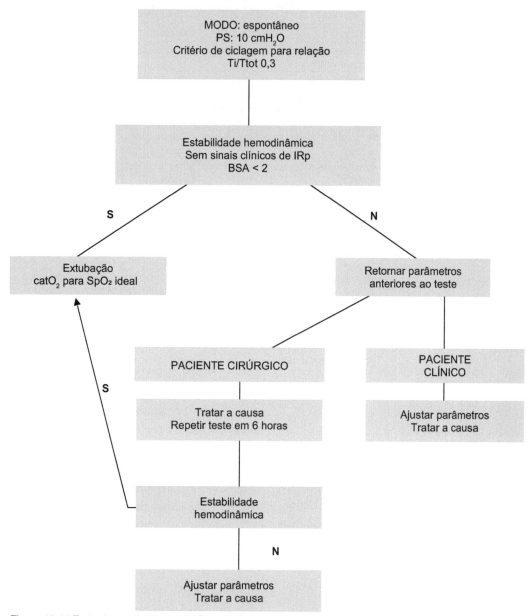

Figura 12.17 Teste de ventilação espontânea. (*PS*: pressão de suporte; *BSA*: boletim de Silverman-Andersen.)

ATENDIMENTO FISIOTERAPÊUTICO APÓS EXTUBAÇÃO

Assim que o paciente é extubado, os objetivos fisioterapêuticos continuam relacionados com a remoção de secreção e a expansão pulmonar. O tratamento das possíveis disfunções de motricidade e o estímulo ao desenvolvimento motor iniciam ainda durante o período de ventilação mecânica e seguem após a retirada do suporte ventilatório com intervenções mais longas e intensas, uma vez tenha sido descartado o risco de extubação acidental.

As técnicas para remoção de secreção já conhecidas, como expiração lenta prolongada ou desobstrução rinofaríngea retrógrada, podem e devem ser usadas com adaptações. Os colapsos pulmonares, por sua repercussão sobre a circulação pulmonar, devem ser identificados e tratados de maneira a se obter a resolução o mais breve possível. Portanto, devem ser definidos o prazo e a rotina de reavaliação para adoção de conduta invasiva caso a repercussão comprometa o resultado cirúrgico. Por exemplo, um paciente com atelectasia lobar não solucionada por atendimento fisioterapêutico de rotina deve ter a frequência de intervenção aumentada e/ou uma mudança de recurso terapêutico, e se ainda assim não for obtido o resultado, avalia-se a possibilidade de conduta invasiva. O Quadro 12.5 mostra as técnicas fisioterapêuticas, seus objetivos e os cuidados para sua realização.

Quadro 12.5 Técnicas fisioterapêuticas mais utilizadas, objetivos e cuidados para neonatos e lactentes

Técnica	Objetivo	Cuidado
Expiração lenta progressiva (ELPr)	Remoção de secreção de vias aéreas de médio calibre	Compressão lateral à incisão
Aumento do fluxo expiratório (AFE)	Remoção de secreção de vias aéreas de médio calibre	Compressão lateral à incisão
Desobstrução rinofaríngea retrógrada (DRR)	Remoção de secreção de vias aéreas extratorácicas	Evitar trauma oral: considerar edema de língua e palato
Tosse provocada	Remoção de secreção de vias aéreas centrais	Evitar fricção sobre região de fúrcula: região de incisão cirúrgica
Aspiração nasotraqueal	Remoção de secreção de vias aéreas centrais	Suporte de oxigênio Monitoração Tamanho da sonda Considerar edema de laringe por desequilíbrio na distribuição hídrica
Ventilação bolsa-máscara (RPPI)	Expansão pulmonar	Evitar deglutição de ar Comprimir esôfago e utilizar tamanho adequado de máscara
Ventilação mecânica não invasiva	Expansão pulmonar	Considerar: interação hemodinâmica da pressão positiva intratorácica
Todas as técnicas	–	Analgesia prévia Esquema analgésico prescrito Aplicação de escalas de conforto e dor

AVALIAÇÃO E TRATAMENTO SEGUNDO OS ASPECTOS DA CLASSIFICAÇÃO INTERNACIONAL DE FUNCIONALIDADE, INCAPACIDADE E SAÚDE (CIF)

A CIF pode facilitar o cuidado do paciente cardiopata em sua integralidade e multidisciplinaridade na medida em que contempla aspectos ambientais e sociais da doença, incluindo suas repercussões no desenvolvimento da criança.[24,25] A interação dos componentes da CIF voltados para o neonato com cardiopatia é mostrada na Figura 12.18. A seguir serão descritos os domínios da CIF na condição do paciente com cardiopatia congênita.

Funções e estruturas do corpo

Ao longo do capítulo foram discutidos aspectos fisiopatológicos que levam ao entendimento das repercussões das cardiopatias congênitas nos diversos órgãos e sistemas. Semanticamente, a cardiopatia congênita não pode ser definida como "doença", e seu diagnóstico não representa o destino do paciente, seja este uma intervenção cirúrgica, seja o acompanhamento clínico.

Múltiplos fatores interferem na diversidade e gravidade das consequências patológicas provenientes da estrutura anatômica cardíaca alterada. Pacientes com cardiopatias congênitas podem ter o débito cardíaco preservado, mas enfrentam problemas relacionados com o aumento da viscosidade sanguínea. Pacientes com hiperfluxo pulmonar têm mais quadros de infecções respiratórias repetidas, o que atrasa a correção cirúrgica e, associado ao baixo débito cardíaco, reduz o ganho ponderal. O remodelamento cardíaco e o restabelecimento do débito de sangue, tanto para o sistema como para os músculos respiratórios, dependem da intervenção cirúrgica. Esta pode também promover complicações respiratórias que limitam o prognóstico em curto prazo.

Portanto, o cuidado fisioterapêutico na fase inicial do tratamento deve ser plataforma de cuidado fundamental, intervindo nos aspectos relacionados com a função respiratória e garantindo ventilação e oxigenação adequadas.

Atividades: neurodesenvolvimento

O neonato cardiopata pode apresentar não somente atraso do desenvolvimento motor, em razão da difícil oferta de estímulos, mas também pode sofrer lesões neurológicas durante o tratamento da cardiopatia. A intervenção fisioterapêutica em todo o processo da história clínica[28] visa minimizar os efeitos da internação prolongada, além de promover a aquisição de habilidades com foco na inserção da criança no convívio social. Após a alta hospitalar, a inserção em programa de reabilitação pode melhorar a qualidade de vida ao longo da evolução clínica.[28]

Há fatores inerentes à fisiopatologia da cardiopatia que podem levar o neonato com cardiopatia congênita a apresentar atraso do desenvolvimento motor ou lesão neurológica.[6] São eles:

- **Hipoxemia:** cardiopatias que causam grave cianose ao nascimento (p. ex., TGA, AT).
- **Baixo débito cardíaco:** cardiopatias com lesões obstrutivas do coração esquerdo (p. ex., SCEH, CoAo).

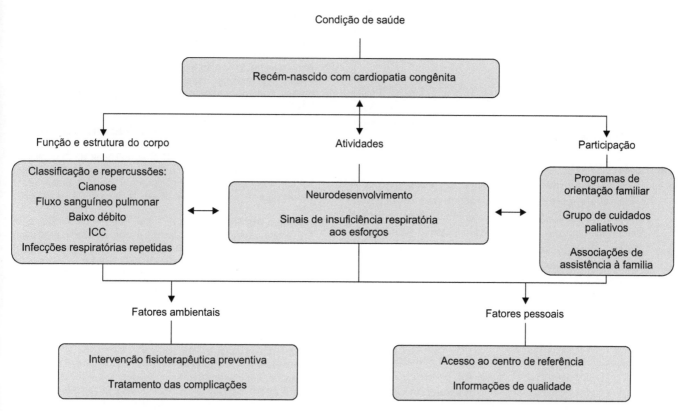

Figura 12.18 Interação dos domínios da Classificação Internacional de Funcionalidade, Incapacidade e Saúde (CIF) – os quadros na cor cinza representam a descrição dos domínios para o paciente com cardiopatia congênita. (*ICC*: insuficiência cardíaca congestiva.)

- **Oscilações de pressão arterial sistêmica por difícil ajuste da razão Qp/Qs** (p. ex., cardiopatias canal arterial-dependentes).
- **Manipulação e ajuste de drogas vasoativas em condições adversas** (p. ex., necessidade de transporte para exame ou transferência de hospital).

Além desses, podem ser listados outros fatores relacionados com o procedimento cirúrgico[26] e o pós-operatório imediato, os quais contribuem para o impacto das cardiopatias congênitas sobre a aquisição de habilidades motoras:[27]

- **Relacionados com a circulação extracorpórea:** fluxo sanguíneo contínuo, períodos de baixo fluxo, parada circulatória total, hemodiluição, resposta inflamatória.
- **Longos períodos de sedação:** síndrome de abstinência.
- **Desequilíbrio eletrolítico.**
- **Condições agudas de grave descompensação:** como crises de hipertensão pulmonar ou a própria parada cardiorrespiratória.
- **Eventos embólicos tardios:** pacientes com correções parciais que permanecem com mistura de sangue.

Participação: contexto familiar

Assim como em qualquer condição clínica pediátrica que demande internação prolongada, a criança com cardiopatia depende do acesso dos cuidadores à informação. A inserção da família no cuidado da criança vai além do acompanhamento durante a internação. Principalmente nos diagnósticos de cardiopatias complexas, situações em que a cirurgia é indicada duas ou mais vezes, são imprescindíveis a atenção ao desenvolvimento de complicações e o retorno periódico. O impacto sobre a qualidade de vida da criança implica muitas vezes a necessidade de mudança de hábitos ou na estrutura familiar.[30] Desse modo, justifica-se a atenção sobre o engajamento em programas de auxílio, sejam governamentais ou não, para que o neonato com cardiopatia possa ter seu acesso à inclusão social facilitado na primeira infância.

CASO CLÍNICO

RN com 10 dias de vida, sexo feminino, 3kg, nascido sem intercorrências e internado em terapia intensiva com diagnóstico de cardiopatia cianogênica canal-dependente (suspeita de transposição das grandes artérias), aguarda ecocardiograma para definição da anatomia. Encontra-se com FC de 180, PA de 50 × 20, FR de 80irpm, sem outros sinais de desconforto respiratório, SpO$_2$ de 90%, ausculta pulmonar com discretas crepitações difusas.

> Gasometria arterial – pH: 7,30; PaCO$_2$: 34mmHg; PaO$_2$: 70mmHg; SaO$_2$: 91%; BIC: 16mEq/L; BE: -4; lactato: 40mg/dL.

Exercício

1. Quais são os cuidados necessários durante o atendimento fisioterapêutico?
2. O paciente tem indicação de desmame de ventilação mecânica? Por quê?

Resposta

1. O enunciado não descreve a anatomia da cardiopatia, mas afirma que a sobrevida do RN depende da manutenção do canal arterial aberto ("cardiopatia canal-dependente"). Os cuidados durante a manipulação incluem o estabelecimento de critérios para interrupção da terapia, observando os sinais de descompensação (especialmente baixo débito cardíaco), e, principalmente, não permitir SpO$_2$ acima do esperado. Cabe lembrar que o aumento da saturação significa vasodilatação pulmonar com consequente desequilíbrio entre o fluxo de sangue pulmonar e o sistêmico, além da possibilidade de fechamento do canal arterial.
2. O enunciando não cita se o paciente está intubado, mas, caso esteja, não tem indicação de desmame. Em sua maioria, as cardiopatias canal-dependentes têm indicação cirúrgica precoce e, se esta estiver programada para um prazo inferior a 2 dias, a extubação não traria benefícios.

Referências

1. Lim TB, Foo SYR, Chen CK. The role of epigenetics in congenital heart disease. Genes 2021; 12(3).
2. Latham GJ, Yung D. Current understanding and perioperative management of pediatric pulmonary hypertension. Paediatric Anaesthesia 2019; 29(5):441-56.
3. Zimmerman MS, Smith AGC, Sable CA et al. Global, regional, and national burden of congenital heart disease, 1990-2017: a systematic analysis for the Global Burden of Disease Study 2017. The Lancet Child and Adolescent Health 2020; 4(3):185-200.
4. França EB, Lansky S, Rego MAS et al. Leading causes of child mortality in Brazil, in 1990 and 2015: Estimates from the Global Burden of Disease study. Revista Brasileira de Epidemiologia 2017; 20:46-60.
5. Pinto VC, Castello Branco KMP, Cavalcante RC et al. Epidemiologia da cardiopatia congênita no Brasil. Brazilian Journal of Cardiovascular Surgery 2015; 30(2):219-24.
6. Asis-Cruz J de, Donofrio MT, Vezina G, Limperopoulos C. Aberrant brain functional connectivity in newborns with congenital heart disease before cardiac surgery. NeuroImage: Clinical [Internet] 2018; 17(Sep 2017):31-42.
7. Healy F, Hanna BD, Zinman R. Pulmonary complications of congenital heart disease. Paediatric Respiratory Reviews 2012; 13(1):10-5.
8. Spector LG, Menk JS, Knight JH et al.. Trends in long-term mortality after congenital heart surgery. J Am Coll Cardiol 2018; 71(21):2434-46.
9. Brasil. Ministério da Saúde. Secretaria de Ciência, Tecnologia e Insumos Estratégicos. Departamento de Ciência e Tecnologia. Síntese de evidências para polítcas de saúde: diagnóstco precoce de cardiopatas congênitas / Ministério da Saúde, Secretaria de Ciência, Tecnologia e Insumos Estratégicos, Departamento de Ciência e Tecnologia. – Brasília : Ministério da Saúde, 2017.
10. Santana MVT. Cardiopatias congênitas no recém-nascido: Diagnóstico e tratamento. São Paulo: Ed. Atheneu, 2014.
11. Lopes AA, Barst RJ, Haworth SG et al. Repair of congenital heart disease with associated pulmonary hypertension in children: What are the minimal investigative procedures? Consensus Statement from the Congenital Heart Disease and Pediatric Task Forces, Pulmonary Vascular Research Institute. P Pulmonary Circulation 2014; 4(2):330-41.
12. Rosenzweig EB, Abman SH, Adatia I et al. Paediatric pulmonary arterial hypertension: updates on definition, classification, diagnostics and management. The European Respiratory Journal 2019; 53(1).
13. Ahuja N, Mack WJ, Wu S, Wood JC, Russell CJ. Acute respiratory infections in hospitalized infants with congenital heart disease. Cardiology in the Young 2021; 31(4):547-55.
14. Azeka E, Jatene MB, Jatene IB et al. I Diretriz de insuficiência cardíaca (IC) e transplante cardíaco, no feto, na criança e em adultos com cardiopatia congênita, da Sociedade Brasileira de Cardiologia. Arquivos Brasileiros de Cardiologia 2014; 103(6):1-126.
15. Hedstrom AB, Gove NE, Mayock DE, Batra M. Performance of the Silverman Andersen Respiratory Severity Score in predicting PCO$_2$ and respiratory support in newborns: A prospective cohort study. Journal of Perinatology 2018; 38(5):505-11.
16. Iliopoulos I, Nelson DP. Cardiopulmonary interactions in adults and children with congenital heart disease. Progress in Pediatric Cardiology 2015; 39(2):151-6.
17. De Souza Bastos VC, Carneiro AAL, Ramos Barbosa M dos S, De Andrade LB. Brazilian version of the Pediatric Functional Status Scale: Translation and cross-cultural adaptation. Revista Brasileira de Terapia Intensiva 2018; 30(3):301-7.
18. Cherpanath TGV, Lagrand WK, Schultz MJ, Groeneveld ABJ. Cardiopulmonary interactions during mechanical ventilation in critically ill patients. Netherlands Heart Journal 2013; 21(4):166-72.
19. Nunes GS, Botelho GV, Isabel C, Schivinski S. Hiperinsuflação manual: Revisão de evidências técnicas e clínicas. Fisioter Mov 2013; 26(2):423-35.
20. Belli S, Prince I, Savio G et al. Airway clearance techniques: The right choice for the right patient. Frontiers in Medicine 2021; 8(Feb):1-10.
21. A. Bronicki R. Cardiopulmonary interactions in children with heart failure. Current Cardiology Reviews 2016; 12(2):104-6.
22. De B. Diretrizes Brasileiras de Ventilação Mecânica 2013 Versão. Associação de Medicina Intensiva Brasileira, 2013.
23. Tabib A, Abrishami S, Mahdavi M, Mortezaeian H, Totonchi Z. Predictors of prolonged mechanical ventilation in pediatric patients after cardiac surgery for congenital heart disease. Research in Cardiovascular Medicine 2016; 5(3):3.
24. Farias N, Buchalla CM. A Classificação Internacional de Funcionalidade, Incapacidade e Saúde da Organização Mundial da Saúde: Conceitos, usos e perspectivas. Revista Brasileira de Epidemiologia 2005; 8(2):187-93.
25. Carvalho M, Barreto A, Andrade FG De, Castaneda L. A Classificação Internacional de Funcionalidade, Incapacidade e Saúde (CIF) como dicionário unificador de termos / The International Classification of Functioning , Disability and Health (ICF) as a unifying dictionary of terms 2021; 28(3):207-13.
26. Zhu S, Sai X, Lin J, Deng G, Zhao M, Nasser MI. Mechanisms of perioperative brain damage in children with congenital heart disease. Biomedicine & Pharmacotherapy 2020; 132:110957.
27. Huisenga D, la Bastide-Van Gemert S, van Bergen A, Sweeney J, Hadders-Algra M. Developmental outcomes after early surgery for complex congenital heart disease: a systematic review and meta-analysis. Developmental Medicine and Child Neurology 2021; 63(1):29-46.
28. Haseba S, Sakakima H, Nakao S et al. Early postoperative physical therapy for improving short-term gross motor outcome in infants with cyanotic and acyanotic congenital heart disease. Disabil Rehabil 2018; 40(14):1694-701..
29. Tikkanen AU, Nathan M, Sleeper LA et al. Predictors of postoperative rehabilitation therapy following congenital heart surgery. Journal of the American Heart Association 2018; 7(10).
30. Garcia RU, Aggarwal S, Natarajan G. Parental perception of functional status and impact on the family of children with congenital heart surgery. Early Hum Dev 2016; 96:45-51.

Parte F

Apneia da Prematuridade

Ivete Furtado Ribeiro Caldas
Paula Cristina Soares Mesquita

INTRODUÇÃO

A apneia da prematuridade é um dos diagnósticos mais comuns em neonatologia e se tornou um dos mais importantes problemas clínicos na Unidade de Terapia Intensiva Neonatal (UTIN). Esse tipo de apneia não deve ser considerado um estado patológico, mas sim uma manifestação fisiológica de um padrão respiratório instável que reflete a imaturidade do controle da respiração e adaptação a vida extrauterina.[1]

A prevalência de apneia aumenta exponencialmente com a diminuição da idade gestacional (IG) e está presente em quase 100% dos neonatos com menos de 29 semanas de gestação. De um ponto de vista fisiológico, não é a apneia, mas seu efeito sobre a oxigenação e a frequência cardíaca que altera o bem-estar do recém-nascido (RN). Estudo tem mostrado uma associação entre apneia e hipóxia intermitente com consequências em curto e longo prazo, como retinopatia da prematuridade (RDP), displasia broncopulmonar (DBP) e deficiências neurológicas.[2]

DEFINIÇÃO

A apneia consiste na cessação do fluxo de ar respiratório, sendo considerada patológica se for prolongada (> 20 segundos) ou se estiver associada a bradicardia, cianose, palidez ou hipotonia.[1] No entanto, o que melhor define a apneia não é a duração da pausa respiratória, mas as consequências fisiológicas que resultam dessa pausa, como a gravidade da bradicardia e hipoxemia. Por exemplo, prematuros com muito baixo peso ao nascer geralmente desenvolvem bradicardia significativa e hipoxemia após pausas respiratórias com menos de 10 segundos de duração. A expressão "apneia da prematuridade" é reservada para os casos de apneia que ocorrem em prematuros e que geralmente são resolvidos com 37 semanas de gestação.[2]

CLASSIFICAÇÃO

Tradicionalmente, as apneias são classificadas como centrais, obstrutivas ou mistas, dependendo da presença de esforços respiratórios e obstrução de vias aéreas superiores.[1] As apneias centrais são caracterizadas por ausência de respiração, medida pela atividade diafragmática ou pelos movimentos torácico e/ou abdominal. Já as apneias obstrutivas são caracterizadas por fluxo respiratório ausente, medido geralmente no nível nasal, mas com esforços respiratórios presentes durante toda a pausa. As apneias obstrutivas longas são geralmente observadas em RN com síndrome de Pierre-Robin (hipoplasia mandibular), em neonatos com DBP e naqueles com problemas neurológicos graves, como sangramento intracraniano, hidrocefalia e asfixia grave.

Por fim, as apneias mistas, o tipo mais comum, são caracterizadas por um componente central e um obstrutivo. Essas apneias podem passar despercebidas por monitores de impedância torácica e ser detectadas apenas pela presença de bradicardia ou hipoxemia, pois a maioria das apneias mistas começa com um componente central seguido por obstrução das vias aéreas e aumento progressivo da frequência respiratória até a apneia (Figura 12.19).[1,3]

PATOGÊNESE

A maioria dos neonatos prematuros possui as ferramentas básicas para respirar espontaneamente e com relativa continuidade. No entanto, desvantagens significativas, como imaturidade do controle respiratório, incapacidade de manter a capacidade residual funcional (CRF) adequada devido à alta distensibilidade da caixa torácica, propensão à obstrução das vias aéreas e dificuldades em coordenar a respiração com a sucção e a deglutição, predispõem nos prematuros uma respiração irregular, periódica e com apneias frequentes.[4] A respiração periódica e a apneia são claramente um distúrbio do controle da respiração, mas os mecanismos precisos não são muito claros. Em neonatos prematuros, o sistema de *feedback* negativo que controla a respiração é afetado pela imaturidade anatômica e fisiológica que compromete muitos níveis do sistema de controle respiratório, incluindo os quimiorreceptores centrais e periféricos.[3]

Imaturidade do controle respiratório
Papel da diminuição da atividade dos quimiorreceptores respiratórios centrais

Esses receptores, os principais responsáveis pela resposta ventilatória hipercápnica, são considerados os mais importantes quimiorreceptores que modulam a respiração e promovem uma respiração regular e contínua. A atividade desses quimiorreceptores é medida pela resposta ventilatória ao CO_2.[1] Em RN prematuros, a resposta é reduzida ao CO_2 e, portanto, o aumento da ventilação não é acionado até que níveis mais altos de CO_2 sejam atingidos. Essa resposta aumenta com a IG e a idade pós-natal, provavelmente relacionada com a maturação do sistema nervoso central (SNC). Um dos achados mais fascinantes em bebês prematuros, em comparação com adultos, é a resposta oposta ao CO_2 com diferentes concentrações de O_2. Em adultos,

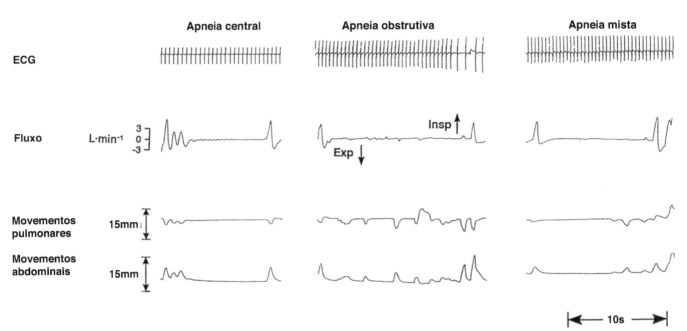

Figura 12.19 Exemplos de apneias diagnosticadas com o método tradicional: apneia central, quando os esforços respiratórios estão ausentes; apneia obstrutiva, quando os esforços respiratórios estão presentes continuamente; ou apneia mista, quando são vistos elementos de ambos. (Reproduzida de Alvaro, 2018.[1])

quanto menor a concentração de oxigênio inspirado, maior é a resposta ao CO_2. Ao contrário, em prematuros, quanto menor a concentração de oxigênio inspirado, mais deprimida ou plana é a resposta ao CO_2. É muito provável que essa resposta paradoxal esteja relacionada com o conhecido efeito depressor da hipóxia sobre os quimiorreceptores centrais, observado apenas em prematuros.[4]

Papel do aumento da atividade dos quimiorreceptores periféricos

Os mais importantes quimiorreceptores periféricos que modulam a respiração estão localizados nos corpos carotídeos na bifurcação das artérias carótidas comuns. Esses quimiorreceptores respondem a diminuições rápidas da PO_2 e do pH arteriais e aos aumentos da PCO_2 arterial e são os principais responsáveis pelas alterações transitórias dessas variáveis.[1] A hipóxia promove a instabilidade respiratória ao mover a resposta desses quimiorreceptores para a parte íngreme da curva onde pequenas alterações na PO_2 e PCO_2 arteriais produzem grandes alterações na ventilação, levando à respiração instável.[3]

Pesquisadores mostraram que a atividade dos quimiorreceptores periféricos é muito maior em RN do que em adultos. Esse aumento na atividade dos quimiorreceptores periféricos ocorre porque a PO_2 arterial é menor nesse grupo de RN. Esses resultados apoiam a hipótese de que o impulso de respirar no início da vida depende do aumento da atividade quimiorreceptora periférica e que essa atividade quimiorreceptora periférica intensificada pode perturbar o sistema de controle respiratório, causando respiração periódica e apneia.[5]

Papel do limiar de apneia de PCO_2

O limiar de apneia de PCO_2 é o nível mínimo de PCO_2 necessário para manter a respiração. Quando o CO_2 diminui abaixo desse nível mínimo, a respiração para. Essa noção de um limiar de apneia de CO_2 é crucial para a compreensão a respeito da respiração periódica e da apneia em humanos. Estudo mostrou que o limiar de apneia de CO_2 médio em prematuros é apenas 1,5mmHg menor do que a PCO_2 real ou basal, enquanto em adultos é 5mmHg menor. Essa estreita diferença entre a PCO_2 eupneica e a apneia em neonatos provavelmente está relacionada com uma PCO_2 basal baixa devido à diminuição do metabolismo desencadeada pela hipoxemia (Figura 12.20).[1]

Mecânica pulmonar

A CRF é importante para manter a oxigenação e diminuir o grau de dessaturação de oxigênio durante breves períodos de apneia. Neonatos prematuros são particularmente propensos a um volume pulmonar expiratório inadequado por causa de sua parede torácica altamente complacente, que leva ao fechamento da via aérea distal, podendo ocasionar *shunt* intrapulmonar. Para compensarem essa desvantagem, os prematuros se utilizam de mecanismos como frenagem expiratória, encurtamento expiratório e suspiros para tentar manter o volume pulmonar. Esses mecanismos são mediados pelos reflexos vagais de inflação e deflação (reflexos de Hering-Breuer). A ativação dos músculos intercostais contribui para a estabilidade da parede torácica e a manutenção da CRF. No entanto, esses músculos são tonicamente inibidos durante o sono REM,

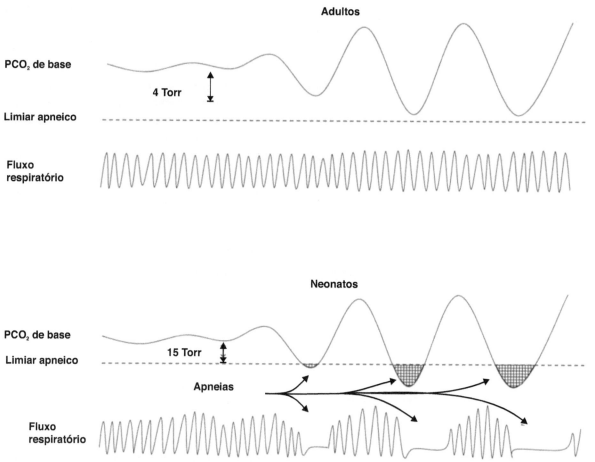

Figura 12.20 Representação esquemática da relação entre o limiar de apneia de PCO_2 e os níveis basais ou reais de PCO_2 em adultos e recém-nascidos. Em virtude da proximidade desses dois níveis em recém-nascidos, a PCO_2 tem muito mais probabilidade de cair abaixo do limiar de apneia do que em adultos. (Reproduzida de Alvaro, 2018.[1])

o que é problemático porque os prematuros passam mais de 50% a 70% nesse estado de sono.[6]

Vias aéreas superiores e reflexos pulmonares

Os quimiorreflexos laríngeos compreendem um grupo de reflexos desencadeados pelo contato entre líquidos e receptores da mucosa laríngea. A estimulação da mucosa laríngea em prematuros, química ou mecanicamente, pode causar apneia, bradicardia e dessaturação de O_2. Essa apneia induzida por reflexo é mediada por aferentes do nervo laríngeo superior. Os quimiorreflexos laríngeos imaturos, caracterizados por uma resposta cardiorrespiratória inibitória exagerada, são observados principalmente em prematuros ou nas condições em que há inflamação das vias aéreas superiores. Com a maturação, diminuem a duração e a gravidade das apneias secundárias aos quimiorreflexos laríngeos.[4]

Estado de sono

O sono modula a respiração e predispõe os pacientes à apneia. A maioria dos episódios de apneia ocorre durante o sono REM, geralmente acompanhados de respiração irregular em termos de frequência e amplitude do volume corrente. Os efeitos do sono na respiração de neonatos prematuros são muitos. O sono REM aumenta a incidência de respiração periódica e apneia, diminui a resposta ventilatória ao CO_2, aumenta a taxa de suspiros e a distorção torácica, levando à fadiga muscular e ao aumento do consumo de oxigênio, inibe os reflexos pulmonares e diminui o tônus das vias aéreas superiores e a atividade pós-inspiratória do diafragma, acarretando colapso parcial do pulmão durante a expiração.[1]

Infecção e inflamação

Evidências sugerem que a infecção e a inflamação podem desempenhar um papel crucial na patogênese da apneia da prematuridade. A inflamação progressiva observada nos pulmões de prematuros secundária à infecção intra e extrauterina e ao estresse oxidativo causado pela exposição ao O_2 e a ventilação mecânica podem conduzir à morbidade respiratória. Esse efeito negativo da infecção e inflamação no desenvolvimento respiratório pode contribuir para o agravamento da apneia da prematuridade e dos episódios de hipóxia crônica intermitente observados durante a respiração periódica e a apneia. Essa inflamação local e sistêmica, por sua vez, poderia ter efeitos de curto e longo prazo por aumentar a expressão de mediadores inflamatórios no SNC e no sistema nervoso periférico, modificando a estrutura e a função dos quimiorreceptores. Esse efeito no sistema de controle neural respiratório já imaturo pode desestabilizar a respiração e causar apneia e eventos hipoxêmicos intermitentes crônicos. Esses eventos não apenas aumentam a instabilidade respiratória, mas também alteram o crescimento e a regulação cardiovascular e aumentam o risco de reanimação cardiopulmonar (RCP) e deficiência neurológica.[5]

DIAGNÓSTICO

A alta incidência de apneias em prematuros torna obrigatório o monitoramento cardiorrespiratório em neonatos < 35 semanas de gestação e em todos aqueles de alto risco. Nos ambientes de UTIN é possível encontrar uma combinação de monitores de impedância respiratória, frequência cardíaca e/ou oxímetro de pulso. Embora os monitores de impedância respiratória não detectem apneias obstrutivas, os monitores de frequência cardíaca e oxigenação geralmente detectam bradicardia e diminuição da oxigenação associadas a esses episódios de apneias. Para o diagnóstico preciso da obstrução das vias aéreas, são necessários monitores mais sofisticados, como pneumotacografia, termistores nasais, pletismografia e monitores de pressão expiratória de CO_2, os quais raramente são usados na prática diária.[1]

O aumento repentino no número ou na gravidade das apneias em neonatos prematuros deve ser investigado para descartar outros problemas clínicos associados às apneias. A oximetria de pulso contínua (SpO_2) medida por meio de oxímetros de pulso de alta resolução de nova geração com faixas de oxigênio-alvo é uma ferramenta de monitoramento muito importante para avaliação do grau de eventos hipoxêmicos intermitentes associados à respiração periódica e à apneia. A avaliação frequente de medições de SpO_2, incluindo o tempo que os RN passam dentro da faixa desejada de saturação de oxigênio e o número de eventos hipoxêmicos prolongados, pode ser uma estratégia importante e valiosa para adaptar e refletir a intensidade das intervenções terapêuticas e melhorar os resultados no período neonatal.[7]

ESTRATÉGIAS TERAPÊUTICAS

O manejo integral das apneias em prematuros envolve o diagnóstico e a correção das causas secundárias antes de um diagnóstico conclusivo de apneia da prematuridade. A decisão de iniciar o tratamento deve ser baseada não apenas na frequência e duração dos eventos, mas também

na gravidade da apneia medida pelo grau de bradicardia e hipoxemia e a intensidade da estimulação necessária para encerrar a apneia. Em geral, quanto menor a IG, mais agressivo deve ser o tratamento.[3]

Quando não tratada, a apneia da prematuridade pode estar associada a resultados negativos. Estudos em animais e humanos demonstram que a exposição à hipoxia intermitente contribui para múltiplas patologias, incluindo RCP, lesão de gânglios simpáticos que regulam a ação cardiovascular, células de ilhotas pancreáticas e desenvolvimento ósseo prejudicados, lesão cerebelar e deficiências do neurodesenvolvimento.[3]

Cuidados gerais

- O posicionamento em decúbito ventral ajuda a manter a permeabilidade das vias aéreas e impede a flexão excessiva ou a extensão do pescoço, evitando, assim, apneia obstrutiva. Embora a posição ideal para reduzir apneias seja um tanto controversa, a posição prona é recomendada, com a cabeça elevada e inclinada cerca de 30 a 45 graus em um ambiente semelhante a um ninho, com isso melhorando a função pulmonar ao estabilizar a parede torácica e a respiração, facilitando a termorregulação, reduzindo o refluxo gastroesofágico e estabilizando o sistema nervoso autônomo.[5] Obviamente, isso não é recomendado fora do ambiente monitorado da UTIN devido ao risco de síndrome de morte súbita do neonato.
- Temperatura estável e prevenção de superaquecimento. Em neonatos de muito baixo peso ao nascer, a temperatura deve ser mantida no nível mínimo do ambiente térmico neutro (36,5°C a 36,8°C).[1]
- Manter a SpO_2 na faixa de 88% a 94% fornece um equilíbrio delicado entre a redução da apneia induzida por hipóxia, por um lado, e o aumento do risco de RCP, por outro. Essa é uma área de grande controvérsia e de pesquisas em andamento.[8]
- Várias outras abordagens não farmacológicas foram testadas, embora com resultados mistos, como estimulação tátil, estimulação olfatória e estimulação sonora por meio de sons maternos.[8]

Metilxantinas

O principal mecanismo de ação das metilxantinas consiste em um antagonismo competitivo da adenosina, um potente inibidor da respiração. As metilxantinas aumentam a ventilação, melhoram a sensibilidade ao CO_2, diminuem a depressão hipóxica e aumentam a atividade diafragmática. Os efeitos indesejáveis das xantinas incluem taquicardia, arritmias cardíacas, intolerância alimentar, aumento do metabolismo basal e do consumo de oxigênio, irritabili-

Capítulo 12 • Tratamento Fisioterapêutico no Sistema Cardiorrespiratório

dade e, muito menos frequentes, convulsões. As xantinas mais comumente usadas são a teofilina e a cafeína. Além de reduzirem os sintomas relacionados com a apneia, as metilxantinas facilitam a extubação e diminuem a necessidade de ventilação mecânica (VM).[9]

Ventilação não invasiva (VNI)

A VNI se refere a qualquer método de fornecimento de suporte respiratório em que não é usado um tubo endotraqueal. Os vários métodos incluem a administração de oxigênio por meio de cânula nasal de alto fluxo umidificada e aquecida (HHHFNC ou HFNC), CPAP nasal (nCPAP), ventilação nasal de pressão positiva intermitente (NIPPV), pressão positiva nasal de dois níveis nas vias aéreas (nBiPAP), ventilação oscilatória nasal de alta frequência (nHFOV) e assistência ventilatória nasal neuralmente ajustada (nNAVA). Esses dispositivos são acionados por fluxo de gás, com ou sem gerador de pressão (HFNC), pressão gerada em um único nível (CPAP) ou em dois níveis (NIPPV e BiPAP).[10] Essas abordagens melhoram a oxigenação, reduzindo a incompatibilidade ventilação-perfusão e o trabalho respiratório, e são eficazes no tratamento de apneia da prematuridade.[8]

Pressão positiva contínua nas vias aéreas nasal

Usada em conjunto com as xantinas, a nCPAP demonstrou grande eficácia na redução da frequência e da gravidade da apneia da prematuridade. Os efeitos mais importantes estão relacionados com a melhora do volume pulmonar e da CRF e, consequentemente, da oxigenação. A nCPAP diminui, principalmente, as apneias mistas e obstrutivas, mantendo as vias aéreas abertas e estabilizando a caixa torácica. Baixas pressões (4 a 6cmH$_2$O) são geralmente eficazes para supressão de apneias. Pressões > 6cmH$_2$O são mais eficazes apenas nos casos de doença pulmonar residual ou laringotraqueomalácia. Em prematuros, níveis altos de pressão podem aumentar o trabalho respiratório e levar à fadiga muscular.[11]

A nCPAP fornece pressão constante ao longo da respiração, controlada pelo sistema de demanda-fluxo na válvula expiratória, para auxiliar a respiração espontânea de neonatos prematuros. Quando esses neonatos prematuros estão respirando espontaneamente, a nCPAP é suficiente para suportar seu esforço ventilatório. No entanto, durante os períodos de apneia, nenhum suporte adicional é fornecido e o RN prematuro é suscetível a eventos clinicamente significativos, caracterizados por dessaturações e bradicardia.[8]

Ventilação nasal com pressão positiva intermitente

Avanços tecnológicos na área neonatal possibilitaram o desenvolvimento de estratégias sincronizadas ou não sincronizadas da ventilação nasal com pressão positiva intermitente (NIPPV) e da nCPAP com fluxo variável. Um estudo demonstrou que a NIPPV pode ser mais eficaz do que a nCPAP na redução dos sintomas relacionados com a apneia da prematuridade. Na NIPPV, a pressão é fornecida em dois níveis: pico de pressão inspiratória (PIP) e pressão positiva expiratória final (PEEP), usando um ventilador mecânico e modulando o fluxo de gás e o orifício da válvula expiratória. Os vários mecanismos pelos quais a NIPPV atua (além da nCPAP) incluem melhora do impulso respiratório, proporcionando pressão média mais alta nas vias aéreas, e indução do reflexo paradoxal de cabeça. A administração de NIPPV pode ser sincronizada com o esforço respiratório do neonato por meio de vários métodos, como cápsula pneumática, pneumotacógrafo (gatilho de fluxo), pletismógrafo de indutância respiratória ou disparo por pressão.[11] Na NIPPV, as configurações simulam a ventilação invasiva. O tempo inspiratório usado é mais curto em comparação com BiPAP (0,3 a 0,5s), as taxas de inflação são maiores (30 a 60/min), as PEEP são de 4 a 7cmH$_2$O e os PIP variam de 14 a 20cmH$_2$O. As taxas de fluxo estão na faixa de 8 a 12L/min ou são configuradas automaticamente pelo ventilador.[10]

Ventilação nasal com pressão positiva intermitente não sincronizada

Em estudo de metanálise, quando usada para síndrome do desconforto respiratório (SDR), a NIPPV não sincronizada foi recomendada por apresentar menos falhas de tratamento e menor necessidade de ventilação mecânica invasiva (VMI) em comparação com a cânula nasal de alto fluxo (CNAF). No entanto, não houve diferença nas taxas de vazamentos de ar, DBP, mortalidade e traumatismo nasal. Comparado ao de nCPAP, o uso de NIPPV não sincronizada resulta em risco reduzido de falhas no tratamento, VMI, vazamentos de ar e mortalidade.

Ventilação nasal com pressão positiva intermitente sincronizada

Em ensaio clínico randomizado que comparou NIPPV sincronizada com nCPAP em neonatos prematuros com SDR, os neonatos tratados com NIPPV sincronizada apresentaram taxas mais baixas de insuficiência respiratória, hipercapnia e hipóxia. Além disso, a NIPPV sincronizada demonstrou diminuir o trabalho respiratório em comparação com a nCPAP. Um único estudo randomizado de pequeno porte comparou NIPPV sincronizada com NIPPV não sincronizada e nCPAP em neonatos com apneias, revelando um número significativamente menor de apneias centrais e taxas medianas de episódios de dessaturação e bradicardia nos que utilizaram NIPPV sincronizada.[12]

Cânula nasal de alto fluxo

A terapia com CNAF também é cada vez mais usada como alternativa conveniente e mais portátil aos dispositivos de entrega de CPAP.[11] A CNAF fornece gases inalados em fluxos maiores do que o fluxo de demanda inspiratório, o que promove a lavagem das vias aéreas superiores, reduz o espaço morto fisiológico e diminui a resistência das vias aéreas nasofaríngeas. Além disso, fornece PEEP variável e diminui o trabalho respiratório.

Os três componentes mais importantes incluem um gerador de fluxo, um misturador de ar-oxigênio e um aquecedor-umidificador. A CNAF é administrada por meio de máquinas autônomas (Optiflow™ ou Vapotherm™) ou por modificação do circuito CPAP, em que o ramo expiratório é removido. As taxas de fluxo para neonatos variam de 4 a 8L/min, com os gases fornecidos a 37°C e 100% de umidade relativa.[10] A CNAF ganhou popularidade devido à facilidade de uso, à menor incidência de traumatismo nasal e ao conforto maior para o neonato.

A evidência atual sugere que a CNAF (em todas as indicações) não aumenta o risco de falha do tratamento ou a necessidade de VM em comparação com nCPAP. Além disso, há diminuição significativa de traumatismo nasal. A CNAF apresentou risco maior de falha do tratamento em comparação com BiPAP, bem como de falha do tratamento e necessidade de VM em comparação com NIPPV. Quando usada como modo primário de suporte respiratório para SDR, apresentou taxas de falha mais altas em comparação com nCPAP.[12]

Ventilação oscilatória de alta frequência nasal

A nVOAF combina os benefícios da ventilação de alta frequência e da ventilação nasal. À semelhança da ventilação oral de alta frequência (VOAF) invasiva, o fornecimento de pequenos volumes correntes em taxas suprafisiológicas resulta em melhor eliminação de CO_2. Para nVOAF, a maioria dos estudos usou frequências que variam de 5 a 12Hz, taxas de fluxo inspiratório de 8 a 12L/min, tempos expiratórios de 1:1, pressão média das vias aéreas (PAM) com base no estado clínico do RN e amplitude de duas a três vezes a da PAM. A amplitude é posteriormente titulada para atingir oscilações torácicas visíveis. Uma metanálise de oito ensaios clínicos randomizados, incluindo 463 neonatos prematuros, mostrou que a nVOAF resulta em menor probabilidade de VM e melhor remoção de CO_2, quando comparada com nCPAP ou nBiPAP.[13]

Assistência ventilatória neuralmente ajustada nasal

No sistema nNAVA, o ventilador é ciclado pela atividade elétrica do diafragma (EADi). O sinal é detectado por eletrodos embutidos na sonda nasogástrica e posicionados no nível do diafragma. Esse mecanismo põe esse sistema em desvantagem evidente ao ser administrado a neonatos com apneias centrais frequentes e outras causas de hipo/hiperventilação central (hemorragia intraventricular, sedação, lesão do nervo frênico etc.). Para nNAVA, as configurações de PEEP e FiO_2 são semelhantes às adotadas para NIPPV. O gatilho EADi – a atividade diafragmática na qual o ventilador começa a fornecer uma respiração – é geralmente definido em 0,5µV. A ciclagem do ciclo respiratório, por padrão, é definida em 30% do pico de EADi. O nível de assistência ou NAVA, que determina a proporcionalidade entre EADi e pressão do ventilador, é definido em $2cmH_2O/µV$ e titulado por $0,5cmH_2O/µV$ até que o neonato esteja confortável e o pico de EADi seja < 15µV.[14]

Ventilação mecânica invasiva

Quando a apneia grave persiste, apesar dos tratamentos mencionados, a intubação e a VM são o último recurso. Devem ser usados parâmetros de ventilação mínimos, que permitam a respiração espontânea e minimizem o risco de lesão pulmonar. É preferível o uso de ventiladores com controle assistido de volume garantido, com tempos inspiratórios curtos e um nível de PEEP de acordo com a patologia pulmonar. A duração da VM depende da causa da apneia, mas, em geral, é usada por curtos períodos.[1]

ESTRATÉGIAS FISIOTERAPÊUTICAS

A fisioterapia é uma modalidade terapêutica relativamente recente dentro das UTIN e se encontra em franca expansão, especialmente nos grandes centros, sendo realizada por meio de diversas técnicas com o objetivo de diminuir o trabalho respiratório, manter a patência de vias aéreas e melhorar a ventilação e a troca gasosa.[15]

Posicionamento terapêutico

O posicionamento correto é uma das primeiras intervenções do neurodesenvolvimento na UTIN. Uma vez privado do ambiente uterino pelo nascimento prematuro, fisioterapeutas da UTIN auxiliam o posicionamento do prematuro com dispositivos auxiliares, como panos e limites colocados ao redor do corpo, os "ninhos". O posicionamento adequado está associado ao melhor desenvolvimento neuromuscular e postural, à melhora do sono e à redução do estresse e da dor. Portanto, o cuidado por meio do posicionamento adequado visa contribuir para promoção de estímulo neurológico adequado, mas também é um facilitador da mecânica respiratória.[16]

Nesse contexto, o decúbito ventral ou a posição prona (PP) consiste no posicionamento do RN de maneira a manter constantes o suporte diafragmático e a estabilização da caixa torácica em função do contato contínuo da caixa torácica e do abdome com o leito e se mostra promissor para suprir as necessidades do prematuro em UTIN. Efeitos da PP têm sido descritos, como aumento da SpO_2 e do volume corrente (Vc), melhora da mecânica respiratória e redução do gasto energético, bem como diminuição do débito cardíaco e do volume sistólico. A posição prona está associada à redução dos casos de apneia da prematuridade, influenciando a ventilação, contribuindo com a otimização da função respiratória em RN em prótese ventilatória e auxiliando, também, o desmame da VM.[17]

Estimulação tátil

A estimulação tátil, manual ou mecânica, demonstrou encurtar a duração da apneia, hipóxia e/ou bradicardia ou mesmo prevenir uma apneia. Estudos em animais demonstraram que a estimulação sensorial é importante para o início da respiração após o nascimento. A estimulação manual é recomendada pelas diretrizes locais e internacionais com seus efeitos sobre o início da respiração em neonatos prematuros. A estimulação mecânica foi avaliada em estudos e pode melhorar a técnica de estimulação tátil, promovendo resposta mais rápida e encurtando a duração da apneia.[7]

POLISSONOGRAFIA EM UNIDADE DE TERAPIA INTENSIVA NEONATAL

A polissonografia (PSG) é o padrão ouro para avaliação de distúrbios respiratórios do sono em crianças, mas é relativamente cara, demorada e não é usada ou se encontra disponível de maneira consistente. O tipo 1 completo inclui monitoramento por meio de eletroencefalograma (EEG), eletro-oculograma, eletromiografia do queixo, fluxo de ar, saturação arterial de oxigênio (SaO_2), esforço respiratório e frequência cardíaca ou canal de eletrocardiograma e, de acordo com a indicação de CO_2, realiza-se a gravação de vídeo e áudio. Não há diretrizes formais quanto à necessidade de PSG na alta da UTIN. No entanto, pode desempenhar um papel na identificação de neonatos em risco de eventos respiratórios relacionados com o sono e ser útil para orientar os médicos durante o planejamento da alta. Os critérios para alta da UTIN incluem maturidade da função cardiorrespiratória, mas não há definições claras sobre o que constitui maturidade ou como ela deve ser avaliada.[8]

CLASSIFICAÇÃO INTERNACIONAL DE FUNCIONALIDADE, INCAPACIDADE E SAÚDE – VERSÃO CRIANÇAS E JOVENS (CIF-CJ)

A funcionalidade e a qualidade de vida são consequências de relações interativas e complexas entre a saúde e os fatores contextuais do meio ambiente. A Classificação Internacional de Funcionalidade, Incapacidade e Saúde (CIF)

se propõe a analisar essas relações e inclui o funcionamento das funções e das estruturas do corpo, as atividades e participação e os fatores ambientais, envolvendo o ambiente físico, social e atitudinal em que as pessoas vivem e conduzem sua vida.

Paralelamente ao desenvolvimento da CIF, a Organização Mundial da Saúde (OMS) formou um grupo internacional com o objetivo de desenvolver uma versão voltada para crianças e jovens e que foi aprovada em 2007. A Classificação Internacional de Funcionalidade, Incapacidade e Saúde – versão Crianças e Jovens (CIF-CJ) avalia os mesmos domínios abordados na versão completa da CIF, mas apresenta alguns aspectos relacionados com a faixa etária, como o contexto familiar, o atraso no desenvolvimento, a participação e o ambiente. A CIF-CJ analisa quatro domínios: (1) estrutura; (2) função; (3) atividades e participação; e (4) fatores ambientais.[20] A CIF-CJ fundamenta e estrutura a classificação do RN com base nos seguintes fatores:

- Integridade funcional e estrutural das partes do corpo e dos sistemas.
- Postura e movimento.
- Interação adequada entre RN, família e profissionais da UTIN.

A CIF é uma ferramenta com linguagem unificada e normalizada que caracteriza, de modo pragmático e conceitual, os descritores múltiplos da saúde, proporcionando um modelo explicativo que possibilita melhor compreensão sobre a gênese das incapacidades e, sobretudo, o entendimento de como elas podem ser minimizadas. A CIF pode facilitar a classificação e o acompanhamento da função e da funcionalidade dos RN (Figura 12.21).[20]

PROGNÓSTICO

Efeitos no neurodesenvolvimento

Dados limitados sugerem que o número total de dias com apneia e a resolução dos episódios em mais de 36 semanas de idade pós-menstrual (IPM) estão associados à pior evolução do neurodesenvolvimento em neonatos prematuros. Os distúrbios ventilatórios e de perfusão desses padrões respiratórios estão associados a sequelas cardiovasculares significativas e contribuem para múltiplas patologias neurais, incluindo distúrbios neurocognitivos e afetivos em adultos e adolescentes. A hipóxia intermitente sustentada ou crônica aumenta a produção de radicais livres e contribui para a patogênese de resultados adversos associados à apneia obstrutiva em adultos e crianças. Em neonatos, os padrões estão associados a casos de RDP, cres-

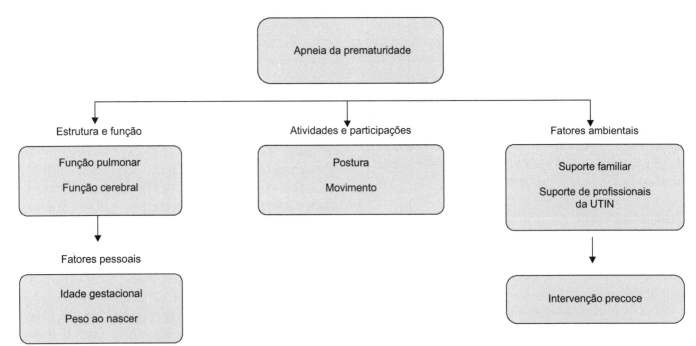

Figura 12.21 Principais agrupamentos, de acordo com a Classificação Internacional de Funcionalidade, Incapacidade e Saúde (CIF), a observar na avaliação e intervenção fisioterapêutica nos recém-nascidos com apneia da prematuridade. (UTIN: Unidade de Terapia Intensiva Neonatal.)

cimento alterado e regulação cardiovascular e deficiências do neurodesenvolvimento.[18]

Desfechos secundários, incluindo deficiências motoras, atrasos cognitivos ou de fala e RDP grave, mostraram associações semelhantes com o tempo gasto com hipoxemia. Os eventos mais longos (com duração > 1 minuto) conferiram risco maior de resultados adversos. Os eventos de bradicardia não contribuíram para o valor preditivo de hipoxemia. Conforme observado anteriormente, a cafeína tem forte efeito protetor em prematuros com apneia, melhorando significativamente os resultados do neurodesenvolvimento entre 18 e 24 meses de idade e reduzindo o risco de deficiência do neurodesenvolvimento, paralisia cerebral e atraso cognitivo.[8]

CASO CLÍNICO

Relato de caso do estudo de Falsaperla et al. (2019)[19]

Uma criança pré-termo do sexo feminino (29 semanas e 4 dias de IG), primeiro gêmeo de gravidez gemelar com história familiar relevante de parto prematuro (gestação de 27 semanas), foi internada na UTIN por dificuldade respiratória. Sua mãe teve uma gravidez sem intercorrências e achados normais ao ultrassom Doppler antes de dar à luz por parto vaginal. Ao nascer, a pontuação de Apgar da criança era 5 e 7 em 1 e 5 minutos, respectivamente, e seu peso ao nascer era de 1.145g. Foi intubada, recebeu surfactante e ficou sob VMI por 3 dias, seguida por VNI por mais 2 dias. Exames de sangue na admissão (pH, PCO_2, bicarbonato, hemograma completo e bioquímica) e resultados da eletrocardiografia e da radiografia de tórax normais.

Uma semana após o desmame ventilatório, a criança apresentou episódios de cianose associados à dessaturação súbita de oxigênio, palidez cutânea, apneia e bradicardia, que exigiu reanimação com estimulação tátil, oxigenoterapia e ventilação com pressão positiva intermitente, resultando em recuperação plena transitória. Os achados do exame complementar, incluindo ecocardiografia, neurossonografia, bioquímica básica e estudos metabólicos, foram normais.

Exercício
1. Com base nessas informações, qual tipo de apneia pode ser diagnosticado? Justifique utilizando os conhecimentos fisiopatológicos.
2. Quais estratégias fisioterapêuticas podem melhorar o quadro do RN?

Resposta
1. O diagnóstico é de apneia do tipo central, caracterizada pela falta de respiração aos esforços, medidos pela atividade diafragmática ou pelo tórax ou movimentos abdominais, ocasionados, principalmente, pela imaturidade do centro respiratório do RN prematuro. As causas incluem: (1) imaturidade do controle respiratório (em prematuros, a resposta ao CO_2 é reduzida e, portanto, o aumento da ventilação não é acionado até que sejam atingidos níveis mais altos de CO_2); (2) aumento da atividade dos quimiorreceptores periféricos (a hipóxia promove a instabilidade respiratória, e a atividade dos quimiorreceptores periféricos é muito maior em RN do que em adultos); (3) papel do limiar de apneia de PCO_2 (o limiar de apneia de CO_2 médio em prematuros é apenas 1,5mmHg menor do que a PCO_2 real ou basal, enquanto em adultos é 5mmHg menor).
2. Entre as estratégias fisioterapêuticas estão: posicionamento terapêutico, em especial decúbito ventral ou PP, que consiste no posicionamento do RN de maneira a manter constantes o suporte diafragmático e a estabilização da caixa torácica, e a estimulação tátil, que torna possível encurtar a duração da apneia, hipóxia e/ou bradicardia ou mesmo prevenir uma apneia.

Referências

1. Alvaro RE. Control of breathing and apnea of prematurity. Neoreviews [Internet] 2018; 19(4):e224-e234. Disponível em: https://doi.org/10.1542/neo.19-4-e224. Acesso em 18 nov 2021.
2. Eichenwald EC; Committee on Fetus and Newborn, American Academy of Pediatrics. Apnea of prematurity. Pediatrics [Internet] 2016; 137(1):e20153757. Disponível em: https://doi.org/10.1542/peds.2015-3757. Acesso em 18 nov 2021.
3. Erickson G, Dobson NR, Hunt CE. Immature control of breathing and apnea of prematurity: the known and unknown. J Perinatol [Internet] 2021; 41:2111-23. Disponível em: https://doi.org/10.1038/s41372-021-01010-z. Acesso em 18 nov 2021.
4. Morton SU, Smith VC. Treatment options for apnea of prematurity. Archives of Disease in Childhood. Arch Dis Child Fetal Neonatal [Internet] 2016; 101(4):F352-6. Disponível em: https://pubmed.ncbi.nlm.nih.gov/27010019. doi: 10.1136/archdischild-2015-310228. Acesso em 20 nov 2021.
5. Di Fiore JM, Poets CF, Gauda E, Martin RJ, MacFarlane P. Cardiorespiratory events in preterm infants: Etiology and monitoring technologies. J Perinatol [Internet] 2016; 36:165-71. Disponível em: https://pubmed.ncbi.nlm.nih.gov/26583939. doi: 10.1038/jp.2015.164. Acesso em 20 nov 2021.
6. Ribeiro SNS, Lourenço LB, Sena GDS et al. Thoracoabdominal interaction and its relationship with biological risk factors in premature newborns. Fisioterapia e Pesquisa [Internet] 2020; 27:155-60. Disponível em: https://doi.org/10.1590/1809-2950/19011927022020. Acesso em 26 nov 2021.
7. Cramer SJE, Dekker J, Dankelman J et al. Effect of tactile stimulation on termination and prevention of apnea of prematurity: A systematic review. Front Pediatr [Internet] 2018; 6:45. Disponível em: https://pubmed.ncbi.nlm.nih.gov/29552548. doi: 10.3389/fped.2018.00045. Acesso em 26 nov 2021.
8. Gileles-Hillel A, Erlichman I, Reiter J. Apnea of prematurity: An update. Journal of Child Science [Internet] 2019; 9(01):e50-e58. Disponível em: https://www.thieme-connect.com/products/ejournals/pdf/10.1055/s-0039-1678669.pdf. Acesso em 26 nov 2021.
9. Kumar VHS, Lipshultz SE. Caffeine and clinical outcomes in premature neonates. Children (Basel) [Internet] 2019; 6(11):118. doi:10.3390/children6110118. Acesso em 26 nov 2021.
10. Anne RP, Murki S. Noninvasive respiratory support in neonates: A review of current evidence and practices. Indian Journal of Pediatrics [Internet] 2021; 88(7):670-8. Disponível em: https://doi.org/10.1007/s12098-021-03755-z. Acesso em 27 nov 2021.
11. Lemyre B, Davis PG, De Paoli AG et al. Nasal intermittent positive pressure ventilation (NIPPV) versus nasal continuous positive airway pressure (NCPAP) for preterm neonates after extubation. Cochrane Database of Systematic Reviews [Internet] 2017; (2):CD003212. doi: 10.1002/14651858.CD003212.pub3. Acesso em 26 nov 2021.
12. Ramaswamy VV, More K, Roehr CC et al. Efficacy of noninvasive respiratory support modes for primary respiratory support in preterm neonates with respiratory distress syndrome: systematic review and network meta-analysis. Pediatr Pulmonol [Internet] 2020; 55:2940-63. doi: 10.1002/ppul.25011. Acesso em 27 nov 2021.
13. Li J, Li X, Huang X, Zhang Z. Noninvasive high-frequency oscillatory ventilation as respiratory support in preterm infants: a meta-analysis of randomized controlled trials. Respir Res [Internet] 2019; 20:58. Disponível em: https://www.ncbi.nlm.nih.gov/pmc/articles/PMC6420773/. Acesso em 27 nov 2021.
14. Firestone KS, Beck J, Stein H. Neurally adjusted ventilatory assist for noninvasive support in neonates. Clin Perinatol [Internet] 2016; 43(4):707-24. Disponível em: https://pubmed.ncbi.nlm.nih.gov/27837754/. Acesso em 27 nov 2021.
15. Vasconcelos GAR, Almeida RCA, Bezerra AL. Repercussões da fisioterapia na unidade de terapia intensiva neonatal. Fisioter Mov [Internet] 2011; 24(1):65-73. Disponível em: https://www.scielo.br/j/fm/a/CQGLQCWWz7TZSW5kLtYvzhB/?format=pdf&lang=pt. Acesso em 27 nov 2021.
16. Madlinger-Lewis L, Reynolds L, Zarem C et al. The effects of alternative positioning on preterm infants in the neonatal intensive care unit: a randomized clinical trial. Research in Developmental Disabilities [Internet] 2014; [35(2):490-7. Disponível em: https://doi.org/10.1016/j.ridd.2013.11.019. Acesso em 27 nov 2021.
17. Wu T, Lien RI, Seri I et al. Changes in cardiac output and cerebral oxygenation during prone and supine sleep positioning in healthy term infants. Archives of Disease in Childhood-Fetal and Neonatal Edition [Internet] 2017; 102(6):483-9. Disponível em: https://doi.org/10.1136/archdischild-2016-311769. Acesso em 27 nov 2021.
18. Sunderram J, Androulakis IP. Molecular mechanisms of chronic intermittent hypoxia and hypertension. Crit Rev Biomed Eng [Internet] 2012; 40(4):265-78. doi: 10.1615/critrevbiomedeng.v40.i4.30. Acesso em 20 nov 2021.
19. Falsaperla R, Vitaliti G, Cimino C et al. Apnea events in neonatal age: A case report and literature review. Med Hypotheses [Internet] 2019; 131:109296. doi: 10.1016/j.mehy.2019.109296. Acesso em 20 nov 2021.
20. Da Costa Teixeira R et al. Prática profissional de fisioterapeutas e a utilização da CIF-CJ em um hospital materno-infantil. Fisioterapia Brasil [Internet] 2022; 23(2):220-31. doi: 10.33233/fb.v23i2.4915. Acesso em nov 2022.

Parte G

Displasia Broncopulmonar

Marcos Giovanni Santos Carvalho
Simone Nascimento Santos Ribeiro
Silvana Alves Pereira

INTRODUÇÃO

A expressão *displasia broncopulmonar* (DBP) foi usada pela primeira vez por Northway *et al.*, em 1967, para descrever uma forma crônica de lesão pulmonar causada por barotrauma e lesão por uso de O_2 em bebês prematuros que necessitavam de ventilação mecânica (VM).[1]

Apesar dos avanços significativos nos cuidados com recém-nascidos pré-termo (RNPT) nas últimas décadas, incluindo o desenvolvimento de surfactante, bem como de modos de ventilação mais atuais e protetores, a prevalência de DBP continua alta. Essas novas estratégias tornaram possível a sobrevivência de recém-nascidos (RN) de muito baixo peso e resultaram em uma mudança nas características da DBP.[2]

Em 1999, Jobe cunhou a expressão *nova DBP* no artigo intitulado *A nova DBP: uma interrupção do desenvolvimento pulmonar*, para descrever a doença pulmonar crônica em RNPT naquela época. Essa "nova DBP" demonstrou causar muito menos danos às vias aéreas e fibrose do septo alveolar, quando comparada à "antiga DBP", que foi caracterizada por diminuição do desenvolvimento vascular e da septação alveolar.[2,3]

As crianças diagnosticadas com quadro de DBP durante o período neonatal têm grande risco de reinternação hospitalar nos primeiros anos de vida em razão de infecções respiratórias de difícil controle, além de poderem desenvolver, em longo prazo, episódios de sibilância e asma. Por se caracterizar como uma doença crônica, a soma dos diversos fatores descritos leva à redução da capacidade pulmonar, à obstrução das vias aéreas e à diminuição da qualidade de vida.[2]

EPIDEMIOLOGIA

A DBP é considerada uma das principais morbidades relacionadas com o nascimento prematuro (idade gestacional [IG] < 37 semanas).[4]

A cada ano, 15 milhões de prematuros nascem em todo o mundo, e 1 milhão deles morrem poucos dias após o parto. O Brasil ocupa a décima posição na lista dos países que apresentam maior número de partos prematuros.[5] Nas unidades neonatais que compõem a Rede Brasileira de Pesquisas Perinatais foi relatada a incidência de 19% para RNPT com peso ao nascer < 1.500g.[6]

DEFINIÇÃO

A definição atual da DBP se fundamenta na necessidade de administração de oxigênio aos 28 dias de idade pós-natal ou 36 semanas de idade pós-menstrual.[7,8]

CLASSIFICAÇÃO

A DBP pode ser definida de acordo com sua gravidade e as alterações fisiológicas. As alterações baseiam-se no grau de lesão pulmonar, e a alteração dos sacos alveolares, associada à diminuição e à alteração da vascularização pulmonar, decorre da diminuição da septação alveolar em virtude da estagnação do crescimento e do desenvolvimento pulmonar (Figura 12.22).[2,3]

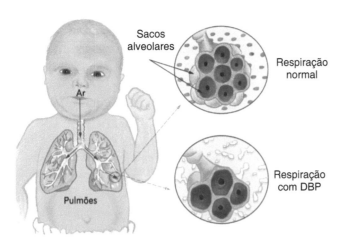

Figura 12.22 Representação de pulmões com e sem displasia broncopulmonar (DBP).

Escala de classificação: grau de severidade

Um *workshop* convocado pelo National Institute of Child Health and Human Development (NICHD) definiu a classificação de acordo com a gravidade, a qual foi associada à necessidade de oxigênio e/ou suporte respiratório no momento do diagnóstico,[6] como mostrado no Quadro 12.5.

Escala de classificação: definição fisiológica

A definição e a classificação de gravidade da doença pulmonar com base na demanda por suporte de oxigênio podem, ocasionalmente, superestimar o diagnóstico da DBP, e os RN com 36 semanas (IG pós-menstrual) podem permanecer com a saturação periférica de oxigênio (SpO_2) > 90% em ar ambiente. Desse modo, recomenda-se a aplicação de um teste de avaliação de alterações fisiológicas da redução do oxigênio suplementar, nas 36 semanas do RN (IG pós-menstrual), para certificar-se de que esses pacientes realmente são dependentes da oxigenoterapia.[9]

O teste de redução de O_2 é validado e confiável para o diagnóstico da DBP (Figura 12.23).[9] Após o teste, o RN pode ser classificado como portador de DBP a partir do resultado obtido (Quadro 12.6).

Mesmo com o aumento do conhecimento sobre sua patogênese, a prevenção da DBP e do comprometimento cardiorrespiratório em longo prazo continua sendo um desafio.[10] Assim, a estratégia mais efetiva para prevenir a DBP consiste em evitar o nascimento prematuro ou em

Quadro 12.5 Classificação da displasia broncopulmonar de acordo com a severidade

Grau	Definição
1 – Leve	Oxigenoterapia ≥ 28 dias em **ar ambiente** nas 36 semanas (IG pós-menstrual) ou no momento da alta (o que ocorrer antes), em RN com 32 semanas de IG, ou aos 56 dias de idade pós-natal ou no momento da alta (o que ocorrer antes), nos de 32 ou mais semanas de IG
2 – Moderado	Oxigenoterapia ≥ 28 dias com **FiO_2 < 30%** nas 36 semanas (IG pós-menstrual) ou no momento da alta (o que ocorrer antes), em RN com 32 semanas de IG, ou aos 56 dias de idade pós-natal ou no momento da alta (o que ocorrer antes), nos ≥ 32 semanas de IG
3 – Grave	Oxigenoterapia ≥ 28 dias com **FiO_2 > 30% e/ou CPAP nasal ou VM** nas 36 semanas (IG pós-menstrual) ou no momento da alta (o que ocorrer antes), em RN com 32 semanas de IG, ou aos 56 dias de idade pós-natal ou no momento da alta (o que ocorrer antes), nos ≥ 32 semanas de IG

FiO_2: fração inspirada de oxigênio; CPAP: pressão positiva contínua nas vias aéreas; IG: idade gestacional; RN: recém-nascido; VM: ventilação mecânica.
Fonte: Jobe & Bancalari (2001).[6]

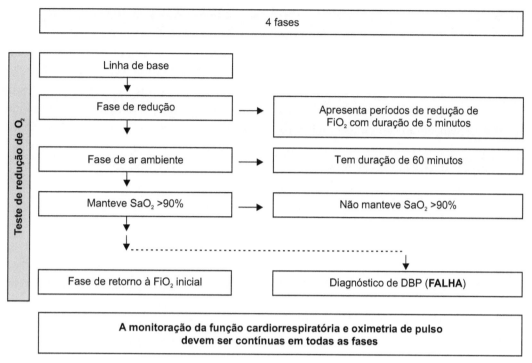

Figura 12.23 Teste de redução de oxigênio. (Adaptada de Walsh et al., 2004.[9])

Quadro 12.6 Classificação fisiológica da displasia broncopulmonar

Grau	Definição
1 – Leve	Oxigenoterapia ≥ 28 dias e documentar SpO$_2$ > 90% em ar ambiente nas 36 semanas (IG pós-menstrual) ou no momento da alta (o que ocorrer antes), em RN com 32 semanas de IG, ou aos 56 dias de idade pós-natal ou no momento da alta (o que ocorrer antes), nos ≥ 32 semanas de IG
2 – Moderado	Oxigenoterapia ≥ 28 dias e necessidade documentada de FiO$_2$ < 30% com base na falha em manter uma SpO$_2$ > 90% depois de redução de oxigênio de teste regulado nas 36 semanas (IG pós-menstrual) ou no momento da alta (o que ocorrer antes), em RN com 32 semanas de IG, ou aos 56 dias de idade pós-natal ou no momento da alta (o que ocorrer antes), nos ≥ 32 semanas de IG
3 – Grave	Oxigenoterapia ≥ 28 dias e FiO$_2$ > 30% com base na SpO$_2$ regulada e/ou CPAP nasal ou VM nas 36 semanas (IG pós-menstrual) ou no momento da alta (o que ocorrer antes), em RN com 32 semanas de IG, ou aos 56 dias de idade pós-natal ou no momento da alta (o que ocorrer antes), nos ≥ 32 semanas de IG

FiO$_2$: fração inspirada de oxigênio; CPAP: pressão positiva contínua nas vias aéreas; IG: idade gestacional; SpO$_2$: saturação periférica de oxigênio; RN: recém-nascido; VM: ventilação mecânica.
Fonte: Jobe & Bancalari (2001).[8]

direcionar esforços para minimizar a lesão pulmonar e promover o desenvolvimento alveolar e vascular naqueles que nasceram prematuramente.

ESTRATÉGIAS DE PREVENÇÃO DE BRONCODISPLASIA

- A administração de corticosteroide antenatal às gestantes em risco de parto prematuro pode reduzir a necessidade de ventilação mecânica invasiva (VMI).[11]
- A terapia pós-natal precoce (quando administrada na primeira semana de vida) e tardia (na segunda semana de vida) com corticosteroides, como a dexametasona, tem sido associada a taxas menores de DBP e de falhas de extubação, mas também pode resultar em efeitos adversos importantes.[12,13] Segundo as diretrizes da Academia Americana de Pediatria, a dexametasona pode ser considerada após a primeira semana de vida e apenas em pacientes dependentes de VMI, sendo sugeridas doses < 0,2mg/kg/dia.[14]
- O uso de corticosteroides inalatórios após a primeira semana de vida para prevenção da DBP em RNPT de muito baixo peso parece não promover efeitos benéficos em desfechos como mortalidade, falha de extubação, dias em VM e em outras morbidades.[15]
- As metilxantinas, especialmente a cafeína, são eficazes na redução da apneia da prematuridade, da duração da VM, da exposição ao oxigênio[16] e do risco de DBP,[17] sendo comumente prescrita a dose de 20mg/kg de citrato de cafeína, como dose de ataque, e 5 a 10mg/kg, como dose de manutenção/dia, iniciada 24 horas após a dose de ataque, a qual é considerada segura e eficaz.

- A administração do surfactante para tratamento da SDR foi uma das mais importantes medidas capazes de reduzir a mortalidade do RNPT e modificar as características da DBP.[18] A técnica LISA (*Less Invasive Surfactant Administration*) é considerada o método de escolha para administração de surfactante aos RNPT com SDR que estão ventilando espontaneamente em pressão positiva contínua nas vias aéreas (CPAP) nasal.[19] Administrado aos RNPT que necessitam de VMI, o surfactante possibilita a extubação mais rápida com redução do uso de medidas ventilatórias agressivas, o que diminui, portanto, o risco de desenvolvimento de DBP.[18]
- O uso precoce de CPAP nasal – desde o nascimento dos RNPT – reduz a necessidade de VM e o risco de DBP ou morte em pré-termo com SDR. A ventilação nasal com pressão positiva intermitente (NIPPV) fornece parâmetros ventilatórios mandatórios (sincronizados ou não) por meio da interface nasal sem a necessidade do tubo endotraqueal. Apesar de haver redução na falha de extubação com consequente diminuição dos casos de reintubação quando comparada à CPAP nasal, a NIPPV parece não reduzir a incidência de DBP.[20]
- O uso precoce de cânula nasal de alto fluxo (CNAF) ou a pós-extubação parece não contribuir para a redução da incidência de DBP e outros desfechos neonatais em curto prazo, exceto por menos trauma nasal em comparação à CPAP.[20]
- É evidente a associação entre o tempo de VMI e a incidência de DBP. Estratégias ventilatórias têm sido identificadas como causas potencialmente modificáveis de DBP com o objetivo de reduzir o risco de progressão do dano pulmonar.[21] Atualmente, modos ou modalidades de ventilação convencional que promovam melhor interação entre o RNPT e a máquina e a ventilação com volume-alvo demonstram reduzir a incidência de DBP e de morte.[21,22] A associação de ventilação oscilatória de alta frequência (VOAF) precocemente com frequências respiratórias mais altas e volumes correntes mais baixos pode reduzir a DBP em RNPT extremos, provavelmente por se encontrarem em estágio do desenvolvimento pulmonar em que a prevenção da lesão pulmonar induzida pela VMI desempenha um papel fundamental na redução da incidência de DBP.[23] A hipercapnia permissiva (PaO_2 mantida entre 45 e 55mmHg desde que pH > 7,20), apesar de ser considerada uma estratégia de proteção dos pulmões, não tem reduzido as taxas de DBP.[24]
- Equilibrar os riscos e os benefícios da oxigenoterapia tem sido um desafio nas unidades neonatais. Apesar dos esforços para manter os RNPT dentro das faixas adequadas de SpO_2, eles se mantêm fora dessas faixas grande parte do tempo, com períodos de hipoxemia e/ou hiperóxia.[21] Assim, costuma ser adotada uma SpO_2 entre 91% e 95% na maioria das unidades neonatais para os RNPT a fim de evitar os efeitos deletérios tanto da hipoxemia como da hiperóxia.[25]

Estratégias ventilatórias para pacientes com displasia broncopulmonar

Os pacientes com DBP apresentam alta resistência de vias aéreas, aprisionamento de ar e aeração pulmonar heterogênea, caracterizada por diferentes combinações de regiões pulmonares com diversos níveis de resistência e complacência, ocasionando constantes de tempo distintas. Assim, para melhorar a troca gasosa, minimizar o risco de atelectasias, diminuir a ventilação de espaço morto e reduzir a resistência vascular pulmonar, a estratégia de suporte ventilatório invasivo deve ser baseada em volumes correntes mais altos, pressão positiva expiratória final (PEEP) mais alta, frequência respiratória mais baixa e tempo inspiratório mais prolongado.[26]

AVALIAÇÃO E TRATAMENTO DE ACORDO COM OS ASPECTOS DA CLASSIFICAÇÃO INTERNACIONAL DE FUNCIONALIDADE, INCAPACIDADE E SAÚDE (CIF)

A CIF facilita o cuidado integral prestado à criança com DBP e sua família, uma vez que considera a presença e a gravidade do problema de saúde a partir da funcionalidade com um olhar além da disfunção fisiológica, analisando os aspectos da atividade e participação, assim como a influência de fatores contextuais e ambientais,[27] por meio de uma linguagem unificada e padronizada, estruturada em cinco domínios:[28] função e estrutura, atividade, participação, fatores ambientais e fatores pessoais.

A partir das informações sobre a saúde do lactente, direciona-se o preenchimento dos domínios por meio de um sistema alfanumérico de forma universal. Nesse sistema, as letras "b", "s", "d" e "e" correspondem, respectivamente, às funções do corpo, estruturas do corpo, atividade e participação e fatores ambientais. A avaliação e o tratamento da DBP serão apresentados de acordo com esse modelo, demonstrando suas morbidades associadas e o impacto para a atividade e a participação social do lactente com DBP e de sua família (Figura 12.24).

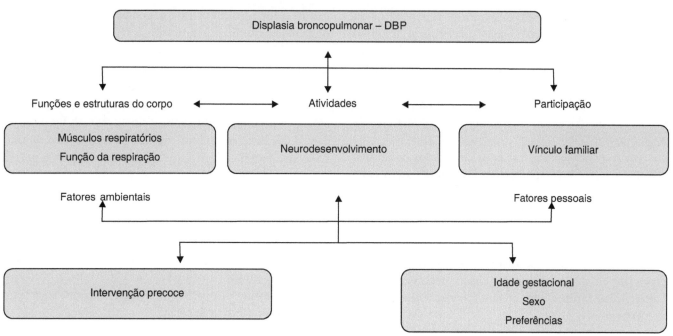

Figura 12.24 Principais agrupamentos de acordo com a Classificação Internacional de Funcionalidade, Incapacidade e Saúde (CIF) a serem observados na avaliação e intervenção fisioterapêutica nos recém-nascidos e lactentes com displasia broncopulmonar.

Estrutura e função do corpo (s e b)

Funções da respiração (b440) e dos músculos respiratórios (b445)

A fragilidade do desenvolvimento do sistema respiratório de um RNPT pode causar anormalidades na mecânica pulmonar logo após o parto, ao longo da infância, na adolescência ou até mesmo na vida adulta.[29] No RN com diagnóstico de DBP, esse achado é ainda mais evidente.

Os RN com DBP apresentam resistência pulmonar mais alta, baixa complacência, maior assincronia toracoabdominal[30] e, quando comparados aos RNPT sem a doença, pior função pulmonar.[31]

O desenvolvimento do sistema respiratório deve ser monitorado nos primeiros dias de vida. Os RN com DBP grave têm menor complacência pulmonar nos primeiros 7 a 10 dias de vida, quando comparados àqueles com DBP leve.[32] O monitoramento da complacência e resistência pulmonar, assim como do grau de sincronia toracoabdominal, pode ser importante ferramenta de avaliação.

Lactentes com diagnóstico de DBP apresentam trabalho respiratório aumentado, difícil desmame da ventilação e do oxigênio,[33,34] mostram-se irritados com o manuseio e ganham pouco peso e estatura, quando comparados aos lactentes sem o diagnóstico da doença.

Atividade e participação (d)

Neurodesenvolvimento e crescimento (d1, d2, d3, d4, d5)

O uso de corticosteroides, assim como os episódios de hipóxia e apneia, pode influenciar o desenvolvimento atípico das atividades motoras, cognitivas e sociais.[35] Estudos demonstram que as crianças com DBP têm pior desempenho motor que os prematuros sem a doença e em idade escolar; seu desenvolvimento cognitivo (inteligência, memória, leitura e atenção) também é diferente.[35]

Embora as recomendações para manejo da DBP sejam mais direcionadas para o seguimento da disfunção respiratória, é interessante lançar mão de ferramentas que monitorem o neurodesenvolvimento, considerando a possibilidade de alguma alteração nesse aspecto. Desse modo, é muito importante a utilização de instrumentos validados e sensíveis para detecção das alterações apresentadas por lactentes nascidos prematuros. Novak *et al.* (2017)[36-38] recomendam a avaliação dos movimentos generalizados (GM) e a utilização do TIMP (*Test of Infant Motor Performance*) para detecção de lesão neurológica e atraso no desenvolvimento motor em prematuros.

Os GM consistem em movimentos espontâneos que englobam todo o corpo com fluência, velocidade, amplitude e força variáveis e padrões de movimento, como flexão, extensão e rotação.[21] Estudos apontam sensibilidade de 98% a 100% na validade preditiva dos GM para detecção precoce de distúrbios neurológicos, como na paralisia cerebral.[36] Alterações e/ou ausência dos GM podem indicar acometimento neurológico relacionado com disfunções nas estruturas cerebrais; por isso, são usados como marcadores precoces de anormalidades cerebrais em bebês prematuros.[38,39] Além disso, a combinação dos GM com a diminuição do tônus flexor contribui para a deficiência de movimentos antigravitacionais, podendo enfraquecer a movimentação espontânea e prejudicar o aprendizado de habilidades motoras grosseiras e, mais tarde, as finas.[40] Por promover um diagnóstico neurológico precoce, possibilita intervenções rápidas, minimizando o risco de disfunções irreversíveis.[37]

Teste postural e de controle motor seletivo necessário para o desempenho funcional na vida diária durante a primeira infância, o TIMP foi desenvolvido para avaliação de bebês a partir de 34 semanas de idade até 4 meses de idade corrigida, além de ser capaz de predizer, a partir de seus escores, quais crianças poderão apresentar problemas motores na fase escolar.[41] Esse instrumento é recomendado por apresentar altos índices de confiabilidade e sensibilidade nas idades iniciais da criança.[36] Além disso, mede com precisão o controle de cabeça, pescoço e tronco, abrangendo a aquisição de marcos motores precoces até o início do rolar.

Vínculo familiar

Historicamente, a mãe é considerada a fonte de satisfação de seus filhos, indicando o início do vínculo afetivo com humanos.[42] Em muitas culturas, os bebês utilizam uma fralda de pano, um cobertor, um brinquedo de pelúcia ou chupeta como objeto transicional para dormir, para proporcionar segurança e conforto na ausência da mãe. O uso desses objetos não é universal, mas determinado pelo contexto social da família.[42] Entretanto, o ambiente hospitalar é diferente e repleto de aparatos tecnológicos que não pertencem ao senso comum dos familiares e acabam por afastá-los fisicamente da criança. Um lactente com DBP exige cuidados complexos e especiais que alimentam o distanciamento e causam nas famílias sofrimento, preocupação e falta de confiança na capacidade de cuidar do bebê.[43] O nascimento prematuro traz consigo, além da ansiedade e do cansaço físico e mental, preocupações psicológicas e econômicas para as famílias.

Mediar, durante o período de hospitalização, um cuidado estratégico e individualizado, considerando não apenas a participação dos pais em diferentes procedimentos do âmbito hospitalar, mas também as especificidades clínicas do prematuro com DBP e as condições biopsicossociais da família, pode preparar os pais e torná-los mais confiantes para a alta domiciliar. Propiciar a continuidade dos cuidados no domicílio aumenta as taxas de acompanhamento ambulatorial e diminui a frequência de reinternações desnecessárias.[43] O apoio social durante essa fase é ferramenta *sine qua non*, podendo ser emocional, social, financeiro, espiritual, material ou prático, e cabe à equipe, em conjunto e com a família, identificar e mapear esse tipo de suporte.

Fatores ambientais e pessoais

Intervenção precoce (e580)

Com base no que foi exposto sobre os riscos e as deficiências causadas pela DBP, é necessário um plano de intervenção precoce destinado a dar apoio especializado às famílias durante a primeira infância, favorecendo o desenvolvimento e a inclusão social.

O planejamento de intervenções individualizadas, de acordo com a necessidade, a integração dos serviços e o estabelecimento de uma rede de apoio institucional e social, a manutenção da vigilância e monitoramento do desenvolvimento infantil e a inclusão e garantia de participação da criança e das famílias em atividades e programas da comunidade, bem como a adoção de práticas baseadas em evidências, fazem parte dos objetivos de uma intervenção precoce e integram as condições inerentes aos fatores ambientais relacionados com a criança com DBP.

CASO CLÍNICO

Lactente nascido com 28 semanas de IG, extremo baixo peso, com diagnóstico de DBP, uso de assistência VMI por 25 dias em virtude de quadro infeccioso grave e de aminas para manter estabilidade hemodinâmica, intercalado com NIPPV (7 dias) e CPAP nasal (10 dias). O lactente ainda se encontra intubado e clínica e hemodinamicamente estável após duas tentativas de extubação malsucedidas.

Exercício

1. Com base nessas informações, quais alterações pulmonares podem dificultar o desmame ventilatório desse lactente?
2. Como os pais podem contribuir com o cuidado desse lactente na UTIN?

Resposta

1. Os pacientes com DBP apresentam alta resistência de vias aéreas, aprisionamento de ar e aeração pulmonar heterogênea, caracterizada por diferentes combinações de regiões pulmonares com diferentes níveis de resistência e complacência, ocasionando constantes de tempo distintas, o que pode dificultar o desmame ventilatório.
2. Em virtude do tempo aumentado de internação na UTIN e da gravidade inicial do quadro do RN, agora lactente,

> a formação do vínculo entre os pais e o filho pode ser afetada. Assim, condutas que insiram os pais nos cuidados gerais com o lactente devem ser encorajadas, bem como o contato pele a pele, de modo a promover a oportunidade de formação de vínculo, além de um cuidado mais humanizado.

CONSIDERAÇÕES FINAIS

Uma das principais morbidades relacionadas com a prematuridade, a DBP tem origem multifatorial e acarreta alterações pulmonares e no neurodesenvolvimento. Assim, a equipe multiprofissional deve buscar estratégias que visem à sua prevenção na UTIN. Uma vez diagnosticada, intervenções individualizadas devem ser conduzidas a fim de reduzir o impacto da doença sobre a função pulmonar e o neurodesenvolvimento da criança.

Referências

1. Sahni M, Mowes AK. Bronchopulmonary Dysplasia. 2021 Jun 26. In: StatPearls [Internet]. Treasure Island (FL): StatPearls Publishing, 2021 Jan. PMID: 30969701.
2. Isayama T, Lee SK, Yang J et al. Revisiting the definition of bronchopulmonary dysplasia. JAMA Pediatr 2017; 171(3):271-9.
3. Blencowe H, Cousens S, Chou D et al.; Born Too Soon Preterm Birth Action Group. Born too soon: the global epidemiology of 15 million preterm births. Reprod Health 2013; 10(Suppl 1):S2.
4. Guinsburg R et al. Death or survival with major morbidity in VLBW infants born at Brazilian neonatal research network centers. J Matern Fetal Neonatal Med, 2016.
5. Natarajan G, Pappas A, Shankaran S et al. Outcomes of extremely low birth weight infants with bronchopulmonary dysplasia: Impact of the physiologic definition. Early Hum Dev 2012; 88(7):509-15.
6. Jobe AH, Bancalari E. NICHD/NHLBI/ORD Workshop Summary: Bronchopulmonary dysplasia. Am J Respir Crit Care Med 2001; 163:1723-9.
7. Luna MS, Hernando JM, Mussons FB et al. Displasia broncopulmonar: definiciones y clasificación. An Pediatr 2013; 79(4):262-e1.
8. Ehrenkranz RA, Walsh MC, Vohr BR et al. Validation of the National Institutes of Health Consensus Definition of Bronchopulmonary Dysplasia. Pediatrics 2005; 116(6):1353-60.
9. Walsh MC, Yao Q, Gettner P et al. Impact of a physiologic definition on bronchopulmonary dysplasia rates. Pediatrics 2004; 114(5):1305-11.
10. Principi N, Di Pietro GM, Esposito S. Bronchopulmonary dysplasia: clinical aspects and preventive and therapeutic strategies. J Transl Med 2018; 16:36.
11. Roberts D, Brown J, Medley N, Dalziel SR. Antenatal corticosteroids for accelerating fetal lung maturation for women at risk of preterm birth. Cochrane Database Syst Rev 2017; 3:CD004454.
12. Hwang JS, Rehan VK. Recent advances in bronchopulmonary dysplasia: pathophysiology, prevention, and treatment. Lung 2018; 196:129-38.
13. Poets CF, Lorenz L. Prevention of bronchopulmonary dysplasia in extremely low gestational age neonates: Current evidence. Arch Dis Child Fetal Neonatal Ed 2018; 103:F285-91.
14. Zhou J, Yu Z, Chen C. Hydrocortisone for preventing mortality and bronchopulmonary dysplasia in preterm infants with or without chorioamnionitis exposure: A meta-analysis of randomized trials. Am J Perinatol, 2020.
15. Onland W, Offringa M, van Kaam A. Late (≥7 days) inhalation corticosteroids to reduce bronchopulmonary dysplasia in preterm infants. Cochrane Database Syst Rev 2017; 8:CD002311.
16. Henderson-Smart DJ, Davis PG. Prophylactic methylxanthines for endotracheal extubation in preterm infants. Cochrane Database Syst Rev 2010: CD000139.
17. Dobson NR, Patel RM, Smith PB et al. Trends in caffeine use and association between clinical outcomes and timing of therapy in very low birth weight infants. J Pediatr 2014; 164:992-8.
18. Stevens TP, Harrington EW, Blennow M, Soll RF. Early surfactant administration with brief ventilation vs. selective surfactant and continued mechanical ventilation for preterm infants with or at risk for respiratory distress syndrome. Cochrane Database Syst Rev 2007; 4:CD003063.
19. Sweet DG, Carnielli V, Greisen G et al. European consensus guidelines on the management of respiratory distress syndrome – 2019 update. Neonatology 2019; 115:432-50.
20. Behnke J, Lemyre B, Czernik C, Zimmer KP, Ehrhardt H, Waitz M. Non-invasive ventilation in neonatology. Dtsch Arztebl Int 2019; 116:177-83.
21. Jain D, Bancalari E. Prevention of bronchopulmonary dysplasia: Current strategies. Zhongguo Dang Dai Er Ke Za Zhi 2017; 19(8):841-51.
22. Klingenberg C, Wheeler KI, McCallion N, Morley CJ, Davis PG. Volume-targeted versus pressure-limited ventilation in neonates. Cochrane Database Syst Rev 2017; 10:CD003666.
23. Ramos-Navarro C, Gonzalez-Pacheco N, Rodriguez-Sanchez de la Blanca A, Sanchez-Luna M. Effect of a new respiratory care bundle on bronchopulmonary dysplasia in preterm neonates. Eur J Pediatr 2020; 179:1833-42.
24. Ma J, Ye H. Effects of permissive hypercapnia on pulmonary and neurodevelopmental sequelae in extremely low birth weight infants: a meta-analysis. SpringerPlus 2016; 5:764.
25. Wedgwood S, Steinhorn RH, Lakshminrusimha S. Optimal oxygenation and role of free radicals in PPHN. Free Radic Biol Med 2019; 142:97-106.
26. Thébaud B, Goss KN, Laughon M et al. Bronchopulmonary dysplasia. Nat Rev Dis Primers 2019 Nov 14; 5(1):78.
27. Ruaro JA, Ruaro MB, Souza DE, Fréz AR, Guerra RO. Panorama e perfil da utilização da CIF no Brasil – Uma década de história. Brazilian J Phys Ther 2012; 16(6):454-62.
28. World Health Organization. Classificação Internacional de Funcionalidade, Incapacidade e Saúde, 2004. 238 p.
29. Gonçalves D de MM, Wandalsen GF, Scavacini AS et al. Pulmonary function in former very low birth weight preterm infants in the first year of life. Respir Med 2018 Mar; 136:83-7.
30. Allen JL, Greenspan JS, Deoras KS, Keklikian E, Wolfson MR, Shaffer TH. Interaction beteween chest wall motion and lung mechanics in normal infants and infants with bronchopulmonary dysplasia. Pediatr Pulmonol 1991; 11(1):37-43.
31. Sanchez-solis M, Perez-fernandez V, Bosch-gimenez V, Quesada JJ, Garcia-marcos L. Lung function gain in preterm infants with and without bronchopulmonary dysplasia. Pediatr Pulmonol 2016; 51:936-42.
32. Tortorolo L, Vento G, Matassa PG, Zecca E, Romagnoli C. Early changes of pulmonary mechanics to predict the severity of bronchopulmonary dysplasia in ventilated preterm infants. J Matern Neonatal Med 2002; 12(5):332-7.
33. Hülskamp G, Pillow JJ, Dinger J, Stocks J. Lung function tests in neonates and infants with chronic lung disease of infancy: Functional residual capacity. Pediatr Pulmonol 2006; 41(1):1-22.
34. Thunqvist P, Gustafsson P, Norman M, Wickman M, Hallberg J. Lung function at 6 and 18 months after preterm birth in relation to severity of bronchopulmonary dysplasia. Pediatr Pulmonol 2015; 50:978-86.

35. Cheong JLY, Doyle LW. An update on pulmonary and neurodevelopmental outcomes of bronchopulmonary dysplasia. Semin Perinatol 2018; 42(7):478-84.

36. Novak I, Morgan C, Adde L et al. Early, accurate diagnosis and early intervention in cerebral palsy: Advances in diagnosis and treatment. JAMA Pediatr 2017; 171(9):897-907.

37. Peyton C, Schreiber MD, Msall ME. The Test of Infant Motor Performance at 3 months predicts language, cognitive, and motor outcomes in infants born preterm at 2 years of age. Dev Med Child Neurol [Internet] 2018; 60(12):1239-43.

38. Einspieler C, Marschik PB, Bos AF, Ferrari F. Early markers for cerebral palsy: insights from the assessment of general movements. Futur Neurol 2012; 7:709-17.

39. Olsen JE, Brown NC, Eeles AL et al. Early 49 general movements and brain magnetic resonance imaging at term-equivalent age in infants born < 30 weeks' gestation. Early Hum Dev [Internet] 2016; 101:63-8.

40. Miyagishima S, Asaka T. Infant behavior and development characteristics of antigravity spontaneous movements in preterm infants up to 3 months of corrected age. Infant Behav Dev 2016; 44:227-39.

41. Campbell SK, Wright BD, Linacre JM. Development of a functional movement scale for infants. J Appl Meas [Internet] 2002; 3(2):190-204.

42. Gomes ELFD. Vínculo materno e objeto transicional no sono de crianças com deficiência visual. Fisioterapia Brasil 2013; 14(6):418-21.

43. Santos ND et al. O empoderamento de mães de recém-nascidos prematuros no contexto de cuidado hospitalar. Rev Enferm UERJ 2014: 65-70.

SISTEMA MUSCULOESQUELÉTICO NEONATAL

SEÇÃO

IV

Desenvolvimento e Avaliação Fisioterapêutica do Sistema Musculoesquelético

CAPÍTULO

13

Eugênia da Silva Lima

INTRODUÇÃO

Os avanços, tanto tecnológicos como científicos, nos cuidados assistenciais possibilitaram melhor assistência às gestantes e aos recém-nascidos (RN), favorecendo a diagnóstico e o tratamento precoce com aumento da sobrevida neonatal, principalmente dos recém-nascidos pré-termo (RNPT).[1,2] Os primeiros 4 anos de uma criança, após o nascimento, são considerados críticos para o estabelecimento de uma base sólida para seu crescimento e desenvolvimento típico. Diversos fatores podem influenciar o desenvolvimento do RN antes, durante e após seu nascimento. Entre os fatores de risco biológico, destaca-se o nascimento prematuro, levando à interrupção do desenvolvimento de diferentes sistemas, inclusive o musculoesquelético (SME), representando um desafio para a organização postural fora do ambiente intrauterino.[3]

O SME interage com diversos outros sistemas corporais, como o neurológico. A maturação do sistema neurológico costuma ser necessária para o desenvolvimento das articulações, bem como para o estabelecimento do formato dos contornos dos ossos das crianças – quando os sistemas neurológico e/ou muscular estão alterados ou comprometidos, frequentemente o desenvolvimento típico também está.[4,5]

O desenvolvimento do SME inicia na fase embrionária e segue até a fase puberal, mantendo o remodelamento ósseo por todas as fases da vida. Esse processo é influenciado por fatores genéticos e epigenéticos, condições maternas, como estado nutricional, estatura, ambiente intrauterino e duração da gestação, intercorrências neonatais, assim como a nutrição e o posicionamento do feto e o ambiente, podem interferir no desenvolvimento, dando origem a alterações ou deformidades neonatais.[6]

O conhecimento adequado sobre o desenvolvimento do SME nas fases pré e pós-natal tem por objetivo estabelecer um melhor prognóstico para desenvolvimento motor, alimentação, funcionalidade, acolhimento e aconselhamento familiar, o que se reflete em melhor qualidade de vida para essas crianças.

DESENVOLVIMENTO DO SISTEMA MUSCULOESQUELÉTICO

O SME começa a se formar na fase embrionária, por volta da segunda à oitava semana de gestação, a partir de células mesenquimais. Nessa fase, diversos genes estão envolvidos na morfogênese de ossos, músculos e articulações. Ainda na fase embrionária surgem os brotos que darão origem aos membros superiores e posteriormente aos membros inferiores. Após o brotamento dos membros, as células começam a se diferenciar em cartilagem, formando o esqueleto cartilaginoso, o qual é concluído durante o primeiro mês de vida fetal e dá origem à matriz do esqueleto ósseo.[6]

No segundo mês de vida fetal tem início a formação óssea; à exceção da clavícula, mandíbula e ossos da abóbada craniana, em que ocorre a ossificação intramembranosa (o mineral ósseo é depositado diretamente no mesênquima), as demais estruturas ósseas, como os ossos longos dos membros, passam pela ossificação endocondral, que corresponde à formação de cartilagem hialina como molde para o depósito do mineral ósseo.[6-8]

Desenvolvimento ósseo

Ainda no início da fase fetal, aparecem os centros de ossificação primários, que substituem a cartilagem hialina por osso; entretanto, os centros de ossificação secundários surgem próximo ao final da vida fetal, permanecendo até a puberdade, quando o crescimento esquelético é concluído.

O aumento do diâmetro ou da espessura do osso é decorrente do crescimento por aposição ou deposição de osso novo sobre osso antigo. O osso fetal, comparado ao da fase adulta, apresenta pouco remodelamento. O acúmulo de cálcio no osso ocorre concomitantemente ao aumento do peso fetal. Em RNPT ocorre importante privação de cálcio e fósforo, o que fragiliza ainda mais o desenvolvimento ósseo. Os RN a termo e as crianças até 2 anos de idade apresentam taxa de remodelamento > 50% em relação aos adultos, nos quais ela se torna mais lenta (em torno de 5%).[6]

O crescimento epifisário sofre influência direta das forças mecânicas, dependendo de sua direção, magnitude e curso temporal. As forças compressivas aumentadas estimulam o crescimento por aposição, enquanto as descargas aumentadas de peso ocasionam aumento da espessura e da densidade da diáfise de ossos longos. Na imobilização de um membro, há descarga de peso diminuída, o que acarreta atrofia óssea.[6-10]

Quando forças compressivas constantes de excessiva ou alta magnitude são aplicadas, o crescimento ósseo pode sofrer atraso ou se desenvolver de maneira não uniforme, levando, por exemplo, ao atraso do crescimento apenas em um dos lados.[6,8,9]

Desenvolvimento articular

Assim como os ossos, as articulações também são formadas a partir do molde cartilaginoso. Com a parada da condrogênese e a indução de uma interzona articular, as células nessa região aumentam em número e densidade, dando origem, depois, à cavidade articular por apoptose.[6,7]

O movimento, assim como as demandas funcionais, tem papel importante na formação e crescimento do SME, promovendo a manutenção da modelagem articular e o desenvolvimento das fibras musculares; no entanto, pode ser crítico para algumas articulações ao nascimento, como a do quadril, que reproduz instabilidade devido à natureza de seu encaixe côncavo raso para uma base esférica.[6]

Desenvolvimento musculoesquelético

O desenvolvimento da musculatura esquelética envolve duas fases: a miogênese primária, que ocorre no embrião por volta da quinta semana com o aparecimento dos miotubos (células musculares multinucleadas), e posteriormente, no feto, uma miogênese secundária, por volta da 11ª até a 20ª semana de gestação, que é responsável pela formação de grande parte dos músculos fetais, cuja maioria das fibras musculares está repleta de miofibrilas, e núcleos periféricos que se assemelham aos dos músculos do adulto jovem. No RN também são encontradas células satélites, as quais também são derivadas dos somitos que, em resposta ao exercício ou à lesão muscular, formam novos miócitos, promovendo a regeneração do músculo.[6,7,11]

O músculo esquelético nos RN a termo tem menos de 20% do número das células adultas e representa cerca de 25% do peso médio do bebê. Até a 25ª semana, o músculo apresenta uma fase hiperplásica, com aumento do número de células, mas com pequeno aumento de tamanho. Outro ponto importante é que não é possível identificar, até a 20ª semana de gestação, a diferenciação histoquímica dos músculos. Todas as fibras em desenvolvimento apresentam, inicialmente, características fisiológicas de fibras de contração lenta. As fibras de contração rápida aumentam por volta da 26ª semana; ao nascimento a termo, contudo, os tipos de fibras são aproximadamente normais. Cabe salientar que as demandas funcionais cumprem um papel importante no desenvolvimento muscular – por exemplo, as fibras musculares do músculo diafragma apresentam o dobro do tamanho, quando comparadas às fibras musculares intercostais e às fibras musculares dos membros superiores e inferiores ao nascimento, isso porque as fibras do músculo diafragma são ativadas constantemente pelo reflexo da atividade respiratória neonatal.[6,9,10]

O SME é mais suscetível a anormalidades morfológicas ou malformações significativas durante o período embrionário, fase inicial de seu desenvolvimento, quando a exposição do embrião aos agentes teratogênicos pode resultar em deficiências congênitas durante o período fetal. Com o crescimento das estruturas e o remodelamento ósseo mínimo durante o período embrionário, o feto torna-se mais suscetível a anormalidades morfológicas menores ou deformidades resultantes das restrições de posicionamento e de forças mecânicas anormais (p. ex., torcicolo ou pé torto congênito causado por restrições de posicionamento intrauterino).[6, 10-13]

Em síntese, o maior desenvolvimento do SME acontece no período embrionário, com aumento do tamanho e complexidade das estruturas, a depender de diversos fatores, como sistema neurológico íntegro, hormônios, nutrição e interação adequada das forças mecânicas. Anormalidades e deformidades podem ocorrer em diferentes fases do desenvolvimento devido à vulnerabilidade do SME. Fetopatias musculoesqueléticas tardias ou deformidades posturais congênitas são provavelmente produzidas por fatores mecânicos intrauterinos, como posição fetal, quantidade de

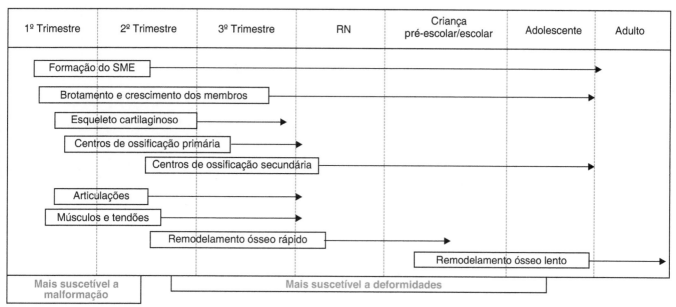

Figura 13.1 Esquema dos principais eventos do desenvolvimento do sistema musculoesquelético (SME) durante as fases da vida.

líquido amniótico e rigidez da parede uterina. Essas deformidades são essencialmente não estruturais e muitas vezes se resolvem de maneira espontânea. As deformidades congênitas e os comprometimentos musculoesqueléticos observados em crianças com diagnóstico neurológico são exemplos da fragilidade do SME imaturo.[6-11] A Figura 13.1 apresenta os principais eventos do desenvolvimento do SME durante as fases da vida.

A imaturidade do SME pode representar importante vulnerabilidade para o sistema mesmo na fase pós-natal. Para o RN, entretanto, em virtude de sua maleabilidade, a imaturidade do SME pode ser uma vantagem terapêutica para a adoção de intervenções, como em caso de torcicolo congênito. A conscientização do fisioterapeuta em relação aos eventos pré e pós-natais e em que momento eles podem ocorrer no SME irá contribuir para a condução de intervenções fisioterapêuticas nos pacientes neonatais.[13,14]

AVALIAÇÃO FISIOTERAPÊUTICA DO SISTEMA MUSCULOESQUELÉTICO

A avaliação adequada e precoce das reais condições do SME do RN, e principalmente do RNPT, identificando a presença ou a ausência de alterações nesse sistema, favorece um prognóstico melhor, uma vez que ele é mais vulnerável aos efeitos do ambiente e aos cuidados conduzidos em UTIN – essa avaliação deve fazer parte do exame físico do RN. Os primeiros anos constituem um período crítico em que ocorrem importantes mudanças e eventos que preparam a criança para o desenvolvimento futuro, sendo importante, nessa fase, o acompanhamento adequado por meio da avaliação fisioterapêutica.

Vale destacar que o SME está intimamente relacionado com outros sistemas, principalmente com o sistema neurológico. Alterações ou imaturidade desse sistema interferem no SME, mas, como nem toda alteração do SME tem origem neurológica, faz-se necessária a avaliação neurológica e de outros sistemas.

A avaliação fisioterapêutica do SME consiste na associação da história clínica do paciente aos exames físicos, bem como aos exames complementares; no entanto, devido às particularidades do desenvolvimento do SME ao nascimento, tanto a avaliação como o diagnóstico são clínicos.

É importante que o fisioterapeuta tenha conhecimento prévio tanto sobre o desenvolvimento do SME como a respeito da classificação do RN segundo a IG (Quadro 13.1) e a idade corrigida (Figura 13.2), bem como que na primeira semana de vida de um RN ocorrem diversas

Quadro. 13.1 Classificação do recém-nascido de acordo com a idade gestacional

Pré-termo (< 37 semanas e 0 dia)	Extremo	< 28 semanas e 0 dia
	Grave	28 semanas a 31 semanas e 6 dias
	Moderado	32 semanas a 33 semanas e 6 dias
	Tardio ou limítrofe	34 semanas e 0 dia a 36 semanas e 6 dias
Termo (entre 37 e 41 semanas)	Precoce	Entre 37 e 38 semanas (risco maior de eventos adversos em comparação com o período de 39 a 41 semanas)
	–	Entre 39 e 41 semanas
Pós-termo	–	≥ 42 semanas

Fonte: adaptado de SBP (2017)[15] e OMS (2021).[16]

Idade corrigida = idade cronológica – (40 – idade gestacional)

Figura 13.2 Fórmula para obtenção da idade corrigida.

Quadro 13.2 Escore de Apgar*

	0	1	2
Frequência cardíaca	Ausente	< 100bpm	> 100bpm
Esforço respiratório	Apneia	Fraca, irregular	Choro e respiração vigorosa
Irritabilidade reflexa	Sem resposta	Caretas, espirro ou tosse	Choro forte
Tônus muscular	Flácido	Flexão de pernas e braços	Movimentos espontâneos presentes/boa flexão
Cor	Cianótica/pálida	Cianose em extremidades	Rosado

* Avaliação realizada no primeiro e quinto minutos após o nascimento – valor normal: > 8; valores < 7 podem estar associados à anóxia.
Fonte: adaptado de Apgar (2015).[18]

adaptações morfofuncionais entre o ambiente intrauterino e o extrauterino.[17]

Anamnese ou história clínica

A história clínica do RN é fundamental na avaliação por fornecer informações sobre os períodos pré, peri e pós-natais, as quais podem direcionar o exame físico, associando fatores de risco ou de proteção. Na UTIN, as crianças chegam diretamente da sala de parto ou são transferidas de outra unidade, como enfermaria, emergência ou mesmo de outro hospital – nesses casos, além dos aspectos relacionados com a gestação e o parto, como presença de doenças maternas, asfixia perinatal e parto pélvico ou transverso, convém verificar a qualidade do transporte. Durante a anamnese, podem ser obtidas muitas informações com a família e também com a equipe que assistiu a criança na sala de parto. Certos pontos devem ser contemplados na anamnese de pacientes neonatais, alguns dos quais podem ser coletados no próprio prontuário do paciente, como: (1) identificação (p. ex., nome, peso e comprimento ao nascer); (2) motivo de admissão na UTIN ou queixa principal (p. ex., prematuridade, doenças neonatais); (3) procedência (p. ex., sala de parto?); (4) história da doença atual; (5) história da gestação (p. ex., uso de medicamentos, pré-natal); (6) história do parto e pós-parto (incluir escore de Apgar [Quadro 13.2]); (7) história do desenvolvimento; (8) relação de socialização com os pais ou cuidadores; e (9) registro das informações obtidas.

Exame físico

Antes de ser iniciado o exame físico, são necessárias algumas considerações para torná-lo agradável, como verificar as condições do ambiente (temperatura entre 25°C e 29°C e luminosidade natural, quando possível), e o estado comportamental do RN deve ser caracterizado como 4 ou 5 de Brazelton (Quadro 13.3). Os materiais ou instrumentos de avaliação devem estar separados e ao alcance do avaliador. Uma ficha padronizada deve ser utilizada para o registro dos dados. Durante o exame, convém recorrer sempre aos achados da anamnese para um diagnóstico fisioterapêutico.

As etapas do exame físico compreendem inspeção (análise visual pelo avaliador), palpação (uso das mãos do avaliador com o objetivo de analisar sinais identificados durante a inspeção ou sintomas relacionados com a anamnese) e dados antropométricos – o peso ao nascer e a relação entre peso e IG ao nascer são importantes indicadores de crescimento saudável, sendo sugerida a seguinte ordem de avaliação: cabeça, tronco, extremidades superiores e extremidades inferiores.

A avaliação da calota craniana do RN deve respeitar o alinhamento esquelético postural por meio de inspeção e palpação. Assimetrias cranianas, abaulamentos e afundamentos devem ser pesquisados durante a inspeção, e as suturas e fontanelas devem ser palpadas. As fontanelas consistem nos espaços abertos entre os ossos, permitindo o crescimento cerebral sem a compressão das estruturas, e

Quadro 13.3 Escala dos estados de sono e vigília de Brazelton

Estado	Características
Estado 1	Sono profundo, sem movimentos, respiração regular
Estado 2	Sono leve, olhos fechados, algum movimento corporal
Estado 3	Sonolento, olhos abrindo e fechando
Estado 4	Acordado, olhos abertos, movimentos corporais mínimos
Estado 5	Totalmente acordado, movimentos corporais vigorosos
Estado 6	Choro

Fonte: Brazelton (1973).[19]

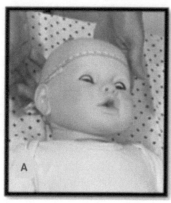 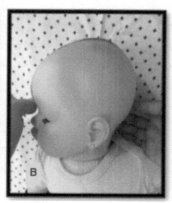 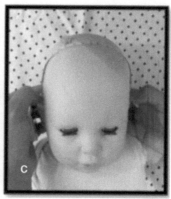

Figura 13.3 Mensuração das medidas cranianas. **A** Medida do perímetro cefálico. **B** Medida anteroposterior. **C** Medida biauricular.

alterações nesses espaços indicam microcefalia, macrocefalia ou hidrocefalia.

A investigação do perímetro cefálico deve ser realizada desde o nascimento até os 2 anos de vida. As medidas do crânio devem ser examinadas com auxílio de fita métrica ou fita antropométrica maleável (as rígidas não promovem uma medida adequada e podem lesionar o crânio do RN). Durante a mensuração (Figura 13.3 A a C), convém considerar que a fontanela anterior mede cerca de 6cm no RN e se fecha entre 15 e 18 meses de idade, enquanto a posterior se fecha entre o terceiro e o sexto mês:[20,21]

- **Medida do perímetro cefálico:** os pontos de referência são a protuberância do osso occipital e a glabela. Com o RN em decúbito dorsal, passa-se a fita métrica acima da protuberância do osso occipital e em seguida pelas inserções das orelhas, cruzando-a sobre a glabela.
- **Medida anteroposterior:** os pontos de referência são a glabela e a protuberância occipital externa. Com o RN em decúbito dorsal, deve-se medir, com a fita métrica, da protuberância occipital até a região da glabela.
- **Medida biauricular:** o ponto de referência é a inserção das orelhas. Medida entre as inserções das orelhas direita e esquerda, passando por cima da sutura coronal.

Ao inspecionar a região do pescoço do RN, é possível observar se a cabeça se organiza na linha média, se a amplitude de movimento está preservada ou se apresenta variações, como inclinação lateral da cabeça para o mesmo lado de maneira persistente, acompanhada de rotação contralateral da face e do queixo, bem como se há massa palpável no pescoço, devendo ser verificado se há limitações nos movimentos do pescoço ou elevação dos ombros – essas alterações, isoladamente ou associadas, sugerem, por exemplo, a presença de torcicolo muscular congênito. Nesses casos, é importante o diagnóstico diferencial por meio de exames complementares para causas de torcicolo que não estejam associadas ao encurtamento muscular.

A avaliação do tórax do RN deve ser iniciada por meio de inspeção, com o tórax do paciente desnudo e o ambiente bem iluminado. O exame pode ser realizado com o RN dentro da incubadora, com o objetivo de observar a musculatura, o tecido celular subcutâneo, os ossos e as articulações. O tórax típico do RN é circular e com as costelas horizontalizadas devido ao processo de crescimento e desenvolvimento ósseo e muscular. A palpação óssea é importante para verificar se há fraturas. Outro ponto a ser avaliado é o perímetro torácico (Figura 13.4), passando-se a fita métrica em volta do tórax e sobrepondo a linha mamária – os valores de referência vão de 30 a 33cm. Caso haja abaulamento da caixa torácica, associado a um abdome escavado, existe a possibilidade de hérnia diafragmática, o que pode levar a uma grave insuficiência respiratória.

Na avaliação das extremidades devem ser sempre comparados os hemicorpos, verificando posicionamento

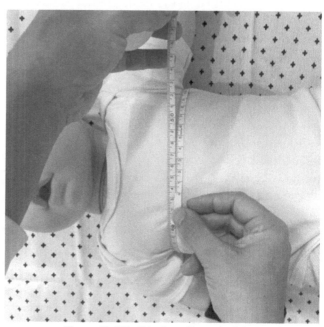

Figura 13.4 Medida do perímetro torácico.

e mobilidade articular atípicos e se existem malformações estruturais. Nessa inspeção é possível identificar malformações estruturais ao analisar o formato das mãos, dos dedos e das unhas (p. ex., nas mãos podem ser avaliadas as pregas palmares e sua disposição, o que é importante para flexão palmar, ao passo que a união das pregas ou prega única podem estar associadas a alterações ou síndromes genéticas, como a síndrome de Down).

Durante a inspeção, também é importante conferir a fusão de dedos nas mãos – sindactilia – ou alterações no número dos dedos – polidactilia, as quais costumam estar associadas a síndromes genéticas.

A ausência de movimentos espontâneos em membros superiores, seja parcial ou total, pode estar associada a eventos durante o nascimento. Nesses casos, é fundamental verificar os músculos comprometidos e suas características clínicas, podendo sugerir paralisia braquial obstétrica.

Na população neonatal, durante a avaliação dos membros inferiores, é importante observar assimetrias, encurtamentos, hipotrofia de um membro em comparação a outro, limitação da amplitude de movimento para abdução e excesso de rotação externa.

Para identificação de assimetrias podem ser adotadas técnicas subjetivas, como verificar o posicionamento das pregas subglúteas na face posterior dos membros ou a diferença no tamanho entre os membros a partir do sinal de Galeazzi (o sinal é positivo quando o joelho do lado afetado é mais baixo em razão do deslocamento posterior no quadril displásico). Para confirmar se os sinais condizem com mau posicionamento da articulação coxofemoral, é possível complementar o exame com os testes de Ortolani e Barlow e exames complementares, como ultrassonografia.

O teste de Ortolani é realizado com o RN calmo e com os quadris e joelhos em flexão de 90 graus, promovendo, então, um movimento de abdução e leve rotação externa das coxas – o teste é positivo quando se verifica a sensação tátil e, em alguns casos, o som de ressalto da passagem da cabeça do fêmur pela parede do acetábulo. Durante a realização da manobra, o quadril contralateral deve estar sempre estabilizado.

O teste de Barlow consiste em uma manobra que provoca luxação e torna possível identificar a instabilidade do quadril. A criança é avaliada em decúbito dorsal, com quadris a 90 graus e joelhos fletidos – o avaliador realiza adução e flexão do quadril, seguidas de leve compressão axial. Quando o resultado é positivo, percebe-se a luxação da articulação como um ressalto à medida que a cabeça do fêmur se desloca do acetábulo.

O alinhamento das pernas e dos pés também deve ser avaliado – os pés são essenciais para o desenvolvimento motor adequado da criança. Após o nascimento é possível observar se a criança apresenta alterações nas amplitudes de movimento dos tornozelos e das articulações subtalares,

dorsiflexão, limitação de flexão plantar do tornozelo ou a combinação dessas ou de outras alterações, o que pode sugerir pé torto congênito.

A avaliação da força muscular em neonatos é realizada por meio da observação dos movimentos ativos espontâneos. Movimentos compensatórios, alinhamento dinâmico precário ou movimentação assimétrica podem ser sinais de fraqueza muscular, mas é importante verificar os componentes de dor e do sistema neurológico.

A análise do tônus muscular em neonatos também é realizada de maneira subjetiva e deve ser conduzida com a avaliação do funcionamento do sistema neurológico. O tônus pode estar aumentado (hipertonia), adequado ou reduzido (hipotônico), sempre levando em consideração o período em que se encontra o bebê. O tônus muscular começa a aparecer por volta da 32ª semana de gestação, de início com o tônus flexor dos membros inferiores. Ao nascimento, os RNPT apresentam a hipotonia global e amplitudes de movimento maiores em comparação com os RN a termo, com suas estruturas posicionadas em extensão e abdução com pouca orientação em linha média, o que torna seu SME mais vulnerável ao ambiente e à gravidade, levando a alterações no SME com impacto importante na função de diversos sistemas e na funcionalidade futura.

A avaliação das estruturas, função e atividades que o RN consegue realizar contribui para a identificação, ainda na UTIN, de anormalidades ou deformidades tratáveis, favorecendo uma intervenção no momento adequado e proporcionando à criança melhores prognóstico e funcionalidade.

CASO CLÍNICO

RNPT de 33 semanas de idade gestacional, gemelar um (de dois gemelares), pesando 1.490g, nasceu de parto via vaginal, cefálico. Trabalho de parto prematuro secundário ao quadro de Covid-19 materno. Inicialmente vigoroso, clampeamento do cordão com 30 segundos, levado ao berço aquecido, envolto em saco estéril e touca dupla, posicionado, aspiradas as vias aéreas superiores com retorno de secreção clara em pequena quantidade. Apgar 8/9, por volta do décimo minuto de vida evolui com desconforto respiratório, tiragens subcostais discretas, Boletim de Silverman-Andersen = 2, com discreta queda de saturação. Foi colocado em pressão positiva contínua nas vias aéreas (CPAP) e O_2 a 21% com boa resposta, sendo mantido em observação; após estabilização, foi encaminhado à UTIN.

Ao ser admitido na UTIN, o RNPT estava reativo, corado e normotérmico, com discretas tiragens subcostais, Boletim de Silverman-Andersen = 1, ausculta pulmonar reduzida sem presença de ruídos adventícios, sendo observadas hipotonia de membros superiores e inferiores, movimentação espontânea nos quatro membros e alteração na amplitude de movimento do tornozelo bilateralmente.

Após 48 horas em CPAP, a criança começou a se alimentar exclusivamente ao seio materno, sendo realizado posiciona-

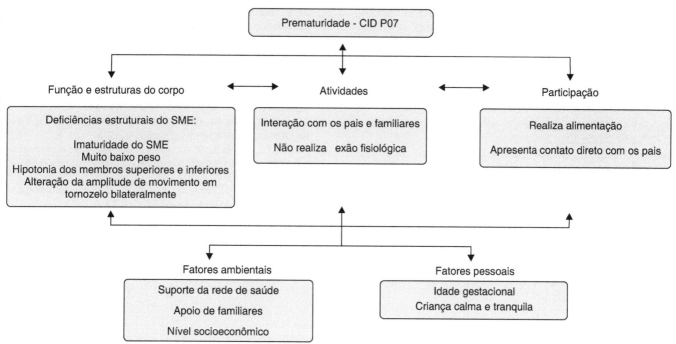

Figura 13.5 Fluxograma segundo a Classificação Internacional de Funcionalidade, Incapacidade e Saúde (CIF) para estratificação do caso clínico.

mento terapêutico para favorecer o desenvolvimento do padrão flexor, alongamento e uso de órtese na região dos tornozelos. A criança recebeu alta para a unidade intermediária em sucção em seio materno, pesando 1.700kg, com melhora na mobilidade articular dos tornozelos e apresentando padrão flexor. Segue em uso de órtese.

Exercício
Aplique o caso clínico com foco no SME segundo a Classificação Internacional de Funcionalidade, Incapacidade e Saúde (CIF).

Resposta
A Figura 13.5 mostra o fluxograma para aplicação do caso clínico com foco no SME segundo a CIF.

CONSIDERAÇÕES FINAIS

Conhecer o desenvolvimento do SME e suas fases e fatores associados ao desenvolvimento adequado determina a qualidade da avaliação desse sistema em RN e RNPT. A análise dos resultados de uma avaliação bem fundamentada fornece dados essenciais sobre o estado das articulações, músculos, ligamentos e ossos nas mais variadas faixas etárias e ambientes em que o bebê está inserido, bem como a participação da família. Em virtude do avanço tecnológico, grande parte dos diagnósticos da condição de saúde e funcional é realizada clinicamente (de maneira subjetiva), o que aumenta a responsabilidade do profissional fisioterapeuta em promover uma avaliação adequada para o diagnóstico ainda na UTIN de modo a cuidar e intervir na resolução de casos, favorecendo o melhor desfecho e garantindo um crescimento e desenvolvimento com a melhor qualidade possível.

Referências

1. Kelly A, Kovatch KJ, Garber SJ. Metabolic bone disease screening practices among U. S. neonatologists. Clin Pediatr 2014; 53:1077-83.
2. Ali E, Rockman-Greenberg C, Moffatt M, Narvey M, Reed M, Jiang D. Caffeine is a risk factor for osteopenia of prematurity in preterm infants: A cohort study. BMC Pediatr 2018; 18:9.
3. Monterosso L, Kristjanson L, Cole L. Neuromotor development and physiologic effects of positioning in very low birth weight infants. J Obstet Gynecol Neonatal Nurs 2002; 31(2):138-46.
4. Sweenwy JK, Gutierrez T. Musculoskeletal implications of preterm infants positioning in the NICU. J Perinat Neonat Nurs 2002; 16(1):58-70
5. Nevalainen P, Lauronen L, Pihko E. Development of human somatosensory cortical functions – What have we learned from magnetoencephalography: A review. Front Hum Neurosci 2014; 8:158.
6. Walker JM. Musculoskeletal development: A review. Phys Ther 1991; 71(12):878-89.
7. Junqueira LCU. Histologia básica I. 13. ed. Rio de Janeiro: Guanabara Koogan, 2017.
8. Blumer MJF. Bone tissue and histological and molecular events during development of the long bones. Ann Anat 2021; 235:151704.
9. Cancedda R, Castagnola P, Cancedda FD, Dozin B, Quarto R. Developmental control of chondrogenesis and osteogenesis. Int J Dev Biol 2000; 44(6):707-14.
10. Mackie EJ, Tatarczuch L, Mirams M. The skeleton: A multi-functional complex organ: The growth plate chondrocyte and endochondral ossification. J Endocrinol 2011; 211(2):109-21.

11. Huang AH. Coordinated development of the limb musculoskeletal system: Tendon and muscle patterning and integration with the skeleton. Dev Biol 2017; 429(2):420-8.

12 Mendes IC, Jesuino RSA, Pinheiro DS, Rebelo ACS. Anomalias congênitas e suas principais causas evitáveis: Uma revisão. Rev Méd Minas Gerais 2018; 28:1-6.

13. Katz K, Krikler R, Wielunsky E, Merlob P. Effect of neonatal posture on later lower limb rotation and gait in premature infants. J Pediatr Orthop 1991; 11(4):520-2.

14. Vaivre-Douret L, Ennouri K, Jrad I, Garrec C, Papiernik E. Effect of positioning on the incidence of abnormalities of muscle tone in low-risk, preterm infants. Eur J Paediatr Neurol 2004; 8(1):21-34.

15. Sociedade Brasileira de Pediatria. Departamento Científico de Neonatologia. Prevenção da prematuridade – Uma intervenção da gestão e da assistência. Sociedade Brasileira de Pediatria, 2017.

16. World Health Organization. Preterm birth. 2018. Disponível em: https://www.who.int/news-room/fact-sheets/detail/preterm-birth. Acesso em nov 2021.

17. Silveira RC. Departamento Científico de Neonatologia. Seguimento ambulatorial do prematuro de risco. Sociedade Brasileira de Pediatria, 2012.

18. Apgar V. A Proposal for a new method of evaluation of the newborn infant. Anesth Analg 2015; 120(5):1056-9.

19. Brazelton TB. The Neonatal Behavioral Assessment Scale. London: Clinics in Developmental Medicine, 1973.

20. Freitas RS, Alonso N, Shin JH, Persing J. Assimetrias cranianas em crianças: Diagnóstico diferencial e tratamento. Rev Bras Cir Craniomaxilofac 2010; 13(1):44-8.

21. Pires LS, Freita LN, Almeida LB et al. Microcefalia: semiologia e abordagem diagnóstica. Resid Pediatr 2019; 9(1):70-9.

22. Organização Mundial da Saúde. CIF: Classificação Internacional de Funcionalidade, Incapacidade e Saúde. São Paulo: EDUSP, 2008.

Tratamento Fisioterapêutico no Sistema Musculoesquelético

CAPÍTULO

14

Parte A

Paralisia Braquial Obstétrica

Marcela Soares Silva Ferreira

Sabrina Sousa Freire

INTRODUÇÃO

A paralisia braquial obstétrica (PBO) é uma intercorrência relacionada com o nascimento que causa disfunção de membros superiores em recém-nascidos (RN) submetidos a um parto traumático.[1] Há relatos desse tipo de lesão desde Hipócrates, mas apenas em 1872 o termo "obstétrica" foi empregado por Duchene de Boulong, ao descrever uma paralisia de raízes superiores ocasionada por estiramento excessivo do plexo braquial durante o parto. Em 1874, Heinrich Erb definiu a lesão como sendo específica das raízes de C5 e C6, denominando-a paralisia de Erb.[2] Mais tarde, em 1885, Augusta Klumpke relatou a paralisia do plexo braquial inferior, que acomete as raízes de C8 a T1 e que acontece com menos frequência.[3]

A PBO é causada por mecanismos de tração e está associada a fatores de risco, como parto prolongado ou instrumentalizado, macrossomia (peso ao nascer > 4.000g), apresentação pélvica, distócia de ombros, diabetes gestacional e ganho de peso excessivo da mãe durante a gestação, entre outros fatores relacionados com a anatomia materna e a gestação.[4]

Na maioria dos casos, o diagnóstico pode ser estabelecido logo após o nascimento, a partir da anamnese e da observação dos movimentos espontâneos de membros superiores. São avaliadas a simetria e a qualidade dos movimentos para verificação da possibilidade de lesão. Além disso, também devem ser observados os reflexos primitivos de Moro e tônico cervical assimétrico (RTCA), que estarão ausentes do lado da lesão.[5]

Cabe destacar que a PBO afeta diretamente o neurodesenvolvimento das crianças acometidas, provocando limitações funcionais e impactando a capacidade de execução de diversas atividades da vida diária. Nesse contexto, a fisioterapia é essencial para melhora da qualidade de vida dessa criança e de sua família.[6]

EPIDEMIOLOGIA

A PBO é a causa mais comum de paralisia de membros superiores em crianças no mundo, e sua incidência varia de 1 a 3 casos por 1.000 nascidos vivos. Vale ressaltar que, mesmo com todos os avanços da obstetrícia, há décadas esses números vêm se mantendo nesse patamar.[7]

DEFINIÇÃO

O plexo braquial é constituído pelas raízes nervosas cervicais de C5-C8 e pela raiz torácica de T1 (Figura 14.1).

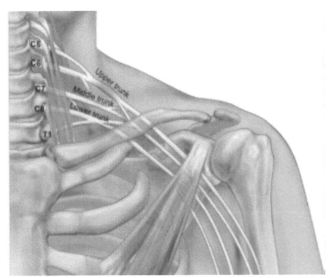

Figura 14.1 Representação anatômica do plexo braquial.

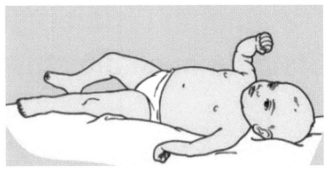

Figura 14.2 Paralisia de Erb-Duchenne.

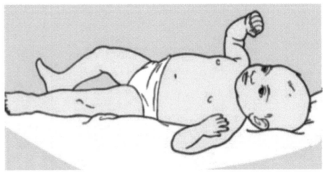

Figura 14.3 Paralisia de Klumpke.

Por definição, a PBO é uma lesão nervosa que acomete as raízes do plexo braquial em decorrência de seu estiramento durante o nascimento e que provoca paresia ou paralisia flácida de membros superiores.[5]

CLASSIFICAÇÃO

As lesões neonatais do plexo braquial podem ser classificadas em função da gravidade ou do nível da lesão.

De acordo com a gravidade, podem ser considerados os seguintes tipos:[8]

- **Lesão pré-ganglionar ou lesão por avulsão:** lesão proximal que ocorre por descontinuidade das raízes nervosas.
- **Lesão pós-ganglionar ou por ruptura:** lesão periférica provocada por ruptura ou compressão de algum ponto ao longo do trajeto do nervo – de menor gravidade que a pré-ganglionar.
- **Lesão por neuropraxia ou por estiramento:** lesão por bloqueio momentâneo da conexão neurônio-axônio e que evolui com recuperação espontânea.

Em relação à localização da lesão, podem ser definidas três categorias que terão apresentações clínicas diferentes de acordo com as raízes nervosas acometidas.[5,9] São elas:

- **Paralisia de Erb ou Erb-Duchenne:** caracterizada pela lesão das raízes C5 e C6 (ocasionalmente C7), é a mais frequente, compreendendo 80% a 90% dos casos. Acomete os rotadores externos e abdutores do ombro, flexores de cotovelo e extensores de punho. A criança apresentará abdução e rotação externa do braço, extensão e pronação do antebraço e leve flexão de punho e dedos (Figura 14.2).
- **Paralisia de Klumpke:** envolve as raízes de C8 a T1 e é a mais rara. Afeta os músculos flexores de punho e os músculos intrínsecos da mão. A mobilidade de ombro e cotovelo é preservada, mas o bebê apresenta uma deformidade conhecida como "mão em garra" (Figura 14.3).
- **Paralisia total ou de Erb-Klumpke:** consiste na lesão completa do plexo braquial, das raízes de C5 a T1. Compromete a função de todo o braço, apresentando flacidez e perda da sensibilidade do membro. Pode estar associada, também, a comprometimento ocular, condição conhecida como síndrome de Horne. É a segunda forma mais frequente e a de pior prognóstico.

DIAGNÓSTICO E TRATAMENTO FISIOTERAPÊUTICO

Essencial para detecção precoce da PBO, o exame físico é fundamentado na avaliação da simetria, da movimentação do braço e dos reflexos primitivos, que estarão ausentes no lado afetado. Além disso, convém coletar a história do parto, podendo ser necessários exames complementares para auxiliar a definição do quadro clínico.[10] Podem ser solicitados exames de imagem, como radiografia, tomografia computadorizada, ressonância magnética e exames de prova neurofisiológica para detecção da

Capítulo 14 • Tratamento Fisioterapêutico no Sistema Musculoesquelético

velocidade de condução nervosa motora e sensitiva, além de eletromiografia.[11]

Na maioria das vezes, o prognóstico é favorável, mas as sequelas acontecem de acordo com a seriedade da lesão. Em cerca de 66% dos casos há recuperação total nos primeiros meses de vida; nos mais graves, entretanto, pode haver déficit funcional permanente, acompanhado de deformidades osteoarticulares do membro superior. Em todos os casos, o tratamento inicial será sempre conservador.[12]

O tratamento conservador deve envolver equipe multidisciplinar composta por neurologistas, neurocirurgiões, fisioterapeutas e terapeutas ocupacionais. Nesse contexto, o tratamento fisioterapêutico é de extrema importância para a reabilitação do paciente, contribuindo com a melhora da função motora, prevenindo complicações futuras e tornando-se essencial para um bom desenvolvimento neuromotor.[13]

A abordagem inicial, ainda na maternidade, tem por objetivo promover analgesia e cicatrização e consiste em manter o membro afetado imobilizado junto ao tórax por cerca de 2 a 3 semanas.[14] Em seguida, considerando que o tratamento da PBO deve ser iniciado o mais breve possível, as metas deverão estar relacionadas com posicionamento, manutenção da mobilidade, estimulação sensorial, estimulação lúdica e desenvolvimento de função motora de acordo com a idade.[13] Cabe priorizar a mobilização passiva leve e orientar os pais e cuidadores em relação a manuseio e posicionamento adequados do membro, a fim de evitar aderências e contraturas.[14]

A mobilização passiva deve ser feita no sentido cefalocaudal, iniciando com movimentos de abdução e rotação do ombro, seguidos de movimentos de flexão e extensão do cotovelo e, por fim, pronação e supinação do antebraço. Quando for possível a mobilização ativa, convém respeitar as etapas do desenvolvimento neuromotor normal e promover a estimulação de maneira lúdica com jogos e brinquedos de vários formatos, texturas e cores. A estimulação sensorial é tão importante quanto a motora e deve consistir em estímulos com diferentes texturas, formas, vibrações e temperaturas sobre a pele.[12]

Outro método de reabilitação é a terapia de concentração e indução do movimento (TCIM), que consiste na contenção do membro saudável para que a criança possa utilizar o afetado para execução de suas funções diárias, estimulando o membro lesionado mediante treinamento e repetição de suas funções motoras.[6]

O uso de órtese pode ser necessário, especialmente das que ajudam a melhorar a função das mãos. Eletroestimulação também pode ser uma aliada no controle da dor e na redução de contraturas musculares.[6]

Nos casos mais graves está indicada correção cirúrgica, quando não é satisfatória a resposta ao tratamento inicial. Em geral, considera-se essa possibilidade após o terceiro mês de vida do bebê, sendo de extrema importância a reabilitação tanto no pré como no pós-cirúrgico.[15] Fisioterapeutas e terapeutas ocupacionais devem trabalhar juntos com intuito de recobrar a capacidade funcional e reorganizar as funções musculares após recuperação das estruturas nervosas lesionadas.

ASPECTOS RELACIONADOS COM A CLASSIFICAÇÃO INTERNACIONAL DE FUNCIONALIDADE, INCAPACIDADE E SAÚDE (CIF)

A necessidade de saber o que acontece com os indivíduos após o diagnóstico clínico, principalmente em relação à influência de fatores ambientais e sociais em sua funcionalidade, torna-se cada vez mais importante para a área de saúde. Nesse contexto, a CIF se apresenta como instrumento de grande relevância para identificação das condições da funcionalidade da criança com PBO, bem como avalia o ambiente no qual ela está inserida, permitindo, assim, a abordagem de diferentes perspectivas de acordo com as necessidades desses pacientes.[16]

Estrutura e função do corpo (s e b)
Funções neuromusculoesqueléticas (b749) e funções relacionadas com o movimento (b798)

A PBO é uma condição que afeta a funcionalidade dos bebês acometidos. O comprometimento neurológico ocasionado pela lesão impacta a motricidade do membro superior e tem grande repercussão no desenvolvimento neuropsicomotor infantil.[10]

Desse modo, os objetivos do tratamento fisioterapêutico devem ser traçados segundo o desenvolvimento motor esperado para cada fase de crescimento do bebê e, em geral, a reabilitação deve promover boa funcionalidade do membro afetado, evitando contraturas musculares, promovendo a estimulação sensorial e motora e mantendo boa amplitude de movimento.[1]

Exercícios de ganho de amplitude devem ser realizados diariamente, assim como orientações relativas ao posicionamento do membro e seu manuseio correto para que sejam evitadas ações como levantar ou puxar a criança pelo braço. Além disso, todas as atividades devem promover organização neuromuscular a fim de habilitar o controle motor do membro afetado para realização de movimentos funcionais, como estender o braço para alcançar objetos.[6]

Vale ressaltar que a estimulação sensorial também deve ser conduzida por meio de diferentes texturas e formas sobre a pele, o que, em conjunto com o treino de motricidade grossa e fina, é de extrema relevância para o desenvolvimento do membro acometido.[10]

Atividade e participação (d)

Neurodesenvolvimento (d2, d4)

As crianças com PBO podem apresentar atraso no desenvolvimento neuropsicomotor, o qual geralmente se manifesta por meio de atraso no desenvolvimento da coordenação visuomotora, da dificuldade na manipulação de objetos, no desempenho de tarefas bimanuais e no alcance de marcos motores, como sentar, rolar e engatinhar.[17]

Para avaliação do déficit motor real, convém observar o que se espera para a fase de desenvolvimento da criança quando ela for submetida ao exame clínico. No entanto, considerando que na maioria das vezes a avaliação da lesão se dá nos primeiros dias de vida, cabe verificar minuciosamente se o bebê apresenta deformidades ou edema e se houve perda de reflexos profundos e de movimentos no membro superior (habilidades motoras). Na inspeção, a região do tronco deve estar despida para que também sejam observadas alterações da coloração da pele e para comparação da musculatura do lado afetado com o contralateral, avaliando a motricidade espontânea, a amplitude de movimento, a força muscular e o posicionamento dos membros.[10]

Fatores ambientais (e)

Apoio familiar (e310)

Considerando que a PBO é uma condição que afeta bebês completamente dependentes de cuidados, o fator família é essencial para tornar possível o andamento do tratamento proposto.

A atuação e a colaboração familiar nos cuidados com crianças que apresentam algum tipo de alteração no desenvolvimento motor são necessárias para a promoção da saúde e a evolução favorável do paciente. Assim, a orientação dos pais sobre estímulos, frequência de atividades e assiduidade deve integrar o plano terapêutico e ser repassada de maneira clara até que os cuidadores estejam cientes de sua importância para que seja alcançado o resultado desejado.[18]

Estimulação precoce (e580)

A PBO é caracterizada por ocasionar atraso no desenvolvimento neuropsicomotor. Cabe frisar que programas de estimulação precoce beneficiam os RN que apresentem condições ou agravos de saúde que interfiram em seu desenvolvimento e crescimento, pois abrangem uma variedade de estímulos que auxiliam o desenvolvimento motor e cognitivo dessas crianças e possibilitam que elas sejam acompanhadas e tratadas por equipe especializada e multiprofissional.[19,20]

CASO CLÍNICO

Fisioterapeuta da UTIN foi chamado para avaliar bebê no Alojamento Conjunto da Maternidade com o seguinte quadro clínico: RN nascido de parto normal de difícil extração, 41 semanas, mãe com histórico de diabetes gestacional. O bebê apresenta ausência de movimentação ativa em membro superior direito e dor à manipulação.

Exercício
1. Qual seria o possível diagnóstico?
2. Qual seria o tratamento indicado?

Resposta
1. Paralisia braquial obstétrica.
2. O tratamento fisioterapêutico para essas crianças deve ser iniciado o mais cedo possível, e a estimulação precoce se faz necessária para as aquisições das etapas neuropsicomotoras, reduzindo os impactos dessa condição no desenvolvimento de suas atividades de vida diária.

Referências

1. Ghizoni MF, Bertelli JA, Feuerschutte OHM, Silva RM. Paralisia obstétrica de plexo braquial: Revisão de literatura. Arquivos Catarinenses de Medicina 2010; 39(4).
2. Terzis JK, Kokkalis ZT. Pediatric brachial plexus reconstruction. Plast Reconstr Surg 2009; 124:370e-85e. doi: 10.1097/PRS.0b013e3181bcf01f.
3. Kay SP. Obstetrical brachial palsy. Br J Plast Surg 1998; 51(1):43-50. doi: 10.1054/bjps.1997.0166.
4. Galbiatti JA, Cardoso FL, Galbiatti MGP. Paralisia obstétrica: De quem é a culpa? Uma revisão sistemática de literatura. Rev Bras Ortop 2020; 55(2):139-146.
5. Heise CO, Martins R, Siqueira M. Paralisia do plexo braquial neonatal: Um desafio permanente. Arquivos de Neuro-Psiquiatria, São Paulo, 2015; 73(9).
6. Lopes AB, Alves CAL, Campos PD, Silva RMP, Santos CCT. Atuação fisioterapêutica na paralisia braquial obstétrica. Rev Inic Cient e Ext 2020; 3(2):412-9.
7. Cunha AS, Freitas Junior AF, Lopes Junior JEG, Figueiredo ADJ. Intervenção da fisioterapia na lesão do plexo braquial através de FES e cinesioterapia. Rev Fisioter S Fun 2013; 2(1):62-8.
8. Yang J, Qin B, Fu G, Li P, Zhu Q. Modified pathological classification of brachial plexus root injury and its MR imaging characteristics. J Reconstr Microsurg 2014; 30:171-8.
9. Pereira JA, Araújo AP, Vianna EG, Lopes LC, Galvão SF, Torres TF. O diagnóstico da paralisia braquial obstétrica: Importância das orientações iniciais. Rev Pediatr SOPERJ 2007 abr; 8(1 supl 1).
10. Barbosa DV, Santos MD. Benefícios da fisioterapia motora no tratamento da paralisia de Erb-Duchenne. Visão Universitária 2016; 2(1):101-20.
11. Heise CO. Avaliação eletroneurográfica comparativa precoce de pacientes com plexopatia braquial obstétrica. Faculdade de Medicina da Universidade de São Paulo, 2015.
12. Hoeksma AF, Steeg AM, Nelissen RGHH, van Ouwerkerk WJR. Neurological recovery in obstetric brachial plexus injuries: An historical cohort study. Developmental Medicine & Child Neurology 2004; 46(2):76-83.
13. Frade F, Gomez-Salgado J, Jacobsohn L, Florindo-Silva F. Rehabilitation of neonatal brachial plexus palsy: Integrative literature review. J Clin Med 2019; 8:980. doi: 10.3390/jcm8070980.
14. Cardoso MS, Sousa DPM. A importância da intervenção fisioterápica em crianças com paralisia braquial obstétrica: revisão. Faculdade Sul-Americana (FASAM), 2016.
15. Ribeiro PRJ, Sparapani FVC. Paralisia obstétrica de plexo braquial. Rev Bras Neurologia e Psiquiatria 2014 mai/ago; 18(2):148-55.
16. Andrade FG. Funcionalidade em indivíduos adultos com lesão traumática do plexo braquial – Proposta de instrumento de avaliação baseado na Classificação Internacional de Funcionalidade (CIF). Universidade Federal do Rio de Janeiro, 2015.
17. Brito TTD, Pinheiro CL. Instrumentos de avaliação utilizados por terapeutas ocupacionais na criança com paralisia braquial ob-

stétrica. Cad Ter Ocup UFSCar, São Carlos, 2016; 24(2):335-50. Disponível em: http://dx.doi.org/10.4322/0104-4931.ctoAR0555.
18. Coelho BR, Fabbris AG, Pereira APC, Peixoto RS, Ribeiro CD. Lesões do plexo braquial: A utilização da fisioterapia no tratamento. Ensaios e Ciência: Ciências Biológicas, Agrárias e da Saúde, 2012; 16(6):185-97.
19. Tavares APS, Watanabe BMN, Oliveira TC. A terapia ocupacional favorecendo o desenvolvimento neuropsicomotor em crianças com paralisia braquial obstétrica. Lins – SP, 2009.
20. Barbosa AM. Intervenção precoce na paralisia braquial obstétrica: Uma revisão. Universidade de Rio Verde (UniRV), Faculdade de Fisioterapia, 2020.

Parte B

Pé Torto Congênito

Ruth Batista Bezerra Fagundes

INTRODUÇÃO

O pé torto congênito (PTC), também conhecido como *talipes equinovarus* congênito, é a deformidade congênita ortopédica mais comum.[1] Sua primeira descrição clínica foi feita por Hipócrates, que propôs como fator causal a compressão sofrida pelo pé no ambiente intrauterino.[2] Por muito tempo, o tratamento do PTC constituiu um grande desafio. Os primeiros relatos terapêuticos surgiram no século XIX, por meio do uso de aparelhos que promoviam manipulações forçadas e cirurgias de liberação de partes moles posteromediais. Todavia, esses procedimentos apresentavam pequenas taxas de sucesso e grandes complicações, como rigidez articular, dor e perda funcional do pé.[3]

Apenas na segunda metade do século XX, a partir dos métodos de Kite e Ponseti, as técnicas corretivas menos invasivas e com mais eficácia foram popularizadas.[4] Embora as diretrizes indiquem o tratamento precoce, o PTC ainda é bastante negligenciado.[5] Quando não tratado, pode evoluir para uma deformidade rígida que, além de promover alterações na funcionalidade da marcha[6], poderá estar acompanhada de impacto social e psicológico para as crianças e seus familiares.

EPIDEMIOLOGIA

O PTC acomete aproximadamente 1 a cada 1.000 nascidos vivos,[4] sendo o sexo masculino duas vezes mais afetado. O envolvimento é bilateral em metade dos casos e, quando unilateral, é mais frequente à direita.[7]

ETIOLOGIA

A etiologia do PTC ainda não foi totalmente esclarecida.[8,9] Em geral, cerca de 80% dos casos apresentam caráter idiopático (surgindo como defeito congênito isolado).[6,10,11] Várias teorias foram propostas para explicar a origem do PTC, considerando causas intrínsecas e extrínsecas (Quadro 14.1).

DEFINIÇÃO

O PTC consiste em uma deformidade complexa que inclui alterações de todos os tecidos musculoesqueléticos distais ao joelho e se caracteriza por equino do retropé, varo (ou inversão) da subtalar, cavo por flexão plantar do antepé e adução do médio e antepé (Figuras 14.4 e 14.5).[12-15]

AVALIAÇÃO

O PTC pode ser classificado como idiopático, postural, neurológico ou sindrômico, sendo considerado idiopático quando ocorre em crianças sem alterações subjacentes que justifiquem o quadro e não apresenta resolução espontânea. O pé torto postural tende a ser flexível, reduz com facili-

Quadro 14.1 Teorias que explicam a origem do PTC

Causas intrínsecas	Causas extrínsecas
Compressão sofrida pelo pé no ambiente intrauterino[2]	Influência genética a partir de um gene dominante de baixa penetrância, ou seja, de padrão multifatorial[14,15]
Oligodrâmnio e/ou perda de líquido, principalmente na 11ª e 12ª semanas de gestação[11,12]	
Defeito primário de partes moles e unidades neuromusculares que levam às alterações ósseas[13]	

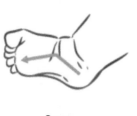
Cavo

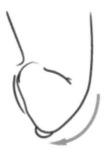
Antepé aduzido

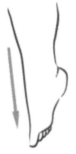
Retropé varo   Pé equino

Figura 14.4 Alterações encontradas no pé torto congênito: deformidade em cavo medial do pé, metatarso aduto (os dedos apontam para dentro com concavidade da margem medial do pé), deformidade em varo do retropé (desvio medial do eixo longitudinal do calcâneo) e deformidade equina do retropé (flexão plantar importante).

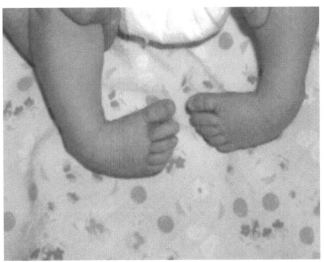

Figura 14.5 Pé torto congênito bilateral demonstrando as deformidades típicas. (Reproduzida de Emrah & Vedat, 2014.[16])

dade e costuma ser resolvido por meio de manipulações. O neurológico está associado à mielomeningocele e o sindrômico está presente nas crianças com outras anomalias congênitas – esses dois tipos geralmente são rígidos e muito resistentes ao tratamento.[4]

Independentemente de sua etiologia, o PTC apresenta alterações complexas que incluem desalinhamento entre os ossos tálus, navicular, calcâneo e cuboide (Figura 14.6). Além disso, em consequência dessas alterações, ligamentos, tendões e fáscias podem sofrer alterações adaptativas e chegar a apresentar contraturas, tecido fibroso e luxações.[17]

Todas as crianças portadoras de PTC devem ser examinadas como um todo para exclusão da associação de fatores etiológicos, o que é possível nos casos não idiopáticos. Convém realizar uma avaliação neurológica completa, incluindo no exame físico a coluna e outras articulações para verificação de rigidez e outras deformidades e para descartar a associação à displasia.[4,19]

O uso de sistema de classificação válido no início do tratamento auxilia a comparação dos resultados. Atualmente, duas classificações costumam ser utilizadas para avaliação da gravidade do PTC: a de Dimeglio e a de Pirani. Ambas são de fácil aplicabilidade e apresentam boas confiabilidade e correlação, devendo ser aplicadas de maneira complementar e não excludente, tendo em vista que uma avalia mais a redutibilidade, e a outra, mais os aspectos do pé.[20]

O sistema de classificação de Dimeglio baseia-se na avaliação da flexibilidade do antepé e retropé após aplicação de força para correção do pé deformado. Um pequeno goniômetro pode ser usado para medir todos os ângulos precisamente.[21] Quatro parâmetros são avaliados: desvio equino no plano sagital, em varo no plano frontal, derrotação do bloco calcâneo-antepé e adução do antepé no plano horizontal. Cada parâmetro recebe 0 a 4 pontos, podendo resultar na pontuação de 16, o que define um pé mais rígido. Além disso, são observados quatros sinais agravantes: a presença de prega plantar, prega medial, retração do cavo e musculatura fibrosa. Neste último serão avaliadas a contratura do tríceps, do tibial posterior e fibulares e a ausência de dorsiflexão voluntária em eversão e pronação (Figura 14.7).[22,23]

A classificação de Pirani (Quadro 14.2) avalia seis critérios: curvatura da borda lateral do pé, prega medial, palpação da cabeça do tálus, redução do equinismo, palpação do calcâneo e prega posterior. Cada critério pode ser graduado em 0 ou 1 ponto, com 0 representando ausência de anormalidades, 0,5, uma anormalidade moderada, e 1, anormalidade grave – quanto maior a pontuação, maior a gravidade.[20,24]

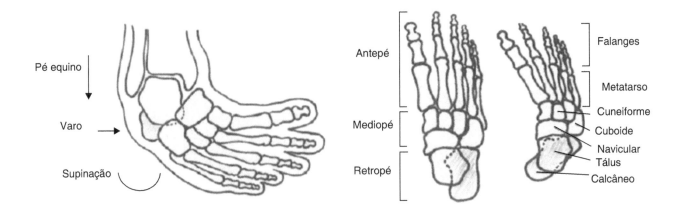

Figura 14.6 Desalinhamento dos ossos no pé torto. (Adaptada de Manisha & Priyanka, 2017.[18])

Grau de classificação	Tipo	Frequência (%)	Escore
I	Benigno	20	(<5)
II	Moderado	23	(=5<10)
III	Grave	35	(+10<15)
IV	Muito grave	12	(=15<20)

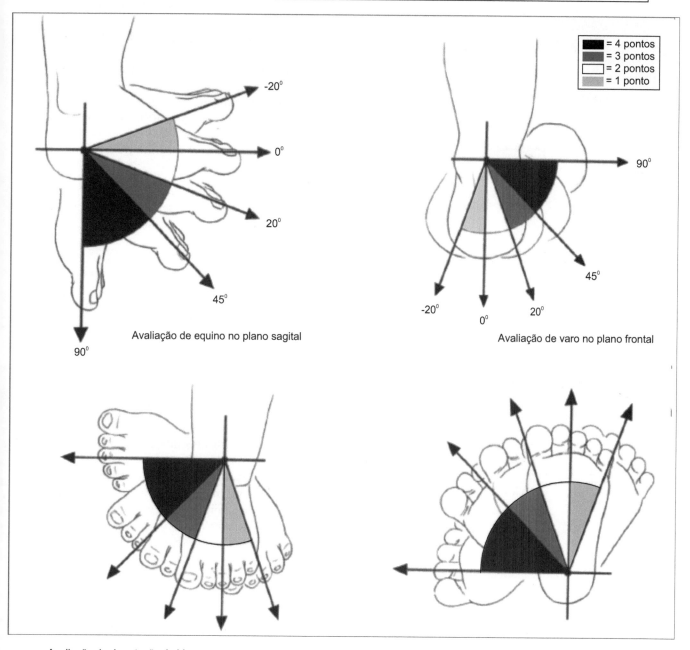

Avaliação do pé torto congênito segundo escala de gravidade

Características: reprodutibilidade	Pontos	Características: outros parâmetros	Pontos
90° a 45°	4	Prega posterior	1
45° a 20°	3	Prega medial	1
20° a 0°	2	Cavo	1
<0° a 20°	1	Condição muscular pobre	1

Figura 14.7 Classificação de Dimeglio. (Reproduzida de Fernandes *et al.*, 2016.[22])

Quadro 14.2 Classificação clínica e funcional de Pirani

Sinal clínico	Classificação
Curvatura da borda lateral	
Plana	0
Curva moderada no nível da diáfise do quinto metatarsiano	0,5
Curva com ápice no calcâneo-cuboide	1,0
Pregas mediais	
Pregas múltiplas e rasas	0
Uma ou duas pregas profundas que não alteram o contorno do arco	0,5
Pregas profundas que mudam o contorno do arco	1,0
Palpação da parte lateral da cabeça do tálus	
Navicular reduzido completamente	0
Navicular parcialmente reduzido	0,5
Cabeça lateral do navicular totalmente palpável	1,0
Pregas posteriores	
Múltiplas e rasas	0
Uma ou duas pregas profundas que não alteram o contorno do calcâneo	0,5
Prega profunda que muda o contorno do calcâneo	1,0
Posição do calcâneo	
Tuberosidade facilmente palpável	0
Tuberosidade difícil de palpar sob o coxim gorduroso	0,5
Tuberosidade não palpável, somente o coxim gorduroso	1,0
Rigidez do equinismo	
Dorsiflexão normal (> 90 graus)	0
Dorsiflexão neutral (próximo aos 90 graus)	0,5
Não há dorsiflexão (< 90 graus)	1,0

Fonte: adaptado de Adames, Fialho & Kuwajima (2001).[25]

Além da classificação de Pirani, durante o acompanhamento são recomendados exames complementares, como radiografia e ultrassonografia, e o uso de instrumentos de avaliação do desenvolvimento, em vista dos possíveis atrasos no neurodesenvolvimento.[10,26]

Em crianças maiores, os exames radiográficos são úteis para direcionar o tratamento cirúrgico, confirmar a correção e auxiliar a identificação de deformidade residual. O exame é composto por projeções do pé em anteroposterior (AP) e em perfil (com e sem carga), possibilitando a avaliação das deformidades osteoarticulares e a determinação do ângulo talocalcaniano, mais conhecido como ângulo de Kite.[19] Na visão AP do PTC, o ângulo talocalcaniano costuma ser < 20 graus (no pé normal é de 20 e 40 graus). Na vista lateral, o ângulo talocalcaniano é < 25 graus em caso de pé torto (o valor normal se situa entre 25 e 50 graus [Figura 14.8]).[19]

TRATAMENTO

Atualmente, as técnicas mais utilizadas são os métodos de Ponseti, Kite e o francês.[4,27] O tratamento do PTC deve ser o mais precoce possível, podendo ser conservador ou cirúrgico, a depender da gravidade das alterações envolvidas no pé.

As técnicas não cirúrgicas são baseadas na capacidade de promover progressivamente a deformação plástica e o alongamento das estruturas contraturadas em decorrência das propriedades viscoelásticas inerentes ao tecido conjuntivo. O tratamento cirúrgico está indicado apenas quando não se obtém correção satisfatória com os métodos conservadores.[7]

Método de Kite

O método de Kite, descrito pela primeira vez em 1932, preconiza a correção sequencial do PTC por meio de manipulações, iniciando pela abdução do antepé, seguida da correção do varo do calcâneo e, por fim, do equino.[7,17] É recomendado o uso do gesso com trocas semanais por aproximadamente 22 meses. Concluída a correção com gesso, é indicado o uso de órtese noturna até os 10 anos de idade. Kite relatou sucesso em até 95% dos casos; entretanto, esse método foi deixado de lado porque outros pesquisadores não alcançaram taxas de sucesso tão boas; além disso, o método causava deformidades, torções laterais do tornozelo e achatamento do corpo do tálus.[1,17]

Método de Ponseti

O método de Ponseti consiste na manipulação do pé com o objetivo de supinar o antepé, corrigindo a deformidade do cavo e em seguida promovendo a abdução do antepé. Após a manipulação, gesso é aplicado para manter o pé na posição correta e promover a remodelação dos tecidos moles. Esse processo de manipulação e gessos seriados é repetido semanalmente, por cerca de 6 semanas, até que seja obtida uma abdução de 50 graus do pé ao redor da tíbia (Figura 14.9). Caso não seja alcançado o resultado ou o escore de Pirani seja > 5, uma tenotomia de Aquiles pode ser necessária para eliminar qualquer equino residual (Figura 14.10).[15]

Após essa etapa, é realizada uma fase de manutenção em que a criança deve fazer uso de órtese em abdução 23 horas por dia durante 3 meses, o que ajuda a reduzir as taxas de recorrência.[4,15] Atualmente, esse é o método que exige menos trocas de gesso e menos tempo para alcançar a correção, bem como o que apresenta taxa menor de recidivas, quando comparado aos outros.[4]

Método funcional francês

O método funcional francês também é popular por evitar a abordagem cirúrgica e promover a correção do pé após 3 a 5 meses de tratamento.[18,29] O tratamento exige manipulação diária associada a alongamento de tecidos encurtados, estimulação e fortalecimento dos músculos

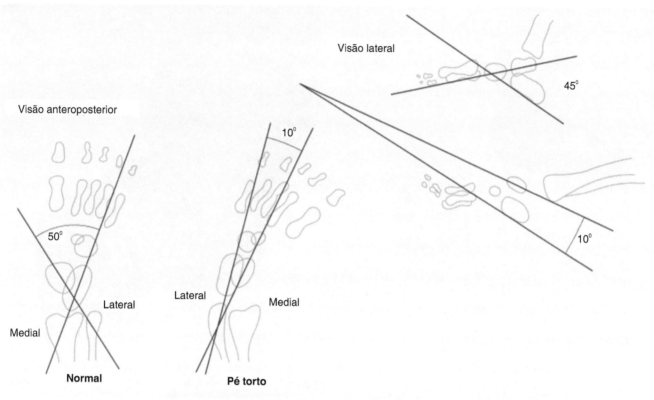

Figura 14.8 Ângulo de Kite. (Reproduzida de Foster & Davis, 2007.[19])

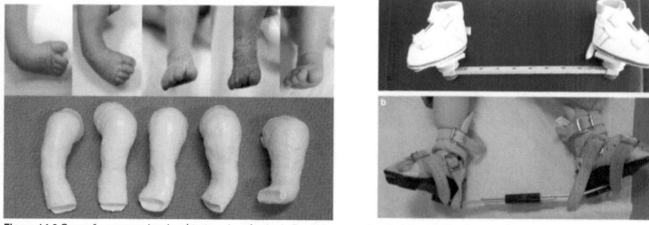

Figura 14.9 Correção progressiva do pé torto pelo método de Ponseti e exemplos de órteses utilizadas no método. (Reproduzida de Bergerault et al., 2013.[28])

enfraquecidos, acrescidos de bandagem e seguidos de imobilização *tapping* para manter a correção.[18]

Para o êxito dessa técnica, é importante que a família seja instruída para realizar as manipulações diariamente no âmbito domiciliar até a criança atingir a idade escolar. Pode-se utilizar uma órtese do tipo tornozelo/pé para evitar recorrência e/ou prevenir deformidades.[19]

NOVAS TERAPÊUTICAS

Estudos vêm abordando o tratamento do PTC por meio de terapêuticas mais flexíveis.[31,32] Su & Nan (2014)[30] utilizaram como estratégia terapêutica a fixação de uma cinta de velcro acima do joelho. Os autores trataram 56 pés, dos quais 52 atingiram aparência normal dentro de 3 a 6 meses de tratamento.[30]

O uso da órtese durante o período neonatal ainda é uma prática pouco estudada na literatura, todavia vem representando uma grande promessa no tratamento conservador do PTC durante a fase neonatal.[30,31] Campos et al. (2019)[31] utilizaram em seu estudo órteses confeccionadas com etil-vinil-acetato (EVA), inicialmente por 18 horas diárias, e após 60 dias de tratamento todos os bebês em

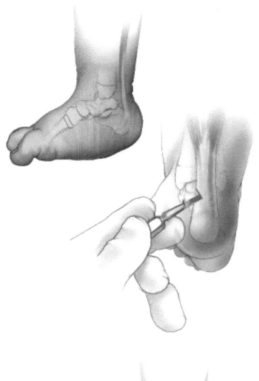

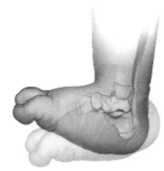

Figura 14.10 Tenotomia de Aquiles para correção do pé equino residual.

acompanhamento alcançaram a pontuação 0 na escala de Pirani (Figura 14.11).[31]

AVALIAÇÃO E TRATAMENTO DE ACORDO COM OS ASPECTOS DA CLASSIFICAÇÃO INTERNACIONAL DE FUNCIONALIDADE, INCAPACIDADE E SAÚDE (CIF)

O uso da CIF versão Crianças e Jovens (CIF-CJ) possibilita a avaliação da funcionalidade da criança de modo a aprofundar e apontar as atividades realizadas, além de analisar as condições de participação em contextos significativos do desenvolvimento infantil.[32] A CIF-CJ se fundamenta nos mesmos domínios relacionados com a saúde abordados na CIF, mas apresenta algumas especificidades, como contexto familiar da criança, atraso no desenvolvimento, participação e ambiente (Figura 14.12).[33]

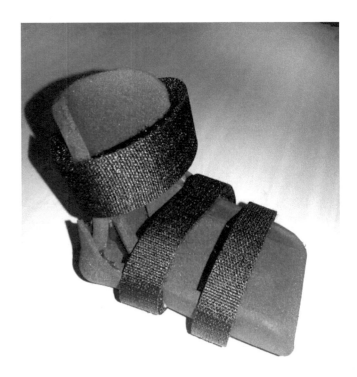

Figura 14.11 Modelo de órtese desenvolvida com EVA para correção do pé torto congênito. (Reproduzida de Campos et al., 2019.[31])

Estrutura e função do corpo (s e b)

Ossos do tornozelo e do pé (s75020), ligamento e fáscias do tornozelo e do pé (s75023) e mobilidade dos ossos társicos (b7203)

O pé torto é uma deformidade tridimensional do pé e tornozelo cujas principais alterações acometem os ossos do tarso. As estruturas moles nas partes medial e posterior são encurtadas e espessadas, mantendo a posição do pé em adução e varo com equino.[34]

Como destacado previamente, é importante que o fisioterapeuta promova uma avaliação criteriosa do membro para que a equipe multiprofissional defina o melhor tratamento, levando em consideração a gravidade da deformidade e a rotina e adesão familiar ao tratamento. Além disso, para o sucesso do tratamento é importante que ao final do tratamento a família siga vigilante quanto ao posicionamento do PTC para preservar o comprimento adequado do músculo. Portanto, os pais devem ser orientados a evitar posições viciosas que incentivem o equinismo e a inversão.

Atividade e participação (d)

Andar (d450)

O início da marcha é fator importante na manutenção e/ou no agravamento das deformidades ósseas encontradas no PTC. Por isso, é importante a correção antes que a criança inicie a marcha.[36] Além disso, crianças tratadas com o método de Ponseti apresentam marcha independente cerca de 2 meses mais tarde, comparadas ao grupo de controle.

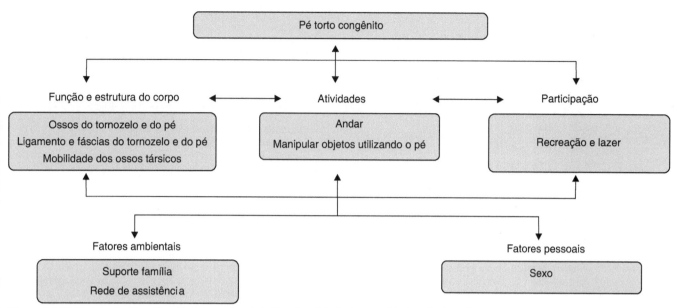

Figura 14.12 Modelo da Classificação Internacional de Funcionalidade, Incapacidade e Saúde (CIF) adaptado para a condição de pé torto congênito.

Início mais tardio do tratamento, número maior de trocas de gessos, recidiva e não realização da tenotomia de Aquiles foram relacionados com atraso da marcha.[36]

Fatores ambientais (e)
Apoio e relacionamentos (e398)

O pé torto negligenciado é uma carga física, social, psicológica e financeira para os pacientes e seus familiares, bem como para a sociedade. Em termos globais, o pé torto negligenciado é a causa mais séria de incapacidade física entre todos os defeitos musculoesqueléticos congênitos.[38] Para caminhar, a criança não tratada apoia-se na borda lateral do pé, apresentando calosidades, dor, potenciais infecções da pele e dos ossos, além de impossibilitar o uso de calçados e causar limitações tanto de mobilidade como de oportunidades de emprego. Assim, isso é estigmatizante para o paciente e se torna um fator de segregação social e emocional tanto para ele como para a família.[38] No dia a dia, os pais frequentemente expressam dúvidas em relação ao tratamento, principalmente a impressão de que os gessos e as órteses machucam as crianças. Por isso, é importante o esclarecimento adequado sobre a malformação e a responsabilidade por persistir com o tratamento, visando otimizar os objetivos terapêuticos.

CASO CLÍNICO

M.M.S., sexo masculino, 15 dias de vida, encontra-se na enfermaria de um hospital infantil devido uma mielomeningocele rota (já corrigida). O médico solicitou a avaliação da Ortopedia e da Fisioterapia após ter verificado a presença de PTC bilateral. Ao exame físico, foi constatada a deformidade em adução, cavo, varo e equino de ambos os pés, com curvatura plana da borda lateral, prega profunda que não alterava o contorno do arco e dorsiflexão neutra. Observou-se, também, que a alteração é completamente reversível com a mobilização. Após discussão multidisciplinar, foi decidido que inicialmente o tratamento seria realizado por meio do método de Ponseti. Ao comunicar a família sobre a decisão terapêutica, a mãe questionou a necessidade do tratamento, pois relatou que seu primeiro filho apresentara pé torto congênito idiopático e a resolução ocorrera de maneira espontânea. A mãe também falou da dificuldade em ficar indo ao ambulatório do hospital para aplicação do gesso por morar no interior e ter dificuldade de transporte.

Exercício
1. O método de Ponseti poderia ter sido indicado nesse caso?
2. Quais pontos são necessários para o sucesso do tratamento?

Resposta
1. A correção do PTC deve ser realizada o mais rápido possível – aguardar a resolução espontânea pode causar complicações importantes para a aquisição do ortostatismo e da marcha. Entretanto, a mobilização preconizada no método de Ponseti exige visitas sequenciais, o que não será possível, diante da dificuldade da família em manter o transporte. Diante da dificuldade para a troca do gesso, o uso da órtese em EVA pode ser uma opção terapêutica importante e acessível para evitar recidivas e deve ser colocada após a manipulação do PTC.
2. Para o sucesso do tratamento, é essencial esclarecer a mãe sobre a importância de iniciar a terapêutica o mais rápido possível e torná-la confiante para realizar as mobilizações em casa de modo a evitar o abandono do tratamento no ambiente familiar.

Referências

1. Gray K, Pacey V, Gibbons P, Little D, Frost C, Burns J. Interventions for congenital talipes equinovarus (clubfoot). The Cochrane Database of Systematic Reviews [Internet] 2012 Apr 18; (4):CD008602. Disponível em: https://pubmed.ncbi.nlm.nih.gov/22513960/. Acesso em 1 dez 2021.
2. Cummings RJ, Davidson RS, Armstrong PF, Lehman WB. Congenital Clubfoot. The Journal of Bone and Joint Surgery-American 2002 Feb; 84(2):290-308.
3. Cury LA, Monteiro MI de C, Sampaio RF, Seo GY. Análise da eficácia do tratamento pelo método de Ponseti no pé torto congênito idiopático. Revista da Faculdade de Ciências Médicas de Sorocaba [Internet] 2015 mar 28; 17(1):33-6. Disponível em: https://revistas.pucsp.br/index.php/RFCMS/article/view/20920. Acesso em 1 dez 2021.
4. Ganesan B, Luximon A, Al-Jumaily A, Balasankar SK, Naik GR. Ponseti method in the management of clubfoot under 2 years of age: A systematic review. Nazarian A (ed.) PLoS ONE 2017 Jun 20; 12(6):e0178299.
5. Peres R. Tratamento cirúrgico do pé torto congênito grave, negligenciado e nunca tratado no paciente adulto. Revista Brasileira de Ortopedia [Internet] 1998; 33(7). Disponível em: https://rbo.org.br/detalhes/197/pt-BR/tratamento-cirurgico-do-pe-torto-congenito-grave--negligenciado-e-nunca-tratado-no-paciente-adulto. Acesso em 1 dez 2021.
6. Dibello D, Colin G, Galimberti AMC, Di Carlo V. Ten year challenge with Ponseti method for clubfoot: Our experience. Acta Bio Medica: Atenei Parmensis [Internet] 2019; 90(Suppl 12):127-30. Disponível em: https://www.ncbi.nlm.nih.gov/pmc/articles/PMC7233724/. Acesso em 1 dez 2021.
7. Santili M. Pé torto congênito. Revista Brasileira de Ortopedia [Internet] 2019; 41(5):137-44. Disponível em: https://rbo.org.br/detalhes/35/pt-BR/pe-torto-congenito.
8. Herring JB. Congenital talipes equinovarus. In: Tachdjian MO. Tachdjian: Pediatric orthopaedics. Philadelphia: WB Saunders Co 2001; 922-59.
9. Alexander M, Ackman JD, Kuo KN. Congenital idiopathic clubfoot. Orthop Nurs 1999; 18(4):47-55; quiz 56-8. Review.
10. Lööf E. More than a foot : gait, gross motor skills, neurodevelopmental difficulties and health-related quality of life in children with idiopathic clubfoot. Dept of Women's and Children's Health [Internet] 2019. Disponível em: https://openarchive.ki.se/xmlui/handle/10616/46592. Acesso em 1 dez 2021.
11. Sadler B, Gurnett CA, Dobbs MB. The genetics of isolated and syndromic clubfoot. Journal of Children's Orthopaedics [Internet] 2019 Jun 1; 13(3):238-44. Disponível em: https://www.ncbi.nlm.nih.gov/pmc/articles/PMC6598048/. Acesso em 3 out 2021.
12. Tredwell SJ, Wilson D, Wilmink MA; Canadian Early and Mid-Trimester Amniocentesis Trial Group (CEMAT), and the Canadian Pediatric Orthopedic Review Group. Review of the effect of early amniocentesis on foot deformity in the neonate. J Pediatr Orthop 2001; 21(5):636-41.
13. Ippolito E, Ponseti IV. Congenital club foot in the human fetus. A histological study. J Bone Joint Surg Am1980; 62(1):8-22.
14. Christianson C, Huff D, McPherson E. Limb deformations in oligohydramnios sequence: effects of gestational age and duration of oligohydramnios. Am J Med Genet 1999; 86(5):430-3.
15. Kadhum M, Lee M-H, Czernuszka J, Lavy C. An analysis of the mechanical properties of the Ponseti method in clubfoot treatment. Applied Bionics and Biomechanics [Internet] 2019 Mar 25; 2019:e4308462. Disponível em: https://www.hindawi.com/journals/abb/2019/4308462/.
16. Sayit E. The treatment of clubfoot with the Ponseti method: A systematic review. J Clinic and Analyt Med 2014;5(suppl 3): 400-4.
17. Maranho DAC, Volpon JB. Pé torto congênito. Acta Ortopédica Brasileira [online] 2011; 19(3):163-9. Disponível em: https://doi.org/10.1590/S1413-78522011000300010. Acesso em 26 nov 2021.
18. Manisha R, Priyanka K. Congenital clubfoot: A comprehensive review. Ortho & Rheum Open Access 2017; 8(1):555728. doi: 10.19080/OROAJ.2017.08.555728.
19. Foster A, Davis N. Congenital talipes equinovarus (clubfoot). Surgery (Oxford) 2007; 25(4):171-5.
20. Cosma D, Vasilescu D. A clinical evaluation of the Pirani and Dimeglio idiopathic clubfoot classifications. J Foot and Ankle Surgery 2015; 54(4):582-5.
21. Lara LCR, Gil BL, Torres LCA, Dos Santos TPS. Comparison between two types of abduction orthotics in treating congenital clubfoot. Acta Ortopedica Brasileira [Internet] 2017; 25(4):125-8. Disponível em: https://www.ncbi.nlm.nih.gov/pmc/articles/PMC5608724/. Acesso em 16 out 2019.
22. Fernandes, R. M. P., Mendes, M. D. D. S., Amorim, R., Preti, M. A., Sternick, M. B., & Gaiarsa, G. P. Surgical treatment of neglected clubfoot using external fixator. Rev Bras Ortopedia, 2016, 51(5): 501-508.
23. Canavese F, Dimeglio A. Clinical examination and classification systems of congenital clubfoot: a narrative review. Annals of Translational Medicine [Internet] 2021 Jul 1; 9(13):1097. Disponível em: https://www.ncbi.nlm.nih.gov/pmc/articles/PMC8339810/. Acesso em 1 dez 2021.
24. Pirani S, Naddumba E. Ponseti clubfoot management: Teaching manual for health-care providers in Uganda. Iowa: Global-HELP Organization 2008 Disponível em: http://www.globalhelp.org/publications/books/help_ponsetiuganda.pdf.
25. Kuwajima M. Protocolo clínico e radiográfico para avaliação de pacientes portadores de pé equinovaro congênito, após tratamento conservador. Rev Bras Ortopedia [Internet] 2001; 36(6). Disponível em: https://rbo.org.br/detalhes/346/pt-BR/protocolo-clinico-e-radiografico-para-avaliacao-de-pacientes-portadores-de-pe-equinovaro-congenito--apos-tratamento-conservador. Acesso em 1 dez 2021.
26. Rani M, Kumari P. Congenital clubfoot: A comprehensive review. Ortho & Rheum Open Access J 2017; 8(1):1-5.
27. Islam, ANM Muyedul, et al. "Effectiveness of French Physiotherapy in Treating Congenital Clubfoot Deformity." Orthopedics and Rheumatology Open Access Journals 2.3 (2016): 57-63
28. Bergerault F, Fournier J, Bonnard C. Idiopathic congenital clubfoot: Initial treatment. Orthopaedics & Traumatology: Surgery & Research 2013; 99(1):150-9.
29. Faulks S, Richards BS. Clubfoot treatment: Ponseti and French functional methods are equally effective. Clinical Orthopaedics and Related Research 2009; 467(5):1278.
30. Su Y, Nan G. Manipulation and brace fixing for the treatment of congenital clubfoot in newborns and infants. BMC Musculoskeletal Disorders, London, 2014; 15(1):363-7. Disponível em: http://dx.doi.org/10.1186/1471-2474-15-363.
31. Campos CMBF et al. Órteses de EVA no tratamento para pé torto congênito em recém-nascidos. Cadernos Brasileiros de Terapia Ocupacional [online] 2019; 27(4):703-9. Disponível em: https://doi.org/10.4322/2526-8910.ctoAO1915. Acesso em 1 dez 2021.
32. Castro GG, Nascimento LCG, Figueiredo GLA. Applicability of the ICF-CY in evaluating children with disabilities and family support: an integrative literature review. Revista CEFAC [Internet] 2020; 22(1). Disponível em: https://www.scielo.br/j/rcefac/a/XMmJjKpfXHFMzykb6xDFpRr/?format=pdf&lang=pt. Acesso em 30 out 2021.
33. Silva AZ, Vojciechowski AS, Mélo TR et al. Neuropsychomotor evaluation and functional classification in schoolchildren between the ages of 10 and 12 from the public school system. Rev Ter Ocup Univ São Paulo 2016; 27(1):52-62.
34. Cooke SJ, Balain B, Kerin CC, Kiely NT. Clubfoot. Currorthop 2008; 22:139-49. Disponível em: https://doi.org/10.1016/j.cuor.2008.04.002.
35. Filho R. Pé torto congênito. Rev Bras Ortopedia [Internet] 2004; 39(7):137-44. Disponível em: https://rbo.org.br/detalhes/517/pt-BR/pe-torto-congenito. Acesso em 1 dez 2021.
36. Bertinatto R, Forlin E, Wustro L, Tolotti JO, Souza GAL. A presença do pé torto congênito atrasa o início da marcha? Rev Bras Ortopedia 2020; 55(5):637-41.
37. Ponseti I, Morcuende JA, Pirani S et al. Pé torto: Tratamento pelo método de Ponseti. Global-Help Organization, 2003.
38. Jowett CR, Morcuende JA, Ramachandran M. Management of congenital talipes equinovarus using the Ponseti method: A systematic review. J Bone Joint Surg Br 2011; 93(9):1160-4.

Parte C
Torcicolo Muscular Congênito
Carolina Daniel de Lima-Alvarez
Aline dos Santos Mendes

INTRODUÇÃO

Terceira alteração musculoesquelética mais comum em neonatos, o torcicolo muscular congênito (TMC) é descrito como a deformidade postural do pescoço caracterizada por encurtamento ou presença de fibrose, geralmente unilateral, do músculo esternocleidomastóideo (ECM), o que acarreta flexão lateral/inclinação ipsilateral com rotação contralateral da cabeça.[1,2] Desse modo, o comprometimento do ECM direito resultará em torcicolo muscular à direita e serão observadas inclinação da cabeça à direita e rotação para a esquerda.

O TMC é identificado logo após o nascimento em lactentes com fatores de risco[3] (p. ex., lactentes compridos, com apresentação pélvica e/ou uso de fórceps para nascimento), e alterações mais leves podem ser identificadas nos primeiros meses.[4,5]

O torcicolo muscular pode acontecer de maneira isolada ou ser acompanhado de outras condições neurológicas e musculoesqueléticas (p. ex., displasia de quadril, malformação craniana, PTC ou anormalidades em membros inferiores etc.).[2]

DEFINIÇÃO

Torcicolo muscular congênito é definido por encurtamento do esternocleidomastóideo ou presença de fibrose neste músculo, que promove deformidade postural da cabeça, mantendo-a em rotação contralateral e inclinação homolateral ao lado afetado, com consequente diminuição das amplitudes de movimento ativa e passiva para inclinação lateral da cabeça contralateral e rotação homolateral (Figura 14.13).

EPIDEMIOLOGIA

A incidência de TMC varia de 0,3% a 16% em RN e tem aumentado nos últimos anos[4,7] em razão de questões culturais, que incluem orientação para posicionamento do lactente em supino para dormir (campanha *Safe/Back to Sleep*[8-10]), diminuição do tempo posicionado em prono para brincar e adoção de equipamentos de posicionamento infantil, como cadeirinhas de carro, bebê-conforto, carrinhos etc.[11] Pouco mais comum no sexo masculino, na proporção de 3:2,[12,13] e em lactentes expostos a opioides intraútero,[14] acomete mais o lado direito e é mais frequente em primíparas. A assimetria craniofacial é observada em

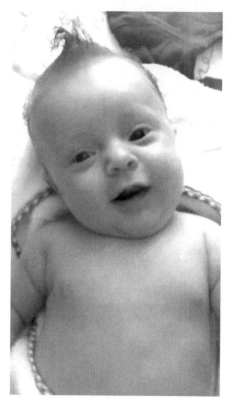

Figura 14.13 Lactente com torcicolo muscular congênito direito. (Reproduzida de Sargent *et al.*, 2019.[6])

aproximadamente 90% dos lactentes acometidos,[5] e há risco maior de desenvolvimento de assimetria facial, auditiva e mandibular.[15,16]

ETIOLOGIA

A etiologia do TMC não está muito clara e tem sido atribuída a traumas durante o nascimento (p. ex., uso de fórceps, lesão do plexo braquial neonatal), síndrome compartimental pré ou perinatal, anomalias vertebrais ou ausência unilateral de ECM. Estudos imuno-histoquímicos e genéticos têm apontado que o comprometimento do desenvolvimento do ECM, devido às restrições intrauterinas (mau posicionamento fetal, comprometimento da vascularização, diminuição do líquido aminiótico), tem importante papel no desenvolvimento de TMC por promover mudanças estruturais no músculo, como excessiva fibrose de endomísio e perimísio, hiperplasia adipocitária e atrofia da fibra muscular, que diminuem sua flexibilidade e, consequentemente, limitam a mobilidade cervical.

CLASSIFICAÇÃO

A classificação de TMC pode ser fundamentada na apresentação clínica ou na gravidade com base nas diretrizes para tratamento do quadro.[2] Além disso, é possível prever a gravidade do TMC por meio de ultrassonografia (Quadro 14.3).

Quadro 14.3 Classificação do torcicolo muscular congênito de acordo com apresentação clínica, gravidade e ultrassonografia

Apresentação clínica[17]			
TCM com nódulo no ECM	Presença de massa fibrótica palpável no ECM acometido, limitações de ADM passiva e ativa do pescoço – representa 80% dos casos		
Torcicolo muscular	Limitação ativa e passiva do movimento do pescoço, mas sem presença de nódulo		
Torcicolo posicional	Alterações posturais presentes nos demais tipos, mas sem nódulo ou restrições de movimento		
Gravidade[2]			
Nível 1	Moderada/detecção precoce	0 a 6 meses	Presença de preferência postural ou encurtamento < 15 graus de rotação cervical
Nível 2	Moderada/detecção precoce	0 a 6 meses	Encurtamento muscular entre 15 e 30 graus de rotação cervical
Nível 3	Grave/detecção precoce	0 a 6 meses	Encurtamento muscular > 30 graus de rotação cervical ou presença de massa no ECM
Nível 4	Moderada/detecção tardia	7 a 9 meses	Preferência postural ou encurtamento muscular < 15 graus de rotação cervical
Nível 5	Moderada/detecção tardia	10 a 12 meses	Preferência postural ou encurtamento muscular < 15 graus de rotação cervical
Nível 6	Grave/detecção tardia	7 a 12 meses	Encurtamento muscular > 15 graus de rotação cervical
Nível 7	Extrema/detecção tardia	7 a 12 meses	Presença de massa no ECM ou após 12 meses de idade com encurtamento > 30 graus de rotação cervical
Nível 8	Detecção muito tardia	> 12 meses	ICM postural, rigidez muscular ou massa muscular no ECM
Classificação ultrassonográfica[18]			
Nível I	Imagem heteroecoica do tipo localizada		
Nível II	Imagem heteroecoica do tipo difusa		
Nível III	Hiperecogenicidade difusa ao longo de todo o ECM, com músculo de fundo hipoecogênico		
Nível IV	Cordão hiperecogênico em todo o músculo envolvido		

ECM: esternocleidomastóideo; ADM: amplitude de movimento; TCM: torcicolo muscular congênito.

DIAGNÓSTICO E PROGNÓSTICO

Basicamente clínico, o diagnóstico de TMC é estabelecido a partir da observação do posicionamento da cabeça do RN, limitação de amplitude de movimento, presença ou não de nódulo e aumento da tensão decorrente do encurtamento no EMC. A ultrassonografia pode oferecer suporte para o diagnóstico, bem como para o prognóstico, por possibilitar a classificação da gravidade do TMC.

Entretanto, a assimetria postural da cabeça é uma condição clínica que pode estar associada a diferentes etiologias.[19] O diagnóstico diferencial é essencial, especialmente em caso de suspeita de displasia de quadril, anomalias craniofaciais, posturas atípicas de cabeça e alteração de tônus, alterações visuais (nistagmo, estrabismo, rastreamento visual limitado ou inconsistente), mudança de lado do torcicolo ou do tamanho do nódulo e torcicolo de início agudo ou quando o TMC inicia após os 6 meses de vida e está relacionado com questões neurológicas.[2]

Os melhores prognósticos estão relacionados com lactentes com TMC postural e os identificados e submetidos à intervenção precoce (< 3 meses de idade). TMC com presença de nódulo no EMC ou identificados tardiamente precisarão de intervenção mais demorada e apresentam prognóstico mais reservado, sendo necessárias, em alguns casos, intervenções mais invasivas, como cirurgias ou uso de toxina botulínica.[2]

AVALIAÇÃO E INTERVENÇÃO FISIOTERAPÊUTICA BASEADAS NA CLASSIFICAÇÃO INTERNACIONAL DE FUNCIONALIDADE, INCAPACIDADE E SAÚDE (CIF)

Na maior parte dos casos, o TMC é uma condição de saúde ortopédica que cursa com bom prognóstico; entretanto, pode afetar outros domínios envolvidos na funcionalidade humana. Por isso, uma avaliação completa deve considerar todos os domínios da CIF,[20] uma vez que a presença de assimetria atinge a estrutura e função do corpo, dificulta ou limita a realização de atividades e interfere na participação social. A Figura 14.14 apresenta as principais alterações de cada domínio da CIF.

Para quantificação da avaliação, é importante a adoção de instrumentos padronizados que mensurem o grau de acometimento nos diversos domínios da funcionalidade (Quadros 14.4 a 14.6).

A avaliação e intervenção fisioterapêuticas aqui propostas seguem as Diretrizes da Academia Americana de Fisioterapia Pediátrica[2] (disponíveis em: https://pediatricapta.org/services/document-download/?document_id=ec1d83d8-e158-11e8-ac38-005056a04e37). A avaliação e o encaminhamento devem seguir um fluxo (Figura 14.15) de modo a proporcionar intervenção o mais precocemente possível e minimizar os impactos do TMC no desenvol-

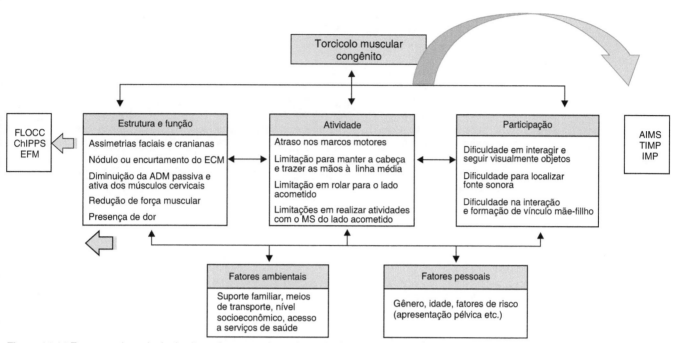

Figura 14.14 Esquema das principais alterações causadas pelo torcicolo muscular congênito e instrumentos para avaliação em cada domínio da Classificação Internacional de Funcionalidade, Incapacidade e Saúde (CIF). (*FLACC*:[21] *Face, Leg, Activity, Cry and Consolability*; *ChIPPS*:[22] *The Children's and Infant's Postoperative Pain Scale*; *EFM*:[23] Escala de Função Muscular; *TIMP*:[4,25] *Test of Infant Motor Performance*; *AIMS*:[26] *Alberta Infant Motor Scale*; *IMP*:[27] *Infant Motor Profile*.)

Quadro 14.4 Instrumentos de análise validados e padronizados que podem ser usados para avaliação de acordo com o domínio da Classificação Internacional de Funcionalidade, Incapacidade e Saúde (CIF)

Estrutura e função do corpo	FLACC	Mensura dor/desconforto em lactentes de 2 meses a 7 anos de idade com base na observação da face, movimentos e estado comportamental do lactente, classificando-os em três níveis (0 a 2 pontos). Quanto maior a pontuação, mais incomodado o lactente ou maior a presença de dor[21]
	ChIPPS	Mensura dor em lactentes do nascimento até os 5 anos de idade com base na presença de choro, inquietação e posturas[22]
	EFM	Avalia a amplitude de movimento ativa dos flexores laterais, posicionando o lactente na horizontal e observando a reação de endireitamento cervical, pontuando-a de 0 a 4. Quanto maior a pontuação, melhor a função muscular[23]
Atividade	TIMP	Avalia o desempenho motor de lactentes de 0 a 4 meses de idade com foco no controle postural e em movimentos seletivos de membros superiores e inferiores e controle de cabeça e tronco em diferentes posturas[24,25]
	AIMS	Avalia o desenvolvimento motor grosso em lactentes de 0 a 18 meses de vida em diferentes posturas (prono, supino, sentado e em pé), com foco no alinhamento biomecânico, movimentação antigravitacional e descarga de peso[26]
	IMP	Avalia lactentes de 3 a 18 meses ou até a marcha madura, mensurando variabilidade do movimento, adaptabilidade, alcance e manipulação, simetria, fluência e *performance*[27]

FLACC: *Face, Leg, Activity, Cry and Consolability*; ChIPPS: *The Children's and Infant's Postoperative Pain Scale*; EFM: Escala de Função Muscular; TIMP: *Test of Infant Motor Performance*; AIMS: *Alberta Infant Motor Scale*; IMP *Infant Motor Profile*.

vimento do lactente, bem como o tempo e os custos do tratamento.

Avaliação fisioterapêutica

A avaliação inicia ainda na maternidade, nos primeiros 2 dias de vida, a partir da observação de assimetrias craniofaciais e de pescoço e da realização de movimentos passivos de rotação e flexão lateral da cabeça, sendo importante identificar o grau de inclinação da cabeça do lactente para obter um parâmetro quantitativo para avaliação do efeito da intervenção. Essa medida pode ser realizada por meio de registro fotográfico do lactente a partir da interseção de duas linhas, uma que tangencia os ombros bilateralmente e a outra que perpassa o ângulo externo dos olhos (Figura 14.16).

Quadro 14.5 Critérios de avaliação e pontuação do FLACC (*Face, Leg, Activity, Cry and Consolability*)[21]

Categorias	Pontuação		
	0	1	2
Face	Nenhuma expressão especial ou sorriso	Caretas ou sobrancelhas franzidas de vez em quando, introversão, desinteresse	Tremor frequente do queixo, mandíbulas cerradas
Pernas	Normais ou relaxadas	Inquietas, agitadas, tensas	Chutando ou esticadas
Atividade	Quietas, na posição normal, movendo-se facilmente	Contorcendo-se, movendo-se para frente e para trás, tensa	Curvada, rígida ou com movimentos bruscos
Choro	Sem choro (acordada ou dormindo)	Gemidos ou choramingos; queixa ocasional	Choro continuado, grito ou soluço; queixa com frequência
Consolabilidade -	Satisfeita, relaxada	Tranquilizada por toques, abraços ou conversar ocasionais; pode ser distraída	Difícil de consolidar ou confortar
Orientações para uso da escala Cada categoria é pontuada de 0 a 2, resultando em escore entre 0 e 10 pontos. Observar o paciente por pelo menos 2 minutos. Observar pernas e corpo descoberto. Reposicionar o paciente ou observar a atividade; avaliar tonicidade e tensão corporal. Pacientes acordados: observar por pelo menos 1 a 2 minutos. Iniciar intervenções de consolo, se necessário. Pacientes dormindo: observar por pelo menos 2 minutos.			

Quadro 14.6 Critérios de avaliação e pontuação do ChIPPS (*The Children's and Infant's Postoperative Pain Scale*)[22]

Item	Estrutura	Pontos
Choro	Nenhum	0
	Gemido	1
	Grito	2
Expressão facial	Relaxada/sorrindo	0
	Boca retorcida	1
	Careta (olho e boca)	2
Postura do tronco	Neutra	0
	Variável	1
	Arqueada para trás	2
Postura de pernas	Neutra, solta	0
	Chutando	1
	Pernas tensionadas	2
Inquietação motora	Nenhuma	0
	Moderada	1
	Inquieta	2

De acordo com as Diretrizes da Academia Americana de Fisioterapia Pediátrica,[2] a partir da avaliação fisioterapêutica, a tomada de decisão clínica deve ser baseada na árvore de decisão do TMC para lactentes de 0 a 12 meses, a qual orienta o fisioterapeuta quanto às ações específicas de acordo com a idade do lactente e a classificação da gravidade do TMC (Figura 14.17).

Intervenção fisioterapêutica

A fisioterapia tem por objetivo aumentar a amplitude passiva e ativa da cervical e do tronco, desenvolver movimentos simétricos, promover adaptações ambientais e fornecer educação e orientação aos cuidadores. Quando iniciada precocemente, mostra-se bastante resolutiva no tratamento do TMC.[28] Nesse sentido, a Academia Americana de Pediatria sugere que o fisioterapeuta participe de uma política de vigilância que envolva todos os lactentes nos primeiros 6 meses de vida,[29] em caráter preventivo, a fim de identificar assimetrias posturais e proceder aos encaminhamentos adequados para intervenção precoce, de modo a potencializar os resultados e reduzir os custos de saúde envolvidos na reabilitação. As Diretrizes da Academia Americana de Fisioterapia Pediátrica[2] sugerem um fluxo de rastreamento para TMC dividido em dois momentos: (1) do nascimento aos 2 dias de vida, referindo-se ao período neonatal; (2) início da infância, especialmente o tempo entre a alta hospitalar e a acomodação em domicílio (Figura 14.17).

Tempo de tratamento

Segundo a literatura, intervenções iniciadas antes do primeiro mês de vida possibilitam que aproximadamente 98% dos lactentes adquiram amplitude normal de movimento após 1 mês e meio de tratamento, enquanto intervenções iniciadas após o primeiro mês precisam de cerca de 6 meses para alcançar bons resultados e as iniciadas após os 6 meses exigem 9 a 10 meses de tratamento e podem tornar necessárias intervenções mais invasivas.[30,31] Portanto, é essencial a identificação precoce do TMC e seu encaminhamento à fisioterapia.

Intervenção especializada × orientações domiciliares

A intervenção conduzida por fisioterapeuta mostrou-se mais eficiente na aquisição de movimentos simétricos.[33] Entretanto, a inclusão dos pais no processo de reabilitação – por meio de orientações que visem às mudanças

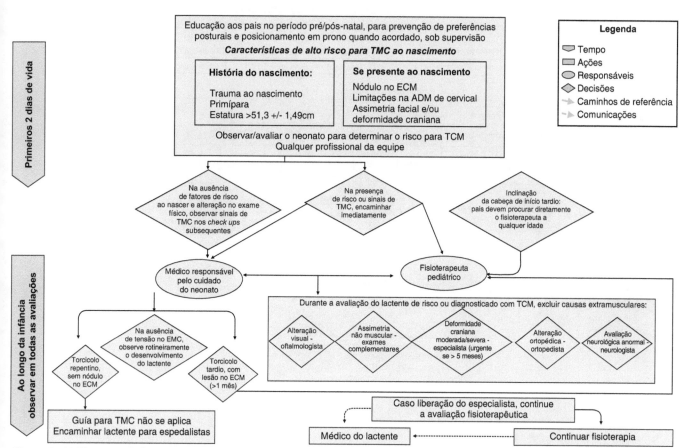

Figura 14.15 Diagrama de fluxo para identificação precoce de torcicolo muscular congênito de acordo com as diretrizes da Academia Americana de Fisioterapia Pediátrica. (*TMC*: torcicolo muscular congênito; *ECM*: esternocleidomastóideo; *cm*: centímetros; *ADM*: amplitude de movimento.) (Reproduzida de Kaplan, Coulter & Sargent, 2018.[2])

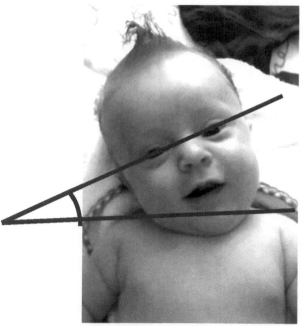

Figura 14.16 Cálculo da inclinação da cabeça a partir da interseção da linha que tangencia os ombros com a linha que perpassa o canto lateral dos olhos. (Adaptada de Sargent *et al.*, 2019.[6])

posturais, adaptação do ambiente ou treino orientado à tarefa – potencializa os resultados. São recomendadas as seguintes medidas:

- **Alongamento passivo de músculos cervicais ou alongamento manual:** tem se revelado a técnica mais empregada e resolutiva no tratamento de TMC, mas não há consenso na literatura sobre a técnica a empregar, o número de repetições, a duração do alongamento e o tempo de descanso, nem sobre o número de indivíduos necessários para realizar o alongamento, o qual deve ser de baixa intensidade, sustentado e livre de dor (Quadro 14.7).
- **Alongamento ativo padrão ouro no tratamento de TMC:**[36,38] pode ser obtido com o lactente em posição desafiadora enquanto é carregado,[34,38,39] durante a alimentação[40,41] ou por meio de exercícios direcionados aos músculos mais fracos.[33,38,43] Os músculos mais fracos também podem ser treinados pelas reações de endireitamento em diferentes posturas, favorecendo o alongamento do lado afetado.[12,38,43-45] Há relatos positi-

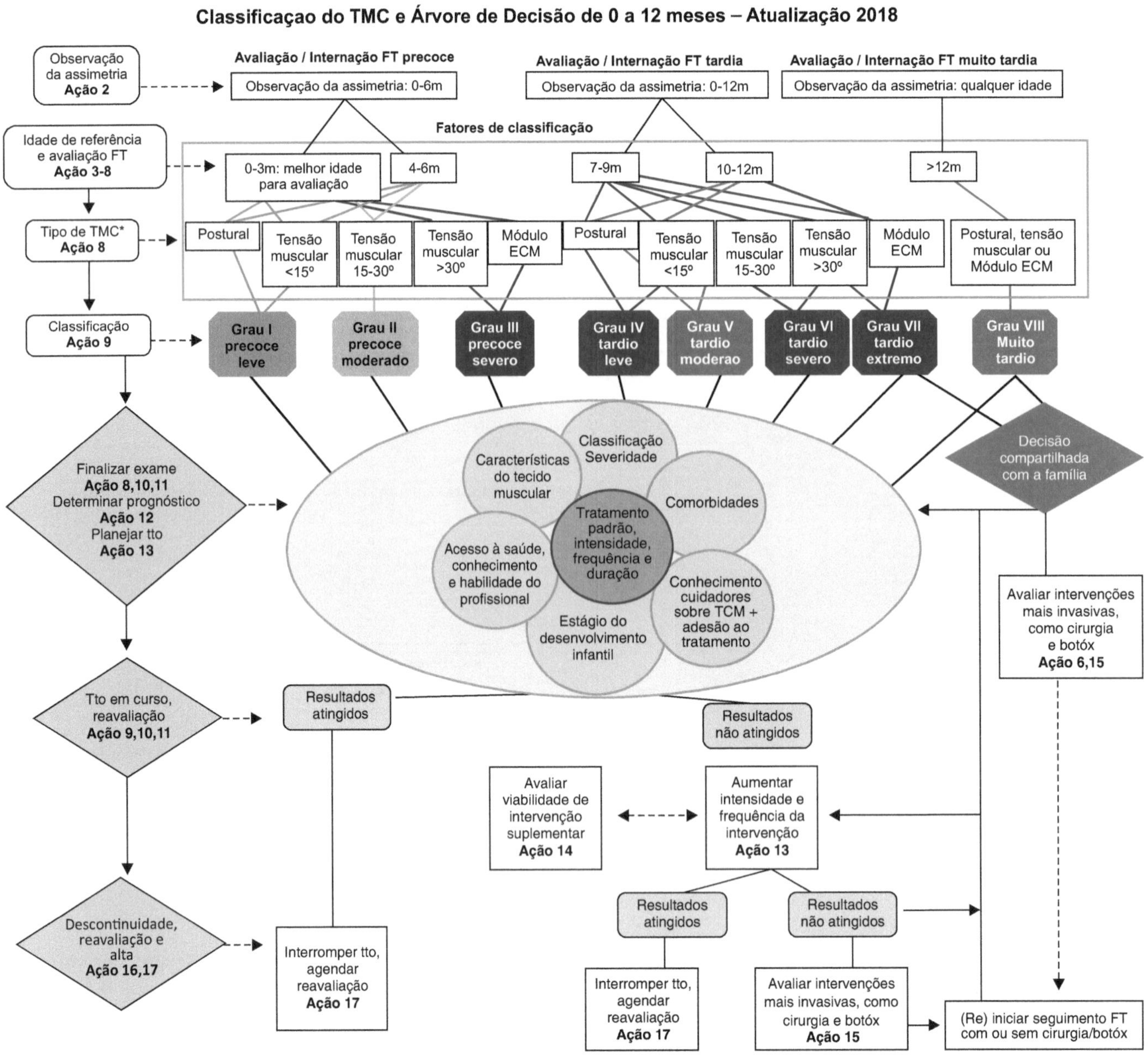

Classificaçao do TMC e Árvore de Decisão de 0 a 12 meses – Atualização 2018

Figura 14.17 Classificação do torcicolo muscular congênito e árvore de decisão para tratamento de crianças de 0 a 12 anos, seguindo as Diretrizes da Academia Americana de Fisioterapia Pediátrica. (*TMC*: torcicolo muscular congênito; *FT*: fisioterapêutico; *m*: meses; *ECM*: músculo esternocleidomastóideo; *Tto*: tratamento; *: tipo de TMC baseado na diferença entre a rotação cervical passiva dos lados direito e esquerdo.) (Reproduzida de Kaplan, Coulter & Sargent, 2018.[2])

Quadro 14.7 Resumo das principais evidências científicas sobre o alongamento passivo no tratamento de TMC

10 séries de 10 alongamentos (100 alongamentos/dia) × 5 séries de 10 alongamentos (50 alongamentos/dia) durante 8 semanas → ambos os grupos melhoraram, mas o que recebeu 10 repetições apresentou melhor resultado no alinhamento da cabeça[31].
Duas pessoas × uma pessoa → o alongamento aplicado por 2 pessoas (uma estabilizando o tronco e os ombros e outra movendo e estabilizando a cabeça) se aplica melhor aos lactentes maiores e mais velhos,[32-34] que resistem ao movimento. Lactentes mais jovens e menores respondem bem ao alongamento realizado por uma única pessoa[33-35]
O posicionamento do lactente no colo em decúbito lateral durante o sono supervisionado, ou alternando a posição da mamada, também favorece o alongamento suave e mantido da musculatura cervical acometida

vos sobre a adoção da postura prona quando o lactente está acordado para brincar associada ao estímulo visual para ambos os lados no ganho de força e flexibilidade muscular (Figura 14.17).[32,33,43,46]

- **Desenvolvimento de simetria de movimento – incorporar na reabilitação e nas orientações domiciliares o treino dos marcos motores esperados para a idade:** nesse treino, é importante trabalhar o alcance da linha média em diferentes posturas, bem como a transição entre elas, estimulando tanto a descarga de peso simétrica como a execução de movimentos simétricos (ver Figura 14.17).

- **Adaptações ambientais:** orientar a alternância do posicionamento do lactente no berço, no trocador e durante a alimentação;[4,40,47] adaptar a cadeirinha de carro, favorecendo a simetria no posicionamento da cabeça;[11,41,44] diminuir o tempo do lactente em equipamentos de posicionamento;[9,48] estimular o lactente em diferentes posições, apresentando objetos/brinquedos do lado acometido e movendo-os para o lado contrário.[44]

- **Orientação aos pais/cuidadores:** orientá-los sobre a importância do *tummy time* (ver Figura 14.17),[49-52] a adoção de posicionamentos que encorajem movimentos simétricos,[46,49] a redução do tempo em que o lactente permanece em equipamentos de posicionamento para prevenir a instalação de deformidades cranianas[4,48,53] e a alternância do posicionamento para alimentação.[41,42]

A Figura 14.17 apresenta um conjunto de atividades que podem ser adotadas para intervenção fisioterapêutica em caso de lactente com TMC, sempre visando à sua funcionalidade – aquisição dos marcos motores, ganho de simetria e linha média, flexibilidade muscular do ECM encurtado e fortalecimento dos músculos cervicais e de tronco. Em geral, é possível explorar bastante o desenvolvimento das coordenações sensório-motoras, como coordenação visocefálica, tato manual e alcance manual em diferentes posturas e condições. É importante que a terapia seja prazerosa e lúdica e que o treino de atividades seja estruturado a fim de garantir a consecução das metas desejadas.

Intervenções suplementares

Os demais métodos ou técnicas de intervenção podem ser incorporados ao tratamento do TMC quando o fisioterapeuta não observar resultados satisfatórios com o uso dos métodos descritos, quando há estagnação na evolução do lactente, quando o acesso da família ao serviço é restrito ou quando o profissional está habilitado a empregar essas técnicas. No Quadro 14.8 estão alguns métodos que apresentam evidências científicas favoráveis.

O Quadro 14.9 mostra um resumo das ações preconizadas pelas Diretrizes da Academia Americana de Fisioterapia Pediátrica para rastreamento, identificação precoce e intervenção do TMC.[2]

Quadro 14.8 Métodos suplementares que apresentam algum grau de evidência científica

Técnica	Descrição	Evidências
Microcorrente	Microcorrente alternada de baixa intensidade aplicada superficialmente	30 minutos de microcorrente + alongamento 3×/semana, por 2 semanas, melhoraram a inclinação e a ADM de movimento da cervical, comparado a lactentes que realizaram alongamento + ultrassom[54]
Alongamento miocinético	Pressão sustentada no ECM tenso, com 60 repetições, por 30 minutos, 5×/semana, por 1,7 mês	Melhora da ADM cervical, da assimetria da cabeça e da espessura do ECM. Manutenção dos resultados[55]
Bandagem elástica	(1) Relaxamento/inibição do músculo afetado; (2) facilitação do lado não afetado; (3) combinação das duas técnicas	A escala de função muscular mostrou maior escore imediato na aplicação de bandagem tanto para relaxamento do lado afetado como para facilitação do lado não afetado;[56] entretanto, essa melhora não se manteve em longo prazo[57]
Controle postural	Controle postural mediada por estímulos visuais, reflexos tônicos e reações de endireitamento cervical	Estudos adicionais precisam ser conduzidos para comprovar se a associação dessa técnica às tradicionais potencializaria os ganhos

ADM: amplitude de movimento; ECM: músculo esternocleidomastóideo.

Quadro 14.9 Resumo das Diretrizes da Academia Americana de Fisioterapia Pediátrica – 2018

Eixos	Ações	Orientações	
I. Educação, identificação e encaminhamento do lactente com TMC	Educar cuidadores nos períodos pré e perinatais para prevenção de assimetria/TMC	Quando RN, posicionar pelo menos três vezes ao dia em *tummy time* para brincar e aumentar o tempo progressivamente de acordo com a tolerância	
		Promover movimentação completa de todas as partes do corpo	
		Prevenir preferências posturais	
		Orientar sobre o papel do fisioterapeuta no desenvolvimento motor do lactente e no manejo da preferência postural	
	Avaliar e documentar a presença de assimetrias no pescoço e/ou face ou assimetria craniana até 2 dias de vida. Documentar por meio de fotos e imagens	Realizar rotação cervical passiva em toda a ADM de movimento	
		Observar visualmente a presença de assimetrias ou preferência postural	
	Encaminhar para especialista	Encaminhar precocemente para fisiatria e fisioterapia neonatos e lactentes com assimetria craniofacial, redução de ADM cervical, preferência postural ou presença de nódulos no ECM	
II. Avaliação e exame do lactente com TMC pelo fisioterapeuta	Documentar a história do lactente	Coletar informações médicas dos períodos pré, peri e pós-natais	Idade cronológica/corrigida na primeira avaliação
			Idade ao início dos sintomas
			História gestacional (incluindo posição relatada pelo médico, por meio de ultrassom, nas últimas 6 semanas de gestação)
			Dados perinatais: apresentação cefálica/pélvica, baixo peso ao nascimento etc.
			Assistência para o nascimento (fórceps ou sucção a vácuo)
			Posição/preferência no posicionamento da cabeça e assimetrias de cabeça, face e mandíbula
			História familiar de torcicolo ou outra alteração congênita ou de desenvolvimento
			Outras condições médicas suspeitas
			Marcos e aquisições motoras
	Triar lactentes com assimetrias de origem não muscular e condições associadas à TMC	Avaliar demais alterações que possam estar relacionadas com posicionamento assimétrico da cabeça	Sistemas *musculoesquelético* (alterações vertebrais, displasia de quadril, ausência de ECM unilateral, fratura de clavícula, lesão de plexo braquial neonatal), *neurológico* (lesões centrais, presença de tumores), *tegumentar*, *cardiorrespiratório* e *gastrointestinal* (presença de refluxo). Incluir avaliação do sistema visual
	Encaminhar lactente da fisioterapia para fisiatria ou equipe médica, se a causa do TMC não for muscular	Em caso de: condições associadas; assimetrias inconsistentes com TMC; lactentes > 7 meses com nódulo no ECM; lactentes > 12 meses com assimetria facial e/ou diferença de 10 a 15 graus na movimentação ativa e passiva para rotação e inclinação cervical; se o lado do torcicolo é variável; tamanho ou localização do nódulo no ECM aumenta	
	Registrar e controlar as imagens	Registrar a condição do lactente antes do início do tratamento e sua evolução periodicamente por meio de fotos, o que possibilita mensurar o grau de inclinação da cabeça (veja a Figura 14.4)	Como imagens de suporte para o diagnóstico podem ser usadas a ultrassonografia e a elastografia

Continua

Capítulo 14 • Tratamento Fisioterapêutico no Sistema Musculoesquelético

Quadro 14.9 Resumo das Diretrizes da Academia Americana de Fisioterapia Pediátrica – 2018 *(continuação)*

Eixos	Ações	Orientações	
II. Avaliação e exame do lactente com TMC pelo fisioterapeuta	Avaliar cim base na CIF	Estrutura e função do corpo	Postura e tolerância do lactente quando colocado simetricamente nas posturas supino, prono, sentado e em pé (com ou sem apoio, de acordo com a idade)
			Amplitude passiva/ativa de movimento de tronco e extremidades
			Dor/desconforto quando em repouso, ou durante movimentação ativa ou passiva, empregando instrumentos padronizados, como FLACC e ChiPPS (Quadros 14.3 e 14.4)
			Integridade de pele, simetria de pregas cutâneas cervicais e de quadril, presença e localização de nódulo no ECM e tamanho, elasticidade e forma do ECM e dos músculos secundários
			Assimetria craniofacial e deformidade de cabeça e crânio; presença de escoliose
			Função muscular: a Escala de Função Muscular (FMS) avalia força muscular, bem como ADM ativa, em lactentes > 2 meses de idade
		Atividade (*status* do desenvolvimento)	Observar tolerância e tempo de permanência nas diferentes posturas
			Presença de movimentos simétricos
			Aquisição de marcos motores, movimentos simétricos e adequação do repertório motor à idade do lactente (corrigir idade para lactentes prematuros), preferencialmente por meio de instrumentos validados e padronizados (p. ex., TIMP, AIMS)
		Participação	Posicionamento do lactente quando acordado e dormindo
			Tempo que o lactente permanece posicionado em prono (*tummy time*)
			Se os pais alternam a posição do lactente na amamentação, mamadas ou alimentação
			Tempo que o lactente permanece em equipamentos como cadeirinha de carro, carrinho, bebê-conforto etc.
		Fatores ambientais e contextuais	Idade ao diagnóstico
			Temperamento do lactente
			Nível de instrução e participação familiar (aderência às propostas domiciliares)
	Grau de severidade	Classificar severidade de acordo com a idade ao diagnóstico e o tipo de TCM (veja o Quadro 14.1)	Define a abordagem fisioterapêutica e direciona o prognóstico, considerando o tempo de tratamento
	Determinar prognóstico	O prognóstico está relacionado com a severidade do TMC	Considerar idade ao diagnóstico e encaminhamento à fisioterapia, tempo de tratamento, necessidade de encaminhamento a outros profissionais e nível de adesão da família ao tratamento. Assim, casos leves de TMC, identificados precocemente e cuja família adere ao tratamento, apresentam melhor prognóstico

Continua

Quadro 14.9 Resumo das Diretrizes da Academia Americana de Fisioterapia Pediátrica – 2018 *(continuação)*

Eixos	Ações	Orientações	
III. Intervenção fisioterapêutica para lactentes com TMC	Pilares iniciais da reabilitação	Aumentar amplitude passiva de movimento de pescoço (rotação e flexão lateral)	Alongamento passivo
			Posicionamento
		Adquirir amplitude ativa completa de pescoço e tronco	Fortalecimento dos músculos cervicais e de tronco
		Aquisição dos marcos motores nas idades adequadas, desenvolvendo movimentos simétricos e orientados para a linha média	Estimular o desenvolvimento dos marcos motores de acordo com a idade do lactente
			Estimular a aquisição de movimentos na linha média e simétricos
		Promover adaptações ambientais	Mudanças no posicionamento
		Educação em saúde para pais e cuidadores (orientações sobre exercícios domiciliares, mudanças ambientais e características de desenvolvimento motor)	Orientação para treino e estímulos
			Explicação das fases do desenvolvimento motor
	Intervenção suplementar	Está indicada a busca de outras alternativas quando o tratamento inicial não se mostrou resolutivo; a família tem acesso restrito ao serviço; quando o lactente não tolera a intensidade do tratamento inicial e se o terapeuta for habilitado para o uso da terapia suplementar	
	Consultar outros especialistas	Quando a assimetria de cabeça, pescoço e tronco não se resolve após 4 a 6 meses de tratamento; se houver estagnação na evolução do lactente após 6 meses de intervenção	
IV. Critérios de descontinuidade, reavaliação e alta do tratamenao	Descontinuidade	Assimetria entre os lados < 5 graus na amplitude de movimento passiva; apresenta padrões de movimentos simétricos; desenvolvimento motor de acordo com o esperado para a idade; sem inclinação da cabeça visível; cuidadores/pais entendem a importância do monitoramento contínuo do lactente à medida que ele cresce	
	Reavaliação e alta	Reavaliar entre 3012 meses após descontinuidade ou na aquisição da marcha independente e observar se há sinais de assimetria ou reincidência de TMC. Se não houver, alta	

CASO CLÍNICO

GMA, 4 meses de idade, nasceu com 39 semanas, RNPT de parto cesáreo com 51cm e Apgar 10 (primeiro e quinto minutos). A mãe relata gestação tranquila e nenhuma intercorrência. Com 1 mês de idade os pais notaram que a criança inclinava mais a cabeça para o lado direito. A criança foi diagnosticada com TMC aos 40 dias de nascimento e encaminhada para Fisioterapia.

Exercício
Considerando a idade do lactente, quais seriam os objetivos funcionais iniciais de seu tratamento fisioterapêutico e as condutas empregadas?

Resposta
Considerando que o lactente tem pouco mais de 1 mês de vida, os objetivos funcionais iniciais do tratamento seriam coordenação visocefálica para ambos os lados sem restrição, levar as mãos à boca e elevar a cabeça na linha média em prono, mesmo que por alguns segundos. Para isso, será necessário realizar alongamento do ECM direito e favorecer o fortalecimento do ECM esquerdo por meio de movimentação autogerada durante o acompanhamento de objetos, por exemplo, ou no treino de *tummy time*. Também é possível realizar o treino da coordena-

ção visocefálica em supino, com o lactente reclinado no colo do cuidador e em prono, para facilitar a ativação e o alongamento dos ECM e da musculatura cervical. Adicionalmente, convém orientar a família quanto à prática do *tummy time*, pelo menos 30 minutos diários – mesmo que em períodos intercalados com o posicionamento da cabeça do lactente para o lado oposto ao do ECM durante o sono supervisionado ou ao ser carregado no colo. Durante as mamadas, é importante intercalar a posição do lactente.

Referências

1. Heidenreich E, Johnson R, Sargent B. Informing the update to the physical therapy management of congenital muscular torticollis clinical practice guideline. Pediatr Phys Ther 2018; 30(3):164-75. [PubMed: 29924060].
2. Kaplan SL, Coulter CC, Sargent B. Physical therapy management of congenital muscular torticollis: A 2018 evidence-based clinical practice guideline from the American Physical Therapy Association Academy of pediatric physical therapy. Pediatri Phys Ther 2018; 30(4):240-90. doi: 10.1097/PEP.0000000000000544.
3. Chen MM, Chang HC, Hsieh CF, Yen MF, Chen THH. Predictive model for congenital muscular torticollis: Analysis of 1,021 infants with sonography. Arch Phys Med Rehabil 2005; 86(11):2199-203. [PubMed: 16271571].

4. Stellwagen LM, Hubbard E, Chambers C, Jones KL. Torticollis, facial asymmetry and plagiocephaly in normal newborns. Arch Dis Child 2008; 93(10):827-31. [PubMed: 18381343].

5. Cheng JC, Tang SP, Chen TM, Wong MW, Wong EM. The clinical presentation and outcome of treatment of congenital muscular torticollis in infants – A study of 1,086 cases. J Pediatr Surg 2000; 35(7):1091-6. [PubMed: 10917303].

6. Sargent B, Kaplan SL, Coulter C, Baker C. Congenital muscular torticollis: Bridging the gap between research and clinical practice. Pediatric 2019; 144(2):e20190582.

7. Do TT. Congenital muscular torticollis: current concepts and review of treatment. [Review] [22 refs]. Curr Opin Pediatr 2006; 18(1):26-9. [PubMed: 16470158].

8. Moon, Rachel Y., et al.. SIDS and other sleep-related infant deaths: Evidence base for 2016 updated recommendations for a safe infant sleeping environment. Pediatrics 2016; 138(5):e20162940. https://doi.org/10.1542/peds.2016-2940.

9. Persing, John, et al. Prevention and management of positional skull deformities in infants. Pediatr 2003; 112(1):199-202.

10. Mildred J, Beard K, Dallwitz A, Unwin J. Play position is influenced by knowledge of SIDS sleep position recommendations. J Paediatr and Child Health 1995; 31:499-502. Disponível em: https://doi.org/10.1111/j.1440-1754.1995.tb00871.x.

11. Pin T, Eldridge B, Galea MP. A review of the effects of sleep position, play position, and equipment use on motor development in infants. Dev Med Child Neurol 2007; 49(11):858-67. [PubMed: 17979866].

12. Cheng JC, Au AW. Infantile torticollis: A review of 624 cases. J Pediatr Orthop 1994; 14(6):802-8. [PubMed: 7814599].

13. Cheng JC, Tang SP, Chen TM. Sternocleidomastoid pseudotumor and congenital muscular torticollis in infants: A prospective study of 510 cases. J Pediatr 1999; 134(6):712-6. [PubMed: 10356139].

14. McAllister JM, Hall ES, Hertenstein GER, Merhar SL, Uebel PL, Wexelblatt SL. Torticollis in infants with a history of neonatal abstinence syndrome. J Pediatr 2018; 196:305-8. Disponível em: https://doi.org/10.1016/j.jpeds.2017.12.009.

15. Argenta L, David L, Thompson J. Clinical classification of positional plagiocephaly. J Craniofac Surg 2004; 15(3):368-72.

16. St John D, Mulliken JB, Kaban LB, Padwa BL. Anthropometric analysis of mandibular asymmetry in infants with deformational posterior plagiocephaly. J Oral Maxillofac Surg 2002; 60(8): 873-7

17. Cheng JC-Y, Metreweli C, Chen TM-K, Tang S-P. Correlation of ultrasonographic imaging of congenital muscular torticollis with clinical assessment in infants. Ultrasound Med Biol 2000; 26(8):1237-41. [PubMed: 11120359].

18. Hsu T-C, Wang C-L, Wong M-K, Hsu K-H, Tang F-T, Chen H-T. Correlation of clinical and ultrasonographic features in congenital muscular torticollis. Arch Phys Med Rehabil 1999; 80:637-41.

19. Nuysink J, van Haastert IC, Takken T, Helders PJM. Symptomatic asymmetry in the first six months of life: Differential diagnosis. Eur J Pediatr 2008; 167(6):613-9. [PubMed: 18317801].

20. World Health Organization – WHO. International Classification of Functioning, Disability and Health: ICF, 2021.

21. Merkel SI, Voepel-Lewis T, Shayevitz JR, Malviya S. The FLACC: A behavioral scale for scoring postoperative pain in young children. Pediatr Nurs 1997; 23(3):293-7. [PubMed: 9220806].

22. Büttner W, Finke W. Analysis of behavioural and physiological parameters for the assessment of postoperative analgesic demand in newborns, infants and young children: a comprehensive report on seven consecutive studies. Paediatr Anaesth 2000; 10(3):303-18. [PubMed: 10792748].

23. Öhman AM, Beckung ERE. Reference values for range of motion and muscle function of the neck in infants. Pediatr Phys Ther 2008; 20:53-8. [PubMed: 18300934].

24. Campbel SK. The test of infant motor performance. Test user's manual version 2.0. Chicago, 2005.

25. Campbell SK, Kolobe TH, Osten ET, Lenke M, Girolami GL. Construct validity of the test of infant motor performance. Phys Ther 1995; 75(7):585-96. [PubMed: 7604077].

26. Piper M, Darrah J. Assessment of the developing infant. 1 Ed. Phyladelfia: WB. Saunders Company, 1994.

27. Heineman KR, Bos AF, Hadders-Algra M. The infant motor profile: A standardized and qualitative method to assess motor behaviour in infancy. Develop Medici Child Neurol 2008; 50:275-82. Disponível em: https://doi.org/10.1111/j.1469-8749.2008.02035.x.

28. Lee K, Chung E, Lee B-H. A comparison of outcomes of asymmetry in infants with congenital muscular torticollis according to age upon starting treatment. J Phys Ther Sci 2017; 29:543-7. [PubMed: 28356651].

29. Council on Children With Disabilities, Section on Developmental Behavioral Pediatrics, Bright Futures Steering Committee, Medical Home Initiatives for Children With Special Needs Project Advisory Committee. Identifying infants and young children with developmental disorders in the medical home: An algorithm for developmental surveillance and screening. Pediatr 2006; 118(1):405-20.

30. Öhman AM, Nilsson S, Beckung ERE. Stretching treatment for infants with congenital muscular torticollis: Physiotherapist or parents? A randomized pilot study. PM&R 2010; 2:1073-9. [PubMed: 21145518].

31. He L, Yan X, Li J et al. Comparison of 2 dosages of stretching treatment in infants with congenital muscular torticollis: A randomized trial. Am J Phys Med Rehabil 2017; 96(5):333-40. [PubMed: 27820728].

32. Celayir AC. Congenital muscular torticollis: early and intensive treatment is critical. A prospective study. Pediatr Int 2000; 42(5):504-7. [PubMed: 11059539].

33. Emery C. The determinants of treatment duration for congenital muscular torticollis. Phys Ther 1994; 74(10):921-9. [PubMed: 8090843].

34. Karmel-Ross K, Lepp M. Assessment and treatment of children with congenital muscular torticollis. Phys Occup Ther Pediatr 1997; 17(2):21-67.

35. Stellwagen LM, Hubbard E, Vaux K. Look for the "stuck baby" to identify congenital torticollis. Contemp Pediatr 2004; 21(5):55-65.

36. Kwon DR, Park GY. Efficacy of microcurrent therapy in infants with congenital muscular torticollis involving the entire sternocleidomastoid muscle: a randomized placebo-controlled trial. Clin Rehabil 2014; 28(10):983-91. [PubMed: 24240061].

37. Giray E, Karadag-Saygi E, Mansiz-Kaplan B, Tokgoz D, Bayindir O, Kayhan O. A randomized, single-blinded pilot study evaluating the effects of kinesiology taping and the tape application techniques in addition to therapeutic exercises in the treatment of congenital muscular torticollis. Clin Rehabil 2017; 31(8):1098-106. [PubMed: 27733650].

38. Öhman AM, Mardbrink E-L, Stensby J, Beckung E. Evaluation of treatment strategies for muscle function. Physiother Theory Pract 2011; 27(7):463-70. [PubMed: 21568831].

39. Rahlin M. TAMO therapy as a major component of physical therapy intervention for an infant with congenital muscular torticollis: A case report. Pediatr Phys Ther 2005; 17:209-18. [PubMed: 16357675].

40. Van Vlimmeren LA, van der Graaf Y, Boere-Boonekamp MM, L'Hoir MP, Helders PJM, Engelbert RHH. Effect of pediatric physical therapy on deformational plagiocephaly in children with positional preference: a randomized controlled trial. Arch Pediatr Adolesc Med 2008; 162:712-8. [PubMed: 18678802].

41. Losee JE, Mason AC, Dudas J, Hua LB, Mooney MP. Nonsynostotic occipital plagiocephaly: Factors impacting onset, treatment, and outcomes. Plast Reconstr Surg 2007; 119(6):1866-73. [PubMed: 17440367].

42. Genna CW. Breastfeeding infants with congenital torticollis. J Hum Lact 2015; 31(2):216-20. [PubMed: 25616913].

43. Binder H, Eng GD, Gaiser JF, Koch B. Congenital muscular torticollis: results of conservative management with long-term follow-up in 85 cases. Arch Phys Med Rehabil 1987; 68(4):222-5. [PubMed: 3566514].

44. Taylor JL, Norton ES. Developmental muscular torticollis: Outcomes in young children treated by physical therapy. Pediatr Phys Ther 1997; 9:173-8.
45. Emery C. Conservative management of congenital muscular torticollis: A literature review. Phys Occup Ther Pediatr 1997; 17(2):13-20.
46. Gray GMTKH. Differential diagnosis of torticollis: A case report. Pediatr Phys Ther 2009; 21:369-74. [PubMed: 19923978].
47. Peitsch, Wiebke K., et al.. Incidence of cranial asymmetry in health newborns. Pediatr 2002; 110(6).
48. Laughlin J, Luerssen TG, Dias MS. Prevention and management of positional skull deformities in infants. Pediatr 2011; 128(6):1236-41.
49. Van Vlimmeren LA, Helders PJM, van Adrichem LNA, Engelbert RHH. Torticollis and plagiocephaly in infancy: therapeutic strategies. Pediatr Rehabil 2006; 9:40-6. [PubMed: 16352505].
50. Monson RM, Deitz J, Kartin D. The relationship between awake positioning and motor performance among infants who slept supine. Pediatr Phys Ther 2003; 15(5):196-203. [PubMed: 17057455].
51. Loveday BP, de Chalain TB. Active counterpositioning or orthotic device to treat positional plagiocephaly? J Craniofac Surg 2001; 12:308-13. [PubMed: 11482615].
52. Kennedy E, Majnemer A, Farmer JP, Bar RG, Platt RW. Motor development of infants with positional plagiocephaly. Phys Occup Ther Pediatr 2009; 29(3):222-35. [PubMed: 19842852].
53. Boere-Boonekamp MM, Van der Linden-Kuiper LT. Positional preference: Prevalence in infants and follow-up after two years. Pediatr 2001; 107:339-43.
54. Kim MY, Kwon DR, Lee HI. Therapeutic effect of microcurrent therapy in infants with congenital muscular torticollis. Phys Med Rehabil 2009; 1(8):736-9.
55. Chon SC, Yoon SI, You JH. Use of the novel myokinetic stretching technique to ameliorate fibrotic mass in congenital muscular torticollis: An experimenter-blinded study with 1-year follow-up. J Back Musculoskelet Rehabil 2010; 23:63-8. [PubMed: 20555118].
56. Öhman A. The immediate effect of kinesiology taping on muscular imbalance in the lateral flexors of the neck in infants: a randomized masked study. PM & R 2015; 7(5):494-8. [PubMed: 25511688].

Parte D

Displasia Desenvolvimental de Quadril

Carolina Daniel de Lima Alvarez
Aline dos Santos Mendes

INTRODUÇÃO

A displasia desenvolvimental do quadril (DDQ) é uma das alterações musculoesqueléticas mais comuns na infância.[1] Representa um conjunto de anormalidades do quadril em que a cabeça do fêmur e o acetábulo têm alteração no desenvolvimento e não se articulam adequadamente,[2] envolvendo uma variedade de outras alterações, desde a displasia acetabular leve até a luxação irredutível de quadril.[3]

Considerada anteriormente como displasia congênita de quadril, passou a ser denominada displasia desenvolvimental de quadril devido ao entendimento de que nem sempre está presente ao nascimento, mas pode tornar-se evidente nos primeiros meses, à medida que o quadril adquire maturidade óssea.[4] Esse desenvolvimento dinâmico do quadril pode favorecer o prognóstico, levando à remissão espontânea da alteração em casos leves, ou agravar o desalinhamento e a função da articulação com o passar do tempo.[5]

DESENVOLVIMENTO DO QUADRIL

O desenvolvimento da articulação do quadril principia na quinta ou sexta semana de idade gestacional, a partir das células mesenquimais, e se completa por volta da 11ª semana. Nesse período, o crescimento da cabeça femoral é mais rápido do que o da cartilagem acetabular. Dessa forma, é comum observar que a cabeça do fêmur ultrapassa a linha do acetábulo. Entretanto, a taxa de crescimento acetabular aumenta após o nascimento, permitindo a formação de uma articulação congruente, na qual o acetábulo é capaz de cobrir toda a cabeça femoral. Ao nascimento, o acetábulo do RN não é profundo, mas à medida que o lactente adquire suas habilidades motoras, realiza trações musculares descarga de peso e gera torques na articulação, passam a ser observados o aprofundamento do acetábulo e a mudança no ângulo de inclinação da cabeça do fêmur em relação à sua diáfise. Essas mudanças biomecânicas favorecem a estabilidade da articulação.

A articulação do quadril é do tipo bola e soquete (Figura 14.18). Boa congruência e alinhamento preciso são fundamentais para seu desenvolvimento pós-natal, e, por isso, qualquer evento ou condição que interfira nesse processo, seja intraútero, seja pós-natal, poderá interferir no seu desenvolvimento e função.

DEFINIÇÃO

A DDQ é definida como uma anormalidade morfológica no acetábulo e/ou na posição e forma da cabeça

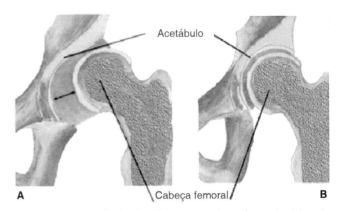

Figura 14.18A Acetábulo displásico com cabeça femoral subluxada. **B** Acetábulo em posição fisiológica. (Reproduzida de Harsanyi et al., 2020[7].)

do fêmur, tornando-as incompatíveis (Figura 14.18). Tal incompatibilidade pode provocar a instabilidade da articulação, subluxação ou luxação do quadril.[6]

EPIDEMIOLOGIA

A incidência de DDQ é estimada entre 1,5% e 20% a cada 1.000 nascimentos;[8,9] no entanto, esses percentuais podem variar. Alterações no quadril identificadas por meio de ultrassonografia no primeiro mês de vida podem acontecer em 69,5 de cada 1.000 quadris avaliados. Destes, apenas 4,8 a cada 1.000 quadris requerem tratamento. Os demais apresentam remissão espontânea em 6 a 8 semanas de vida, com alterações decorrentes apenas da imaturidade da articulação.[9] A incidência na população africana é em torno de 0,06%, enquanto na população norte-americana nativa é de 76,1% a cada 1.000 nascidos vivos, devido a uma combinação de fatores genéticos e o hábito de enrolar os bebês em cueiros ou algo semelhante. Há maior prevalência de DDQ também na população asiática e mediterrânea. O acometimento unilateral é maior (63,4%) que bilateralmente, o lado esquerdo sendo mais afetado que o direito (64%).[10] A prevalência é de quatro meninas para um menino.[11]

ETIOLOGIA

A etiologia da DDQ é multifatorial e ainda não estabelecida. Entretanto, alguns fatores de risco estão fortemente relacionados com sua presença, como apresentação pélvica, indivíduos do sexo feminino, histórico familiar de displasia de quadril, primeira ou segunda gestação e oligodrâmnio. Com base nesses fatores de risco emergem duas teorias que poderiam explicar o desenvolvimento da DDQ. A primeira seria que seu desenvolvimento está relacionado com a manutenção de um posicionamento não favorável por longo período. Nesse sentido, apresentação pélvica em lactentes com maior peso ao nascimento, idade gestacional tardia e o útero na primeira ou segunda gestação proporcionam um ambiente uterino mais constritivo, que conduz ao mau posicionamento e, consequentemente, ao mau desenvolvimento do quadril. A incidência nula de DDQ em fetos abortados antes de 20 semanas de idade parece reforçar essa teoria,[12] visto que até essa idade a probabilidade de restrição no ambiente uterino é muito pequena.

A segunda vertente acredita que a DDQ está relacionada com questões hereditárias, uma vez que fatores anatômicos (forma do acetábulo e do fêmur) e a frouxidão ligamentar são herdados. Essa sugestão tem sido reforçada em alguns estudos que demonstram relação entre as diferentes alterações genéticas e a maior prevalência de DDQ.[13-15] Essas alterações genéticas estão envolvidas em diversos processos: desenvolvimento embrionário e fetal, crescimento, proliferação e diferenciação celular, morfogênese óssea, condrogênese e diferenciação condrocitária, densidade mineral e reabsorção óssea, formação dos ligamentos e osteogênese[16], algumas muito comuns em famílias com história recorrente de DDQ.[17]

DIAGNÓSTICO, CLASSIFICAÇÃO E PROGNÓSTICO

Em RN, o diagnóstico baseia-se no exame clínico, que avalia a estabilidade da articulação do quadril por meio das manobras de Ortolani[18] e de Barlow,[19] na observação de assimetria nas pregas glúteas (27% dos lactentes com assimetrias não apresentam DDQ), no sinal de Galeazzi positivo (identifica a presença de discrepância real ou aparente do comprimento do fêmur [Figura 14.19]) e no teste de Klisic (Figura 14.20):

- **Manobra de Ortolani:** Lactente em supino, com quadris fletidos a 90 graus e rotação neutra. O examinador mantém o polegar na face interna da coxa e os dedos indicador e médio no trocânter maior do lactente e realiza o movimento de abdução do quadril, empurrando-o superiormente. Se houver (sub) luxação do quadril, o examinador sentirá o encaixe da cabeça do fêmur no acetábulo. Deve ser realizada individualmente.
- **Manobra de Barlow:** lactente em supino, com quadris fletidos a 90 graus e com rotação neutra. O examinador mantém o polegar na face interna da coxa e os dedos indicador e médio no trocânter maior do lactente e realiza uma pressão para baixo, empurrando o fêmur com leve adução da coxa. Essa manobra de estresse provoca o deslocamento da cabeça do fêmur do acetábulo e indica instabilidade na articulação. Deve ser realizada individualmente.
- **Manobra de Galeazzi:** lactente em supino, com quadris fletidos e com rotação neutra, joelhos fletidos e pés apoiados na superfície de apoio. O examinador compara a altura dos joelhos do lactente. Se estiverem desiguais, há indícios de discrepância no comprimento do fêmur ou deslocamento do quadril.
- **Teste de Klisic:** lactente em supino, em repouso. O examinador posiciona seu dedo indicador na espinha ilíaca anterossuperior e o dedo médio no trocânter maior e traça uma linha imaginária entre esses dois pontos. No quadril normal, essa linha ficará na altura do umbigo ou acima dela; no quadril com displasia, a linha ficará abaixo do umbigo.

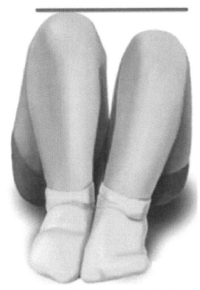

Figura 14.19 Manobra de Galeazzi positiva, indicando discrepância no comprimento do membro esquerdo. (Reproduzida de: https://marciocavalcanti.med.br/dicas-de-saude/luxacao-congenita-do-quadril/.)

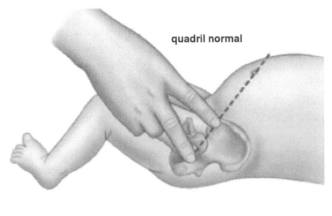

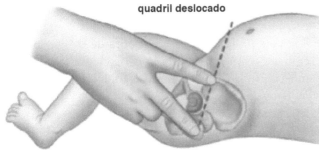

Figura 14.20 Teste de Klisic positivo, indicando desalinhamento no posicionamento da cabeça do fêmur. (Reproduzida de: https://somepomed.org/articulos/contents/mobipreview.htm?38/45/39641.)

Após o nascimento, a observação de limitação na amplitude de movimento (ADM) do quadril para abdução (< 75 graus) ou adução (30 graus a partir da linha média) também pode ser indicativa de DDQ. Em crianças que já deambulam, o sinal de Trendelenburg positivo também é um indicativo.

Em alguns países, a ultrassonografia foi adotada como exame de triagem neonatal para rastreio de DDQ em todos os RN. No entanto, o custo de tal ação não justifica sua adoção por dois motivos: (a) em torno de 90% a 97% dos quadris instáveis apresentam resolução espontânea até os 3 meses de vida, sem necessidade de intervenção,[20-23] devido ao crescimento do fêmur e cartilagem acetabular,[24] ou mesmo por estarem temporariamente sob ação dos hormônios maternos que causam maior frouxidão ligamentar,[25,26] e (b) não se observou diminuição na taxa de diagnóstico tardio de DDQ nem na taxa de intervenções cirúrgicas para correção de DDQ.[27-29] Assim, recomenda-se que a triagem precoce de DDQ seja baseada nos testes de Barlow e Ortolani em 2 a 4 dias após o nascimento e no exame físico nas consultas subsequentes (primeiro, segundo, quarto, sexto, nono e 12º meses). Quando o lactente apresenta fatores de risco ou o exame clínico aponta instabilidades, é recomendável o acompanhamento com ultrassonografia para lactentes até os 4 ou 5 meses de idade. Depois, convém ou preconizar o uso de radiografia devido ao processo de ossificação.[30]

Ultrassonografia

A ultrassonografia é o exame de imagem mais indicado para avaliar lactentes menores de 4 meses de idade, idade na qual se inicia a ossificação do centro secundário da cabeça femoral e que permite avaliar os tecidos moles que estão ao redor da articulação do quadril. Existem duas técnicas para avaliação ultrassonográfica: o método de Graf avalia a morfologia acetabular de forma estática a partir de imagens coronais do quadril com o lactente em decúbito lateral e o classifica em quatro tipos (Quadro 14.10) – a partir dos cálculos dos ângulos alfa e beta. Um ângulo alfa ≥ 60 graus em lactentes > 3 meses ou entre 50 e 59 graus em lactentes < 3 meses é considerado normal, enquanto o ângulo beta mensura a profundidade do acetábulo, e um ângulo ≤ 55 graus é considerado normal (Figura 14.21).

De acordo com a classificação de Graf, os quadris do tipo I não exigem tratamento, enquanto os do tipo IIb ou mais precisam de intervenção. O prognóstico dos quadris classificados como tipo IIa são incertos, pois, apesar de a taxa de remissão espontânea do tipo IIa+ ser em torno de 95%, as mudanças dependem do processo de maturação que ocorrerá ao longo do tempo, precisando ser, portanto, monitorados ao menos uma vez antes de completar 12 semanas de idade.[34]

A segunda técnica de avaliação ultrassonográfica é considerada dinâmica ou de estresse, uma vez que avalia a posição do quadril tanto de forma estática como durante os testes de Ortolani e Barlow, devem ser comparados os resultados.[35]

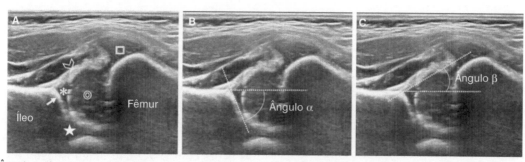

Figura 14.21 Ângulos alfa e beta ao ultrassom. **A** Vista da flexão coronal em menino de 2 meses de idade com as marcas anatômicas: teto ósseo acetabular (*seta*); teto cartilaginoso (*asterisco*); lábio ecogênico (*chevron*); cartilagem trirradiada (*estrela*); cabeça femoral cartilaginosa (*círculo*); trocânter maior (*quadrado*). **B** Ângulo alfa, formado pela margem lateral cortical do íleo e o teto ósseo acetabular. **C** Ângulo beta, formado pela margem cortical lateral do íleo e o teto cartilaginoso. (Adaptado de Barrera et al., 2019[31].)

Quadro 14.10 Classificação ultrassonográfica de acordo com o método de Graf

	Tipo	Idade	Ângulo alfa	Borda óssea superior	Teto cartilaginoso e ângulo beta
Quadril normal	I	Qualquer idade	≥ 60 graus	Angular ou ligeiramente arredondada	Quadril com maturidade normal com > 50% de cobertura acetabular Ia = ângulo beta < 55 graus Ib = ângulo beta > 55 graus
Quadril imaturo	IIa+	0 a 6 semanas	50 a 59 graus	Arredondada	O grau mínimo de maturidade é atingido por volta da sexta semana Cobre a cabeça do fêmur
	IIa-	6 a 12 semanas	50 a 59 graus	Arredondada	O grau mínimo de maturidade não é atingido por volta da sexta semana Cobre a cabeça do fêmur
Quadril displásico	IIb	> 12 semanas	50 a 59 graus	Arredondada	Cobre a cabeça do fêmur
	IIc	Qualquer idade	43 a 49 graus	Arredondada para achatada	Cobre a cabeça do fêmur Ângulo beta < 77 graus
	IId	Qualquer idade	43 a 49 graus	Arredondada para achatada	Quadril descentralizado com teto de cartilagem deslocado Ângulo beta < 77 graus
	III	Qualquer idade	< 43 graus	Achatada	Lábio do acetábulo pressionado para cima IIIa = teto da cartilagem acetabular hipoecoico IIIb = teto da cartilagem acetabular hipoecoico, mostrando alteração estrutural no pericôndrio proximal
	IV	Qualquer idade	< 43 graus	Achatada	Quadril deslocado com lábio invertido (pressionado para baixo)

Fonte: tradução livre de Graf et al. (2006)[32] apud Barrera et al. (2019).[33]

Radiografia

O uso da radiografia como exame de imagem complementar para o diagnóstico da DDQ só deve ocorrer após os 4 a 5 meses de idade, quando é possível observar os centros de ossificação secundários na cabeça femoral e acetábulo. O exame inicial é realizado com a tomada da imagem anteroposterior da pelve, com o quadril na posição neutra. Caso haja deslocamento ou subluxação do quadril, deve-se repetir o exame com o paciente na posição de flexão de quadris e joelhos e abdução de quadril (posição de sapo) para se avaliar o grau de redutibilidade. A avaliação do grau de severidade do deslocamento se dá por meio de algumas linhas traçadas na radiografia, a partir das quais são realizados alguns cálculos: (a) linha de Hilgenreiner: traça-se uma linha na parte superior da cartilagem trirradiada bilateralmente (Figura 14.22); (b) linha de Perkin: linha traçada tangencialmente à borda lateral do teto acetabular e perpendicular à linha de Hilgenreiner; (c) arco de Shenton: linha que contorna a região cortical medial do colo femoral e região cortical inferior do ramo superior do púbis; e (d) linha que conecta as bordas inferomedial e superolateral do teto acetabular (Figura 14.23).

O índice acetabular é formado pela intersecção das linhas que conectam a borda inferomedial e a linha de Hilgenreiner, sendo variável de acordo com a idade e com o gênero. Considera-se normal um ângulo ≤ 30 graus em neonatos e ≤ 22 graus em crianças maiores de 1 ano.[36]

O cruzamento da linha de Perkin com a linha de Hingenreiner permite identificar a posição da cabeça do fêmur,

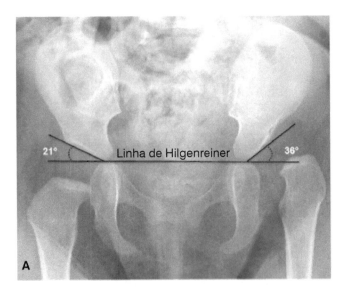
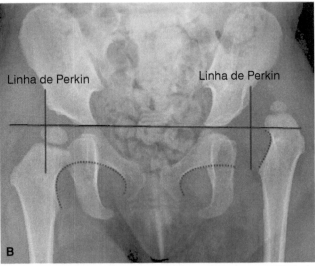

Figura 14.22A Representação do índice acetabular a partir da intersecção entre as linhas de Hilgenreiner e a linha que tangencia as bordas inferomediais do acetábulo – quadril esquerdo deslocado. **B** Representação das linhas de Perkin e da linha de Shenton – quadril esquerdo deslocado. (Fonte: Barrera et al., 2019[28].)

que normalmente está localizada no quadrante inferomedial (ver quadril direito).

A linha de Shenton apresenta-se contínua e como um arco suave em quadris normais. Na subluxação, esse arco apresenta-se de forma descontínua (ver quadril esquerdo).

Ressonância magnética

A ressonância magnética tem sido empregada para avaliar a redução da cabeça do fêmur e sua congruência com o acetábulo no pós-cirúrgico, bem como possíveis complicações. Pode ser realizada imediatamente após a cirurgia, utilizando resquícios da anestesia, ou antes da alta hospitalar.

Prognóstico

De 60% a 80% das instabilidades de quadril identificadas por exame clínico e mais de 90% das identificadas pela ultrassonografia em RN apresentam remissão espontânea até por volta dos 3 meses de idade. Lactentes que apresentam tardiamente a DDQ apresentam o pior prognóstico e mais complicações em longo prazo,[37,38] necessitando tratamentos mais complexos, incluindo intervenções cirúrgicas. Os bebês com DDQ não diagnosticada ou não tratada adequadamente sofrem degeneração precoce da articulação envolvida, o que, possivelmente, resultará na necessidade de artroplastia total de quadril antes dos 60 anos de idade.

AVALIAÇÃO E INTERVENÇÃO FISIOTERAPÊUTICAS BASEADAS NA CLASSIFICAÇÃO INTERNACIONAL DE FUNCIONALIDADE, INCAPACIDADE E SAÚDE (CIF)

Avaliação fisioterapêutica

A DDQ é uma alteração ortopédica comum na população, mas que na maior parte dos casos apresenta bom prognóstico quando identificada e tratada adequadamente. Entretanto, essa condição pode interferir na funcionalidade do indivíduo em diferentes fases da vida; por isso, sua avaliação deve considerar os diferentes domínios da Classificação Internacional de Funcionalidade, Incapacidade e Saúde (CIF), uma vez que a presença de assimetria afeta a estrutura e função do corpo, dificulta ou limita a realização de atividades e interfere na participação social. A Figura 14.23 apresenta as principais alterações de cada domínio da CIF.

A triagem para avaliação de DDQ foi incorporada como parte dos exames neonatais a que os RN são submetidos ainda na maternidade, e esse rastreio deve ser realizado periodicamente até a aquisição da marcha.[93] O exame físico, composto pelas manobras de Ortolani e Barlow, teste de Galeazzi, observação de ADM de abdução e presença de assimetria das pregas glúteas, é o componente mais importante desse programa de triagem precoce.[38] Os exames de imagem complementares têm papel secundário nesse processo. Os testes de Ortolani e Barlow são mais sensíveis à detecção da DDQ se realizados até 3 meses de idade. A partir disso, os ligamentos da região tornam-se menos flexíveis, dificultando a precisão da manobra ou a percepção da presença de deslocamento articular. A partir dos 3 meses, o sintoma diferencial para a DDQ é a presença de limitação ou assimetria na amplitude de abdução da coxa. No caso de lactentes que apresentem DDQ bilateralmente, tal identificação pode se tornar um pouco mais difícil, visto que a assimetria entre os membros não será evidente[37].

De acordo com o Instituto Internacional de Displasia de Quadril, o rastreio de DDQ deve seguir o fluxograma apresentado na Figura 14.24 (disponível em: https://hip-dysplasia.org/wp-content/uploads/2020/06/DDH-pathway.jpg):

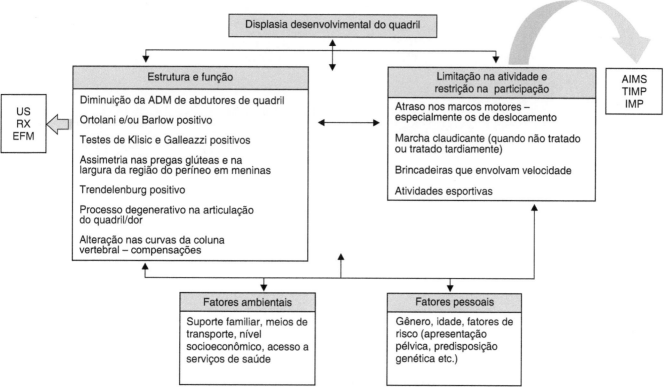

Figura 14.23 Esquema das principais alterações causadas por displasia desenvolvimental do quadril e instrumentos para avaliação em cada domínio da Classificação Internacional de Funcionalidade, Incapacidade e Saúde (CIF). (*EFM*: Escala de Função Muscular; *TIMP*: Test of Infant Motor Performance; *AIMS*: Alberta Infant Motor Scale; *IMP*: Infant Motor Profile.)

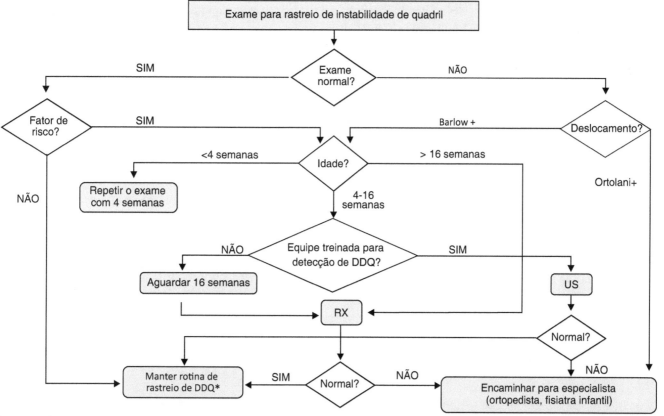

Figura 14.24 Fluxograma para rastreio de DDQ de acordo com o International Hip Dysplasia Institute. (*Rotina de rastreio: avaliar clinicamente o quadril logo após o nascimento e com 1, 2, 6 e 9 meses de idade.)(Disponível em: https://hipdysplasia.org/pediatric-and-primary-care-providers/diagnosis-and-referral-pathway/.)

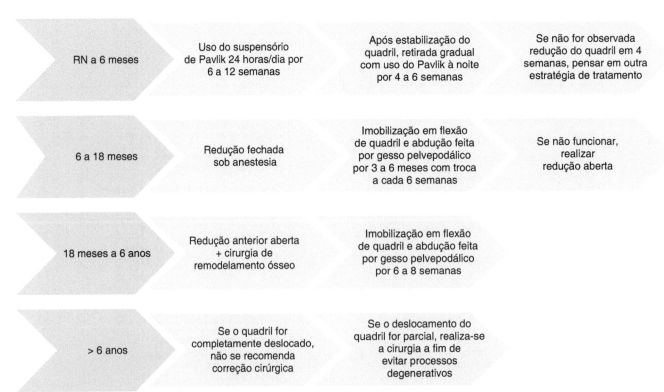

Figura 14.25 Resumo do plano de tratamento médico para displasia desenvolvimental de quadril. (Disponível em: https://hipdysplasia.org/infant-child/planning-treatment-for-children/.)

Intervenção fisioterapêutica

O tratamento inicial para DDQ depende da idade do lactente (Figura 14.25), sendo conduzido pelo médico e consistindo na manutenção do quadril em posição de menor estresse, com quadris abduzidos entre 90 e 110 graus. Essa posição é mantida por meio de órtese – o suspensório de Pavlik é a mais usada – ou de aparelho gessado, 24h/dia, com alguns médicos permitindo sua retirada para realização da higiene. A retirada da imobilização pode ser imediata ou gradual, mantendo o uso noturno durante 4 a 6 semanas.

Embora a manutenção do quadril em abdução seja crucial para o desenvolvimento da estabilidade da articulação, há alguns riscos envolvidos na manutenção dessa posição que não podem ser desconsiderados, como a necrose avascular da cabeça femoral e a paralisia temporária do nervo femoral

Há poucas evidências científicas com relação à fisioterapia, mas o objetivo principal é proporcionar o ganho da funcionalidade, favorecendo o ganho das habilidades motoras esperadas para a idade, o que envolve a aquisição dos marcos motores principais, e favorecer a estabilidade da articulação do quadril por meio do fortalecimento da musculatura de quadril. A estimulação pode iniciar-se logo após o diagnóstico, mesmo durante o uso do suspensório de Pavlik, e pode envolver atividades que visem ao desenvolvimento de controle cefálico, linha média e simetria (ver Figura 14.7). Após o uso do suspensório ou aparelho gessado, deve-se focar em atividades de descarga de peso em membros inferiores e que visem ao fortalecimento dos músculos estabilizadores do quadril, intensificando o treino das transferências posturais (rolar, passar de sentado para prono, prono para gatas, semiajoelhado para em pé e agachamento) e atividades de locomoção (rastejar, pivoteio, gatas e marcha) (Figura 14.26).

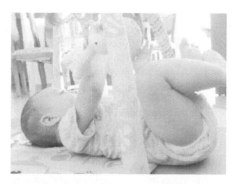
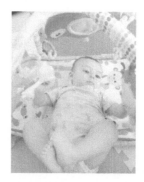

Em supino, estimular a elevação dos MMII contra a gravidade, favorecendo os músculos estabilizadores do quadril e a mobilidade da articulação coxofemoral.

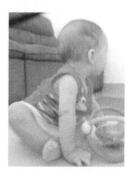
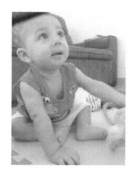
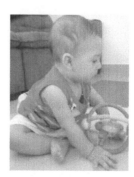

Sentado, estimular os deslocamentos laterais, favorecer a aquisição das reações de proteção, fortalecendo glúteos e demais estabilizadores do quadril e trabalhando a propriocepção articular.

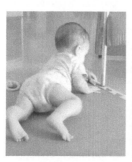
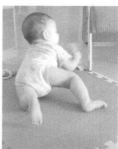
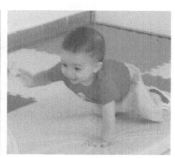

Estimular a mobilidade. O rastejar fortalece os músculos estabilizadores de quadril, abdominais, músculos dos membros inferiores e favorece propriocepção. O engatinhar proporciona descarga de peso favorecendo o acoplamento do quadril, mobiliza e fortalece simultaneamente a articulação.

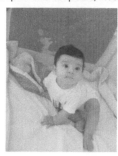
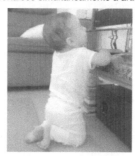
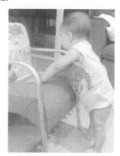

As transferências posturais de sentado → ajoelhado → em pé favorece descarga de peso na articulação do quadril, mobilidade e fortalecimento muscular, além da propriocepção e desenvolvimento das reações de endireitamento e retificação.

Figura 14.26 Exemplos de manobras, posicionamentos e estímulos que podem ser realizados na fisioterapia para reabilitação de lactentes com DDQ. (*MMII*: membros inferiores.)

CASO CLÍNICO

T.L.A., sexo feminino, 8 semanas de idade, nasceu com 41 semanas de idade gestacional, parto por cesariana por estar em apresentação pélvica, com 4.320g e 54cm e Apgar 10 (primeiro e quinto minutos). Na avaliação médica foram observadas manobra de Ortolani positiva para quadril direito e leve discrepância no membro inferior direito.

Alterações na atividade
- Em supino, movimenta um pouco menos o MID.
- Apresenta pontuação normal no TIMP.

Estrutura e função do corpo
- Limitação de ADM para abdução do MID (D = 65 graus) e rotação interna (D = 25 graus).
- Assimetria nas pregas glúteas.
- Manobra de Ortolani positiva.
- Galeazzi positivo.

Exercício
1. Quais os fatores de risco presentes para DDQ?
2. De acordo com o fluxograma de rastreio de DDQ, qual deve ser o encaminhamento dessa criança?

Respostas
1. Fatores de risco: sexo feminino, nascimento tardio (41 semanas), apresentação pélvica, peso alto ao nascimento, sinais de instabilidade do quadril aos 8 meses de vida.
2. De acordo com o fluxograma de rastreio (Figura 14.26), essa lactente apresenta vários fatores de risco para DDQ, devendo ser realizada ultrassonografia de pelve. Caso o exame apresente indícios de deslocamento, cabe encaminhá-la ao especialista e, possivelmente, será necessário o uso de suspensório de Pavlik.

Referências

1. Nandhagopal T, De Cicco FL. Developmental dysplasia of the hip. [Updated 2021 Oct 9]. In: StatPearls [Internet]. Treasure Island (FL): StatPearls Publishing, 2021 Jan. Disponível em: https://www.ncbi.nlm.nih.gov/books/NBK563157/.
2. Zang S, Doudoulakls KJ, Kurwal A, Sarraf KM. Developmental dysplasia of the hip. Brit J Hosp Med, 2020.
3. Bialik V, Bialik GM, Blazer S et al. Developmental dysplasia of the hip: A new approach to incidence. Pediatrics 1999; 103:93-9.
4. Jackson JC, Runge MM, Nye NS. Common questions about developmental dysplasia of the hip. Am Fam Physician, 2014; 90:843-59.
5. Klisic PJ. Congenital dislocation of the hip: A misleading term: Brief report. J Bone and Joint Surg,1989; 71-(B):136.
6. Expert Panel on Pediatric Imaging, Nguyen JC, Dorfman SR, Rigsby CK et al. ACR Appropriateness Criteria®. Developmental dysplasia of the hip-child. J Am Coll Radiol 2019 May; 16(5S):S94-S103. doi: 10.1016/j.jacr.2019.02.014. Harsanyi S, Zamborsky R, Krajciova L, Kokavec M, Danisovic L. Developmental dysplasia of the hip: A review of etiopathogenesis, risk factors, and genetic aspects. Medicina (Kaunas). 2020 Mar; 56(4):153. doi: 10.3390/medicina56040153. Phelan N, Thoren J, Fox C, O'Daly BJ, O'Beirne JO. Developmental dysplasia of the hip: Incidence and treatment outcomes in the Southeast of Ireland. Ir J Med Sci 2015; 184:411-5. doi: 10.1007/s11845-014-1133-0.
7. Shipman SA, Helfand M, Moyer VA, Yawn BP. Screening for developmental dysplasia of the hip: A systematic literature review for the US Preventive Services Task Force. Pediatrics 2006; 117:e557-e576.
8. Kokavec M, Bialik V. Developmental dysplasia of the hip. Prevention and real incidence. Bratisl Lek Listy 2007; 108(6):251-4. Loder RT, Skopelja EN. The epidemiology and demographics of hip dysplasia. ISRN Orthop 2011: 238607. Disponível em: https://doi.org/10.5402/2011/238607.
9. Li L, Wang X, Zhao Q et al. CX3CR1 polymorphisms associated with an increased risk of developmental dysplasia of the hip in human. J Orthop Res 2017; 35:377-80.
10. Dunn PM. The anatomy and pathology of congenital dislocation of the hip. Clin Orthop Relat Res 1976 Sep; (119):23-7.
11. Vaquero-Picado A, González-Morán G, Garay EG, Moraleda L. Developmental dysplasia of the hip: Update of management. EFORT Open Rev 2019 Sep; 4(9):548-56. doi: 10.1302/2058-5241.4.180019.
12. Zhang J, Yan M, Zhang Y, Yang H, Sun Y. Association analysis on polymorphisms in WISP3 gene and developmental dysplasia of the hip in Han Chinese population: A case-control study. Gene 2018; 664:192-5.
13. Basit S, Hannan MA, Khoshhal KI. Developmental dysplasia of the hip: Usefulness of next generation genomic tools for characterizing the underlying genes – a mini review. Clin Genet 2016; 90:16-20.
14. Basit S, Alharby E, Albalawi AM, Khoshhal KI. Whole genome SNP genotyping in a family segregating developmental dysplasia of the hip detected runs of homozygosity on chromosomes 15q13.3 and 19p13.2. Congenit Anom (Kyoto) 2018; 58:56-61.
15. Rosendahl K, Markestad T, Lie RT. Ultrasound screening for developmental dysplasia of the hip in the neonate: The effect on treatment rate and prevalence of late cases. Pediatrics 1994; 94(1):47-52.
16. Castelein RM, Sauter AJM. Ultrasound screening for congenital dysplasia of the hip in newborns: Its value. J Pediatr Orthop 1988; 8(6):666-70.
17. Marks DS, Clegg J, Al-Chalabi AN. Routine ultrasound screening for neonatal hip instability. Can it abolish late-presenting congenital dislocation of the hip? J Bone Joint Surg Br 1994; 76(4):534-8.
18. Bialik V, Bialik GM, Blazer S, Sujov P, Wiener F, Berant M. Developmental dysplasia of the hip: A new approach to incidence. Pediatrics 1999; 103(1):93-9.
19. Hansson G, Jacobsen S. Ultrasonography screening for developmental dysplasia of the hip joint. Acta Paediatr 1997; 86(9):913-5.
20. American Academy of Orthopaedic Surgeons. Evidence-based clinical practice guideline for the detection and nonoperative management of pediatric dysplasia of the hip in infants up to six months of age. 2014 Sep. Disponível em: https://www.aaos.org/globalassets/quality-and-practiceresources/pddh/pediatric-developmental-dysplasia-hip-clinical-practice-guideline-4-23-19.pdf. Desteli EE, Piskin A, Gulman AB, Kaymaz F, Koksal B, Erdogan M. Estrogen receptors in hip joint capsule and ligamentum capitis femoris of babies with developmental dysplasia of the hip. Acta Orthop Traumatol Turc 2013; 47:158-61.Macnicol MF. Results of a 25-year screening program for neonatal hip instability. J Bone Joint Surg Br 1990; 72(6):1057-60.
21. Clarke NMP, Clegg J, Al-Chalabi AN. Ultrasound screening of hips at risk for CDH. Failure to reduce the incidence of late cases. J Bone Joint Surg Br 1989; 71(1):9-12.
22. Catterall A. The early diagnosis of congenital dislocation of the hip. J Bone Joint Surg Br 1994; 76(4):515-6.
23. Barrera CA, Cohen SA, Sankar WN, Ho-Fung VM, Sze RW, Nguyen JC. Imaging of developmental dysplasia of the hip: Ultrasound, radiography and magnetic resonance imaging. Pediatric Radiology (2019), 49:1652-68. doi: https://doi.org/10.1007/s00247-019-04504-3. Graf R, Scott S, Lercher K et al. Hip sonog-

Capítulo 14 • Tratamento Fisioterapêutico no Sistema Musculoesquelético

raphy: Diagnosis and management of infant hip dysplasia. Berlin: Springer, 2006.

24. Harcke HT, Grissom LE. Infant hip sonography: Current concepts. Semin Ultrasound CT MR 1994; 15:256-63.

25. Carbonell PG, de Puga DB, Vicente-Franqueira JR, Ortuno AL. Radiographic study of the acetabulum and proximal femur between 1 and 3 years of age. Surg Radiol Anat 2009; 31:483-7.

26. Mulpuri K, Schaeffer EK, Andrade J et al. What risk factors and characteristics are associated with late-presenting dislocations of the hip in infants? Clin Orthop Relat Res 2016; 474:1131-7.

27. Eamsobhana P, Kamwong S, Sisuchinthara T, Jittivilai T, Keawpornsawan K. The factor causing poor results in late developmental dysplasia of the hip (DDH). J Med Assoc Thai 2015; 98(Suppl 8):S32-7.

28. Bond CD, Hennrikus WL, DellaMaggiore ED. Prospective evaluation of newborn soft-tissue hip "clicks" with ultrasound. J Pediatr Orthop 1997 Mar-Apr; 17(2):199-201.

29. Jones DA. Neonatal hip stability and the Barlow test. A study in stillborn babies. J Bone Joint Surg Br 1991 Mar; 73(2):216-8.Patel H et al., Canadian Task Force on Preventive Health Care. Preventive health care, 2001 update: Screening and management of developmental dysplasia of the hip in newborns. CMAJ 2001; 164(12):1669-77.

30. Shaw BA, Segal LS, AAP Section on Orthopaedics. Evaluation and referral for developmental dysplasia of the hip in infants. Pediatrics 2016; 138(6):e20163107.

31. American Academy of Pediatrics. Clinical practice guideline: Early detection of developmental dysplasia of the hip. Committee on Quality Improvement, Subcommittee on Developmental Dysplasia of the Hip. Pediatrics 2000; 105(4 pt 1):896-905.

32. Mulpuri K, Schaeffer EK, Andrade J et al. What risk factors and characteristics are associated with late-presenting dislocations of the hip in infants? Clin Orthop Relat Res 2016; 474:1131-7.

33. Eamsobhana P, Kamwong S, Sisuchinthara T, Jittivilai T, Keawpornsawan K. The factor causing poor results in late developmental dysplasia of the hip (DDH). J Med Assoc Thai 2015; 98(Suppl 8):S32-7.

34. Bond CD, Hennrikus WL, DellaMaggiore ED. Prospective evaluation of newborn soft-tissue hip "clicks" with ultrasound. J Pediatr Orthop 1997 Mar-Apr; 17(2):199-201.

35. Jones DA. Neonatal hip stability and the Barlow test. A study in stillborn babies. J Bone Joint Surg Br 1991 Mar; 73(2):216-8.

36. Patel H et al., Canadian Task Force on Preventive Health Care. Preventive health care, 2001 update: Screening and management of developmental dysplasia of the hip in newborns. CMAJ 2001; 164(12):1669-77.

37. Shaw BA, Segal LS, AAP Section on Orthopaedics. Evaluation and referral for developmental dysplasia of the hip in infants. Pediatrics 2016; 138(6):e20163107.

38. American Academy of Pediatrics. Clinical practice guideline: Early detection of developmental dysplasia of the hip. Committee on Quality Improvement, Subcommittee on Developmental Dysplasia of the Hip. Pediatrics 2000; 105(4 pt 1):896-905.

SISTEMA NEUROLÓGICO NEONATAL

SEÇÃO

V

Desenvolvimento e Avaliação Fisioterapêutica do Sistema Neurológico

CAPÍTULO

15

Luciana Sayuri Sanada
Natália Alves Menegol
Amanda dos Santos Erhardt

INTRODUÇÃO

Estruturalmente, o sistema nervoso é composto pelo sistema nervoso central (SNC) e o sistema nervoso periférico (SNP).[1-4] O SNC é formado pelo encéfalo e pela medula espinhal.[1-4] O SNP inclui os neurônios fora do SNC (chamados gânglios), nervos cranianos e nervos periféricos.[1-4] Há ainda o sistema nervoso autônomo (SNA), dividido em simpático e parassimpático. O SNA é formado por neurônios que inervam a musculatura lisa e cardíaca, o epitélio glandular e a combinação desses tecidos, tendo componentes no SNP e no SNC.[1-4]

A grande variedade de alterações de fatores intrínsecos e extrínsecos nas diferentes etapas do desenvolvimento embrionário do sistema nervoso pode ter impacto ao longo da vida.[1-4] Cabe destacar ainda que muitas dessas condições de saúde podem ser diagnosticadas previamente, ainda na fase fetal, o que possibilita a intervenção precoce.[1-4] Assim, este capítulo descreve brevemente o desenvolvimento do sistema nervoso, bem como esclarece a avaliação desse sistema no recém-nascido (RN).

DESENVOLVIMENTO DO SISTEMA NEUROLÓGICO

O sistema neurológico inicia seu desenvolvimento na terceira semana de gestação, cerca de 18 dias após a fecundação, sendo o primeiro sistema a iniciar sua formação.[1-4]

A partir de um dos folhetos germinativos – o ectoderma – ocorre o desenvolvimento de todo o sistema nervoso. Na terceira semana, tem início o espessamento e a diferenciação do ectoderma dorsal ao longo do eixo craniocaudal do embrião, induzidos pela notocorda – uma estrutura celular semelhante a um bastão – formando a placa neural. A partir da placa neural ocorre a elevação de suas bordas laterais (pregas neurais) e a linha média da placa neural invagina, passando a se chamar sulco neural. As pregas neurais vão se aproximando e o sulco neural se aprofundando, continuando esse processo até que as bordas se encontrem na linha média para iniciar o fechamento do tubo neural, em um processo chamado de neurulação, por volta da quarta semana.[1-4]

O fechamento do tubo neural começa em torno do 22º ao 23º dia, induzido pela epiderme da região dorsal e pela notocorda.[1-4] Além disso, durante a formação do tubo neural, na região em que as pregas neurais se fundem, algumas células irão se desprender e migrar da superfície para a lateral do tubo neural, formando a crista neural.[1-4]

A partir do tubo neural irá derivar todo o SNC. A extremidade cranial do tubo neural irá formar o encéfalo, o qual se divide em prosencéfalo, mesencéfalo e rombencéfalo. A partir disso, na quinta semana, o prosencéfalo iniciará sua divisão em hemisférios cerebrais – telencéfalo e diencéfalo, o mesencéfalo se torna o mesencéfalo adulto e o rombencéfalo se divide em ponte, cerebelo e bulbo – a partir da porção caudal do tubo neural haverá a formação da medula espinhal.[1-4]

Cabe ressaltar que alterações no fechamento ou na formação do tubo neural durante a fase da neurulação irão ocasionar alterações anatômicas e, consequentemente, funcionais nas regiões originadas pelo tubo neural. Alterações na região anterior levam ao disrafismo craniano e na região posterior acarretam disrafismo espinhal.[1,5,6]

Entre as estruturas do SNC, o desenvolvimento do encéfalo, principalmente do córtex cerebral, é um dos processos mais complexos. O desenvolvimento dessa região é resultante de vários processos controlados por fatores genéticos e modulados por fatores ambientais. Fatores como exposição à radiação, uso de alguns medicamentos pela mãe, álcool, drogas e infecções congênitas podem influenciar diretamente as diversas etapas desse desenvolvimento e restringir o crescimento cerebral ou causar malformações, tendo consequências funcionais para a criança de acordo com o estágio alterado.[5-7]

As estruturas anatômicas do SNC já estão formadas em um embrião de 4 meses; entretanto, a estrutura de seu córtex cerebral e cerebelo ainda é lisa, sem sulcos e giros. Essas estruturas serão formadas a partir da alta taxa de expansão da superfície cortical, por meio de processos de diferenciação e organização do tecido.[5-7] As etapas podem ser divididas em: (1) proliferação neuronal; (2) migração neuronal; (3) diferenciação neuronal; (4) sinaptogênese e formação de circuitos; (5) morte programada de neurônios e sinapses; (6) mielinização.[5-7]

A proliferação dos neurônios acompanha a formação das estruturas anatômicas e fica mais intensa após a formação do tubo neural, quando as células antecessoras do neurônio passam por processo de divisão, formando uma espécie de neurônio "jovem" que migra para regiões mais externas no encéfalo para formar o córtex cerebral e suas camadas.[5-7] Após a migração, os neurônios jovens irão se diferenciar para adquirir as características morfológicas e bioquímicas de acordo com a função que irão exercer.[5-7]

Em seguida, os neurônios irão emitir seu axônio para estabelecer as sinapses para o tecido-alvo de acordo com sua função.[5-7] Diversos neurônios podem se projetar para o mesmo tecido-alvo, ocorrendo uma espécie de competição. Todas essas etapas irão gerar uma quantidade "exagerada" de neurônios e sinapses e assim irão ocorrer a eliminação das sinapses não utilizadas ou produzidas em excesso e a morte neuronal por apoptose, com o objetivo de filtrar esse número.[5-7] Ademais, é importante ressaltar que, ao nascer e durante a infância, existe uma reserva de sinapses e neurônios, conhecida como plasticidade neuronal, que diminui ao longo da vida. Por isso, o diagnóstico de alterações e a intervenção precoce são tão importantes, pois, devido à plasticidade, quanto mais nova a criança, melhor o prognóstico em relação às lesões do sistema nervoso.[5-7]

O processo de mielinização é caracterizado pela aquisição da bainha de mielina altamente especializada ao redor dos axônios e é considerado a etapa final da maturação do sistema nervo.[5-7] Esse processo tem início no segundo trimestre de gestação; entretanto, essa etapa não é finalizada durante o período gestacional, mas se dá até a fase adulta, com os primeiros 2 anos de vida pós-natal representando o período de maior avanço dessa mielinização.[5-7] A mielinização irá seguir algumas regras de direcionamento, acontecendo no sentido céfalo-caudal, do centro para as extremidades, de posterior para anterior e de proximal para distal. Assim, inicialmente a mielinização ocorre no SNP, primeiro nas raízes motoras e depois nas sensoriais.[5-7] Em seguida, se inicia no SNC, onde as vias proximais serão mielinizadas antes das vias distais e as vias sensoriais antes das vias motoras, iniciando dentro do tronco cerebral e cerebelo.[5-7] Após o nascimento, a mielinização ocorre dentro dos hemisférios cerebrais, principalmente nos primeiros 8 meses após o nascimento, sendo o occipital o primeiro lobo a ser mielinizado, seguido pelo lobo frontal e o temporal.[5-7] Convém destacar que a mielinização está diretamente relacionada com a maturidade da função de cada área a ser mielinizada, só estando concluída no córtex pré-frontal na terceira década de vida.[5-7]

TRANSIÇÃO DA ETAPA FETAL PARA NEONATAL

Como citado anteriormente, malformações podem causar complicações neurológicas, mas essas alterações ocorrem estritamente no período embrionário e fetal.[1,5,6] No entanto, existem condições de saúde decorrentes de alterações no período de transição da vida fetal e neonatal. Entre as principais causas estão a prematuridade, o estado nutricional da mãe e do bebê, a amamentação e os fatores ambientais.[6]

O nascimento prematuro e as complicações relacionadas com a prematuridade estão intimamente associadas a comprometimento na organização neuronal e mielinização.[6] Entre os comprometimentos mais comuns estão as lesões na substância branca cerebral, como a hemorragia na matriz germinativa,[1,5,6] uma região altamente celular e vascularizada, próxima aos ventrículos laterais, e local de onde os neurônios e células da glia irão migrar para o córtex cerebral, especialmente até 28ª semana de gestação.[1,5,6] Essa região se torna cada vez menos proeminente ao final da gestação, até sua quase completa involução por volta de 36 semanas. Entretanto, por ser uma região muito vascularizada e com vasos de paredes finas, a matriz é uma fonte imediata de sangramento, cujo risco é diretamente proporcional à idade gestacional (IG).[1,5,6]

Os fatores nutricionais também irão afetar essas etapas, sendo o atraso ou a restrição do crescimento intrauterino, especialmente em prematuros, associado a defeitos microestruturais e volumétricos na substância branca e comprometimento do neurodesenvolvimento. Além disso, o baixo peso pós-natal também irá impactar o desenvolvimento cortical cerebral e pode acarretar complicações de longo prazo, como redução do quociente de inteligência (QI) e do desempenho escolar na primeira infância. Outro fator importante relacionado com a nutrição é a amamentação, que se mostra benéfica para o desenvolvimento cognitivo e comportamental. A amamentação exclusiva está associada a maior desenvolvimento de regiões de substância branca, como os lobos frontal e temporal.[6]

Além disso, durante o período neonatal, a deficiência de ferro pode estar associada a déficits cognitivos, motores e comportamentais em razão do comprometimento da mielinização e do metabolismo dos neurotransmissores, o que pode estar relacionado tanto com a nutrição como com a prematuridade, visto que o nascimento prematuro irá privar o neonato da deposição de ferro fetal. Ademais, fatores ambientais podem estar associados a alterações na mielinização, um evento principalmente pós-termo. Alguns fatores, como privação social, baixo *status* socioeconômico e baixo nível educacional, além dos cuidados maternos, estão associados a desfechos neurológicos.[6]

Com base no conhecimento sobre o desenvolvimento do sistema nervoso e a transição da etapa fetal para a neonatal, é fundamental uma avaliação adequada dessa estrutura e de suas funções.

AVALIAÇÃO NEUROLÓGICA NEONATAL

O avanço da assistência neonatal associado às novas tecnologias tem proporcionado a redução da mortalidade de RN de risco e consequentemente, devido à maior sobrevida desses RN, tem sido observada uma taxa maior de morbidade, na maioria das vezes decorrente de comprometimento neurológico.[8] Dessa maneira, é essencial conhecer os conceitos de avaliação neonatal para o reconhecimento precoce de quaisquer problemas com o RN.[9] Quanto mais cedo o RN de risco for diagnosticado com sequelas provocadas por alterações neurológicas, mais rápida será a intervenção com melhor desenvolvimento neuropsicomotor.[10,11]

Exame físico

Neste capítulo, a descrição do exame físico consiste nas seguintes avaliações: medida do perímetro cefálico, tônus muscular e postura, reflexos primitivos e movimentos.

Perímetro cefálico

O crescimento cefálico é um fenômeno passivo associado à expansão volumétrica dos hemisférios cerebrais.[12] Esse crescimento cefálico é mensurado pelo perímetro cefálico (PC), um indicador indireto do volume intracraniano de um RN ligado não apenas ao volume cerebral, mas também ao volume de líquido cefalorraquidiano.[12,13] Para medição do PC utiliza-se uma fita métrica não extensível posicionada acima das orelhas e sobrancelhas e ao redor do aspecto mais proeminente do occipital. Para melhorar a precisão, devem ser obtidas três medições, sendo registrada a maior medição em um gráfico de crescimento cefálico padronizado.[13] A comparação do PC é feita entre RN de mesmo sexo e idade em uma curva de crescimento que possibilita definir estatisticamente a zona normal que está compreendida entre dois desvios padrões acima e abaixo da média – fora desses limites, limites muito altos ou muito baixos definem a presença de anomalia no crescimento cefálico.[12]

Tônus muscular e postura

O tônus muscular depende da idade do RN pré-termo (RNPT), havendo aumento do tônus flexor axial e nos membros, conforme aumenta sua idade. Em RNPT de 28 semanas de IG, o tônus flexor da musculatura cervical já pode ser observado, diferentemente do tônus extensor, que só será observado no RN a termo. Observa-se ainda que o RNPT de 28 semanas apresenta hipotonia acentuada de membros e, ao ser testado, revela extensibilidade ampla e ausência de resistência. Quando examinados na idade de termo, os RNPT apresentam tônus flexor menor nos membros do que os nascidos a termo.[14] O tônus muscular pode ser avaliado a partir dos seguintes testes: tração de braço, tração de perna, recuo de braço, recuo de perna, ângulo poplíteo e manobra de cachecol.

Para avaliação da *tração de braço*, segura-se o punho do RN e puxa-se suavemente o braço para uma posição vertical, enquanto são avaliadas a resistência e a flexão do cotovelo conforme o ombro se levanta da superfície (Figura 15.1A).[9,13,15] Para avaliação da *tração de perna*, segura-se o tornozelo do RN e levanta-se suavemente a perna em posição vertical enquanto se avaliam a resistência e a flexão de joelho conforme as nádegas se elevam da superfície (Figura 15.1B).[9,13,15] Respostas normais de tração de braço e perna em RN a termo ocorrem quando o cotovelo e o joelho flexionam e a flexão é mantida enquanto o ombro e as nádegas se erguem da superfície.[13] Convém verificar possíveis assimetrias durante os testes. Considera-se alarmante a flexão do braço < 100 graus, mantendo o corpo elevado. Na tração das pernas, considera-se anormal quando há sustentação da flexão no retorno e o quadril permanece elevado.[14]

A análise do *recuo do braço* é realizada com o avaliador segurando as duas mãos do RN, rapidamente estendendo os braços paralelamente ao corpo e, após aproximadamente 3 segundos, liberando – considera-se uma resposta normal quando há a flexão dos braços.[16] Os RN com IG < 28 semanas não respondem com flexão de braços; com 36 ou 37 semanas de IG, eles flexionam lentamente os braços; com 40 semanas de IG, os braços flexionam de forma rápida.[16]

Para avaliação do *recuo da perna*, o avaliador segura os dois tornozelos do RN com uma das mãos, flexiona o quadril e os joelhos, estende rapidamente e por fim libera

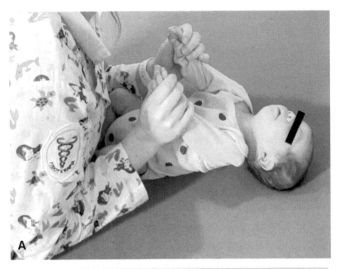

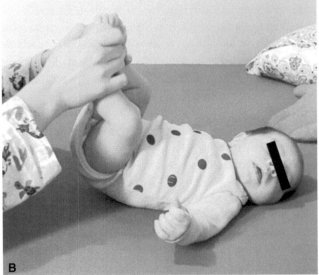

Figura 15.1A Avaliação de tônus: tração do braço. **B** Avaliação de tônus: tração da perna. (Acervo dos autores.)

as pernas.[16] A resposta é considerada normal quando o RN retorna à posição de flexão das pernas. RNPT não respondem com a flexão das pernas ou apresentam flexão incompleta; com 36 a 37 semanas de IG, respondem flexionando as pernas de maneira lenta; os com 40 semanas de IG flexionam as pernas rapidamente.[16]

Para análise do ângulo poplíteo flexiona-se suavemente a coxa sobre o abdome e em seguida, com o dedo indicador atrás do calcanhar, estende-se suavemente a perna até que seja encontrada resistência.[12,13,15] Quando a resistência é encontrada, é medido o ângulo formado no joelho entre a coxa e a perna: em um RN a termo, o ângulo é de aproximadamente 90 graus; com a diminuição da IG, o ângulo aumenta porque o tônus é reduzido (ou seja, o ângulo poplíteo é de aproximadamente 150 graus em RNPT com 28 semanas de IG).[13] Ângulo poplíteo < 90 graus é considerado um sinal de alerta.[14]

A *manobra do cachecol ou da echarpe* avalia a extensibilidade do trapézio e dos adutores e rotadores externos do ombro.[12] Para a análise, eleva-se ligeiramente o tronco do neonato e traciona-se o membro superior com o punho/mão e o olécrano em direção ao acrômio oposto.[8,12] Cabe observar, além da simetria na resposta, a posição do cotovelo em relação à linha média.[8,12] Em qualquer idade, a cabeça deve manter-se em posição mediana.[8,12] No RN a termo, a resistência ao movimento aplicado é alta, diminuindo de modo progressivo até que, aos 2 meses, o cotovelo quase chega à linha média.[12]

A avaliação da postura é realizada com o RN em decúbito dorsal, cabeça na linha média e em estado de silêncio, observando-se a postura predominante do RN.[14] É importante notar que a postura também depende da idade. Com o aumento da IG, ocorre maturação progressiva com tônus flexor maior dos membros e tentativa de controle da cabeça, e os movimentos se tornam progressivamente menos abruptos.[14,16]

Os RN a termo, além de apresentarem postura fletida dos membros e bom controle da cabeça tanto em flexão como em extensão, exibem movimentos fluentes e apenas ocasionalmente alterados para alongamentos e/ou tremores.[16] Em contrapartida, os exames realizados em RN muito prematuros revelam pouco tônus flexor nas pernas e controle muito pobre da cabeça, bem como movimentos abruptos e espasmódicos.[16]

Os RNPT com 28 semanas de IG permanecem na postura com braços e pernas estendidos ou ligeiramente flexionados; com 36 a 37 semanas de IG, os RN apresentam a postura de braços flexionados e pernas bem flexionadas, mas não aduzidas; e os com 40 semanas de IG apresentam braços flexionados e pernas bem flexionadas e aduzidas perto do abdome.[14,16]

Reflexos primitivos

Os reflexos primitivos são reflexos motores mediados pelo tronco cerebral, protetores e de sobrevivência, eliciados em resposta a um estímulo sensorial específico.[13,17] Fornecem informações sobre a integridade do tronco cerebral do RN e a função cortical, começando a se desenvolver no útero e se revelando bem estabelecidos entre as últimas semanas de gestação e as primeiras após o nascimento. À medida que o SNC amadurece e a inibição cortical se desenvolve (começando por volta dos 4 a 6 meses de idade), os reflexos primitivos começam a diminuir e são substituídos por atividades motoras voluntárias.[13,17]

Os reflexos primitivos são importantes em um exame neurológico neonatal, já que anormalidades podem apontar para possível lesão do SNC, embora também possa ser preocupante a persistência dos reflexos primitivos além de certa idade.[17-19] Apesar dos inúmeros reflexos primitivos, é comum testar apenas aqueles comumente presentes na maioria dos RN.[9] O Quadro 15.1 mostra a idade normal de aparecimento e desaparecimento desses reflexos, bem como a interpretação da resposta.

Quadro 15.1 Reflexos neonatais: idade normal de aparecimento/desaparecimento e interpretação

Reflexos	Idade gestacional (semanas)							Desaparecimento (em meses) *	Interpretação
	28	30	32	34	36	38	40		
Sucção	Fraco e não sincronizado com a deglutição		Forte e desenvolvendo a sincronização com a deglutição		Totalmente desenvolvido e sincronizado com a deglutição			10 a 12	Ausência ou reflexo anormal é indicativo de lesão neurológica
De busca ou de voracidade ou ponto-cardeal	Realiza leve rotação de cabeça		Resposta quase completa – não ocorre extensão ou flexão de cabeça devido à hipotonia cervical	Totalmente desenvolvido, aparecendo com a flexão de cabeça				3 a 4	Ausência ou reflexo anormal é indicativo de lesão neurológica
Preensão palmar	Apresenta algum grau de flexão de dedos em resposta ao estímulo na palma da mão, mas de difícil obtenção	Ocorre mais facilmente e é mais duradouro e firme com progressão para punho	A progressão tônica iniciada com a preensão na mão ultrapassa o antebraço				Forte o bastante para o RN ser levantado da cama ao segurar o dedo do examinador	5 a 6	A persistência após o sexto mês ou sua ausência no nascimento (idade a termo) pode indicar sinal de encefalopatia grave
Preensão plantar	Fraco, mas presente		Presente					12 a 15	Ausência ou reflexo anormal é indicativo de lesão neurológica
Tônico-cervical assimétrico (RTCA) ou Magnus-De Kleijn			Fraco, mas presente		Presente e forte			6 a 7	Persistência por mais de 7 meses pode ser sinal de encefalopatia
Moro	Fraco e incompleto devido à hipotonia da musculatura cervical e dos MMSS		Completo, com abdução e extensão dos MMSS, e abertura das mãos seguida do choro					6	Ausência nos primeiros meses de vida, bem como persistência após o sexto mês, é considerada sinal de lesão no SNC
Marcha automática				Início do desenvolvimento, ainda de curta duração		Presente de forma totalmente desenvolvida		3 a 4	Persistência além dos 4 meses pode indicar lesão neurológica
Curvatura troncular (Galant)		Presente, mas é fraca			Presente e forte			3 a 4	Ausência ou reflexo anormal é indicativo de lesão neurológica
Extensor cruzado	Primitivo, com flexão e extensão em um padrão aleatório		Boa extensão; nenhuma tendência para adução. O estímulo aplicado no pé é seguido de flexão do MI livre e ampla abdução		Tendência para adução, mas ainda ocorre de maneira imperfeita		Resposta completa com extensão, adução e abertura dos dedos dos pés	2 a 3	Ausência ou reflexo anormal é indicativo de lesão neurológica
Cutâneo plantar em extensão (sinal de Babinski)				Início do desenvolvimento		Totalmente desenvolvido		14 a 18	Ausência de qualquer resposta ao estímulo nos primeiros meses ou presença do sinal de Babinski > 18 meses é resposta anormal, podendo indicar anormalidades no SNC
Colocação dos pés				Início do desenvolvimento		Totalmente desenvolvido		10 a 12	A resposta diminui no final do primeiro ano. No entanto, persiste em bebês com déficits motores

*Corrigir idade considerando 40 semanas gestacionais para recém-nascido pré-termo.

RN: recém-nascido; MMSS: membros superiores; SNC: sistema nervoso central; MI: membro inferior.

Fonte: elaborado pelos autores a partir das referências 9, 13, 15 e 17.

Reflexo de sucção

Após o nascimento, a nutrição depende da capacidade do RN de sugar.[15] Em geral, o reflexo de sucção está presente mesmo em RNPT, embora seja mais fraco com a menor IG.[9] Para verificar a presença desse reflexo, convém promover um estímulo, tocando ou acariciando suavemente os lábios do RN (dedo do examinador ou a própria mão do RN), e em resposta a boca se abre e têm início os movimentos de sucção (Figura 15.2A).[9,13,15] O dedo do examinador pode ser introduzido na boca para avaliação da força e coordenação da sucção.[9] A ausência do reflexo de sucção ao nascimento e durante os primeiros meses é indício de grave comprometimento do SNC.

Reflexo de busca ou de voracidade ou ponto-cardeal

Além da capacidade de sugar, para a nutrição é necessário que o RN tenha a capacidade de responder após o contato com o mamilo para levar seus lábios até a região.[15] Desse modo, para avaliação da presença desse reflexo deve-se tocar suavemente a bochecha ou a boca do RN e verificar se o reflexo de busca o faz rodar a cabeça em direção ao estímulo (Figura 15.2B).[9,13,15,18]

Reflexo de preensão palmar

O reflexo de preensão palmar é provocado pelo examinador ao colocar seu dedo na palma do RN e aplicar pressão perto da base dos dedos. A resposta reflexa do RN consiste em flexionar seus dedos para envolver o dedo do examinador.[15] As tentativas de retirada do dedo devem resultar em uma pegada com força. Quando a preensão palmar é testada com ambas as mãos, o RN pode ser levantado da cama por alguns segundos (Figura 15.3A).[9] Se a preensão palmar for fraca ou ausente em um RN a termo, pode haver lesão cerebral, nervosa local ou muscular.[9]

Reflexo de preensão plantar

O reflexo de preensão plantar é provocado pela aplicação de pressão na região abaixo dos dedos do pé, o que faz os dedos se curvarem sobre os dedos do examinador (Figura 15.3B).[15]

Reflexo tônico-cervical assimétrico (RTCA) ou de Magnus-De Kleijn

Para avaliação do RTCA, coloca-se o RN em decúbito dorsal e vira-se a cabeça para um dos lados. O RN deve estender o membro superior do lado para o qual a cabeça está voltada e flexionar o membro superior do lado oposto (Figura 15.4), sendo necessário avaliar ambos os lados.[9,13,15,18,20] Se a resposta não puder ser obtida ou se mesmo uma ligeira rotação da cabeça produzir consistentemente um reflexo tônico no pescoço acentuado, pode ser um indicador importante de anormalidade.[9,20] As extremidades inferiores exibem resposta semelhante, mas diminuída.[13,20] RNPT de 31 a 32 semanas de IG apresentam RTCA fraco, havendo uma resposta adequada a partir de 35 a 40 semanas de IG. Convém observar se há simetria ou resposta exacerbada.

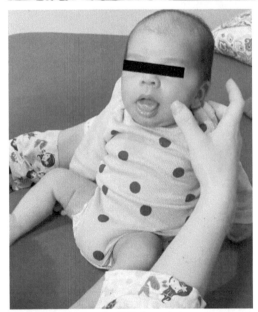

Figura 15.2A Reflexo de sucção. **B** Reflexo de busca ou de voracidade ou ponto-cardeal. (Acervo dos autores.)

Reflexo de Moro

Existem muitas maneiras de obter essa resposta, incluindo ruído alto, induzindo a sensação de queda por meio da perda abrupta de suporte da cabeça e do tronco e estendendo os membros superiores do RN e os liberando repentinamente.[21] Entretanto, a técnica mais confiável para testar o reflexo de Moro consiste em levantar a cabeça e os ombros do RN em relação ao corpo e permitir que a cabeça caia.[9,15,20] O reflexo é produzido pela rapidez desse estímulo, não pela distância da queda.[13] O RNT responde abrindo as mãos, estendendo e abduzindo os membros superiores, e em seguida realiza adução horizontal dos membros superiores em direção ao corpo (semelhante a um movimento de abraço [Figura 15.5]), geralmente chorando quando o Moro é estimulado.[9,13,15,18,20] No entanto, o RNPT de 25 a 26 semanas de IG apresenta apenas o componente inicial do reflexo de Moro com extensão e/ou abdução das extremidades superiores. Adução subsequente ou flexão aparece entre 27 e 28 semanas de IG, e o reflexo completo surge em torno de 29 a 30 semanas de IG.[15]

É necessário determinar se a resposta é simétrica, pois uma resposta ausente ou assimétrica pode indicar anormalidade do neurônio motor superior.[13] Além disso, uma resposta unilateralmente ausente pode ocorrer em caso de lesão da extremidade superior, como do plexo braquial, ou fratura de úmero ou clavícula.[9,13,15,18,20] A persistência do reflexo de Moro pode atrasar o controle da posição sentada e da cabeça.[13]

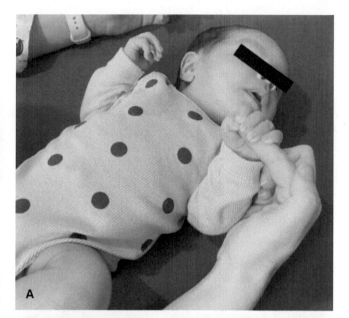
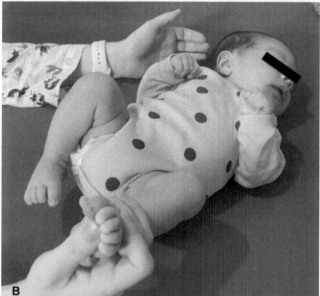

Figura 15.3A Reflexo de preensão palmar. **B** Reflexo de preensão plantar. (Acervo dos autores.)

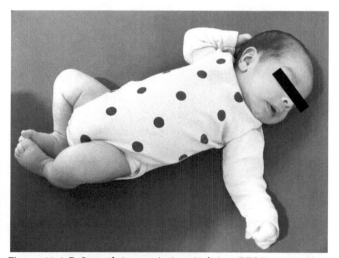

Figura 15.4 Reflexo tônico-cervical assimétrico (RTCA) ou de Magnus-De Kleijn. (Acervo dos autores.)

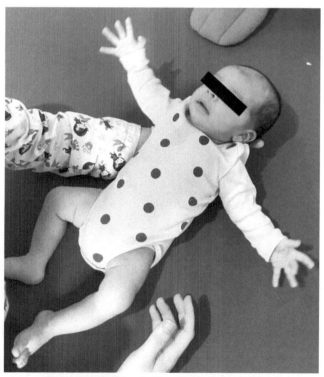

Figura 15.5 Reflexo de Moro. (Acervo dos autores.)

Reflexo da marcha automática

Para avaliação do reflexo da marcha automática, o RN é mantido em pé com os joelhos ligeiramente fletidos e os pés tocando em uma superfície. Em resposta, o RN levantará uma perna e depois a outra, podendo ser observados movimentos alternados de passos (Figura 15.6).[9,15,18] Esse reflexo é mais ativo 72 horas após o nascimento[9]; entretanto, a ausência desse sinal desde as primeiras horas de vida é considerado indício precoce de encefalopatia grave.[19]

Reflexo de curvatura troncular (Galant)

O reflexo de curvatura troncular é testado com o RN em suspensão ventral com a parede torácica anterior na palma da mão do examinador. Uma pressão firme com o polegar ou um cotonete é aplicada paralelamente à coluna na região torácica, e a resposta positiva consiste na flexão da pelve em direção ao lado do estímulo (Figura 15.7).[9,20] Essa resposta pode ser útil para auxiliar a localização de lesões da medula espinhal.[20] Em RNPT, o reflexo de Galant, com curvatura do tronco e elevação do quadril, aparece em torno de 29 a 30 semanas de IG; no entanto, a resposta é fraca. A resposta mais forte ocorre a partir de 35 semanas de IG.[22]

Reflexo extensor cruzado

Para avaliar esse reflexo, o examinador posiciona o RN com os membros inferiores estendidos e aplica estímulo nociceptivo na porção lateral de um dos pés, indo do calcanhar aos dedos, observando resposta positiva quando o outro membro inferior realiza a seguinte sequência de movimento: flexão seguida de abdução, extensão com abdução de dedos e, finalmente, adução do membro inferior (Figura 15.8).[8] Esse reflexo está subjacente ao padrão de caminhada humano com fases alternadas de postura (extensor cruzado) e balanço (retração dos flexores).[23,24]

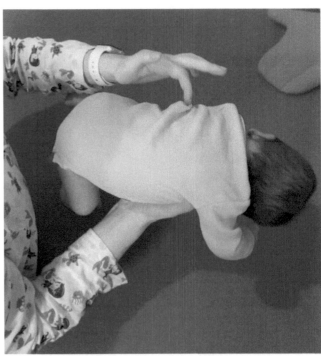

Figura 15.7 Reflexo de curvatura troncular (Galant). (Acervo dos autores.)

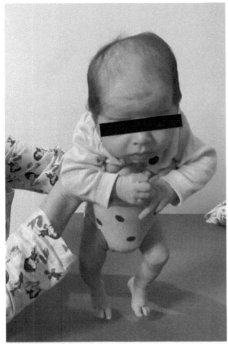

Figura 15.6 Reflexo da marcha automática. (Acervo dos autores.)

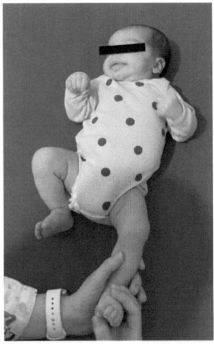

Figura 15.8 Reflexo extensor cruzado. (Acervo dos autores.)

Reflexo cutâneo plantar em extensão

O reflexo cutâneo plantar em extensão é provocado pela aplicação de pressão na superfície plantar do pé, do calcanhar em direção aos dedos, curvando-se para dentro em direção à base do hálux.[9,15] A resposta à estimulação consiste em extensão e abdução dos dedos do pé estimulado (semelhante ao sinal de Babinski), sendo importante verificar simetria na resposta (Figura 15.9A).[8]

Reflexo de colocação dos pés

Para análise desse reflexo, o RN é suspenso pelo examinador e mantido em pé, encostando posteriormente o dorso do pé na borda da mesa de exame, fazendo o bebê levantar a perna e colocá-la em cima da mesa (Figura 15.9B).[8,15] Convém observar a duração da resposta e a assimetria.[8]

Estado comportamental neonatal

Quando observado por período prolongado, o RN exibe padrões de comportamento específicos em resposta a estímulos ambientais, bem como períodos prolongados e característicos de comportamento estável, sendo essas características comportamentais denominadas estados comportamentais.[25] O estado comportamental do RN é dependente da integridade de várias áreas do SNC[26,27], servindo como indicador do desenvolvimento normal e anormal desse sistema.[28]

Segundo Prechtl, o conceito de estados comportamentais em RN tem duas conotações: (1) categorização descritiva do comportamento e (2) explicação dos mecanismos cerebrais que modificam a capacidade de resposta do RN.[25] O método de Prechtl baseia-se na avaliação qualitativa dos movimentos espontâneos com o objetivo de detectar precocemente anormalidades no desenvolvimento; assim, deve ser usado como ferramenta de avaliação neurológica de RN de risco.[11,12,29,30]

Nervos cranianos

O teste dos nervos cranianos avalia a função do tronco cerebral e integra a sequência de exames importantes para estabelecer uma representação precisa do estado neurológico do RN.[13] A avaliação dos 12 pares de nervos cranianos envolve a combinação de observação e manobras específicas.

Tradicionalmente, a avaliação dos nervos cranianos é realizada pela equipe médica no contato inicial; no entanto, é importante para o fisioterapeuta compreender os achados e identificar quaisquer alterações que possam ocorrer, devendo qualquer suspeita ser acompanhada com encaminhamento à equipe médica.[24]

O Quadro 15.2 descreve os 12 pares de nervos cranianos, suas funções e como testá-los e interpretá-los nos RN.

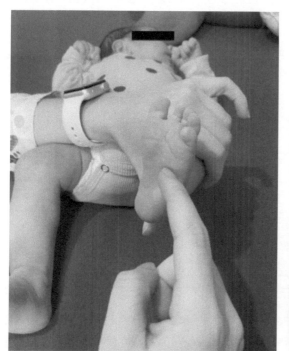
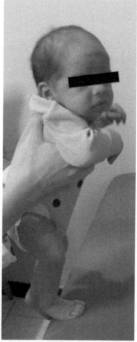

Figura 15.9A Reflexo cutâneo plantar em extensão. **B** Reflexo de colocação dos pés. (Acervo dos autores.)

Quadro 15.2 Função, teste e interpretação dos nervos cranianos em recém-nascidos (RN)

Nervo craniano	Função	Teste em RN	Interpretação
I – Olfatório	Olfato	Aproximar do nariz do RN um aroma forte, como hortelã, menta, café e cravo-da-índia	Quando ≥ 32 semanas gestacionais, convém observar a resposta do RN, como movimentos de sucção, caretas e modificação geral da atividade
II – Óptico	Visão: acuidade e campos visuais	Apresentar estímulos visuais, como cartões com contraste claro/escuro ou objeto colorido (p. ex., pequena bola vermelha), a 25 a 30cm de distância dos olhos do RN	≥ 28 semanas gestacionais: pisca em resposta à luz ≥ 34 semanas gestacionais: capaz de fixar e seguir com os olhos
III – Oculomotor IV – Troclear	Levanta a pálpebra superior; vira o globo ocular para cima, para baixo e medialmente; resposta da pupila.	Verificar a resposta da pupila à luz Avaliar os movimentos oculares espontâneos e a simetria	≥ 30 semanas gestacionais: há resposta da pupila à luz Movimentação dos olhos deve ser simétrica
V – Trigêmeo	Ajuda a virar o olho para baixo e lateralmente	Reflexo vestíbulo-ocular (manobra do olho da boneca): girar suavemente a cabeça para o lado e avaliar a direção do desvio dos olhos	Reflexo de olho de boneca normal: os olhos se desviam da direção de rotação (ou seja, se a cabeça é virada para a direita, os olhos desviam para a esquerda e vice-versa) A manobra do olho de boneca pode ser testada a partir de 25 semanas gestacionais
VI – Abducente	Sensibilidade da face, propriocepção da articulação temporomandibular e função do músculo mastigatório (atuando na sucção)	Reflexo de busca: tocar a bochecha ou o canto da boca do RN Reflexo de sucção: colocar a ponta do dedo na boca do RN	Reflexo de busca: RN vira a face para o estímulo e reage com a boca Reflexo de sucção: presença de sucção
VII – Facial	Motilidade facial, sucção e lacrimejamento	Observar a motilidade facial em repouso e durante o movimento, principalmente durante o choro (enrugamento da testa, pregas nasolabiais)	Presença de simetria dos movimentos faciais
VIII – Vestibulococlear	Audição e sistema vestibular – relacionado com a posição e o movimento da cabeça	Avaliar a resposta a ruídos altos (p. ex., palmas, sino) enquanto o RN está em repouso	Quando ≥ 28 semanas gestacionais, deve piscar, se assustar ou se virar na direção do ruído alto
IX – Glossofaríngeo X – Vago	Deglutição e reflexo de vômito	Observar a deglutição Reflexo de vômito: provocado ao tocar levemente a parede posterior da faringe ou durante a aspiração	Deglutição e reflexo de vômito presentes ≥ 34 semanas gestacionais: respiração, sucção e deglutição sincronizados
XI – Acessório	Função muscular do esternocleidomastóideo	Mover suavemente a cabeça do RN de um lado para o outro e comparar a altura dos ombros	Sem restrições para virar a cabeça de um lado para o outro Simetria da altura dos ombros
XII – Hipoglosso	Função da língua	Avaliar tamanho, simetria, atividade em repouso (presença de fasciculações) e movimentação da língua	Simetria de língua presente sem fasciculações

Fonte: elaborado pelos autores a partir das referências 13, 15, 18, 20 e 24.

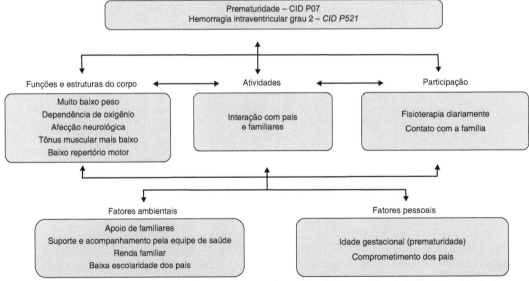

Figura 15.10 Fluxograma para estratificação do caso clínico segundo a Classificação Internacional de Funcionalidade, Incapacidade e Saúde (CIF).

CASO CLÍNICO

Gestação gemelar (G1 e G2) de mãe hipertensa, diabética, com baixa escolaridade e baixa renda, com acompanhamento pré-natal regular. G1 foi a óbito próximo à 23ª semana de IG, identificado por imagem de ultrassonografia. Aproximadamente 15 dias depois, a mãe entrou em trabalho de parto do G2. Uma hora antes do parto foi aplicada uma dose de corticoide. G2 nasceu com 25 semanas de IG, parto vaginal com apresentação pélvica, com ruptura de membrana, sem respiração espontânea, frequência cardíaca (FC) < 100bpm, baixo tônus muscular. G2 foi levado à mesa de reanimação envolto em campo aquecido sob calor radiante, com aspiração das vias aéreas superiores, seguida de ventilação com pressão positiva (VPP). G2 não assumiu padrão respiratório, mantendo FC < 100bpm, e optou-se por intubação traqueal. Apgar do primeiro, quinto e décimo minutos, respectivamente, 0, 4 e 7. Após estabilização dos parâmetros cardiorrespiratórios, G2 conheceu os pais e foi encaminhado para UTIN.

Na UTIN, G2 foi pesado (740g) e foi instituída a ventilação mecânica invasiva (VMI), na qual permaneceu por 10 dias e 11 horas, seguida de CPAP nasal por 24 dias e cateter nasal de oxigênio por mais 12 dias. Ainda no período de internação, G2 realizou ultrassonografia de crânio no 25º dia de nascimento, sendo constatada hemorragia na matriz germinativa de grau 2. No período de internação na UTIN, foi realizada fisioterapia, englobando técnicas respiratórias, sensório-motoras e não farmacológicas para minimizar a dor e o estresse, sendo repassadas para os pais (participativos). Na avaliação fisioterapêutica pré-alta, com 105 dias de vida, foi observada a presença dos seguintes reflexos: sucção, voracidade, preensão palmar e plantar, tônico-cervical, Moro, extensor cruzado e cutâneo plantar. Ao se avaliar o tônus muscular, apresentou baixo tônus nos testes de tração de braço e perna, recuo do braço e da perna, manobra do cachecol e ângulo poplíteo. Os movimentos espontâneos apresentavam baixo repertório motor. Após 107 dias de internação, G2 recebeu alta com 2.285g e perímetro cefálico de 32cm. Na última ultrassonografia de crânio realizada, apresentou persistência da hemorragia peri/intraventricular.

Exercício

Com base no caso clínico acima, considere V para verdadeiro e F para falso:

I – Na avaliação fisioterapêutica os reflexos avaliados estão de acordo com o esperado para a idade corrigida.

II – O baixo tônus identificado é, definitivamente, um indicativo de lesão.

III – O neonato com 26 semanas de idade gestacional apresentou reflexo de sucção, com deglutição sincronizada.

IV – A persistência do reflexo palmar após o 6º mês de idade corrigida pode ser indicativo de encefalopatia.

V – Para testar a integridade do nervo abducente pode ser realizado o reflexo de boneca, cujo início ocorre a partir da 25ª semana de idade gestacional.

a) F – V – V – F – F
b) V – F – F – V – V
c) V – V – F – V – F
d) F – F – F – F – F
e) V – F – V – F – F

Resposta: B

A Figura 15.10 apresenta o fluxograma para aplicação do caso clínico estratificado segundo a Classificação Internacional de Funcionalidade, Incapacidade e Saúde (CIF).

CONSIDERAÇÕES FINAIS

Uma avaliação neurológica neonatal completa, sistematizada e realizada da maneira adequada é capaz de identificar achados normais e anormais significativos. Os profissionais envolvidos no cuidado de RN devem ter a capacidade de realizar um exame neurológico neonatal, já que as informações obtidas podem contribuir para a compreensão inicial do funcionamento neurológico em situações de prematuridade, presença de malformações congênitas do sistema nervoso ou outras condições neurológicas.

Referências

1. Carlson BM. Human embryology & developmental biology. 6 ed. St. Louis: Elsevier, 2019.
2. Moore KL, Persaud TV, Torchia MG. The developing human. 10 ed. Elsevier, 2016.
3. Kandel ER. Princípios de neurociências. 5 ed. New York: LLC, 2013.
4. Schoenwolf GC, Bleyl SB, Brauer PR, Francis-West PH. Larsen Embriologia Humana. 5 ed. Elsevier, 2016. 672 p.
5. Polin RA, Benitz WE, Abman SH, Fox WW, Rowitch DH. Fetal and neonatal physiology. 5 ed. Philadelphia: Elsevier, 2017.
6. Volpe JJ. Volpe's neurology of the newborn. 6 ed. Philadelphia: Elsevier, 2018.
7. Machado A, Haertel LM. Neuroanatomia funcional. 3 ed. São Paulo: Atheneu, 2014.
8. Moura-Ribeiro MVL, Gonçalves VMG. Neurologia do desenvolvimento da criança. 2 ed. Rio de Janeiro: Revinter, 2010: 203-33.
9. Tappero EP, Honeyfield ME. Physical assessment of the newborn: A comprehensive approach to the art of physical examination: 6 ed. New York, NY: Springer, 2019.
10. Nascimento KK, Casagrande GMA, Golin MO. Avaliação neurológica de recém-nascidos a termo de baixo risco pelo método Dubowitz. Arq Bras Ciências da Saúde 2011; 36(3):134-9.
11. Borges PT, Tarocco RM, Paulin E, Gonzaga C. Método de Prechtl como instrumento de avaliação neurológica do recém-nascido de risco. Arq Ciênc Saúde Unipar 2008; 12(1):19-24.
12. Gosselin J, Amiel-Tison C. Avaliação neurológica do nascimento aos 6 anos. Porto Alegre: Artmed, 2009.
13. Hawes J, Bernardo S, Wilson D. The neonatal neurological examination: Improving understanding and performance. Neonatal Netw 2020; 39(3):116-28.
14. Dubowitz L, Ricci D, Mercuri E. The Dubowitz neurological examination of the full-term newborn. Ment Retard Dev Disabil Res Rev 2005; 11(1):52-60.
15. Salandy S, Rai R, Gutierrez S, Ishak B, Tubbs RS. Neurological examination of the infant: A comprehensive review. Clin Anat 2019; 32(6):770-7.

16. Mercuri E, Ricci D, Pane M, Baranello G. The neurological examination of the newborn baby. Early Hum Dev 2005; 81(12):947-56.
17. Volpe JL. Neurological examination: Normal and abnormal features. 6 ed. Philadelphia: Elsevier, 2018.
18. Khan OA, Garcia-Sosa R, Hageman JR, Msall M, Kelley KR. Core concepts: Neonatal neurological examination. Neoreviews 2014; 15(8).
19. Guimarães E, Tudella E. Reflexos primitivos e reações posturais como sinais indicativos de alterações neurossensoriomotoras em bebês de risco. Pediatr (São Paulo) [Internet] 2003; 25(14):28-34. Disponível em: http://www.pediatriasaopaulo.usp.br/upload/pdf/571.pdf.
20. Fenichel GM. Neonatal neurology. 4 ed. Philadelphia: Elsevier Inc., 2007: 1-18.
21. Sampaio J, Santos GC, Agostini M, Salvador AS. Limites e potencialidades das rodas de conversa no cuidado em saúde: Uma experiência com jovens no sertão pernambucano. Interface Commun Heal Educ 2014; 18(48):1299-312.
22. Allen MC, Capute AJ. The evolution of primitive reflexes in extremely premature infants. Pediatr Res 1986; 20(12):1284-9.
23. Allen MC, Capute AJ. Tone and reflex development before term. Pediatrics 1990; 85(suppl.3):393-9.
24. Jones KJ. Neurological assessment: A clinician's guide. 1 ed. Jones, K. (2011). Neurological Assessment E-Book: A Clinician's Guide. Elsevier Health Sciences. Edinburgh: Elsevier, 2014.
25. Prechtl HFR. The behavioural states of the newborn infant (a review). Brain Res 1974; 76(2):185-212.
26. Paulo SESS. Manual de neonatología. 1 ed. Vol. 1. São Paulo, 2015.
27. Prechtl HFR. Qualitative changes of spontaneous movements in fetus and preterm infant are a marker of neurological dysfunction. Early Hum Dev 1990; 23(3):151-8.
28. Khan RL, Raya JDLP, Nunes ML. Avaliação do estado comportamental durante o sono em recém-nascidos. J Epilepsy Clin Neurophysiol 2009; 15(1):25-9.
29. Ferrari F, Cioni G, Prechtl HFR. Qualitative changes of general movements in preterm infants with brain lesions. Early Hum Dev 1990; 23(3):193-231.
30. Prechti HFR, Einspieler C, Cioni G, Bos AF, Ferrari F, Sontheimer D. An early marker for neurological deficits after perinatal brain lesions. Lancet 1997; 349(9062):1361-3.

Escalas de Avaliação do Desenvolvimento Neuropsicomotor

CAPÍTULO

16

Isabelly Cristina Rodrigues Regalado Moura
Gentil Gomes da Fonseca Filho
Ana Raquel Rodrigues Lindquist

INTRODUÇÃO

Durante a gestação e nos primeiros 2 anos de vida, em especial entre a segunda metade da gestação e o primeiro trimestre de vida, o cérebro do bebê apresenta intenso desenvolvimento. Esse período também se caracteriza por grande neuroplasticidade, o que possibilita a otimização dos resultados da intervenção sobre o desenvolvimento da criança.[1] Assim, o diagnóstico precoce de alterações do neurodesenvolvimento por meio da avaliação adequada é de extrema importância para o sucesso da intervenção, repercutindo na melhora da funcionalidade, na prevenção de agravos e no suporte à família.[2]

Atualmente, os terapeutas que trabalham com o público infantil podem utilizar diversos instrumentos de avaliação do desenvolvimento neuropsicomotor, a depender de sua necessidade. Os testes padronizados podem ser usados para facilitar a identificação de bebês sob risco de apresentar doenças, diagnosticar condições neuromotoras, prever o desempenho futuro, determinar a elegibilidade para serviços de intervenção precoce, planejar e monitorar a intervenção fisioterapêutica e seus efeitos.[3] No entanto, alguns fatores devem ser considerados para seleção de um instrumento de avaliação padronizado, como: (1) o motivo para realização do teste; (2) suas propriedades psicométricas, como validade, confiabilidade e sensibilidade para a população a ser estudada; (3) fatores intrínsecos, como idade e condições médicas das crianças para as quais o teste foi desenvolvido; (4) significado clínico; e (5) fatores organizacionais do serviço, como tempo, recursos e custo para administração do teste.

Além dos cuidados mencionados, a utilização de testes padronizados demanda um padrão de procedimentos, ou seja, o avaliador precisa se apropriar das características de aplicação do instrumento para manter a psicometria do teste. A avaliação na primeira infância também exige que o avaliador tenha habilidades em várias áreas, não apenas em lidar com o bebê e entender as dicas comportamentais por ele apresentadas, mas requer desse profissional a aproximação e o desenvolvimento de vínculo com a família tanto para captação de informações sobre a rotina da criança como para orientação e manejo do bebê durante a construção do plano terapêutico.

A fusão entre um instrumento de boas propriedades psicométricas e profissionais com habilidade para escolher e aplicar ferramentas adequadas para avaliação do desempenho neuropsicomotor implica um diagnóstico precoce de bebês e crianças pequenas sob risco ou com condições neuromotoras. Além disso, facilita a tomada de decisão clínica e o planejamento da intervenção junto à família com base em informações detalhadas e realistas sobre o desenvolvimento motor.[4]

Outro aspecto a ser considerado diz respeito à importância da avaliação da criança de acordo com o modelo biopsicossocial, o que amplia o olhar do terapeuta durante o cuidado em saúde. Pesquisas têm enfatizado a importância da Classificação Internacional de Funcionalidade,

Incapacidade e Saúde (CIF), que considera os domínios físico, mental e social para definição da saúde e incapacidade.[5-7] Nessa perspectiva, à visão biológica soma-se uma visão social que torna a abordagem complexa e holística, embasada no cuidado integral e abrangendo todos os aspectos relacionados com a saúde.[8]

Considerando o modelo da CIF, a deficiência motora na infância deve ser compreendida como uma condição de saúde que não compromete apenas os domínios estrutura e função do corpo, mas também a atividade e participação, sendo influenciada por fatores pessoais, ambiente físico, social e atitudinal.[9] Assim, durante a avaliação e o planejamento das intervenções, os profissionais devem considerar, além do fator fisiológico ou biológico das deficiências (funções corporais e estruturas do corpo), a necessidade de estabelecimento de objetivos funcionais, como realização de atividades e participação em tarefas do dia a dia.[7]

Para uma avaliação completa do desenvolvimento neuropsicomotor de lactentes e crianças, é necessário observar os fatores biológicos e contextuais que podem interferir no desenvolvimento. Por isso, este capítulo objetiva ampliar o olhar do terapeuta sobre a criança com deficiência por meio da abordagem de ferramentas que auxiliem a construção do modelo biopsicossocial da CIF em crianças de 0 a 2 anos.

BOAS PRÁTICAS

As avaliações do desenvolvimento neuropsicomotor com base no modelo biopsicossocial da CIF fornecem uma visão única sobre o sistema nervoso e os fatores contextuais relacionados com o desenvolvimento, bem como informações úteis para manejo de bebês de alto risco, facilitando o diagnóstico e o prognóstico, além de ampliar as possibilidades de intervenção voltadas para as reais necessidades da criança. O modelo biopsicossocial também possibilita a participação da família e da criança na construção da intervenção, dando voz às preferências da criança, o que facilita seu envolvimento e motivação para realização das metas traçadas durante a avaliação.

Diferentes ferramentas de avaliação estão disponíveis para a avaliação do desenvolvimento neuropsicomotor de lactentes e crianças, e nenhuma ferramenta de avaliação única pode ser recomendada isoladamente. Em vez disso, faz-se necessária uma combinação de ferramentas de avaliação para ampliar o olhar sobre a condição de saúde da criança e as características do ambiente que podem interferir no processo de reabilitação.[1,3]

Além de escolher com cuidado as ferramentas de avaliação, o clínico precisa ter habilidades para se comunicar com a família e os cuidadores, criando uma porta de fácil acesso para a família e facilitando a tomada de decisão sobre a intervenção. A partir da avaliação correta e da contribuição de um profissional acolhedor, a família pode compreender os pontos fortes da criança e as áreas onde a criança precisa de apoio.

FATORES PESSOAIS

Os fatores pessoais podem ser definidos como as informações referentes à vida e ao estilo de vida do indivíduo e contemplam informações que vão além da condição de saúde dos indivíduos, englobando dados sobre sexo, raça, idade, outros estados de saúde, condição física, estilo de vida, hábitos, educação, maneira de enfrentar problemas, antecedentes sociais, nível de instrução, profissão, experiência de vida, comportamento, caráter, características psicológicas individuais e qualquer outro aspecto que represente um papel na incapacidade em qualquer nível.[8]

Por representarem a individualidade de cada sujeito e as diversas maneiras como os fatores contextuais podem interferir na condição de saúde, os fatores pessoais não são classificados pela CIF, porém não são menos importantes, uma vez que influem na funcionalidade e na incapacidade.[8,10] Por isso, a avaliação dos fatores pessoais é extremamente necessária para identificação dos fatores contextuais da criança e para a tomada de decisão da equipe.

A compreensão sobre a importância dos fatores contextuais da criança é ainda mais relevante para os terapeutas que trabalham com reabilitação pediátrica, pois o reconhecimento das preferências da criança, de como ela se envolve nas brincadeiras e o que a motiva a querer participar representa um forte aliado no processo de adesão da criança e da família a um programa de intervenção precoce.

Assim, durante a criação da ficha de avaliação do serviço e a anamnese, é importante ampliar o olhar sobre os fatores contextuais e coletar informações sobre dados sociodemográficos, como gênero e escolaridade, pensamentos e crenças da família, expectativas e interesses, personalidade da criança e brincadeiras de que gosta e que possam ter impacto sobre a condição de saúde da criança.

ESCALAS DE AVALIAÇÃO

Função e estrutura

Avaliação dos movimentos generalizados

Fetos e bebês apresentam grande repertório de movimentos espontâneos em todas as partes do corpo. São movimentos rotacionais, com ligeiras alterações de direção, comumente conhecidos como movimentos generalizados (GM), espontâneos ou gerais,[11,12] que estão presentes até os primeiros 4 meses de vida. A observação dos movimentos espontâneos do bebê é importante para determinar a integridade do sistema nervoso central, tendo em vista que as vias corticoespinhal e reticuloespinhal modulam a qualidade dos movimentos. Assim, a análise das características do movimento torna possível prever ou descartar deficiências neurológicas que se manifestam com o passar dos anos.

A *General Movements Assessment* (GMA) ou avaliação dos movimentos generalizados consiste em uma ferramenta de observação qualitativa dos movimentos espontâneos do bebê. Trata-se de um método rápido, não invasivo e indicado para avaliação de bebês de risco.[2,12] A ausência de alguns tipos de movimento ou a presença de movimentos generalizados anormais podem ser preditivas de alterações no desenvolvimento neurológico. Os índices de confiabilidade da GMA variam entre 0,89 e 0,93, enquanto os de sensibilidade alcançam de 91% a 98%, e os de especificidade, 81% a 91%.[1,3,12]

Os movimentos espontâneos são complexos e ocorrem com frequência e com tempo suficiente para que sejam observados com facilidade. Surgem em torno da nona semana de idade gestacional (IG), considerando-se a data da última menstruação, e continuam após o nascimento até os 4 meses de idade corrigida, quando os bebês passam a apresentar movimentos voluntários, como acompanhar objetos com o olhar e alcançar objetos e levá-los à boca.[2,12,13]

No período pré-termo, os GM envolvem uma sequência de movimentos complexos que variam quanto a direção, intensidade, velocidade e força. No entanto, do nascimento à sexta ou nona semana pós-termo surgem os *writhing movements* (WM), que são movimentos cuja amplitude e velocidade variam de baixa a moderada. Os WM têm forma elíptica, caracterizam-se por rotações e variações em sua direção e envolvem todo o corpo, em uma sequência variável de membros superiores e inferiores, pescoço e tronco. Eles têm intensidade, força e velocidade que variam entre altas e baixas, iniciando e finalizando de maneira gradual com giros ao longo do eixo dos membros, tornando-se fluidos e com grande variabilidade.[2]

Após a nona semana pós-termo, surgem os *fidgety movements* (FM), que se caracterizam por pequena amplitude, baixa velocidade e aceleração variável. Os FM estão presentes quando a criança está acordada, exceto quando há fixação visual, e consistem em movimentos de membros inferiores, tronco e cabeça com velocidade moderada, aceleração variável e pequenos movimentos de rotação das mãos e pés que criam uma aparência elegante e harmoniosa.[14,15]

Padrões anormais de movimentos espontâneos entre o período fetal e a nona semana podem ser classificados como *poor repertoire* (repertório pobre) – caracterizados como movimentos de sequência monótona e complexidade diferente do normal –, *cramped synchronized* (câimbra sincronizada) – movimentos rígidos e não fluidos, pouco harmônicos e menos complexos do que os padrões normais (nesse tipo de movimento, há contração e relaxamento simultâneos dos músculos dos membros e tronco) – e *chaotic* (caótico), que consiste em movimentação de grande amplitude, desprovida da fluidez e elegância dos padrões motores normais.[2,16] Entre a nona e a 20ª semana, os movimentos alterados são conhecidos como *ausentes* – quando não há movimentos – ou *anormais* – quando há aumento moderado ou grande da amplitude e velocidade e não contínuos.[2] Nesse período são maiores os índices de sensibilidade e acurácia para predição de alterações no neurodesenvolvimento, como a paralisia cerebral.[2]

A aplicação dos MG é simples e barata, mas exige treinamento, sendo necessário filmar o bebê por 3 a 5 minutos em decúbito dorsal, vestindo roupa confortável ou apenas de fralda, sem chorar. Não deve ser realizada nenhuma interação com o bebê e, em caso de choro, a avaliação é suspensa até que ele se acalme.[12] A Figura 16.1 apresenta os movimentos observados para cada idade.

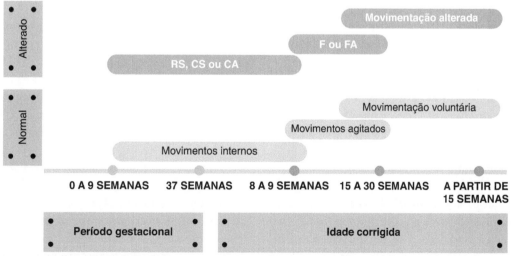

Figura 16.1 Movimentos observados para cada idade na avaliação dos movimentos generalizados. (*RP*: *poor repertoire*; *CS*: *cramped synchronized*; *CA*: *chaotic*; *F*: ausente; *FA*: anormais) (Adaptada de Ferrari et al., 2002.[17])

Avaliação neurológica neonatal de Hammersmith (neonatal e infantil)

A avaliação neurológica integra o monitoramento de bebês, e a utilização de ferramentas capazes de predizer o risco de deficiências no desenvolvimento deve fazer parte da rotina de profissionais que trabalham com a saúde da criança. A avaliação neurológica neonatal de Hammersmith avalia aspectos como postura, tônus muscular, atividade reflexa, movimentação ativa, sinais anormais e algumas características comportamentais,[1,3,18] sendo um instrumento fácil de usar, cuja aplicação pode ter a duração de 5 a 15 minutos, e que pode ser utilizado por qualquer profissional de saúde.

Atualmente, existem três versões desse teste: o *Hammersmith Neonatal Neurological Examination* (HNNE), cujo foco é a avaliação de neonatos de 34 semanas a 2 meses de vida, a versão resumida do HNNE e o *Hammersmith Infant Neurological Examination* (HINE), que se propõe a avaliar lactentes e crianças de 2 a 24 meses de idade gestacional corrigida.[18-20]

O HNNE é uma ferramenta validada para avaliação do sistema neurológico de prematuros e recém-nascidos (RN) e desenvolvida para uso durante a prática clínica, sendo composto de 34 itens que podem ser facilmente identificados por meio de figuras e instruções para cada item, direcionando a observação e a pontuação mais adequada. Durante o teste, o desempenho do RN é avaliado sem a necessidade de obedecer à sequência proposta pelo HNNE – é possível escolher a sequência mais adequada e confortável em relação ao posicionamento do bebê ou seu estado de alerta.[1,3,18] Em 2005 foi desenvolvida uma versão simplificada com 25 questões, a qual pode ser utilizada como triagem para aplicação da versão estendida.[21]

A pontuação do HNNE varia de 0 a 34 pontos: 0, anormal; 0,5, intermediário; 1, normal. O escore total é calculado pela soma de todos os itens, e a faixa de normalidade se situa entre 30,5 e 34 pontos. Se a pontuação do RN estiver próxima dos valores de normalidade, a criança necessitará ter seu desenvolvimento monitorado, mas necessariamente apresenta alguma alteração neurológica.[1,3,18] A confiabilidade do HNNE supera os 74%, e estudos relatam que a melhor idade para predição de alterações neurológicas em prematuros é em torno de 36 semanas, quando é possível realizar a avaliação com o bebê ainda hospitalizado.[1,3,19,21]

O HINE também é um exame neurológico de fácil aplicabilidade, constituído por 37 itens (versão expandida), com três seções que englobam função dos nervos cranianos, movimentos, tônus, reflexos e reações, habilidades da função motora e comportamento. A segunda e terceira seções não são consideradas para pontuação; portanto, apenas os 26 itens da primeira seção são pontuados. Cada item recebe de 0 a 3 pontos, sendo o maior considerado o padrão ideal. A soma de todos os pontos pode chegar a 78.[18,20] Aos 3 meses de idade, é esperado que crianças sem alterações neurológicas apresentem valores ≥ 67; aos 6 meses, ≥ 70; e entre 9 e 12 meses, ≥ 73.[1,20,22]

Nas idades de 3, 6, 9 ou 12 meses, uma pontuação de HINE < 50 indica provável paralisia cerebral bilateral. Pontuações de 40 a 60 entre 3 e 6 meses indicam provável Função Motora Grossa (GMFCS) I-II, e quando < 40, GMFCS entre III e V.[22]

Evidências apontam para confiabilidade > 90% mesmo quando o teste é realizado por profissionais sem experiência com o instrumento. Quando associado ao exame de neuroimagem, é considerado uma das melhores ferramentas de predição para paralisia cerebral em crianças de alto risco, após os 5 meses.[18,20,22]

Avaliação do movimento do bebê

Outro instrumento utilizado por profissionais que trabalham com o desenvolvimento infantil é a *Avaliação do movimento do bebê (Movement Assessment of Infants – MAI)*, desenvolvido por Clandler *et al.* em 1980 com o objetivo de identificar a disfunção motora e monitorar o desenvolvimento neuromotor no lactente, em especial daqueles com risco para o desenvolvimento.[23] A avaliação precoce antecipa o diagnóstico e a elaboração de um programa de intervenção adequado às necessidades da criança. A MAI deve ser utilizada como instrumento de monitoramento durante o primeiro ano de vida.

A estruturação da MAI tem como base o desenvolvimento de crianças sem disfunção motora e procura observar se os marcos, habilidades e comportamentos esperados durante o primeiro ano de vida estão presentes. A MAI é um instrumento confiável e válido para avaliação das capacidades neuromotoras de lactentes e identificação precoce de distúrbio no desenvolvimento, principalmente a paralisia cerebral.[24]

A MAI pode ser aplicada em dois momentos no primeiro ano de vida: aos 4 e aos 8 meses. Seus 65 itens estão divididos entre as seções tônus muscular (10 itens), reflexos primitivos (14 itens), reações automáticas (16 itens) e movimentos voluntários (25 itens), que avaliam o repertório neuromotor dos lactentes. Cada item apresenta quatro a seis possíveis respostas com base em critérios detalhados no manual.

A seção referente ao tônus avalia a atividade muscular da criança em resposta à gravidade. A avaliação dos reflexos primitivos visa à identificação dos reflexos presentes no repertório motor da criança e de sua intensidade, o que pode ou não interferir na movimentação voluntária do lactente. As reações automáticas analisam equilíbrio, endireitamento e reações de proteção. Por fim, os movimentos voluntários são observados a partir de respostas a estímulos visuais, auditivos, vocalização e marcos motores típicos do desenvolvimento. O teste inclui procedimentos de observação (60% dos itens) e manejo da criança (40% dos itens).[23]

Em cada seção é possível detectar um escore de risco para classificação da criança em desenvolvimento típico ou questionável. Ao final da avaliação, a pontuação das sessões é somada, e uma pontuação total define o critério de risco. O ponto de risco indicativo de distúrbio neuromotor aos 4 meses de vida equivale a 13 pontos ou mais, enquanto aos 8 meses o ponto de risco é ≥ 10 pontos.[24]

A MAI não é um instrumento autoaplicável, sendo necessário um profissional habilitado com capacitação para manejo do instrumento. É importante que esse profissional também detenha conhecimento prévio sobre os marcos do desenvolvimento e as habilidades esperadas no primeiro ano de vida da criança. O tempo para aplicação e interpretação dos resultados varia de 45 a 90 minutos. Não existe uma ordem para aplicação do instrumento, mas convém que o avaliador identifique itens que possam causar maior desconforto para o bebê e os deixe para o final da avaliação.

Outro ponto importante para análise através da MAI é o ambiente, que precisa ser acolhedor, com bastante espaço, garantindo que o lactente se sinta confortável para realizar movimentos e demonstrar habilidades e comportamentos. Alguns objetos, como sofá pequeno, banco ou mesinha de centro, podem ser necessários durante a avaliação da postura ortostática.

A MAI é um instrumento importante para rastreio e detecção de distúrbios do desenvolvimento com ênfase para o diagnóstico de paralisia cerebral. Apesar de exigir um avaliador capacitado, é um instrumento sensível e validado para a população brasileira e que pode detectar anormalidades no primeiro ano de vida e oferecer à criança e às suas famílias diagnóstico e acompanhamento precoce.

Atividade e participação

Test Infant Motor Performance (TIMP)

O TIMP consiste em uma avaliação específica da tarefa por meio da observação do controle postural[25,26] e tem por objetivo identificar o atraso motor de maneira precoce e analisar a eficácia de intervenções motoras. O teste considera a influência da maturação neurológica da criança, do ambiente, da força da gravidade e da postura no desenvolvimento motor. Trata-se de um teste padronizado para bebês entre 34 semanas de IG corrigida e 4 meses de idade corrigida.[27]

O TIMP foi validado para lactentes americanos e brasileiros, apresentando taxas de confiabilidade > 90% na população brasileira.[25,26] No artigo de tradução e validação para o português, foi observado que o teste tem boa

sensibilidade para detectar alterações motoras durante os primeiros meses de vida e que, ao ser aplicado nos primeiros dias após o nascimento, foi capaz de prever o desempenho motor aos 20 e 40 dias de vida. Esses resultados revelam que o instrumento pode ser usado para identificação das crianças que precisam de intervenção precoce logo nos primeiros meses de vida.[25,26]

A estrutura do TIMP é dividida em duas partes, com um total de 42 itens. A primeira parte – itens observados – avalia os movimentos espontâneos do lactente (controle seletivo dos dedos e tornozelos, movimentos dos membros inferiores e superiores), e a segunda – itens eliciados – analisa a resposta motora do bebê em diferentes posturas, manejos e estímulos, como os visuais e auditivos.[25,27]

Os itens observados são pontuados de duas maneiras – presente (1) ou ausente (0) – enquanto os eliciados podem ser pontuados em até seis níveis diferentes. A soma fornece a pontuação bruta, e o escore z precisa ser calculado para que a pontuação do bebê seja normalizada de acordo com a idade. Um escore z < 0,50 indica que o desempenho motor é atípico.[25,26]

Escala Motora Infantil de Alberta (AIMS)

Escala internacionalmente reconhecida pela sigla AIMS (*Alberta Infant Motor Scale*), é uma ferramenta usada para avaliação do desempenho motor grosso da criança ao longo do tempo, a AIMS tem como foco identificar se a criança atingiu os marcos motores e mostrar os componentes necessários para atingi-los.[28] Trata-se de um instrumento capaz de monitorar mudanças em bebês com habilidades motoras atrasadas/imaturas, apesar da presença de padrões essencialmente normais de movimento.[1]

Para utilização da AIMS são levados em consideração os critérios de distribuição de peso, postura e movimento contra a força da gravidade, os quais estão relacionados com a qualidade do movimento. Essa ferramenta divide os componentes do movimento infantil desde o nascimento até a marcha e pode ser aplicada em bebês de 0 a 18 meses (nascidos prematuros ou a termo) ou até que a criança seja capaz de andar.[29]

Estudos mostram que a AIMS é um dos instrumentos mais utilizados pelos profissionais para rastreio e avaliação do seguimento do desenvolvimento.[30,31] Além de excelente confiabilidade intra e interexaminadores e consistência interna (escore de desenvolvimento motor: α = 0,90; escores de domínio: α% = 0,84 a 0,92),[32] não é um instrumento muito demorado, levando em média 30 a 45 minutos para concluir a avaliação, incluindo a gravação dos dados.

Para aplicação da AIMS, o avaliador deve ser treinado e estar familiarizado com os movimentos espontâneos apresentados pelo lactente, uma vez que esses movimentos podem ser refinados ou ainda se manifestar na forma de esboço que está emergindo ou em desenvolvimento.[33] É necessário que o avaliador conheça os movimentos típicos do bebê e possa incentivar a movimentação espontânea com o mínimo de manejos possíveis. O lactente deve ser avaliado em um contexto que promova segurança e traga memórias afetivas, podendo ser usados brinquedos da própria criança com o suporte da família durante a observação.

Com o objetivo de auxiliar o avaliador, a AIMS contém em sua folha de aplicação um desenho da postura, um breve descritivo do movimento e parâmetros detalhados sobre postura, suporte de peso e movimentos antigravitacionais necessários para a pontuação. O instrumento conta ainda com manual explicativo com informações extras: um gráfico com intervalo de início e término da janela de idade em que a habilidade surge e duas fotos ilustrativas do movimento. A avaliação não exige gravação de vídeo, mas pode ser baseada nessa documentação.[34]

A AIMS consiste em 58 itens que seguem a ordem dos marcos do desenvolvimento para as posturas de prono (21 itens), supino (nove itens), sentado (12 itens) e de pé (16 itens). Em cada uma das posturas, o avaliador deverá identificar, por meio de observação, a "janela de desenvolvimento" que será a marcação do primeiro item que descreva da maneira mais próxima a postura do bebê na posição de avaliação. A partir desse primeiro item, o avaliador observará se as demais posturas indicadas na folha de pontuação fazem parte do repertório motor do bebê. Ao final da avaliação serão contabilizados os itens observados e os itens anteriores à janela de desenvolvimento, produzindo um escore bruto a ser colocado em um gráfico de acordo com a linha da idade e definindo um percentil de desenvolvimento. Os percentis iniciam em 5% – "atraso no desenvolvimento" –, entre 5% e 10% indicam "atenção", e quando > 25% – "escore adequado para a idade".[1,31]

A AIMS pode ser aplicada para lactentes com e sem deficiência para identificação de atraso motor ou durante o seguimento e no Brasil é realizado por meio da avaliação de crescimento e desenvolvimento realizada nas Unidades Básicas do Sistema Único de Saúde.

Denver II

O Denver II é um instrumento de rastreio do desenvolvimento infantil desenvolvido e validado na língua inglesa para avaliação de crianças de 0 a 6 anos de idade. Em 2020 foi traduzido e validado em uma população do Nordeste brasileiro. Sua estrutura é composta por 125 itens divididos em quatro domínios – pessoal-social, motor fino, linguagem e motor grosso – e organizados em ordem crescente de dificuldade. Os itens são pontuados de maneira independente e durante sua aplicação são avaliados de acordo com a idade da criança.[35]

Após a aplicação do instrumento, as crianças são classificadas em cada domínio do seguinte modo: desen-

volvimento típico (sem itens em atraso ou em alerta), em alerta ou em risco (dois ou mais itens estão em alerta e/ou um ou mais em atraso) ou não testado. De acordo com o manual desenvolvido para a população americana, um item em atraso ocorre quando a criança não executa uma atividade que 90% de seus pares da mesma idade executaram. Item em alerta significa que a criança não executa uma atividade que 75% a 90% das crianças da mesma idade executaram.[35] Vale ressaltar que para a aplicação é necessário que o profissional adquira o *kit* do instrumento com as folhas de resposta e com os estímulos e brinquedos padronizados.

Bayley Scales of Infant and Toddler Development – 3ª edição (Bayley III)

A Bayley III é a terceira edição da escala desenvolvida inicialmente em 1933 e publicada pela primeira vez em 1969.[36] Na língua inglesa é possível encontrar a quarta edição, mas no Brasil a versão em português da Bayley III foi publicada e passou a ser comercializada a partir de 2018. Em 2016 foi publicada sua tradução com validação na população brasileira.[36,37] A versão em inglês publicada em 2006 é considerada o padrão ouro para a obtenção de resultados confiáveis, válidos e precisos do desenvolvimento infantil.[38]

A Bayley III avalia crianças de 16 dias até 42 meses de idade em cinco domínios: escala cognitiva, escala de linguagem com divisão de linguagem receptiva e linguagem expressiva, motor grosso e motor fino, escala social-emocional e escala de comportamento adaptativo. Os três primeiros domínios têm formato de testes que precisam ser observados e aplicados na criança, e os dois últimos são conduzidos em forma de questionário e direcionados aos pais ou cuidadores.[36] Ao final da avaliação, o desenvolvimento da criança é classificado em sete níveis: extremamente baixo, limítrofe, abaixo da média, médio, acima da média, superior e muito superior.[37]

Age and Stages Questionnaire (ASQ-3)

O ASQ-3 teve sua primeira versão publicada em 1980 e a terceira em 2009. No Brasil, foi traduzido em 2010 e apresenta 19 questionários para avaliação de crianças de 5 a 66 meses de idade. Em 2015, o ASQ-3 foi aprimorado por questões de confiabilidade e validade.[39] Trata-se de um instrumento para rastreio do desenvolvimento que pode ser aplicado diretamente aos pais ou mediante observação das habilidades da criança. Apresenta 30 questões divididas em cinco domínios: comunicação, coordenação motora ampla, coordenação motora fina, resolução de problemas e pessoal/social. Cada domínio contempla seis questões com três opções de resposta: sim (10 pontos), às vezes (5 pontos) e ainda não (0 pontos); desse modo, a pontuação de cada domínio pode alcançar de 0 a 60 pontos.[40-42]

O ASQ-3 contém um questionário diferente para cada faixa etária e seu escore para cada domínio e faixa etária consiste na soma dos pontos de cada item. Após a aplicação do teste, cada domínio é avaliado da seguinte maneira: acima do ponto de corte, o desenvolvimento é típico; próximo do ponto de corte, a criança é considerada em risco e necessita de acompanhamento mais próximo; quando abaixo do ponto de corte, a criança precisa de avaliação mais robusta sobre o desvio do desenvolvimento.[40-42]

Caderneta da criança

O instrumento padronizado para acompanhamento integral da criança no Brasil, adotado pelo Ministério da Saúde desde 2005, é a Caderneta de Saúde da Criança (CSC), a qual é reformulada periodicamente. A última versão da CSC foi publicada em 2020, sendo encontradas informações sobre histórico de pré-natal, momento do parto e dados como acompanhamento do crescimento, vacinas, triagens auditivas e visuais e orientações para as famílias e profissionais de saúde. Também contém um questionário sobre o desenvolvimento infantil, mais especificamente sobre as habilidades motoras, de linguagem ou cognitivas, cujas perguntas podem ser respondidas por meio da observação da criança ou pelos pais.[43-45]

Os marcos do desenvolvimento são avaliados de acordo com a idade da criança. Recomenda-se que durante o preenchimento seja utilizada a letra P para sinalizar quando o marco está presente, A para marco ausente e NV para marco não verificado. Após o preenchimento, o desenvolvimento da criança pode ser classificado como provável atraso no desenvolvimento quando há ausência de uma ou mais habilidades anteriores à idade; alerta para o desenvolvimento quando há ausência de uma ou mais habilidades na faixa etária de desenvolvimento, e desenvolvimento adequado quando todas as habilidades anteriores e atuais estão presentes.[46]

Instrumento de avaliação Pediatric Evaluation of Disability Inventory – Computer Adaptative Test (PEDI-CAT)

O PEDI foi desenvolvido em 1992 por um grupo de pesquisadores norte-americanos e em 2005 foi traduzido e adaptado para a população brasileira.[47] Desde então, o PEDI tem sido utilizado em larga escala por profissionais da reabilitação infantil no Brasil.

Em 2012 foi desenvolvida uma nova versão do PEDI para informatizar o instrumento e promover uma tecnologia avançada de administração e pontuação que facilitasse a aplicação.[48] Em 2016, essa nova versão foi adaptada e traduzida para o Brasil e chamada de PEDI-CAT. Com o objetivo de avaliar a funcionalidade de crianças, adolescentes e jovens entre 0 e 21 anos de idade com diferentes condições de saúde, o PEDI-CAT é realizado a partir da perspectiva dos pais ou cuidadores, que podem autoadministrar o instrumento ou contar com o apoio de um profissional da saúde que conheça a criança para auxiliar o preenchimento das respostas. Esse profissional deve ter experiência em desenvolvimento infantil, bem como em deficiência infantil.

O PEDI-CAT contém 276 itens focados no domínio atividade e participação da Classificação Internacional de Funcionalidade, Incapacidade e Saúde (CIF). Contempla ainda barreiras e facilitadores do ambiente para realização das atividades. Dentro do domínio atividade, é possível avaliar as tarefas funcionais que a criança realiza durante a infância, adolescência e início da vida adulta. O instrumento possui duas dimensões: (1) habilidades funcionais – dimensão relacionada com o domínio atividade da CIF; e (2) responsabilidade – relacionada com o domínio participação. Na Figura 16.2 é possível obter mais informações sobre o domínio habilidades do PEDI-CAT.

O domínio responsabilidade só deve ser aplicado em crianças maiores de 3 anos, abrangendo organização e planejamento, cuidados das necessidades diárias, gerenciamento da saúde e manutenção da segurança.[48]

As pontuações do PEDI-CAT são cadastradas em plataforma on-line (Q-Global), sendo necessários um computador com internet e a liberação para acesso. Os formulários podem ser acessados em português, não sendo necessária nenhuma preparação do ambiente ou do avaliador, pois as perguntas são claras, objetivas e de fácil compreensão. Para que os itens possam fazer sentido no contexto em que a criança vive e para os fatores pessoais relevantes da criança, são coletadas informações como nome, sexo, idade e uso de dispositivo auxiliar à marcha, entre outras. A partir dessas informações, a modelagem estatística utilizada pelo PEDI-CAT estima o desempenho da criança, começando com um item na faixa intermediária de dificuldade em cada domínio. A resposta da criança a esse primeiro item determinará o item de teste do banco a ser apresentado a seguir. Algoritmos de computador direcionam a dificuldade do teste com base nas respostas anteriores. Ao final, o programa apresenta os resultados em um relatório com mapa de itens, pontuação em escala e percentil de idade.[49]

O relatório com dados da criança avaliada transforma os escores em dados normativos (escores T e faixas percentuais), os quais são relacionados com a idade da criança, e em escores contínuos, associados à funcionalidade. Os escores T dos dados normativos são considerados dentro da faixa esperada para a idade quando se situam entre

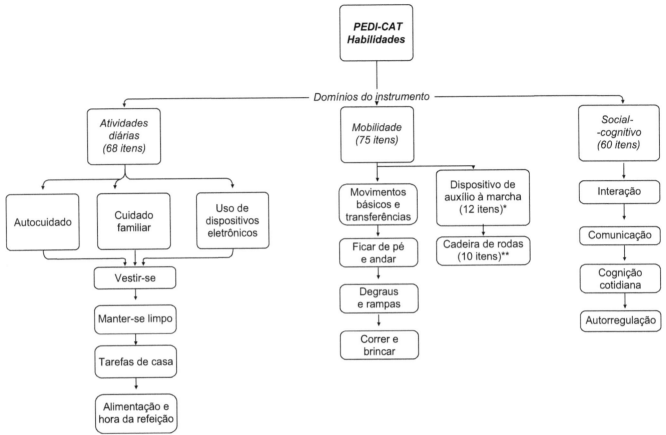

Figura 16.2 Descrição do domínio habilidades da PEDI-CAT.

30 e 70. Já os percentis vão demonstrar a média de quantas crianças na mesma faixa de idade alcançaram pontuação maior ou menor em comparação à criança avaliada. Os escores contínuos são mais indicados para observação do gráfico habilidades e progressão funcional ao longo do tempo. Se a criança adquire novas habilidades, a pontuação aumenta; se ela perde habilidades, a pontuação diminui.[48]

Os escores do PEDI-CAT são apresentados em um mapa de itens com uma escala de 20 a 80 pontos com base nos escores contínuos e que mostra a sequência de habilidades realizadas pela criança em cada domínio. Esse mapa é de grande relevância para identificação de metas viáveis e realistas e para observação dos ganhos ao longo das avaliações.[48] Assim, o PEDI-CAT é uma ferramenta muito importante para a prática clínica, tornando possível ampliar o olhar sobre aspectos de atividade e participação e assim melhorar os níveis de envolvimento e comparecimento de crianças com deficiência.

Medida da Participação e do Ambiente – Crianças pequenas (YC-PEM)

Desenvolvida em 2013 por Khetani et al.,[50] a YC-PEM consiste em uma ferramenta baseada na CIF que considera a percepção de pais/responsáveis acerca da participação de crianças pequenas em casa, na escola e na comunidade e as barreiras e facilitadores existentes em cada ambiente. Atualmente, a YC-PEM é disponibilizada pelo *Centre for Childhood Disability Research – CanChild* (https://www.canchild.ca/).

Traduzida e adaptada ao contexto brasileiro em 2020, a YC-PEM avalia crianças com idades entre 0 e 5 anos com e sem deficiência. A avaliação considera a percepção dos pais ou cuidadores primários e analisa a frequência, o envolvimento e o impacto do ambiente na participação da criança no contexto domiciliar, creche/escola e comunidade. Trata-se de uma ferramenta originalmente desenvolvida para ser autoaplicada, mas no Brasil houve a necessidade de orientação dos pais/cuidadores para enfocar as atividades realizadas nos últimos 4 meses de vida da criança.[51]

O instrumento é dividido em duas seções: participação e ambiente. Na seção de participação são avaliados frequência, envolvimento e desejo por mudança na perspectiva da família. Na seção ambiente é abordada a necessidade de ajuda para realização da atividade, bem como os recursos que podem auxiliar a participação.

No ambiente domiciliar são descritas 13 atividades relacionadas com as tarefas realizadas em casa, como descansar, cuidados pessoais, limpar-se e alimentar-se, entre outras. No ambiente de creche/escola são avaliadas as atividades em grupo, socialização com amigos e passeios e eventos. Já no ambiente da comunidade são analisados 11 tipos de tarefas, como compras ou serviços, comer fora e compromissos, entre outros.

Em todas as tarefas, os pais/cuidadores devem indicar a frequência de participação (em uma escala de 8 pontos que varia entre "nunca" e "uma ou mais vezes por dia"), o grau de envolvimento da criança (com escala de 3 pontos – pouco, mais ou menos ou muito envolvida) e o desejo de mudança na participação da criança (não ou sim – havendo cinco opções para o tipo de mudança desejada). Para cada ambiente, os pais são orientados a identificar possíveis barreiras e facilitadores para execução das tarefas, como disposição dos móveis, estímulos sensoriais, atitudes das pessoas e habilidades para realização das atividades. Também são avaliados os recursos disponíveis ou adequados (p. ex., materiais, transporte, dinheiro, tempo) para auxiliar a participação da criança.

Estudos também mostram a importância da utilização da YC-PEM para identificação das barreiras à participação e desenvolvimento de estratégias de intervenção centradas na família e focadas no contexto.[52] Mais recentemente, a YC-PEM também tem sido utilizada para avaliar a efetividade de programas de estimulação precoce voltados para função e estrutura e indicou que os programas com alta intensidade que modificam características de função e estrutura não levaram obrigatoriamente a mudanças efetivas nos níveis de frequência e envolvimento de crianças com deficiências em atividades de lazer.[53] Essa informação reforça a importância da ampliação do olhar sobre aspectos de participação durante a avaliação do desenvolvimento neuropsicomotor em lactentes e crianças.

Fatores ambientais

Como discutido anteriormente, os primeiros anos de vida têm grande importância para a formação de conexões e repertório motor extenso para toda a vida. Nessa fase da vida, o ambiente domiciliar é um importante aliado para o pleno desenvolvimento das habilidades da criança. Estudos e teorias, como a dos sistemas dinâmicos, mostram estreita ligação entre a quantidade de estímulos do ambiente e o desenvolvimento motor e cognitivo. Assim, é necessária a utilização de ferramentas que ampliem o olhar sobre as características do ambiente que podem atuar como facilitadoras e/ou barreiras para o desenvolvimento. A partir daí será possível traçar um perfil completo das necessidades neuropsicomotoras da criança e ajustar a quantidade de estímulo oferecido para o desenvolvimento saudável.

Affordances *no ambiente domiciliar para o desenvolvimento motor – Escala bebê (AHEMD-IS)*

A AHEMD-IS é um instrumento gratuito, validado para a população brasileira, autoaplicável e desenvolvido

com o objetivo de mapear o ambiente em relação à quantidade e à qualidade das possibilidades de ação (*affordances*) oferecidas em domicílio pelas famílias e cuidadores para a promoção do desenvolvimento neuropsicomotor.[54]

Affordances são oportunidades presentes no ambiente que estimulam a corrente de percepção para a ação. O sujeito é exposto ao estímulo ambiental e através de um ou mais sentidos (tato, olfato, paladar, visão, audição) esse estímulo é percebido pelo cérebro, que processa a informação e produz uma ação motora em resposta ao estímulo ambiental.[55] A AHEMD-IS busca associar a quantidade e a qualidade das oportunidades a que as crianças são expostas no ambiente domiciliar.

O instrumento é composto de um questionário simples respondido pelos pais de lactentes com idades entre 3 e 18 meses e conta com 35 itens que analisam quatro dimensões do ambiente domiciliar:[54,56]

- **Espaço físico da residência (questões 1 a 7):** avalia características dos espaços externos e internos, como presença de degraus, escadas, tipos de solo e mobília, entre outras.
- **Variedade de estimulação (questões 8 a 15):** avalia a rotina familiar e observa se a família tem um papel facilitador ao incentivar oportunidades para brincar ou age como uma barreira para a motricidade, com excesso de colo, *sling* e cadeiras, entre outros.
- **Brinquedos de motricidade grossa (questões 16 a 21 e 27 a 29):** identifica a variedade de brinquedos a que a criança é exposta para estimulação de grandes grupos musculares. Através de descrição e ilustração, os pais identificam quantos brinquedos fazem parte da rotina da criança. Cabe destacar que os itens 27 a 29 são indicadas somente para pais de crianças > 12 meses.
- **Brinquedos de motricidade fina (questões 22 a 26 e 30 a 35):** nessa etapa, os pais são apresentados, por meio de descrição e ilustração, a brinquedos que estimulam a motricidade fina da criança. Os itens 30 a 35 devem ser respondidos apenas por pais de crianças > 12 meses.

Com o instrumento respondido em mãos, o avaliador deve utilizar a folha de pontuação para registro dos pontos e sua conversão em categorias que descrevam a quantidade e a qualidade de *affordances* identificadas no ambiente domiciliar. Existem duas folhas de pontuação: uma indicada para bebês de 3 a 11 meses e a outra para crianças de 12 a 18 meses. Cada uma das dimensões e o total geral são categorizados em ambiente menos do que adequado, ambiente moderadamente adequado, ambiente adequado e ambiente excelente.[54,56]

Cabe salientar que, além da categorização do ambiente domiciliar, a AHEMD-IS possibilita a identificação pontual de características do ambiente mediante análise dos itens/questões dentro de cada dimensão e reconhecimento de aspectos do ambiente que podem ou precisam ser enriquecidos para melhorar o desenvolvimento neuropsicomotor. O terapeuta pode utilizar essas informações para ajudar a família a enriquecer o ambiente e ampliar a qualidade e a quantidade de estímulos oferecidos.

Ecomapa

O ecomapa é um instrumento utilizado no Brasil que serve para avaliar, de maneira visual, as relações entre a família e a comunidade. Auxilia a observação dos apoios disponíveis e de como a família os utiliza e pode demonstrar para o terapeuta e a família a presença ou ausência de recursos sociais, culturais e econômicos, servindo como uma espécie de retrato do momento em que a família se encontra quanto aos apoios sociais que recebe.[57]

Durante a formação do ecomapa, o terapeuta irá construir com a família um conjunto de círculos que representam os seus membros e o círculo social da família, como igreja e escola, que irão interagir de diferentes maneiras – seja de apoio, conflito ou desconexão. Esse modelo identifica padrões de aceitação de ajuda e limites que o paciente ou a família estabelece com outros sistemas. As linhas entre os círculos são utilizadas para representar a qualidade dos relacionamentos – linhas sólidas para relacionamentos fortes e linhas tracejadas para relacionamentos fracos.[58] A Figura 16.3 apresenta um modelo de ecomapa.

A Figura 16.4 apresenta um resumo dos instrumentos descritos neste capítulo.

> **CASO CLÍNICO**
>
> Lactente de 4 meses de idade chega ao ambulatório de fisioterapia por apresentar dificuldade de rolar e medializar as duas mãos para segurar objetos quando deitado em supino.
>
> **Exercício**
> - Cite um instrumento para os domínios, função e estrutura do corpo, atividade e participação e fatores ambientais.
>
> **Resposta**
> - Na criança em questão, é possível utilizar o HINE como instrumento para observar em que ponto se encontra o desenvolvimento neurológico do lactente – função e estrutura. Para o domínio atividade e participação, como há queixas referentes ao desenvolvimento, poderá ser utilizado um instrumento de rastreio, como o Denver-II, e ao ser constatado provável desenvolvimento atípico, convém mensurar a gravidade desse desvio por meio da escala Bayley-III. Para acompanhar os fatores ambientais, pode ser utilizado o AHEMD-IS.

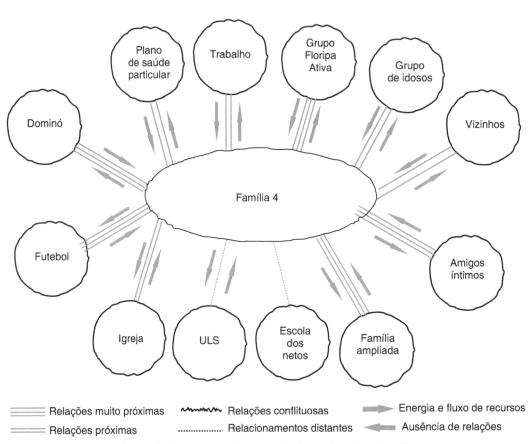

Figura 16.3 Ecomapa. (Reproduzida de Pereira *et al.*, 2009.[59])

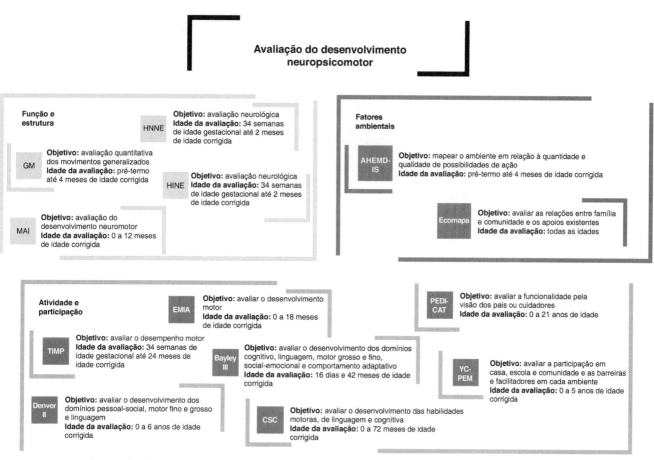

Figura 16.4 Resumo dos instrumentos descritos neste capítulo. (*CSC*: caderneta de saúde da criança.)

CONSIDERAÇÕES FINAIS

O capítulo destaca a relevância do diagnóstico precoce de alterações neurodesenvolvimentais para otimizar intervenções, melhorar a funcionalidade e apoiar a família. A variedade de instrumentos de avaliação neuropsicomotora é abordada, com destaque para a seleção criteriosa baseada em fatores como motivo, propriedades psicométricas e contexto. A aplicação adequada de testes padronizados exige procedimentos precisos e a habilidade do avaliador em compreender tanto o bebê quanto a família. A fusão entre instrumentos eficazes e profissionais capacitados promove o diagnóstico precoce e a tomada de decisões informadas. A avaliação sob a perspectiva biopsicossocial, incluindo a CIF, é destacada, reconhecendo a complexidade da saúde e a influência de fatores pessoais e contextuais. Assim, o conteúdo deste capítulo amplia a compreensão do fisioterapeuta ao avaliar o desenvolvimento neuropsicomotor, considerando fatores biológicos e contextuais.

Referências

1. Hadders- Algra, M. Early detection and early intervention in developmental motor disorders: from neuroscience to participation. Mac Keith Press, 2021.
2. Pires CDS, Marba STM, Caldas JPDS, Stopiglia MDCS. Predictive value of the general movements assessment in preterm infants: a meta-analysis. Rev Paul Pediatr [Internet] 2020; 38. Disponível em: /pmc/articles/PMC7212559/. Acesso em 25 jan 2022.
3. Hadders-Algra M. Early diagnostics and early intervention in neurodevelopmental disorders – age-dependent challenges and opportunities. J Clin Med [Internet] 2021; 10(4):1-24. Disponível em: /pmc/articles/PMC7922888/. Acesso em 25 jan 2022.
4. Heineman KR, Hadders-Algra M. Evaluation of neuromotor function in infancy-a systematic review of available methods. J Dev Behav Pediatr [Internet] 2008; (4):315-23. Disponível em: https://journals.lww.com/jrnldbp/Fulltext/2008/08000/Evaluation_of_Neuromotor_Function_in_Infancy_A.11.aspx. Acesso em 22 fev 2022.
5. Rosenbaum P, Stewart D. The World Health Organization International Classification of Functioning, Disability, and Health: A model to guide clinical thinking, practice and research in the field of cerebral palsy. Semin Pediatr Neurol 2004; 11(1):5-10.
6. Thomas K, Majnemer A, Law M et al. Determinants of participation in leisure activities in children and youth with cerebral palsy: Systematic review. Phys Occup Ther Pediatr 2008; 28(2):155-69.
7. Wright FV, Rosenbaum PL, Goldsmith CH, Law M, Fehlings DL. How do changes in body functions and structures, activity, and participation relate in children with cerebral palsy? Dev Med Child Neurol 2008; 50(4):283-9.
8. Organização Mundial de Saúde. CIF- Classificação Internacinoal de Funcionalidade, Incapacidade e Saúde. São Paulo: Editora da Universidade de São Paulo, 2008: 13-325.
9. Kang L-J, Palisano RJ, Orlin MN, Chiarello LA, King GA, Polansky M. Determinants of social participation – with friends and others who are not family members – for youths with cerebral palsy. Phys Ther [Internet]. 2010; 90(12):1743-57. Disponível em: http://www.ncbi.nlm.nih.gov/pubmed/20930051. Acesso em 29 ago 2017.

10. Karhula M, Saukkonen S, Xiong E, Kinnunen A, Heiskanen T, Anttila H. ICF personal factors strengthen commitment to person-centered rehabilitation – A scoping review. Front Rehabil Sci 2021; 0:23.

11. Einspieler C, Prechtl HF, Ferrari F, Cioni G, Bos AF. The qualitative assessment of general movements in preterm, term and young infants--review of the methodology. Early Hum Dev. 1997;50(1):47-60.

12. Tomantschger I, Herrero D, Einspieler C, Hamamura C, Voos MC, Marschik PB. The general movement assessment in non-European low- and middle-income countries. Rev Saúde Pública [Internet] 2018; 52:6. Disponível em: http://www.ncbi.nlm.nih.gov/pubmed/29412374. Acesso em 2 jul 2018.

13. Prechtl H. Qualitative changes of spontaneous movements in fetus and preterm infant are a marker of neurological dysfunction. Early Hum Dev 1990; 23:151-8.

14. Hamer EG, Bos AF, Hadders-Algra M. Specific characteristics of abnormal general movements are associated with functional outcome at school age. Early Hum Dev [Internet] 2016; 95:9-13. Disponível em: http://dx.doi.org/10.1016/j.earlhumdev.2016.01.019.

15. Burger M, Frieg A, Louw QA. General movements as a predictive tool of the neurological outcome in very low and extremely low birth weight infants – A South African perspective. Early Hum Dev [Internet] 2011; 87(4):303-8. Disponível em: http://dx.doi.org/10.1016/j.earlhumdev.2011.01.034.

16. Prechti HFR, Einspieler C, Cioni G, Bos AF, Ferrari F, Sontheimer D. An early marker for neurological deficits after perinatal brain lesions. Lancet (London, England) [Internet] 1997; 349(9062):1361-3. Disponível em: https://pubmed.ncbi.nlm.nih.gov/9149699/. Acesso em 22 fev 2022.

17. Ferrari F, Cioni G, Einspieler C et al. Cramped synchronized general movements in preterm infants as an early marker for cerebral palsy. Arch Pediatr Adolesc Med [Internet] 2002; 156(5):460-7. Disponível em: https://jamanetwork.com/journals/jamapediatrics/fullarticle/191860. Acesso em 24 fev 2022.

18. Correr MT. Tradução e adaptação cultural dos instrumentos: Hammersmith Neonatal Neurological Assessment (HNNE) e Hammersmith Infant Neurological Assessment (HINE), e validação do instrumento HNNE para lactentes brasileiros com risco de paralisia cerebral. Tese de doutorado. Universidade de São Paulo, São Paulo, 2020: 221. Disponível em: https://www.teses.usp.br/teses/disponiveis/17/17140/tde-03112020-121111/. Acesso em 27 jan 2022.

19. Spittle AJ, Walsh J, Olsen JE et al. Neurobehaviour and neurological development in the first month after birth for infants born between 32-42 weeks' gestation. Early Hum Dev [Internet] 2016; 96:7-14. Disponível em: http://dx.doi.org/10.1016/j.earlhumdev.2016.02.006.

20. Romeo DM, Cowan FM, Haataja L et al. Hammersmith Infant Neurological Examination for infants born preterm: Predicting outcomes other than cerebral palsy. Dev Med Child Neurol 2021; 63(8):939-46.

21. Mercuri E, Ricci D, Pane M, Baranello G. The neurological examination of the newborn baby. Early Hum Dev 2005; 81:947-56.

22. Novak I, Morgan C, Adde L et al. Early, accurate diagnosis and early intervention in cerebral palsy: Advances in diagnosis and treatment. JAMA Pediatr 2017; 171(9):897-907.

23. Chandler LS, Andrews MS, Swanson, MW. Movement Assessment of Infants: A manual. Washington: Larson AH (ed.), 1980: 53.

24. Cardoso AA, Magalhães LC, Amorim RHC, Paixão ML, Mancini MC, Rossi LDF. Validade preditiva do Movement Assessment of Infants para crianças pré-termo brasileiras. Arq Neuropsiquiatr [Internet] 2004; 62(4):1052-7. Disponível em: http://www.scielo.br/j/anp/a/9BwTVvqjfNWvTYf9p4p8NWG/?lang=pt. Acesso em 22 fev 2022.

25. Chiquetti EMS, Valentini NC, Saccani R. Validation and reliability of the Test of Infant Motor Performance for Brazilian infants. Phys Occup Ther Pediatr 2020; 40(4):470-85.

26. Dos Santos Chiquetti EM, Valentini NC. Test of Infant Motor Performance for infants in Brazil: Unidimensional model, item difficulty, and motor function. Pediatr Phys Ther. 2020; 32(4):390-7.

27. Guimarães CLN, Reinaux CM, Botelho ACG, Lima GMS, Cabral Filho JE. Motor development evaluated by Test of Infant Motor Performance: Comparison between preterm and full-term infants. Rev Bras Fisioter 2011; 15:357-62.

28. Kolobe TA, Bulanda M. Diagnostic accuracy and consistency of the Alberta Infant Motor Scale in a longitudinal sample. Pediatr Phys Ther. 2006; 18(1):76-7.

29. Piper M, Darrah J. Motor Assessment of the Developing Infant. 1. ed. Saunders W: Philadelphia, 1994: 224.

30. Novak I, Morgan C, Fahey M et al. State of the Evidence Traffic Lights 2019 : Systematic review of interventions for preventing and treating children with cerebral palsy. Curr Neurol Neurosci Rep 2020; 20(3):1-21.

31. Tudella E, Formiga C. Fisioterapia neuropediátrica – Abordagem biopsicossocial. 1. ed. Santana do Parnaíba (SP): Manole (ed.), 2021: 464.

32. Saccani R, Valentini NC. Reference curves for the Brazilian Alberta Infant Motor Scale: percentiles for clinical description and follow-up over time. J Pediatr (Rio J) 2012; 88(1):40-7.

33. Spittle AJ, Doyle LW, Boyd RN. A systematic review of the clinimetric properties of neuromotor assessments for preterm infants during the first year of life. Dev Med Child Neurol 2008; 50:254-66.

34. Boonzaaijer M, Van Dam E, Van Haastert IC, Nuysink J. Concurrent validity between live and home video observations using the Alberta Infant Motor Scale. Pediatr Phys Ther [Internet] 2017; 29(2):146-51. Disponível em: https://pubmed.ncbi.nlm.nih.gov/28350771/. Acesso em 22 fev 2022.

35. Lopez Boo F, Cubides Mateus M, Llonch Sabatés A. Initial psychometric properties of the Denver II in a sample from Northeast Brazil. Infant Behav Dev 2020; 58.

36. Madaschi V. Tradução, adaptação transcultural e evidências de validade das escalas Bayley III de desenvolvimento infantil em uma população do município de Barueri. Dissertação (Mestrado em distúrbios do desenvolvimento). Universidade Presbiteriana MacKenzie, São Paulo, 2012: 85.

37. Madaschi V, Mecca TP, Macedo EC, Paula CS. Escalas Bayley-III de desenvolvimento infantil: Adaptação transcultural e propriedades psicométricas. Paid (Ribeirão Preto) [Internet] 2016; 26(64):189-97. Disponível em: https://www.revistas.usp.br/paideia/article/view/115175. Acesso em 3 fev 2022.

38. Anderson PJ, De Luca CR, Hutchinson E et al. Underestimation of developmental delay by the new Bayley-III Scale. Arch Pediatr Adolesc Med [Internet] 2010; 164(4):352-6. Disponível em: https://pubmed.ncbi.nlm.nih.gov/20368488/. Acesso em3 fev 2022.

39. Santana CMT, Filgueiras A, Landeira-Fernandez J. Ages & Stages Questionnaire – Brazil-2011: Adjustments on an early childhood development screening measure. Glob Pediatr Heal [Internet] 2015; 2:2333794X1561003. Disponível em: /pmc/articles/PMC4784636/. Acesso em 4 fev 2022.

40. Filgueiras A, Pires P, Maissonette S, Landeira-Fernandez J. Psychometric properties of the Brazilian-adapted version of the Ages and Stages Questionnaire in public child daycare centers. Early Hum Dev [Internet] 2013; 89(8):561-76. Disponível em: https://pubmed.ncbi.nlm.nih.gov/23507472/. Acesso em 4 fev 2022.

41. Ramos MMA, Della Barba PCS. Ages and Stages Questionnaires Brazil in monitoring development in early childhood education. An Acad Bras Cienc [Internet] 2021; 93(4):1-13. Disponível em: http://www.scielo.br/j/aabc/a/tPvntnq9NMsqsFYvXCtrzdP/?lang=en. Acesso em 4 fev 2022.

42. Tavares LFFA, Mograbi DC, Landeira-Fernandez J. Análise de itens da versão brasileira do Ages and Stages Questionnaires para creches públicas da cidade do Rio de Janeiro. Rev Psicopedag [Internet] 2015; 32(99):314-25. Disponível

em: http://pepsic.bvsalud.org/scielo.php?script=sci_arttext&pid=S0103-84862015000300005. Acesso 20 jul 2018.

43. Amorim LP, Senna MIB, Gomes VE et al. Preenchimento da Caderneta de Saúde da Criança nos serviços de saúde em Belo Horizonte, Minas Gerais, Brasil. Epidemiol e Serviços Saúde [Internet] 2018; 27(1):e201701116. Disponível em: http://www.scielo.br/j/ress/a/jcps7xwkCLW9CSRZ3JcHBWF/?lang=pt. Acesso em 29 set 2021.

44. Costa JSD, Cesar JA, Pattussi MP et al. Assistência à criança: preenchimento da caderneta de saúde em municípios do semiárido brasileiro. Rev Bras Saúde Matern Infant [Internet] 2014; 14(3):219-27. Disponível em: http://www.scielo.br/j/rbsmi/a/qTPFGvp5NjKM6MbFFLFdnxG/?lang=pt. Acesso em 29 set 2021.

45. De Almeida AP, Ceballos LC, Barbosa ARC, Nogueira DA, Moreira DS. O registro do crescimento e desenvolvimento da criança na caderneta de saúde. Rev Enferm 2017; 25(1):1-9.

46. BRASIL. Ministério da Saúde. Caderneta de saúde da criança - menino: 8. ed. Brasília, Ministério da Saúde, 2013. 92p.

47. Mancini M. Inventário de Avaliação Pediátrica de Incapacidade. Belo Horizonte: UFMG (ed.), 2005.

48. Haley S, Coster W, Dumas H et al. PEDI-CAT (version 14.0) development, standardization an administration manual. Boston: Trustees of Boston University, 2015.

49. Dumas HM, Fragala-Pinkham MA. Concurrent validity and reliability of the pediatric evaluation of disability inventory-computer adaptive test mobility domain. Pediatr Phys Ther [Internet] 2012; 24(2):171-6. Disponível em: https://pubmed.ncbi.nlm.nih.gov/22466386/. Acesso em 22 fev 2022.

50. Khetani MA, Graham JE, Davies PL, Law MC, Simeonsson RJ. Psychometric properties of the Young Children's Participation and Environment Measure. Arch Phys Med Rehabil [Internet] 2015; 96(2):307-16. Disponível em: https://pubmed.ncbi.nlm.nih.gov/25449189/. Acesso em 22 fev 2022.

51. Filho JAS, Cazeiro APM, Campos AC, Longo E. Medida da Participação e do Ambiente – Crianças Pequenas (YC-PEM): tradução e adaptação transcultural para o uso no Brasil. Rev Ter Ocup da Univ São Paulo [Internet] 2019; 30(3):140-9. Disponível em: https://www.revistas.usp.br/rto/article/view/162893. Acesso em 22 fev 2022.

52. Di Marino E, Tremblay S, Khetani M, Anaby D. The effect of child, family and environmental factors on the participation of young children with disabilities. Disabil Health J [Internet] 2018; 11(1):36-42. Disponível em: https://pubmed.ncbi.nlm.nih.gov/28624289/. Acesso em 22 fev 2022.

53. Khetani MA, McManus BM, Albrecht EC, Kaelin VC, Dooling-Litfin JK, Scully EA. Early intervention service intensity and young children's home participation. BMC Pediatr [Internet] 2020; 20(1). Disponível em: /pmc/articles/PMC7333381/. Acesso em 22 fev 2022.

54. Caçola PM, Gabbard C, Montebelo MIL, Santos DCC. The new affordances in the home environment for motor development – Infant scale (AHEMD-IS): Versions in English and Portuguese languages. Brazilian J Phys Ther 2015; 19(6):507-25.

55. Gibson J. The theory of affordance. In: Associates LE (ed.) Perceiving, acting, and knowing: toward and ecological psychology. New Jersey, 1977: 67-82.

56. Caçola PM, Gabbard C, Montebelo MIL, Santos DCC. Further development and validation of the Affordances in the Home Environment for Motor Development-Infant Scale (AHEMD-IS). Phys Ther [Internet] 2015; 95(6):901-23. Disponível em: https://pubmed.ncbi.nlm.nih.gov/25524875/. Acesso em 22 fev 2022.

57. Nascimento LC, Dantas IR de O, Andrade RD, Mello DF de. Genogram and ecomap: brazilian nursing contributions. Texto contexto - enferm. 2014; 23(1):211–20.

58. Libbon R, Triana J, Heru A, Berman E. Family skills for the resident toolbox: the 10-min genogram, ecomap, and prescribing homework. Acad Psychiatry [Internet] 2019; 43(4):435-9. Disponível em: https://link.springer.com/article/10.1007/s40596-019-01054-6. Acesso em 7 fev 2022.

59. Pereira AP de S, Teixeira GM, Bressan C de AB, Martini JG. O genograma e o ecomapa no cuidado de enfermagem em saúde da família. Rev Bras Enferm 2009; 62(3):407-16.

Tratamento Fisioterapêutico no Sistema Neurológico e nas Alterações Congênitas da Parede Abdominal

CAPÍTULO
17

Parte A

Leucomalácia e Hemorragia Peri/Intraventricular

Gentil Gomes da Fonseca Filho
Silvana Alves Pereira

INTRODUÇÃO

O nascimento prematuro é a principal causa de morte neonatal e mortalidade de menores de 5 anos em todo o mundo[1] e, apesar da melhora na terapia intensiva neonatal nas últimas décadas, a morbidade da hemorragia intraventricular (HIV) e da leucomalácia periventricular (LPV) não diminuiu, principalmente em razão do aumento significativo nas taxas de sobrevida de neonatos prematuros.[1-3] Além disso, permanece difícil prever o resultado dessas intervenções em longo prazo nos neonatos com risco de lesão cerebral.[4]

A HIV é uma complicação reconhecidamente séria do nascimento prematuro, especialmente em bebês prematuros extremos.[5] A fisiopatologia da HIV é considerada multifatorial, com alterações na matriz germinativa, autorregulação cerebral associada a problemas subjacentes de coagulação e possíveis problemas genéticos.[5] Atualmente, os fatores de risco para HIV não estão completamente esclarecidos; no entanto, os mais relevantes são pequeno para

idade gestacional, ausência de tratamento com esteroides pré-natais, baixo índice de Apgar, pneumotórax, sepse precoce, trombofilia hereditária e uso de agentes inotrópicos nos primeiros dias de vida.[1,4]

Em geral, a HIV é classificada em quatro graus, de acordo com a gravidade da lesão. Lesões de graus I e II são consideradas leves e as de graus III e IV são consideradas graves: grau I – hemorragia localizada apenas na matriz germinativa subependimária (sulco caudotalâmico); grau II – HIV sem dilatação ventricular; grau III – HIV com dilatação ventricular; grau IV – hemorragia parenquimatosa que corresponde a infartos venosos periventriculares com evolução hemorrágica (Figura 17.1).[6]

Evidências recentes mostram que qualquer grau de hemorragia pode estar associado ao neurodesenvolvimento atípico de prematuros, embora os piores resultados tenham frequentemente associado a HIV grave a uma idade gestacional (IG) mais baixa.[7]

A HIV ocorre quase que inteiramente em recém-nascidos pré-termo (RNPT), especialmente nos que nascem com peso < 1.500g e < 32 semanas de gestação, os quais são muito vulneráveis à ocorrência de isquemia e sangramento em razão do sistema nervoso central (SNC) imaturo, instabilidade hemodinâmica, dificuldade para autorregular o fluxo sanguíneo cerebral e compensar as flutuações desse fluxo ou extrema sensibilidade à hipóxia e mudanças na osmolaridade e tensão. Como consequência, quando há alterações na pressão arterial, na pressão parcial de dióxido

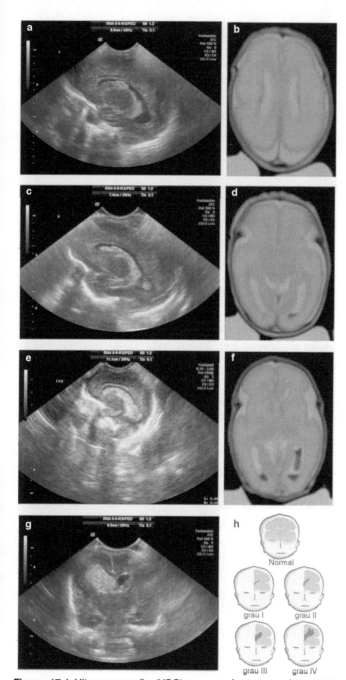

Figura 17.1 Ultrassonografia (USG) e ressonância magnética (RM) mostrando diferentes graus de hemorragia intraventricular de matriz germinativa (GM-IVH). A USG cerebral parassagital através dos ventrículos laterais mostrando hemorragia de grau I. B RM axial ponderada em T2 mostrando hemorragia grau I em ambos os ventrículos laterais. C USG cerebral parassagital através dos ventrículos laterais mostrando hemorragia de grau II. D RM axial ponderada em T2 mostrando hemorragia de grau II no ventrículo lateral esquerdo. E USG cerebral parassagital através dos ventrículos laterais mostrando hemorragia de grau III. F RM axial ponderada em T2 mostrando hemorragia de grau III no ventrículo lateral esquerdo e hemorragia de grau II nos ventrículos laterais direitos. G USG cerebral coronal mostrando infarto hemorrágico periventricular ou de grau IV. H Cartoon representando a classificação ultrassonográfica da GM-IVH.[7]

de carbono arterial e no fluxo sanguíneo cerebral, o prematuro não consegue compensar essas variações, e os vasos frágeis da matriz germinativa podem romper-se facilmente, causando sangramento na matriz germinativa.[6]

A LPV é a forma mais comum de lesão cerebral isquêmica no RN e de lesão da substância branca cerebral em bebês prematuros, resultando em paralisia cerebral em 60% a 100% dos sobreviventes.[8] A LPV é definida como uma necrose periventricular focal associada a gliose reativa mais difusa e ativação microglial na substância branca cerebral circundante.[10] Entre os principais fatores associados a essa condição estão oligodrâmnio nas mães, infecção intrauterina, ruptura prematura de membranas, corioamnionite, Apgar < 7 no primeiro e quinto minutos, apneia e convulsões em prematuros.[3,9]

EPIDEMIOLOGIA

A incidência da HIV varia de 25% a 45% em bebês prematuros com peso < 1.500g. As taxas de mortalidade foram de 4%, 10%, 18% e 40%, respectivamente, para os graus I, II, III e IV durante a hospitalização inicial.[1] Historicamente, a incidência de HIV foi mais alta com a introdução da ventilação mecânica com pressão positiva na terapia intensiva neonatal na década de 1960 e subsequentemente caiu quando o impacto hemodinâmico da ventilação passou a ser mais bem compreendido e o uso de esteroides pré-natais tornou-se o tratamento padrão na década de 1990.[10]

Uma metanálise verificou uma relação entre a infecção pré-natal e a HIV em bebês prematuros. Nessa revisão de 23 estudos de coorte com 13.605 bebês com IG de nascimento < 33 semanas e peso ao nascer < 1.900g, a infecção pré-natal aumentou a incidência de HIV em bebês prematuros. O risco de hemorragia leve e grave foi aumentado pela infecção pré-natal em comparação com nenhuma infecção, sendo a corioamnionite a infecção mais frequente.[1]

Além disso, estima-se que 45% dos bebês nascidos com menos de 26 semanas de gestação serão afetados por HIV e que até 50% dos sobreviventes com HIV desenvolvem paralisia cerebral, déficits cognitivos, distúrbios comportamentais, dilatação ventricular pós-hemorrágica ou uma combinação dessas alterações.[11]

A incidência de LPV também é maior entre prematuros, sendo estimado que 39,6% dos prematuros < 28 semanas de IG, 4% dos < 32 semanas de IG e 7,3% dos < 37 semanas de IG apresentam lesão da substância branca. Há evidências de que 86% dos prematuros que apresentam LPV cística têm risco aumentado de paralisia cerebral.[3]

DIAGNÓSTICO

A maioria das HIV é clinicamente silenciosa e detectável apenas por imagens cerebrais de rotina.[7] Atualmente, a maioria dos casos de HIV em prematuros é identificada por ultrassonografia (USG) craniana ou transfontanela, realizada logo após o nascimento, de maneira rotineira, ou após o período de instabilidade sistêmica dos prematuros. O risco de sangramento é maior nas primeiras 48 horas de vida, e 50% dos casos ocorrerão nas primeiras 24 horas de vida, a maior parte diagnosticada no sétimo dia de vida. Um início tardio não é incomum, especialmente após insulto hipóxico secundário, como pneumotórax.[10,12]

Os RN sintomáticos podem manifestar convulsões, fontanela protuberante, apneia recorrente, palidez inexplicada, dificuldade respiratória e instabilidade de temperatura.[7]

Atualmente, o grau IV não é mais considerado uma propagação da hemorragia original, mas uma consequência da obstrução da drenagem venosa com consequente infarto venoso e hemorragia do tecido adjacente (infarto com hemorragia periventricular).[6] Nesse grau, devido à complacência do crânio e do cérebro neonatal, os grandes espaços extracerebrais e o alto conteúdo de fluidos do cérebro neonatal precedem os sinais clínicos de ventriculomegalia e aumento da pressão intracraniana (PIC).[10]

A hidrocefalia pós-hemorrágica que ocorre após a HIV da prematuridade é associada a piores resultados do que outras etiologias. Além da PIC elevada e da distorção do trato neural em desenvolvimento causada pela hidrocefalia, as citocinas pró-inflamatórias e os radicais livres do ferro presentes em razão da degradação da hemoglobina causam toxicidade e lesão cerebral. A prematuridade também é fator de risco independente para atraso no neurodesenvolvimento e tem sido associada a altas taxas de paralisia cerebral, epilepsia e deficiência visual. Os RNPT com *shunt* ventrículo-peritoneal apresentam taxas mais elevadas de infecção e obstrução secundária a sistemas imunológicos imaturos e níveis elevados de proteína no líquido cefalorraquidiano (LCR) e glóbulos vermelhos.[13]

O prognóstico precoce para avaliação do impacto de HIV e leucomalácia é baseado em USG transfontanela, ressonância magnética (RM), eletroencefalograma e/ou avaliação dos movimentos generalizados.[4] A RM revela-se superior à USG na detecção de anormalidades da substância branca e lesões hemorrágicas e císticas. Embora venha sendo cada vez mais utilizada, a RM não está prontamente disponível e exige que o neonato seja sedado, podendo ser inadequada para bebês gravemente instáveis.[7] Um prognóstico preciso o mais cedo possível é essencial para informar adequadamente a família e iniciar a intervenção precoce.[4]

FISIOPATOLOGIA

Em fetos com crescimento normal, entre 25 e 37 semanas de gestação, o volume total do cérebro aumenta 230%, o do tronco cerebral, 134%, e o do cerebelo, 384%. Além disso, a partir da 24ª semana de gestação, a massa cinzenta cortical amadurece, a glia radial desaparece, a complexidade das conexões aumenta e o dobramento cortical e a

girificação se tornam progressivamente mais complexos. Na substância branca ocorre um grande desenvolvimento de axônios, células gliais e oligodendrócitos. A imaturidade do SNC é baseada em frágil estrutura vascular da matriz germinativa, baixa migração neuronal, pobre mielinização da substância branca e crescimento exponencial da substância cinzenta.[6]

O principal fator de risco para o desenvolvimento da HIV da matriz germinativa em humanos é o nascimento prematuro, porque a matriz germinativa involui quase completamente na 36ª semana de gestação.[7,11] A matriz germinativa é uma estrutura altamente vascularizada localizada na região subependimária periventricular e fonte de células neuronais e gliais no cérebro imaturo, as quais irão migrar durante o desenvolvimento do cérebro fetal. Esses precursores gliais se constituirão em oligodendrócitos, astrócitos de substância branca e neurônios gabaérgicos no tálamo e no córtex cerebral. Inicialmente, a matriz germinativa envolve todo o sistema ventricular fetal e começa a regredir na 28ª semana até desaparecer no período a termo.

A matriz germinativa começa a involuir após 32 semanas de gestação e, consequentemente, o risco de hemorragia diminui a partir desse momento. No entanto, bebês que nascem antes das 32 semanas apresentam uma substância branca ocupada por oligodendrócitos prematuros e células precursoras de oligodendrócitos, as quais são muito mais sensíveis à excitotoxicidade e ao estresse oxidativo. Em bebês de muito baixo peso ao nascer, por volta do nascimento os precursores gliais estão migrando para o córtex cerebral e alterações nesse momento podem resultar em déficit de oligodendróglias e células precursoras astrocíticas, o que pode afetar a mielinização e o desenvolvimento cortical.[6]

A vascularização da matriz germinativa exibe características únicas que explicam a propensão para sua ruptura. A taxa de proliferação endotelial na matriz germinativa é extremamente alta, assim como é alta a taxa de expressão do fator de crescimento vascular endotelial e da angiopoietina-2.[7,11]

A lesão cerebral após HIV pode ser dividida em duas fases: lesão primária, em que ocorre o sangramento real, e lesão secundária, que é induzida por neuroinflamação. Existem pelo menos três efeitos físicos da hemorragia na lesão primária: deslocamento de tecido neural, aumento da PIC e bloqueio das vias do LCR. Quando ocorre o sangramento, surge um mecanismo mecânico na parede ventricular, incluindo alongamento direto da parede e do tecido periventricular ao longo dos ventrículos.[11]

A substância branca periventricular em prematuros é extremamente sensível à lesão relacionada com a perfusão, pois recebe apenas 25% do fluxo sanguíneo que a substância cinzenta cortical recebe através de artérias penetrantes curtas ou longas. Além disso, a neurovasculatura da substância branca em RNPT também é imatura e, como comentado previamente, apresenta baixa capacidade de autorregulação do fluxo sanguíneo, favorecendo as lesões hipóxico-isquêmicas perinatais, que podem desempenhar papel importante no desenvolvimento da LPV em prematuros.[9]

As lesões da substância branca podem ser classificadas em três formas principais: necrose cística focal, necrose microscópica focal e lesões não necróticas difusas. A forma mais grave da lesão da substância branca envolve grandes regiões de necrose cística, as quais são a marca registrada da LPV, que costuma estar localizada profundamente na substância branca adjacente à parede ventricular. A necrose cística inicia como necrose de coagulação e rapidamente, em poucas horas, leva à morte todos os elementos celulares (glia, axônios, vasos e progenitores neurais), dando seguimento a uma cascata inflamatória e de infiltração focal, podendo ocasionar áreas de liquefação e cavitação do tecido, consequentemente reduzindo o volume da substância branca, afinando o corpo caloso e causando ventriculomegalia.[14]

A HIV também pode ocorrer excepcionalmente em RN a termo em virtude de fatores de risco maternos ou asfixia grave durante o parto, sendo responsável por 3% a 5% dos casos. No entanto, em RN a termo, a maioria dos casos de HIV se origina no plexo coroide e menos frequentemente na matriz germinativa, ao contrário do que acontece no prematuro.[6]

Outra região que a HIV também pode afetar é a do cerebelo, uma vez que o desenvolvimento cerebelar ocorre entre 4 semanas após a concepção e 2 anos após o nascimento, promovendo uma grande janela para possíveis danos. Durante a prematuridade pode ser direta, incluindo infarto cerebelar ou hemorragia, ou indireta, refletindo crescimento anormal, como a diminuição dos volumes cerebelares observada em prematuros.[15] Isso porque o período de nascimento prematuro de 24 a 37 semanas de IG é um período de crescimento e maturação dramático para o cerebelo. A hemorragia cerebelar isolada no período pré-termo é associada à deficiência nos domínios motor, de linguagem e cognitivo.[18]

TRATAMENTO

Além dos tratamentos medicamentosos e cirúrgicos, nos últimos anos se tem falado sobre o cuidado neurocrítico na Unidade de Terapia Intensiva Neonatal (UTIN), enfatizando a importância da colaboração multidisciplinar precoce no cuidado de RN com risco de comprometimento neurológico. Esse tipo de assistência envolve uma gestão padronizada, elementos de educação para toda a equipe, aplicação de novas terapias e ferramentas de diagnóstico e estabelecimento de estratégias de cuidado para garantir a consistência dos manejos e reduzir erros assistenciais.

Entre as estratégias adotadas no cuidado neurocrítico estão as manobras neuroprotetoras,[9] iniciadas ainda durante o pré-natal, quando o parto prematuro é iminente e inevitável, com a introdução dos corticoides antenatais que, como já mencionado, aumentam a maturidade pulmonar fetal e reduzem a hipóxia pós-natal, e os eventos de hipercapnia podem levar à HIV. Na sala de parto, o clampeamento tardio do cordão umbilical (30 a 60 segundos de transfusão placentária) parece melhorar a ventilação pulmonar e promover menos bradicardia em modelos animais; no entanto, ensaios clínicos recentes têm demonstrado resultados inconclusivos em prematuros.[9]

Na UTIN, o cuidado neurocrítico é baseado em avaliação, monitoramento, proteção e desenvolvimento. Desse modo, o monitoramento por meio de dispositivos eletrônicos é parte crucial da avaliação da progressão da doença e da resposta ao tratamento. Entre as modalidades de monitoração hemodinâmica estão frequência cardíaca, pressão arterial, medida de saturação de oxigênio e USG ou ecocardiograma. A manutenção da homeostase circulatória durante a transição pós-natal imediata é um dos grandes desafios nessa etapa do cuidado, pois a instabilidade hemodinâmica e o fluxo sanguíneo cerebral instável nas primeiras 48 horas podem desempenhar papel fundamental nas lesões cerebrais relacionadas com a prematuridade, ocasionando o enfraquecimento e a ruptura dos vasos da matriz germinativa ou desencadeando estresse oxidativo, o que acarreta lesão da substância branca.[9]

Outras estratégias são importantes, como manutenção do crescimento e ganho de peso. O fornecimento nutricional interrompido pelo nascimento prematuro geralmente leva a um fornecimento de energia abaixo do ideal e à deficiência de macro e micronutrientes, o que posteriormente compromete o desenvolvimento normal do cérebro. O suporte nutricional intensivo precoce provou ser seguro e é defendido como padrão de atendimento até mesmo para os menores bebês de baixo peso ao nascer.[9]

O controle da dor também é importante estratégia de neuroproteção, pois, durante a internação, os prematuros experimentam estímulos dolorosos frequentes e repetitivos, como punções venosas e intubação. Estudos relatam uma relação entre dor no início da vida e distúrbios neurossensoriais, cognitivos e psicocomportamentais de longo prazo.[10] Estratégias como o Método Canguru, a sucção não nutritiva e o banho de balde podem ser adotadas para diminuir a dor e o estresse dos prematuros.[19-21]

Outros procedimentos neuroprotetores durante a internação do prematuro, principalmente nas primeiras horas de vida, estão associados a bons resultados neurodesenvolvimentais, bem como manter a temperatura do RN em níveis ideais, usar surfactante para tratar o desconforto respiratório e manusear apenas o necessário.[22]

Além dessas estratégias, é importante destacar o trabalho do fisioterapeuta e da equipe no acompanhamento do desenvolvimento neurológico e infantil por meio de instrumentos de avaliação, como a *Test Infant Motor Scale* (TIMP), o *General Movement* (GM) e o *Hammersmith Infant Neurological Examination* (HINE),[23] de modo a evidenciar precocemente um prognóstico para essas crianças e iniciar um programa de intervenção, dados o risco de atrasos no desenvolvimento infantil e a alta prevalência de transtornos do neurodesenvolvimento, como paralisia cerebral e autismo.[25,26]

FUNCIONALIDADE DO RECÉM-NASCIDO COM LEUCOMALÁCIA E HEMORRAGIA PERIVENTRICULAR

Como descrito neste capítulo, a HIV e a LPV são condições associadas à lesão da estrutura cerebral (s110) que poderão impactar e causar problemas nas funções do tônus (b735), força muscular (b730), controle do movimento (b760), funções intelectuais (b114) e funções sensoriais, como a visão (b210). Em consequência, os bebês, crianças e adolescentes com esses tipos de lesão poderão apresentar limitação de algumas atividades e restrição de participação em alguns ambientes e situações de vida, como atraso na aquisição da linguagem (d132) e atraso ou ausência da mobilidade (d4) e no autocuidado, como vestir-se (d540) e comer (d550). Nesse sentido, essa população necessitará de um ambiente que facilite seu desenvolvimento e diminua as barreiras que possam surgir em consequência de suas deficiências. Entre os facilitadores que podem ser pontuados estão o uso de tecnologias assistivas, como órteses e dispositivos auxiliares da marcha (e115), um ambiente enriquecido, onde a família ofereça aprendizado e brincadeiras (e310), entrada na escola com profissionais que tenham uma escuta qualificada (e360) e acompanhamento de profissionais da saúde (e355).[24-26]

CASO CLÍNICO

Gestante com 30 semanas de gestação chegou em trabalho de parto à urgência da maternidade, sendo realizado o parto normal logo no início da admissão. A criança nasceu com Apgar 5 no primeiro e 7 no quinto minuto, pesando 500g e sendo encaminhada para a UTIN utilizando CPAP. Na anamnese, a mãe relata ter apresentado um episódio de infecção urinária durante a gestação e que estava em tratamento com antibiótico, e o bebê apresentava restrição de crescimento intrauterino. Durante a análise da ficha do parto, não foi relatada a utilização de corticosteroides na gestação.

Exercício
1. Quais fatores de risco esse bebê tem para o desenvolvimento da HIV e/ou LPV?
2. Quais estratégias podem ser adotadas para prevenir essas lesões?

Resposta
1. O RN nasceu com < 32 semanas de IG, apresenta histórico de restrição de crescimento intrauterino e é pequeno para a IG. Na iminência de parto prematuro, não foi possível utilizar corticoide antes do parto para favorecer o amadurecimento do sistema respiratório; além disso, os valores de Apgar foram baixos, havendo a possibilidade de hipóxia durante o nascimento. Todos esses fatores são considerados de risco para lesão cerebral – tanto para HIV como para lesão da substância branca.
2. Para prevenir esse tipo de lesão é importante incluir condutas que diminuam a flutuação do fluxo sanguíneo cerebral, como controle dos níveis de oxigênio e dióxido de carbono, redução do estresse da criança, como choro durante as coletas de sangue ou manuseios, e a inserção do Método Canguru, promovendo a vinculação mãe-bebê como ferramenta de fortalecimento de ambos.

A Figura 17.2 mostra o fluxograma da aplicação do caso clínico estratificado pela CIF.

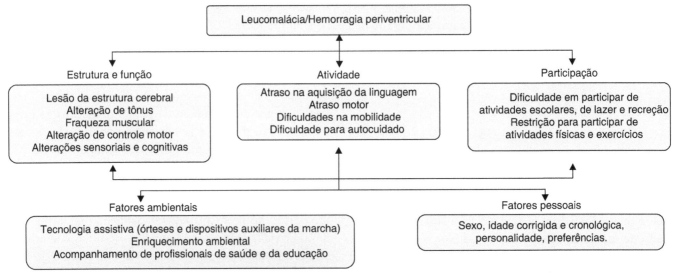

Figura 17.2 Principais agrupamentos de acordo a Classificação Internacional de Funcionalidade, Incapacidade e Saúde (CIF) a serem observados na avaliação e intervenção fisioterapêutica dos recém-nascidos com leucomalácia e hemorragia periventricular.

CONSIDERAÇÕES FINAIS

O capítulo apresenta um olhar abrangente sobre a leucomalácia e hemorragia Periintraventricular como complicações associadas ao nascimento prematuro. As causas multifatoriais das complicações são abordadas, destacando fatores como problemas de coagulação, alterações na matriz germinativa e potenciais fatores genéticos. Os fatores de risco, classificação e consequências das hemorragias são discutidos, enfatizando a associação entre o grau de lesão e o neurodesenvolvimento atípico. No entanto, permanece um desafio prever os resultados de intervenções em longo prazo para essas lesões cerebrais.

Referências

1. Huang J, Meng J, Choonara I et al. Antenatal infection and intraventricular hemorrhage in preterm infants: A meta-analysis. Medicine. 2019; 98(31).
2. Siffel C, Kistler KD, Sarda SP. Global incidence of intraventricular hemorrhage among extremely preterm infants: A systematic literature review. Journal of Perinatal Medicine [Internet] 2021; 49(9):1017-26. Disponível em:: https://www.degruyter.com/document/doi/10.1515/jpm-2020-0331/html. Acesso em 2 jan 2022.
3. Gotardo JW, de Freitas Valle Volkmer N, Stangler GP, Dornelles AD, De Athayde Bohrer BB, Carvalho CG. Impact of peri-intraventricular haemorrhage and periventricular leukomalacia in the neurodevelopment of preterms: A systematic review and meta-analysis. PLoS ONE [Internet] 2019; 14(10). Disponível em: /pmc/articles/PMC6786801/. Acesso em 9 jan 2022.
4. Tataranno ML, Vijlbrief DC, Dudink J, Benders MJNL. Precision medicine in neonates: A tailored approach to neonatal brain injury. Frontiers in Pediatrics [Internet] 2021; 9:634092. Disponível em: /pmc/articles/PMC8171663/. Acesso em 28 dez 2021.
5. Sanghera R, Cusack J. Low-grade intraventricular haemorrhage is not as harmless as first thought when born extremely preterm. Acta Paediatrica [Internet] 2021; 110(11):3138-9. Disponível em: https://onlinelibrary.wiley.com/doi/full/10.1111/apa.15975. Acesso em 28 dez 2021.
6. Atienza-Navarro I, Alves-Martinez P, Lubian-Lopez S, Garcia-Alloza M. Germinal matrix-intraventricular hemorrhage of the preterm newborn and preclinical models: Inflammatory considerations. International Journal of Molecular Sciences, MDPI AG 2020; 21:1-24.
7. Egesa WI, Odoch S, Odong RJ et al. Germinal matrix-intraventricular hemorrhage: A tale of preterm infants. International Journal of Pediatrics [Internet] 2021. Disponível em: /pmc/articles/PMC7987455/. Acesso em 2 jan 2022.
8. Huang J, Zhang L, Kang B et al. Association between perinatal hypoxic-ischemia and periventricular leukomalacia in preterm infants: A systematic review and meta-analysis. PLoS ONE [Internet] 2017; 12(9). Disponível em: /pmc/articles/PMC5607162/. Acesso em 9 jan 2022.
9. Lien R. Neurocritical care of premature infants. Biomedical Journal 2020; 43(3):259-67.
10. Chari A, Mallucci C, Whitelaw A, Aquilina K. Intraventricular haemorrhage and posthaemorrhagic ventricular dilatation: Moving beyond CSF diversion. Child's Nervous System [Internet] 2021; 37(11):3375. Disponível em: /pmc/articles/PMC8578081/. Acesso em 29 dez 2021.
11. Romantsik O, Bruschettini M, Ley D. Intraventricular hemorrhage and white matter injury in preclinical and clinical studies Neoreviews. 2019; 20(11): e636-e652.
12. Kuo MF. Surgical management of intraventricular hemorrhage and posthemorrhagic hydrocephalus in premature infants. Biomedical Journal [Internet] 2020; 43(3):268. Disponível em: /pmc/articles/PMC7424093/. Acesso em 6 jan 2022.
13. Mohamed M, Mediratta S, Chari A et al. Post-haemorrhagic hydrocephalus is associated with poorer surgical and neurodevelopmental sequelae than other causes of infant hydrocephalus. Child's Nervous System [Internet] 2021; 37(11):3385. Disponível em: /pmc/articles/PMC8578110/. Acesso em 28 dez 2021.
14. Back SA. White matter injury in the preterm infant: Pathology and mechanisms. Acta Neuropathologica [Internet] 2017; 134(3):331. Disponível em: /pmc/articles/PMC5973818/. Acesso em 18 jan 2022.
15. Tam EWY, Miller SP, Studholme C et al. Differential effects of intraventricular hemorrhage and white matter injury on preterm cerebellar growth. Journal of Pediatrics 2011; 158(3):366-71.
16. Cong X, Cusson RM, Hussain N, Zhang D, Kelly SP. Kangaroo care and behavioral and physiologic pain responses in very-low-birth-weight twins: a case study. Pain Management Nursing 2012; 13(3):127-38.
17. Ministério da Saúde. Atenção Humanizada ao Recém-nascido – Método Canguru [Internet]. Brasília: Secretária de Atenção à Saúde (ed.) 2018; 340. Disponível em: http://bvsms.saude.gov.br/bvs/publicacoes/atencao_humanizada_metodo_canguru_manual_3ed.pdf. Acesso em 5 dez 2018.
18. Pereira SA. Newborns' behavioral adaptations during hot tub bath: A randomized clinical trial. Journal of Pediatrics & Neonatal Care [Internet] 2017; 6(3). Disponível em: https://medcraveonline.com/JPNC/JPNC-06-00245.php. Acesso em 23 jan 2022.
19. Martin JB. Prevention of intraventricular hemorrhages and periventricular leukomalacia in the extremely low birth weight infant. Newborn and Infant Nursing Reviews 2011; 11(3):141-52.
20. Novak I, Morgan C, Adde L et al. Early, accurate diagnosis and early intervention in cerebral palsy: Advances in diagnosis and treatment. JAMA Pediatrics 2017; 171(9):897-907.
21. Lampi KM, Lehtonen L, Tran PL et al. Risk of autism spectrum disorders in low birth weight and small for gestational age infants. Journal of Pediatrics [Internet] 2012; 161(5):830-6. Disponível em: /pmc/articles/PMC3449022/?report=abstract. Acesso em 17 jul 2020.
22. Coutinho GAX, Lemos DDM, Caldeira AP. Impact of physiotherapy on neuromotor development of premature newborns. Fisioterapia em Movimento [Internet] 2014; 27(3):413-20. Disponível em: http://www.scielo.php?script=sci_arttext&pid=S0103-51502014000300413&lng=en&nrm=iso&tlng=en.
23. Pfahl S, Hoehn T, Lohmeier K et al. Long-term neurodevelopmental outcome following low grade intraventricular hemorrhage in premature infants. Early Human Development [Internet] 2018; 117:62-7. Disponível em: http://linkinghub.elsevier.com/retrieve/pii/S0378378217305546. Acesso em 8 fev 2018.
24. Giovannetti AM, Raggi A, Leonardi M et al. Usefulness of ICF-CY to define functioning and disability in very low birth weight children: A retrospective study. Early Human Development [Internet] 2013; 89(10):825-31. Disponível em: http://dx.doi.org/10.1016/j.earlhumdev.2013.07.014.
25. Darrah J. Using the ICF as a framework for clinical decision making in pediatric physical therapy. Advances in Physiotherapy [Internet] 2008; 10(May):146-51. Disponível em: http://www.ingentaconnect.com/content/apl/sphy/2008/00000010/00000003/art00007.
26. Da Fonseca Filho GG, Lopes AC, Bezerra RB et al. Assessment of child development in premature babies based on the ICF biopsychosocial model. European Journal of Physical and Rehabilitation Medicine 2021; 57(4):585-92.

Parte B

Asfixia Perinatal

Gabriela Silveira Neves
Vanessa Pereira de Lima
Hércules Ribeiro Leite

INTRODUÇÃO

Em cenários de parto, os profissionais da saúde precisam tomar decisões oportunas para prover cuidado e proteção neonatal. O principal indicador de prognóstico e direcionador da extensão desse cuidado ao RN com asfixia perinatal consiste na identificação e classificação precoce daqueles que preencham os critérios para terapia. Para ajuizar a viabilidade do RN e atendê-lo em suas necessidades, a detecção é um fator crítico.

Cuidados nas primeiras horas de vida, como manutenção rigorosa da temperatura, suporte respiratório ou encaminhamento para um hospital com UTIN são deliberações importantes nesse contexto. A utilização de tecnologias diferenciadas para neuroproteção, como a hipotermia terapêutica (HT), pode ser prejudicada quando o hospital não conta com estrutura adequada, equipamentos, monitoração ou equipe multidisciplinar capacitada. Nesse caso, a criança que sofreu asfixia perinatal pode perder a oportunidade de receber a assistência adequada com prejuízo para sua saúde em curto e longo prazo.

O enfrentamento dessas questões está alinhado à valorização da qualidade da assistência, visando à redução da mortalidade infantil que se concentra no período neonatal, meta prioritária na agenda mundial para alcançar boa saúde e bem-estar para todos em 2030, como previsto na Terceira Meta da Organização Mundial da Saúde (OMS).[1]

Diagnosticar precocemente o insulto cerebral abre a possibilidade para a adoção de uma terapêutica mais rápida e possivelmente mais eficaz.[2] Isso pode reduzir o número de sequelas neurológicas graves e os custos diretos e indiretos para a sociedade.

DEFINIÇÃO

A asfixia perinatal é definida como agravo ao feto ou ao RN ocasionado por comprometimento nas trocas gasosas sanguíneas que resulta em hipoxemia (pO_2 diminuído) e hipercapnia (pCO_2 aumentada). A combinação de hipóxia e isquemia pode levar a um conjunto de alterações bioquímicas e/ou funcionais no organismo, resultando em dano cerebral.[3]

A asfixia perinatal é uma das principais causas de óbito em RN e a causa mais importante de encefalopatia e lesão cerebral permanente em crianças.[4] A encefalopatia hipóxico-isquêmica (EHI) ocorre quando a asfixia perinatal compromete a perfusão tecidual com significativa diminuição da oferta de oxigênio, mudando o metabolismo celular de aeróbio para anaeróbio. Em consequência, ocorrem tanto disfunção múltipla de órgãos como graves lesões intraparenquimatosas, muitas vezes irreversíveis, que se manifestam por meio de nível anormal de consciência, tônus e reflexos reduzidos, dificuldades nas funções respiratórias e deglutição.[2]

CAUSAS

Durante a vida fetal, bem como no trabalho de parto e no parto, a interrupção do fluxo sanguíneo da placenta é a via final mais comum que leva à asfixia.[4]

A hipoxemia costuma ocorrer intraútero por causas maternas e fetais (em 20 % dos casos), durante o trabalho de parto (em 35% dos casos) e ainda na vida pós-natal em (10% dos casos).[4]

Diversos fatores acarretam a interrupção de fluxo sanguíneo: (a) doenças maternas, como diabetes, hipertensão ou pré-eclâmpsia; (b) fatores placentários, como descolamento, hemorragia feto-materna ou inflamação; (c) corioamnionite e funisite; (d) compressão extrínseca do cordão umbilical, como é visto com um cordão nucal ou prolapso do cordão; (e) fatores relacionados exclusivamente com o neonato, como anomalias congênitas das vias aéreas, anomalia do SNC e lesão da medula espinhal causada por medicamentos.[4]

FISIOPATOLOGIA

A fisiopatologia da lesão cerebral hipóxico-isquêmica ocorre em duas etapas, interceptadas por período de latência,[3] conforme ilustrado na Figura 17.3.

Falha de energia primária

Essa fase é um pré-requisito para todos os eventos deletérios subsequentes e está associada a distúrbios intracelulares agudos, incluindo perda da homeostase iônica da membrana, liberação de neurotransmissores excitatórios, osmorregulação defeituosa e inibição da síntese de proteínas.[5] Resulta da redução inicial do fluxo sanguíneo cerebral com consequente diminuição de oxigênio e glicose, ocasionando redução de energia (trifosfato de adenosina [ATP]) e aumento da produção de lactato. Os níveis baixos de ATP causam falha nos mecanismos que mantêm a integridade celular, particularmente as bombas de sódio/potássio (Na/K), levando ao influxo excessivo de íons de sódio e ocasionando a despolarização maciça dos neurônios. Isso leva à liberação de glutamato (neurotransmissor excitatório), que possibilita um influxo adicional de cálcio e sódio intracelular. O cálcio intracelular aumentado desencadeia uma série de vias destrutivas pela ativação de lipases, proteases e endonucleases, resultando em edema cerebral, liberação de mediadores inflamatórios, isquemia e dano microvascular com necrose e/ou apoptose.[3]

A maioria dos efeitos da falha de energia primária provoca necrose celular por meio do comprometimento da integridade celular e da ruptura do citoesqueleto e da membrana celular.[3] Sua extensão contribui para mais lesões na fase de falha de energia secundária.[3,5]

Fase de latência

Assim que é instituída a reanimação e garantida a reperfusão do SNC, há um breve período de recuperação. Essa recuperação, o período latente, é caracterizada pelo metabolismo oxidativo parcialmente recuperado, mesmo com atividade eletroencefalográfica suprimida. Acredita-se que o período latente varie de acordo com a extensão da gravidade do insulto hipóxico-isquêmico – quanto mais grave o insulto, mais curto o período latente.[3]

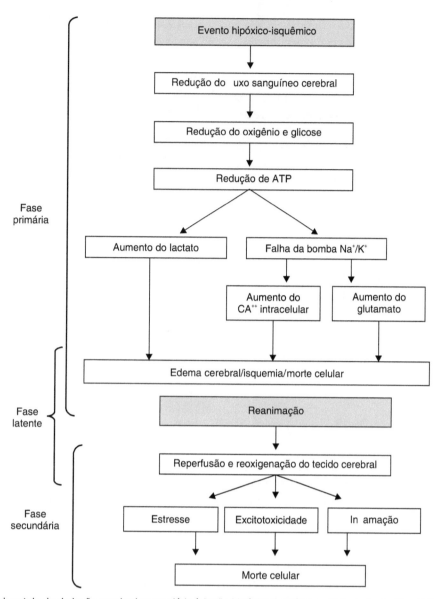

Figura 17.3 Fisiopatologia da lesão cerebral secundária à lesão hipóxico-isquêmica. (Adaptada de Allen & Brandon, 2011.[3])

O início de terapias de neuroproteção durante a fase latente mostra sucesso na redução dos danos cerebrais, possivelmente por alterar ou evitar a falha de energia secundária. Esses resultados reforçam a presença de uma janela terapêutica e oferecem condições para a intervenção pós-natal, favorecendo os desfechos no neurodesenvolvimento.[5]

Falha de energia secundária

A patogênese da falha de energia secundária envolve vários processos fisiopatológicos, incluindo o acúmulo de neurotransmissores excitatórios (p. ex., glutamato), lesão oxidativa, metabolismo anaeróbio e produção de radicais livres, inflamação e, em última análise, um início prematuro da apoptose (ou seja, morte celular programada) em muitas células.[5]

A superprodução de radicais livres causa danos às membranas celulares neuronais e leva à necrose ou à apoptose, ocasionando estresse oxidativo. A excitotoxicidade ocorre devido ao aumento dos níveis de neurotransmissores extracelulares, especialmente o glutamato, que permite um influxo adicional de sódio e cálcio nas células neurais. A inflamação também é considerada importante no desenvolvimento da lesão cerebral, pois a infiltração de neutrófilos no tecido cerebral leva ao edema cerebral.[3]

Grande parte da lesão após falha de energia secundária é subsequente ao processo de apoptose ou morte celular programada. Em contraste com as rupturas da membrana celular que levam à necrose na falha de energia primária, a apoptose é um fenômeno nuclear que acaba resultando em fragmentação e condensação do DNA. A apoptose é um componente importante do desenvolvimento normal do cérebro, para refinamento das conexões e vias celulares; entretanto, quando a apoptose é acelerada e ocorre em regiões do cérebro onde não é intencional, como na lesão hipóxico-isquêmica, há problemas significativos. Embora necrose celular aguda e apoptose sejam observadas na lesão hipóxico-isquêmica, a morte celular apoptótica parece ser um contribuinte mais significativo para o desenvolvimento do cérebro do bebê e é o maior problema em caso de falha de energia secundária.[5]

EPIDEMIOLOGIA

A mortalidade neonatal é o principal componente da mortalidade infantil em termos proporcionais. Em 2015, entre as 5,9 milhões de mortes de menores de 5 anos, 2,7 milhões ocorreram no período neonatal. Entre as principais causas de mortalidade nesse período, os eventos intraparto passaram a ocupar a terceira causa principal.[6] Apesar da redução de cerca de 51% na taxa de mortalidade neonatal global entre 1990 e 2017 – passando de 5 milhões para 2,5 milhões – constitui um importante desafio para a saúde coletiva.

A asfixia perinatal é uma das principais causas de óbito neonatal,[7,8] representando aproximadamente um quarto dos óbitos neonatais em todo o mundo.[9] Além disso, é a causa mais importante de EHI e lesão cerebral permanente em crianças.[7] A prevalência de asfixia perinatal varia de 3 a 6 casos por 1.000 nascidos vivos, e o índice de EHI é de cerca de 2,5 a cada 1.000 nascimentos a termo em países desenvolvidos, podendo atingir 26 casos a cada 1.000 nascidos vivos nos países subdesenvolvidos.[9]

CLASSIFICAÇÃO

A EHI é caracterizada como leve, moderada ou grave de acordo com critérios baseados na avaliação neurocomportamental modificada de Sarnat. Casos classificados como moderados ou graves que sobrevivem apresentam risco de incapacidades motoras e debilidades no neurodesenvolvimento em longo prazo, incluindo de cognição, neuropsicológicas, educacionais e problemas comportamentais.[10,11]

A escala modificada de Sarnat leva em consideração a presença de sinais nas seis categorias definidas: (1) nível de consciência, (2) atividade, (3) postura, (4) tônus muscular, (5) reflexos primitivos e (6) sistema autônomo (Quadro 17.1). O nível de EHI será atribuído com base no nível de sinais (moderado ou grave) predominante entre as seis categorias. Caso os sinais moderados e graves sejam distribuídos igualmente, a designação baseia-se então no nível mais alto da categoria 1, o nível de consciência.

O risco maior de óbito e debilidades no desenvolvimento neuropsicomotor (DNPM) em longo prazo é representado pela classificação de moderado a grave.[10] Neonatos classificados com EHI moderada apresentam 10% de risco de mortalidade e 30% de risco de lesão neurológica permanente importante. Neonatos com EHI grave apresentam 60% de risco de mortalidade e os sobreviventes apresentam risco aumentado de incapacidades motoras e debilidades no neurodesenvolvimento em longo prazo, incluindo de cognição, neuropsicológicas, educacionais e problemas comportamentais.[10]

TRATAMENTO

Hipotermia terapêutica

Terapia preconizada para RN com EHI moderada ou grave, constituindo o padrão ouro da assistência, a HT consiste no resfriamento corpóreo iniciado dentro das primeiras 6 horas de vida, visando alcançar uma temperatura central-alvo pelo período de 72 horas.[2,11] Inclui duas técnicas: hipotermia de corpo inteiro (HCI [Figura 17.4A]) e resfriamento seletivo da cabeça (Figura 17.4B).

Quadro 17.1 Classificação de encefalopatia hipóxico-isquêmica de acordo com a escala modificada de Sarnat

Categoria	Normal	Estágio 1 (leve)	Estágio 2 (moderada)	Estágio 3 (grave)
1. Nível de consciência	Alerta, responsivo a estímulos externos	Hiperalerta, responde a estímulos mínimos, inconsolável	Letárgico ou embotado	Estupor ou coma
2. Atividade	Normal	Normal ou aumentada	Diminuída	Ausente
3. Postura	Normal	Flexão distal leve	Flexão distal moderada, extensão total	Descerebração
4. Tônus	Normal	Normal ou ligeiramente aumentado	Hipotonia (focal ou generalizada) ou hipertonia	Flácido ou rígido
5. Reflexos primitivos				
Sucção	Normal	Normal ou incompleta	Fraca ou ausente	Ausente
Moro	Completo	Completo, limiar baixo	Incompleto	Ausente
6. Sistema autonômico				
Pupilas	Na luz: 1,5 a 2,5mm	Midríase	Constritas	Desviadas, dilatadas, não reativas à luz
Frequência cardíaca	100 a 160bpm	Taquicardia (> 160bpm)	Bradicardia (< 100bpm)	Variável
Respiração	Regular	Taquipneia (> 60irpm)	Regular	Apneia ou necessita ventilação

Fonte: adaptado de Shankaran *et al.* (2005).[11]

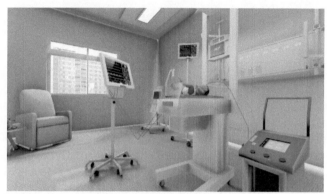

Figura 17.4A Hipotermia de corpo inteiro (*HCI*). Utiliza-se um colchão ou manta provido de uma unidade de resfriamento controlada termostaticamente para manter a temperatura-alvo (33°C a 34°C).

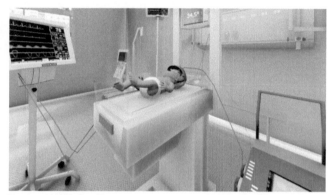

Figura 17.4B Resfriamento seletivo da cabeça (*RSC*). Capacete preenchido de água e provido de unidade de resfriamento controlada termostaticamente que bombeia a água circulada através do capacete para manter a temperatura-alvo (34°C a 35°C).

Ambos os métodos de resfriamento têm apresentado efeitos similares no que diz respeito à mortalidade e aos desfechos no DNPM aos 18 meses de idade, como apontado em revisões sistemáticas prévias com metanálises.[10] Entretanto, a HCI tem manejo mais fácil, é menos dispendiosa e possibilita o acesso ao eletroencefalograma (recomendação de grau B).[12]

A terapia está indicada para RN > 35 semanas de gestação com EHI moderada ou grave, devendo ser iniciada em até 6 horas de vida e mantida por 72 horas com temperatura retal ou esofágica contínua de 33°C a 34°C para HCI ou de 34°C a 35°C para RSC. Após as 72 horas de terapia, é iniciado o reaquecimento do RN, sendo aumentado 0,5°C a cada 1 a 2 horas durante 6 a 12 horas (recomendação de grau A).[2,10-12]

Indicações de hipotermia terapêutica

Os critérios de diagnóstico para início da HT são RN ≥ 35 semanas e ≤ 6 horas de vida que apresentem:[13]

1. No mínimo um indicador de evento hipóxico-isquêmico perinatal:
   - Apgar ≤ 5 aos 10 minutos de vida.
   - Ventilação mecânica ou ressuscitação aos 10 minutos após o nascimento.
   - Gasometria de cordão com pH < 7,1 ou BE de −16 ou arterial na primeira hora de vida com pH entre 7,01 e 7,15 e/ou BE entre −10 e −15,9.
   - Evidência de evento agudo perinatal (desaceleração da FC tardia ou variável, prolapso de cordão, ruptura de cordão, ruptura uterina, trauma materno, hemorragia ou parada cardiorrespiratória).
   - Presença de crise convulsiva clínica e/ou eletroencefalograma com depressão da atividade elétrica cerebral de base (amplitude mínima < 5µV) e/ou presença de atividade epiléptica.
2. No mínimo três indicadores de encefalopatia moderada ou grave na avaliação física com base na escala modificada de Sarnat.[14]

Contraindicações

- RN que apresentarem restrição do crescimento intrauterino (peso de nascimento ≤ 1.800g).
- RN com malformações.[14]

MANEJO VENTILATÓRIO E IMPACTO NO DESENVOLVIMENTO NEUROPSICOMOTOR

O manejo ventilatório é desafiador em neonatos com EHI devido à adaptação cardiorrespiratória pós-natal variável, influenciada tanto pelo insulto hipóxico-isquêmico como pela HT.[15] A asfixia perinatal é muitas vezes complicada por apneia, hipertensão pulmonar (HPPN), síndrome de aspiração de mecônio (SAM), síndrome do desconforto respiratório (SDR) e hemorragia pulmonar com necessidade de oxigênio ou ventilação suplementar. Por outro lado, a HT causa diminuição fisiológica da taxa metabólica com redução paralela no consumo de O_2 e na produção de CO_2. Durante a HT foram descritos aumento da ventilação minuto e melhora da atividade do surfactante. A função respiratória alterada pode levar à hiperoxemia (pO_2 aumentada) e hipocapnia (pCO_2 diminuída), as quais, por sua vez, têm o potencial de agravar a lesão cerebral.[16]

Os efeitos deletérios da hipoxemia (pO_2 diminuída) e da hipercapnia (pCO_2 aumentada) na EHI foram amplamente abordados na literatura, e os estudos recentes têm relacionado a hiperoxemia e a hipocapnia durante a HT com pior prognóstico no que diz respeito ao DNPM.[15]

Hipocapnia e pior desenvolvimento neurológico

Uma redução no metabolismo (5% a 8% por grau centígrado na temperatura) é o efeito esperado e desejado em caso de baixa temperatura e resulta em diminuição na produção de pCO_2.[17] Há ampla evidência do potencial modulador da pCO_2 no fluxo sanguíneo cerebral, bem como que a hiperventilação leva à diminuição da pCO_2 com subsequente redução do fluxo sanguíneo cerebral. Se ocorrer redução grave ou prolongada da pCO_2, o risco de lesão cerebral isquêmica aumenta, e em caso de flutuações significativas nos valores de pCO_2 pode ocorrer hemorragia intraventricular.[18]

Além da vasoconstrição cerebral, a hipocapnia está associada à excitabilidade neuronal mediante aumento da transmissão de glutamato e da supressão da inibição do neurotransmissor do ácido gama-aminobutírico (GABA). A hipocapnia também parece iniciar a fragmentação do DNA nuclear no córtex cerebral, a peroxidação lipídica da membrana e a morte celular apoptótica.[16]

A exposição à $pCO_2 < 35mmHg$ nas primeiras 12 horas de vida em lactentes com EHI esteve associada à morte ou à incapacidade moderada a grave do DNPM entre os 18 e os 22 meses.[18] A probabilidade de resultado desfavorável do DNPM é dose-dependente com pCO_2 diminuída.[19]

A alta variabilidade de pCO_2 durante as 72 horas da HT foi associada a desfechos neurológicos desfavoráveis.[18]

Hiperoxemia e pior desenvolvimento neurológico

A hiperoxemia tem efeito prejudicial no cérebro de bebês após EHI devido ao aumento do estresse oxidativo e à potencialização dos mediadores inflamatórios e está associada a piores resultados no DNPM com risco aumentado quando concomitante à hipocapnia.[16]

As espécies reativas de oxigênio causam lesão celular endotelial e disfunção astrocitária e levam à morte celular necrótica e à perda neuronal. Mesmo um breve período de hiperoxemia pode aumentar o risco de lesão neural secundária após episódios de hipóxia-isquemia.[16]

Aproximadamente 50% a 70% dos RN com EHI sem doença pulmonar necessitam de ventilação mecânica durante a HT em virtude da falência respiratória, do nível alterado de consciência ou do componente convulsivo secundário à encefalopatia.[16] A indicação de intubação endotraqueal e uso de ventilação mecânica invasiva deve obedecer a estratégias que visem à diminuição do risco de alcalose respiratória prolongada e hipocapnia com monitoramento contínuo e ajuste dos parâmetros ventilatórios individualizados e bem estabelecidos, principalmente no período de redução do metabolismo durante a HT. A viabilidade da extubação precoce deve ser avaliada diariamente.[17]

Estratégias ventilatórias para pacientes durante hipotermia terapêutica

São recomendados:[16,17]

- FiO_2 mínima para manter nível normal de pO_2 de 50 a 100mmHg e saturação periférica de 92% a 95%.
- Para obtenção de níveis ótimos de pCO_2 de 40 a 50mmHg, a frequência e o volume corrente devem ser mantidos baixos durante a ventilação mecânica de modo a reduzir a ventilação minuto.
- Muitas vezes não é possível atingir a normocapnia porque o bebê está conduzindo sua própria ventilação, compensando uma acidose metabólica.

AVALIAÇÃO E TRATAMENTO DE ACORDO COM OS ASPECTOS DA CLASSIFICAÇÃO INTERNACIONAL DE FUNCIONALIDADE, INCAPACIDADE E SAÚDE (CIF)

Com o objetivo de oferecer um cuidado integral à criança com histórico de asfixia perinatal e à sua família, a avaliação por meio da CIF amplia o olhar do terapeuta durante os cuidados de saúde através de um modelo biopsicossocial com linguagem unificada e padronizada. A CIF concentra-se nos componentes de saúde e não nas consequências das doenças e é estruturada em cinco domínios: estrutura e função, atividade, participação, fatores ambientais e fatores pessoais. O fisioterapeuta pode usar o modelo para orientar a seleção de instrumentos de avaliação/acompanhamento tanto para definição de metas e processos de tomada de decisão como para determinar resultados significativos.[20]

A avaliação e o tratamento da anóxia perinatal serão apresentados nesse modelo, demonstrando suas morbidades associadas e o impacto para a atividade e participação social tanto para o lactente como para sua família (Figura 17.5).

Estrutura e função do corpo
Estrutura e função do aparelho respiratório

A asfixia perinatal pode ter efeito deletério nos pulmões e na função respiratória, alterando a fisiologia da transição para a vida extrauterina. A hipóxia grave abole o início da respiração espontânea, ocasionando apneia e bradicardia. Esses fatores contribuem para o aumento da incidência de ventilação mecânica nesses neonatos.[17]

A HT pode afetar a estrutura e a função do aparelho respiratório por meio de diferentes mecanismos: aumento da resistência vascular pulmonar, redução do consumo de oxigênio e aumento da ventilação minuto e do volume corrente. A HT, na ausência de hipertensão pulmonar, parece ter efeito benéfico na mecânica pulmonar e pode aumentar a ventilação com necessidade mínima de pressão positiva e de oxigênio suplementar em bebês após asfixia perinatal.[17]

A hipocapnia e a hiperóxia extremas, que são prejudiciais ao cérebro previamente comprometido e aumentam o risco de resultados adversos no desenvolvimento neurológico, devem ser evitadas. Estratégias ventilatórias com monitoramento contínuo e ajustes dos parâmetros individualizados com foco em baixa frequência e volume corrente podem ser uma importante alternativa para esses pacientes.

Estrutura do sistema nervoso e função neuromusculoesquelética

O acompanhamento do desenvolvimento está indicado para RN com EHI no estágio 1 de Sarnat modificado com qualquer grau de hipotonia ou anormalidades na imagem craniana e para todos os RN dos estágios 2 e 3.[21]

Com os avanços nos exames de neuroimagem e de instrumentos de avaliação, a paralisia cerebral pode ser diagnosticada antes dos 5 meses de idade corrigida por meio da combinação dos resultados anormais obtidos nos exames de

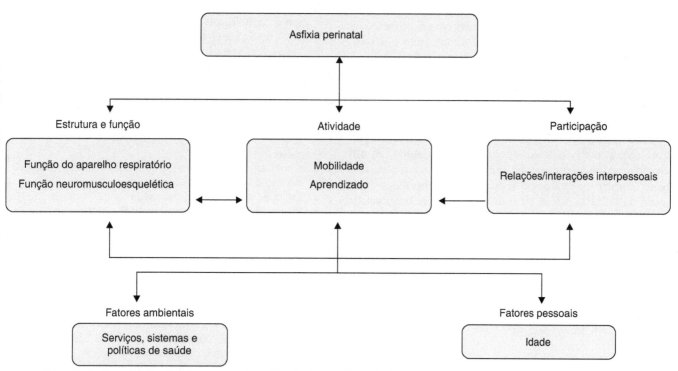

Figura 17.5 Principais agrupamentos de acordo a Classificação Internacional de Funcionalidade, Incapacidade e Saúde (CIF) a serem observados na avaliação e intervenção fisioterapêutica nos recém-nascidos e lactentes com asfixia perinatal.

RM (86% a 89% de sensibilidade), bem como alterações nos exames neurológicos clínicos por meio da avaliação *Hammersmith Infant Neurological Examination* (HINE [90% de sensibilidade]) e *General Movements Assessment* (98% de sensibilidade).[22]

A HINE é um método simples e acessível de avaliação de bebês entre 2 e 24 meses de idade e viável tanto para os RN a termo (RNT) como para os pré-termo (RNPT). Utilizada para diagnosticar o desenvolvimento neurológico e para identificar distúrbios do movimento, como paralisia cerebral, é composta de 26 itens distribuídos em cinco categorias: nervos cranianos, postura, movimentos, reflexos e tônus muscular. Cada item é pontuado de 0 a 3, com pontuação global variando de 0 a 78. As pontuações globais relatadas como ideais variam de acordo com a idade corrigida da criança. Após os 5 meses de idade corrigida, podem ser aplicados outros instrumentos com diferentes sensibilidades e especificidades. A partir do diagnóstico precoce (p. ex., resultados obtidos no exame HINE) aos 9 meses, é possível predizer a gravidade da paralisia cerebral aos 2 anos de idade.[22]

Atividade e participação

Mobilidade e aprendizado/aplicação e conhecimento

Os resultados da ação neuroprotetora da HT em neonatos com EHI são bem descritos na literatura e justificados pela redução do metabolismo energético cerebral, suprimindo o acúmulo de citocinas e a falência mitocondrial, protegendo contra a lesão oxidativa, além da redução do edema e da atividade epiléptica.[2,23-25] Revisão sistemática com metanálise de Jacobs *et al.* (2013) demonstrou que a HT na maioria dos casos resultou em redução da mortalidade e melhores desfechos motores nos sobreviventes,[13] exceto nos casos classificados como EHI grave.[10]

O diagnóstico e tratamento precoces são fundamentais para minimizar efeitos hipóxico-isquêmicos lesivos e otimizar o prognóstico. Como as manifestações clínicas podem estar associadas ao desenvolvimento de futuras disfunções neurológicas, torna-se importante o acompanhamento do DNPM de RN com esses sinais.

O seguimento do crescimento e desenvolvimento da criança por meio de medidas e testes padronizados com adequadas propriedades psicométricas, focando nos aspectos relevantes para a asfixia perinatal, antecipa o prognóstico dos desfechos neurológicos e favorece o direcionamento do tratamento. A intervenção precoce, por sua vez, otimiza a neuroplasticidade, possibilitando resultados funcionais mais positivos.[22] Dados de revisão sistemática apoiam a eficácia da intervenção precoce em desfechos motores e cognitivos por meio das seguintes características: prática de tarefas e atividades da vida real por meio de movimentos ativos autogerados em alta intensidade, cuja prática visa diretamente ao cumprimento de um objetivo definido pela criança (ou pelos pais). O mecanismo de ação é a plasticidade dependente da experiência. A motivação e a atenção são moduladores vitais da neuroplasticidade. Já a experiência com movimento passivo do cuidador ou terapeuta não envolve qualquer resolução de problemas na criança ou qualquer ativação de seu circuito motor.[26]

Relações e interações interpessoais

A sequência de eventos que levam à HT muitas vezes representa complicações médicas agudas com risco de morte e ações que têm impacto emocional significativo nos pais, e constitui um obstáculo ao apego infantil. Tornar-se parte dos cuidados com o bebê constrói o vínculo entre os pais e seu filho, aumenta a autoestima dos pais, reduz a ansiedade e fortalece seu papel parental.[27]

Há evidências de que crianças prematuras, mesmo quando expostas a fatores de risco como lesão cerebral, apresentam melhor desenvolvimento neurológico em um ambiente domiciliar estimulante com bom vínculo com seus pais,[28] como proclamado pelos princípios da abordagem centrada na família. Assim, além dos ingredientes primordiais que devem compor um programa de intervenção precoce, também é essencial promover adaptações ambientais de modo a estimular o desempenho independente das tarefas pelas crianças.[22]

Além disso, é importante o reconhecimento de que a alta hospitalar não representa o ponto final do cuidado e que é necessário o acompanhamento do desenvolvimento neurológico de longo prazo.[28]

Fatores ambientais e pessoais

Serviços, sistemas e políticas de saúde

O acompanhamento do crescimento e desenvolvimento do RN de alto risco é um espaço de cuidado multiprofissional que atende a política de atenção à saúde materna e infantil do Brasil e preconiza o atendimento à mulher e à criança nos primeiros anos de vida (Brasil, 2011), segundo a Política Nacional de Atenção Integral à Saúde da Criança (PNAISC), garantindo um conjunto de serviços fornecidos aos indivíduos para seu bem-estar físico, psicológico e social.[29]

Os objetivos do seguimento são detectar deficiência ou normalidade, manter os pais informados, promover intervenção precoce e detectar mudanças nos desfechos. Para isso está indicado o acompanhamento multidisciplinar:

- O encaminhamento ao oftalmologista pediátrico favorece monitoramento e intervenção apropriados e pode evitar ambliopia secundária com preservação da visão.[21]
- A avaliação da audição neurossensorial por meio de testes de respostas evocadas de tronco encefálico está indicada para acompanhamento do risco de perda auditiva neurossensorial de início tardio.[21]
- Mais da metade dos bebês com EHI tem convulsões neonatais, indicando a necessidade de supervisão por neuropediatra após a alta. O perímetro cefálico ao nascer é um parâmetro de base importante, e medições abaixo do terceiro percentil podem indicar que a patologia cerebral precedeu a asfixia intraparto, enquanto uma linha de base normal com crescimento subsequente desacelerado sugere uma causa periparto. Uma diminuição do crescimento do perímetro cefálico nos primeiros meses está associada a resultado adverso no desenvolvimento.[21]

CASO CLÍNICO

RNT, parto normal, de extração difícil, do sexo masculino, 36 + 2 semanas de IG, peso de nascimento de 1.750g, Apgar 1, 3 e 6 no primeiro, quinto e décimo minutos, respectivamente. Intubado em sala de parto, recebeu massagem cardíaca e dose de adrenalina. Encaminhado à UTIN com 1 hora de vida, após estabilidade. Sem movimentação ativa ou resposta ao estímulo, em postura de descerebração. A gasometria do cordão umbilical apresentou os seguintes resultados: pH = 6,8; pCO_2 = 80; pO_2 = 50; BE = -30.

Exercício

1. Com base nessas informações, qual a classificação do RN de acordo com a escala modificada de Sarnat?
2. Em quanto tempo a HT deve ser iniciada?
3. Qual a técnica de HT a ser utilizada?

Resposta

1. EHI 3 (grave): (1) nível de consciência: sem resposta ao estímulo; (2) atividade: sem movimentação ativa; (3) postura: descerebração; (4) tônus muscular: aumentado.
2. Quando indicada, a HT deve ser iniciada em até 6 horas de vida.
3. Tanto a técnica de resfriamento seletivo da cabeça como a de HCI podem ser utilizadas, se houver indicação da terapia; entretanto, no caso citado, o RN apresenta como critério de contraindicação peso < 1.800g.

CONSIDERAÇÕES FINAIS

A asfixia perinatal é uma das principais causas de mortalidade e lesão cerebral permanente em crianças. O diagnóstico precoce e a classificação da gravidade do insulto cerebral são fundamentais para que se alcance a janela terapêutica. Nesse contexto, os cuidados ofertados nas primeiras horas de vida, tais como a monitorização, manutenção rigorosa da temperatura, suporte respiratório ou o encaminhamento para um hospital que possua unidade de tratamento intensivo neonatal são deliberações importantes para minimizar efeitos lesivos hipóxico-isquêmicos e otimizar o tratamento e prognóstico.

Referências

1. Gostin LO, Friedman EA. The Sustainable Development Goals: One-health in the World's Development Agenda. Jama 2015; 314(24):2621-2.
2. Shankaran S, Pappas A, McDonald SA et al. Childhood outcomes after hypothermia for neonatal encephalopathy. N Engl J Med 2012; 366(22):2085-92.
3. Allen KA, Brandon DH. Hypoxic ischemic encephalopathy: Pathophysiology and experimental treatments. Newborn Infant Nurs Rev 2011; 11(3):125-33.
4. Rainaldi MA, Perlman JM. Pathophysiology of birth asphyxia. Clin Perinatol 2016; 43(3):409-22.
5. Cotten CM, Shankaran S. Hypothermia for hypoxic-ischemic encephalopathy. Expert Rev Obstet Gynecol 2010; 5(2):227-39.
6. Liu L, Oza S, Hogan D et al. Global, regional, and national causes of under-5 mortality in 2000-15: An updated systematic analysis with implications for the Sustainable Development Goals. Lancet 2016; 388(10063):3027-35.
7. Cavallaro G, Filippi L, Cristofori G et al. Does pulmonary function change during whole-body deep hypothermia? Arch Dis Child Fetal Neonatal Ed 2011; 96(5):F374-7.

8. Yildiz EP, Ekici B, Tatli B. Neonatal hypoxic ischemic encephalopathy: an update on disease pathogenesis and treatment. Expert Rev Neurother 2017; 17(5):449-59.
9. Graham EM, Ruis KA, Hartman AL, Northington FJ, Fox HE. A systematic review of the role of intrapartum hypoxia-ischemia in the causation of neonatal encephalopathy. Am J Obstet Gynecol 2008; 199(6):587-95.
10. McAdams RM, Juul SE. Neonatal encephalopathy: Update on Therapeutic hypothermia and other novel therapeutics. Clin Perinatol 2016; 43(3):485-500.
11. Shankaran S, Laptook AR, Ehrenkranz RA et al. Whole-body hypothermia for neonates with hypoxic-ischemic encephalopathy. N Engl J Med 2005; 353(15):1574-84.
12. Lemyre B, Chau V. Hypothermia for newborns with hypoxic-ischemic encephalopathy. Paediatr Child Health 2018; 23(4):285-91.
13. Jacobs SE, Berg M, Hunt R, Tarnow-Mordi WO, Inder TE, Davis PG. Cooling for newborns with hypoxic ischaemic encephalopathy. Cochrane Database Syst Rev 2013; (1):Cd003311.
14. Wyckoff MH, Aziz K, Escobedo MB et al. Part 13: Neonatal resuscitation: 2015 American Heart Association Guidelines Update for Cardiopulmonary Resuscitation and Emergency Cardiovascular Care. Circulation 2015; 132(18 Suppl 2):S543-60.
15. Klinger G, Beyene J, Shah P, Perlman M. Do hyperoxaemia and hypocapnia add to the risk of brain injury after intrapartum asphyxia? Arch Dis Child Fetal Neonatal Ed 2005; 90(1):F49-52.
16. Szakmar E, Jermendy A, El-Dib M. Respiratory management during therapeutic hypothermia for hypoxic-ischemic encephalopathy. J Perinatol 2019; 39(6):763-73.
17. Thoresen M. Supportive care during neuroprotective hypothermia in the term newborn: adverse effects and their prevention. Clin Perinatol 2008; 35(4):749-63, vii.
18. Pappas A, Shankaran S, Laptook AR et al. Hypocarbia and adverse outcome in neonatal hypoxic-ischemic encephalopathy. J Pediatr 2011; 158(5):752-8.e1.
19. Lingappan K, Kaiser JR, Srinivasan C, Gunn AJ. Relationship between PCO_2 and unfavorable outcome in infants with moderate-to-severe hypoxic ischemic encephalopathy. Pediatr Res 2016; 80(2):204-8.
20. Rosenbaum P, Stewart D. The World Health Organization International Classification of Functioning, Disability, and Health: A model to guide clinical thinking, practice and research in the field of cerebral palsy. Semin Pediatr Neurol 2004; 11(1):5-10.
21. Robertson CM, Perlman M. Follow-up of the term infant after hypoxic-ischemic encephalopathy. Paediatr Child Health 2006; 11(5):278-82.
22. Novak I, Morgan C, Adde L et al. Early, accurate diagnosis and early intervention in cerebral palsy: Advances in diagnosis and treatment. JAMA Pediatr 2017; 171(9):897-907.
23. Gunn AJ, Thoresen M. Hypothermic neuroprotection. NeuroRx 2006; 3(2):154-69.
24. Dassios T, Austin T. Respiratory function parameters in ventilated newborn infants undergoing whole body hypothermia. Acta Paediatr 2014; 103(2):157-61.
25. Aslami H, Binnekade JM, Horn J, Huissoon S, Juffermans NP. The effect of induced hypothermia on respiratory parameters in mechanically ventilated patients. Resuscitation 2010; 81(12):1723-5.
26. Novak I, Morgan C, Fahey M et al. State of the Evidence Traffic Lights 2019: Systematic review of interventions for preventing and treating children with cerebral palsy. Curr Neurol Neurosci Rep 2020; 20(2):3.
27. Biskop E, Paulsdotter T, Hellström Westas L, Ågren J, Blomqvist YT. Parental participation during therapeutic hypothermia for neonatal hypoxic-ischemic encephalopathy. Sex Reprod Healthc 2019; 20:77-80.
28. Spittle A, Treyvaud K. The role of early developmental intervention to influence neurobehavioral outcomes of children born preterm. Semin Perinatol 2016; 40(8):542-8.
29. Brasil. Ministério da Saúde. Atenção humanizada ao recém-nascido: Método Canguru – Manual técnico. Brasília: Secretaria de Atenção à Saúde, Departamento de Ações Programáticas Estratégicas. 3 ed. 2017. p. 340.

Parte C

Onfalocele e Gastrosquise

Josiane Marques Felcar
Nilson Willamy Bastos de Souza Júnior
Darllyana de Souza Soares

INTRODUÇÃO

Estima-se que malformações congênitas ocorram em cerca 3% dos RN, e entre as malformações congênitas da parede abdominal mais comuns estão a gastrosquise e a onfalocele.[1]

A gastrosquise é definida como malformação congênita caracterizada por herniação visceral, geralmente através de um defeito da parede abdominal lateral direita, sem a presença de uma membrana, expondo o intestino (Figura 17.6).[2] Aproximadamente 10% dos bebês com gastrosquise apresentam estenose ou atresia intestinal resultante de insuficiência vascular em razão de um volvo ou compressão do pedículo vascular por um estreito anel herniário.[3]

Embora a causa da gastrosquise ainda não esteja totalmente elucidada, acredita-se que possa ser decorrente de alguns fatores relacionados com o desenvolvimento embrionário, como lesão isquêmica da parede abdominal inferior e ruptura de uma herniação de vísceras dentro da base do cordão umbilical antes que os lados da parede abdominal anterior tenham se fechado.[4]

A onfalocele, por outro lado, consiste em um defeito que ocorre na linha média da parede abdominal com herniação visceral revestida por uma membrana com três camadas: peritônio, geleia de Wharton e âmnio. O cordão umbilical fica inserido no ápice dessa membrana, a qual protege os órgãos herniados contra influências externas nocivas (Figura 17.7).[5]

A onfalocele resulta do crescimento desorganizado dos componentes mesodérmico e endodérmico antes da nona

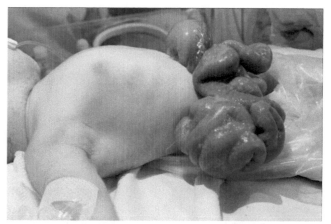

Figura 17.6 Gastrosquise. (Imagem gentilmente cedida pelo Dr. Mauro Roberto Basso.)

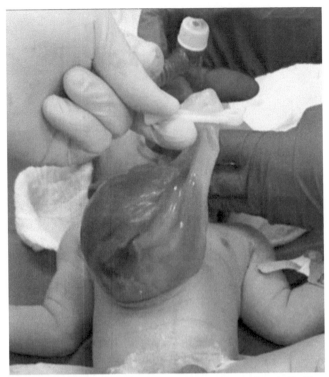

Figura 17.7 Onfalocele. (Imagem gentilmente fornecida pelo Dr. Mauro Roberto Basso.)

semana de gestação, culminando no fechamento incompleto da parede abdominal ventral. Enquanto a gastrosquise raramente está associada a outras anomalias congênitas, pacientes com onfalocele frequentemente apresentam outros defeitos congênitos ou cromossômicos associados (de 40% a 80% dos casos), como malformações cardíacas (11% a 23%), urogenitais (6% a 21%), musculoesqueléticas (21%), gastrointestinais (7% a 19%) e neurológicas (4% a 8%).[4]

EPIDEMIOLOGIA

A incidência estimada de gastrosquise e onfalocele varia entre 2,6 e 5,1 e entre 1 e 3,8 para cada 10 mil nascidos vivos, respectivamente. Curiosamente, nas últimas décadas a gastrosquise consta como uma das poucas malformações congênitas com incidência em ascensão mundialmente. As razões para o aumento de casos de gastrosquise são desconhecidas; no entanto, vários fatores de risco estão associados a essa patologia, especialmente a gravidez precoce, um dos mais importantes. Um aumento da incidência de gastrosquise entre as mães jovens, principalmente com idade < 24 anos, tem sido consistentemente documentado.[6]

CLASSIFICAÇÃO

Gastrosquise e onfalocele são os dois tipos mais comuns de defeitos da parede abdominal. Ambos os defeitos envolvem uma protrusão do conteúdo abdominal para fora do corpo através de uma abertura no abdome. A onfalocele se origina dentro do umbigo e inclui a presença de uma membrana que envolve as vísceras abdominais expostas, enquanto a gastrosquise é um defeito localizado à direita do anel umbilical que resulta na herniação do intestino e, ocasionalmente, do trato urogenital, sem uma membrana circundante.[7,8]

As onfaloceles são classificadas como pequenas (sem incluir o fígado), gigantes (incluindo o fígado) ou rotas. Outras classificações na literatura as consideram como pequenas (< 5cm), grandes (> 5cm) e gigantes (contendo todo fígado) ou como gigantes aquelas que contêm > 75% do fígado em seu interior ou medem > 5cm.[9]

Quanto à gastrosquise, é considerada grande quando há a presença de massa eviscerada de intestinos descoloridos de consistência coriácea, intestinos geralmente embutidos em uma matriz gelatinosa, e é normal quando ocorre na inserção do cordão umbilical, sendo o defeito extraumbilical com nenhum saco de cobertura ou seus remanescentes rompidos.[10]

EMBRIOLOGIA

Para compreender como se formam esses defeitos é necessário entender como se dá o desenvolvimento da parede abdominal. O conceito atual propõe que o disco achatado do embrião se dobra sobre si mesmo da terceira à quarta semana de crescimento fetal, envolvendo cavidades do corpo. Duas dobras laterais se encontram no umbigo com uma prega cefálica e caudal criando canais pleuroperitoneais, os quais são então divididos em cavidades pleural e peritoneal pelo septo transverso ou o diafragma, que é transportado pela prega cefálica. Nas quinta e sexta semanas de gestação, os vacúolos aparecem na geleia de Wharton do cordão umbilical. Estes coalescem para formar o celoma umbilical. Entre a décima e a 12ª semana de gestação, o intestino médio retorna à cavidade abdominal, onde gira e se fixa à parede abdominal posterior.[11]

Se as dobras laterais não virarem completamente para se encontrar na linha média, o resultado será a onfalocele. Se o intestino médio não retornar à cavidade peritoneal, o RN terá uma hérnia de cordão umbilical. A falha do celoma umbilical levará à ruptura do intestino médio alongado para fora do lado direito do cordão e, à medida que a veia umbilical direita é reabsorvida entre a quarta e a sexta semanas, essa área da parede abdominal é deixada relativamente sem suporte e, consequentemente, resulta em gastrosquise.[11]

Até a década de 1950 nenhuma distinção clara costumava ser feita entre onfalocele, gastrosquise e outros defeitos da parede abdominal. Uma classificação padronizada de gastrosquise e onfalocele foi proposta em 1953 por Moore & Stokes, cujas definições são baseadas na aparência dos defeitos e na condição do intestino ao nascimento.[10,11]

No entanto, foi apenas em 1990, quando a Classificação Internacional de Doenças publicou sua décima versão, que a gastrosquise foi oficialmente diferenciada da onfalocele como defeito distinto em sua manifestação física. No entanto, a identificação correta dos defeitos da parede abdominal ainda pode ser um problema para os médicos. Uma onfalocele rompida é frequentemente mal classificada como gastrosquise devido à ausência de uma membrana ao redor do conteúdo abdominal eviscerado, e uma hérnia de cordão umbilical é ainda mais comumente classificada erroneamente como uma pequena onfalocele.[11]

É fundamental chamar a atenção para as diferenças entre essas anomalias congênitas a fim de facilitar o diagnóstico correto, garantir o manejo adequado e investigar a embriogênese e sua prevenção (Quadro 17.2).[11]

DIAGNÓSTICO

Em geral, o diagnóstico é estabelecido por meio de ultrassonografia no segundo trimestre de gestação (em torno da 20ª semana). Além da presença da membrana de revestimento, a onfalocele pode ser diferenciada da gastrosquise pela presença de herniação do fígado, além de sinais de outras anomalias congênitas.[12] Um estudo europeu encontrou sensibilidade de 75% do ultrassom pré-natal para detecção da onfalocele e de 83% para detecção de gastrosquise.[8]

Outra maneira de diagnosticar essas anomalias consiste na amniocentese, em que elevações nos valores de alfafetoproteína e acetilcolinesterase no líquido amniótico foram correlacionadas à ocorrência dessas patologias. Na gastrosquise, o valor de alfafetoproteína é invariavelmente elevado, enquanto na onfalocele é menos variável.[8,13]

AVALIAÇÃO E TRATAMENTO DE ACORDO COM OS ASPECTOS DA CLASSIFICAÇÃO INTERNACIONAL DE FUNCIONALIDADE, INCAPACIDADE E SAÚDE (CIF)

Tanto a onfalocele como a gastrosquise são comumente diagnosticadas no período pré-natal, e cada uma delas pode apresentar um espectro de desfechos pós-natais que podem variar desde uma breve internação em Unidades de Terapia Intensiva Neonatais (UTIN) a grandes limitações funcionais que podem perdurar toda a vida do paciente ou até mesmo o óbito. Os desfechos para RN com gastrosquise geralmente dependem das características do defeito da parede abdominal, além da viabilidade da função intestinal, enquanto os relacionados com a onfalocele são determinados tanto pelo tamanho do defeito como pela presença de outras anormalidades associadas.[4]

Por conta da importância do diagnóstico pré-natal e da grande variedade de desfechos pós-natais associados a esses defeitos, a gastrosquise e a onfalocele figuram como ótimos exemplos de anomalias fetais que exigem abordagens multidisciplinares nos cuidados com o paciente.

A CIF tem como objetivo proporcionar uma linguagem unificada e padronizada, assim como uma estrutura de trabalho para descrição da saúde e dos estados relacionados com a saúde. Esse sistema de classificação, idealizado pela OMS, proporciona um método para codificação de uma ampla gama de informações sobre saúde (diagnósticos, funcionalidade e incapacidade), além de utilizar uma linguagem unificada e padronizada para descrição da saúde e dos estados relacionados com a saúde (Figura 17.8).[14]

Função e estrutura do corpo

Funções digestivas (b515), funções da respiração (b440), estruturas relacionadas com o aparelho digestivo e com os sistemas metabólico e endócrino, outras especificadas (s598)

O objetivo principal do cuidado pós-natal em casos de gastrosquise e onfalocele é evitar a perda de fluidos (por evaporação) e a hipotermia, além de prevenção de infecções. Uma cânula orogástrica deve ser inserida para descompressão estomacal. As vísceras herniadas devem ser cobertas com gazes embebidas em solução salina. Convém tomar cuidado com o posicionamento do bebê, uma vez que devem ser evitadas torções dos vasos mesentéricos.[15]

Caso seja necessário suporte ventilatório, a ventilação por pressão positiva manual, bem como pressão positiva contínua em vias aéreas, deve ser evitada para impedir possível distensão intestinal em virtude do fluxo de ar. Nesses casos, deve ser considerada a intubação endotraqueal.[5]

Quadro 17.2 Gastrosquise e onfalocele – Visão geral

	Gastrosquise	Onfalocele
Apresentação	Herniação visceral sem presença de membrana	Herniação visceral revestida por uma membrana composta por três camadas: peritônio, geleia de Wharton e âmnio
Localização	Região lateral direita da parede abdominal	Linha média da parede abdominal
Malformações/ anomalias associadas	Atresia intestinal, perfuração, necrose	Cardíacas, musculoesqueléticas, urogenitais, gastrointestinais e neurológicas
Ultrassonografia pré-natal	Herniação intestinal flutuante, cordão umbilical inserido na parede abdominal, herniação do fígado é rara	Saco membranoso cobrindo as vísceras, cordão umbilical inserido na membrana de revestimento, herniação do fígado é comum
Cuidados pós-natais	Vísceras herniadas cobertas com gazes embebidas com solução salina Cateter oro (ou naso)gástrico para descompressão abdominal Ventilação por pressão positiva manual e VNI estão contraindicadas Intubação em caso de necessidade de suporte ventilatório	

VNI: ventilação não invasiva.

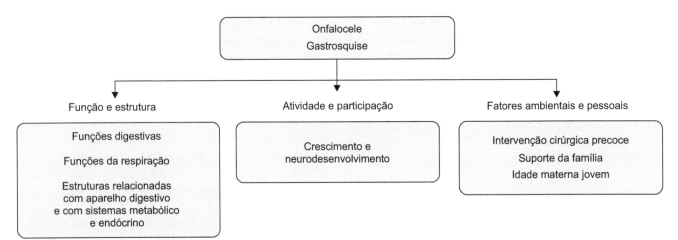

Figura 17.8. Principais agrupamentos de acordo com a Classificação Internacional de Funcionalidade, Incapacidade e Saúde (CIF) a serem observados na avaliação e intervenção fisioterapêutica nos recém-nascidos com onfalocele e gastrosquise. (Adaptada de WHO, 2008.)

O principal objetivo no tratamento da gastrosquise e da onfalocele é a redução das vísceras herniadas em tempo hábil, evitando possíveis danos em virtude da perda de fluidos, infecções ou choques mecânicos. Além disso, convém atentar para a ocorrência de síndrome compartimental.[15]

Antes da redução, o intestino herniado deve ser examinado para detecção de possível presença de atresia, isquemia ou perfuração. Se as alças intestinais apresentam significativa inflamação e estão aderidas umas às outras, a separação manual deve ser evitada de modo a excluir a possibilidade de lesões na parede intestinal.[15]

A correção cirúrgica da gastrosquise e da onfalocele pode ocorrer por meio do fechamento primário ou em estágios, também conhecido como secundário. No fechamento primário, todo o conteúdo eviscerado é colocado no interior da cavidade abdominal com subsequente fechamento da parede abdominal (Figura 17.9*A* e *B*).

Por outro lado, o fechamento em estágios consiste no posicionamento de um silo, um envoltório artificial geralmente feito de silicone, dentro do qual os órgãos eviscerados são colocados, sendo então reduzidos gradativamente com a ação da gravidade e de adicional força manual (Figura

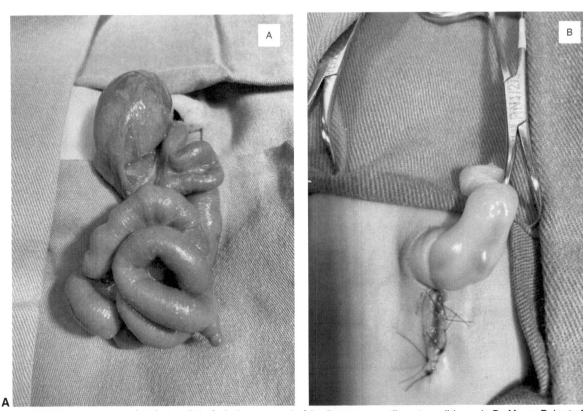

Figura 17.9A Gastrosquise pré-cirúrgica. **B** Após fechamento primário. (Imagens gentilmente cedidas pelo Dr. Mauro Roberto Basso.)

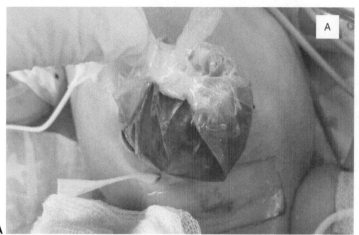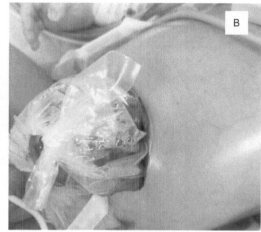

Figura 17.10A e B Silo na gastrosquise. (Imagens gentilmente cedidas pelo Dr. Mauro Roberto Basso.)

17.10A e B). O volume do silo é reduzido gradualmente por um período que pode variar de 5 a 7 dias, até que todo o conteúdo seja contido na cavidade abdominal.[15,16]

No caso de onfalocele gigante, o tratamento cirúrgico tem sofrido modificações e controvérsias. Com base nos princípios biomecânicos de silos suturados, um manejo minimamente invasivo foi proposto, usando um silo aderente com placas de Duoderm® (Figura 17.11A e B). Essa técnica é menos invasiva e aparentemente segura, com menos tempo para redução do defeito e sem maior mortalidade.[17]

Embora o fechamento primário esteja associado à redução do risco de contaminação, sepse e hipotermia, sua escolha pode ser restringida em caso de defeito moderado a grande (2 a 9cm) e tamanho limitado da cavidade abdominal. Convém ter cautela de modo a evitar aumento excessivo da pressão intra-abdominal e consequente síndrome compartimental.[5,15]

O estudo de Thompson *et al.* (1993)[18] mostra que bebês com onfalocele e gastrosquise apresentam redução da capacidade residual funcional em virtude do comprometimento do crescimento e desenvolvimento pulmonar pré-natal, o qual é decorrente da compressão externa das vísceras abdominais sobre os pulmões, o que restringe seu crescimento. Além disso, a baixa pressão intra-abdominal prejudica a função diafragmática e a interrupção da atividade respiratória fetal.[18]

A correção cirúrgica também pode causar insuficiência respiratória aguda devido à restauração do intestino na cavidade abdominal e ao fechamento da parede abdominal anterior, o que resulta em aumento da pressão intra-abdominal com deslocamento do diafragma para cima.[18]

As cirurgias abdominais causam limitações no fluxo respiratório e alteram a força dos músculos envolvidos na respiração, tendo como consequências restrição funcional e alteração da mecânica respiratória. Essas complicações, somadas aos períodos prolongados de imobilidade decorrentes da restrição ao leito e à presença de drenos e curativos, também contribuem para disfunções respiratórias e motoras. Mesmo quando os pulmões não são manipulados durante o procedimento cirúrgico, tem sido

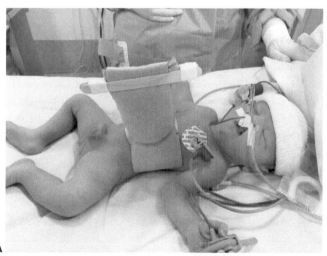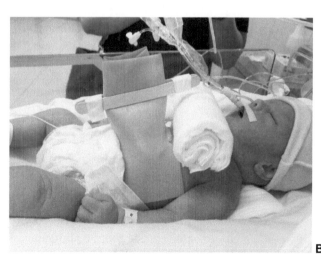

Figura 17.11A Silo aderente na onfalocele gigante logo após a confecção. **B** Depois de alguns dias. (Imagens gentilmente cedidas pelo Dr. Mauro Roberto Basso.)

evidenciado o aparecimento de alterações respiratórias em crianças submetidas a cirurgias abdominais. As causas estão relacionadas com efeitos da anestesia geral, dor no local da incisão, tempo de permanência no leito e manipulação abdominal. As alterações na integridade da parede abdominal acarretam modificações na função respiratória com redução dos volumes e capacidades pulmonares e como consequência surgem complicações pulmonares, como atelectasia, derrame pleural, pneumonia e broncoespasmo.[19]

Diante das complicações do pós-operatório, é consensual a necessidade de cuidados especiais em caso de crianças submetidas à cirurgia abdominal, sendo a fisioterapia um recuso de importância reconhecida na prática clínica para esse fim.[19] A atuação da fisioterapia nesses pacientes também visa minimizar as complicações respiratórias decorrentes da própria prematuridade e da ventilação mecânica,[20] considerando que a insuficiência respiratória causada por essas patologias exige ventilação com pressão positiva desde o nascimento,[21,22] a qual promove melhora da função pulmonar apenas no terceiro dia de pós-operatório.[21] O fisioterapeuta atua junto à equipe multiprofissional no controle e aplicação de gases medicinais, ventilação pulmonar mecânica invasiva, protocolos de desmame e extubação da ventilação mecânica.[23]

Estudo canadense[24] mostrou que um protocolo de ventilação conduzida por um terapeuta respiratório promoveu redução do tempo para a primeira tentativa de extubação, aumento na taxa de extubação bem-sucedida e diminuição do tempo sob ventilação mecânica. Considerando que o uso reduzido de ventilação mecânica é um benefício real para o paciente em razão da menor oportunidade de barotrauma e infecções pulmonares e menos complicações secundárias ao tubo endotraqueal, é importante destacar a relevante atuação desse profissional.[25]

Além da melhor condução da ventilação mecânica, a reabilitação pulmonar nesses pacientes tem por objetivos diminuir a sintomatologia e as incapacidades causadas pela doença, prevenir maiores complicações pulmonares e melhorar o desempenho da musculatura global, além de possibilitar que essas crianças tenham melhor qualidade de vida e das atividades de vida diária com manutenção e melhora do condicionamento físico.[26]

A principal função do acompanhamento fisioterapêutico respiratório no pós-operatório de cirurgias abdominais inclui remoção de secreções traqueobrônquicas, promoção da reexpansão pulmonar e prevenção ou reversão de atelectasias, reduzindo o risco de infecções pulmonares.[19] Como se trata de uma doença pulmonar restritiva, é necessária a melhora do desempenho ventilatório por meio de equilíbrio de força e alongamento da musculatura respiratória, assim como a reexpansão pulmonar (Figura 17.12).[26]

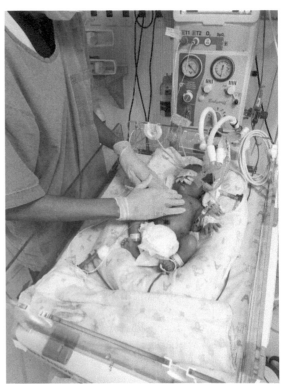

Figura 17.12 Atendimento fisioterapêutico no pós-operatório de gastrosquise.

Atividade e participação
Crescimento e neurodesenvolvimento (d1, d2)

Além das complicações pulmonares, esses pacientes também podem apresentar alterações motoras porque os procedimentos cirúrgicos provocam danos teciduais que induzem uma sintomatologia dolorosa, a qual é apontada como influência negativa na evolução pós-operatória de cirurgias abdominais. O quadro doloroso causa desconforto, dificultando a mobilidade no leito, o que predispõe o surgimento de alterações morfológicas de músculos e tecidos conjuntivos. Essas alterações podem ocasionar contratura e diminuição do trofismo e da força muscular, assim como úlceras por pressão.[27]

Alguns estudos mostram que, além da alteração estrutural, crianças com defeitos abdominais também apresentam disfunções no padrão de neurodesenvolvimento e neurofuncional. O estudo realizado por Danzer et al.(2015)[28] com 31 crianças com mediana de 24 meses (variação de 6 a 35), sobreviventes de onfalocele gigante, mostrou que 16% apresentaram atrasos neurológicos significativos, sendo as habilidades motoras mais gravemente afetadas do que a função cognitiva. O estudo também mostrou que a incidência relativamente alta de hipotonicidade neuromuscular (55%) e atraso na coordenação motora (26%) aumenta os riscos de deficiências neuromotoras precoces. Mesmo que a fraqueza muscular e atrasos de coordenação tenham sido descritos como leves a moderados na maioria das crianças, parecem ter sido suficientemente significativos para interferir na aquisição e na qualidade do valor bruto e nos desenvolvimento motor fino. Os dados desse estudo também demonstram que fatores associados ao funcionamento neurológico nesses bebês parecem ser multifatoriais e compreendem uma interação complexa entre fatores pré, per e pós-operatórios. A necessidade de prolongada ressuscitação antes do reparo cirúrgico, a presença de hipertensão, a necessidade de ventilação oscilatória de alta frequência, a necessidade prolongada de oxigênio suplementar e o maior tempo de internação são fatores de risco para efeitos adversos no neurodesenvolvimento.[28]

Uma melhor compreensão das vias fisiopatológicas e das consequências do neurodesenvolvimento tornará possível a adoção de intervenções mais precoces que, por sua vez, poderão ajudar no tratamento de morbidades neurológicas antes que as deficiências evoluam, podendo reduzir a incidência dos resultados adversos.[28] O estudo de Hijkoop *et al.* (2019)[29] mostrou que crianças de 2 anos de idade com onfalocele gigante frequentemente apresentavam atraso no desenvolvimento motor, sendo recomendado o encorajamento dos pais para que estimulem a atividade física e o encaminhamento oportuno e precoce a um fisioterapeuta.[29,30]

Na fisioterapia motora desses pacientes são indicados tanto exercícios cinesioterapêuticos como alongamento muscular e mobilização articular. O alongamento tem como finalidade aumentar ou manter o comprimento dos tecidos moles que tiveram encurtamento adaptativo (contratura muscular). Além disso, por impedir o declínio das proteínas contráteis do músculo, evita a hipotrofia e a fraqueza muscular causadas pelo longo período de imobilização. Já a mobilização articular restaura o comprimento dos tecidos moles, mantém a mobilidade e previne a atrofia da cartilagem intra-articular por meio da movimentação do líquido sinovial que a nutre.[27]

A fisioterapia também atua na prevenção de úlceras de pressão por meio de orientações aos pais e cuidadores quanto à realização de mudanças de decúbito, posicionamento e alinhamento corporal adequados para alívio de pontos de pressão e estímulo da circulação sanguínea, além do monitoramento quanto à coloração da pele.[27]

Estudo recente de Mota *et al.* (2021)[31] avaliou 17 RN no período pós-operatório de correção de gastrosquise por meio do *Test of Infant Motor Performance* (TIMP). A maioria dos pacientes (88,23%) apresentou desenvolvimento "abaixo da média" para a idade, segundo a tabela normativa do TIMP, mesmo que 64,71% dos bebês tivessem gastrosquise simples e o fechamento primário tenha sido possível em 82,35%. Como apresentam alterações no desenvolvimento já no período neonatal,

é importante o acompanhamento tanto fisioterapêutico como multidisciplinar.[31]

Fatores ambientais e pessoais

Família próxima (e310), profissionais de saúde (e355), intervenção precoce (e580)

A duração da hospitalização de bebês com gastrosquise e onfalocele varia de acordo com a gravidade do defeito. A relação entre uma internação prolongada em UTIN e desfechos desfavoráveis quanto ao neurodesenvolvimento, além de outras morbidades, já é bem estabelecida, o que justifica uma intervenção precoce por equipe multidisciplinar.[32]

A UTIN é um ambiente pouco favorável para o desenvolvimento neuropsicomotor dos RN. Luz intensa, ruídos excessivos e manipulações constantes, e muitas vezes dolorosas, são responsáveis por alterações no ciclo do sono, estresse e dor, o que desencadeia respostas cerebrais que culminam em alterações no neurodesenvolvimento.[32]

A presença dos pais na UTIN, bem como sua contribuição para os cuidados com o bebê, tem promovido resultados satisfatórios, como redução da mortalidade, de infecções nosocomiais/sepse e da duração da hospitalização, além de efeitos positivos especialmente no domínio do neurodesenvolvimento, relacionados principalmente com a redução do estresse proporcionado por esse contato. Esses achados sugerem que intervenções que facilitem as interações emocionais entre os pais e os RN internados em UTIN, como o Método Canguru, podem ser uma importante chave para alteração das trajetórias desfavoráveis do neurodesenvolvimento em bebês submetidos a internações prolongadas.[33,34]

Após a alta hospitalar, recomenda-se a avaliação neuromotora sistemática e minuciosa no primeiro ano de vida da criança, principalmente das que apresentam histórico de internação prolongada, para identificação precoce de possíveis distúrbios no desenvolvimento. Essa identificação viabiliza encaminhamentos para intervenções adequadas, como exercícios de perseguição visual, manipulação, atividades para alcançar posturas mais altas, manutenção da postura simétrica e fortalecimento da musculatura do pescoço e do tronco superior, entre outros. Cabe destacar que a criança é motivada pela brincadeira, sendo o ato de brincar indispensável para o desenvolvimento cognitivo e motor e para a socialização. O brincar é considerado importante instrumento de intervenção em saúde e tem sido objeto de estudo nas situações de hospitalização durante a infância.[27]

CASO CLÍNICO

Paciente C.S.F., sexo masculino, atualmente com 61 dias de vida, diagnosticado com onfalocele gigante durante o pré-natal ao ultrassom de rotina com aproximadamente 20 semanas de gestação. A família recebeu aconselhamento pré-natal e foi encaminhada para acompanhamento em centro de referência para gestações de risco com UTIN. O ecocardiograma fetal com 22 semanas de gestação indicou desenvolvimento pulmonar dentro dos padrões de normalidade para a IG. O nascimento ocorreu por cesariana programada com IG de 37 semanas e 2 dias. Os escores de Apgar foram 6 e 8 no primeiro e quinto minutos, respectivamente. A onfalocele apresentava 6cm de tamanho e continha todo o fígado. A ultrassonografia abdominal revelou fluxo sanguíneo adequado através das veias hepática e porta e da veia cava inferior apenas quando a onfalocele foi posicionada na linha média. A onfalocele foi coberta com gaze úmida e estabilizada na linha média. A criança foi transferida para Unidade de Terapia Intensiva e a correção cirúrgica ocorreu no mesmo dia do nascimento. Foi realizada correção em estágios, sendo a criança posicionada em silo, reduzido gradualmente por 6 dias. O paciente foi intubado ao nascimento e permaneceu até o 22º dia de vida. Após a extubação, a criança permaneceu por 5 dias em respiração espontânea com cateter nasal de oxigênio.

Exercício

1. Com base nessas informações, como o fisioterapeuta pode atuar no manejo da ventilação mecânica?
2. Qual o plano fisioterapêutico para estimulação precoce no período pós-cirúrgico?
3. Como os pais poderiam contribuir para a estimulação precoce?

Resposta

1. O fisioterapeuta atua junto à equipe multiprofissional para controle e aplicação de gases medicinais, ventilação pulmonar mecânica invasiva, protocolos de desmame e extubação da ventilação mecânica. As principais funções do acompanhamento fisioterapêutico respiratório no pós-operatório de cirurgias abdominais são remoção de secreções traqueobrônquicas, promoção de reexpansão pulmonar, prevenção ou reversão de atelectasias e redução do risco de infecções pulmonares. Como se trata de uma doença pulmonar restritiva, é necessária a melhora do desempenho ventilatório por meio de equilíbrio de força e alongamento da musculatura respiratória, assim como a reexpansão pulmonar.
2. Para a fisioterapia no período pós-cirúrgico desses pacientes, são indicados tanto exercícios cinesioterapêuticos como alongamento muscular e mobilização articular. A fisioterapia também atua na prevenção de úlceras de pressão por meio de orientações aos pais e cuidadores quanto à realização de mudanças de decúbito, posicionamento e alinhamento corporal adequados para alívio de pontos de pressão e estímulo da circulação sanguínea, além da monitoração da coloração da pele. Após a alta hospitalar, é recomentada uma avaliação neuromotora minuciosa no primeiro ano de vida da criança para

identificação precoce de possíveis distúrbios no desenvolvimento. Essa identificação viabiliza encaminhamentos para intervenções adequadas, como exercícios de perseguição visual, manipulação, atividades para alcançar posturas mais altas, manutenção da postura simétrica, fortalecimento da musculatura do pescoço e do tronco superior, entre outros. O fisioterapeuta, como membro da equipe interdisciplinar, também é responsável por promover orientação adequada aos pais.
3. É importante fazer com que os pais se sintam envolvidos na recuperação de seus bebês. Eles podem contribuir com a estimulação precoce ainda durante a internação hospitalar, bem como nas mudanças de decúbito, posicionamento e alinhamento corporal adequados para alívio de pontos de pressão e para estimular a circulação sanguínea, além do monitoramento da coloração da pele. A interação entre pais e bebês promove redução da mortalidade, de infecções nosocomiais/sepse e da duração da hospitalização, além de efeitos positivos especialmente no neurodesenvolvimento, relacionados com a redução do estresse proporcionado por esse contato. Após a alta hospitalar, os pais são encorajados a estimular a atividade física e reforçar a necessidade de avaliação neuromotora para que, se necessário, haja encaminhamento oportuno e precoce para intervenção fisioterapêutica.

CONSIDERAÇÕES FINAIS

Gastrosquise e onfalocele são os dois tipos mais comuns de defeitos da parede abdominal. Ambos os defeitos envolvem uma protrusão do conteúdo abdominal para fora do corpo através de uma abertura no abdome. O diagnóstico dessas anomalias pode ser estabelecido ainda no pré-natal, o que é fundamental para garantir o manejo adequado do paciente desde seu nascimento.

O tratamento cirúrgico consiste em redução das vísceras herniadas, e o atendimento fisioterapêutico tem por objetivo minimizar as complicações respiratórias por meio do melhor manejo da ventilação mecânica, remoção de secreções traqueobrônquicas, promover reexpansão pulmonar, prevenir ou reverter atelectasias e reduzir o risco de infecções pulmonares. Além disso, o fisioterapeuta tem papel fundamental no atendimento motor para evitar atrasos do neurodesenvolvimento.

Referências

1. Castilla EE, Mastroiacovo P, Orioli IM. Gastroschisis: International epidemiology and public health perspectives. Am J Med Genet Part C Semin Med Genet 2008; 148(3):162-79.
2. Clark WC, Lee KN. International clearinghouse for birth defects surveillance and research. Issues Sci Technol 2014; 1-208.
3. Abdullah F, Arnold MA, Nabaweesi R et al. Gastroschisis in the United States 1988-2003: Analysis and risk categorization of 4,344 patients. J Perinatol 2007; 27(1):50-5.
4. Bence CM, Wagner AJ. Abdominal wall defects. Transl Pediatr 2021; 10(5):1461-9.
5. Bielicki IN, Somme S, Frongia G, Holland-cunz SG, Vuille-dit-bille RN. Abdominal wall defects – Current treatments. 2021; 1-17.
6. Stallings EB, Isenburg JL, Short TD et al. Population-based birth defects data in the United States, 2012-2016: A focus on abdominal wall defects. Birth Defects Res 2019; 111(18):1436-47.

Capítulo 17 • Tratamento Fisioterapêutico no Sistema Neurológico e nas Alterações Congênitas da Parede Abdominal

7. Oluwafemi OO, Benjamin RH, Sanchez MLN et al. Birth defects that co-occur with non-syndromic gastroschisis and omphalocele. Am J Med Genet 2020; 182(11):2581-93.
8. Barisic I, Clementi M, Husler M, Gjergja R, Kern J, Stoll C. Evaluation of prenatal ultrasound diagnosis of fetal abdominal wall defects by 19 European registries. Ultrasound Obstet Gynecol 2001; 18(4):309-16.
9. Kiyohara MY. Onfalocele fetal : Associação das relações entre o tamanho da onfalocele e circunferência cefálica e abdominal, com morbidade e mortalidade pós-natal. Universidade de São Paulo, 2012.
10. Claudine Torfs CC, Roeper P. Gastroschisis. J Pediatr S 1990; 116(1):1-6.
11. Frolov P, Alali J, Klein MD. Clinical risk factors for gastroschisis and omphalocele in humans: A review of the literature. Pediatr Surg Int 2010; 26(12):1135-48.
12. Oakes MC, Porto M, Chung JH. Advances in prenatal and perinatal diagnosis and management of gastroschisis. Semin Pediatr Surg 2018; 27(5):289-99.
13. Mortellaro VE, Peter SDS, Fike FB, Islam S. Review of the evidence on the closure of abdominal wall defects. Pediatr Surg Int 2011; 27(4):391-7.
14. WHO – World Health Organization. International Classification of Functioning, Disability, and Health. 2008.
15. Petrosyan M, Sandler AD. Closure methods in gastroschisis. Semin Pediatr Surg 2018; 27(5):304-8.
16. Fischer JD, Chun K, Moores DC, Andrews HG. Gastroschisis: A simple technique for staged silo closure. J Pediatr Surg 1995; 30(8):1169-71.
17. Abello C, Curiel I, Sanjuanelo AB. Manejo mínimamente invasivo del onfalocele gigante. Barranquilla, Colombia 2010. Ciruped [Internet] 2011; 1(1):79-86. Disponível em: www.ciruped.org.
18. Thompson PJ, Greenough A, Dykes E, Nicolaides KH. Impaired respiratory function in infants with anterior abdominal wall defects. J Pediatr Surg 1993; 28(5):664-6.
19. Gonçalves FS, Lôbo AGB, Mendes CMC. Assistência fisioterapêutica no pós-operatório de dermolipectomia abdominal no paciente portador da Síndrome de Prune Belly: Relato de caso. Rev Ciências Médicas e Biológicas 2015; 13(3):421.
20. Vasconcelos GAR, Almeida RCA, Bezerra AL. Repercussões da fisioterapia na unidade de terapia intensiva neonatal. Fisioter em Mov 2011; 24(1):65-73.
21. Duggan E, Puligandla PS. Respiratory disorders in patients with omphalocele. Semin Pediatr Surg 2019; 28(2):115-7.
22. Matcovici M, Stoica I, Burhamah W et al. Predictors of long-term respiratory insufficiency of exomphalos major. J Pediatr Surg 2021; 56(9):1583-9.
23. Johnston C, Zanetti NM, Andrade LB, Laine S. I Recomendação Brasileira de Fisioterapia, 2012; 24(2):119-29.
24. Hermeto F, Bottino MN, Vaillancourt K, Sant'Anna GM. Implementation of a respiratory therapist-driven protocol for neonatal ventilation: Impact on the premature population. Pediatrics 2009; 123(5).
25. Dariel A, Silva N, Pleasants H, Gerstle JT. Secondary plastic closure of gastroschisis is associated with a lower incidence of mechanical ventilation. 2015; 34-40.
26. Santos CIS, Okuro RT, Conti PBM, Choukmaev MC, Antonelli M, Ribeiro MAGO. Abordagem global de uma intervenção fisioterapêutica na onfalocele gigante. Acta fisiátrica 2009; 1-4.
27. Santo CC, Gonçalves MT, Piccolo MM et al. Actuação fisioterapêutica: Nos Acometimentos respiratórios e motores no pós-operatório de crianças submetidas a cirurgias abdominais. Acta Med Port 2011; 24(6):1013-8.
28. Danzer E, Gerdes M, D'Agostino JA et al. Patient characteristics are important determinants of neurodevelopmental outcome during infancy in giant omphalocele. Early Hum Dev 2015; 91(3):187-93.
29. Hijkoop A, Peters NCJ, Lechner RL et al. Omphalocele: From diagnosis to growth and development at 2 years of age. Arch Dis Child Fetal Neonatal Ed 2019; 104(1):F18-23.
30. Henrich K, Huemmer HP, Reingruber B, Weber PG. Gastroschisis and omphalocele: Treatments and long-term outcomes. Pediatr Surg Int 2008; 24(2):167-73.
31. Mota GADO, Shimizu GY, Lahoz ALC et al. Motor performance evaluation of newborns with gastroschisis after surgical correction. J Hum Growth Dev 2021; 31(2):217-23.
32. Subedi D, Deboer MD, Scharf RJ. Developmental trajectories in children with prolonged NICU stays. Arch Dis Child 2017; 102(1):29-34.
33. Welch MG, Firestein MR, Austin J et al. Family Nurture Intervention in the Neonatal Intensive Care Unit improves social-relatedness, attention, and neurodevelopment of preterm infants at 18 months in a randomized controlled trial. J Child Psychol Psychiatry Allied Discip 2015; 56(11):1202-11.
34. Conde-Agudelo A, Díaz-Rossello JL. Kangaroo mother care to reduce morbidity and mortality in low birthweight infants. Cochrane Database Syst Rev 2016; 2016(8).

Parte D

Hidrocefalia e Microcefalia

Halina Cidrini Ferreira
Juliana Vieira Campos
Rosana Silva dos Santos

INTRODUÇÃO

O período neonatal compreende os 28 primeiros dias após o nascimento e é um período que exige extremo cuidado, composto por diversas avaliações e intervenções com objetivo preventivo e/ou terapêutico, as quais são responsáveis pelo aumento da sobrevida de neonatos cada vez menores e mais imaturos.[1]

A triagem neonatal é parte da rotina dos neonatos e inclui a mensuração do perímetro cefálico, medido com fita métrica circundando a cabeça do neonato e passando pela protuberância occipital até a fronte. Sua evolução é acompanhada periodicamente pelo médico pediatra sempre comparando-o com a idade cronológica (ou corrigida, no caso de prematuros).

O perímetro cefálico entre 30,5 e 37,5cm ao nascimento é considerado normal, com crescimento médio de 2cm por mês até o terceiro mês de vida.[1] Condições patológicas poderão cursar com alterações significativas dessa medida, acarretando desafios e prejuízos ao desenvolvimento neuromotor.

A microcefalia é um distúrbio do desenvolvimento neurológico que causa redução significativa do tamanho cerebral. Os estudos sugerem que o tamanho do cérebro é menor do que a média e constitui fator de risco importante para atraso no desenvolvimento neuromotor com posterior restrição mental.[2] O quadro clínico costuma cursar com deficiência intelectual, paralisia cerebral, epilepsia, dificuldade de deglutição, anomalias dos sistemas visual e auditivo e distúrbio do comportamento.[3-5]

No período neonatal, a hidrocefalia está comumente associada à macrocefalia, uma vez que ainda não aconteceu a calcificação total das suturas cranianas. No entanto, a definição correta diz respeito ao aumento do líquido cefalorraquidiano (LCR), que se avoluma no espaço intraventricular, podendo afetar os tecidos vizinhos e ter repercussões importantes na sobrevida e no desenvolvimento global da criança.

A partir desse pressuposto sintomático, além da análise do desenvolvimento motor, a avaliação da respiração deve fazer parte da assistência fisioterapêutica, visto que sabidamente as alterações tônicas podem causar distúrbios restritivos e/ou mistos e levar a comorbidades de natureza respiratória, podendo reduzir a expectativa de vida do paciente.

O diagnóstico dessas alterações deve ser realizado o quanto antes – no período intraútero ou ainda no período neonatal. O desenvolvimento do SNC está acelerado, e é nesse momento que o neonato responde com maior intensidade aos estímulos ambientais. As melhores respostas às intervenções fisioterapêuticas porventura necessárias acontecem nesse período.

HIDROCEFALIA

Denominam-se hidrocefalia as alterações encontradas em pacientes que apresentam ventriculomegalia associada ao aumento da pressão do LCR no sistema ventricular.[6-8] A dilatação ventricular é a anormalidade fetal mais frequentemente encontrada em achados ultrassonográficos e, de acordo com a alteração do diâmetro atrial, pode ser classificada em: leve (10 a 12mm), moderada (13 a 15mm) ou grave (> 15mm). Cerca de 50% dos casos apresentam aumento ventricular unilateral.[9]

A hidrocefalia é caracterizada pelo aumento do volume de LCR nos ventrículos cerebrais e/ou no espaço subaracnóideo, uma alteração que pode ocorrer em razão da obstrução do fluxo (hidrocefalia não comunicante), produção aumentada ou redução na absorção do LCR (hidrocefalia comunicante).[10-12]

A hidrocefalia não comunicante (ou obstrutiva), o tipo mais comum, ocorre com a obstrução da circulação do LCR, provocando seu acúmulo nos ventrículos cerebrais e/ou no espaço subaracnóideo. Também pode ocorrer em casos de malformações congênitas, quadros infecciosos (meningites etc.), após hemorragias cerebrais (hemorragia intraventricular, comumente vista em prematuros) e massas tumorais, entre outros. Na hidrocefalia comunicante não há obstrução da circulação liquórica, ocorrendo por produção excessiva, absorção deficiente ou insuficiência da drenagem venosa do LCR. Embora o desenvolvimento

da hidrocefalia comunicante seja incomum no período intrauterino, quando presente representa um acúmulo de LCR no espaço subaracnóideo causado por superprodução do LCR (muito rara), malformação cerebral ou destruição do tecido cerebral (p. ex., infecção congênita). O Quadro 17.3 apresenta as causas mais frequentes de acordo com a classificação de hidrocefalia.

Os sinais dessa possível alteração podem estar evidentes desde o período pré-natal, mas o termo hidrocefalia é reservado para os fetos e lactentes que apresentam graus mais graves de VM ou volume aumentado da cabeça.[8,13] O aumento do volume ventricular é decorrente do prejuízo à circulação do LCR, o que pode causar aumento do volume no interior dos ventrículos ou afetar o espaço subaracnóideo (hidrocefalia externa). Muitas são as causas desse comprometimento, sendo particularmente complicadas as formas de hidrocefalia congênita e os variáveis prejuízos sobre o desenvolvimento futuro da criança, englobando desde danos neurológicos leves a prejuízos severos e incapacitantes.[6-8] A hidrocefalia exige acompanhamento e, na maioria das vezes, procedimentos cirúrgicos para sua estabilização. Quando não tratada adequadamente, pode resultar em macrocefalia, disfunção cognitiva ou levar à morte.[14]

Quadro 17.3 Classificação de hidrocefalia

Obstrutiva (não comunicante)	
Obstrutiva intraventricular	**Obstrutiva extraventricular/ parenquimatosa**
Estenose do aqueduto	Malformação de Chiari
Malformação da fossa posterior	Hematoma/edema
Pós-hemorrágica/pós-infecciosa	Tumor
Não obstrutiva (comunicante)	
Etiologia	**Anomalia encontrada**
Aumento da produção de LCR	Lesão do plexo coroide
Malformação	Agenesia/disgenesia de corpo caloso Holoprosencefalia Desordens de proliferação, diferenciação e migração
Malformações genéticas mais frequentes	Trissomia 21 (T21) Trissomia 18 (T18) Trissomia 13 (T13) Monossomia X e triploidia Mosaicismo (mosaicismo trissomia 9) Deleções (5p del, 4p del) Duplicações (1q dup, 7p dup)
Ex-vacuo destrutiva	Vascular Infecciosa Isquêmica
Diminuição da absorção do LCR	

LCR: líquido cefalorraquidiano; del: deleção; dup: duplicação.
Fonte: adaptado de Mirsky *et al.* (2020).[13]

A prevalência estimada de hidrocefalia na infância é variável. Segundo Dewan *et al.* (2019),[14] a incidência é maior na África, América Latina e Sudeste da Ásia, e o risco aumenta em populações de baixa renda. A maior parte dos casos é decorrente de malformações congênitas, infecções e prejuízos desenvolvidos no período neonatal. No Brasil, estima-se uma incidência de 1 a cada 2.000 nascidos vivos para o diagnóstico de hidrocefalia, correspondendo a 12% dos comprometimentos graves identificados no parto.[8,15] Um levantamento realizado pelo Sistema de Informações de Nascidos Vivos (SINASC) entre os anos de 2014 e 2019 sobre o número de casos de hidrocefalia congênita não associada a defeitos do tubo neural revelou que representam 0,02% (1:4.226) do total de nascidos vivos, correspondendo a 2,8% de todas as anomalias congênitas.[16]

A hidrocefalia pode ser diagnosticada ainda intraútero, no período neonatal ou mais tarde, nos casos de hidrocefalia adquirida posteriormente. O diagnóstico é estabelecido por meio de USG no pré-natal ou, após o nascimento, no exame físico e confirmado por tomografia computadorizada (TC), RM ou USG do crânio.[17]

A dilatação ventricular detectada ao ultrassom pré-natal não configura o diagnóstico final, uma vez que um grande espectro de condições pode estar associado a esses achados iniciais, desde processos patológicos relacionados com outras alterações a resultados normais para o neurodesenvolvimento.[9]

Desenvolvimento ventricular e fisiologia do líquido cefalorraquidiano

O período gestacional é preenchido por intensas transformações no SNC, e o desenvolvimento mais expressivo do sistema ventricular tem início após a fase vesicular, entre a 10ª e a 13ª semana de IG, período em que os ventrículos laterais ocupam a maior parte do cérebro fetal.[13] As transformações que ocorrem nos ventrículos laterais se tornam mais visíveis a partir da 16ª semana de IG, sua aparência fica mais estruturada, sendo subdividida em quatro porções: cornos anterior, posterior e inferior e corpo (central). O crescimento das estruturas no entorno, os dobramentos corticais e o desenvolvimento das estruturas subcorticais vão gradualmente reduzindo o espaço ocupado pelos ventrículos laterais e no período a termo seu tamanho parece reduzido em relação ao cérebro mais desenvolvido (Figura 17.13).[13,18]

Os plexos estão localizados no interior dos ventrículos coroides, responsáveis pela secreção do LCR. O LCR é constantemente produzido pelo plexo coroide e em menor quantidade pelas células ependimárias que recobrem as cavidades cerebrais. O LCR preenche os ventrículos e todo o espaço subaracnóideo, tendo como funções a proteção mecânica e a excreção de produtos do metabolismo neural.[8]

O LCR circula em direção única e pulsátil a cada batida do coração com início nos ventrículos laterais, passando pelo terceiro e quarto ventrículos sequencialmente e se dirigindo então para o espaço subaracnóideo, onde é absorvido pelas granulações aracnoides nos seios venosos e na circulação sistêmica. Circula então em torno da medula espinhal e do encéfalo até atingir as regiões de drenagem no topo do encéfalo e ao longo da medula.[8,19]

Fisiopatologia da hidrocefalia congênita

Alterações na dinâmica do LCR no sistema ventricular, no espaço subaracnóideo e nos seios venosos, causadas por transtornos, como infecções, traumas e/ou mudanças idiopáticas de volume, podem acarretar repercussões funcionais e prejuízos ao sistema nervoso.

A interrupção do fluxo intraventricular pode ser causada por malformação ou gliose neural. Na área externa aos ventrículos, cicatrizes subaracnóideas pós-infecciosas ou inflamatórias ou pressões aumentadas sobre os seios venosos também prejudicam a transição do LCR para a circulação sistêmica, ocasionando descompensação e acúmulo (Figura 17.14).[8]

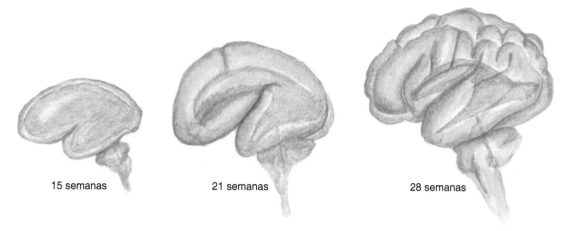

15 semanas   21 semanas   28 semanas

Figura 17.13 Crescimento ventricular ao longo da gestação. (Adaptada de Mirsky *et al.*, 2020.[13])

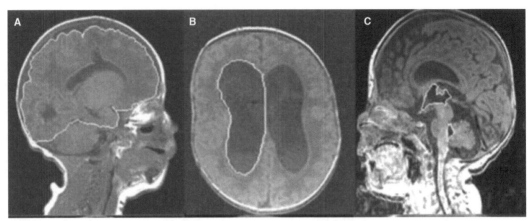

Figura 17.14 Cortes cerebrais de ressonância magnética individuais, mostrando contorno ao redor do hemisfério cerebral, incluindo ventrículo lateral e cisto porencefálico **(A)**, ventrículo lateral direito aumentado **(B)** e terceiro e quarto ventrículos **(C)**. (Adaptada de Jary et al., 2012.[21])

O fluxo pulsátil do LCR para a circulação respeita a pressão sistólica que entra no cérebro e será captado nos espaços subaracnóideos, como mencionado previamente. Um prejuízo para a continuidade desse equilíbrio pulsátil (imaturidade regulatória do prematuro) ou a interrupção do fluxo (coágulos pós-hemorrágicos ou tumores) contribui para aumento da pulsação em amplitudes que provocam distensão ventricular e desequilibram o mecanismo de absorção, criando condições para o desequilíbrio e o desenvolvimento da hidrocefalia.[19]

Além da deformação estrutural, a hidrocefalia congênita causa estiramento axonal, da mielina e dos microvasos, bem como isquemia, levando à hipóxia e à inflamação e aumentando a pulsatilidade do LCR, prejudicando a proliferação e a migração das células precursoras e interferindo em maior ou menor grau no desenvolvimento futuro.[19,20]

Prematuridade x hidrocefalia

O tipo mais comum de lesão cerebral em prematuros é a hemorragia intraventricular, originada na matriz germinativa e que se estende ao espaço intraventricular do ventrículo lateral.[22,23] Acomete 20% a 30% dos bebês com baixo peso ao nascimento, apresentando risco maior em prematuros extremos. No Brasil, a incidência varia em torno de 26% a 51%. O diagnóstico costuma ser estabelecido por meio de USG transfontanela. Duas classificações são adotadas na atualidade para quantificação do grau da hemorragia e sua relação com o risco para o desenvolvimento. Papile et al. (1978)[24] foram os primeiros a propor uma graduação da hemorragia em quatro níveis (Figura 17.15), sendo os níveis I e II pouco relacionados com repercussões neurológicas tardias, enquanto os níveis III e IV cursam com dilatação intraventricular, hidrocefalia progressiva e sinais de déficit neurológico ao longo da vida.[10,23,24] A classificação de Volpe se divide em três estágios e identifica o infarto hemorrágico periventricular (IHP) de origem venosa, sendo o grau III e o IHP associados à maior probabilidade de déficits futuros (Figura 17.15).

De grande incidência em RNPT, a hemorragia peri/intraventricular (HPIV) ocasiona o desenvolvimento de hidrocefalia pós-hemorrágica, além de outras sequelas neurológicas graves. Sua incidência em neonatos com peso < 1.500g tem diminuído ao longo dos anos devido à evolução da assistência gestacional, perinatal e pós-natal imediata – de 50,9% em 1991 para 11,9% em 2005. No entanto, ainda exige atenção.[27]

Os RN com HPIV são muitas vezes assintomáticos ou apresentam quadro clínico inespecífico, o que é motivo de confusão com outras doenças da prematuridade. Nos casos menos graves, observam-se mudanças leves no nível de consciência, queda na atividade espontânea, hipotonia e discretas alterações oculares.[28]

Os neonatos com peso < 1.500g e/ou IG < 35 semanas devem ser rastreados para HPIV na primeira semana de vida, quando ocorrem 90% dos casos.[28] A HPIV é identificada e acompanhada semanalmente por meio da USG, devido à possibilidade de hidrocefalia pós-hemorrágica.

No período fetal, a matriz germinal é o sítio de proliferação neuronal de onde todo o tecido nervoso se oriunda e migra para formação do parênquima cerebral. Esse processo é suprido por uma rede capilar primitiva e frágil, vulnerável a episódios de hipóxia e sangramento capilar resultantes das súbitas alterações de fluxo sanguíneo e das dificuldades de autorregulação cerebral inerentes à pouca idade do feto e à sua necessidade de suporte para respirar.[23,28] Parte do problema está relacionada com os mecanismos que controlam o fluxo sanguíneo cerebral e que dependem da maturação no controle químico metabólico, inalcançável para um prematuro.[28] A dilatação ventricular ocorre alguns dias após a hemorragia em decorrência de uma dificuldade para reabsorção do LCR ou obstrução causada por um coágulo sólido.[23]

Classificação de Papile (1978)		Classificação de Volpe (1995)		IMAGEM CORRESPONDENTE
HPIV	Características	HPIV	Características	
GRAU I	Hemorragia subependimária (matriz germinal isolada)	GRAU I	Hemorragia da matriz germinal com hemorragia intraventricular mínima ou ausente (<10% da área ventricular)	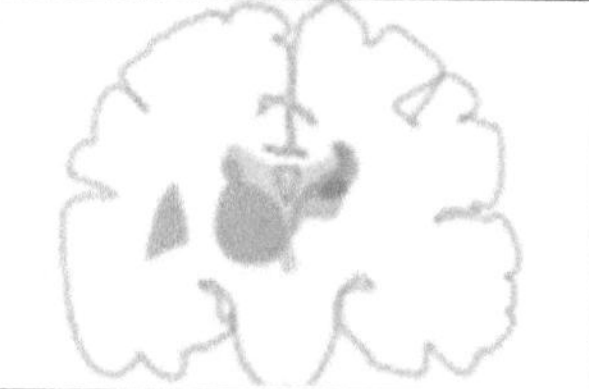
GRAU II	Hemorragia intraventricular sem dilatação do ventrículo	GRAU II	Hemorragia intraventricular sem distensão do ventrículo (10-15% da área ventricular)	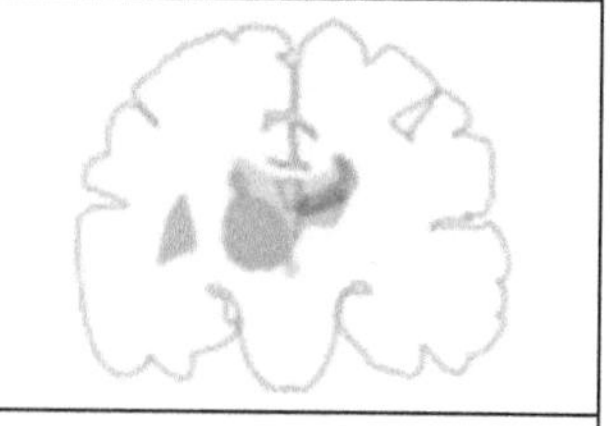
GRAU III	Hemorragia intraventricular com dilatação ventricular	GRAU III	Hemorragia intraventricular importante (>50% da área ventricular Distensão global do(s) ventrículo(s) lateral(is)	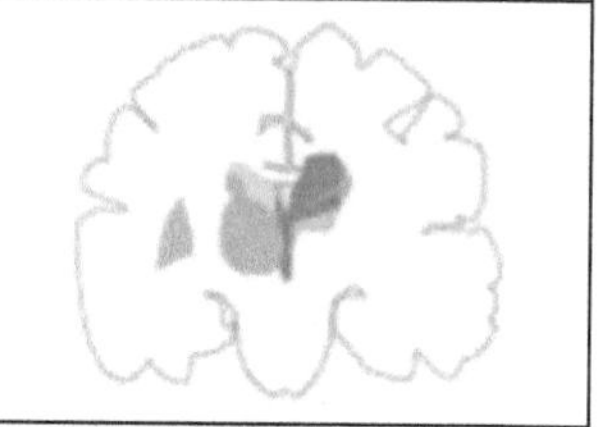
GRAU IV	Dilatação ventricular com hemorragia do parênquima	IHP	Hemorragia venosa parenquimatosa	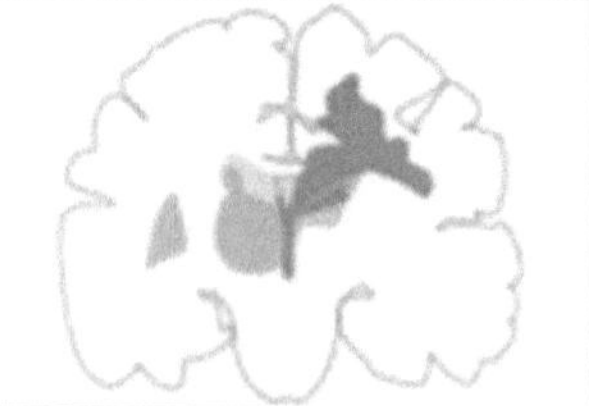

Figura 17.15 Classificação de hemorragia peri/intraventricular. (*HPIV*: hemorragia peri/intraventricular; *IHP*: infarto hemorrágico periventricular.) (Reproduzida das referências 23, 25 e 26.)

O tratamento da hidrocefalia pós-hemorrágica considera o histórico evolutivo, segundo o qual 35% dos casos evoluem com dilatação progressiva e 15% necessitam de derivação ventrículo-peritoneal (DVP). Portanto, a conduta tem sido cada vez mais conservadora na maioria dos casos (Figura 17.16).[28]

Diagnóstico, sinais e sintomas

A detecção de hidrocefalia congênita pode ser um achado à USG fetal em torno de 18 a 20 semanas de IG. Uma identificação tão precoce desencadeia novas buscas, sendo indicada a ressonância magnética fetal, bem como exames laboratoriais para investigação de infecções. Em neonatos e lactentes sem histórico pré-natal, a suspeita inicia a partir da observação dos sinais clínicos. O primeiro exame para investigação é a USG transfontanela para detecção da ventriculomegalia. Em prematuros, esse exame é utilizado de rotina para acompanhamento dos sangramentos cerebrais. Em nascidos a termo, pode-se cogitar a RM, considerado padrão ouro para o diagnóstico de possíveis causas e a definição do tratamento.[8,19]

O quadro clínico varia de acordo com a idade de aparecimento dos sintomas. Em neonatos e lactentes, a hidrocefalia pode cursar com aumento significativo do perímetro cefálico devido à ainda imatura calcificação das suturas cranianas. Inicialmente, o lactente demonstra irritabilidade, prostração e sonolência, bem como dificuldade de alimentação e vômitos. Com a evolução é possível observar abaulamento das fontanelas e pele da cabeça mais fina e brilhante. O sinal de "olhar de sol poente" e atraso no desenvolvimento neuropsicomotor se instalam à medida que o quadro se agrava (Figura 17.17).[10,19,28-30] Em prematuros, os sintomas envolvem sinais menos específicos, e o aumento do perímetro cefálico pode ser percebido apenas com a evolução do quadro. A apneia e a bradicardia são sintomas que, quando associados à fontanela tensa, devem levantar a suspeita da ventriculomegalia. À medida que o quadro evolui, a distensão do perímetro cefálico e o formato globoide da cabeça se instalam.[23,28]

Repercussões neurológicas e prognóstico

Quando tratada precocemente, a hidrocefalia pode ser resolvida, reduzindo as repercussões do prejuízo neurológico tardio. Os casos mais leves cursam com desenvolvimento próximo do normal, mas podem apresentar dificuldades de aprendizado e comportamentais ou déficits cognitivos ao

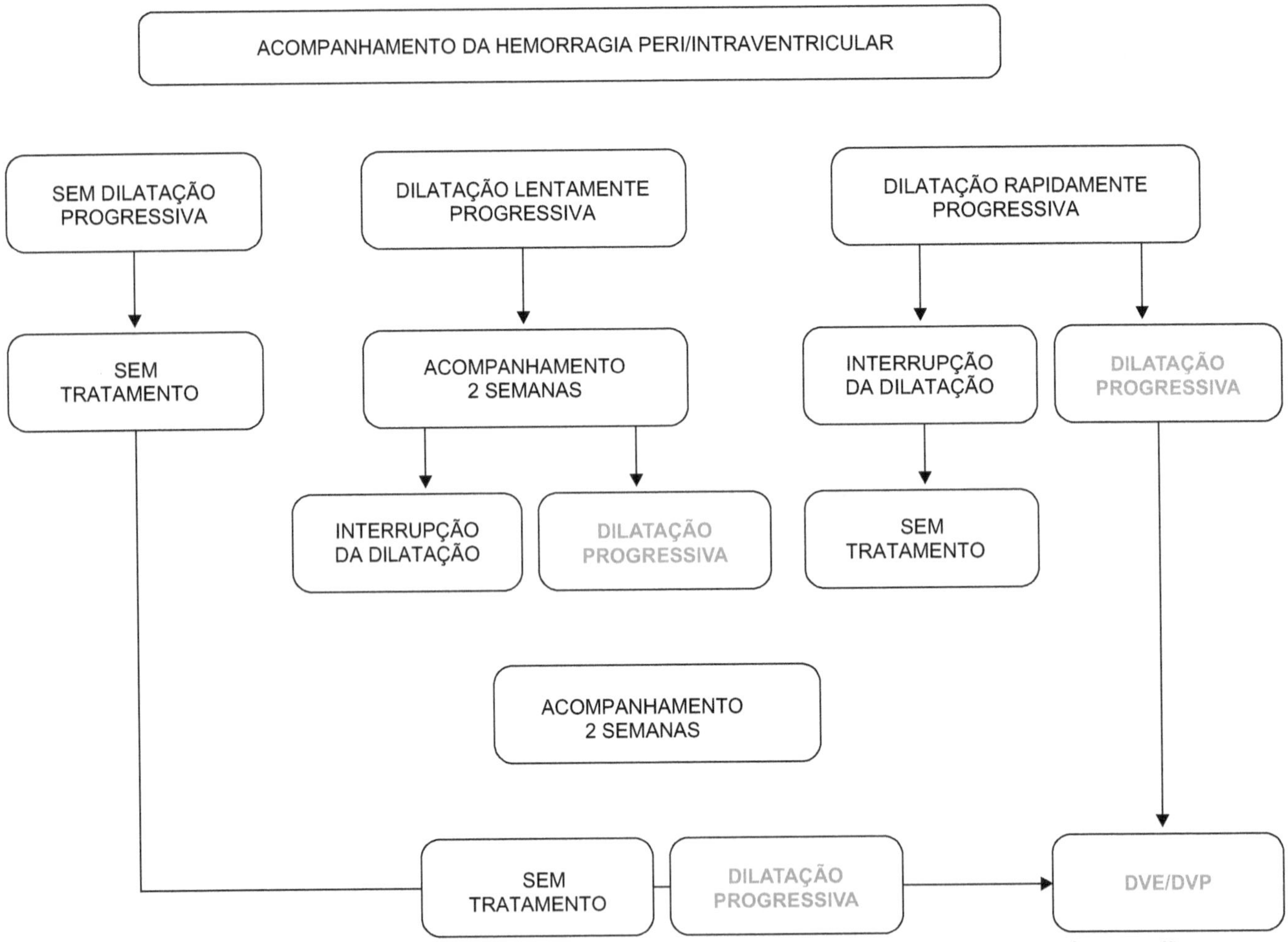

```
ACOMPANHAMENTO DA HEMORRAGIA PERI/INTRAVENTRICULAR

SEM DILATAÇÃO          DILATAÇÃO LENTAMENTE      DILATAÇÃO RAPIDAMENTE
PROGRESSIVA                PROGRESSIVA                PROGRESSIVA

      ↓                         ↓                ↓                ↓
     SEM                  ACOMPANHAMENTO    INTERRUPÇÃO       DILATAÇÃO
  TRATAMENTO                 2 SEMANAS      DA DILATAÇÃO     PROGRESSIVA

                         ↓              ↓           ↓
                    INTERRUPÇÃO     DILATAÇÃO      SEM
                    DA DILATAÇÃO   PROGRESSIVA  TRATAMENTO

                          ACOMPANHAMENTO
                            2 SEMANAS

              SEM          DILATAÇÃO          DVE/DVP
           TRATAMENTO     PROGRESSIVA
```

Figura 17.16 Fluxograma para realização de derivação ventricular externa. (Adaptada do Ministério da Saúde, 2014.[28])

longo do crescimento.[29,32] Nos casos graves, as repercussões são mais importantes, incluindo déficits motores compatíveis com paralisia cerebral, prejuízos visuais e sensoriais, déficits cognitivos e crises convulsivas. Em geral, é necessário acompanhamento pós-alta hospitalar, e os pacientes cursam com déficits motores e cognitivos ao longo da vida.[12,29]

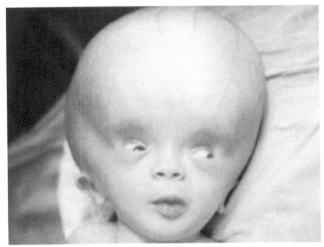

Figura 17.17 Lactente com macrocefalia e sinal do olhar do sol poente. (Reproduzida de Pereira, 2012.[31])

Tratamento

O tratamento tem duas vertentes: clínica e cirúrgica. Os casos mais graves costumam necessitar de intervenção cirúrgica para drenagem do LCR excedente, e a abordagem mais eficaz, nesses casos, tem sido a derivação ventricular.[12]

A derivação mais comum é a que desvia o LCR excedente dos ventrículos para o peritônio (DVP), sendo constituída por um tubo de plástico flexível (*shunts*) com uma válvula entre os cateteres ventriculares e distais que drena o LCR comunicando o ventrículo obstruído à cavidade abdominal e criando uma via de drenagem alternativa permanente para o LCR. Ocasionalmente, utiliza-se para drenagem o átrio direito ou a cavidade pleural.[19] Uma alternativa à DVP em casos de hidrocefalias obstrutivas por estenose do aqueduto é a terceiroventriculostomia endoscópica, que consiste na abertura de um orifício no assoalho do terceiro ventrículo para drenagem do LCR; entretanto, as taxas de complicações são mais altas em lactentes e seu custo é elevado.[19]

Em prematuros, a progressão da ventriculomegalia é acompanhada ao longo dos dias mediante observação do tamanho dos ventrículos, perímetro cefálico e quadro clínico. Em caso de evolução lenta, o tratamento pode ser realizado por meio de punções lombares seriadas e drenagem ventricular do LCR por cateter externo ou tunelizado (DVE) até que o processo se estabilize. Esse procedimento também pode ser adotado nos casos mais graves em que o RN é muito pequeno ou frágil demais para suportar o implante do *shunt* (DVP).[23,28]

A fim de prevenir e/ou reduzir os possíveis agravos causados pelo prejuízo neurológico, o acompanhamento regular do desenvolvimento da criança hidrocefálica será recomendado após a alta hospitalar.

MICROCEFALIA

Definição e etiologia

A microcefalia ocorre em cerca de 2% da população e é definida como perímetro cefálico reduzido com a circunferência < 2 desvios padrões (DP) da média para sexo e idade. Pode ocorrer ao nascimento (microcefalia congênita [Figura 17.18]) ou mais tarde (microcefalia pós-natal ou adquirida). Crianças com microcefalia adquirida nascem com a cabeça de tamanho normal e posteriormente apresentam parada ou crescimento abaixo do esperado para a idade. Há ainda a microcefalia grave, quando a criança apresenta > 3DP abaixo da média (cerca de 0,1% da população).[33,34] A incidência atual varia de 1,3 a 150 por 100 mil e é dependente do nível de consanguinidade da população.[33] No Brasil, a prevalência de microcefalia congênita é estimada em 1,98 a cada 10 mil nascimentos. A microcefalia não é uma doença, mas um sinal clínico que significa que o cérebro não se desenvolveu de maneira adequada.[35]

Em consonância com a OMS e a definição padrão internacional para microcefalia, o Brasil adotou como cir-

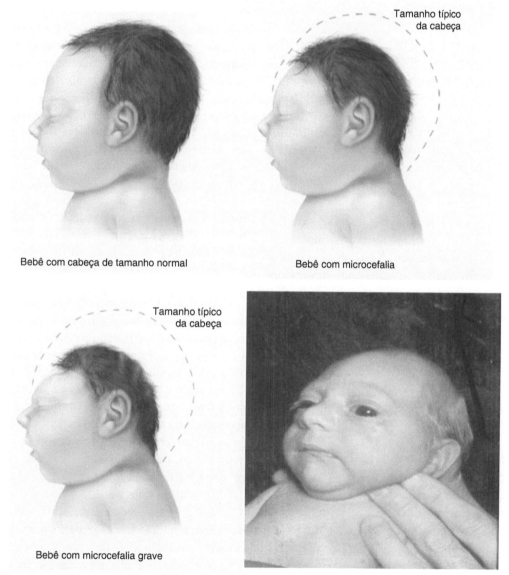

Figura 17.18 Perímetro cefálico normal, microcefalia e microcefalia grave. (Reproduzida do CDC – Centers for Disease Control, 2018.[36])

cunferência da cabeça de crianças a termo as medidas de 31,5cm para meninas e 31,9cm para meninos. A fim de incluir os prematuros, a OMS recomendou que para as primeiras 24 a 48 horas de vida fossem adotados os parâmetros de InterGrowth para ambos os sexos.[35]

A microcefalia tem sido estratificada e estudada de modo diferenciado com base na etiologia e no momento de início, podendo ser causada geneticamente, em associação a síndromes ou a insultos ao desenvolvimento neuronal (p. ex., toxinas, metabólitos e infecções). Existem mais de 800 síndromes conhecidas que cursam com microcefalia. A microcefalia primária autossômica, um tipo mais raro e recessivo, está associada a mutações de um único gene, resultando em microcefalia isolada com RM muitas vezes normal e nenhuma outra alteração no exame físico.[33]

A microcefalia congênita também pode resultar de insultos durante a gravidez que impedem o cérebro de crescer e se desenvolver normalmente. Lesões ambientais, incluindo lesão hipóxico-isquêmica durante o parto, anormalidades metabólicas, como fenilcetonúria (PKU), exposição a teratógenos e infecções, podem interferir no desenvolvimento cerebral e levar à microcefalia congênita. Infecções congênitas são conhecidas como infecções STORCH+Z (acrônimo de Sífilis, Toxoplasmose, Outras infecções – varicela zoster, parvovírus B-19 –, Rubéola, Citomegalovírus [CMV], vírus Herpes 1 e 2 e Zika) e, além da microcefalia, as crianças com essas infecções intrauterinas geralmente apresentam outras alterações, que podem incluir hepatoesplenomegalia, surdez, icterícia, erupções cutâneas, alterações oculares e calcificações intracranianas.[33,35]

O citomegalovírus é a causa de STORCH+Z mais frequente de microcefalia[37,38] e fator preditivo mais importante para futuros déficits neurocognitivos.[38] No citomegalovírus congênito, o perímetro cefálico ao nascimento mostra alta correlação com os escores do quociente de inteligência (QI) na infância.[39] Rubéola e varicela também são conhecidas por causar microcefalia e déficits intelectuais, mas se tornam menos frequentes após a implementação das vacinas.

A microcefalia secundária à infecção pelo vírus Zika tornou-se uma nova epidemia, e os resultados de longo prazo são desconhecidos. O primeiro relato de transmissão autóctone do vírus Zika nas Américas foi feito em março de 2015 no estado do Rio Grande do Norte. A epidemia espalhou-se pelo Brasil, sendo registrados 1,3 milhão de casos suspeitos no final de 2015.[40] O vírus Zika, então, ganhou destaque com o aumento do número de casos de crianças nascidas com microcefalia. Essa associação foi confirmada quando o vírus foi encontrado na placenta, no fluido amniótico[41-43], no sangue e no cérebro de RN microcéfalos.[42-44] Esses achados levaram a OMS a declarar emergência de saúde pública de preocupação internacional.[45,46]

A infecção pelo vírus Zika pode causar uma síndrome conhecida como síndrome Zika congênita, cuja manifestação clínica mais grave é a microcefalia, podendo cursar com disfagia, respostas auditivas e visuais alteradas, irritabilidade exacerbada com choro excessivo, crises convulsivas e hipertonia grave.[47-51] Vale ressaltar que a síndrome Zika congênita também pode acometer crianças com perímetro cefálico normal e cursar com hipertonia, irritabilidade exacerbada com choro excessivo e atraso no desenvolvimento com predomínio do motor grosseiro.[52-54] Há indícios de que o vírus cause alterações no crescimento femoral, o que pode ser considerado uma nova possibilidade de identificação do vírus no feto desde o início da gestação. A avaliação das proporções fetais é útil para triagem nos exames ultrassonográficos, principalmente em crianças sem microcefalia.[55] Além disso, também se associam ao vírus Zika algumas complicações da gravidez, como parto prematuro e aborto.[56]

Avaliação e diagnóstico

O diagnóstico e a avaliação da microcefalia são necessários para determinação da causa subjacente e das potenciais condições associadas e para auxiliar o prognóstico. Integra a avaliação uma história pré-natal detalhada com perguntas específicas sobre saúde materna, infecções, medicamentos e uso de substâncias (álcool, tabaco e drogas ilícitas). A história também deve incluir idade de início, gravidade e história familiar para determinar se outros membros da família foram afetados de maneira semelhante, consanguinidade ou doenças metabólicas e genéticas. Medir a circunferência da cabeça dos pais é importante e pode ajudar a diagnosticar a microcefalia familiar. Com relação ao exame físico, características faciais dismórficas e outras anormalidades podem sugerir um diagnóstico ou orientação para testes e exames adicionais. A circunferência da cabeça deve ser medida e comparada com medições anteriores.

Os tipos de microcefalia e os passos a seguir após o nascimento são mostrados na Figura 17.19.[33] Quando a microcefalia for proporcional à altura e ao peso e a criança não apresentar sinais ou sintomas neurológicos ou história familiar de doença neurológica, recomendam-se apenas a observação e o acompanhamento próximo do desenvolvimento. Exames complementares, como RM, acompanhamento genético ou testes metabólicos, devem ser considerados caso a criança desenvolva sinais ou sintomas neurológicos ou agravamento da microcefalia. Nos casos em que a microcefalia não é proporcional ou o diagnóstico não esteja claro após história e exame físico completos, a neuroimagem deve ser considerada o próximo passo. A TC do crânio é muitas vezes inespecífica, mas tem forte valor prognóstico quando se observam anormalidades. A RM é frequentemente realizada no início da infância, é mais sensível que a TC e é, portanto, o padrão ouro das imagens

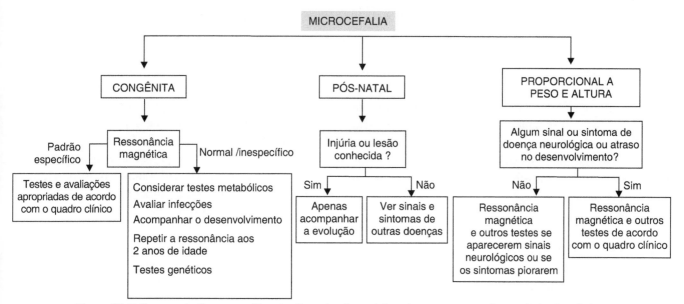

Figura 17.19 Representação esquemática dos tipos de microcefalia e dos passos a seguir a partir do diagnóstico.

para avaliação da etiologia da microcefalia. Mesmo que a RM realizada no início da infância seja normal, convém repeti-la após os 2 anos de idade, uma vez que nessa idade a mielinização estará completa.[57]

A microcefalia isolada causada por distúrbios metabólicos sem outros sinais é rara, tendo sido observadas três exceções: fenilcetonúria materna, microcefalia letal e deficiência de fosfoglicerato desidrogenase.[57]

Estudos adicionais com eletroencefalograma e acompanhamento oftalmológico são recomendados apenas para crianças com sinais clínicos ou para realização de diagnóstico diferencial. Embora os eletroencefalogramas de rotina não sejam recomendados, os pais de crianças com microcefalia devem receber informações sobre convulsões em razão da incidência aumentada nesse público.[33]

O quadro clínico de microcefalia já está presente no período neonatal, mas se torna mais evidente a partir dos 3 meses de vida e costuma cursar com deficiência intelectual, paralisia cerebral, epilepsia, dificuldade de deglutição, anomalias dos sistemas visual e auditivo, crises convulsivas e distúrbio do comportamento.[3,5,49-51,54] As demais etapas do diagnóstico e do acompanhamento são variáveis, pois dependerão do quadro individual de cada criança, havendo relatos de clônus, tremor, nistagmo, movimentos circulares dos braços, movimentos vermiformes ou coreicos, punho cerrado, espasmos extensores de membros inferiores, assimetria, protrusão de língua, persistência do reflexo tônico-cervical assimétrico e opistótono.[54,58].

Prognóstico

A microcefalia é uma condição crônica sem cura conhecida, e o prognóstico é mais grave para crianças que sofreram infecção intrauterina ou apresentam disfunção cromossômica ou metabólica associada.[33]

Dependendo da causa e da gravidade, as crianças com microcefalia podem apresentar vários acometimentos, como deficiência intelectual, atraso no desenvolvimento, epilepsia, paralisia cerebral, bem como distúrbios oftalmológicos e audiológicos.[33]

Papel da fisioterapia

As descrições da fisioterapia especificamente voltadas para essas crianças são escassas. Entretanto, o quadro funcional que as acomete muito se assemelha ao de crianças com paralisia cerebral e, com base na neuroplasticidade e nas teorias do controle e aprendizado, as condutas podem ser adaptadas para sua assistência. Também partindo do pressuposto de que são crianças que se apresentam de maneira similar às crianças com paralisia cerebral, a avaliação da respiração deve constar da assistência fisioterapêutica, uma vez que alterações tônicas podem causar distúrbios restritivos e/ou mistos e levar a comorbidades dessa natureza, reduzindo a expectativa de vida.

Nessa linha de pensamento, as bases para abordagem fisioterapêutica incluem os conceitos de que o SNC é flexível, com capacidade plástica que permite reconexões, reconstruções e reestruturações de circuitos neuronais lesionados quando submetido a estímulos facilitadores e inibidores.[59] A neuroplasticidade ou plasticidade neural é definida como a capacidade do sistema nervoso de modificar sua estrutura e função em decorrência dos padrões de experiência, ou seja, na presença de lesões, o SNC se utiliza dessa capacidade para tentar recuperar funções perdidas. O fato de as crianças com microcefalia ou hidrocefalia serem avaliadas em idades precoces contribui para melhora evolutiva, já que nessa fase ocorre uma resposta melhor com a neuroplasticidade.[60]

O fisioterapeuta especializado em cuidados neonatais tem como papel inicial prevenir agravos e morbidade mediante avaliação contínua e manejo adequado na UTIN e após a alta hospitalar. O cuidado com o neonato em UTIN inicia-se com o manejo ambiental para facilitação de seu desenvolvimento por meio da redução do estresse imposto pelo frio, iluminação, ruídos e toques dolorosos e/ou inapropriados.[61] O conforto do paciente é fundamental para sua organização neurossensorial e, portanto, para sua recuperação.

A assistência fisioterapêutica conduzida em UTIN quando o RN precisa de algum suporte após o nascimento não se detém em detalhes específicos em relação à infecção pelo Zika vírus, microcefalia de outras etiologias ou hidrocefalia. Os cuidados intensivos serão fundamentados nos acometimentos funcionais apresentados para dar suporte à vida e promover a alta hospitalar. Convém então proceder à avaliação fisioterapêutica de rotina e, caso seja necessário, oferecer suporte ventilatório invasivo ou não invasivo, promover desobstrução brônquica e reexpansão pulmonar, iniciar a estimulação sensório-motora tão logo seja possível e adotar o posicionamento terapêutico. Caso a unidade esteja habilitada, podem ser usadas as diferentes fases do Método Canguru. No momento da alta, os familiares devem ser orientados quanto às rotinas domiciliares, cuidados e particularidades do quadro clínico. Além disso, convém proceder ao encaminhamento para serviços de seguimento para a continuidade da assistência.

A avaliação tem por objetivo identificar sinais de atraso neuromotor e/ou de alerta para prejuízo neurológico, como: tremores e abalos, hipotonia ou hipertonia, movimentação excessiva ou escassa, irritabilidade, sonolência, presença ou ausência de movimentos espontâneos e presença de assimetria corporal estrutural, cinestésica e/ou cinesiológica.

Para avaliação objetiva dos aspectos supracitados são utilizadas escalas específicas, como *General Movements* (GM), *Test of Infant Motor Performance* (TIMP) ou *Hammersmith Infant Neurological Examination* (HINE), para o período neonatal, e Denver II e Escala Motora Infantil de Alberta (AIMS), para dar seguimento ao desenvolvimento neuromotor dos lactentes (Quadro 17.4).[62]

Os neonatos podem ser avaliados quanto a seu comportamento a partir do *Manual para Observação Naturalística do Comportamento de Neonatos a Termo ou Pré-termos,*[63] que engloba os principais subsistemas e capacidades do RN, como o autônomo (respiração, sinais viscerais e espasmos) e o motor (tônus muscular e postura predominante), e os estados de consciência (sono profundo, leve, sonolento, alerta inativo, ativo e choro) e de atenção-interação social (aproximação e evitação).[64]

A avaliação objetiva do tônus muscular pode ser realizada por meio da aplicação da escala de Ashworth modificada para crianças, que analisa a resistência oferecida contra o reflexo de estiramento para determinação do grau de espasticidade, desde a hipotonia até graus elevados de hipertonia.[65]

Programas de intervenção precoce que incluam a promoção da autonomia, atividades motoras apropriadas ao desenvolvimento, suporte à autorregulação do neonato, apoio ao desenvolvimento de relações positivas entre cuidadores e bebês, promoção de ferramentas para comunicação precoce, treinamento dos pais e cuidadores e suporte multiprofissional para o bem-estar mental dos pais/cuidadores[66] devem ser incluídos no manejo dos neonatos, especialmente dos que apresentam microcefalia e/ou hidrocefalia ou com risco de desenvolvimento atípico.

A avaliação fisioterapêutica inclui diagnóstico funcional respiratório, como avaliação de sinais de desconforto respiratório pelo Boletim de Silverman-Andersen (BSA), necessidade de suporte ventilatório invasivo ou não invasivo, oxigenoterapia e necessidade de ventilação não convencional.

As primeiras 72 horas do RN, especialmente quando IG < 35 semanas e peso < 1.500g, exigem manejo criterioso em razão do alto risco de hemorragia peri/intraventricular; portanto, a aspiração traqueal deve ser realizada apenas em casos de indubitável necessidade. A ventilação mecânica deve ser minuciosamente administrada de maneira protetora.[28]

Nos dias seguintes, o fisioterapeuta permanece vigilante e responsável pelo posicionamento apropriado, pela ventilação protetora e por instituir a nova fase cinesioterapêutica, iniciada de acordo com a evolução do paciente.

Os atendimentos podem incluir estímulo ao padrão flexor, posicionamento, rede terapêutica, Método Canguru,[67-69] manutenção das vias aéreas pérvias, manejo da ventilação mecânica e da biomecânica respiratória do bebê, reforço da relação com os cuidadores, orientação dos cuidadores sobre o manejo apropriado do neonato ao vestir, posicionamento para dormir e transportar e orientações para após a alta hospitalar.[10,65]

Na hidrocefalia, em caso de indicação cirúrgica para colocação de derivação ventricular, o pós-operatório deve ser conduzido com cautela para prevenir complicações com a válvula, como deslocamentos, infecções e/ou alterações na pressão intracraniana.[28] Em neonatos prematuros, antes da DVE/DVP ou em casos de lentidão de recuperação da ventriculomegalia, utiliza-se a punção lombar para drenar o LCR.

Quadro 17.4 - Escalas para avaliação de atraso neuromotor

Escala – teste (pré-termo/neonatal)	*General Movements Assessment* (GMA)/ Avaliação de Movimentos Gerais	*Test Infant Motor Performance* (TIMP)/Teste Infantil de Desenvolvimento Motor	*Hammersmith Neonatal Neurological Examination* (HNNE)/Exame Neurológico Neonatal e Infantil de Hammersmith	*Alberta Infant Motor Scale* (AIMS)/Escala Motora Infantil de Alberta	DENVER II/Teste de Triagem Denver II
Faixa etária	27 semanas IG a 20 semanas pós-termo	≥ 34 semanas de IG até 32 semanas de idade corrigida	Pré-termo a 18 meses	0 a 18 meses	0 a 72 meses
Objetivos	Triagem de desenvolvimento atípico e anormalidades	Triagem de desenvolvimento atípico e anormalidades	Triagem precoce de desenvolvimento atípico e anormalidade	Acompanhamento do desenvolvimento normal e triagem de desenvolvimento atípico	Acompanhamento do desenvolvimento normal e triagem de desenvolvimento atípico
Habilidades avaliadas	Motricidade espontânea	Motricidade espontânea e respostas antigravitacionais	Postura, tônus, reflexos, motricidade normal, anormalidade, orientação e comportamento	Motor	Motor grosso, motor fino, linguagem, pessoal-social (comportamento)
Procedimentos	Procedimento: filmagem em DD leito/incubadora. Registro dos movimentos espontâneos/sem interação com examinador. Estado comportamental: acordada/desperta ativa/sem choro Análise: qualitativa/frequência/intensidade/tipo do movimento Tempo: 3 a 5 minutos de filmagem Treinamento: sim – alto custo	Procedimento: 13 itens observados, 29 itens administrados pelo examinador Estado comportamental: acordada/desperta ativa/sem choro Análise: escore normativo Tempo: 30 a 45 minutos Treinamento: sim – alto custo	Procedimento: 15 itens observados/administrados Estado comportamental: acordada/desperta ativa/sem choro Análise: escore normativo Tempo 20 a 30 minutos Treinamento: não	Procedimento: escala visual pontuada de acordo com itens observados. (21 prono, 12 sentado, 16 de pé) Estado comportamental: acordada/sem choro Análise: escore normativo em gráfico de percentis Tempo: 20 a 30 minutos Treinamento: não	Procedimento: 126 itens testados ou informados Estado comportamental: acordada/sem choro Análise: classificação pelos itens falhos e realizados; sem escore normativo Tempo: 20 a 30 minutos Treinamento: não
Características	Exame qualitativo, observacional não invasivo 95% de sensibilidade/especificidade para anormalidades com 1 ano Treinamento obrigatório para aplicação	29 itens que exigem teste Tempo de aplicação longo quando examinador é menos experiente Treinamento extenso Validade ecológica dos itens Boa sensibilidade em idades precoces; baixa especificidade em idades futuras	Documenta a evolução sequencial neurocomportamental Fácil e rápida aplicação Teste e orientações para cada item traduzidos para o português e com acesso livre Boa sensibilidade 95% de especificidade para anormalidades com 1 ano	Exame quantitativo, observacional, não invasivo Oferece manual para aplicação na língua portuguesa Exige treinamento obrigatório Teste com aplicação fácil e rápida Gráfico de percentis que facilita a compreensão dos pais sobre o desenvolvimento da criança	Oferece manual na língua portuguesa e instruções em vídeo para aplicação. Exige treinamento Teste com aplicação fácil e rápida

Após a alta hospitalar, é imperativo que todos os neonatos e lactentes sejam avaliados em relação a seu desenvolvimento neuromotor por fisioterapeuta especializado para possível seguimento ambulatorial, devendo ser analisados os diversos sistemas, com ênfase no neurológico e no respiratório e, caso necessário, convém encaminhar a criança a serviços especializados capazes de tratar precocemente suas comorbidades.

Cabe instituir as intervenções de fisioterapia motora compatíveis com as adotadas para crianças com paralisia cerebral, como avaliação funcional completa, acompanhamento com escalas próprias, exercícios terapêuticos, estimulação neuropsicomotora, integração dos sistemas sensoriais, uso de equipamentos de apoio, terapias intensivas para o movimento e uso de equipamentos adaptativos. Além disso, terapias de apoio podem ser úteis, como aula de música, hidroterapia, equoterapia e aulas de educação física.[65]

CASO CLÍNICO

Lactente, 1 mês de vida, sexo masculino, nascido a termo, parto cesáreo sem intercorrências, peso de nascimento de 3kg com perímetro cefálico de 29cm, protuberância occipital. Nasceu vigoroso, sinais vitais estáveis, levado ao berço aquecido para a primeira avaliação. Mãe com história de Zika vírus no primeiro trimestre da gestação.

Não necessitou de internação após o nascimento e foi encaminhado na alta hospitalar para o serviço de *follow up* de referência para sua residência.

As primeiras consultas do seguimento foram realizadas com pediatra e neuropediatra, sendo solicitada uma RM para verificação dos acometimentos cerebrais. Foram evidenciados: calcificações parenquimatosas difusas, retificação dos ossos frontais, pequeno cisto subcortical frontal direito, agenesia de corpo caloso, polimicrogíria, desproporção cefalofacial, protuberância óssea occipital (com "cavalgamento ósseo"), pregas cutâneas e projeção caudal das tonsilas cerebelares, ausência comissural inter-hemisférica, proeminência do espaço liquórico extra-axial e ventriculomegalia. O telencéfalo mostra-se bastante reduzido.

Além disso, foram realizados exames oftalmológico com resultado desfavorável com baixa visão e audiológico normal. Após as primeiras consultas, iniciou avaliação fisioterapêutica mensal no ambulatório de seguimento e foi encaminhado para tratamento em clínica especializada.

Exercício

Quais etapas devem ser realizadas durante a avaliação do lactente e quais os possíveis objetivos do tratamento fisioterapêutico? Estratifique sua resposta de acordo com a Classificação Internacional de Funcionalidade, Incapacidade e Saúde.

Resposta
Veja a Figura 17.20.

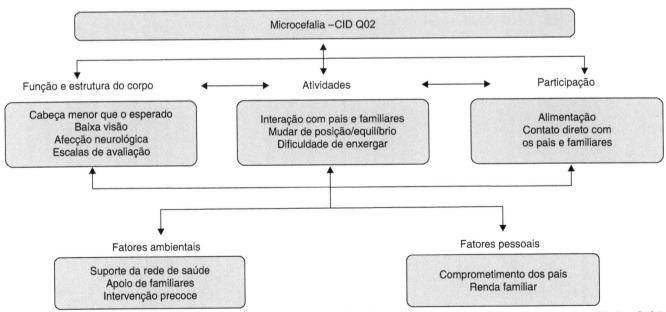

Figura 17.20 Fluxograma para estratificação do caso clínico segundo a Classificação Internacional de Funcionalidade, Incapacidade e Saúde (CIF).

CONSIDERAÇÕES FINAIS

Qualquer quadro de disfunção que acometa o sistema nervoso pode cursar com repercussões respiratórias em vista da ocorrência de alterações posturais (escolioses, cifoses), fixações de cintura escapular, distúrbios restritivos da ventilação, alterações na dinâmica diafragmática e alterações na mecânica respiratória.[70] Diante disso, uma abordagem global deve ser instituída durante a assistência fisioterapêutica para otimizar a função pulmonar e minimizar os episódios de internação hospitalar por doenças respiratórias. Evitar a imobilidade é imperioso nesses pacientes.

Referências

1. Word Health Organization – WHO. Head circumference for age [Internet] Disponível em: https://www.who.int/tools/child-growth-standards/standards/head-circumference-for-age. Acesso em 1 jan 2022.
2. Watemberg N, Silver S, Harel S, Lerman-Sagie T. Significance of microcephaly among children with developmental disabilities. J Child Neurol 2002; 17(2):117-22. doi: 10.1177/088307380201700205.
3. Cheong JLY, Hunt RW, Anderson PJ et al. Head growth in preterm infants: Correlation with magnetic resonance imaging and neurodevelopmental outcome. Pediatrics 2008; 121(6):1534-40. doi 10.1542/peds.2007-2671.
4. Ferreira HC, Cardoso TF. Repercussões da infecção pelo vírus zika em pediatria e neonatologia. In: Martins JA, Schivinski C, SNS R (eds.) Associação Brasileira de Fisioterapia Cardiorrespiratória e Fisioterapia em Terapia Intensiva. PROFISIO P. Porto Alegre: Artmed Panamericana, 2020: 131-58.
5. Ashwal S, Michelson D, Plawner L, Dobyns W. Practice parameter: Evaluation of the child with microcephaly (An evidence-based review): Report of the quality standards subcommittee of the American Academy of Neurology and the Practice Committee of the Child Neurology Society. Neurology 2010; 74(13):1079. doi: 10.1212/WNL.0b013e3181d5dfca.
6. Bigio MR Del. Celular damage and prevention in childhood hydrocephalus. Brain Pathol 2004; 14:217-324. doi: 10.1111/j.1750-3639.2004.tb00071.x.
7. Isaacs AM, Riva-Cambrin J, Yavin D et al. Age-specific global epidemiology of hydrocephalus: Systematic review, metanalysis and global birth surveillance. PLoS One 2018; 13(10):1-24. Disponível em: https://doi.org/10.1371/journal.pone.0204926.
8. Tully HM, Dobyns WB. Infantile hydrocephalus: A review of epidemiology, classification and causes. Eur J Med Genet 2014; 57((8):):359-68. doi: 10.1016/j.ejmg.2014.06.002.
9. Etchegaray A, Juarez-Peñalva S, Petracchi F, Igarzabal L. Prenatal genetic considerations in congenital ventriculomegaly and hydrocephalus. Child's Nerv Syst 2020; 36(8):1645-60. Disponível em: https://doi.org/10.1007/s00381-020-04526-5.
10. Umphred D. Reabilitação neurológica. 5 ed. Rio de Janeiro: Elsevier, 2009: 261-4.
11. Flannery AM, Mitchell L. Pediatric hydrocephalus: Systematic literature review and evidence-based guidelines. Part 1: Introduction and methodology. J Neurosurg Pediatr 2014; 14(Nov):3-7. Disponível em: http://thejns.org/doi/abs/10.3171/2014.7.PEDS14321.
12. Rowland LP, Pedley TA. Merrit – Tratado de Neurologia. 12 ed. Rio de Janeiro: Guanabara Koogan, 2011. 354 p.
13. Mirsky DM, Stence NV, Powers AM, Dingman AL, Neuberger I. Imaging of fetal ventriculomegaly. Pediatr Radiol 2020; 50(13):1948-58. Disponível em: https://doi.org/10.1007/s00247-020-04880-1.
14. Dewan MC, Rattani A, Mekary R et al. Global hydrocephalus epidemiology and incidence: Systematic review and meta-analysis. J Neurosurg 2019; 130(4):1065-79. doi: 10.3171/2017.10.JNS17439.
15. Martins FJ, Beserra NC, Barbosa LG. Perfil clínico e epidemiológico de um hospital municipal de São Paulo no período de 2014 a 2016. Rev Bras Neurol 2018; 54(1):25-31.
16. Ministério da Saúde. Secretaria de Vigilância em Saúde. SINASC – Sistema de Informações sobre Nascidos Vivos [Internet] 2022. Disponível em: http://tabnet.datasus.gov.br/cgi/tabcgi.exe?sinasc/Anomalias/anomabr.def. Acesso em 9 fev 2022.
17. Cohen S, Flibotte J. Treatment of posthemorrhagic hydrocephalus. Clinics in Perinatology, 2021. doi:https://doi.org/10.1016/j.clp.2021.11.002.
18. Li Z, Xu F, Zhang Z et al. Morphologic evolution and coordinated development of the fetal lateral ventricles in the second and third trimesters. Am J Neuroradiol 2019; 40(4):718-25. Disponível em: http://dx.doi.org/10.3174/ajnr.A6013.
19. Kahle KT, Kulkarni AV, Limbrick DD, Warf BC. Hydrocephalus in children. Lancet [Internet] 2016; 387(10020):788-99. Disponível em: http://dx.doi.org/10.1016/S0140-6736(15)60694-8.
20. Limbrick DD, Baksh B, Morgan CD et al. Cerebrospinal fluid biomarkers of infantile congenital hydrocephalus. PLoS One 2017; 12(2):1-20. doi:10.1371/journal.pone.0172353.
21. Jary S, De Carli A, Ramenghi LA, Whitelaw A. Impaired brain growth and neurodevelopment in preterm infants with posthaemorrhagic ventricular dilatation. Acta Paediatr Int J Paediatr 2012; 101(7):743-8. doi: 10.1111/j.1651-2227.2012.02686.x.
22. Leijser LM, De Vries LS. Preterm brain injury: Germinal matrix-intraventricular hemorrhage and post-hemorrhagic ventricular dilatation [Internet]. Handbook of Clinical Neurology. 1 ed. Elsevier BV 2019; 162:173-99 Disponível em: http://dx.doi.org/10.1016/B978-0-444-64029-1.00008-4.
23. Versaw-Barnes D, Wood A. O bebê com alto risco de atraso no desenvolvimento. In: Tecklin JS (ed.) Fisioterapia Pediátrica. 5 ed. Barueri-SP: Manole, 2019: 114-202.
24. Papile LA, Burstein J, Burstein R, Koffler H. Incidence and evolution of subependymal and intraventricular hemorrhage: A study of infants with birth weights less than 1,500 gm. J Pediatr 1978; 92(4):529-34. doi: 10.1016/s0022-3476(78)80282-0.
25. Sheahan MS, Brockway NF, Tecklin JS. A criança de alto risco. In: Tecklin JS (ed.) Fisioterapia Pediátrica. 3 ed. Porto Alegre-RS: Artmed Editora 2002: 69-97.
26. Silva IG. Revisão: Hemorragia peri-intravenricular (HPIV) no neonato [Internet]. Educa Cetrus 2020. Disponível em: https://educa.cetrus.com.br/revisao-hemorragia-peri-intravenricular-hpiv-no-neonato/. Acesso em 10 out 2022.
27. Marba STM, Caldas JPS, Vinagre LEF, Pessoto MA. Incidence of periventricular/intraventricular hemorrhage in very low birth weight infants: A 15-year cohort study. J Pediatr (Rio J) 2011; 87(6):505-11. Disponível em: http://dx.doi.org/10.2223/JPED.2137.
28. Ministério da Saúde. Atenção à Saúde do Recém-Nascido: Guia para os profissionais de saúde. 2014; 1:192 p.
29. Matushita H. Hidrocefalia congênita. In: Diament A, Cypel S (eds.) Neurologia infantil. 4 ed. São Paulo: Atheneu, 2005: 791-816.
30. Tecklin JSPT. Pediatric physical therapy. 5 ed. Lippincott Williams & Wilkins (ed.) Philadelphia: Lippincott Williams & Wilkins, 2015.
31. Pereira CU, Jesus RM, Santos LPA, Oliveira DMP. Fenômeno ocular do sol poente em hidrocefalia. Apresentação de casos e revisão da literatura. Pediatria Moderna 2012; 12:48(7): 296-98. LLXP: S003139202012005300004
32. Polat BG, Makharoblidze K, İpek R et al. Evaluation of developmental profiles of children with hydrocephalus. 2022; (jul 2021):2021-3. Disponível em: https://doi.org/10.1016/j.neucir.2021.06.002.
33. Hanzlik E, Gigante J. Microcephaly. Children 2017; 4(6). doi: 10.3390/children4060047.

34. Alcantara D, O'Driscoll M. Congenital microcephaly. Am J Med Genet Part C Semin Med Genet 2014; 166(2):124-39. Disponível em: https://doi.org/10.1002/ajmg.c.31397.

35. Brasil. Ministério da Saúde. Orientações integradas de vigilância e atenção à saúde no âmbito da emergência de saúde pública de importância nacional [Internet]. Secretaria de Vigilância em Saúde. Secretaria de Atenção à Saúde. 2017. 158 p. Disponível em: http://portalarquivos.saude.gov.br/images/pdf/2016/dezembro/12/orientacoes-integradas-vigilancia-atencao.pdf.

36. CDC – Centers for Disease Control and Prevention. Fatos sobre a microcefalia [Internet] 2018: 1-3. Disponível em: https://www.cdc.gov/ncbddd/birthdefects/portuguese/microcephaly.html#:~:text=. Acesso em 10 fev 2022.

37. Naing ZW, Scott GM, Shand A et al. Congenital cytomegalovirus infection in pregnancy: A review of prevalence, clinical features, diagnosis and prevention. Aust New Zeal J Obstet Gynaecol 2016; 56(1):9-18. doi: 10.1111/ajo.12408.

38. Noyola DE, Demmler GJ, Nelson CT et al. Early predictors of neurodevelopmental outcome in symptomatic congenital cytomegalovirus infection. J Pediatr 2001; 138(3):325-31. doi: 10.1067/mpd.2001.112061.

39. Custer DA, Vezina LG, Vaught DR et al. Neurodevelopmental and neuroimaging correlates in nonsyndromal microcephalic children. Dev Behav Pediatr 2000; 21(1):12-8. doi: 10.1097/00004703-200002000-00003.

40. White MK, Wollebo HS, David Beckham J, Tyler KL, Khalili K, Neurol Author manuscript A. Zika virus: An emergent neuropathological agent. Ann Neurol [Internet] 2016; 80(4):479-89. Disponível em: https://www.ncbi.nlm.nih.gov/pmc/articles/PMC5086418/pdf/nihms-824806.pdf. doi: 10.1002/ana.24748.

41. Calvet GA, Filippis AMB, Mendonça MCL et al. First detection of autochthonous Zika virus transmission in a HIV-infected patient in Rio de Janeiro, Brazil. J Clin Virol 2016; 74:1-3. doi: 10.1016/j.jcv.2015.11.014.

42. Melo ASO, Malinger G, Ximenes R, Szejnfeld PO, Alves Sampaio S, Bispo de Filippis AM. Zika virus intrauterine infection causes fetal brain abnormality and microcephaly: Tip of the iceberg? Ultrasound Obstet Gynecol 2016; 47(1):6-7. doi: 10.1002/uog.15831.

43. Martínez JL, Petranovic D, Nielsen J. Heme metabolism in stress regulation and protein production: From Cinderella to a key player. Bioengineered 2016; 7(2):112-5. Disponível em: http://dx.doi.org/10.1080/21655979.2015.1126016.

44. Mlakar J, Korva M, Tul N et al. Zika virus associated with microcephaly. N Engl J Med 2016; 374(10):951-8. doi: 10.1056/NEJMoa1600651.

45. Mendes KDS, Silveira RCCP, Galvão CM. Revisão integrativa: Método de pesquisa para a incorporação de evidências na saúde e na enfermagem. Texto Context – Enferm 2008; 17(4):758-64. Disponível em: https://doi.org/10.1590/S0104-07072008000400018.

46. Roth A, Mercier A, Lepers C et al. Concurrent outbreaks of dengue, chikungunya and zika virus infections – An unprecedented epidemic wave of mosquito-borne viruses in the Pacific 2012-2014. Eurosurveillance 2014; 19(41):1-10. Disponível em: https://doi.org/10.2807/1560-7917.ES2014.19.41.20929.

47. Wheeler MB, Stonesifer K, Kenny M. Developmental evaluation in congenital esotropia. Ophthalmology [Internet] 1979; 86(12):2161-4. Disponível em: http://dx.doi.org/10.1016/S0161-6420(79)35308-8.

48. Adebanjo T, Godfred-Cato S, Viens L et al. Update: Interim guidance for the diagnosis, evaluation, and management of infants with possible congenital Zika virus infection – United States, October 2017. MMWR Morb Mortal Wkly Rep [Internet] 2017; 66(41):1089-99. Disponível em: https://www.cdc.gov/mmwr/cme/conted_info.html#weekly. doi: 10.15585/mmwr.mm6641a1.

49. Linden V van der, Pessoa A, Dobyns W et al. Description of 13 infants born during October 2015-January 2016 with congenital Zika virus infection without microcephaly at birth – Brazil. MMWR Morb Mortal Wkly Rep 2016; 65(47):1343-8. doi: 10.15585/mmwr.mm6547e2.

50. Marques FJP, Teixeira MCS, Barra RR et al. Children born with congenital Zika syndrome display atypical gross motor development and a higher risk for cerebral palsy. J Child Neurol 2018; 34(2):81-5. doi: 10.1177/0883073818811234.

51. Eickmann SH, Carvalho MDCG, Ramos RCF, Rocha MÂW, Linden V van der, Silva PFS. Síndrome da infecção congênita pelo vírus Zika. Cad Saude Publica 2016; 32(7):1-3. Disponível em: https://doi.org/10.1590/0102-311X00047716.

52. Cugola FR, Fernandes IR, Russo FB et al. The Brazilian Zika virus strain causes birth defects in experimental models. Nature [Internet] 2016; 534(7606):267-71. Disponível em: http://dx.doi.org/10.1038/nature18296.

53. Besnard M, Lastère S, Teissier A, Cao-Lormeau VM, Musso D. Evidence of perinatal transmission of Zika virus, French Polynesia, December 2013 and February 2014. Eurosurveillance 2014; 19(13):1-7.

54. Cardoso TF, Santos RS, Corrêa RM et al. Congenital Zika infection: Neurology can occur without microcephaly. Arch Dis Child 2019; 104(2):199-200. doi: 10.1136/archdischild-2018-314782.

55. Walker CL, Little M-T, Roby JA et al. Zika virus and the non-microcephalic fetus: Why we should still worry Christie. Am J Obs Gynecol 2019 ;220(1):45-56. doi: 10.1016/j.ajog.2018.08.035.

56. World Health Organization. Zika virus [Internet] 2018. Disponível em: http://www.who.int/en/news-room/fact-sheets/detail/zika-virus. Acesso em 19 mar 2018.

57. Hagen MVD, Pivarcsi M, Liebe J et al. Diagnostic approach to microcephaly in childhood: A two-center study and review of the literature. Dev Med Child Neuro 2014; 56:732-41. doi: 10.1111/dmcn.12425.

58. Einspieler C, Utsch F, Brasil P et al. Association of infants exposed to prenatal Zika virus infection with their clinical, neurologic, and developmental status evaluated via the General Movement Assessment Tool. JAMA Netw Open 2019; 2(1):e187235. doi: 10.1001/jamanetworkopen.2018.7235.

59. Neves MAO et al. Reabilitação motora e plasticidade neural: Fundamentação teórico-conceitual para a recuperação funcional após lesões no sistema nervoso central. v. 3. Dourados-MS: UFGD, 2009.

60. Oliveira CEN, Salina ME, Annunciato NF. Fatores ambientais que influenciam a plasticidade do SNC. Acta Fisiátrica 2001; 8(1):6-13.

61. Symington A, Pinelli J. Developmental care for promoting development and preventing morbidity in preterm infants. Cochrane Database Syst Rev. (2).

62. Santos RS. Avaliação do desenvolvimento em lactentes durante os 18 primeiros meses de vida: Ênfase na criança, no cuidador e no professor. Tese (Doutorado em Clinica Médica). Universidade Federal do Rio De Janeiro (UFRJ), 2020.

63. Als HB, McAnulty G. The Newborn Individualized Developmental Care and Assessment Program (NIDCAP) with Kangaroo Mother Care (KMC): Comprehensive care for preterm infants. Curr Womens Health Rev 2011; 7(3):288-301. doi: 10.2174/157340411796355216.

64. Ferreira AM, Bergamasco NHP. Análise comportamental de recém-nascidos pré-termos incluídos em um programa de estimulação tátil-cinestésica durante a internação hospitalar. Brazilian J Phys Ther 2010; 14(2):141-8. Disponível em: https://doi.org/10.1590/S1413-35552010005000002.

65. Tecklin JSPT. Pediatric physical therapy [Internet]. 5 ed. Lippincott Williams & Wilkins (ed.) Philadelphia: Lippincott Williams & Wilkins 2015; 3:54-67.

66. Hutchon B, Gibbs D, Harniess P J et al. Early intervention programmes for infants at high risk of atypical neurodevelopmental outcome. Dev Med Child Neurol 2019; 61(12):1362-7. doi: 10.1111/dmcn.14187.

67. Ministério da Saúde. Atenção à saúde do recém-nascido. Guia para profissionais de Saúde: Cuidados com o recém-nascido pré-termo [Internet] 2011. 159 p. Disponível em: http://bvsms.saude.gov.br/bvs/publicacoes/atencao_recem_nascido_ guia_ profissionais_saude_v4.pdf.

68. Brasil. Ministério da Saúde. Guia de orientações para o Método Canguru na atenção básica: Cuidado compartilhado. 2016. 56 p.

69. Lamy ZC, Gomes MASM, Gianini NOM, Hennig MAS. Atenção humanizada ao recém-nascido de baixo peso – Método Canguru: a proposta brasileira. Ciên Saúde Colet 2005; 10(3):659-68. Disponível em: https://doi.org/10.1590/S1413-81232005000300022.

70. Barbosa S. Fisioterapia respiratória: Encefalopatia crônica da infância. Rio de Janeiro: Revinter, 2002.

SISTEMA SENSORIAL NEONATAL

SEÇÃO

VI

Desenvolvimento e Abordagem Sensorial – Aspectos da Internação na Unidade de Terapia Intensiva Neonatal

CAPÍTULO 18

Cristiane Sousa Nascimento Baez Garcia
Cirlene de Lima Marinho

INTRODUÇÃO

A prematuridade é a principal causa de morte em crianças < 5 anos de idade.[1] Dados da Organização Mundial da Saúde (OMS) mostram redução sensível nas taxas de mortalidade neonatal e aumento da morbidade pós-alta hospitalar. Entre as principais complicações apresentadas por esses pacientes estão comprometimento motor, deficiência intelectual, prejuízos nos sistemas sensoriais, sobretudo o auditivo e o visual, e limitação na alimentação.[2]

O desenvolvimento sensorial é um processo complexo que envolve componentes morfológicos e neurológicos bem estabelecidos.[3,4] Nas últimas décadas, com os avanços tecnológicos, houve um crescimento exponencial do conhecimento e da compreensão do desenvolvimento do cérebro e dos sistemas sensoriais do feto, do recém-nascido (RN) e do bebê.[4] Sabe-se que os sistemas sensoriais iniciam seu desenvolvimento no período intrauterino bem antes do nascimento, amadurecem rapidamente no primeiro ano de vida e continuam a maturar com o tempo, a experiência e o desenvolvimento do cérebro.[3,4]

A estrutura dos receptores sensoriais se desenvolve no período embrionário, entre a quarta e a oitava semana de gestação; já o desenvolvimento neurossensorial ocorre entre 16 e 20 semanas.[4] Os primeiros sistemas a se desenvolverem são o tátil, o vestibular e o gustativo-olfativo, e em maturação posterior estão os sistemas auditivo e visual.[5] O amadurecimento cerebral não é acelerado com a prematuridade. Embora acelere a maturação pulmonar, cardiovascular, renal e gastrointestinal, a sequência ou o tempo do neurodesenvolvimento não se alteram.[4]

Revestem-se de essencial importância para a Fisioterapia Neonatal tanto o conhecimento como a compreensão do desenvolvimento do cérebro e dos sistemas sensoriais do feto, do RN e do bebê, para avaliação, intervenção e reavaliação fisioterapêuticas adequadas, em conformidade com as diretrizes clínicas atuais desenvolvidas pela Seção de Pediatria da American Physical Therapy Association (APTA).[6,7]

DESENVOLVIMENTO DAS ESTRUTURAS E FUNÇÕES DOS SISTEMAS SENSORIAIS

A estrutura morfológica básica dos receptores sensoriais dos olhos, ouvidos, olfato e de alguns principais receptores para detecção do toque, posição e movimentos se desenvolve logo no início da gestação, enquanto a maior parte do desenvolvimento neurossensorial se dá nas últimas semanas da gestação.[4] A construção da arquitetura neural básica de cada sistema sensorial ocorre nas últimas 16 a 20 semanas da vida fetal – idade gestacional (IG) de 22 a 40 semanas – em resposta aos estímulos intrauterinos e nos primeiros 3 a 5 meses de vida pós-natal em resposta à interação com o ambiente extrauterino físico e social.[3,4]

Os sistemas sensoriais tornam-se funcionais em uma sequência bem específica e invariável, que se inicia com o sistema tátil (tato), seguido pelos sistemas vestibular, quimiossensorial (olfativo [olfato] e gustativo [paladar]) e auditivo (audição), finalizando com o sistema visual (visão) (Figura 18.1). Uma interrupção dessa sequência predeterminada de desenvolvimento sensorial pode posteriormente interferir na respectiva função.[5,8]

Os processos de desenvolvimento dos sistemas sensoriais estão submetidos a diferentes fases de adaptação do feto ao ambiente intrauterino e há, na maioria, uma sobreposição entre os períodos de desenvolvimento.[9]

O desenvolvimento cerebral no feto, RN e bebê inclui não apenas os sistemas sensoriais, mas também os sistemas motores, socioemocionais e cognitivos, os quais são conectados e integrados durante o desenvolvimento. Os RN pré-termo (RNPT), durante a hospitalização, podem apresentar respostas inadequadas à estimulação sensorial desordenada, as quais irão interferir no desenvolvimento e na conectividade dos sistemas.[4]

DESENVOLVIMENTO DAS ESTRUTURAS E FUNÇÕES CEREBRAIS

O desenvolvimento estrutural e funcional do cérebro é influenciado, principalmente, pelos seguintes fatores (Figura 18.2):[4]

- A genética e os efeitos epigenéticos do ambiente, com alteração da expressão de genes individuais sem modificação da estrutura básica do DNA.

- A atividade cerebral endógena, que consiste na atividade cerebral espontânea que ocorre na ausência de estímulos externos, geneticamente programada em células ganglionares dos sistemas sensoriais e motores, e que se dá nas últimas 20 semanas da gestação, sendo essencial para o crescimento e o direcionamento do axônio.

- O sono, que é importante para o desenvolvimento da arquitetura estrutural inicial dos sistemas sensoriais, assim como para a memória de longo prazo e a manutenção da plasticidade cerebral de longo prazo, as quais são vitais para o aprendizado futuro.

- As experiências externas, necessárias para maiores estímulo e desenvolvimento dos sistemas sensoriais. Essa estimulação deve ocorrer de maneira apropriada em sequência, intensidade e forma. Quando realizada de modo inadequado, resulta em interferência no desenvolvimento esperado. Todos os sistemas sensoriais, exceto a visão, precisam de estímulos exógenos como parte do desenvolvimento intrauterino. O sistema visual humano, por sua vez, não precisa de estímulo luminoso para iniciar seu processo maturacional intrauterino.

- Os ambientes físicos, químicos (nutrição e toxinas), sensoriais (incluindo exposições e as experimentações de som, voz, toque, movimento, cheiro e visão, assim como proteção do sono e ciclos sono/vigília) e socioemocionais que, associados ao tato, olfato, paladar, audição e visão, além das mudanças corticais, têm efeitos na aprendizagem e na memória.

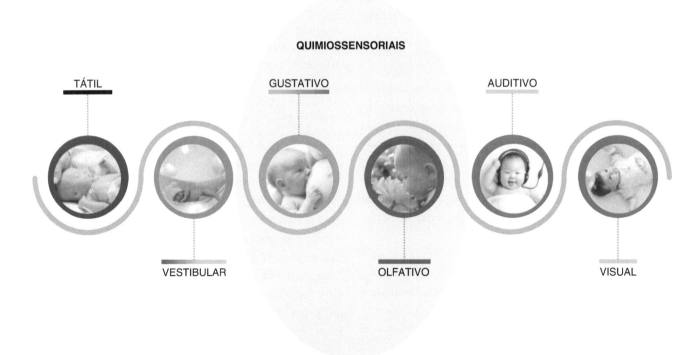

Figura 18.1 Sequência específica e invariável de desenvolvimento dos sistemas sensoriais. (Adaptada das referências 5 e 8).

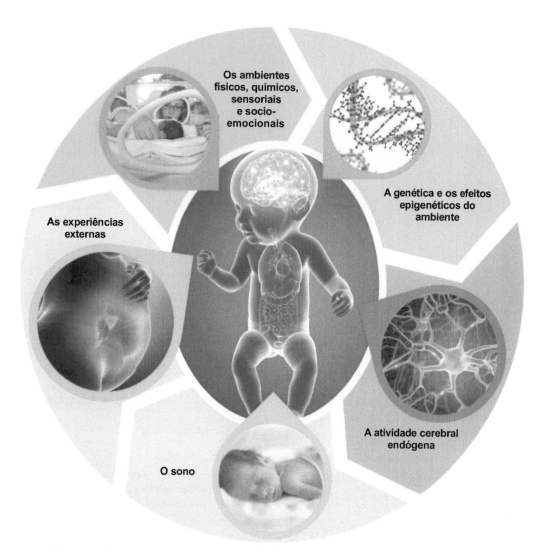

Figura 18.2 Representação esquemática dos principais fatores que influenciam o desenvolvimento estrutural e funcional do cérebro. (Adaptada da referência 4).

Sistema tátil (toque)

Há uma conexão entre o toque, a pele e o cérebro em desenvolvimento. O amadurecimento do córtex cerebral é afetado pela estimulação tátil (Figura 18.3).[10]

Entre os sistemas sensoriais, o tátil é o primeiro a se desenvolver no período fetal, e sua maturação ocorre no sentido cefalocaudal. Em torno de 11 semanas de gestação, os receptores táteis são encontrados na face, na palma das mãos e na sola dos pés de fetos. Com 14 semanas, os fetos já apresentam um sistema tátil funcionante.[11] A partir de 13 a 14 semanas de IG, toda a superfície corporal, exceto ao redor do tronco e do topo da cabeça, é responsiva ao toque, sendo a região perioral e as extremidades áreas altamente sensíveis ao toque.[9]

No Quadro 18.1 podem ser apreciadas informações detalhadas sobre os principais estágios cronológicos do desenvolvimento estrutural e funcional intrauterino do sistema tátil.[8]

Embora se encontre em estágio de desenvolvimento e maturação de seus sistemas, o feto já é capaz de reconhecer e responder aos estímulos táteis proporcionados pela mãe ou pelo próprio ambiente intrauterino. Quando a mãe se desloca, o feto é submetido a diversos contatos e deslocamentos no útero. Para minimizar possíveis riscos, o líquido amniótico promove o amortecimento do impacto do feto contra a parede uterina e facilita o encontro entre mãos e corpo, mãos e face e mão e boca durante a gestação, viabilizando a sucção.[11]

Cabe destacar que os RNPT são muito sensíveis ao estímulo tátil, podendo interpretar o toque como uma sensação agradável ou altamente dolorosa.[9]

Sistema vestibular (movimento e equilíbrio)

O sistema vestibular é o segundo a se desenvolver, logo após o sistema tátil. As informações detalhadas sobre os principais estágios cronológicos do desenvolvimento estrutu-

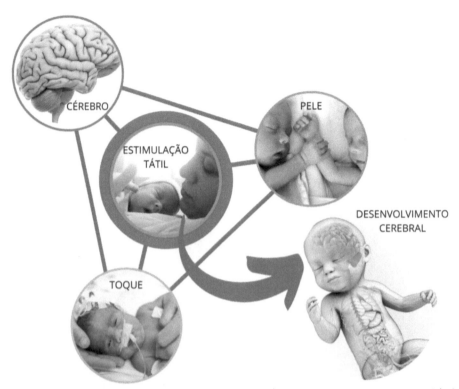

Figura 18.3 Representação esquemática da conexão entre o toque, a pele e o cérebro em desenvolvimento, o qual é afetado pela estimulação tátil. (Adaptada da referência 4).

Quadro 18.1 Principais estágios cronológicos de desenvolvimento intrauterino do sistema tátil

Sistema sensorial tátil	Presença de estruturas anatômicas periféricas		Primeiras respostas fisiológicas e/ou comportamentais observadas	Primeiras respostas corticais observadas
	Primeiros elementos	Forma completa		
Região perioral	9 semanas	20 semanas	14 semanas em todo o corpo	24 semanas (potencial evocado somestésico)
Regiões facial, palmar e plantar	11 semanas			
Corpo todo	15 a 17 semanas			

Fonte: adaptada da referência 8.

Quadro 18.2 Principais estágios cronológicos de desenvolvimento intrauterino do sistema vestibular

Sistema sensorial vestibular	Presença de estruturas anatômicas periféricas		Primeiras respostas fisiológicas e/ou comportamentais observadas
	Primeiros elementos	Forma completa	
	5 semanas	14 semanas	24 a 25 semanas (reflexo de Moro)

* Não foram encontradas informações sobre as primeiras respostas corticais observadas.
Fonte: adaptada da referência 8.

ral e funcional do sistema vestibular intrauterino podem ser apreciadas no Quadro 18.2.[8] As estruturas vestibulares são estrutural e funcionalmente bem desenvolvidas ao nascimento, mas continuam a maturar durante o primeiro mês pós-natal.[12]

O sistema vestibular inclui partes do ouvido interno e do encéfalo, que controlam o equilíbrio e os movimentos dos olhos. Sua função é fornecer dados do ouvido interno para o centro vestibular no tronco cerebral para a manutenção do equilíbrio. O sistema vestibular tem uma relação estreita com o cerebelo, a qual é crítica para o controle motor e a coordenação do tempo do movimento.[12]

A percepção do movimento, o controle oculomotor e postural e a memória espacial são funções importantes do sistema vestibular, todas influenciadas pela gravidade.

O sistema vestibular também está envolvido na regulação do sistema autonômico, incluindo a regulação da pressão arterial e a mineralização óssea.[12]

Sistema gustativo

Os quimiorreceptores orais estão presentes nas papilas gustativas e se comunicam com o nervo trigêmeo. Os botões gustativos, precursores dos receptores, iniciam o desenvolvimento a partir de 7 a 9 semanas de IG. Os receptores já estão presentes a partir das 12 semanas de IG e encontram-se mais maduros após 16 a 18 semanas.[9,13] No Quadro 18.3 podem ser apreciadas informações detalhadas sobre os principais estágios cronológicos do desenvolvimento estrutural e funcional intrauterino do sistema gustativo.[8]

As papilas inicialmente se localizam em toda a cavidade oral e posteriormente em determinados locais de maior concentração. Após o nascimento, concentram-se mais na língua e anteriormente nos palatos duro e mole.[11]

As papilas gustativas dos bebês apresentam preferência pelo sabor doce e menor preferência pelo sabor amargo. A adequada função dessas estruturas é fundamental para garantir sucção, deglutição e coordenação eficientes, bem como o início seguro da alimentação via oral em RNPT.[9] Há relatos de que a preferência do paladar do bebê é determinada no período intrauterino pelos alimentos ingeridos na dieta materna.[3,14]

Sistema olfativo (cheiro)

A percepção de odores baseia-se em dois componentes principais: (1) o sistema olfativo, principal envolvido na detecção e discriminação de odores graças ao epitélio olfativo conectado ao bulbo olfatório; (2) o sistema trigeminal, responsável pela percepção do componente "tátil" do olfato (p. ex., frescor da menta, irritante do cloro ou tempero da pimenta) graças às terminações livres dos ramos oftálmico e maxilar do nervo trigêmeo. Os suportes estruturais desses dois subsistemas estão presentes e completos desde o início do segundo trimestre de gestação.[8]

O quimiorreceptor nasal está completamente formado por volta de 16 a 18 semanas de IG, sendo afetado pela composição do líquido amniótico que, por sua vez, é influenciada pela alimentação materna ou urina fetal. Integra-se aos demais sistemas e é fundamental para o vínculo mãe-bebê.[3,9]

Evidências sugerem claramente que o feto pode detectar e discriminar odores já aos 6 meses de gestação.[8] Há relatos de que a aprendizagem do RN é potencializada quando o estímulo olfativo se combina com o tátil.[15]

Informações detalhadas sobre os principais estágios cronológicos do desenvolvimento estrutural e funcional intrauterino do sistema olfativo podem ser apreciadas no Quadro 18.4.[8]

Sistema auditivo (audição)

As estruturas do sistema auditivo começam a se desenvolver a partir de 22 a 25 semanas de IG, e a audição funcional em fetos humanos está presente entre 25 e 29 semanas de gestação. O som gerado pelos batimentos cardíacos e os ruídos e vozes extrauterinos estimulam o desenvolvimento da audição antes mesmo do nascimento.[3,16] Informações detalhadas sobre os principais estágios cronológicos do desenvolvimento estrutural e funcional intrauterino do sistema olfativo encontram-se elencadas no Quadro 18.5.[8]

Quadro 18.3 Principais estágios cronológicos do desenvolvimento intrauterino do sistema gustativo

Sistema sensorial gustativo	Presença de estruturas anatômicas periféricas		Primeiras respostas fisiológicas e/ou comportamentais observadas
	Primeiros elementos	Forma completa	
Papilas gustativas	10 semanas	18 a 20 semanas	26 a 30 semanas

* Não foram encontradas informações sobre as primeiras respostas corticais observadas.
Fonte: adaptada da referência 8.

Quadro 18.4 Principais estágios cronológicos do desenvolvimento intrauterino do sistema olfativo

Sistema sensorial olfativo	Presença de estruturas anatômicas periféricas		Primeiras respostas fisiológicas e/ou comportamentais observadas	Primeiras respostas corticais observadas
	Primeiros elementos	Forma completa		
Sistema olfativo principal	7 semanas	11 semanas	28 semanas (mais cedo?)	32 semanas (não explorado antes) (córtex orbitofrontal NIRS)
Sistema trigeminal	4 semanas	14 semanas	27 a 28 semanas	

NIRS: espectroscopia de infravermelho próximo.
Fonte: adaptada da referência 8.

Quadro 18.5 Principais estágios cronológicos do desenvolvimento intrauterino do sistema auditivo

Sistema sensorial auditivo	Presença de estruturas anatômicas periféricas		Primeiras respostas fisiológicas e/ou comportamentais observadas	Primeiras respostas corticais observadas
	Primeiros elementos	Forma completa		
Cóclea	10 semanas	22 semanas	23 a 25 semanas	24 a 25 semanas (potencial evocado auditivo de tronco cerebral) 26 a 27 semanas (potencial evocado auditivo cortical)

Fonte: adaptada da referência 8.

A faixa de frequência sonora para audição de RNPT é em torno de 500 a 1.000Hz. Para fins de comparação, a audição de um bebê a termo apresenta uma faixa de frequência sonora de 500 a 4.000Hz. O som no ambiente do líquido amniótico apresenta de 70 a 85dB e frequência < 1.000Hz. O ambiente da Unidade de Terapia Intensiva Neonatal (UTIN), por sua vez, apresenta em média um nível de ruído > 90dB e frequência de 500 a 10.000Hz,[3] ou seja, bastante superior aos níveis expostos previamente no ambiente intrauterino.

Os bebês nascidos prematuramente e internados na UTIN são expostos a múltiplos estímulos adversos ambientais, apresentando risco maior de deficiência auditiva. Estima-se que a incidência de deficiência auditiva seja maior em RNPT do que em bebês a termo.[3] Alguns autores documentaram risco maior de perda auditiva neurossensorial em neonatos, além da ocorrência de perda auditiva na fase escolar em bebês nascidos de mulheres que durante a gestação estiveram expostas, 8 horas por dia, a ruídos > 65 a 85dB.[9,17] Esses dados demonstram a possível influência da exposição ambiental no comprometimento do desenvolvimento e desempenho da audição.

A partir de 36 semanas de IG, o feto responde ao ruído externo com movimentos corporais reflexos, gira a cabeça para o estímulo sonoro e apresenta elevação da frequência cardíaca. Além disso, é capaz não só de perceber os sons, mas também de discriminar entre diferentes sons, exibindo preferência seletiva pela voz materna ou por outras vozes familiares.[13]

A privação sensorial tem impacto negativo no desenvolvimento. A privação de sons maternos repercute no desenvolvimento do córtex auditivo fetal e na aquisição futura da fala e da linguagem. Com isso, é recomendada a exposição a vozes para o desenvolvimento adequado da linguagem e da fala desse bebê. No cenário da UTIN, recomenda-se reduzir o excesso de ruídos advindos do ambiente; no entanto, a ausência absoluta de sons pode interferir no adequado desenvolvimento do córtex auditivo em razão da ausência de vozes e sons necessários para o desenvolvimento da linguagem.[18]

Sistema visual (visão)

O sistema visual, último a se desenvolver, inicia a formação de suas estruturas a partir das 24 semanas de IG. Por volta de 36 semanas, as respostas visuais evocadas são similares às de um bebê a termo e com aproximadamente 3 anos de idade é finalizado o desenvolvimento desse sistema.[3,16] No Quadro 18.6 são encontradas informações detalhadas sobre os principais estágios cronológicos do desenvolvimento estrutural e funcional intrauterino do sistema visual.[8]

A visão do RN é limitada, de modo que bebês nascidos a termo, logo após o nascimento, só conseguem focar uma imagem a aproximadamente 25cm de distância. Com menos de 34 semanas de gestação, os RNPT não têm desenvolvimento suficiente para ver cores e podem distinguir entre escuro e claro a uma distância limitada. A cor inicialmente vista é a vermelha, e a hipótese descrita para essa habilidade é a visualização precoce das hemácias oxigenadas presentes no útero materno.[3]

O desenvolvimento funcional do sistema visual obedece à seguinte progressão: 26 semanas de IG: piscar apertar os olhos em resposta a uma luz forte; 30 semanas de IG: contrair as pupilas à luz; 32 semanas de IG: fixar a visão

Quadro 18.6 Principais estágios cronológicos do desenvolvimento do sistema visual

Sistema sensorial visual	Presença de estruturas anatômicas periféricas		Primeiras respostas fisiológicas e/ou comportamentais observadas	Primeiras respostas corticais observadas
	Primeiros elementos	Forma completa		
Retina neurossensorial	10 semanas	24 a 26 semanas	25 semanas	24 a 25 semanas (potencial evocado visual cortical)

Fonte: adaptada da referência 8.

em um objeto grande e próximo; e 34 semanas de IG: rastrear grandes objetos em movimento e perceber cores, inicialmente o vermelho.

Cerca de 38% da luz branca da UTIN podem atravessar as pálpebras de um RN e essa forte exposição, entre 32 e 40 semanas de IG, pode interferir no desenvolvimento sensorial da visão.[19] RN a termo expostos à luz levam cerca de 10 semanas para finalizar a mielinização; esse processo em RNPT ocorre de maneira mais lenta, sobretudo naqueles que desenvolvem retinopatia da prematuridade.[3]

AMBIENTE INTRAUTERINO E DESENVOLVIMENTO SENSORIAL

O contato com estímulos sensoriais no período intrauterino influencia diretamente a conexão adequada entre as estruturas periféricas e as centrais, contribuindo para a integridade estrutural e funcional dos sistemas sensoriais em desenvolvimento. Apesar da determinação genética no amadurecimento das vias neurais que formam a estrutura macroscópica dos sistemas sensoriais, não é possível desconsiderar o importante papel da estimulação sensorial ambiental proporcionada nesse período.[11]

O contato com o líquido amniótico permite que o feto vivencie experiências químicas e sensoriais diferentes por meio, por exemplo, das frequentes inalações e sucções desse fluido. A composição do líquido amniótico sofre variação, influenciada pela alimentação materna ou a urina do feto.[11]

Por ser o útero um ambiente habitualmente silencioso, a exposição intrauterina ao som é importante para o desenvolvimento do córtex auditivo.[18] Nesse ambiente, o bebê experimenta estímulos auditivos de baixa frequência conduzidos pelo líquido amniótico com sons respiratórios, cardíacos e gastrointestinais maternos. Além disso, o feto é exposto a estímulos sonoros externos, como sons de vozes, atenuados pelos tecidos maternos e pelo líquido amniótico, os quais são fundamentais na filtração de sons de alta frequência.[3,8,18]

A intensidade e a quantidade de estímulos visuais também diferem do ambiente escuro intrauterino para o ambiente de intensa luminosidade comumente presente na UTIN.[8]

UNIDADE DE TERAPIA INTENSIVA NEONATAL E DESENVOLVIMENTO SENSORIAL

As experiências externas e a estimulação de sistemas sensoriais por meio de ambientes físicos, químicos, sensoriais e socioemocionais desempenham papel fundamental no desenvolvimento dos sistemas sensoriais e do cérebro infantil.[4] A exposição prolongada do sistema sensorial a estímulos sensoriais adversos, por semanas a meses, pode influenciar sua estrutura e função, resultando em comportamento mal-adaptado do bebê.[11]

Na UTIN, o ambiente sonoro pós-natal é muito diferente. Os sons são imprevisíveis, intensos e principalmente de alta frequência, contínuos e sem descanso noturno.[8,18] Em fetos humanos, a audição funcional está presente entre 25 e 29 semanas de gestação. No entanto, os aspectos mais importantes do desenvolvimento do sistema auditivo ocorrem na segunda metade da gestação. Durante esse período, os RNPT encontram-se, no ambiente da UTIN, expostos a múltiplos estímulos adversos com risco maior de impactar o desenvolvimento desse sistema sensorial.[20] Estima-se que a incidência de deficiência auditiva seja maior em RNPT do que em RN a termo.[3]

A estimulação sensorial do feto ou RN pode contribuir para construção das habilidades perceptuais, como a sensibilidade e a discriminação, e possibilitar, de diferentes maneiras, o processamento das pistas sensoriais que serão relevantes para a vida pós-natal.[11]

O ambiente da UTIN pode promover consequências muito adversas para o desenvolvimento cerebral adequado dos RNPT, uma vez que o cérebro imaturo não filtra eficientemente os estímulos para entrada adequada dos estímulos sensoriais. Muitos dos estímulos necessários para o desenvolvimento podem provocar efeitos adversos – se a exposição ocorrer em momento inoportuno ou se o nível de intensidade não for apropriado. É essencial o gerenciamento do ambiente para possibilitar o desenvolvimento cerebral saudável, o que exige um ambiente favorável.[4]

Diversas práticas assistenciais vêm sendo implementadas com o intuito de minimizar as repercussões negativas aos sistemas imaturos do RNPT, promovendo redução nos níveis de cortisol circulante, melhora do ciclo sono-vigília, estabilidade cardiorrespiratória e adequado desenvolvimento cerebral.[20]

Em virtude da prematuridade, o RN é privado de estímulos adequados presentes durante o período intrauterino, o que, em conjunto com a exposição aos estímulos ambientais insalubres da UTIN, repercute diretamente no desenvolvimento e crescimento dos sistemas sensoriais[20], existindo discrepâncias entre as expectativas sensoriais pré-natais e os estímulos atípicos pós-natais.[8]

No ambiente intrauterino, o bebê vivencia experiências sensoriais fundamentais para seu crescimento e neurodesenvolvimento adequados. Logo após o nascimento, eles costumam ser encaminhados à UTIN onde vivenciam significativa privação dos estímulos sensoriais adequados e uma exposição repetitiva a ruídos, iluminação intensa, odores desagradáveis, procedimentos dolorosos e vínculo mãe-bebê reduzido.[21,22]

A privação neurossensorial é claramente prejudicial ao desenvolvimento cerebral. O desenvolvimento das vias sensoriais no córtex é influenciado por fatores intrínsecos e extrínsecos. Na ausência de estímulos sensoriais, são comprometidos o crescimento e a conectividade necessários para sistemas sensoriais funcionais.[23]

O ambiente uterino restrito e protegido e as capacidades sensoriais limitadas do embrião e do feto estreitam e regulam a estimulação sensorial (quanto a intensidade, quantidade, tipo e tempo). No entanto, os RNPT internados na UTIN são submetidos a padrões de estimulação sensorial bem diferentes dos intrauterinos. Os sons são imprevisíveis, intensos e principalmente de alta frequência, contínuos e sem descanso noturno.[8] Acredita-se que esse ambiente sensorial atípico da UTIN tenha efeitos duradouros no cérebro do prematuro em desenvolvimento.[24]

Os estímulos visuais também diferem em intensidade e quantidade, as quais se encontram aumentadas no ambiente da UTIN.[8] Os bebês nascidos a termo não são expostos diretamente à luz até o nascimento. Há evidências de que a exposição muito precoce à luz pode comprometer o desenvolvimento sensorial.[25]

É de suma importância que o fisioterapeuta que atua na UTIN conheça as repercussões funcionais no cérebro de RNPT exposto às intervenções assistenciais rotineiras. Nesse período do desenvolvimento, as conexões cerebrais estão se organizando e se integrando em redes neuronais funcionais e, por conta da sobrecarga de estímulos negativos, podem ocorrer morte celular e neuronal, redução do volume cerebral e prejuízo da estrutura e função cerebrais.[26,27] Nesse contexto, promover o desenvolvimento adequado dos sistemas sensoriais na primeira infância é fundamental para a organização e integração dessas estruturas e para que sejam criadas conexões que favoreçam as habilidades futuras de cognição, comunicação e comportamento adaptado.[27]

Abordagem sensorial na unidade de terapia intensiva neonatal

Embora a gerência de toda a tecnologia necessária para garantir a sobrevivência dos RNPT seja um grande desafio, reduzindo o risco de desordem sensorial, as evidências científicas que abordam o desenvolvimento dos sistemas sensoriais são unânimes em destacar a importância da adesão às medidas de controle ambiental de todos os profissionais que atuam na UTIN.[4,8] O excesso de ruídos e luminosidade e diferentes níveis de toque, odor e estímulo gustativo podem alterar a resposta sensorial, o aprendizado e o comportamento dos neonatos em curto, médio e longo prazo, impactando a qualidade de vida pós-natal.

No terceiro trimestre de gestação, o cérebro do bebê atinge o pico do desenvolvimento e em RNPT esse período ocorre no ambiente da UTIN, um local contrário ao ambiente protetor intrauterino.[28]

Os sistemas sensoriais, motores, socioemocionais e cognitivos não se desenvolvem isoladamente. A maturação de todos os sistemas se dá simultaneamente e de maneira interdependente. Cada experiência sensorial registrada no cérebro desencadeia uma resposta comportamental que consequentemente levará a outras experiências sensoriais e comportamentais.[4,28] Esse comportamento cíclico é a base para um adequado desenvolvimento neurossensorial e neurocomportamental. Cada sistema sensorial inicialmente recebe estímulos endógenos e posteriormente exógenos que irão propiciar a conclusão do desenvolvimento funcional dos sistemas. A depender das condições de exposição a fatores físicos, sensoriais, químicos, nutricionais, sociais e emocionais, os sistemas sensoriais poderão sofrer mudanças positivas ou negativas.[28] A interação com o ambiente exige interpretação e resposta aos estímulos sensoriais, sendo necessário o processamento do estímulo por todos os sistemas sensoriais.[29]

Os RNPT são mais propensos ao desenvolvimento de desordens sensoriais, sobretudo nos sistemas tátil e vestibular. Acredita-se que a desordem tátil seja consequente a inúmeros procedimentos dolorosos praticados durante a assistência e que, embora adversos, são necessários para garantia da sobrevivência. Além disso, em virtude da gravidade clínica, a hipotonia muscular característica, somada à adoção de uma postura restrita por períodos prolongados, pode limitar a movimentação da cabeça do RN, a qual é fundamental para o desenvolvimento do sistema vestibular. Desse modo, é indispensável a identificação precoce dos fatores que podem interferir no desenvolvimento e processamento adequado dos sistemas sensoriais durante a internação, possibilitando intervenções preventivas e/ou terapêuticas que contribuam para que seja alcançado o desenvolvimento desses bebês.[29]

A atenção à neuroproteção neonatal é fundamental para minimizar os impactos negativos secundários à internação hospitalar. Ações destinadas a melhores práticas assistenciais, considerando o RNPT como um ser único e a participação de sua família, podem reduzir os potenciais estímulos nocivos ao cérebro vulnerável que se encontra em franco crescimento e desenvolvimento neurológico.

O pilar para o início do cuidado neonatal consiste em ações voltadas para a aproximação do bebê de sua mãe. O contato pele a pele, com o bebê colocado em posição prona, apenas de fralda na região do peito em íntimo contato com a pele de seus pais, comprovadamente promove inúmeros estímulos positivos sensoriais, melhor plasticidade neural, maior vínculo mãe-bebê, melhor autorregulação e é o ambiente mais favorável para a genética, os efeitos epigenéticos, os circuitos neurais e a regulação fisiológica.[28]

O Modelo de Cuidados para o Desenvolvimento Integrativo Neonatal considera que o contato pele a pele abrange as sete esferas de base terapêutica para neuroproteção neonatal com base no Cuidado Centrado na Família[28] preconizado pelas diretrizes clínicas atuais desenvolvidas pela Seção de Pediatria da APTA:[6,7]

1. **Ambiente de cura:** o cuidado pele a pele é o melhor ambiente para promover a recuperação e cura de RNPT; entretanto, quando o bebê necessita permanecer na incubadora, ações ambientais precisam ser adotadas com a finalidade de reduzir os estímulos nocivos, facilitando a experiência parental positiva.
2. **Parceria com as famílias:** a participação dos pais como protagonistas é fundamental no processo de assistência e tratamento de seus filhos, devendo ser uma prática recomendada que inclua respeito mútuo, compartilhamento de informações, colaboração, construção de confiança e tomada de decisão conjunta com os profissionais de saúde.
3. **Posicionamento e manuseio:** no útero, a criança é contida em um espaço circunferencial fechado de 360 graus com limites bem definidos e estímulos modulados. Estratégias educacionais e treinamento dos pais são indicados para orientar a prática de posicionamento e refinamento do manuseio adequado para o neurodesenvolvimento, simulando a realidade intrauterina.
4. **Proteção do sono:** favorecer o ambiente para proteção do sono e ciclos de sono é importante para plasticidade neural, aprendizagem, memória e desenvolvimento neurossensorial precoce. A posição prona promove menor número de despertares por hora de sono do que a posição supina em RNPT.
5. **Minimização do estresse e da dor:** diversos procedimentos de rotina da UTIN são prejudiciais ao sistema sensorial do bebê que está em franco desenvolvimento. Essa exposição prolongada por dias, semanas e/ou meses de procedimentos repetitivos, dolorosos e estressantes, somada à ausência de procedimentos que auxiliem a autorregulação e o retorno do estado de tensão, altera ainda mais a receptividade desses estímulos. A separação da díade mãe-bebê, sobretudo nos casos de RNPT, promove estresse tóxico, o qual está relacionado com alterações importantes no desenvolvimento cerebral e prejuízo nas conexões sinápticas.
6. **Proteção da pele:** a pele é um canal de informação sensorial para o cérebro. Entre suas funções é possível destacar a termorregulação, o armazenamento de gordura e o isolamento térmico, o balanço hidroeletrolítico, a barreira de proteção contra penetração de bactérias e toxinas e a sensação de toque, pressão e dor. A adoção de práticas que preservem a integridade desse órgão é de suma importância para o neurodesenvolvimento.
7. **Otimização da nutrição:** a incorporação do leite materno como substrato nutricional para os RNPT, seja por via enteral, seja, se possível, através da amamentação, é fundamental para minimizar o tempo de nutrição parenteral total e a possibilidade de sepse e enterocolite necrosante, bem como para aumentar a matriz cinzenta cerebral, a memória e os índices cognitivos.

No ambiente da UTIN é preciso reconhecer, por meio de pistas avaliativas, as necessidades individuais de cada paciente. As pistas comunicam sobre o estado fisiológico e as necessidades do bebê em determinado momento. O aperfeiçoamento da assistência com base nessas pistas envolve uma relação em que as mensagens comportamentais que o bebê emite podem orientar o cuidador sobre o momento mais propício para entrada e interação sensorial, bem como a necessidade de pausa e suporte individualizado.[24,30-32]

Entre as pistas avaliativas descritas pelo programa *Newborn Individualized Developmental Care and Assessment Program* (NIDCAP), idealizado em 1984 por Heidelise Als, podem ser destacados os sinais de aproximação e retraimento, os quais indicarão a prontidão para recepção de estímulos ou a necessidade de adiar a intervenção até um período mais oportuno, respectivamente. Exemplos desses sinais podem ser apreciados no Quadro 18.7.[31]

Quadro 18.7 Sinais de aproximação ou retraimento para recepção de estímulos sensoriais

Sinais de aproximação	Sinais de retraimento
FC entre 120 e 160bpm	FC < 120 ou > 160bpm
FR entre 40 e 60irpm	FR < 40 ou > 60irpm
SpO_2 > 92%	SpO_2 < 92%
Respiração regular	Respiração irregular
Coloração rosada	Alteração de coloração
Semiflexão de membros	Sinais viscerais
Movimentos suaves	Tremores, sustos ou movimentos bruscos
Tronco encaixado em flexão	Flacidez
Mãos na face e movimentos bucais	Extensão, contorcimento
Busca de sucção e sucção efetiva	Frequente extensão da língua
Contato de mãos e pés com superfícies	Dedos afastados ou mãos cerradas
Agarrar ou segurar	Saudação, extensão das pernas e/ou extensão dos braços
Mãos na boca	Choramingar
Face relaxada	Bocejos e espirros frequentes
Olhar atento	Olhar pasmo, vago, careteamento e/ou desvio do olhar

FC: frequência cardíaca; FR: frequência respiratória; SpO_2: saturação periférica de oxigênio.
Fonte: adaptado de Método Canguru: Manual Técnico. Ministério da Saúde, 2017.[33]

Estratégias para abordagens ambientais multiprofissionais com base no NIDCAP e no programa *Supporting and Enhancing NICU Sensory Experiences* (SENSE)[25] podem ser adotadas para minimizar o impacto negativo no desenvolvimento e integração dos sistemas sensoriais:

- **Sistema tátil:**[18,25,28] agrupamento de cuidados multiprofissionais, educação e treinamento dos pais quanto ao toque e posicionamento e adoção do contato pele a pele junto à mãe por períodos prolongados.
- **Sistema vestibular:**[30] posturas que facilitem a movimentação da cabeça, adoção de rede terapêutica e balanceio no colo com variação de velocidade, direção e ritmo.
- **Sistema olfativo:**[3,34] estímulo olfativo com leite materno, essência de baunilha ou lavanda, contato pele a pele, proximidade materna e supressão do uso de perfumes/substâncias com odores fortes.
- **Sistema gustativo:**[35] carícias ou pressão em torno, e na região de estruturas intraorais (bochechas, lábios, mandíbula, língua, palato e gengivas), bem como estímulo à sucção não nutritiva e incentivo ao aleitamento materno.
- **Sistema auditivo:**[18,28,36] ajuste do nível sonoro da unidade e dos alarmes em até 45dB, redução das conversas multiprofissionais próximas à incubadora, musicoterapia a partir de 32 semanas de IG, menor circulação de pessoas na unidade, uso de dispositivo auditivo de atenuação sonora e aproximação materna com estímulos de interação verbal por meio de conversas ou canto e batimentos cardíacos reconhecidos do período pré-natal.
- **Sistema visual:**[16,18] redução da luminosidade do ambiente antes de 32 semanas de IG, cobertura de janelas e portas, ciclos claro-escuro para mimetizar dia e noite e favorecer o ciclo circadiano a partir de 32 semanas de IG e estímulo visual com a face materna a partir de 36 semanas de IG ou de objetos apropriados dentro de uma distância focal, bem como proteção visual enquanto em fototerapia. Apesar da recomendação de alguns autores, a cobertura das incubadoras de modo a impedir a entrada de fonte luminosa para o RNPT parece ser uma prática questionável, uma vez que é necessária alguma exposição luminosa para o desenvolvimento adequado do sistema visual.

CONSIDERAÇÕES FINAIS

Entende-se que o contato do feto ou do RNPT com estímulos na dosagem adequada favorece o neurodesenvolvimento, mas não há consenso na literatura sobre a quantidade, a sincronia, o tempo, o ritmo e o tipo de estímulos, combinados ou não, que irão otimizar o desenvolvimento e a plasticidade cerebral. A participação ativa dos pais na linha de cuidado é fundamental, assim como

a adequação da luminosidade e dos ruídos no ambiente. Tanto a abstenção sensorial como a sobrecarga tradicionalmente encontrada em uma UTIN são prejudiciais para o neurodesenvolvimento adequado.

É de suma importância que o fisioterapeuta, os pais e os demais profissionais da UTIN, adotem ações que respeitem a hierarquia do desenvolvimento dos sistemas sensoriais, evitando tanto a sobrecarga com estímulos nocivos como a reduzida estimulação sensorial, uma vez que ambas parecem afetar a maturação, a conectividade e o desenvolvimento cerebral. Essas medidas, consequentemente, promoverão menor prejuízo sensorial, motor, comportamental e cognitivo.

CASO CLÍNICO

Neonato de 36 semanas e 2 dias de IG, peso de nascimento de 1.550g, Apgar 7/8, não necessitou de manobras de reanimação e foi encaminhado à UTIN. Passados 3 dias, durante a avaliação a fisioterapeuta identificou que o paciente estava ventilando em ar ambiente e apresentava coloração rosada, respiração regular, movimentos suaves e face relaxada. Sinais vitais avaliados no exame: FC = 152bpm; FR = 48irpm; PA = 97/65mmHg; temperatura axilar = 36,5°C; SpO_2 = 98%.

Exercício
- O paciente encontra-se apto para a exposição aos estímulos sensoriais exógenos? Justifique sua resposta.
- Cite dois cuidados ambientais que podem ser adotados, respeitando a individualidade do paciente, com a finalidade de evitar sobrecarga/privação dos sistemas sensoriais.

Resposta
1. Sim. O paciente encontra-se estável clinicamente (verificado após análise dos sinais vitais) e com sinais de prontidão evidenciados pela coloração rosada, respiração regular, movimentos suaves e face relaxada em conformidade com as diretrizes da NIDCAP.
2. Orientação e treinamento dos pais sobre os cuidados de rotina quanto ao toque, estímulo visual por meio da face do cuidador, interação verbal materna etc.

Referências

1. Walani SR. Global burden of preterm birth. Int J Gynaecol Obstet 2020; 150:31-3. doi: 10.1002/ijgo.13195.
2. Luu TM, Rehman Mian MO, Nuyt AM. Long-term impact of preterm birth: Neurodevelopmental and physical health outcomes. Clin Perinatol 2017; 44:305-14. doi: 10.1016/j.clp.2017.01.003.
3. Clark-Gambelunghe MB, Clark DA. Sensory development. Pediatr Clin North Am 2015; 62:367-84. doi: 10.1016/j.pcl.2014.11.003.
4. Graven MSN, Browne PJV. Sensory development in the fetus, neonate, and infant: Introduction and overview. Newborn & Infant Nursing Reviews 2008; 8:169-72.
5. Byrne E, Campbell SK. Physical therapy observation and assessment in the neonatal intensive care unit. Phys Occup Ther Pediatr 2013; 33:39-74. doi: 10.3109/01942638.2012.754827.
6. Sweeney JK, Heriza CB, Blanchard Y. A neonatal physical therapy – Part I: Clinical competencies and neonatal intensive care unit clinical training models. Pediatr Phys Ther 2009; 21:296-307. doi: 10.1097/PEP.0b013e3181bf75ee.

7. Sweeney JK, Heriza CB, Blanchard Y, Dusing SC. Neonatal physical therapy. Part II: Practice frameworks and evidence-based practice guidelines. Pediatr Phys Ther 2010; 22:2-16. doi: 10.1097/PEP.0b013e3181cdba43.

8. Kuhn P, Zores C, Astruc D, Dufour A, Casper C. Sensory system development and the physical environment of infants born very preterm. Arch Pediatr 2011; 18(suppl 2):S92-102. doi: 10.1016/S0929-693X(11)71097-1.

9. Muhammad Aslam M, Musaddaq Inayat M. Development of fetal senses: Implications in intrauterine and postnatal life. Neonatal Intensive Care 2007; 20:18-20.

10. Kolb B. Brain and behavioral plasticity in the developing brain: Neuroscience and public policy. Paediatr Child Health 2009; 14:651-2. doi: 10.1093/pch/14.10.651.

11. Lecanuet JP, Schaal B. Fetal sensory competencies. Eur J Obstet Gynecol Reprod Biol 1996; 68:1-23. doi: 10.1016/0301-2115(96)02509-2.

12. Jamon M. The development of vestibular system and related functions in mammals: impact of gravity. Front Integr Neurosci 2014; 8:11. doi: 10.3389/fnint.2014.00011.

13. Salihagic Kadic A, Predojevic M. Fetal neurophysiology according to gestational age. Semin Fetal Neonatal Med 2012; 17:256-60. doi: 10.1016/j.siny.2012.05.007.

14. Varendi H, Porter RH, Winberg J. Does the newborn baby find the nipple by smell? Lancet 1994; 344:989-90. doi: 10.1016/s0140-6736(94)91645-4.

15. Sullivan RM et al. Olfactory classical conditioning in neonates. Pediatrics 1991; 87:511-8.

16. Venkataraman R, Kamaluddeen M, Amin H, Lodha A. Is less noise, light and parental/caregiver stress in the neonatal intensive care unit better for neonates? Indian Pediatrics 2018; 55:17-21.

17. Bremmer P, Byers JF, Kiehl E. Noise and the premature infant: Physiological effects and practice implications. J Obstet Gynecol Neonatal Nurs 2003; 32:447-54. doi: 10.1177/0884217503255009.

18. Jobe AH. A risk of sensory deprivation in the neonatal intensive care unit. J Pediatr 2014; 164:1265-7. doi: 10.1016/j.jpeds.2014.01.072.

19. Lotas MJ. Effects of light and sound in the neonatal intensive care unit environment on the low-birth-weight infant. NAACOGS Clin Issu Perinat Womens Health Nurs 1992; 3:34-44.

20. Vitale FM, Chirico G, Lentini C. Sensory stimulation in the NICU environment: Devices, systems, and procedures to protect and stimulate premature babies. Children (Basel) 2021; 8. doi: 10.3390/children8050334.

21. Gabis LV et al. The influence of a multisensory intervention for preterm infants provided by parents, on developmental abilities and on parental stress levels. J Child Neurol 2015; 30:896-903. doi: 10.1177/0883073814549242.

22. Vaivre-Douret L et al. The effect of multimodal stimulation and cutaneous application of vegetable oils on neonatal development in preterm infants: a randomized controlled trial. Child Care Health Dev 2009; 35:96-105. doi: 10.1111/j.1365-2214.2008.00895.x.

23. Sharma A, Gilley PM, Dorman MF, Baldwin R. Deprivation-induced cortical reorganization in children with cochlear implants. Int J Audiol 2007; 46:494-9. doi: 10.1080/14992020701524836.

24. Lickliter R. The integrated development of sensory organization. Clin Perinatol 2011; 38:591-603. doi: 10.1016/j.clp.2011.08.007.

25. Pineda R, Raney M, Smith J. Supporting and Enhancing NICU Sensory Experiences (SENSE): Defining developmentally-appropriate sensory exposures for high-risk infants. Early Hum Dev 2019; 133:29-35. doi: 10.1016/j.earlhumdev.2019.04.012.

26. Weber A, Harrison TM. Reducing toxic stress in the neonatal intensive care unit to improve infant outcomes. Nurs Outlook 2019; 67:169-89. doi: 10.1016/j.outlook.2018.11.002.

27. Neel ML et al. Randomized controlled trial protocol to improve multisensory neural processing, language and motor outcomes in preterm infants. BMC Pediatr 2019; 19:81. doi: 10.1186/s12887-019-1455-1.

28. Leslie Altimier D, Raylene Phillips M. The neonatal integrative developmental care model: Advanced clinical applications of the seven core measures for neuroprotective family-centered developmental care. Newborn & Infant Nursing Reviews 2016; 16:230-44.

29. Cabral TI, Silva LG, Martinez CM, Tudella E. Analysis of sensory processing in preterm infants. Early Hum Dev 2016; 103:77-81. doi: 10.1016/j.earlhumdev.2016.06.010.

30. Provasi J, Blanc L, Carchon I. The importance of rhythmic stimulation for preterm infants in the NICU. Children (Basel) 2021; 8. doi: 10.3390/children8080660.

31. Als H, McAnulty GB. The Newborn Individualized Developmental Care and Assessment Program (NIDCAP) with Kangaroo Mother Care (KMC): Comprehensive care for preterm infants. Curr Womens Health Rev 2011; 7:288-301. doi: 10.2174/157340411796355216.

32. Linn PL, Horowitz FD, Fox HA. Stimulation in the NICU: Is more necessarily better? Clin Perinatol 1985; 12:407-22.

33. Brasil. Ministério da Saúde. Atenção humanizada ao recém-nascido: Método Canguru: Manual técnico. Secretaria de Atenção à Saúde. Departamento de Ações Programáticas Estratégicas 2017; 340.

34. Goubet N, Rattaz C, Pierrat V, Bullinger A, Lequien P. Olfactory experience mediates response to pain in preterm newborns. Dev Psychobiol 2003; 42:171-80. doi: 10.1002/dev.10085.

35. Rodriguez Gonzalez P et al. Effectiveness of oral sensory-motor stimulation in premature infants in the Neonatal Intensive Care Unit (NICU) – Systematic review. Children (Basel) 2021; 8. doi: 10.3390/children8090758.

36. Costa M, Calado G. Therapeutic environment and premature newborns development: An integrative literature review. Revista Iberoamericana de Salud y Envejecimiento 2019; 5:1872-88.

Dor Neonatal

CAPÍTULO 19

Joseana Celiza Fernandes Siqueira
Marcos Giovanni Santos Carvalho
Fernanda de Cordoba Lanza

INTRODUÇÃO

O conceito de que o recém-nascido (RN) não sente dor em razão da imaturidade de seu sistema nervoso central já não é mais aceita na Neonatologia. Na verdade, a não mielinização completa do sistema nervoso interfere apenas na velocidade de condução do estímulo. Estudos revelam que os prematuros carregam respostas muito mais agudas e robustas à dor (p. ex., alterações cardiovasculares, hormonais e metabólicas), exigindo níveis mais elevados de analgésico no plasma para produção do mesmo efeito clínico alcançado em crianças mais velhas ou em adultos.

Apesar de a dor ser um sintoma importante para a sobrevivência, a exposição excessiva ou desnecessária deve ser sempre evitada. A exposição à dor, especialmente nos períodos fetal e neonatal, pode ter muitas repercussões negativas em longo prazo, uma vez que a plasticidade cerebral no período perinatal aumenta a vulnerabilidade para experiências desagradáveis precocemente, promovendo anormalidades no desenvolvimento e no comportamento.[1,2]

DEFINIÇÃO

Em 1979, a Associação Internacional para o Estudo da Dor (International Association for the Study of Pain [IASP]) definiu a dor como uma experiência desagradável, sensorial e emocional, associada a dano tecidual real ou potencial ou secundária a esses danos.[3]

A dor é sempre subjetiva, e cada indivíduo vai percebê-la de maneira distinta, dependendo das próprias experiências relacionadas com lesões no início da vida. A sensação de dor pode estar até mesmo associada a questões psicológicas, sem nenhum risco de dano tecidual ou qualquer causa fisiopatológica. Nesses casos, se o indivíduo relata dor, esta deve ser, sim, aceita como dor.[3]

A definição clássica proposta pela IASP tem sido criticada por suas limitações, por não incluir indivíduos que não têm ciência do próprio corpo ou domínio da linguagem, como aqueles que apresentam alteração mental ou bebês.

Independentemente da definição e da manifestação verbal da dor, o caminho percorrido pelos estímulos dolorosos são os mesmos e já estão presentes desde o período embrionário, sendo evidentes desde a sétima semana gestacional (Figura 19.1). A partir da 19ª semana já se evidencia o reflexo protetor de retirada. Ao nascimento, mesmo quando prematuro, apesar dos níveis baixos de neurotransmissores de dor, o RN apresenta alta densidade de nociceptores com baixo limiar de excitabilidade.[4,5]

EPIDEMIOLOGIA

Existem poucos relatos precisos a respeito da quantidade de estímulos dolorosos a que é submetido o neonato durante a hospitalização, especialmente em Unidade de Terapia Intensiva Neonatal (UTIN). Em revisão sistemática que analisou 18 pesquisas realizadas em 14 países, foi encontrada uma média de 7,5 a 17,5 procedimentos

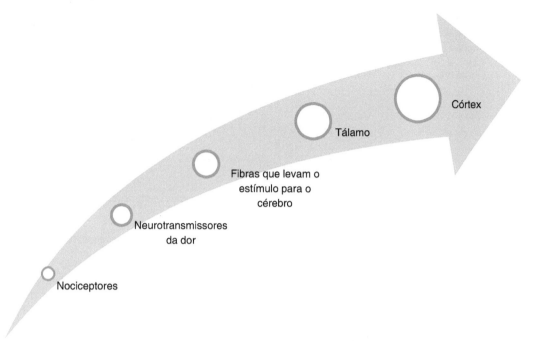

Figura 19.1 Resumo do trajeto da dor – inicia-se após exposição a mecanismos mecânicos, químicos ou físicos nas terminações nervosas amielínicas (nociceptores) presentes na pele, nos músculos, nas articulações e nas vísceras. Em seguida, ocorre a liberação dos neurotransmissores na fenda sináptica, especialmente do glutamato. O estímulo é levado até o cérebro pelas fibras centrípetas, e a via na medula e a região em que chegará dependem do tipo de estímulo recebido pelos nociceptores, sendo cinco as vias principais. (Adaptada de De Ridder, Adhia & Vanneste, 2021.[6])

dolorosos diários em cada neonato internado.[5] Nos dois artigos brasileiros citados, realizados em em 2005 e 2007 São Paulo, a média foi muito discrepante: 3 a 5 procedimentos/dia/paciente[7] e 30 procedimentos/dia/paciente.[8] Essa variação pode ser decorrente da definição de estímulos dolorosos utilizada.

CLASSIFICAÇÃO

A dor no neonato, assim como no adulto, pode ser classificada como aguda ou crônica, de acordo com as fontes geradoras da dor, e sua intensidade está associada ao grau de invasão. No entanto, em razão das particularidades do neonato, foi proposta uma classificação específica para dor com padronização da nomenclatura (Quadro 19.1).[9]

Essa classificação inclui alguns termos que devem ser bem entendidos:

- **Hiperalgesia primária:** dor na região lesionada.
- **Hiperalgesia secundária:** dor em região diferente da inicialmente atingida.
- **Alodínia:** geralmente presente em crianças com lesões neurológicas, pode estar presente no neonato pré-termo, mas não no termo. Refere-se a um estímulo não doloroso que desencadeia a dor (p. ex., o toque).
- **Respostas comportamentais:** variam em intensidade e englobam expressão facial, movimentos grosseiros do corpo e movimentos sutis dos dedos.
- **Respostas fisiológicas:** abrangem medidas da atividade simpática.

Escalas de avaliação da dor

A análise da dor no neonato é subjetiva do ponto de vista do avaliador em vista da inabilidade para expressão verbal das próprias sensações. Para isso são analisadas as respostas fisiológicas e comportamentais desencadeadas pela estimulação do sistema nervoso simpático e o sistema regulador do estresse (Quadro 19.2).

Com base nessas alterações, foram criadas diversas escalas destinadas à avaliação da dor neonatal, cada uma delas elaborada para um público-alvo e com métricas diferenciadas. Entre as mais de 40 escalas publicadas sobre o assunto, privilegia-se a utilização das multidimensionais, por oferecerem informações mais completas sobre a resposta do neonato à dor e as possíveis interações com o ambiente.[10,11]

As principais escalas utilizadas nessa faixa etária são as elaboradas pelo Sistema de Codificação da Atividade Facial Neonatal (*Neonatal Facial Coding System* – NFCS [Quadro 19.3]) e a Escala de Dor no Recém-Nascido e

Quadro 19.1 Classificação da dor

	Episódio agudo	Agudo recorrente	Prolongada	Persistente	Crônica
Início	Imediato	Imediato	Rápido; pode ser gradual	Rápido ou gradual; acumulativo	Usualmente gradual
Duração	Até 120 minutos	Variável	1 a 24 horas	1 a 7 dias	≥ 8 dias
Característica	Aguda, bem localizada	Aguda, bem localizada	Aguda, difusa	Lenta/aguda, difusa	Lenta, difusa
Hiperalgesia primária	Suave, curta duração	Moderada ou severa	Moderada ou severa	Moderada ou severa	Suave, quando presente
Hiperalgesia secundária	Provavelmente ausente	Suave ou moderada	Suave, quando presente	Suave ou moderada	Moderada ou severa
Alodínia	Provavelmente ausente	Provavelmente ausente	Provavelmente ausente	Suave ou moderada, quando presente	Moderada ou severa, quando presente
Respostas comportamentais	Fortemente reativo e reflexivo	Fracamente reativo e reflexivo	Fortemente reativo à estimulação	Inicialmente hiper-reativo, posteriormente hiporreativo	Frequentemente hiporreativo
Respostas fisiológicas	Pico alto, ativação simpática	Pico prolongado, ativação simpática	Platô alto, ativação simpática	Normal ou baixa ativação simpática	Normal ou *drive* simpático suprimido

Fonte: adaptado de Anand (2017).[9]

Quadro 19.2 Respostas fisiológicas e comportamentais à dor

Fisiológicas	Comportamentais
Variabilidade das frequências cardíaca e respiratória, pressão arterial e saturação de oxigênio	Expressão facial de dor
	Testa franzida
	Olhos cerrados
Liberação de cortisol, catecolaminas e glucagon	Aprofundamento do sulco nasolabial
Aumento de lactato, piruvato e corpos cetônicos	Lábios entreabertos
	Estiramento vertical da boca
Sudorese palmar	Estiramento horizontal da boca
Aumento da pressão intracraniana	Língua tensa
Dilatação das pupilas	Tremor do queixo
Deterioração do sistema imunitário	Lábios franzidos
	Protrusão da língua
	Flexão e extensão dos membros (reflexo de retirada), rigidez do tronco, abertura e encerramento das mãos
	Choro mais agudo com fase expiratória mais prolongada, alteração no padrão melódico e duração aumentada

Fonte: adaptado de Anand (2017).[9]

Quadro 19.3 Sistema de Codificação da Atividade Facial Neonatal (NFCS)

Itens	0 ponto	1 ponto
Fronte saliente	Ausente	Presente
Fenda palpebral estreitada	Ausente	Presente
Sulco nasolabial aprofundado	Ausente	Presente
Boca aberta	Ausente	Presente
Boca estirada (horizontal ou vertical)	Ausente	Presente
Língua tensa	Ausente	Presente
Protrusão da língua	Ausente	Presente
Tremor de queixo	Ausente	Presente

Cada item presente computa 1 ponto, sendo considerada a existência de dor quando > 3 pontos.
Fonte: adaptado de Brasil (2017).[13]

Pós-Operatória do Recém-Nascido (*Crying, Requires increased oxygen administration, Increased vital signs, Expression, Sleeplessness* – CRIES [Quadro 19.5]) e a Escala de Sedação COMFORT (Quadro 19.6), para avaliação do grau de sedação do RN sob ventilação mecânica. Para análise da dor do RN pré-termo existe a escala denominada Perfil de Dor do Prematuro (*Premature Infant Pain Profile* – PIPP [Quadro 19.7]).[12]

no Lactente (*Neonatal Infant Pain Scale* – NIPS [Quadro 19.4]). Entretanto, outras escalas são usadas para casos específicos, como o Escore para Avaliação da Dor

Capítulo 19 • Dor Neonatal

Quadro 19.4 Escala de Dor no Recém-Nascido e no Lactente (NIPS)

Indicadores	0 ponto	1 ponto	2 pontos
Expressão facial	Relaxada	Contraída	–
Choro*	Ausente	Resmungos	Vigoroso
Respiração	Relaxada	Diferente do basal	–
Braços	Relaxados	Fletidos/estendidos	–
Pernas	Relaxados	Fletidos/estendidos	–
Estado de consciência	Dormindo/calmo	Desconfortável	–

*Em bebês intubados, não se avalia o choro, sendo a pontuação para expressão facial duplicada para obtenção do resultado. Considera-se dor quando ≥ 4 pontos.
Fonte: adaptado de Brasil (2017).[13]

Quadro 19.5 Escore para Avaliação da Dor Pós-Operatória do Recém-Nascido (CRIES)

Indicadores	0 ponto	1 ponto	2 pontos
Choro	Ausente	Alta tonalidade	Inconsolável
$SpO_2 > 95\%$	0,21	0,21 a 0,30	> 0,30
FC e/ou PA (comparar com o pré-operatório)	Sem aumento	Aumento de até 20%	≥ 20%
Expressão facial	Relaxada	Careta esporádica	Contraída
Sono	Normal	Intervalos curtos	Ausente

A escala deve ser aplicada a cada 2 horas após o procedimento nas primeiras 24 horas e depois a cada 4 horas por pelo menos 48 horas após o procedimento. Em caso de pontuação ≥ 5, deve ser administrada medicação para alívio da dor.
FC: frequência cardíaca; PA: pressão arterial; SpO_2: saturação periférica de oxigênio.
Fonte: adaptado de Brasil (2017).[13]

Quadro 19.6 Escala de sedação COMFORT

Indicadores	1 ponto	2 pontos	3 pontos	4 pontos	5 pontos
Estado de vigília	Muito sonolento	Levemente sonolento	Acordado	Completamente acordado e alerta	Hiperalerta
Agitação	Calmo	Levemente ansioso	Ansioso	Muito ansioso	Pânico
Resposta respiratória	Sem tosse	Respiração espontânea com pouca resposta à ventilação	Tosse ocasional com pouca resistência ao ventilador	Respiração ativa contra o ventilador	Competindo muito com o ventilador e com tosse
Movimentos físicos	Sem movimentos	Leves movimentos ocasionais	Leves movimentos frequentes	Movimentos vigorosos limitados às extremidades	Movimentos vigorosos, inclusive do dorso e da cabeça
PA (média)	Abaixo do basal	Normal	Incrementos ocasionais de 15% na PA basal	Aumentos frequentes de 15% na PA basal	Aumentos sustentados > 15% na PA basal
FC	Abaixo do basal	Normal	Incrementos ocasionais de 15% na FC basal	Aumentos frequentes de 15% na FC basal	Aumentos sustentados > 15% na FC basal
Tônus muscular	Músculos totalmente relaxados	Tônus muscular reduzido	Tônus muscular normal	Aumento do tônus muscular e flexão dos dedos	Rigidez muscular extrema e flexão dos dedos
Tônus facial	Músculos faciais totalmente relaxados	Músculos faciais normais	Tensão evidente de alguns músculos faciais	Tensão facial evidente	Músculos faciais contorcidos

Considera-se sedação excessiva quando entre 8 e 16 pontos, sedação adequada entre 17 e 26 pontos e sedação insuficiente ≥ 27 pontos.
FC: frequência cardíaca; PA: pressão arterial.
Fonte: adaptado de Silva *et al.* (2007).[12]

Quadro 19.7 Escala do Perfil de Dor do Recém-Nascido Prematuro (PIPP)

Indicadores		0	1	2	3
IG em semanas		≥ 36	32 a 35 semanas e 6 dias	28 a 31 semanas e 6 dias	< 28 semanas
Observar o RN por 15s	Estado de alerta	Ativo Acordado Olhos abertos Movimentos faciais	Quieto Acordado Olhos abertos Sem mímica facial	Ativo Dormindo Olhos fechados Movimentos faciais	Quieto Dormindo Olhos fechados Sem mímica facial
	Anotar FC e SpO_2				
	FC máxima	↑ 0 a 4bpm	↑ 5 a 14bpm	↑ 15 a 24bpm	↑ ≥ 25bpm
	SpO_2 mínima	↓ < 2,5%	↓ 2,5% a 4,9%	↓ 5% a 7,4%	↓ ≥ 7,5%
Observar o RN por 30s	Testa franzida	Ausente	Mínimo	Moderado	Máximo
	Olhos espremidos	Ausente	Mínimo	Moderado	Máximo
	Sulco nasolabial	Ausente	Mínimo	Moderado	Máximo

No item "observar o RN por 30s", define-se como *ausente* quando a alteração comportamental pesquisada não apareceu ou apareceu entre 0% e 9% do tempo de observação; *mínimo* quando apareceu 10% a 39% do tempo; *moderado*, 40% a 69% do tempo, e *máximo* quando presente mais de 70% do tempo de observação.
Ausência de dor ou dor mínima: ≤ 6; escores > 12 indicam presença de dor moderada a intensa.
bpm: batimentos por minuto; FC: frequência cardíaca; RN: recém-nascido; SpO_2: saturação periférica de oxigênio.
Fonte: adaptado de Brasil (2017).[13]

Quadro 19.8 Eficácia das estratégias não farmacológicas na dor neonatal

Intervenção	Grau de recomendação	Nível de evidência		
		Punção do calcanhar	Punção venosa	Outras
Amamentação	Forte	1	1	–
Canguru materno	Forte	1	2	2 – Injeção intramuscular
Contenção	Forte	1	1	–
Glicose 20% a 30%	Forte	1	1	-
Posição flexionada	Forte	1	1	3 – Aspiração traqueal
Sacarose 24%	Forte	1	1	–
Estimulação sensorial múltipla	Forte	1	–	–
Sucção não nutritiva	Forte	1	1	–
Cuidados ambientais	Fraco	3	3	–
Cuidados individualizados de acordo com o desenvolvimento	Fraco	–	–	3 – Rastreio para retinopatia da prematuridade
Embalado no colo da mãe	Fraco	3	3	–
Musicoterapia	Fraco	3	3	–
Posicionamento em supino	Fraco	3	3	–

Fonte: adaptado de Lago *et al.* (2014).[14]

Causas da dor

São diversas as causas da dor em Neonatologia, as quais estão geralmente associadas a procedimentos diagnósticos ou terapêuticos, sendo sua intensidade variável de acordo com o nível de invasão e lesão do tecido (Figura 19.2).

Efeitos da dor

As respostas imediatas consistem nas alterações fisiológicas e comportamentais citadas no Quadro 19.2. Contudo, a exposição do neonato ao ambiente da UTIN (procedimentos, separação da mãe, manuseio, agentes analgésicos) não induzem apenas alterações agudas nos neonatos, mas podem causar, também, alterações estruturais e funcionais na organização neuronal e simpática permanentemente.

A dor neonatal pode ocasionar alterações em longo prazo devido à plasticidade do cérebro imaturo. A lesão neuronal que ocorre em função dessa dor repetitiva causa a morte cerebral citotóxica, o que pode levar a prejuízos no neurodesenvolvimento e no desenvolvimento cognitivo e comportamental, bem como deficiência sensorial na infância. Aumento da ansiedade, sensibilidade alterada (dor, tato, temperatura), distúrbios de estresse, distúrbios de atenção, dificuldade social e padrão de comportamento autodestru-

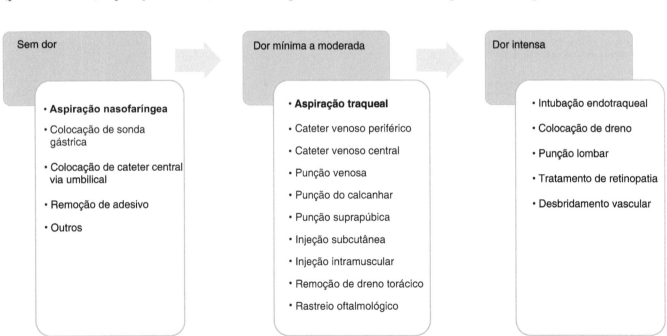

Figura 19.2 Intensidade esperada da dor de acordo com os procedimentos. (Adaptada de Cruz, 2020.[5])

tivo são comprometimentos dependentes da idade, do sexo, da idade gestacional e do tempo de exposição aos fatores desencadeantes, podendo estar presentes desde a infância até a fase adulta.[1,2]

Manejo da dor

Como os neonatos apresentam resposta mais aguda e robusta à dor e são mais sensíveis e suscetíveis às graves sequelas associadas à dor neonatal repetitiva, o tratamento ideal consiste na prevenção da dor. O tratamento da dor neonatal é importante para alívio direto da dor, mas também por propiciar conforto ao neonato e satisfação aos pais, facilitar a recuperação e reduzir o período de internação hospitalar.

O manejo tem início com a avaliação de rotina para detecção da dor e inclui estratégias simples, como a escolha do local da intervenção, o que pode auxiliar a conduta. Além disso, a analgesia adequada (farmacológica ou não farmacológica) antes de procedimentos invasivos é benéfica. A sequência de aplicação dos procedimentos específicos para analgesia é mostrada na Figura 19.3.

Em relação às medidas comportamentais, as sugeridas apresentam diferentes graus de recomendação de uso (Figura 19.4). A fisioterapia, em conjunto com a equipe, atua no manejo da dor leve a moderada por meio de estratégias não farmacológicas. A adoção simultânea de diversas estratégias pode promover melhores resultados. Por exemplo, a musicoterapia isoladamente tem recomendação fraca;[14] no entanto, quando aliada a outras estratégias, como sucção não nutritiva e contenção, aumenta a estabilidade dos neonatos.[15] O Quadro 19.8 apresenta um resumo do grau de recomendação das estratégias mais utilizadas na prática clínica.

A sucção não nutritiva promove a liberação de serotonina durante os movimentos rítmicos de sucção, o que ajuda a modular o desconforto, diminuindo a dor do neonato. Embora seja possível utilizar o dedo mínimo ou a chupeta, esta só deve ser indicada em caso de consenso entre os membros da equipe interdisciplinar como procedimento não farmacológico para alívio da dor e do estresse no período de internação nas unidades neonatais.[13]

Além do movimento, pode ser oferecida a sucção nutritiva ou apenas a instilação de líquido adocicado via oral. A oferta de glicose e sacarose tem sido associada à redução da duração do choro e a menos expressões faciais de dor, o que pode estar relacionado com a ação nas papilas gustativas da porção anterior da língua, levando à liberação de opioides endógenos. Portanto, a administração via sonda não produz esse efeito. Há relato de enterocolite necrosante associada à administração de soluções orais hiperosmolares;[16] apesar de não ter sido evidenciada em outros estudos, trata-se de um sinal de alerta especialmente nos casos de neonatos que apresentem fatores de risco.

O contato pele a pele também reduz o período de choro e a expressão facial de dor durante e após procedimentos dolorosos.[17,18] O contato estimula os sistemas táteis e proprioceptivos e melhora a autorregulação, reduzindo o estresse e a resposta à dor,[13] o que pode ser explicado

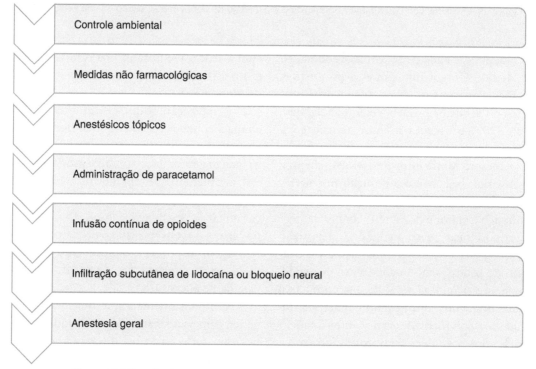

Figura 19.3 Sequência de procedimentos analgésicos. (Adaptada de Brasil, 2017.[13])

Manipulação mínima

A manipulação pode aumentar a atividade nas vias nociceptivas. No entanto, a falta de estimulação sensorial diminui receptores de dor que podem levar a regulação inadequada da apoptose neuronal, ou seja, a manipulação mínima não deve ser entendida como ausência de manuseio

Redução do número de procedimentos

Agrupar os procedimentos (testes laboratoriais)
Verificar a real necessidade do procedimento (aspiração traqueal)

Evitar monitoração invasiva

Uso contínuo de cateteres venosos e arteriais, quando apropriado

Optar por procedimento menos doloroso

Estudos evidenciam que os bebês têm um limiar maior de dor nas extremidades superiores, portanto, punções em extremidades inferiores podem gerar mais dor

Utilizar a menor quantidade necessária de fixadores

Cuidado ao removê-los

Utilização de material adequado

Lancetas automáticas, menor calibre da agulha, aspiração com sonda fechada

Realização dos procedimentos por profissionais experientes

Informação preparatória e envolvimento dos pais relativamente às estratégias disponíveis e possíveis

Contato físico, posição canguru, amamentação
Sempre que possível, o vínculo com a família deve ser favorecido

Posicionamento adequado do neonato

Contenção que promova a organização comportamental
A contenção é mais eficaz com 4 mãos.

Figura 19.4 Medidas comportamentais para favorecer o manejo da dor neonatal. (Adaptada de Cruz, 2020.[5])

pela liberação de opioides endógenos, promovendo ação analgésica. O Método Canguru integra essa proposta e, além das evidentes vantagens no desenvolvimento e nos sinais fisiológicos do neonato, apresenta efeito analgésico, reduzindo em até 82% a frequência do choro e em até 65% as caretas faciais.[19]

O posicionamento também promove aconchego e organização sensorial, bem como a redução nos níveis de estresse, e auxilia a manutenção da estabilidade dos sistemas autonômico e motor e de estados comportamentais, além de proporcionar efeito analgésico. A posição fletida, com braços e pernas junto à linha média e a contenção pela mão do profissional ou com o uso de tecido, envia continuamente estímulos ao SNC que competem com os estímulos dolorosos, promovendo analgesia durante procedimentos dolorosos de menor intensidade.[13] Esse momento de contenção deve ser aproveitado para a promoção de uma interação ativa entre o profissional e o neonato, momento em que há um aprendizado natural

com a troca, melhorando os resultados em longo prazo tanto no desenvolvimento do neonato como na qualidade do atendimento.

A interação com os estímulos auditivos e visuais, aliada à contenção e ao estímulo tátil, em conjunto com a estimulação gentil dos sistemas gustativo e olfatório, integra a chamada estimulação multissensorial ou saturação sensorial, um método que tem mostrado efetividade na redução da dor durante procedimentos menores, como a punção do calcanhar. A estimulação sensorial pode ser obtida por meio do olhar e da conversa com o neonato, bem como durante a massagem corporal e o oferecimento de glicose oral, sendo mais efetiva para redução da dor do que a administração isolada de glicose oral.[13]

O ato da amamentação funciona como potente analgésico para os neonatos,[20,21] sendo indicado em nota técnica do Ministério da Saúde durante a vacinação.[22] Além da sucção nutritiva, a amamentação associa ainda o contato pele a pele, outra estratégia analgésica.

Apesar do grau fraco de recomendação para manejo da dor, o conforto ambiental favorece o desenvolvimento da criança e a prevenção da dor. Tornar o ambiente da UTIN o mais acolhedor possível, com a redução do ruído e da estimulação visual, promovendo ciclos dia/noite, bem como preservando períodos prolongados de sono e repouso, promove condições mais fisiológicas para o neonato com bom resultado no desenvolvimento neurológico. O ajuste de ruído (monitoramento do som na unidade e redução do volume dos alarmes e das conversas) e a proteção contra a luz intensa (focos de luz com intensidade agradável ou utilização de coberturas nas incubadoras) auxiliam o estabelecimento dos ciclos dia/noite. Neonatos calmos são hemodinamicamente mais estáveis, precisam de menos oxigênio e menos alterações na ventilação mecânica, gastam menos energia, toleram melhor a alimentação e têm menos tempo de hospitalização.[13]

Estratégias como massagem, balanceio e uso de colchões d'água parecem efetivas para modular o estado de alerta do RN e reduzir o estresse.[13] No entanto, quando aplicadas isoladamente ou associadas a outras intervenções terapêuticas, podem não se mostrar tão efetivas para analgesia.

Analgesia farmacológica

As intervenções na UTIN não podem ser generalizadas, devendo ser sempre respeitadas a melhor evidência para a idade gestacional e as condições clínicas, bem como o procedimento a ser realizado. A combinação de duas ou mais intervenções não farmacológicas pode ter efeito aditivo, reduzindo, assim, a necessidade de administração dos fármacos e os possíveis efeitos secundários.[5] O Quadro 19.9 apresenta um exemplo de associação de diversas estratégias para prevenção da dor neonatal.

Apesar dos avanços nas pesquisas, persiste como desafio para a equipe o equilíbrio entre o alívio da dor e os possíveis efeitos secundários dos fármacos, o qual está relacionado, principalmente, com a dose ideal para controle da dor e efeitos secundários mínimos dos medicamentos devido à heterogeneidade das respostas terapêuticas e das características dos fármacos.[5]

A escolha dos medicamentos deve ser gradual (ver a Figura 19.3), iniciando por anestésicos locais que proporcionem alívio da dor durante procedimentos como punção venosa até medicamentos para inserção de cateter percutâneo e punção arterial, sendo os mais utilizados a Mistura Eutética de Anestésicos Locais (EMLA – mistura de lidocaína 2,5% e prilocaína 2,5%), o gel de lidocaína e o creme de tetracaína mais lidocaína.[13]

O paracetamol e os anti-inflamatórios não esteroides (AINE), como diclofenaco, ibuprofeno e cetoprofeno, são indicados para controle da dor leve a moderada. O paracetamol não deve ser usado como agente único para prevenir ou tratar a dor aguda neonatal, mas pode ser útil quando combinado a outros agentes analgésicos.[13] A combinação de um AINE com o paracetamol é recomendada em razão de sua ação sinérgica e em virtude da redução da necessidade de opioides.[5] No entanto, o uso dos AINE para analgesia é mais restrito devido aos riscos associados e aos pequenos benefícios.[13] Cabe destacar a necessidade de avaliação individual, bem como dos riscos e benefícios desses medicamentos.

Para dores moderadas a graves está indicado o uso de opioides, que são os fármacos mais utilizados para analgesia neonatal, principalmente o fentanil e a morfina, em especial nos casos de dor persistente.[23] Esses opioides exercem efeito analgésico e sedativo e atenuam as respostas fisiológicas ao estresse. Outros opioides, como sufentanil, alfentanil e remifentanil, têm sido utilizados, mas há carência de estudos sobre seu uso em Neonatologia [13].

Outros medicamentos, como midazolam, propofol e dexmedetomidina, também utilizados em UTIN, promovem sedação, efeito ansiolítico, relaxamento muscular e amnésia, mas não têm efeito analgésico e ainda podem mascarar os sinais clínicos de dor em alguns RN.[13,23]

AVALIAÇÃO E TRATAMENTO DE ACORDO COM A CLASSIFICAÇÃO INTERNACIONAL DE FUNCIONALIDADE, INCAPACIDADE E SAÚDE (CIF)

A CIF altera significativamente o modelo anterior de classificações puramente médicas para um modelo que prioriza o potencial funcional do indivíduo na sociedade, abordando as condições de saúde e os fatores ambientais e pessoais, tornando-se, assim, um instrumento versátil com ampla aplicação na saúde, na educação e na assistência social.[24,25]

As informações sobre o neonato são preenchidas por meio de um sistema alfanumérico padronizado. As letras

Quadro 19.9 Exemplo de manejo da dor durante procedimento específico

Aspiração traqueal em neonatos ventilados
O procedimento de aspiração traqueal só deverá ser realizado na presença de secreção, nunca de rotina
Aspirações nasais e periorais repetidas podem promover síndrome de aversão oral
Deve ser realizada o mais rápido e efetivamente possível
Preferencialmente, utilizar circuito fechado
Realizar a quatro mãos – com outro profissional ou com os pais – para facilitar a contenção. Em neonatos de 23 a 32 semanas houve redução significativa do escore do PIPP durante a aspiração
Glicose associada à sucção não nutritiva
Considerar infusão de opioides

Fonte: adaptado de Brasil (2017)[13] e Cruz (2020).[5]

utilizadas referem-se aos domínios funções do corpo (*b*), estrutura do corpo (*s*), atividade e participação (*d*) e fatores ambientais (*e*).

Ao final do código deverão ser adicionados qualificadores, e a ausência desses qualificadores deixa o código sem significado. O primeiro qualificador indica a extensão, o segundo, a natureza, e o terceiro, a localização da deficiência.[26]

Funções do corpo (b)

A avaliação da dor está inserida no capítulo 2 da CIF (funções sensoriais e dor), sendo os itens b280-b289 relacionados especificamente com a dor. O terceiro e quarto níveis (com um dígito cada) indicam a localização da dor, sendo a dor generalizada expressa pelo código b2800, enquanto a dor localizada é representada pelo código b2801 com o acréscimo do item referente à região da dor (p. ex., b28014 – dor em membro superior).[25]

Outras funções do corpo também podem ser afetadas pela presença de dor, ocasionando limitações, como funções do sono (b134), funções psicomotoras (b147) e funções dos sistemas cardiovascular, hematológico, imunológico e respiratório.[25]

Estrutura do corpo (s)

Outro componente a ser analisado é a estrutura do corpo acometida pela dor. No momento da avaliação, sempre que possível, deverá ser identificada a estrutura envolvida, acrescentando o primeiro qualificador genérico com a escala negativa para exprimir a extensão ou magnitude da situação e o segundo qualificador para indicar a natureza da mudança na estrutura corporal específica, como edema, dimensões aberrantes, desvio de posição, ausência ou adição de partes.[25]

Atividade e participação (d)

Em seguida é avaliado o nível de atividade e participação. Considerando que a atividade "é a execução de uma tarefa ou ação por um indivíduo"[25] e que a participação "é o envolvimento em situações de vida diária",[25] convém verificar a etapa do neurodesenvolvimento esperado para a criança para identificação de possíveis limitações, considerando a idade corrigida, quando necessário.

O neonato com dor pode ter dificuldade em realizar movimentos espontâneos, com mudança e manutenção da posição do corpo (d410-d429), ou nas relações interpessoais. O vínculo mãe-filho pode ficar prejudicado pelas limitações impostas para controle da dor, mas também pode ser fortalecido por estratégias como a posição canguru. Esse vínculo é muito importante, especialmente nos primeiros períodos em que ocorre aumento da plasticidade cerebral,

pois melhora os resultados do neonato em relação ao desenvolvimento cognitivo e comportamental e à sobrevida.[13]

Fatores ambientais e pessoais (e)

Os fatores ambientais compõem o ambiente físico, social e de atitude em que as pessoas vivem e conduzem suas vidas, sendo considerados as influências externas sobre a funcionalidade e a incapacidade e apresentando um impacto facilitador ou limitador sobre as características do mundo físico, social e de atitude. Por sua vez, os fatores pessoais constituem as influências internas, ou seja, sofrem o impacto direto dos atributos da pessoa.

O tempo de sensibilidade à dor experimentado por um neonato é maior que o vivido por um adulto. Esse período prolongado de hipersensibilidade após lesão pode estar associado a fatores relacionados com o estresse ambiental (manuseio, aferição da temperatura, troca de fraldas). Além disso, sabe-se que a estimulação precária ou excessiva (auditiva, visual, tátil) é prejudicial para o desenvolvimento.

Na avaliação dos fatores ambientais convém considerar produtos e tecnologias disponíveis para o cuidado com o neonato, como os relacionados com a mobilidade e o transporte pessoal em ambientes internos e externos (e120). Além disso, devem ser considerados o ambiente natural e as mudanças ambientais promovidas pelo ser humano, como luz (e240), som (e250), vibração (e255) e qualidade do ar (e260). A participação (capítulo 3) e as atitudes (capítulo 4) da família imediata e de outros parentes, bem como da equipe de saúde, também farão toda diferença na prevenção da dor, assim como no controle do processo já instalado.

Ademais, devem ser avaliados serviços, sistemas e políticas que privilegiam a interação da família com o neonato, que proporcionam um ambiente mais propício para seu desenvolvimento neurocognitivo e que respeitam seu tempo, bem como programas de humanização da atenção ao neonato[13] e de intervenção precoce e continuidade de cuidado pós-alta hospitalar.

A Figura 19.5 apresenta um fluxograma relacionado com a dor neonatal e suas repercussões em RN segundo a CIF.

CASO CLÍNICO

RN de 32 semanas, peso atual de 1.600g, no quarto dia de vida, encontra-se internado na UTIN, intubado há 2 dias, após apresentar episódio de apneia seguida de bradicardia e queda da saturação de pulso de oxigênio decorrente de quadro infeccioso. Está em uso de sonda orogástrica, ventilado com parâmetros de normoventilação, com sedoanalgesia em dose baixa, estável clínica e hemodinamicamente, ausculta fisiológica, frequência cardíaca levemente aumentada e saturação de pulso de oxigênio de 95%.

Ao realizar a avaliação, o fisioterapeuta constata que o RN apresenta expressão facial contraída, discreta taquipneia, observada a partir do disparo contínuo de ciclos assistidos,

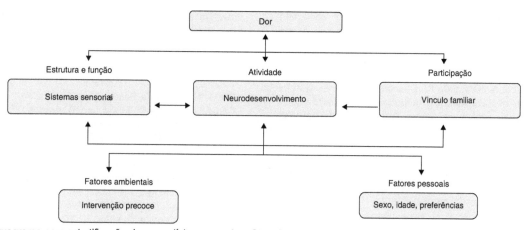

Figura 19.5 Fluxograma para estratificação do caso clínico segundo a Classificação Internacional de Funcionalidade, Incapacidade e Saúde (CIF).

braços e pernas relaxados e comportamento desconfortável. A mãe do RN encontrava-se presente na UTIN.

Exercício
1. Com base nessas informações, o RN estaria apresentando dor?
2. Na escala de NIPS, qual sua pontuação e quais condutas não farmacológicas poderiam ser adotadas para minimizar a dor do RN?

Resposta
1. O RN está com sinais de dor e tem pontuação de 4 (expressão facial contraída – pontuação dobrada pelo fato de o RN estar intubado: 2 pontos; respiração diferente do basal: 1 ponto; braços e pernas relaxados: 0 pontos; estado de consciência desconfortável: 1 ponto).
2. Poderiam ser adotadas as seguintes condutas não farmacológicas: (a) convidar e estimular a mãe para o contato pele a pele; (b) caso não seja possível o contato pele a pele, medidas de contenção podem ser adotadas com as mãos ou com técnicas de enrolamento e aconchego no ninho; (c) uso de glicose ou sacarose.

CONSIDERAÇÕES FINAIS

- A prevenção da dor é a melhor maneira de manejar tanto a própria dor como os riscos potenciais.
- No cuidado, convém avaliar sempre os benefícios das medidas terapêuticas (o que é mais benéfico, o procedimento ou o repouso?).
- Antes, durante e após os procedimentos, convém avaliar a presença de dor, preferencialmente por meio de escalas padronizadas para verificar a evolução e a necessidade de medidas de analgesia.
- A efetividade das medidas analgésicas pode ser potencializada por um ambiente confortável e aconchegante (conforto térmico, acústico e visual).
- A associação de técnicas não farmacológicas de analgesia pode promover melhores resultados.
- Sempre que possível, a família deve ser incluída no tratamento do neonato, especialmente para execução de medidas analgésicas.

Referências

1. Anand KJS, Scalzo FM. Can adverse neonatal experiences alter brain development and subsequent behavior? Biol Neonate 2000; 77(2):69-82.
2. Walker SM. Long-term effects of neonatal pain. Semin Fetal Neonatal Med [Internet] 2019; 24(4):101005. Available from: https://doi.org/10.1016/j.siny.2019.04.005
3. Bonica JJ. Editorial The need of a taxonomy. Pain [Internet] 1979 Jun;6(3):247-52. Available from: http://journals.lww.com/00006396-197906000-00001
4. Bernaldo AJN, Huberman JI. Dor no feto e no recém-nascido. In: Segre CAM (ed.) Perinatologia fundamentos e práticas. São Paulo-SP: Sarvier, 2002: 299-304.
5. Cruz MDD da. Epidemiologia da dor neonatal - fatores determinantes para a sua prevenção e tratamento. Universidade de Coimbra, 2020.
6. De Ridder D, Adhia D, Vanneste S. The anatomy of pain and suffering in the brain and its clinical implications. Neurosci Biobehav Rev [Internet] 2021; 130(January):125-46. Available from: https://doi.org/10.1016/j.neubiorev.2021.08.013
7. Prestes ACY, Guinsburg R, Balda RCX et al. Freqüência do emprego de analgésicos em unidades de terapia intensiva neonatal universitárias. J Pediatr (Rio J) 2005; 81(5):405-10.
8. Nóbrega FDS, Sakai L, Krebs VLJ. Procedimentos dolorosos e medidas de alívio em Unidade de Terapia Intensiva Neonatal. Rev Med 2007; 86(4):201.
9. Anand KJS. Defining pain in newborns: need for a uniform taxonomy? Acta Paediatr [Internet] 2017 Sep; 106(9):1438-44. Available from: https://onlinelibrary.wiley.com/doi/10.1111/apa.13936.
10. Balda R de CX, Guinsburg R. A linguagem da dor no recém-nascido [Internet]. 2018. Available from: https://www.sbp.com.br/fileadmin/user_upload/DocCient-Neonatol-Linguagem_da_Dor_atualizDEz18.pdf.
11. Olsson E, Ahl H, Bengtsson K et al. The use and reporting of neonatal pain scales: a systematic review of randomized trials. Pain 2021; 162(2):353-60.
12. Silva YP, Gomez RS, Máximo TA, Silva ACS. Avaliação da dor em neonatologia. Rev Bras Anestesiol 2007; 57(5):565-74.
13. Brasil. Atenção Humanizada ao Recém-Nascido. 2017: 278-307.
14. Lago P, Garetti E, Pirelli A et al. Non-pharmacological intervention for neonatal pain control. Ital J Pediatr 2014; 40(S2):1-2.

15. Bucsea O, Pillai Riddell R. Non-pharmacological pain management in the neonatal intensive care unit: Managing neonatal pain without drugs. Semin Fetal Neonatal Med [Internet] 2019; 24(4):101017. Available from: https://doi.org/10.1016/j.siny.2019.05.009.

16. Willis DM, Chabot JB, Radde IC, Chance GW. Unsuspected hyperosmolality of oral solutions contributing to necrotizing enterocolitis in very-low-birth-weight infants. Pediatrics 1977; 60(4):535-8.

17. Ursi ES. Prevenção de lesões de pele no perioperatório: revisão integrativa da literatura. [Internet]. Revista Latino-Americana de Enfermagem. Ribeirão Preto: Universidade de São Paulo, 2005. Available from: http://www.teses.usp.br/teses/disponiveis/22/22132/tde-18072005-095456/.

18. Johnston C, Campbell-Yeo M, Fernandes A, Inglis D, Streiner D, Zee R. Skin-to-skin care for procedural pain in neonates. In: Johnston C (ed.) Cochrane Database of Systematic Reviews [Internet]. Chichester, UK: John Wiley & Sons, Ltd., 2014. Available from: https://doi.wiley.com/10.1002/14651858.CD008435.pub2.

19. Gray L, Watt L, Blass EM. Skin-to-Skin Contact is Analgesic in Healthy Newborns. Pediatrics [Internet] 2000 Jan 1; 105(1):e14-e14. Available from: https://publications.aap.org/pediatrics/article/105/1/e14/65704.

20. Gray L, Miller LW, Philipp BL, Blass EM. Breastfeeding is Analgesic in Healthy Newborns. Pediatrics [Internet] 2002 Apr 1; 109(4):590-3. Available from: https://publications.aap.org/pediatrics/article/109/4/590-593/64091.

21. Harrison D, Reszel J, Bueno M et al. Breastfeeding for procedural pain in infants beyond the neonatal period. Cochrane Database Syst Rev [Internet] 2016 Oct 28; 2020(10). Available from: http://doi.wiley.com/10.1002/14651858.CD011248.pub2.

22. Brasil. Ministério da Saúde. Nota Técnica Nº 39/2021-COCAM/CGCIVI/DAPES/SAPS/MS [Internet]. Brasília-DF, 2021. Available from: https://portaldeboaspraticas.iff.fiocruz.br/wp-content/uploads/2021/10/Nota-Tecnica-39_2021-COCAM-e-CGPNI-Amamentacao-e-alivio-da-dor-1.pdf.

23. AAP Committee on Fetus and Newborn and Section on Anesthesiology and Pain Medicine. Prevention and Management of Procedural Pain in the Neonate: An Update. Pediatrics [Internet] 2016 Feb; 137(2):e20154271. Available from: https://publications.aap.org/pediatrics/article/52762.

24. Jacobsohn L. CIF-CJ (OMS): Um instrumento universal para avaliar o perfil de funcionalidade da criança. Res Gate 2014 Oct:1-9.

25. Organização Mundial da Saúde (OMS). CIF: Um manual prático para o uso da Classificação Internacional de Funcionalidade, Incapacidade e Saúde (CIF). Organ Mund da Saúde [Internet] 2013; 1(1):95. Available from: https://linkinghub.elsevier.com/retrieve/pii/S1879406810000068.

26. Organização Mundial da Saúde. Classificação Internacional de Funcionalidade, Incapacidade e Saúde [versão traduzida para português. 1.ª reimpressão, 2008]. 2008. 327 p.

Estimulação Sensório-Motora Neonatal Unimodal e Multimodal

CAPÍTULO 20

Valéria Azevedo de Almeida
Silvana Alves Pereira

INTRODUÇÃO

O desenvolvimento sensorial é complexo e inclui componentes morfológicos e neurais. Nesse sentido, bebês prematuros são mais suscetíveis ao desenvolvimento sensorial anormal em decorrência da imaturidade do cérebro no nascimento, bem como experiências sensoriais atípicas vivenciadas na Unidade de Terapia Intensiva Neonatal (UTIN).[1]

A estimulação sensório-motora (ESM) consiste em uma intervenção precoce que inclui uma série de estratégias com o objetivo de melhorar o desenvolvimento neuropsicomotor de recém-nascidos (RN) e lactentes internados em UTIN por meio da promoção de estímulos sensoriais e com base no nível de desenvolvimento funcional, idade gestacional (IG) ao nascer e no peso dessa população.[2,3]

Desse modo, a ESM contribui para uma melhor organização sensorial em conformidade com a hierarquia do desenvolvimento fisiológico dos subsistemas sensoriais, como tátil, cinestésico, vestibular, gustativo, olfativo, auditivo e visual, através da estimulação unimodal – caracterizada por promover estímulo de um único sistema – ou da estimulação multimodal – utilizando mais de um sistema sensorial.[2]

Um dos profissionais responsáveis pela aplicação da ESM, o fisioterapeuta atua diretamente na motricidade global do RN. Nesse contexto, este capítulo aborda os principais aspectos da ESM que fazem parte da rotina fisioterapêutica.

ESTIMULAÇÃO TÁTIL-CINESTÉSICA

A estimulação tátil-cinestésica (Figura 20.1*A* e *B*) consiste em técnicas de massagem e toque que podem ser usadas em neonatos,[4] sendo capaz de promover efeitos comportamentais positivos, maior estimulação vagal, melhor motilidade gástrica, ganho de peso corporal, desenvolvimento da força muscular e da mineralização óssea, melhora da coordenação entre a respiração e a deglutição e diminuição do tempo de internação hospitalar. Além disso, é considerada um importante redutor de estresse na UTIN.[5,6]

Vários tipos de receptores na pele podem ser estimulados por meio de materiais de diferentes texturas, como gaze e algodão. A estimulação pode ser aplicada por 5 a 15 minutos e, apesar de permitir o uso de diferentes materiais, é importante traçar objetivos específicos para cada RN. Isso ajuda evitar a sobrecarga sensorial à qual os RN são normalmente expostos.[7]

A estimulação tátil deve ser feita preferivelmente pelo toque das mãos do fisioterapeuta e a estimulação cinestésica, envolvendo movimentos compatíveis com a idade motora do RN. Isso deve ser feito de forma sistematizada, usando manuseios firmes, mas suaves e lentos no sentido cefalocaudal no tronco e proximal para distal nos membros, procurando dar continuidade aos toques entre si e respeitando os limites articulares do neonato.[5,7]

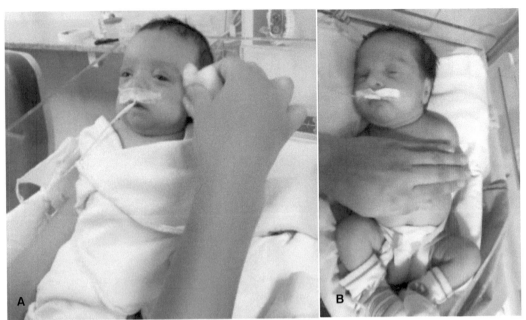

Figura 20.1A Estimulação multimodal com estímulo tátil-cinestésico realizado em sentido cefalocaudal associada à estimulação visual do tipo face a face. **B** Estimulação unimodal com estímulo pressórico na região do tronco.

A intervenção geralmente é realizada após a primeira mamada da manhã ou no início de 3 horas consecutivas após a alimentação do meio-dia.[8] Antes de iniciar a estimulação, recomenda-se observar os parâmetros fisiológicos pré e pós-técnica e manter a orientação da prática a partir das respostas comportamentais e fisiológicas do RN.[4] Movimentos de alcance alternado dos pés e mãos, sentir a cabeça com as mãos, rolar de lateral para ventral com suporte no quadril ou mãos sobre o joelho, ou rolar de ventral para lateral com colocação plantar, são comumente utilizados em protocolos de estimulação tátil-cinestésica neonatal, mas, apesar da variedade de exercícios, recomenda-se que o protocolo seja planejado a partir das necessidades específicas do RN e as intervenções realizadas por profissionais experientes.[2]

ESTIMULAÇÃO VESTIBULAR

O sistema vestibular é um dos primeiros sistemas sensoriais a se desenvolver e, em virtude de sua maturação precoce, torna-se um dos melhores mecanismos para fornecer estímulos adequados para o desenvolvimento do lactente.[9] Na vida intrauterina, o feto se encontra sob constante estimulação vestibular porque a flutuabilidade fetal no líquido amniótico cria um ambiente semelhante a um redemoinho rico em pistas sensoriais, incluindo a estimulação vestibular (Figura 20.2).[10]

Nesse sentido, balançar o RN é uma forma de promover a estimulação vestibular que imita certas caracte-rísticas do andar materno e do movimento do feto no útero. O balanço facilita as modalidades sensoriais emergentes posteriores, incluindo buscas visuais e auditivas mais precisas, além de reduzir a frequência dos ataques de apneia e a necessidade de terapias respiratórias.[11,12]

Na prática clínica, o terapeuta pode balançar o RN de maneira suave no sentido anteroposterior ou anterolateral. Além disso, uma rede ou cadeira de balanço pode ser adicionada como recurso para a estimulação. Orienta-se que

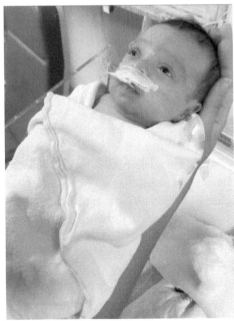

Figura 20.2 Estimulação vestibular com balanço suave do recém-nascido em direção anteroposterior e anterolateral.

a prática seja norteada pelas respostas comportamentais e fisiológicas do RN.[12]

Esse tipo de estimulação é frequentemente usado na UTIN, pois, além de fornecer uma sensação de segurança e organização ao RN, a estimulação vestibular ajuda os RN a manterem um estado de equilíbrio comportamental – movimentos mais lentos aquietam o RN e movimentos mais rápidos favorecem o despertar.

Mesmo em suporte ventilatório invasivo ou não invasivo, e desde que estejam clinicamente estáveis, esse tipo de estimulação pode ser aplicada mediante a adaptação dos recursos. Ferramentas como colchões d'água, posicionamento em casulo, uso de rede e colo dos pais são facilmente adaptados para uso em incubadoras e podem ser adotados para fornecer estímulos de forma mais consistente e, no caso do colo dos pais, fortalecer a relação afetiva entre eles e o bebê (Figura 20.3).

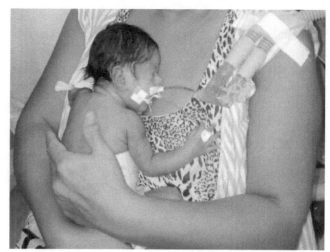

Figura 20.3 Recém-nascido estável, no colo da mãe, em protocolo de estimulação vestibular.

Envolver o RNPT em tecido elástico, como o idealizado no posicionamento em casulo (Figura 20.4), pode resgatar a memória sensorial, uma vez que o estiramento do tecido provocado pelo movimento de uma das partes do corpo exerce pressão em outras regiões corporais. Esse processo simula as sensações experimentadas intraútero, quando o movimento das pernas, por exemplo, provocava variação no líquido amniótico e, consequentemente, estímulos pressóricos em outras partes do corpo.

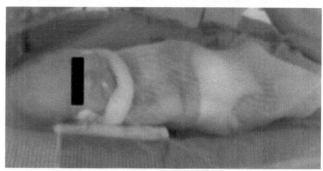

Figura 20.4 Recém nascido pré-termo posicionado com uso de malha tubular para simular o casulo durante protocolo de estimulação vestibular.

ESTIMULAÇÃO AUDITIVA

Os RN apresentam audição reflexa e são capazes de detectar mudanças de tom e ritmo logo após o nascimento. Contudo, à medida que vão sendo expostos a estímulos auditivos variados, iniciam-se as experiências auditivas e as respostas comportamentais aos sons,[13] e eles são capazes de extrair e prever regularidades auditivas da frequência do som, duração e timbre.[13] Nesse sentido, estímulos auditivos são de grande importância e distribuem a atenção dos RN de maneira eficiente, beneficiando seu processamento perceptivo e de memória (Figura 20.5).[14]

A estimulação auditiva, por sua vez, tem como objetivo proporcionar melhor percepção da ausência e da presença do som, bem como contribuir para aquisição da atenção ao mundo sonoro.[14] Em sua essência, o estímulo auditivo consiste em conversar com os RN/lactentes, apresentar-lhes diferentes sons para que aprendam a diferenciá-los e torná-los capazes de associar o som a um objeto, uma pessoa ou circunstância.[15] Estudos atestam os benefícios das atividades musicais formais e informais para as habilidades auditivas e linguísticas em crianças,[16,17] contribuindo para reduzir episódios de dor/estresse, promover ganho de peso e melhorar o ciclo sono-vigília e a

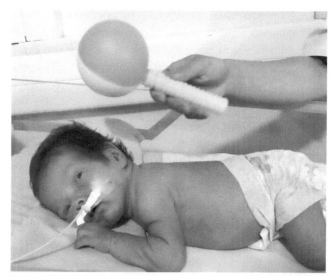

Figura 20.5 Estimulação auditiva com apresentação de diferentes sons.

organização comportamental.[2] Entre os tipos de estimulação auditiva, destacam-se a exposição à voz materna e a musicoterapia.[18,19]

A exposição à voz materna é uma fonte de estimulação multimodal para o feto em desenvolvimento,[18,19] contribuindo com efeitos positivos no estado fisiológico de RN pré-termo, como melhora nos níveis de saturação de oxigênio, redução do número de eventos críticos e para a prevalência do estado de alerta calmo.[18] A música contribui para garantir condições que aumentem o desenvolvimento e o crescimento e é especialmente significativa quando cantada pela mãe.[18]

Nós ouvimos nossa voz não apenas através do ar, mas também das vibrações dos ossos da face, principalmente dos maxilares, que se movimentam quando falamos.[18] Por este motivo, planejar um protocolo de estimulação auditiva usando voz materna gravada ou ao vivo terá resultados diferentes, sendo a voz materna ao vivo a opção recomendada para o RN.[18,19] Lactentes que receberam estimulação auditiva por meio de musicoterapia ou da voz materna são mais calmos e menos irritados aos 6 meses de idade.[18,19]

CURIOSIDADES SOBRE OS SONS

Sobre os sons intrauterinos: o ruído basal intraútero equivale a 28dB (sons vasculares digestivos) e, quando somado ao som dos batimentos cardíacos e da voz materna, aumenta para 53dB. Esse é o som habitual durante a gestação.

Sobre os sons externos: a parede uterina e o líquido reduzem, em média, para 35dB os sons externos e intensos, e os RN preferem as músicas que são executadas durante a gestação e a voz materna.

Classificação do nível de ruído

A Academia Americana de Pediatria recomenda que o som dentro de uma UTIN não ultrapasse 58dB. Sons muito baixos, como o farfalhar das folhas, oscilam entre 0 e 20dB; os moderados, como em uma conversa, permeiam os 40 a 60dB, e sons ensurdecedores, como o de um avião decolando, ultrapassam os 100dB. Ruídos > 125dB provocam dor.

Outros exemplos de níveis de ruídos comuns ao ambiente neonatal:

- Bater com os dedos no acrílico da incubadora: 60 a 95dB.
- Água no circuito: 62 a 87dB.
- Abertura de embalagem plástica da sonda de aspirar: 67dB.
- Fechamento da portinhola da incubadora: 80 a 111dB.
- Escrever sobre a incubadora: 84dB.

O nível do ruído varia de acordo com o somatório de ruídos de um ambiente. Recomenda-se o uso de aplicativos, como os decibelímetros, para medição e adequação do espaço previamente ao início do protocolo de estimulação.

ESTIMULAÇÃO VISUAL

O desenvolvimento da visão tem início na vida intrauterina e continua após o nascimento, sendo também importante para o desenvolvimento motor e cognitivo dos neonatos.[19] Crianças com deficiência visual frequentemente apresentam comprometimento do desenvolvimento motor e da capacidade de comunicação. Nesse sentido, o diagnóstico de alterações visuais contribui para o início precoce do tratamento, bem como para inserção nos programas de estimulação visual (Figura 20.6).[20]

A estimulação visual está incluída na estimulação sensório-motora multimodal[2] e consiste em uma terapia que preconiza o estímulo "olho no olho" – figuras ou objetos de alto contraste – no campo visual da criança com o objetivo de auxiliar a adaptação do ambiente de modo a proporcionar melhor aprendizado e desenvolvimento global mesmo em crianças com baixa visão, por promover a estimulação da função visual residual. Essa prática vem sendo adotada por serviços de estimulação precoce destinados a acompanhar crianças com desenvolvimento e crescimento atrasados.

A experiência visual durante a internação no período neonatal desempenha um papel significativo na formação e maturação dos circuitos corticais e na reorganização dos sistemas sensoriais.

O sistema visual sofre significativas mudanças, podendo alterar a trajetória de seu desenvolvimento, uma vez que a quantidade e a qualidade dos estímulos podem estar inadequadas.

Assim, como em todas as modalidades de estimulação, a estimulação visual requer avaliação e monitoração constantes, pois a modulação do estado comportamental é peça-chave no sucesso de um protocolo, e para o fisioterapeuta é importante saber avaliar essa modulação e criar

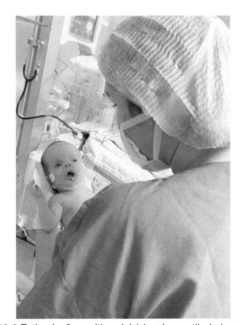

Figura 20.6 Estimulação multimodal (visual e vestibular) com estímulo de face (olho no olho) e balancim no sentido anterolateral.

um programa de estimulação individualizado de acordo com as necessidades de cada RN.

Na 29ª semana, o RN apresenta reflexo à luz, e a orientação cortical, que inclui a tarefa de fixação e acompanhamento, só está presente após 32 semanas. Desse modo, para um correto planejamento de intervenção é importante entender qual função do sistema será testada/tratada e para qual finalidade, bem como diferenciar a "avaliação das funções visuais" da "avaliação da visão funcional" (esta última é normalmente realizada pela equipe multiprofissional). Apesar de as alterações na visão funcional serem consequência de alterações das funções visuais, não há correlação absoluta entre elas. Por exemplo, dois recém-nascidos com valores de sensibilidade ao contraste e de acuidade visual idênticos podem apresentar funcionalidade diferente, a qual é influenciada pelo tipo de estimulação (experiência visual) recebida nos primeiros dias de vida.

A visão funcional, por sua vez, avalia e descreve como o RN é eficiente na realização de atividades relacionadas à visão: contato de olho, fixar e seguir um objeto em movimento (motivação, atenção), discriminação e reconhecimento de formas, tamanhos e cores etc. Em geral, a avaliação da visão funcional é realizada por profissionais que atuam na habilitação, na reabilitação e na educação, como fonoaudiólogos, fisioterapeutas, terapeutas ocupacionais, psicólogos e pedagogos, desde que capacitados e com conhecimento do desenvolvimento. Trata-se de uma abordagem relacionada com a Classificação Internacional de Funcionalidade, Incapacidade e Saúde (CIF), com ênfase nos aspectos que se referem às atividades de vida dessa criança em relação à funcionalidade da visão.

A avaliação da função visual no período neonatal deve sempre utilizar o acrônimo FOCAR:

Fácil aplicação
Objetivo delineado a partir de uma avaliação estruturada
Conduzido com a participação dos pais
Atrair experiências multissensoriais (face + toque + voz)
Rastrear os movimentos oculares (funções primárias)

Como o tempo de alerta nessa fase da vida é muito curto, o RN não poderá ser acordado para realizar a avaliação visual. O ambiente da avaliação deve ser cuidadosamente preparado, para que não ocorram interferências que dificultem a observação do examinador, e deve conter poucos estímulos distribuídos pelas paredes ou ao redor da criança, uma superfície de cor neutra, luminosidade primária (luz da janela, sala) controlada, para que possa ser adequada às necessidades de cada RN, e sem ruídos.

O programa de estimulação visual a ser considerado no ambiente neonatal deve ser planejado a partir dos resultados obtidos na avaliação e nos marcos de desenvolvimento do sistema visual. Utilizar estímulos apropriados, como a apresentação do rosto humano, incentivar a exploração visual dos arredores e evitar estímulos excessivos são diretrizes importantes quando se trabalha com qualquer RN. Além disso, ajudar os pais a reconhecerem as pistas do bebê em resposta a diferentes estímulos visuais irá aumentar o prazer das interações lúdicas e otimizar a resposta visual durante as mudanças que podem ocorrer com a internação.

Os RN conseguem fixar uma figura por 1,5 a 2,5 segundos quando colocada à distância de 18 a 21cm de sua face. Com o amadurecimento das conexões nervosas, a percepção e a fixação do objeto evoluem, passando para um tempo de fixação de 3 a 10 segundos, dentro de um campo visual de 20 a 30cm da face. Os RN podem fixar um objeto ou imagem por até 10 segundos e podem restabelecer o contato visual com um estímulo dentro de 1 a 1,5 segundo depois de perder o contato com os olhos.

Outras preferências visuais dos RN incluem:

- Imagens com alto contraste (em preto e branco), em contraposição a imagens monocromáticas.
- Padrões complexos detalhados em vez de padrões ou estímulos simples.
- Imagens e objetos grandes em vez de pequenos.
- Figuras faciais normais em contraposição a figuras faciais distorcidas.

MÉTODO E POSICIONAMENTO CANGURU

O Método Canguru consiste em um conjunto da assistência humanizada oferecida ao RN e aos pais, bem como a outros membros da família, desde o nascimento, envolvendo o primeiro encontro entre o bebê e a família, a comunicação entre a família e a equipe e o contato pele a pele precoce e crescente. O método oferece aos pais a oportunidade de escolher por quanto tempo permanecerão com o bebê nessa posição, uma vez que esse período deve ser prazeroso e capaz de promover intimidade entre a dupla mãe-bebê e pai-bebê (Figura 20-7).[21]

A posição canguru é caracterizada pelo momento em que o bebê sai da incubadora e é colocado entre os seios da mãe ou contra o peito do pai, priorizando o contato prolongado pele a pele que inicia na maternidade e que deve ser mantido em casa.[22]

CONSIDERAÇÕES FINAIS

A prática da estimulação sensório-motora é caracterizada pela utilização de estímulos adequados nos primeiros anos de vida com o objetivo de organizar os sistemas sensorial e motor e favorecer o desenvolvimento cognitivo, e evitar programas de estimulação precoce desnecessários sobretudo em RN de alto risco.

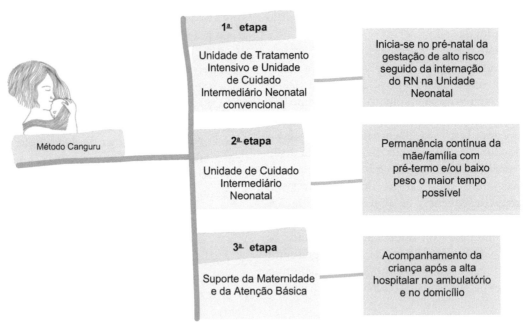

Figura 20.7 Etapas do Método Canguru.

CASO CLÍNICO

RN com 28 semanas, 1.080g, adequado para a idade gestacional, perímetro cefálico de 29cm e Apgar 3/5. Apresentou choro forte, evoluiu com desconforto respiratório, colocado em pressão positiva com oxigênio, boa saturação e frequência cardíaca > 100bpm. Foi intubado por 25 dias e usou CPAP por 6 dias, tratou uma hemorragia pulmonar e sepse tardia e fez três esquemas de antibiótico. Apresentou convulsões na UTIN, controladas com uso de Gardenal, e aos 35 dias de vida segue em uso de oxigênio; diagnóstico de hemorragia intraventricular grau III à esquerda; não passou no teste da orelhinha (sendo prescrito PEATE – Potencial Evocado Auditivo do Tronco Encefálico) e evoluiu com retinopatia da prematuridade, grau II. Tem boa interação com sua mãe, segue na transição do desmame do oxigênio e no treinamento/introdução a amamentação no peito.

A Figura 20.8 apresenta um fluxograma relacionado com a estimulação sensório-motora em recém-nascidos segundo a CIF.

Exercício
1. Quais as estratégias terapêuticas para essa fase da internação (pós-parto imediato)?
2. Quais as estratégias terapêuticas para essa fase da internação (35 dias de idade cronológica)?
3. Use a Classificação Internacional de Funcionalidade, Incapacidade e Saúde para apresentar o caso desse RN aos 35 dias de vida.

Respostas
1. Para essa fase de internação hospitalar (pós-parto imediato), a equipe multidisciplinar deve concentrar sua conduta na estimulação suplementar de empoderamento da mãe sobre o cuidado com o seu bebê e na estimulação/orientação do toque contingente.
2. O diagnóstico de hemorragia intraventricular grau III, as convulsões, a ROP e o exame auditivo alterado podem influenciar negativamente o desenvolvimento global desse RN. Esses diagnósticos, associados à prematuridade extrema e ao uso de ventilação em tempo prolongado, exigem uma avaliação individualizada e seriada de todos os sistemas sensoriais. Muito provavelmente será um RN irritado com intolerância ao toque (internação prolongada e alterações auditiva e visual limitam o toque contingente ao mesmo tempo que o expõem a toques não contingentes). O resultado dessa série de avaliações, a anamnese do período gestacional e a disponibilidade da mãe para seguir com o cuidado de seu RN são ferramentas importantes para o desenvolvimento do protocolo de estimulação suplementar.

A intolerância ao toque pode refletir uma maior desorganização dos sistemas tátil e vestibular; entretanto, esse RN parece evoluir com limitações auditivas (teste da orelhinha falho) e visuais (diagnóstico de retinopatia da prematuridade), o que não anula a possibilidade de uma desorganização de todos os sistemas sensoriais. O melhor seria intensificar a participação da mãe no cuidado deste RN, e, enquanto no colo, mãe ou fisioterapeuta conversar com o RN, olhar "olho no olho" e estimular o contato face a face. O balançar, também enquanto no colo, pode favorecer o sistema vestibular e o estímulo face a face pode organizar o sistema de processamento visual para rostos humanos. Empoderar a mãe sobre os programas de estimulação tátil, auditivo, vestibular e visual favorecerá a aplicação dos exercícios em casa, durante as tarefas diárias do dia.

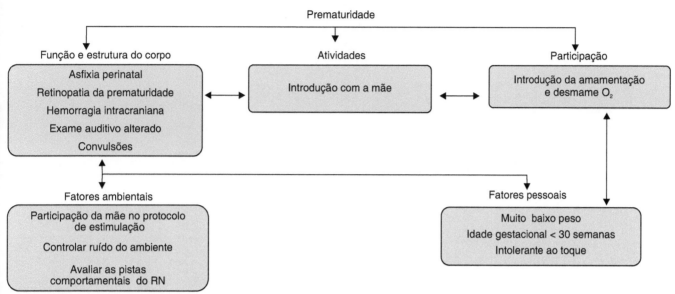

Figura 20.8 Fluxograma relacionado com a estimulação sensório-motora em RN, segundo a Classificação Internacional de Funcionalidade, Incapacidade e Saúde (CIF).

Referências

1. Neel ML, Yoder P, Matusz PJ et al. Randomized controlled trial protocol to improve multisensory neural processing, language and motor outcomes in preterm infants. BMC Pediatrics 2019; 19(1):1-10.
2. Johnston C, Stopiglia MS, Ribeiro SNS, Baez CSN, Pereira SA. First Brazilian recommendation on physiotherapy with sensory motor stimulation in newborns and infants in the intensive care unit. Revista Brasileira de Terapia Intensiva 2021; 33:12-30.
3. Fucile S, Gisel E. Sensorimotor interventions improve growth and motor function in preterm infants. Neonatal Network 2010; 29(6):359-66.
4. Abedi F, Ajorpaz NM, Esalatmanesh S et al. The effect of tactile-kinesthetic stimulation on growth indices of healthy neonates. Journal of Bodywork and Movement Therapies 2018; 22(2):308-12.
5. Pepino VC, Mezzacappa MA. Application of tactile/kinesthetic stimulation in preterm infants: A systematic review. Jornal de Pediatria 2015; 91:213-33.
6. Haley S, Beachy J, Ivaska KK, Slater H, Smith S, Moyer-Mileur LJ. Tactile/kinesthetic stimulation (TKS) increases tibial speed of sound and urinary osteocalcin (U-MidOC and unOC) in premature infants (29-32 weeks PMA). Bone 2012; 51(4):661-6.
7. Ahmed RG, Suliman GI, Elfakey WA et al. Effect of tactile kinesthetic stimulation on preterm infants' weight and length of hospital stay in Khartoum, Sudan. Saudi Medical Journal 2015; 36(2):196.
8. Field TM, Schanberg SM, Scafidi F et al. Tactile/kinesthetic stimulation effects on preterm neonates. Pediatrics 1986; 77(5):654-8.
9. Nandi R, Luxon LM. Development and assessment of the vestibular system. International Journal of Audiology 2008; 47(9):566-77.
10. Korner AF, Kraemer HC, Haffner ME, Cosper LM. Effects of waterbed flotation on premature infants: A pilot study. Pediatrics 1975; 56(3): 361-7.
11. Korner AF. Infant stimulation. Issues of theory and research. Clinics in Perinatology 1990; 17(1):173-84.
12. Neel ML, Yoder P, Matusz PJ et al. Randomized controlled trial protocol to improve multisensory neural processing, language and motor outcomes in preterm infants. BMC Pediatrics 2019; 19(1):1-10.
13. Russo ICP, Santos TMM. Audiologia infantil. 4. ed. São Paulo: Cortez, 2001.
14. Suppanen E, Huotilainen M, Ylinen S. Rhythmic structure facilitates learning from auditory input in newborn infants. Infant Behavior and Development 2019; 57:101346.
15. Flor CJDRV, Guerreiro CF, Dos Anjos JLM. Desenvolvimento neuropsicomotor em crianças com microcefalia associado ao Zika vírus. Revista Pesquisa em Fisioterapia 2017; 7(3):313-8.
16. Virtala PM, Partanen EJ. Can very early music interventions promote at-risk infants' development? Annals of the New York Academy of Sciences, 2018.
17. Torppa R, Faulkner A, Huotilainen M et al. The perception of prosody and associated auditory cues in early-implanted children: The role of auditory working memory and musical activities. International Journal of Audiology 2014; 53(3):182-91.
18. Picciolini O, Porro M, Meazza A et al. Early exposure to maternal voice: Effects on preterm infants development. Early Human Development 2014; 90(6):287-92.
19. Gagliardo HGRG. Contribuições de terapia ocupacional para detecção de alterações visuais na fonoaudiologia. Saúde Rev 2003; 5(9):89-94.
20. Graziano RM, Leone CR. Problemas oftalmológicos mais frequentes e desenvolvimento visual do pré-termo extremo. Jornal de Pediatria 2005; 81:S95-S100.
21. Gomes MP, Saráty SB, Pereira AA et al. Mothers' knowledge of premature newborn care and application of Kangaroo Mother Care at home. Revista Brasileira de Enfermagem 2021: 74.
22. Kostandy RR, Ludington-Hoe SM. The evolution of the science of kangaroo (mother) care (skin-to-skin contact). Birth Defects Research 2019; 111(15):1032-43.

ABORDAGEM FISIOTERAPÊUTICA EM SITUAÇÕES ESPECIAIS

SEÇÃO

VII

Sala de Parto e Reanimação Neonatal

CAPÍTULO 21

Karina Piovan Costa
Juliana Nasu Tomiyama
Maria Clara de Souza Pereira

INTRODUÇÃO

As condições do bebê ao nascimento e a qualidade da assistência em sala de parto são fatores determinantes para redução da morbidade e mortalidade neonatal. Definida de maneira ampla como o apoio especializado para uma transição bem-sucedida ao nascer, a reanimação tem recebido foco maior entre os esforços para redução da mortalidade neonatal precoce.[1]

Todos os recém-nascidos (RN) necessitam de assistência básica ao nascimento, porém apenas 5% precisarão de auxílio para iniciar a respiração efetiva – 0,1% dos RN a termo e 10% a 15% dos RN pré-termo (RNPT) irão necessitar de manobras de reanimação na sala de parto.[2]

Em 2019 foram contabilizados 3.613 óbitos associados à asfixia perinatal, hipóxia ao nascer e/ou à síndrome de aspiração meconial no Brasil, o que corresponde a uma taxa de 20% dos óbitos neonatais na primeira semana de vida. A assistência prestada a um bebê asfixiado representa um grande desafio para os profissionais da saúde por exigir experiência e conhecimento em reanimação.[1]

No Brasil, as práticas da reanimação em sala de parto baseiam-se nos documentos publicados pelo International Liaison Committee on Resuscitation (ILCOR) Neonatal Life Support Task Force. As diretrizes do Programa de Reanimação da Sociedade Brasileira de Pediatria utilizam a versão atualizada do ILCOR e tiveram sua última revisão publicada em 2022. Nelas fica estabelecido que, para uma adequada adaptação cardiorrespiratória extrauterina, pre-venção de morte ou morbidade, é primordial contar com material adequado e a presença de dois ou três profissionais treinados e aptos a iniciar os passos iniciais e a ventilação com pressão positiva.[1,3]

O preparo da sala de parto, incluindo a identificação de risco materno e infantil, o planejamento de intervenções de ressuscitação eficazes e as decisões quanto aos cuidados pré-natais em relação à administração de esteroides neonatais e à via de parto são importantes e podem afetar o desfecho.[4]

PREPARAÇÃO PARA O PARTO

Anamnese materna

Antes do parto, a equipe deve coletar todos os dados maternos e preparar o material para uso imediato durante o parto. Fatores antenatais, como diabetes, síndromes hipertensivas, gestação múltipla e idade gestacional (IG) < 39 semanas ou > 41 semanas, são indicativos de possíveis complicações e da possibilidade de o RN precisar de ajuda para fazer a transição respiratória e cardiocirculatória ao nascer.[1,3]

Materiais e equipamentos

Antes do nascimento, todo o material necessário para reanimação deve ser preparado, testado e estar disponível em local de fácil acesso. Esse material é destinado à avaliação do paciente, à manutenção da temperatura, à aspiração de vias aéreas, à ventilação e à administração de medicamentos.[1]

Equipe

A experiência da equipe e sua capacidade de responder em tempo hábil têm grande influência no desfecho. Para isso, é essencial seguir as diretrizes e estabelecer um protocolo com amplo treinamento. Um estudo prospectivo de 56 unidades neonatais canadenses constatou que com as diretrizes em vigor as manobras de reanimação não foram necessárias em 76% dos casos.[4]

Momento do parto e passos iniciais para estabilização

Ao nascimento, a avaliação do tônus muscular, da respiração e da frequência cardíaca vai indicar os próximos passos para assistência e estabilização do RN.[1] Imediatamente após o nascimento, preconiza-se a resposta a três perguntas que nortearão as condutas de assistência ao RN:

1. Gestação ≥ 34 semanas?
2. Respirando ou chorando?
3. Tônus muscular em flexão?

Se a resposta às três questões for sim, o bebê permanecerá na sala de parto, preferencialmente em contato pele a pele com a mãe, e o clampeamento do cordão umbilical poderá ser adiado por 1 a 3 minutos após a extração uterina.[1] Os benefícios do clampeamento tardio estão relacionados com a concentração de hemoglobina nas primeiras 24 horas após o nascimento e de ferritina nos primeiros 3 a 6 meses de vida. Um estudo randomizado realizado na Austrália, o *Australian Placental Transfusion Study* (APTS), descobriu que para bebê prematuros < 30 semanas o atraso no clampeamento do cordão umbilical em 60 segundos, comparado a 10 segundos, reduziu em 30% a mortalidade.[4]

Uma resposta negativa a qualquer uma dessas questões indica que o RN deve ser conduzido à mesa de reanimação e iniciados os procedimentos para sua estabilização – os chamados "passos iniciais" (Quadro 21.1).[1]

O RN é levado à mesa da reanimação (Figura 21.1) envolto em campos aquecidos e posicionado sob fonte de calor radiante em decúbito dorsal com a cabeça voltada para o profissional da saúde.

No momento da reanimação serão necessários dois ou três profissionais treinados e capacitados para reanimar o RN de maneira efetiva e rápida.[1] Pelo menos um médico, preferencialmente pediatra, deve estar apto a intubar e indicar massagem cardíaca e medicações.[1] A atuação coordenada da equipe, contando com uma comunicação efetiva

Quadro 21.1 Passos iniciais

Prover calor
Posicionar a cabeça em leve extensão
Aspirar boca e narinas (se necessário)
Secar

Fonte: adaptado da referência 1.

entre seus membros, confere qualidade ao atendimento e segurança ao paciente.

A prevenção da hipotermia é primordial no contexto da reanimação neonatal, sendo um fator preditor de morbidade e mortalidade em qualquer IG. Portanto, o ambiente da sala de parto deve permanecer entre 23°C e 25°C e a temperatura axilar, entre 36,5°C e 37,5°C.[1,3]

A higienização de rosto, nariz e boca com uma compressa é suficiente na maioria dos casos. Convém posicionar a cabeça do bebê em leve extensão e, se necessário, utilizar um coxim sob os ombros. Caso a avaliação clínica indique a necessidade de sucção, aspira-se inicialmente a boca e depois o nariz com sonda traqueal 8 ou 10, limitando a pressão negativa em 100mmHg.[1]

Os passos iniciais atuam como importante estímulo sensorial para o início da respiração e deverão ser cumpridos no período de até 30 segundos. Em seguida, avaliam-se as frequências respiratória (FR) e cardíaca (FC).[1]

Avaliação da frequência respiratória

A FR é avaliada mediante observação da expansão torácica e do choro. O ritmo respiratório deverá ser regular e capaz de manter FC > 100bpm. Anormalidades no padrão respiratório, como movimentos irregulares ou *gasping* (suspiros profundos entremeados por apneia), indicam respiração inadequada e necessidade de intervenção.[1,5]

Avaliação da frequência cardíaca

A determinação da FC de maneira rápida, acurada e confiável é um ponto crítico para a tomada de decisão na sala de parto.[1] A ausculta precordial continua sendo o método preferido para avaliação inicial e a oximetria de pulso e o eletrocardiograma (ECG) permanecem como complementos importantes para uma avaliação contínua da FC em bebês que precisam de reanimação.[5]

Por meio da ausculta precordial com estetoscópio, procede-se à ausculta dos batimentos por 6 segundos e multiplica-se por 10 o valor obtido, sendo considerada adequada uma FC > 100bpm.[1]

Em caso de FC < 100 e ausência de movimentos respiratórios, recomenda-se que um profissional inicie imediatamente a ventilação com pressão positiva, enquanto outro instala o sensor de oximetria no pulso radial direito. Essa conduta deve ser realizada nos primeiros 60 segundos após o nascimento e mantido o acompanhamento da FC.[1] A partir desse momento, preconiza-se a monitoração cardíaca

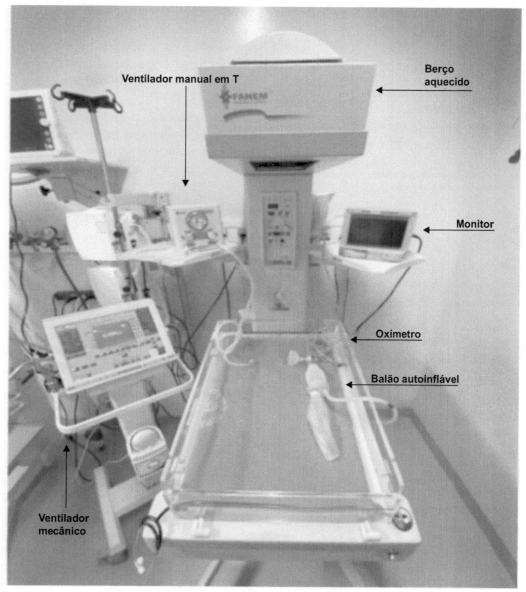

Figura 21.1 Mesa de reanimação neonatal.

por meio de monitor cardíaco, que será instalado com três eletrodos para uma aferição mais acurada e contínua. Essa conduta evita intervenções desnecessárias, tendo em vista que os outros métodos de avaliação subestimam a FC.[1]

Um estudo observacional comparou resultados neonatais antes (coorte histórica) e após a implementação do monitoramento de ECG em sala de parto.[6] Em comparação com os RN na coorte histórica, os submetidos a monitoramento por meio do ECG apresentaram taxas mais baixas de intubação endotraqueal e maior pontuação de Apgar de 5 minutos. No entanto, o monitoramento de ECG também indicou chances maiores de necessidade de compressões torácicas na sala de parto.[6]

Oxigênio suplementar

No bebê ≥ 34 semanas de IG, a ventilação com pressão positiva (VPP) será iniciada com ar ambiente (oxigênio a 21%). Segue-se a monitoração da saturação de oxigênio ($SatO_2$) por meio da oximetria no pulso radial direito (pré-ductal), levando em consideração os valores desejáveis de $SatO_2$ de acordo com os minutos de vida.[1] A escolha do membro superior direito se deve ao fato de a $SatO_2$ pré-ductal ser superior à pós-ductal e refletir a oxigenação cerebral.[1,3] Nesse ponto são encontradas pequenas variações nas diretrizes atuais, como mostra o Quadro 21.2.[7]

Vale lembrar que nos RN que não precisam de procedimentos de reanimação a $SatO_2$ com 1 minuto de vida se situa ao redor de 60% a 65%, só alcançando valores entre 87% a 92% no quinto minuto. Assim, o processo de transição normal para que seja alcançada uma $SatO_2$ > 90% necessita de 5 minutos ou mais em RN saudáveis que respiram ar ambiente.[1]

Quadro 21.2 Saturação de oxigênio desejada durante a reanimação neonatal

Tempo de vida	APA	ERC	SBP
1º minuto	60% a 65%		
2º minuto	65% a 70%		
3º minuto	70% a 75%	70% a 80%	
4º minuto	75% a 80%		
5º minuto	80% a 85%	80% a 90%	70% a 80%
10º minuto	85% a 90%	85% a 95%	80% a 90%
>10º minuto			85% a 95%

APA: Academia Americana de Pediatria; ERC: Conselho Europeu de Reanimação; SBP: Sociedade Brasileira de Pediatria.
Fonte: adaptado de Haddad (2014).[7]

Reanimação neonatal

O passo a passo da reanimação neonatal baseia-se nas Diretrizes Brasileiras do Programa de Reanimação Neonatal e pode ser consultado no fluxograma apresentado na Figura 21.2.

Ventilação com pressão positiva

A VPP é o principal método de suporte para RN em apneia, com bradicardia ou esforço respiratório inadequado.[2] O sucesso da reanimação está diretamente relacionado com a ventilação adequada. Os pulmões precisam ser insuflados para que haja dilatação da vasculatura pulmonar e hematose apropriada.[3]

Após os passos iniciais, cuidados de temperatura e permeabilidade das vias aéreas, a VPP precisa ser instituída nos primeiros 60 segundos de vida – o "minuto de ouro", expressão que enfatiza o momento crítico de transição do bebê para o meio extrauterino e que foi descrita pela primeira vez pelo ILCOR em 2010. Considerando que o RN nasce quando todo seu corpo se encontra fora do útero materno, nesse momento tem início a contagem do "minuto de ouro".[4]

Dispositivos de ventilação pulmonar

Atualmente, existem três tipos de dispositivos para VPP manual: os do tipo autoinflável (balão autoinflável [BAI] ou Ambu®), o inflado por fluxo (ou bolsa anestésica) e os em T (também chamados de ventiladores mecânicos manuais em T). Entre eles, os mais utilizados para ventilação do RN na sala de parto são o BAI e o ventilador manual em T, e ambos devem estar presentes nas salas de parto.[8]

Todo o material para uso na ventilação do RN na sala de parto deve ser testado e estar em local acessível e disponível para a equipe profissional treinada.[8] A escolha do equipamento pode ser feita a partir do custo financeiro, da disponibilidade de suprimento de gases e da preferência ou necessidade de como essa pressão é entregue, com insuflação sustentada, pressão expiratória final positiva (PEEP) ou pressão positiva contínua em vias aéreas (CPAP).[9]

É preciso ter pelo menos um BAI com volume máximo de 750mL, válvula limitadora de pressão (*pop-off*) em no máximo 40cmH$_2$O e/ou manômetro e um reservatório de oxigênio (Figura 21.3A). Ademais, é necessário um ventilador em T com seus respectivos circuitos e conexões, juntamente com um misturador de oxigênio e ar (*blender*), interfaces para ventilação, como máscaras redondas (coxim 00, 0 e 1), e máscara laríngea para RN (nº 1).[8]

Usado para fornecer ventilação com pressão positiva a pacientes com necessidade de suporte ventilatório, o BAI é o principal dispositivo para ventilação durante a reanimação cardiopulmonar, além de substituir temporariamente a ventilação mecânica (no caso de falta de bateria no ventilador mecânico ou outra eventualidade) e ventilar os pacientes durante o transporte intra e extra-hospitalar.[8,10] Alguns acessórios podem ser acoplados para maximizar seu desempenho ou segurança: válvula de PEEP, manômetro e reservatório de oxigênio.[10]

A válvula limitadora de pressão ou válvula *pop-off* é utilizada com a finalidade de adequar o pico de pressão atingido pelo BAI e evitar barotrauma.[8,10] Grande parte dos aparelhos para neonatos e crianças é equipada com ela.[10] Além disso, recomenda-se que o BAI seja utilizado com a válvula reguladora de pressão desbloqueada para alívio da pressão quando os limites são ultrapassados e para que o paciente não receba picos elevados desnecessariamente.[10]

O ventilador mecânico manual em T tem sido utilizado de maneira crescente para reanimação neonatal na sala de parto, especialmente em prematuros.[1] Trata-se de um equipamento simples, portátil e de manuseio relativamente fácil (Figura 21.3B),[7] sendo controlado a fluxo e limitado a pressão, porém não é considerado um ventilador mecânico propriamente dito porque seu disparo é realizado manualmente.[1,8,9] Para seu funcionamento, é necessária uma fonte de gás, que pode ser oxigênio puro, uma mistura de oxigênio e ar comprimido ou um *blender* para titulagem da oferta de oxigênio ao paciente e obtenção de frações inspiradas mais fidedignas de oxigênio.[7,8] As marcas dos ventilador manuais em T mais conhecidas no Brasil são Neopuff® e Babypuff®.[13] Convém ter sempre um BAI de reserva para uso em caso de falha da fonte de gás comprimido ou do aparelho.[10,13]

Uma metanálise de quatro ensaios clínicos randomizados, comparando o uso do ventilador mecânico manual em T ao BAI para reanimação na sala de parto também, não mostrou diferença na mortalidade hospitalar, mas evidenciou redução da displasia broncopulmonar (DBP).[3]

Desde sua última reunião, realizada em 2020, o ILCOR sugere o uso do ventilador mecânico manual em T pa-

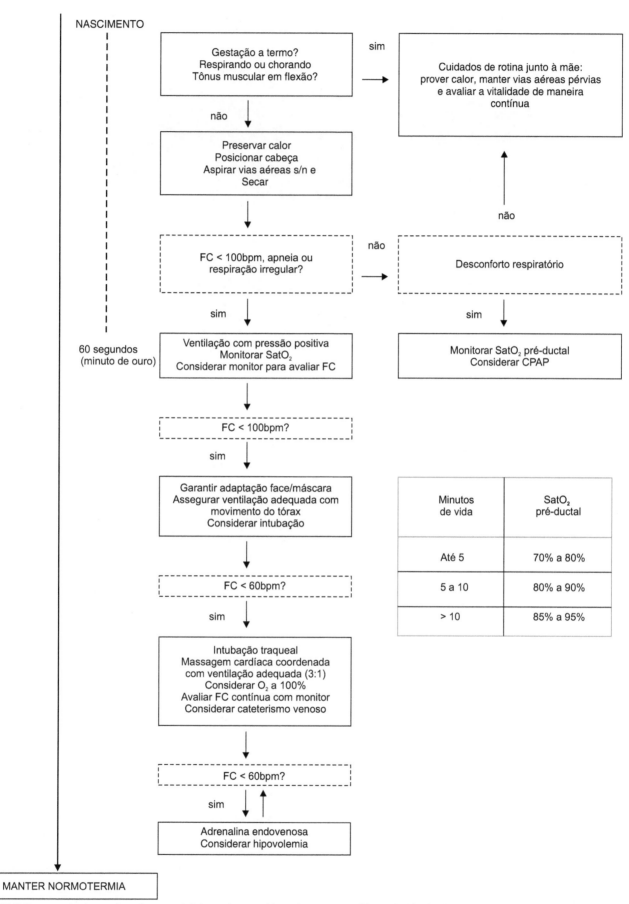

Figura 21.2 Fluxograma de reanimação neonatal do recém-nascido ≥ 34 semanas (Reproduzida das Diretrizes do Programa de Reanimação em Sala de Parto da Sociedade Brasileira de Pediatria.[1])

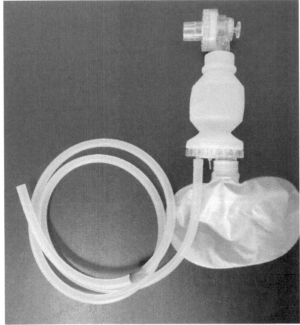
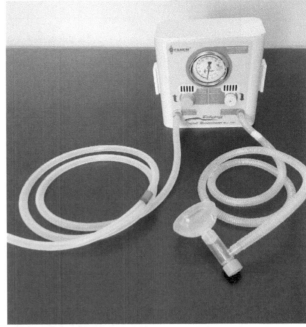

Figura 21.3A Balão autoinflável neonatal. B Ventilador manual em T.

ra todos os RN, inclusive para os RNPT. Mesmo que as evidências comecem a sustentar o uso desse tipo de dispositivo, a falta de revisões sistemáticas sobre o tema levou a manutenção das recomendações estipuladas em 2015.[1,3,11] No RN com IG ≥ 34 semanas, as evidências ainda não são suficientemente fortes para sugerir a superioridade do ventilador mecânico manual em T quanto à morbidade e à mortalidade neonatal em comparação ao BAI.[1,11] As características do BAI e do ventilador manual em T estão listadas no Quadro 21.3.

Entre as interfaces que podem ser utilizadas com o BAI ou o ventilador manual em T, as mais comumente encontradas nas salas de parto são a máscara facial e a cânula traqueal.[1,3] A máscara facial deve ser constituída de material maleável transparente ou semitransparente, borda acolchoada e espaço morto desejável < 5mL, devendo estar disponíveis tamanhos apropriados para RN a termo, prematuros e prematuros extremos.[1,3]

Ventilação pulmonar por máscara facial

A ventilação pulmonar deverá ser iniciada nos primeiros 60 segundos de vida ("minuto de ouro") em todos os bebês que, mesmo após os passos iniciais, permaneçam com FC < 100bpm.[1,3] A técnica de VPP utilizando balão autoinflável ou ventilador manual em T será realizada por meio de máscara facial de acordo com os seguintes passos:[1,3]

- Acopla-se a máscara na face do RN no sentido do queixo para o nariz, utilizando o indicador e o polegar em formato de C, e aplica-se pressão suficiente para que suas bordas fiquem bem aderidas à face. Os dedos anular, médio e mínimo ficam livres e formam a letra E, conforme a figura 21.4.
- A frequência da ventilação empregada deverá ser de 40 a 60 movimentos por minuto. Realizam-se três a cinco ventilações, mantendo a insuflação por 2 a 3 segundos, seguindo a regra prática "aperta-solta-solta" (balão autoinflável) ou "oclui-solta-solta" (ventilador manual em T).
- Observa-se o movimento torácico concomitante à FC para ajuste da pressão a ser exercida.
- Costuma ser suficiente uma pressão inicial de 20cmH$_2$O, podendo chegar a 30cmH$_2$O no bebê a termo. Recomenda-se o controle da pressão ofertada com manômetro.
- Para uso do ventilador mecânico manual em T, fixa-se o fluxo gasoso em 5 a 15L/minuto, limita-se a pressão máxima do circuito em 30 a 40cmH$_2$O, seleciona-se a pressão inspiratória a ser aplicada em cada ventilação, em geral em torno de 20 a 25cmH$_2$O, e ajusta-se a PEEP ao redor de 5cmH$_2$O.[1,3]

Avaliação após 30 segundos

- **Checar FC:** o aumento da FC é o primeiro indicador de que a VPP está sendo efetiva. O procedimento poderá ser interrompido caso a avaliação revele FC > 100bpm.
- **Checar movimento respiratório:** a visualização de movimento respiratório espontâneo e regular indica que a via aérea está pérvia e que o volume pulmonar está adequado.

Quadro 21.3 Características do balão autoinflável (BAI) e do ventilador manual em T

	BAI	Ventilador manual em T
Custo	Baixo	Alto
Fonte de gás	Não	Sim
Manuseio/portabilidade	Fácil	Exige mais treinamento
Pressão inspiratória	Variável	Constante
Fornecimento de PEEP	Somente com válvula própria	Sim
Volume corrente	Variável	Pouca variação
Insuflação sustentada	Não	Sim
Limitador de pressão	Sim, na maioria das marcas	Sim
Possibilidade de uso de O_2	Sim	Sim

PEEP: pressão expiratória final positiva; O_2: oxigênio; Fonte: referências 7 e 8.

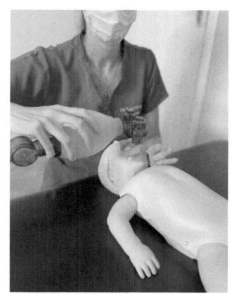

Figura 21.4 Técnica de ventilação pulmonar positiva com balão autoinflável.

O boletim de Apgar será realizado no primeiro e no quinto minuto e documentado concomitantemente aos procedimentos de reanimação. Sua aplicação possibilita a avaliação da resposta do paciente às manobras realizadas. Se o escore se mantiver < 7 no quinto minuto de vida, recomenda-se realizá-lo a cada 5 minutos até os 20 minutos de vida (Quadro 21.4).[1]

Falha na ventilação com pressão positiva com máscara facial

O sucesso da reanimação tem relação direta com a técnica de ventilação correta, sendo considerada falha caso a FC permanecer < 100bpm após 30 segundos de VPP. Nesse caso, o profissional da saúde deverá rever a técnica

Quadro 21.4 Boletim de Apgar ampliado

Idade gestacional:_____								
Sinal	0	1	2	1 min	5 min	10 min	15 min	20 min
Frequência cardíaca	Ausente	< 100bpm	> 100bpm					
Respiração	Ausente	Irregular	Regular/choro forte					
Tônus muscular	Flacidez total	Alguma flexão	Movimentos ativos					
Irritabilidade reflexa (resposta ao estímulo tátil)	Sem resposta	Careta	Choro ou movimento de retirada					
Cor	Cianose / palidez	Corpo róseo, extremidades cianóticas	Corpo e extremidades róseos					
Total:								
Comentários:		Reanimação						
	Minutos			1	5	10	15	20
	O_2 suplementar							
	VPP com máscara							
	VPP com cânula							
	CPAP nasal							
	Massagem cardíaca							
	Adrenalina/expansor							

bpm: batimentos por minuto; VPP: ventilação com pressão positiva com balão/ventilador manual; CPAP: pressão positiva contínua em vias aéreas.
Fonte: Diretrizes do Programa de Reanimação em Sala de Parto da Sociedade Brasileira de Pediatria.[1]

de VPP, checando a posição da cabeça do RN, o ajuste da máscara à face, a permeabilidade da via aérea e a pressão empregada.[1,3] Após a correção da técnica, em caso de a FC < 100 bpm, inicia-se a oferta de oxigênio suplementar de acordo com a $SatO_2$ (veja o Quadro 21.2).

A intubação traqueal será indicada se, mesmo após a correção da técnica de VPP por máscara, o RN não mostrar melhora do quadro, ocasionando tempo prolongado de ventilação.

Ventilação pulmonar por cânula traqueal

A intubação traqueal deverá ser realizada por médico, preferencialmente pediatra. A experiência e a habilidade do profissional se refletem diretamente no sucesso do procedimento, podendo a falha acarretar complicações, como hipoxemia, bradicardia, apneia, pneumotórax e lacerações de tecidos moles. Em caso de insucesso, interrompe-se o procedimento e a VPP com máscara facial é reiniciada até a estabilização do paciente, para que só então se proceda a nova tentativa.[1]

A confirmação da posição correta da cânula deve ser imediatamente obtida por meio da expansibilidade do tórax, da ausculta das regiões axilares e do monitoramento da FC. O aumento da FC para valores > 100bpm será o principal indicador do sucesso da intubação. No entanto, a detecção do CO_2 exalado é a mais recomendada por ser um teste mais fidedigno e rápido. O método mais utilizado é o colorimétrico, no qual o detector pediátrico é posicionado entre o conector da cânula e o balão/ventilador.[1]

O diâmetro da cânula e o comprimento a ser introduzido podem ser determinados a partir da IG (Quadro 21.5). A radiografia de tórax confirma a posição da cânula traqueal, devendo sua ponta alcançar a primeira vértebra torácica.[1] Caso não haja disponibilidade de imagem radiológica ou a IG seja desconhecida, utiliza-se a regra prática "peso estimado + 6" para determinar a altura da fixação da cânula no lábio superior.[1]

Assim que a intubação é realizada, inicia-se a ventilação com balão autoinflável ou ventilador manual em T com as mesmas frequência e pressão descritas na ventilação por máscara facial. A ventilação em ar ambiente pode ser realizada por 30 segundos. A oferta de oxigênio deve ser titulada conforme a saturação-alvo (veja o Quadro 21.2) e incrementada gradualmente com o uso de *blender*.[1]

Massagem cardíaca

Se a FC permanecer muito lenta (< 60bpm) ou ausente após 30 segundos de ventilação de boa qualidade, convém dar início à massagem cardíaca.[1,5,11,12] Para isso, o profissional de saúde que realiza as compressões se posiciona atrás da cabeça do paciente, enquanto o profissional que realiza a ventilação pulmonar permanece em uma das laterais.[1,3]

Técnica

- Ofertar 100% de oxigênio.
- Utilizar a técnica de dois dedos ou dois polegares no terço inferior do tórax.
- Sincronizar três compressões torácicas para uma ventilação pulmonar por 15 ciclos.

Recomenda-se o uso dos dois polegares sobrepostos para aumentar o pico de pressão e a pressão de pulso, deixando o restante da mão circundar o tórax. As compressões devem ter profundidade de um terço do diâmetro anteroposterior do tórax e seguir com descompressão suficiente para permitir a reexpansão plena no momento da ventilação pulmonar (Quadro 21.6).

Particularidades da reanimação do recém-nascido < 34 semanas[3]

- Todos os RNPT < 34 semanas deverão ser conduzidos à mesa de reanimação após o clampeamento do cordão.
- Se o RNPT nasce com boa vitalidade, convém aguardar > 30 segundos para clampeamento do cordão umbilical devido aos benefícios relacionados com a sobrevida, a alta hospitalar e a melhora dos parâmetros hematológicos na primeira semana de vida.
- Na mesa de reanimação, e com o RNPT já posicionado sob fonte de calor radiante, convém introduzir todo o corpo do bebê em saco plástico sem secá-lo, exceto a face. Complementa-se o controle térmico com o uso de touca dupla.
- Em caso de bebês < 1.000g, sugere-se o uso de colchão térmico químico.

Quadro 21.5 Tamanho aproximado do tubo orotraqueal de acordo com a idade gestacional

Idade gestacional (semanas)	Marca lábio superior (cm)	Diâmetro interno (mm)
23 a 24	5,5	2,5
25 a 26	6,0	2,5
27 a 29	6,5	2,5
30 a 32	7,0	3,0
33 a 34	7,5	3,0
35 a 37	8,0	3,5
38 a 40	8,5	3,5
41 a 43	9,0	4,0

Fonte: Consenso Europeu de Reanimação.[11]

Quadro 21.6 Cinco pontos de alerta na reanimação neonatal – NLS 2021

1. Retardar o clampeamento do cordão umbilical otimiza as condições do bebê, sobretudo nos pré-termo
2. O controle térmico é vital: envolva, seque e estimule
3. Avaliar a respiração e a frequência cardíaca: a frequência cardíaca rápida indica oxigenação adequada
4. Alguns passos simples de suporte para as vias aéreas e a respiração resolvem a maioria dos problemas
5. A massagem cardíaca só será realizada se, mesmo com a ventilação pulmonar adequada, a frequência cardíaca se mantiver baixa

NLS: Neonatal Life Support.
Fonte: Consenso Europeu de Reanimação (2021).[12]

- A cabeça deverá ser posicionada em leve extensão e com o uso de coxim sob os ombros, em virtude do reduzido tônus muscular.
- Em caso de excesso de secreções, procede-se à aspiração das vias aéreas com sonda 6 a 8.
- Contados 60 segundos, se o RNPT se encontra com FC < 100bpm, em apneia ou respiração irregular, inicia-se a VPP com oferta de 30% de oxigênio suplementar, utilizando, preferencialmente, o ventilador manual em T.

O passo a passo da reanimação neonatal do RNPT < 34 semanas pode ser consultado no fluxograma apresentado na Figura 21.5.

Pressão positiva contínua nas vias aéreas (CPAP) em sala de parto

O uso de ventilação não invasiva (VNI) em sala de parto deve ser incentivado, sobretudo nos casos de RNPT, para prevenção das lesões induzidas pela ventilação invasiva e de DBP.

A inflamação pulmonar e sistêmica precoce contribui para a patogênese da DBP, que pode afetar cerca de 25% a 40% dos bebês nascidos com extremo baixo peso e está associada à persistência de distúrbios da função pulmonar na adolescência e na vida adulta.[13] Os RNPT extremos lutam para aerar o pulmão de modo independente por terem uma parede torácica complacente, músculos respiratórios fracos e deficiência de surfactante. Consequentemente, a maioria requer ventilação com pressão positiva e/ou oxigênio suplementar após o nascimento.[12]

A utilização de CPAP em sala de parto é considerada fator relevante de proteção para a sobrevida de prematuros extremos devido aos vários benefícios já relatados na literatura, como:[1,8,11] proporcionar manutenção do volume pulmonar; prevenir atelectasias; reduzir a incidência de lesão pulmonar e DBP, prevenir intubação orotraqueal e complicações decorrentes da VM e diminuir a morbidade e a mortalidade.

Pressão contínua é aplicada durante todo o ciclo respiratório com a finalidade de prevenir o colapso alveolar e homogeneizar a ventilação, aumentando o volume pulmonar. Além disso, a CPAP também ajuda a estabilizar a caixa torácica, diminui a resistência das vias aéreas, pode minimizar o edema pulmonar, reduzir a necessidade de oxigênio, diminuir a incidência de apneia obstrutiva e liberar citocinas, melhorando a produção e a resposta ao surfactante e à complacência pulmonar.[8]

O uso de CPAP logo após o nascimento, com a administração subsequente de surfactante seletivo, pode ser considerado uma alternativa para intubação de rotina profilática ou precoce em prematuros. O surfactante pode ser administrado por meio de técnicas invasivas, como INSURE (INtubação, SURfactante e Extubação), técnicas minimamente invasivas, incluindo SurE (surfactante sem intubação endotraqueal) por meio de um tubo de alimentação ou cateter especialmente projetado, máscara laríngea ou outra técnica não invasiva, do tipo nebulização.[13,14]

As diretrizes de reanimação em sala de parto da SBP indicam o uso de CPAP em RNPT < 34 semanas que apresentam respiração espontânea e FC > 100bpm, mas que mostram desconforto respiratório e/ou $SatO_2$ abaixo da esperada na transição normal após o nascimento.[3]

Pode ser ofertado através da máscara facial conectada ao ventilador manual em peça T ou através da interface de escolha conectada ao ventilador mecânico. Desse modo, o bebê pode ser transportado, após estabilização, para a UTIN.[13] A quantidade de oxigênio a ser ofertada deve ser a menor possível para manter a $SatO_2$ dentro dos limites esperados para a idade pós-natal.[3] Os parâmetros do CPAP são ajustados de acordo com a necessidade do RN, em geral variando de 4 a 6cmH_2O, o fluxo variando de 5 a 15L/min, e considerando-se $PaCO_2$ entre 45 e 65mmHg e PaO_2 entre 50 e 70mmHg.[3,8]

Alguns cuidados devem ser tomados durante o uso da CPAP, como utilização de fluxo de ar umidificado e aquecido e interfaces de tamanho adequado e que tenham bom acoplamento ao paciente, além de monitoramento contínuo e da comprovação de funcionamento adequado do sistema.[8]

A pressão fornecida pela CPAP pode ser derivada de fluxo contínuo ou de uma fonte de fluxo variável.[6] As duas principais formas de CPAP de fluxo contínuo são:[15]

- O sistema incorporado ao próprio ventilador mecânico programado para o modo CPAP, no qual a pressão é controlada por uma válvula expiratória muito utilizada nos modelos de ventiladores de fluxo contínuo.
- O sistema artesanal construído com recipiente do tipo selo d'água, em que o paciente exala contra uma coluna de água, gerando a pressão positiva (CPAP artesanal ou de bolhas).

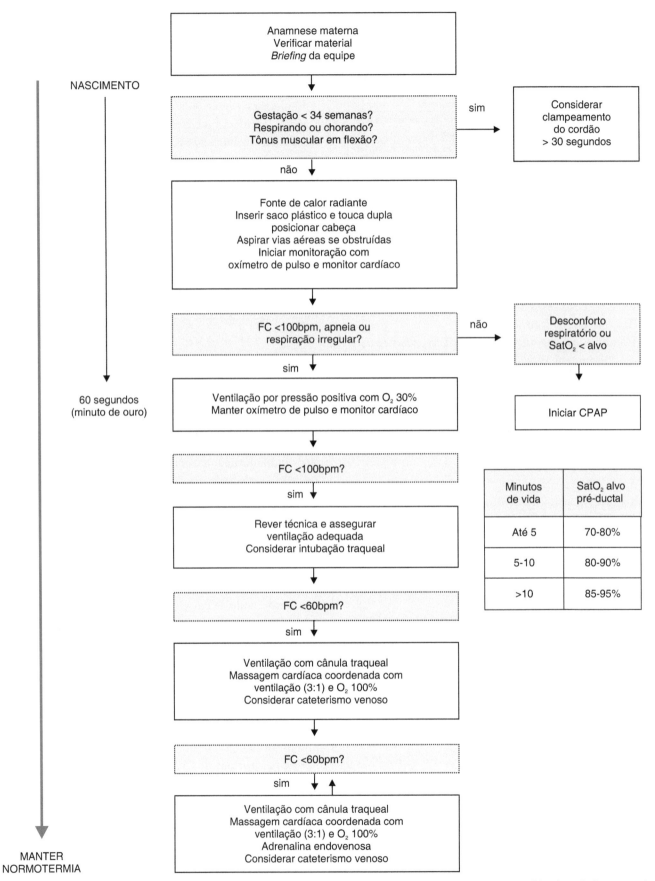

Figura 21.5 Fluxograma de reanimação neonatal do recém-nascido com menos de 34 semanas. (Reproduzida das Diretrizes do Programa de Reanimação em Sala de Parto da Sociedade Brasileira de Pediatria.[3])

Pressão positiva contínua nas vias aéreas (CPAP) de bolha

Em razão do baixo custo, da fácil manutenção, da simplicidade e de dispensar uma fonte de energia elétrica, esse sistema também é frequentemente usado para dar suporte aos pacientes em ambientes com recursos limitados.[9]

Para gerar fluxo no sistema artesanal são usadas fontes de oxigênio e ar comprimido. O fluxo total – a soma dos fluxos desses dois gases – flui para o paciente após ser aquecido e umidificado. A fração inspirada de oxigênio (FiO_2) ofertada é estimada de acordo com a proporção dos gases na mistura e é obtida por meio da fórmula:[9,15]

$$FiO_2 = [(\text{fluxo de } O_2 \times 100)] + [\text{fluxo de ar} \times 21)] / \text{fluxo de } O_2 + \text{fluxo de ar}$$

A extremidade distal do ramo expiratório é imersa em água destilada estéril até uma profundidade específica (em centímetros) para fornecer o nível aproximado de CPAP desejado.[9,16] O ramo pode ser fixado com adesivo no copo para garantir que o comprimento submerso permaneça constante e não toque no fundo do copo. Também é necessária uma abertura superior no copo para escape de ar. A presença constante de borbulhamento indica que a PEEP está sendo gerada.[16]

Vibrações foram observadas no peito de bebês durante o uso de CPAP de bolha em frequências semelhantes às usadas com ventilação de alta frequência, sendo especulado que elas aumentariam a troca gasosa.[6] Um ensaio clínico recente demonstrou o efeito do uso mais prolongado da CPAP de bolha no crescimento pulmonar. O grupo de prematuros que recebeu 2 semanas a mais de CPAP dobrou sua capacidade residual funcional quando comparado ao grupo de controle.[9]

É importante um monitoramento fisiológico/clínico contínuo.[9] Por exemplo, a formação de condensação no ramo expiratório de um sistema de CPAP de bolha disponível comercialmente resultou em níveis de CPAP substancialmente mais altos do que o desejado. Sempre que possível, devem ser usados manômetros de pressão independentes, bem como alarmes e dispositivos de alívio de pressão.[9]

Após revisão das evidências, as recomendações do ILCOR não foram alteradas desde 2015. Para RN prematuros com respiração espontânea e dificuldade respiratória que necessitam de suporte respiratório na sala de parto, sugere-se que a CPAP seja usada inicialmente em vez de intubação e ventilação com pressão positiva intermitente (IPPV) (recomendação fraca). Além disso, existem poucos dados para orientar o uso adequado da CPAP em bebês nascidos a termo.[11]

Até o momento, não há ensaios clínicos randomizados com o uso de ventilação nasal com pressão positiva inter-mitente (NIPPV) em comparação com CPAP na Síndrome do desconforto respiratório (SDR) após o nascimento. Os RN são normalmente colocados em CPAP ou NIPPV após reanimação inicial.[14]

MEDICAÇÕES

Medicações são raramente necessárias para reanimação neonatal. A bradicardia neonatal é resultado da hipoxemia profunda e na maioria das vezes se resolve com a ventilação pulmonar adequada. Contudo, se a FC se manter < 60bpm após ventilação com 100% de oxigênio e massagem cardíaca, está indicado o uso de adrenalina e, possivelmente, do expansor de volume.[1,2,4]

A via preferencial de acesso para infusão medicamentosa na sala de parto é a endovenosa, sendo a veia umbilical a de acesso mais fácil e rápida. A administração de medicações por via traqueal só pode ser usada para adrenalina e uma única vez, uma vez que a absorção por via pulmonar é lenta, imprevisível e a resposta, em geral, insatisfatória.[1]

A adrenalina deverá ser diluída em soro fisiológico na proporção de 1:1.000 e administrada na dose de 0,01 a 0,03mg/kg via endovenosa ou 0,05 a 0,10mg/kg via traqueal em dose única, enquanto o cateterismo umbilical está sendo realizado.

Caso não ocorra a reversão da bradicardia, as doses deverão ser repetidas a cada 3 ou 5 minutos e considerado o uso de expansor de volume sempre que houver suspeita de hipovolemia (perda de sangue, palidez importante e pulso fraco).

AVALIAÇÃO E TRATAMENTO DE ACORDO COM OS ASPECTOS DA CLASSIFICAÇÃO INTERNACIONAL DE FUNCIONALIDADE, INCAPACIDADE E SAÚDE (CIF)

Como descrito previamente neste capítulo, a prematuridade e as condições ao nascimento são fatores que determinam as condutas da equipe multiprofissional na assistência aos RN em ambiente de sala de parto e estão associadas às estruturas e funções do aparelho cardiovascular (s410, b410) e do aparelho respiratório (s430, b440), bem como às funções musculares relacionadas com o tônus muscular (b735) e às funções de manutenção de peso (b530). Em consequência disso, e em virtude da prematuridade e da possível necessidade de cuidados intensivos e semi-intensivos, a atividade e a participação podem ser limitadas principalmente nas interações interpessoais (d710) junto à família e na alimentação (d550), em decorrência do uso de cânula traqueal e sonda gástrica, além da restrição associada a fatores ambientais, como apoio familiar (e310) (Figura 21.6).

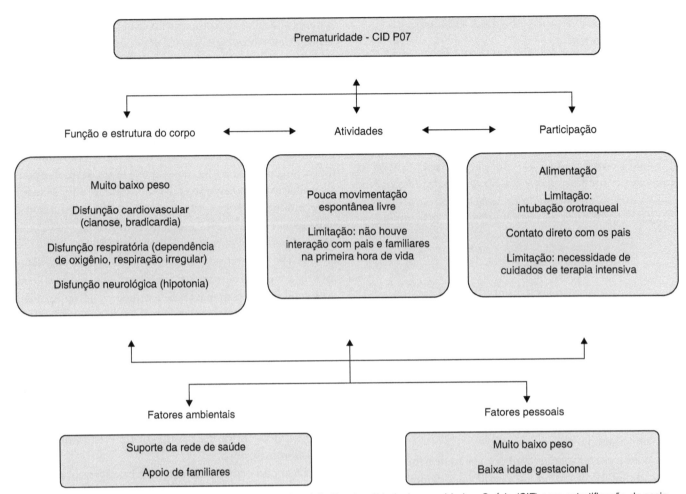

Figura 21.6 Fluxograma segundo a Classificação Internacional de Funcionalidade, Incapacidade e Saúde (CIF) para estratificação da assistência na sala de parto e reanimação neonatal.

CASO CLÍNICO

RN nascido de parto cesáreo por adramnia. Descolamento de placenta precoce. A mãe apresentava bolsa rota de 7 dias e recebeu duas doses de corticoide antenatal. IG de 28 semanas, peso ao nascimento de 950g, Apgar de 5 e 7 no primeiro e quinto minuto, respectivamente.

Apresentou choro fraco ao nascer, hipotonia e cianose. Realizado clampeamento imediato do cordão umbilical, levado ao berço de calor radiante, promovida estabilização da temperatura, aspirado via área e cavidade oral.

Mesmo após passos iniciais de assistência, manteve FC < 60 bpm e bradipneia.

Exercício

Com base no que foi descrito neste capítulo quanto às diretrizes de reanimação neonatal, responda:

1. Qual conduta deve ser instituída de maneira imediata?
2. Por se tratar de um RNPT, quais particularidades da VPP deverão ser adotadas?
3. Após VPP, se o RNPT alcança $SatO_2$ adequada e FC > 100 bpm, qual será a próxima conduta na assistência?

Resposta
1. Um profissional de saúde deverá iniciar imediatamente a ventilação com pressão positiva, enquanto outro instala o sensor de oximetria no pulso radial direito.
2. A VPP deverá ser empregada, preferencialmente, com o ventilador manual em T e oferta de oxigênio a 30%.
3. Deverá ser instituída a CPAP ainda na sala de parto.

CONSIDERAÇÕES FINAIS

O momento do nascimento representa a transição mais dramática da vida humana. Estatisticamente, apenas um em cada dez RN irá necessitar de reanimação em sala de parto, e a qualidade na assistência será o fator determinante para um desfecho favorável.

A antecipação, o planejamento e a atuação coordenada da equipe favorecem a agilidade e a clareza para a tomada de decisão. O profissional fisioterapeuta, ao assumir a preparação e o manejo dos dispositivos ventilatórios e auxiliando a instituição oportuna da ventilação com pressão positiva, contribui muito para uma assistência ventilatória adequada e eficaz.

Valorizar o "minuto de ouro", preocupar-se com a hipotermia, instituir VPP adequadamente, utilizar CPAP ainda na sala de parto e respeitar a titulação da oferta de oxigênio são os pontos cruciais para prevenção das comorbidades, da lesão cerebral e da morte neonatal.

Referências

1. Almeida MFB, Guinsburg R; Coordenadores Estaduais e Grupo Executivo PRN-SBP; Conselho Científico Departamento Neonatologia SBP. Reanimação do recém-nascido ≥34 semanas em sala de parto: diretrizes 2022 da Sociedade Brasileira de Pediatria. Rio de Janeiro: Sociedade Brasileira de Pediatria; 2022. Disponível em: https://www.sbp.com.br/fileadmin/user_upload/sbp/2022/junho/06/DiretrizesSBP-Reanimacao-RNigualMaior34semanas-MAIO2022a.pdf.

2. Bruckner M, Lista G, Saugstad OD, Schmolzer GM. Delivery room management of asphyxiated term and near-term infants. Neonatology 2021; 118:487-99.

3. Guinsburg R, Almeida MFB; Coordenadores Estaduais e Grupo Executivo PRN-SBP; Conselho Científico Departamento Neonatologia SBP. Reanimação do recém-nascido <34 semanas em sala de parto: diretrizes 2022 da Sociedade Brasileira de Pediatria. Rio de Janeiro: Sociedade Brasileira de Pediatria; 2022.. Disponível em: https://www.sbp.com.br/fileadmin/user_upload/sbp/2022/junho/06/DiretrizesSBP-Reanimacao-RNmenor34semanas-MAIO2022a.pdf.

4. Marshall S, Lang AM, Perz M, Saugstad OD. Delivery room handling of the newborn. J Perinatal dez 2019; 48(1):1-10.

5. Wyckoff MH, Wyllie J, Aziz K et al. Neonatal Life Support: 2020 International Consensus on Cardiopulmonary Resuscitation and Emergency Cardiovascular Care Science with Treatment Recommendations. Circulation 2020; 142(Suppl 2):S524-550.

6. Shah BA, Wlodaver AG, Escobedo MB et al. Impact of electronic cardiac (ECG) monitoring on delivery room resuscitation and neonatal outcomes. Resuscitation 2019; 143:10-6.

7. Haddad LB, Remondini R. Ventilação não invasiva em sala de parto. In: Associação Brasileira de Fisioterapia Cardiorrespiratória e Fisioterapia em Terapia Intensiva. Martins JA, Nicolau CM, Andrade LB (orgs.) PROFISIO – Programa de Atualização em Fisioterapia Pediátrica e Neonatal: Cardiorrespiratória e Tera-

pia Intensiva: Ciclo 3. Porto Alegre: Artmed Panamericana 2014: 133-58. (Sistema de Educação Continuada a Distância, v. 3).

8. Oliveira PMN. Dispositivos utilizados para ventilar manualmente o recém-nascido: da sala de parto à unidade de terapia intensiva neonatal. In: Associação Brasileira de Fisioterapia Cardiorrespiratória e Fisioterapia em Terapia Intensiva. Martins JA, Schivinski CIS, Ribeiro SNS (orgs.) PROFISIO – Programa de Atualização em Fisioterapia Pediátrica e Neonatal: Cardiorrespiratória e Terapia Intensiva: Ciclo 6. Porto Alegre: Artmed Panamericana 2017: 85-110. (Sistema de Educação Continuada a Distância, v. 2).

9. Owen LS, Weiner GM, Davis PG. Delivery Room Stabilization, and Respiratory Support. In: Goldsmith JP, Karotkin EW, Keszler M, Suresh GK. Assisted Ventilation of the Neonate. 6. ed. Philadelphia: Elsevier, 2017: 275-90.

10. Oliveira PMN, Almeida-Junior AA, Almeida CCB, Ribeiro MAGO, Ribeiro JD. Fatores que afetam a ventilação com o reanimador manual autoinflável: uma revisão sistemática. Rev Paul Pediatr 2011 dez; 29(4):645-55.

11. Madar J, Roehr CC, Ainsworth S et al. European Resuscitation Council Guidelines 2021: Newborn resuscitation and support of transition of infants at birth. Resuscitation 2021 Abr;161: 291-326.

12. Sweet DG et al. European Consensus Guidelines on the Management of Respiratory Distress Syndrome. Neonatology 2019 Abr; 115:432-50.

13. Resende CB, Ribeiro SNS. Ventilação não invasiva: ventilação com pressão positiva intermitente nasal versus pressão positiva contínua nasal. In: Associação Brasileira de Fisioterapia Cardiorrespiratória e Fisioterapia em Terapia Intensiva. Martins JA, Nicolau CM, Andrade LB (orgs.) PROFISIO – Programa de Atualização em Fisioterapia Pediátrica e Neonatal: Cardiorrespiratória e Terapia Intensiva: Ciclo 4. Porto Alegre: Artmed Panamericana 2015: 129-45. (Sistema de Educação

14. Shi Y, Muniraman H, Biniwale M, Ramanathan R. A review on non-invasive respiratory support for management of respiratory distress in extremely preterm infants. Front Pediatr 2020 May 28; 8:270.

15. Andrade LB, Ribeiro SNS. Modalidades e particularidades do suporte ventilatório não invasivo no recém-nascido. In: Associação Brasileira de Fisioterapia Cardiorrespiratória e Fisioterapia em Terapia Intensiva. Martins JA, Nicolau CM, Andrade LB (orgs.) PROFISIO – Programa de Atualização em Fisioterapia Pediátrica e Neonatal: Cardiorrespiratória e Terapia Intensiva: Ciclo 1. Porto Alegre: Artmed Panamericana 2012: 55-82. (Sistema de Educação Continuada a Distância, v. 1).

16. Egesa WI, Waibi WM. Bubble Nasal Continuous Positive Airway Pressure (bNCPAP): An effective low-cost intervention for resource-constrained settings. Int J Pediatr 2020 Sep; 2020:8871980.

Transporte Neonatal

CAPÍTULO

22

Cristiane do Prado
Milena Siciliano Nascimento
Diana Baggio

INTRODUÇÃO

Implementado na década de 1970 segundo o conceito de regionalização do atendimento, o transporte de prematuros e bebês gravemente doentes é hoje um componente importante no cuidado neonatal.[1]

O transporte intra-hospitalar do paciente neonatal é necessário em caso de alguma intervenção cirúrgica ou procedimentos diagnósticos. Quando é necessário esse tipo de transporte, são exigidos equipamentos de suporte e monitoração para que a transferência seja segura. A garantia de acesso ao transporte neonatal adequado pode ser fundamental para a sobrevivência do recém-nascido (RN).[2]

Por outro lado, o transporte inter-hospitalar ocorre quando são necessários recursos de cuidados intensivos não disponíveis no hospital de origem. Em geral, esse tipo de transporte exige mais atenção e causa mais preocupação, porém o transporte intra-hospitalar é mais frequente, e para isso são necessários equipamentos e equipe habilitada.[3]

No Brasil, a mortalidade neonatal, em especial na primeira semana de vida, é responsável por cerca de 60% a 70% das mortes infantis. De acordo com dados internacionais, a morte de RN é responsável por mais de dois quintos das mortes anuais de crianças < 5 anos. O número de óbitos por prematuridade diminuiu ao longo dos anos, mas aumentou o grupo de crianças que exige cuidados médicos e reabilitação em longo prazo. Portanto, o transporte intra e inter-hospitalar é parte importante do cuidado neonatal.[4,5]

INDICAÇÕES PARA TRANSPORTE NEONATAL INTRA-HOSPITALAR

A decisão de transportar o paciente até uma Unidade de Terapia Intensiva Neonatal (UTIN) depende de vários fatores, como necessidade de atenção continuada por médicos e equipe multiprofissional, necessidade de exames laboratoriais e suporte respiratório (Quadro 22.1).[6]

O objetivo do transporte é mover o paciente em condições estáveis. O RN estável apresenta via aérea com ventilação adequada, frequência cardíaca (FC) de 120 a

Quadro 22.1 Indicações para transporte de neonatos para Unidade de Terapia Intensiva Neonatal

Apneia ou bradicardia persistente
Desconforto respiratório originado por diversas doenças, como síndrome do desconforto respiratório do neonato, síndrome de aspiração de mecônio, hérnia diafragmática e hipertensão pulmonar persistente do neonato
Prematuridade ou baixo peso ao nascimento
Asfixia perinatal grave
Convulsões neonatais
Suspeita de cardiopatias congênitas
Suspeita de infecção
Suspeita de choque
Distúrbio metabólico (hipoglicemia recorrente, acidose persistente)
Doenças hematológicas (doença hemolítica, trombocitopenia)
Qualquer outra doença que necessite de cuidados intensivos e tratamentos complexos

Fonte: Morillo et al. (2008).[6]

356

160bpm, temperatura axilar adequada e distúrbio metabólico e problemas como hipotensão, pneumotórax e infecção controlados.

FASES DO TRANSPORTE: PREPARAÇÃO, TRANSFERÊNCIA E ESTABILIZAÇÃO

O transporte tem início bem antes de o RN deixar a unidade e se divide em três fases: preparação, transferência e estabilização pós-transporte (Figura 22.1).

A fase de preparo envolve a comunicação entre as equipes do local de origem e do local de destino, seja em transporte interno, seja externo. A avaliação da condição clínica do paciente é determinante para a confirmação do transporte. A preparação e testagem dos equipamentos devem iniciar tão logo seja estabelecida a necessidade de transporte.

A fase de transferência consiste no transporte propriamente dito. O monitoramento das funções vitais deve ser semelhante à oferecida na UTIN.

A fase de estabilização pós-transporte tem a duração aproximada de 30 minutos, podendo chegar a 1 hora, e deve ser considerada uma extensão do transporte. Recomenda-se maior atenção aos parâmetros hemodinâmicos e respiratórios nessa fase.[7]

EQUIPE ESPECIALIZADA DE ACORDO COM A NECESSIDADE DO PACIENTE

Para o transporte intra e inter-hospitalar de pacientes neonatais, é necessária uma equipe habilitada e especializada, e os profissionais envolvidos no transporte dependem da complexidade do caso e das necessidades do paciente.[7]

O paciente de baixo risco, ou seja, estável, dependente ou não de oxigênio, pode ser acompanhado pela equipe de transporte. Caso precise de oxigênio e necessite monitoração, é necessária a presença de um técnico de enfermagem.

Os pacientes considerados de alto risco, ou seja, em uso de ventilação mecânica invasiva (VMI) ou de agentes vasoativos, devem ser acompanhados por médico, enfermeiro, técnico de enfermagem e fisioterapeuta.

Por se tratar de um processo dinâmico e complexo, o transporte neonatal exige organização e equipe altamente qualificada, capaz de agir de maneira independente fora da unidade neonatal.[8]

COMUNICAÇÃO ENTRE AS ÁREAS

Outro ponto importante é a comunicação entre as unidades hospitalares ou setores envolvidos. Informações sobre disponibilidade do local, condições clínicas do paciente e exames laboratoriais e de imagem devem integrar uma boa comunicação para o transporte neonatal.[9]

Os profissionais da saúde são responsáveis pela comunicação de informações precisas, organizadas e completas, a qual deve ser contínua, fornecida com atenção e perfeito entendimento das informações transmitidas.[8]

Entre as informações trocadas pelas equipes envolvidas no processo estão dados sobre quadro clínico do RN, idade, motivo do transporte, local de origem e unidade de destino, história clínica, Apgar ao nascimento, avaliação clínica da temperatura, via aérea e frequência de pulso. Falhas na comunicação, em qualquer momento do transporte, estão relacionadas com eventos adversos.

O transporte é finalizado apenas quando a equipe que transportou o RN repassa todos os dados relevantes à equipe da unidade neonatal e documenta os procedimentos no prontuário do paciente.

AMBIENTE ADEQUADO E MATERIAIS ENVOLVIDOS

O ambiente que compõe o local do transporte (nesse caso, a incubadora) pode aumentar os níveis de estresse do paciente neonatal, devido à imaturidade do sistema sensorial e à falta de reserva para lidar com estímulos estressores. Evitar o toque abrupto na incubadora e realizar o transporte de maneira cuidadosa diminui ruídos e vibrações dentro do ambiente de transporte, bem como o estresse.[1]

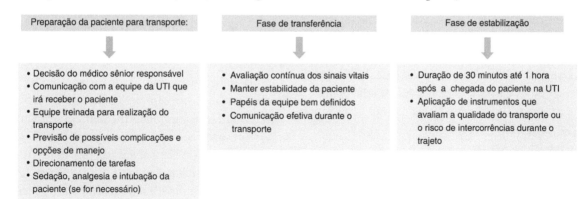

Figura 22.1 Ações importantes antes, durante e após o transporte do paciente neonatal. (UTI: Unidade de Tratamento Intensivo; TRIPS: *Transport Risk Index of Physiological Stability*.)

A incubadora deve ter parede dupla, estar aquecida entre 35°C e 37°C e estar com a bateria carregada. O controle da temperatura corporal do RN também deve ser levado em consideração, mantendo-se entre 36,5°C e 37,5°C.[10]

O RN deve ser mantido em decúbito dorsal com leve extensão cervical por meio de um coxim entre as espáduas e um travesseiro com orifício central para encaixe da região occipital.

As diretrizes mostram que os padrões mínimos de monitoramento necessários durante o transporte de pacientes críticos incluem equipe treinada e qualificada, monitoramento contínuo do ritmo cardíaco (eletrocardiograma [ECG]), pressão arterial (PA) não invasiva, saturação de oxigênio ($SatO_2$), dióxido de carbono expirado (em pacientes ventilados) e monitoramento da temperatura.[9]

O material para transporte inclui:

- Incubadora.
- Cilindro de oxigênio.
- Fluxômetro de oxigênio.
- Balão autoinflável com máscara adequada ao paciente e extensão de oxigênio.
- Bomba de infusão.
- Medicações em uso.
- Colchão térmico e cobertores.
- Respirador e circuito de ventilação mecânica.
- Monitor de transporte (ECG, oxímetro e PA não invasiva).
- Maleta de transporte, contendo drogas e materiais de emergência.
- Material para fixação de cânula.
- Material para aspiração.
- Aspirador portátil.

Durante o transporte, convém proceder também ao controle da FC, PA e glicemia capilar, observar o posicionamento e a permeabilidade da via aérea e checar a posição e a fixação do tubo endotraqueal, caso o paciente esteja intubado.

O aumento da capacidade de monitoramento é vital durante o transporte de pacientes críticos, o qual deve ser o mais seguro possível e não deve causar riscos adicionais.[11]

MEIOS DE TRANSPORTE INTER-HOSPITALARES

Os pacientes em estado grave podem necessitar de suporte médico complexo; por isso, devem ser transportados como emergência para outro estabelecimento e receber cuidados avançados.

Uma das decisões da equipe consiste em determinar o meio de transporte adequado para cada paciente, o qual pode ser terrestre ou aéreo. Um dos determinantes para a decisão quanto ao transporte ideal é o fator tempo – os pacientes graves correm riscos maiores durante transportes prolongados.[12]

Para a redução da mortalidade neonatal, o Ministério da Saúde recomenda um transporte inter-hospitalar rápido e seguro nos casos de neonatos críticos, como prematuros extremos ou com malformações complexas, nascidos em centros sem recursos.[13]

Transporte terrestre

O transporte terrestre é considerado o mais frequente e está indicado em áreas urbanas ou para transferências intermunicipais, desde que o caminho a percorrer possibilite o deslocamento com segurança e com o intervalo de tempo desejável determinado para cada caso.[13]

Transporte aéreo

Indicado quando a gravidade do quadro clínico do paciente exige intervenção rápida e as condições de trânsito tornam muito demorado o transporte terrestre, o transporte aéreo pode ser realizado por meio de helicópteros e aviões com capacidade de adaptação dos equipamentos hospitalares.[13]

TRANSPORTE DO PACIENTE EM VENTILAÇÃO MECÂNICA

A decisão quanto ao suporte ventilatório deve ser tomada antes do início de qualquer transporte, na unidade de referência, e alguns fatores devem ser levados em consideração e discutidos entre a equipe como motivo da transferência, estado clínico do paciente e potencial de gravidade.[14]

O transporte de RN utilizando VNI também demanda cuidados específicos, e alguns estudos recomendam a intubação dos pacientes para o transporte aéreo, enquanto outros acreditam ser possível o transporte em VNI. Portanto, mais estudos precisam ser direcionados para resolver essa questão.

Os equipamentos utilizados para ventilação do RN durante o transporte são: balão autoinflável, balão anestésico, ventilador mecânico manual em T e ventiladores portáteis específicos para o transporte.[15]

Encontram-se disponíveis três tamanhos de balão autoinflável: neonatal, pediátrico e adulto, sendo importante a escolha do tamanho ideal de acordo com o paciente a ser ventilado, uma vez que cada dispositivo oferece faixas de volume corrente específicas para cada população. Quando acoplados em fonte de oxigênio, os balões podem ofertar frações inspiradas de oxigênio de 65% a 95%.

O ventilador mecânico manual em T possibilita a administração constante de pressão inspiratória e pressão positiva expiratória final (PEEP). O aparelho deve ser conectado a uma fonte de gás, e um *blender* torna possível a titulação da oferta de oxigênio. Esse dispositivo tem sido empregado de maneira crescente na população neonatal para os casos em que haja necessidade de reanimação.[10]

No transporte da sala de parto para a UTIN, o uso de VNI pode ser indicado, sendo utilizado ventilador de transporte com interface binasal (*prongs*). Na ausência de circuitos e interface binasal, é possível aplicar pressão positiva contínua em vias aéreas (CPAP) através de máscara facial por meio de ventilador mecânico manual em T, ajustando-se a válvula de PEEP em torno de 5cmH$_2$O. Nos pacientes que precisam de intubação traqueal, convém tomar um cuidado especial para evitar a obstrução ou o deslocamento acidental da cânula durante o transporte.

A escolha de ventiladores específicos para o transporte oferece vantagens, pois, além de serem portáteis, contêm bateria interna e suportam pequenas quedas e vibrações.

Para evitar ou minimizar os efeitos nocivos da ventilação mecânica, preconiza-se o uso de equipamento com monitoramento adequado, ou seja, com dados de volume corrente e volume minuto.[11]

DESFECHO CLÍNICO ASSOCIADO AO TRANSPORTE

Durante o transporte, os neonatos podem ser expostos a estresse fisiológico significativo, o que pode acarretar importante deterioração clínica.[16,17] Por outro lado, o tratamento de neonatos em UTIN com mais recursos está associado à redução da morbidade e da mortalidade. Por isso, em muitas situações o transporte se torna imperativo.[18,19]

Alteração da FC e da frequência respiratória, bem como na PA, dessaturação, hiperglicemia, hipoglicemia e necessidade de aumento do suporte ventilatório são algumas das alterações clínicas associadas ao transporte e devem ser avaliadas antes, durante e após o transporte para intervenção imediata quando necessário, evitando, assim, danos mais graves ao paciente.[20]

Em 2001 foi criado o instrumento *Transport Risk Index of Physiologic Stability* (TRIPS) para avaliação prática das alterações fisiológicas do RN durante o transporte.[21] A escala original compreende quatro itens – temperatura, PA, *status* respiratório e resposta a estímulos dolorosos – e sua pontuação varia de 0 a 65 pontos, dependendo de o quanto os sinais se afastam da normalidade. Mais recentemente, a escala foi atualizada e recomendada nas diretrizes de transporte neonatal da Sociedade Brasileira de Pediatria,[22] passando a incluir o uso de vasopressores. O escore, então, passou a variar de 0 a 70 pontos, e quanto mais alto o valor, mais distante está da normalidade (Quadro 22.2).

O valor encontrado no Quadro 22.2 é disposto no eixo X da Figura 22.2 e associado, através da curva, à probabilidade de óbito nos 7 dias subsequentes ao transporte, inserida no eixo Y.

O escore é aplicado imediatamente antes e ao final do transporte. Quando calculado antes do transporte, esse escore auxilia a avaliação do risco e torna possível a identificação de problemas que possam ser resolvidos antes da saída, melhorando a situação clínica pré-transporte.

Quadro 22.2 Instrumento *Transport Risk Index of Physiologic Stability* (TRIPS)

Variáveis	Categorias	Pontos
Temperatura axilar	< 36,1°C ou > 37,6°C	6
	36,1°C a 37,6°C	0
Pressão arterial sistólica	< 20mmHg	24
	20 a 30mmHg	19
	31 a 40mmHg	8
	> 40mmHg	0
Estado neurológico	Sem resposta a estímulos, convulsão ou em uso de relaxante muscular	14
	Letárgico, não chora	10
	Ativo, chorando	0
Status respiratório	Apneia ou *gasping*	21
	Em suporte ventilatório com FiO$_2$ entre 75% e 100%	20
	Em suporte ventilatório com FiO$_2$ entre 50% e 74%	18
	Em suporte ventilatório com FiO$_2$ entre 21% e 49%	15
	Sem necessidade de suporte ventilatório	0
Vasopressores	Sim	5
	Não	0

FiO$_2$: fração inspirada de oxigênio
Fonte: Marba et al. (2017).[22]

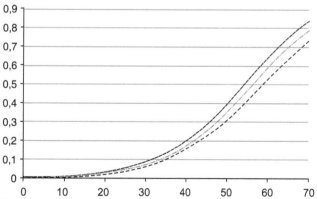

Figura 22.2 Probabilidade de óbito nos 7 dias subsequentes ao transporte (eixo Y) segundo pontuação avaliada na escala TRIPS (eixo X). (Reproduzida de Marba *et al.*, 2017.[22])

Os valores obtidos ao final do transporte possibilitam a avaliação da qualidade do transporte por meio da variação do escore pré e pós-transporte, bem como auxilia a tomada de decisão quanto às intervenções necessárias para reduzir o risco de morbimortalidade do RN. Além disso, valores do TRIPS > 20 pontos estão associados ao risco de morte em 7 dias.[21,22]

Outro escore indicado para o transporte entre os setores hospitalares é o Escore de Risco para o Transporte Intra-Hospitalar Neonatal (ERTIH-NEO). Similar ao TRIPS, o ERTIH-NEO avalia fatores como idade gestacional do RN, temperatura, doenças de base, destino do paciente e tipo de suporte ventilatório utilizado, devendo ser utilizado no início do transporte com a finalidade de avaliar as morbidades e o risco de intercorrências durante o trajeto (Quadro 22.3).[22]

O Quadro 22.4 mostra a relação entre a pontuação obtida no ERTIH-NEO e a porcentagem de risco de intercorrências clínicas durante o transporte.

Quanto maior o escore, maior a chance de o paciente apresentar uma ou mais intercorrências durante o transporte – em caso de escore > 20, considera-se haver 57% de chance de intercorrências.

Quadro 22.3 Avaliação do risco de morbidade durante o transporte intra-hospitalar neonatal

Variáveis	Categorias	Pontos
Idade gestacional	< 28 semanas	6
	28 a 34 semanas	3
	> 34 semanas	2
Temperatura axilar	< 36,3°C ou > 37,0°C	3
	36,3°C a 37,0°C	2
Doenças de base	Malformação do SNC	4
	Outras	2
Destino	Centro cirúrgico	5
	Ressonância ou tomografia	3
	Outros	2
Suporte respiratório	Ventilação mecânica	8
	Oxigênio suplementar	7
	Ausente	2

SNC: sistema nervoso central.
Fonte: Marba *et al.* (2017).[22]

Quadro 22.4 Escore de risco (em porcentagem) para o transporte intra-hospitalar neonatal (ERTIH-NEO)

Pontuação	Chance de apresentar uma ou mais intercorrências durante o transporte
< 13	8%
13 a 15	24%
16 a 20	38%
> 20	57%

Fonte: Marba *et al.* (2017).[22]

CASO CLÍNICO

Em uma unidade hospitalar, a presença de um fisioterapeuta da UTIN é solicitada na sala de parto. Mãe de 38 anos entrou em trabalho de parto prematuro. RN pré-termo: IG de 32 semanas, nascido de parto cesáreo, peso ao nascimento de 1.500g, Apgar 7/8. No primeiro minuto, foi necessário o uso de ventilação com pressão positiva, devido à FC < 100bpm, e após a estabilização foi instalada VNI (CPAP: 6cmH$_2$O; FiO$_2$: 30%) ainda na sala de parto. A equipe multiprofissional solicitou que o fisioterapeuta acompanhasse o transporte da sala de parto até a UTIN.

Exercício

Quais cuidados o fisioterapeuta deve tomar durante o transporte intra-hospitalar em todas as suas fases?

Resposta

As fases do transporte hospitalar são: preparação, transferência e estabilização.

Na *fase de preparação*, a *comunicação* entre o centro de parto e a UTIN deve ser feita de maneira organizada, completa, a fim de garantir perfeito entendimento do caso e das informações transmitidas. fisioterapeuta, junto à equipe multiprofissional, deve checar os *materiais necessários* para estabilização e transporte do paciente. Materiais como ventilador de transporte, reanimador neonatal, oxigênio, cânula orotraqueal, circuito de ventilação mecânica, interfaces para VNI, monitor de transporte e fixadores de cânula orotraqueal fazem parte da *checklist* que o fisioterapeuta e a equipe multiprofissional devem verificar antes do transporte.

A *preparação do ambiente* da sala de parto, assim como da UTIN, é importante para o sucesso do transporte intra-hospitalar. O uso do escore de risco para o transporte deve ser adotado antes e após a transferência na tentativa de amenizar possíveis riscos.

Na fase de *transferência*, a comunicação durante o transporte deve ser efetiva. A definição prévia dos papéis da equipe e a avaliação contínua do posicionamento do paciente e dos sinais vitais devem ser fatores de atenção.

Na fase de *estabilização*, já com o paciente monitorado, são necessários *cuidados com o posicionamento* e o suporte ventilatório. O uso do *escore de risco* pode ser aplicado novamente, e *ajustes ventilatórios* devem ser feitos, quando necessário.

CONSIDERAÇÕES FINAIS

O RN em estado crítico necessita de cuidados intensivos durante o transporte, seja intra, seja extra-hospitalar. A equipe pode ser formada por médico, enfermeiro e fisioterapeuta, a depender do estado e das necessidades do paciente.

Durante o transporte, alterações fisiológicas podem ocorrer em virtude da movimentação e da manipulação do RN. Além de uma equipe treinada, são necessários equipamentos específicos e adequados à população neonatal.

Os instrumentos TRIPS e ERTIH-NEO, recomendados pela Sociedade Brasileira de Pediatria, podem ser aplicados antes e depois do transporte de modo a auxiliar a avaliação de risco e a identificação de problemas.

Diante do exposto, a educação continuada dos profissionais da saúde pode garantir e melhorar a qualidade do transporte intra e extra-hospitalar.

Referências

1. Bailey V, Szyld E, Cagle K et al. Modern neonatal transport: Sound and vibration levels and their impact on physiological stability. Am J Perinatol 2019.
2. Warren J, Fromm RE, Orr RA et al. Guidelines for the inter- and intrahospital transport of the critically ill patients. Crit Care Med 2004; 32:256-62.
3. Al-Khafaji AM, Surgenor SD, Corwin HL. Intrahospital transport of critically ill patients. Crit. Care Med 2000; 29(S.l):171.
4. Rzońca E, Świeżewski SP, Gałązkowski R et al. Transporte neonatal na prática das tripulações do resgate aéreo médico polonês: Uma análise retrospectiva. Int J Environ Res Saúde Pública 2020.
5. Ministério da Saúde. Secretaria de Atenção à Saúde, Departamento de Ações Programáticas e Estratégicas – Manual de orientações sobre o transporte neonatal – Série A. Brasília-DF: Normas e Manuais Técnicos 2010.
6. Morillo A, Thió M, Alarcón A, Esqué MT. Transporte neonatal. Agrupación Sanitaria de Neonatología Hospital Sant Joan de Déu. Barcelona: Clínica, 2008.
7. Prado C, Assis L. Fisioterapia neonatal e pediátrica. Ed Manole, 2012.
8. Balbino AC, Moreira MVL, Cardoso VLML. Dificuldades no transporte inter-hospitalar de recém-nascido crítico realizado pelas equipes do serviço de atendimento móvel de urgência. Enferm 2017; 26(3).
9. Agizew TB, Ashagrie HE, Kassahun HG, Temesgen MM. Diretriz baseada em evidências sobre transporte de pacientes críticos e transferência para a UTI. Anesthesiol Res Pract, 6 mai 2021. doi: 10.1155/2021/6618709.
10. Almeida MFB, Guinsburg R. Reanimação de recém-nascido ≥ 34 semanas em sala de parto: Diretrizes da Sociedade Brasileira de Pediatria. Sociedade Brasileira de Pediatria 2016. Disponível em: https://www.sbp.com.br/departamentos/neonatologia/documentos-cientificos/.
11. Waydhas C. Transporte intra-hospitalar de pacientes criticamente enfermos. Crit Care 1999.
12. Quinn JM, Pierce MC, Adler M. Factors associated with mode of transport decision making for pediatric-neonatal interfacility transport. Air Med J 2015.
13. Lacerda MA, Cunha MG, Silva CWV. Transporte de pacientes: intra-hospitalar e inter-hospitalar. Disponível em: https://www.resgateaeromedico.com.br/Documentos/Artigos/Transportehospitalar.pdf. Acesso em 28 set 2021.
14. Jackson L, Skeoch CH. Setting up a neonatal transport service: air transport. Early Hum Dev 2009.
15. Japiassu AM. Intra-hospital transfer of critically ill patients. Rev Bras Terapia Intensiva 2005; 17(3):217-20.
16. Pai VV, Kan P, Gould JB, Hackel A, Lee HC. Clinical deterioration during neonatal transport in California. J Perinatol 2020 Mar; 40(3):377-84.
17. Mohamed MA, Aly H. Transport of premature infants is associated with increased risk for intraventricular haemorrhage. Arch Dis Child Fetal Neonatal Ed 2010; 95:403-7.
18. Warner B, Musial MJ, Chenier T, Donovan E. The effect of birth hospital type on the outcome of very low birth weight infants. Pediatrics 2004; 113(1 Pt 1):35-41.
19. Lapcharoensap W, Gage SC, Kan P et al. Hospital variation and risk factors for bronchopulmonary dysplasia in a population-based cohort. JAMA Pediatr 2015; 169: e143676.
20. Vieira AL, Santos AM, Okuyama MK, Miyoshi MH, Almeida MF, Guinsburg R. Factors associated with clinical complications during intra-hospital transports in a neonatal unit in Brazil. J Trop Pediatr 2011 Oct; 57(5):368-74.
21. Lee SK, Zupancic JA, Pendray M, Thiessen P, Schmidt B, Whyte R, Shorten D, Stewart S; Canadian Neonatal Network. Transport risk index of physiologic stability: A practical system for assessing infant transport care. J Pediatr 2001 Aug; 139(2):220-6.
22. Marba STM et al. Transporte de recém-nascido de alto risco: Diretrizes da Sociedade Brasileira de Pediatria. 2 ed. Rio de Janeiro: Sociedade Brasileira de Pediatria 2017.

Cuidados Paliativos

CAPÍTULO

23

Evelim Leal de Freitas Dantas Gomes
Carolina Cristina dos Santos Camargo
Débora Nunes Prata dos Anjos

Cuidados paliativos vão muito além dos cuidados de final de vida...
(Definição de cuidados paliativos)

INTRODUÇÃO

A Organização Mundial da Saúde (OMS) define como cuidados paliativos (CP):

> Medidas que aumentam a qualidade de vida de pacientes e seus familiares que enfrentam uma doença terminal, através da prevenção e alívio do sofrimento por meio de identificação precoce, avaliação correta e tratamento de dor e outros problemas físicos, psicossociais e espirituais.[1]

Em neonatologia, CP são cuidados holísticos e extensivos oferecidos a um recém-nascido (RN) cuja doença não pode ser curada e que apresenta caráter evolutivo desfavorável. Os CP consistem em uma forma de alívio da dor e do sofrimento do bebê e de seus familiares e são uma maneira de melhorar a qualidade de vida e de morte desse bebê.[2,3]

É possível caracterizar três grupos de RN aos quais se aplicam os critérios de sobrevivência e pelos quais se pode decidir pelo início dos CP:

- **RN com condições clínicas que levam inevitavelmente ao óbito, apesar da intervenção médica** – situação sem esperança. Enquadram-se nesse grupo os que nascem em processo de morrer por apresentar síndromes incompatíveis com a vida, como anencefalia ou prematuridade extrema (idade gestacional < 23 semanas e peso de 500g), entre outras condições clínicas graves.
- **RN que têm chance de sobrevida com o tratamento, mas cuja qualidade de vida futura é provavelmente paupérrima ou questionável** – situação sem perspectiva.

- **RN que podem ou não se beneficiar do tratamento** – área de penumbra ou "zona cinzenta".[4]

Para a Academia Americana de Pediatria, a decisão sobre o tratamento dos RN deve ser baseada em três critérios:[4]

- Risco de morte precoce ou sobrevivência com comorbidades que não indiquem cuidados de terapia intensiva.
- Sobrevida provável e baixo risco de comorbidades.
- Zona cinzenta, quando o prognóstico é incerto e os pais determinam a intervenção.

Com a evolução tecnológica, muitos RN poderão ter uma sobrevida maior, porém os riscos da longa permanência hospitalar e o uso de dispositivos invasivos, como ventilação mecânica (VM), poderão ocasionar muitos comprometimentos. Como consequência, são muitas as controvérsias em relação à ressuscitação cardiopulmonar e ao tratamento ativo de doenças neurológicas que possam tornar-se graves.[5]

Os principais objetivos da implementação de CP no período neonatal são:[4]

- Proporcionar a melhor qualidade de vida possível durante a fase terminal e promover conforto e alívio das manifestações clínicas do RN.
- Aliviar o sofrimento emocional e espiritual da família.
- Manter o respeito e a integridade dos familiares no que se refere às práticas e crenças culturais e espirituais.

Capítulo 23 • Cuidados Paliativos

- Manter o suporte emocional à família mesmo após a morte do RN.

Em neonatologia, são pertinentes as discussões sobre a indicação de CP, como nascimento prematuro, malformações cardíacas sem tratamento potencialmente curativo, encefalopatias hipóxico-isquêmicas decorrentes de asfixia, alterações cromossômicas e metabólicas e malformações fetais.[5,6]

CRITÉRIOS DIAGNÓSTICOS PARA INDICAÇÃO DE CUIDADOS PALIATIVOS

As indicações da literatura para inclusão de RN em CP são apresentadas no Quadro 23.1.

A justificativa para o não tratamento baseia-se no princípio de não maleficência, com foco na qualidade de vida e nas condições socioeconômicas e culturais da família. As decisões sobre CP devem estreitar a comunicação dos profissionais com a família, fornecendo informações adequadas e garantindo a compreensão para a tomada de decisão.[4]

Quando não há possibilidade de tratamento curativo, deve ser instituído o paliativo, e não abandonar o tratamento.

ASPECTOS BIOÉTICOS EM CUIDADOS PALIATIVOS

A bioética abrange toda a equipe multiprofissional da área das ciências da vida e da saúde. Os pacientes com doença debilitante sem capacidade de cura têm direito a um final de vida digno, sem sofrimento, próximo à família, e com respeito às suas necessidades espirituais.[8]

Diante da terminalidade em terapia intensiva, há três caminhos: distanásia, eutanásia e ortotanásia, sendo a escolha pautada pela humanização da medicina. A decisão deve levar em conta, principalmente, os fatores psicossociais, os quais, em caso de proximidade da morte, serão mais relevantes do que os aspectos biológicos.[9]

Em 2006, o Conselho Federal de Medicina (CFM) publicou a Resolução 1.805, que afirma ser permitido ao médico limitar ou suspender procedimentos e tratamentos que prolonguem a vida do doente em fase terminal, de enfermidade grave e incurável, respeitada a vontade da pessoa ou de seu representante legal, equivalente, portanto, à permissão para realização de ortotanásia. Essa resolução deu início a uma discussão acalorada a respeito da prática de CP – ao entender a morte como processo natural e não intervir para postergá-la, o profissional estaria praticando algo equivalente à eutanásia.[10]

Nos CP, é importante entender alguns conceitos, como:

- **Ortotanásia:** a morte em seu curso natural e inevitável, respeitando o direito do indivíduo de morrer com dignidade, amparado nas leis dos CP.
- **Distanásia:** tentativa de manter a vida a qualquer custo, com atos que tornam a morte mais difícil, provocando mais sofrimento ao indivíduo enfermo e seus familiares.
- **Eutanásia:** abreviação intencional da vida a fim de aliviar ou evitar o sofrimento do enfermo, esteja ele ou não na fase de terminalidade.[11]

Em neonatologia, embora o tema não se tenha desenvolvido da mesma maneira que em pacientes adultos, e essas opções sejam raramente oferecidas, isso traz à tona a necessidade de discussão sobre o fim da vida com base no prognóstico e na qualidade de vida.[4]

DOR NEONATAL

Mesmo os RN pré-termo (RNPT) têm bem desenvolvidas as vias anatômicas necessárias para sentir dor. A partir da 26ª semana de gestação, os RNPT apresentam considerável maturidade do sistema de condução periférico da dor espinhal e supraespinhal e reagem com respostas autonômicas, teciduais e hormonais ao estresse.[12]

Em Unidades de Terapia Intensiva, os RN são expostos a múltiplos procedimentos invasivos de maneira aleatória e intercalada com outros inúmeros tipos de manipulação, como exame clínico e cuidados gerais. O primeiro passo para o tratamento consiste no reconhecimento de que o RN sente dor. Com isso em mente, o profissional deve manter-se atento às mudanças de comportamento que surgem com desconforto e estresse.[12]

O controle da dor é primordial mesmo quando dificultado pela gravidade do quadro clínico. A dor pode ser originada de alguns procedimentos e dispositivos invasivos ou da condição clínica do RN.[9] A dor e o desconforto podem estar presentes desde a vida intrauterina e as experiências dolorosas repetidas e não tratadas ao longo da internação em estágios tão precoces da vida podem ocasionar prejuízos para o neurodesenvolvimento e o comportamento com consequências desastrosas em curto e longo prazo.[13,14]

Quadro 23.1 Indicação de cuidados paliativos

Trissomia do 13	Mielomeningocele
Trissomia do 18	Hidropisia fetal com anasarca
Agenesia renal	Gêmeos xifópagos
Doença policística renal bilateral	Agenesia traqueal
Anencefalia	Malformação adenomatosa cística
Holoprosencefalia	Epidermólise bolhosa
Anoxia grave	Hidrocefalia congênita

A avaliação da dor pelos profissionais envolvidos nos cuidados ao RN pode ser dificultada pela incapacidade de verbalização dessa população,[15] e o uso de escalas multimodais é a maneira mais indicada de executar essa avaliação, pois as escalas pontuam respostas comportamentais associadas às respostas fisiológicas à dor, tornando a abordagem mais eficaz. As mais estudadas são a *Neonatal Infant Pain Scale* (NIPS), o *Neonatal Facial Coding System* (NFCS) e o *Infant Pain Profile* (PIPP).[12,16] As escalas podem ser encontradas nos capítulos de dor neonatal e humanização em neonatologia com ênfase na fisioterapia.

O uso individualizado de analgésicos está indicado e deve ser sempre considerado nos RN submetidos a intervenções dolorosas. A utilização de medicamentos para controle da dor representa um desafio para a equipe multidisciplinar. A imaturidade renal e hepática, bem como o risco de depressão respiratória decorrente do uso de opioides, limita o uso dos medicamentos na prática clínica e ainda carece da instituição de protocolos.[13]

TRATAMENTO NÃO FARMACOLÓGICO DA DOR

As medidas não farmacológicas mais frequentemente utilizadas incluem posicionamento, controle do ambiente por meio da redução da luminosidade e dos ruídos, manejo mínimo, sucção não nutritiva e contenção facilitada.[13,15] Algumas intervenções fisioterapêuticas podem causar dor e desconforto, o quais devem ser amenizados.

No que se refere às soluções adocicadas, há indicação do uso de glicose e sacarose como medidas analgésicas. Pequenos volumes de glicose ou sacarose, administrado na porção anterior da língua do RN cerca de 2 minutos antes do procedimento, garantem a redução dos escores de dor.[12] A sucção não nutritiva promove conforto e alívio da dor em RNPT e a termo, favorece a organização neurológica e emocional após estímulo agressor e pode ser adotada de modo isolado ou combinado com soluções adocicadas. Um dos efeitos do uso de glicose é a redução do tempo total de choro.[13,15]

O posicionamento adequado, uma das primeiras intervenções no período neonatal, promove conforto e redução da dor. A posição do RN tem influência sobre a função motora e a respiratória. O posicionamento corporal interfere, principalmente, na distribuição da ventilação pulmonar e na sincronia toracoabdominal e previne vícios posturais e assimetrias cranianas.[17]

O controle de ruídos e da luminosidade do ambiente contribui para um sono de qualidade do RN. As principais recomendações da Academia Americana de Pediatria para um ambiente adequado de sono incluem o posicionamento em ambiente seguro, em superfície firme, evitando objetos soltos e muito macios.[17]

VENTILAÇÃO MECÂNICA EM CUIDADOS PALIATIVOS

A literatura costuma indicar a ventilação não invasiva (VNI) para tratamento do desconforto respiratório em CP. Essa indicação deve ser muito clara e criteriosa e avaliada individualmente, devendo a decisão ser compartilhada com o paciente e a família, uma vez que ao mesmo tempo que se obtém alívio dos sintomas respiratórios, há o risco de lesão por interface.[10] O emprego da VNI no momento certo com objetivos definidos, estabelecendo o tempo de uso, promove redução do trabalho respiratório e propicia conforto para o bebê e seus familiares. A equipe multiprofissional deve discutir melhor a estratégia para conduzir os casos de insuficiência respiratória sem postergar o sofrimento do RN e da família.[18]

Retirada do suporte ventilatório

A extubação paliativa consiste na interrupção do suporte ventilatório invasivo em pacientes com doenças irreversíveis sem chance de cura. Deve ser explicado à família que esse suporte melhora as condições cardiopulmonares e que sua retirada visa proporcionar cuidado e conforto e permitir que a doença siga seu curso natural até a morte. Convém informá-la que o uso de suporte invasivo em um bebê com condições de terminalidade não trará benefícios e não é recomendado. A equipe multiprofissional deverá planejar com antecedência quem procederá à retirada do suporte ventilatório (retirada dos monitores e do tubo endotraqueal). Os monitores e alarmes devem ser desligados antes da desconexão do ventilador.[2-18]

No processo de decisão sobre a retirada do suporte ventilatório, os profissionais envolvidos passam por algumas etapas: inicialmente, convém estabelecer consenso ético e clínico sobre a retirada do suporte ventilatório em pacientes em fase terminal; esclarecer os familiares sobre a real situação de saúde do bebê e permitir que eles participem ativamente da decisão sobre os CP, explicando os possíveis desfechos (óbito ou alta), os sintomas de desconforto e o plano de cuidados para controle desses sintomas. A segunda fase visa avaliar continuamente o estado clínico do paciente e iniciar o desmame ventilatório, ou seja, reduzir os parâmetros antes da retirada da prótese ventilatória. Por fim, discute-se a etapa de cuidados após a retirada do suporte ventilatório. Convém observar, avaliar e tratar qualquer sintoma de desconforto que o paciente apresente e oferecer apoio e informações aos familiares.[19]

Oxigenoterapia

O uso de oxigênio suplementar não é recomendado após a retirada do suporte invasivo, porém os pais podem solicitá-lo para aumentar a sensação de suporte e conforto do bebê.[2] O oxigênio não promove conforto ou trata qualquer desconforto respiratório, mas seu uso pela equipe multiprofissional se baseia na sensação subjetiva de segurança.[20]

ATUAÇÃO DO FISIOTERAPEUTA EM CUIDADOS PALIATIVOS

A atuação do fisioterapeuta nos casos de RN em tratamento paliativo deve ter como objetivo o alívio do sofrimento, da dor e das possíveis complicações respiratórias, proporcionando uma terapia efetiva com manipulações adequadas e posicionamento funcional que favoreça a respiração. A meta deve sempre ser promover a maior qualidade de vida possível.

A escolha das técnicas integra os CP e deve respeitar as condições clínicas, a utilidade e os resultados esperados. Outro aspecto indispensável consiste na aplicação da fisioterapia preventiva. O posicionamento inadequado e o manejo do desconforto respiratório e/ou parada cardiorrespiratória podem levar a decisões equivocadas.[4]

Compreender como o posicionamento pode interferir na saúde do RN permite ao fisioterapeuta incluir essa intervenção como estratégia terapêutica.[15] Os RN em UTIN devem experimentar diferentes posições, levando em consideração o quadro clínico geral, sempre pensando em minimizar o estresse e a dor, prevenir deformidades posturais e favorecer a mecânica ventilatória.

Como salientado previamente, o fisioterapeuta estabelece medidas para prevenção e tratamento de complicações respiratórias. Os CP exigem um tratamento humanizado para o paciente e sua família. As principais condutas fisioterapêuticas incluem técnicas de remoção de secreção e de expansão pulmonar, VNI, massagem, posicionamento e contato pele a pele com os pais.

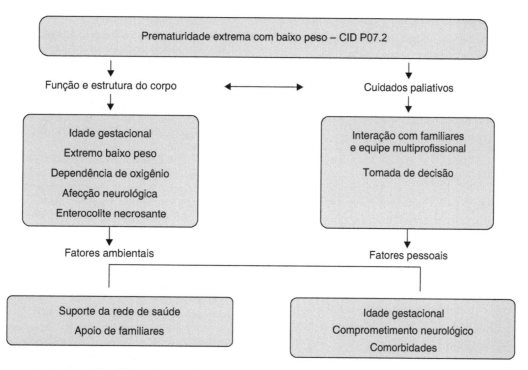

Figura 23.1 Fluxograma segundo a Classificação Internacional de Funcionalidade, Incapacidade e Saúde (CIF) para estratificação do caso clínico envolvendo cuidados paliativos em recém-nascido com prematuridade extrema.

CASO CLÍNICO

RNPT extremo de 25 semanas + 4 dias e extremo baixo peso (900g), mãe de 34 anos, com diagnóstico de doença hipertensiva específica da gravidez, nascido de parto vaginal por trabalho de parto prematuro, bolsa rota no ato. Sem choro, FC < 100bpm, necessitando reanimação em sala de parto, Apgar 3/6/7, necessitando intubação orotraqueal, feita aspiração de vias aéreas e transferido para UTIN. Realizado surfactante na primeira hora de vida, mantendo alta necessidade de suporte ventilatório. Ao terceiro dia de vida, ultrassonografia transfontanela evidenciou hemorragia peri/intraventricular grau IV, ecocardiograma com forame oval patente e persistência de canal arterial com repercussão hemodinâmica, necessitando de drogas vasoativas. No 17º dia de vida, evoluiu com enterocolite necrosante de caráter cirúrgico, porém sem condições de abordagem no momento; segue em uso de nutrição parenteral periférica.

A Figura 23.1 apresenta um fluxograma relacionado com cuidados paliativos em recém-nascidos segundo a CIF.

Exercício

1. Quais seriam os critérios utilizados pela equipe e a família para optar por CP?
2. Qual o papel da família nessa decisão?

Resposta

1. Prematuridade extrema; mau prognóstico em relação à sobrevida e à qualidade de vida e cardiopatia associada a lesão neurológica adquirida no período neonatal.
2. A família deve estar ciente da realidade do quadro clínico, bem como das possibilidades de sobrevivência e dos aspectos relacionados com a qualidade de vida. Vale lembrar que os CP têm como foco a qualidade de vida e não a cura ou a abreviação da vida. Cabe à equipe profissional envolver a família nas decisões, as quais não devem ser tomadas de maneira unilateral, mas sempre considerando o estado do paciente.

CONSIDERAÇÕES FINAIS

Em neonatologia, os CP ainda são um tema pouco explorado e delicado, pois se acredita que sejam cuidados de fim e não de início de vida. No entanto, a abordagem paliativa engloba aspectos relacionados com a qualidade de vida diante de uma doença ou condição clínica de desfecho negativo irreversível. É importante distanciar o conceito de CP de eutanásia e compreender que toda terapêutica que não tem finalidade curativa é paliativa, visando promover qualidade de vida e de morte.

Referências

1. World Health Organization. WHO definition of palliative care. Disponível em: https://www.who.int/health-topics/palliative-care. Acesso em 20 nov 2021.
2. Catlin A, Cati B. Creation of a neonatal end of live palliative care protocol. Neonatal J Perinatol 2002; 22:184-95.
3. Sociedade Brasileira de Pediatria. Tratado de Pediatria. 4 ed. Editora Manole, 2017.
4. Maccari GM, Scavacini AS. Cuidados paliativos no período neonatal. In: Associação Brasileira de Fisioterapia Cardiorrespiratória e Fisioterapia em Terapia Intensiva; Martins JA, Nicolau CM, Andrade LB (orgs.) PROFISIO – Programa de Atualização em Fisioterapia Pediátrica e Neonatal: Cardiorrespiratória e Terapia Intensiva: Ciclo 4. Porto Alegre: Artmed Panamericana 2015: 9-41. (Sistema de Educação Continuada a Distância, v. 3.)
5. Santana VTS, Gonçalves CRL, Santos EST et al. Indicação de cuidados paliativos neonatais: Necessidade de uma diretriz? Residência Pediátrica 2019; 9(3):275-83.
6. Verhagen E, Dorscheid JH, Engel B, Hubben JH, Sauer PJ. End-of-life decisions in Dutch neonatal intensive care units. Arch Pediatr Adolesc Med 2009 Oct; 163(10):895-901.
7. Verthagen AA, Janvier A, Leuhner S et al. Categorizing neonatal deaths: A cross cultural study in the United States, Canada, and The Netherlands. J Pediatr 2010; 156(1):33-7.
8. Koerich MS, Machado RR, Costa E. Ética e bioética: para dar início à reflexão. Texto & Contexto – Enfermagem 2005; 14(1):106-10.
9. Santos JPR, Pedrosa MD et al. Palliative care in neonatology: A narrative review. Braz J Hea Rev set/out 2020; 3(5):14589-601.
10. Ministério da Saúde. Manual de Cuidados Paliativos. D'Alessandro MPS, Pires CT, Forte DN et al. (coords.) São Paulo: Hospital SírioLibanês, 2020.
11. Cano CWA, Silva ALC et al. Finitude da vida: Compreensão conceitual da eutanásia, distanásia e ortotanásia. Brasília: Rev Bioética, abr/jun 2020; 28(2).
12. Lahoz ALC et al. Fisioterapia em UTI pediátrica e neonatal – Coleção pediatria. Instituto da Criança HC-FMUSP. Barueri-SP: Manole, 2009.
13. Maciel HIA et al Medidas farmacológicas e não farmacológicas de controle e tratamento da dor em recém-nascidos. Rev Bras Ter Intensiva 2019; 31(1):21-6.
14. Sposito NPB, Rossato LM, Bueno M, Kimura AF, Costa T, Guedes DMB. Assessment and management of pain in newborns hospitalized in a Neonatal Intensive Care Unit: A cross-sectional study. Rev Latino-Americana de Enfermagem, 2017; 25(0).
15. Silva PY, Gomez RS et al. Sedação e analgesia em neonatologia. Rev Bras Anestesiol 2007; 57(5):575-87. Artigo de revisão.
16. Melo GM, Lelis ALPA et al. Escalas de avaliação de dor em recém-nascidos: Revisão integrativa. Rev Paul Pediatr 2014; 32(4):395-402.
17. Graciosa MD. Posicionamento corporal do recém-nascido: Implicações na função respiratória e no desenvolvimento motor. In: Associação Brasileira de Fisioterapia Cardiorrespiratória e Fisioterapia em Terapia Intensiva. Martins JA, Schivinski CIS, Ribeiro SNS (orgs.) PROFISIO – Programa de Atualização em Fisioterapia Pediátrica e Neonatal: Cardiorrespiratória e Terapia Intensiva: Ciclo 8. Porto Alegre: Artmed Panamericana 2019: 87-112.
18. Affonseca CA, Carvalho LFA, Quinete RPB et al . Palliative extubation: five-year experience in a pediatric hospital. J Pediatr 2020;96(5):652-659
19. Affonseca CA, Carvalho LFA, Quinete RPB, Cury VF. Retirada de ventilação mecânica em fase final de vida em pediatria. Diretrizes Clínicas, Protocolos Clínicos. Fundação Hospitalar do Estado de Minas Gerais, 2019. Disponível em: www.fhemig.mg.gov.br
20. Silva TLR. Ventilação mecânica não invasiva no cuidado paliativo em pediatria. In: Associação Brasileira de Fisioterapia Cardiorrespiratória e Fisioterapia Intensiva. Martins JA, Schinvinski CIS, Ribeiro SNS (orgs.) PROFISIO – Programa de Atualização em Fisioterapia Pediátrica e Neonatal: Cardiorrespiratória e Terapia Intensiva; Ciclo 8. Porto Alexandre: Artmed Panamericana; 2019; 51-85.

Humanização em Neonatologia com Ênfase na Fisioterapia

CAPÍTULO 24

Juliana Lessa de Oliveira
Renata de Freitas Pires
Laura Alves Cabral

INTRODUÇÃO

As Unidades de Terapia Intensiva Neonatais (UTIN) têm como premissa o cuidado integral aos recém-nascidos (RN) e contam com estruturas assistenciais com condições técnicas adequadas à prestação de assistência especializada, incluindo instalações físicas, equipamentos e recursos humanos. Além disso, essas unidades têm como finalidade organizar as ações que visem à redução da morbimortalidade perinatal e neonatal, priorizar ações que possibilitem o desenvolvimento saudável do RN e sua integração na família e na sociedade e garantir acesso aos diferentes níveis da assistência neonatal, bem como orientar e promover a formação e a qualificação de recursos humanos para a atenção ao RN.[1]

As perspectivas da integralidade e da humanização no cuidado neonatal estão descritas na Portaria 930 do Ministério da Saúde do Brasil, de 10 de maio de 2012, e incluem o respeito, a proteção e o apoio aos direitos humanos, a promoção da equidade, a integralidade da assistência, o cuidado multiprofissional, com ênfase nas necessidades do usuário, a atenção humanizada e o estímulo à participação e ao protagonismo da mãe e do pai nos cuidados ao RN.[1]

Humanizar é um processo vivencial que deve nortear toda a atividade das unidades e dos profissionais que ali trabalham, dando ao paciente e ao acompanhante o tratamento que merecem como indivíduos, dentro das condições e das circunstâncias peculiares em que cada um se encontra no momento da internação.[2]

O fisioterapeuta faz parte da equipe de saúde responsável pelo atendimento do RN, dos pais e da família.[1] De acordo com o Código de Ética, o fisioterapeuta tem seus alicerces na dignidade da pessoa humana e se propõe a exercer a atividade com respeito à vida desde a concepção até a morte; prestar assistência ao ser humano, respeitando sua dignidade e os direitos humanos de modo que a prioridade no atendimento obedeça a razões de urgência, independentemente de qualquer consideração relativa à raça, à etnia, à nacionalidade, ao credo sociopolítico, ao gênero, à religião, à cultura, às condições socioeconômicas, à orientação sexual e a qualquer outra forma de preconceito – sempre em defesa da vida.[3]

Portanto, o fisioterapeuta deve prover uma assistência dentro de uma perspectiva humanística, cujo atendimento deve envolver os aspectos pessoais do profissional, seu relacionamento com a família e a equipe, o compartilhamento de conhecimentos e saberes, a empatia, a competência técnica e a interdisciplinaridade.[4,5]

ESTRATÉGIAS PARA HUMANIZAÇÃO NOS SERVIÇOS DE NEONATOLOGIA

As estratégias para implementação da humanização nos serviços de neonatologia se iniciam com a identificação e a compreensão dos fatores que tornam as UTIN ambientes impessoais e inóspitos e que têm repercussões para o RN, sua família e a equipe envolvida no cuidado. Essa análise já pode ser citada como estratégia e deve ser constantemente realizada pelos serviços a fim de melhorar a qualidade da assistência.

As UTIN possibilitam a sobrevivência de RN cada vez mais pré-termo; entretanto, os cuidados intensivos podem ter repercussões nocivas para o RN internado e sua família. Essas unidades são ambientes ruidosos, com excesso de luminosidade, com manipulação excessiva, muitas vezes associada a estímulos dolorosos, com perturbação do sono-vigília e que causam estresse crônico em virtude da privação do contato com os pais. Ocorre ainda uma desordem sensorial: períodos de sobrecarga sensorial se alternam com períodos de monotonia perceptiva e privação sensorial. Todas essas características repercutem no crescimento e no desenvolvimento neuropsicomotor, social e emocional desses indivíduos. O estresse causado nas UTIN pode persistir por 6 meses após a alta hospitalar.[6,7]

O ruído na UTIN pode causar apneia, bradicardia, diminuição da saturação, taquicardia, alterações do fluxo sanguíneo cerebral, interferência no sono, estresse, choro, fadiga, irritabilidade e isolamento dos sons necessários para favorecer a interação do RN com o meio.[2] O ambiente ruidoso da UTIN, associado à imaturidade do organismo dos RN pré-termo (RNPT), promove sobrecarga sensorial do sistema autônomo, o responsável pela manutenção da homeostase do organismo. Essa desordem sensorial resulta em alterações imediatas na maturação cerebral dos RN, causando prejuízos futuros na comunicação e na aquisição da linguagem e da fala.[6] O excesso de luz provoca desorganização do ritmo circadiano hormonal e modificação do ajuste fino da estrutura e da função do sistema visual, posteriormente se refletindo em sua organização e na capacidade visual.[6]

A manipulação excessiva e dolorosa interfere na plasticidade cerebral e em seu desenvolvimento, bem como resulta em hipotermia, que por sua vez tem efeitos deletérios para o RN[6], como diminuição da produção do surfactante, aumento do consumo de oxigênio, acidose metabólica, hipoglicemia, diminuição do débito cardíaco e aumento na resistência vascular periférica. Períodos prolongados de hipotermia ainda podem resultar em dificuldade na adaptação à vida extrauterina, hipóxia, desconforto respiratório, dificuldade em ganhar peso, distúrbio de coagulação, insuficiência renal, enterocolite necrosante, hemorragia peri/intraventricular e morte.[8]

Diante desses fatores adversos que coexistem em um ambiente de cuidado neonatal, são propostas mudanças que devem ser executadas por toda a equipe. Faz-se necessária a vigilância constante em relação à produção de ruídos e à iluminação intensa, bem como a avaliação contínua dos manejos oferecidos ao RN, considerando a frequência e a duração da manipulação.[6,8,9] Estratégias como instituição do "horário do psiu" ou "do soninho", caracterizadas por horários preestabelecidos em que os RN não são manipulados, exceto em caso de uma intercorrência, e o posicionamento terapêutico neonatal adequado favorecem o ganho de peso e o controle desses estímulos.[2,7,9]

Ainda na perspectiva de mudanças no ambiente e no cuidado, é possível apontar outras estratégias, como aquecer o estetoscópio antes de examinar o RN, friccionando-o no lençol do leito, lavar as mãos com água aquecida antes do manejo ou friccioná-las antes de tocar o RN, proteger as placas de radiografia com tecido aquecido antes de proceder ao exame, evitar a abertura da portinhola quando desnecessário, agrupar os cuidados (protocolos de manuseio mínimo) para evitar a manipulação frequente do RN e aquecer os gases utilizados no suporte ventilatório.[6]

Estratégias de avaliação e controle da dor também devem fazer parte das rotinas humanizadoras das equipes de cuidado neonatal. A dor é considerada o quinto sinal vital e sua avaliação pode ser realizada tanto por meio dos parâmetros fisiológicos (aumento da frequência cardíaca e da pressão arterial, queda da saturação de oxigênio e alteração da relação ventilação/perfusão e diminuição da motilidade gástrica) como de escalas. Entre as escalas citadas e disponíveis na literatura para avaliação da dor neonatal,[11] foram adaptadas e validadas para a população brasileira a Escala de Dor no RN (*Neonatal Infant Pain Scale* [NIPS]),[12] o Sistema de Codificação Facial do RN (*Neonatal Facial Coding System* [NFCS]),[3] o Perfil de Dor no RNPT – Revisado (*Premature Infant Pain Profile – Revised* [PIPP-R]),[11] os Indicadores Comportamentais de Dor no RN (*Behavioral Indicators of Infant Pain* [BIIP])[11] e a Escala de Dor e Desconforto do RN (*Echelle de douleur et d'inconfort du nouveau-né* [EDIN])[14] (Quadros 24.1 a 24.5).

O controle e o manejo da dor incluem medidas farmacológicas ou não,[6] sendo importante a comunicação entre a equipe médica prescritora e os outros profissionais envolvidos no cuidado ao RN para que essas medidas sejam otimizadas em situações como parto traumático e dor por lesão, contusão ou fratura, ou em um pós-cirúrgico.

Quadro 24.1 Escala de Avaliação de Dor no Recém-nascido (NIPS)*

Indicador	0 ponto	1 ponto	2 pontos
Expressão facial	Relaxada	Contraído	–
Choro	Ausente	"Resmungo"	Vigoroso
Respiração	Regular	Diferente da basal	–
Braços	Relaxados	Fletidos ou estendidos	–
Pernas	Relaxadas	Fletidas ou estendidas	–
Estado de alerta	Dormindo e/ou calmo	Irritado	

*Avaliação antes, durante e após procedimentos invasivos agudos.
Presença de dor: NIPS > 3 pontos.
Fonte: Balda & Guinsburg, 2018.[11]

Capítulo 24 • Humanização em Neonatologia com Ênfase na Fisioterapia

Quadro 24.2 Sistema de Codificação Facial do Recém-nascido (NFCS)*

Movimento	0 ponto	1 ponto
Fronte saliente	Ausente	Presente
Olhos espremidos	Ausente	Presente
Sulco nasolabial aprofundado	Ausente	Presente
Lábios entreabertos	Ausente	Presente
Boca esticada	Ausente	Presente
Lábios franzidos	Ausente	Presente
Língua tensa	Ausente	Presente
Tremor de queixo	Ausente	Presente
Movimento	**Definição**	
Fronte saliente	Abaulamento e sulcos acima e entre as sobrancelhas	
Olhos espremidos	Compressão total ou parcial da fenda palpebral	
Sulco nasolabial aprofundado	Aprofundamento do sulco que se inicia em volta das narinas e se dirige à boca	
Lábios entreabertos	Qualquer abertura dos lábios	
Boca esticada	Vertical (com abaixamento da mandíbula) ou horizontal (com estiramento das comissuras labiais)	
Lábios franzidos	Parecem estar emitindo um "úúúú"	
Língua tensa	Língua em protrusão, esticada e com as bordas tensas	
Tremor do queixo	–	

*Escala unidimensional que analisa as expressões faciais do RN diante da dor à beira do leito.
Escore máximo: 8 pontos.
Presença de dor: NFCS > 3 pontos.
Fonte: Balda & Guinsburg, 2018.[11]

É primordial que sejam cada vez mais introduzidas nas rotinas do cuidado as medidas não farmacológicas da dor – medidas simples e amplamente discutidas na literatura – como sucção não nutritiva, utilização de solução glicosada a 25%, aleitamento materno, contenção facilitada, massagem e contato pele a pele.[6,10] Procedimentos dolorosos, como aspiração de via aérea, podem ser realizados com contenção de cueiros[15] ou a quatro mãos (aspiração facilitada).[16]

Outras estratégias de manuseio podem ser incorporadas, como toque positivo (parado), contenção facilitada e enrolamento, que têm efeitos positivos imediatos, possibilitando o sono profundo, reduzindo o gasto energético e podendo ser adotadas mesmo em RN mais frágeis. O toque parado envolve a colocação das mãos paradas sobre o corpo do RN, usando toque firme e com pressão constante. Uma das mãos envolve a cabeça, enquanto a outra contém os pés ou as mãos. Não existe restrição de movimentação do RN, já que a postura das mãos de quem aplica deve mostrar flexibilidade durante o toque e não deve ser utilizado qualquer outro estímulo concomitante. A contenção facilitada, uma variação do toque parado, consiste em contenção motora gentil dos braços e das pernas em flexão, posicionados em direção à linha média, próximos do tronco e da face, em decúbito lateral ou supino. Trata-se de uma contenção firme, porém elástica, que envia ao sistema nervoso central um fluxo contínuo de estímulos que pode competir com os estímulos dolorosos, modulando a percepção da dor e facilitando a autorregulação em

Quadro 24.3 Perfil de Dor no Recém-nascido Pré-termo – Revisado (PIPP-R)*

Indicador	Pontuação do indicador				Escore
	0	**+1**	**+2**	**+3**	
Mudança na FC (bpm) basal: _____	0 a 4	5 a 14	15 a 24	> 24	
Mudança na SatO$_2$ (%) basal: _____	0 a 2	3 a 3	6 a 8	> 8 ou +O$_2$	
Testa franzida (segundos)	Nada (< 3)	Mínima (3 a 10)	Moderada (11 a 20)	Máxima (> 20)	
Olhos espremidos (segundos)	Nada (< 3)	Mínima (3 a 10)	Moderada (11 a 20)	Máxima (> 20)	
Sulco NL profundo (segundos)	Nada (< 3)	Mínima (3 a 10)	Moderada (11 a 20)	Máxima (> 20)	
Subtotal					
IG (semanas + dias)	≥ 36	32 a 35 + 6/7	28 a 31 + 6/7	< 28	
Estado de alerta basal	Ativo e acordado	Quieto e acordado	Ativo e dormindo	Quieto e dormindo	
Total					

FC: frequência cardíaca; SatO$_2$: saturação de oxigênio; NL: nasolabial; IG: idade gestacional.
Passo 1: observar o RN por 15 segundos, em repouso, antes do procedimento doloroso, e avaliar os sinais vitais (FC mais alta, SatO$_2$ mais baixa e estado de alerta).
Passo 2: observar o RN por 30 segundos após o procedimento e avaliar a mudança dos indicadores (FC mais alta, SatO$_2$ mais baixa e duração das ações faciais). Se o RN precisar de aumento da oferta de O$_2$ em qualquer momento, antes ou durante o procedimento, ele recebe +3 pontos no indicador SatO$_2$.
Passo 3: se subtotal > 0, pontuar IG e estado de alerta.
Passo 4: calcular o escore total (subtotal + IG + estado de alerta).
Ausência ou presença de dor:
PIPP-R ≤ 6: ausência de dor ou dor mínima.
PIPP-R > 12: dor moderada a intensa.

Quadro 24.4 Indicadores Comportamentais de Dor no Recém-nascido (BIIP)*

BIIP	Pontos	Definição
Estado de sono/vigília		
Sono profundo	0	Olhos fechados, respiração regular, ausência de movimentos das extremidades
Sono ativo	0	Olhos fechados, contração muscular ou espasmos/abalos, movimento rápido dos olhos, respiração irregular
Sonolento	0	Olhos fechados ou abertos (porém com olhar vago, sem foco), respiração irregular e alguns movimentos corporais
Acordado/quieto	0	Olhos abertos e focados, movimentos corporais raros ou ausentes
Acordado/ativo	1	Olhos abertos, movimentos ativos das extremidades
Acordado/chorando	2	Agitado, inquieto, alerta, chorando
Movimentos da face e mãos		
Fronte saliente	1	Abaulamento e presença de sulcos acima e entre as sobrancelhas
Olhos espremidos	1	Compressão total ou parcial da fenda palpebral
Sulco nasolabial profundo	1	Aprofundamento do sulco que se inicia em volta das narinas e se dirige à boca
Boca esticada na horizontal	1	Abertura horizontal da boca acompanhada de estiramento das comissuras labiais
Língua tensa	1	Língua esticada e com as bordas tensas
Mão espalmada	1	Abertura das mãos com os dedos estendidos e separados
Mão fechada	1	Dedos fletidos e fechados fortemente sobre a palma das mãos, formando um punho cerrado/mão fechada

*Escala unidimensional comportamental para avaliar a dor aguda no RN a termo e RNPT.
Presença de dor: BIIP ≥ 5.
Fonte: Balda & Guinsburg, 2018.[11]

Quadro 24.5 Escala de Dor e Desconforto Neonatal (EDIN)*

Indicador	Pontuação – Definição
Atividade facial	0 – relaxado 1 – testa ou lábios franzidos, alterações de boca transitórias 2 – caretas frequentes 3 – mímica de choro ou totalmente sem mímica
Movimento corporal	0 – relaxado 1 – agitação transitória, geralmente quieto 2 – agitação frequente, mas dá para acalmar 3 – agitação persistente, hipertonia MMII/SS ou parado
Qualidade do sono	0 – dorme fácil 1 – dorme com dificuldade 2 – sonecas curtas e agitadas 3 – não dorme
Contato com enfermagem	0 – atento à voz 1 – tensão durante a interação 2 – chora à mínima manipulação 3 – não há contato, geme à manipulação
Consolável	0 – quieto e relaxado 1 – acalma-se rápido com voz, carinho ou sucção 2 – acalma-se com dificuldade 3 – não se acalma, suga desesperadamente

*Escala multidimensional que avalia a dor prolongada em RNPT.
Alerta para a necessidade de introdução ou adequação da analgesia: EDIN > 6.
MMII/SS: membros inferiores e superiores.
Fonte: Balda & Guinsburg, 20118.[11]

procedimentos dolorosos de menor intensidade. Bastante utilizado nas unidades neonatais, o enrolamento oferece estimulação gentil e constante e estímulos que competem com o estresse e a dor.[17]

A internação na UTIN causa medo e separação da família. Em consequência, torna-se difícil o estabelecimento de vínculo entre o RN e a família, bem como do papel parental no cuidado, o que reforça a insegurança da família. Essa separação corresponde também à morte do bebê imaginado pelos pais, caracterizando um processo de luto que deve ser compreendido pela equipe.[7] Algumas estratégias são sugeridas para minimizar o sofrimento parental ante a internação do RN na UTIN, como um informativo com as principais dúvidas dos pais e a adequação do ambiente para os pais e seus filhos, permitindo o acesso de objetos personalizados.[9]

Não há como discutir sobre humanização em neonatologia sem mencionar o Programa de Avaliação e Cuidados Individualizados para o Desenvolvimento do Neonato (*Newborn Individualized Developmental Care and Assessment Program* [NIDCAP]) e o Método Canguru.

Desenvolvido por Heidelise Als e sua equipe, o NIDCAP tem como objetivo evitar as cargas sensoriais negativas e a dor e enfatizar os aspectos positivos e as competências do RN. Esse programa adapta os cuidados intensivos da equipe e o ambiente da UTIN à individualidade do neurodesenvolvimento de cada RN, respondendo a suas necessidades clínicas e de desenvolvimento. Constitui uma proposta de mudança na maneira tradicional de cuidados, redirecionando o foco das tarefas e da doença para as competências e vulnerabilidades do RN.[18] São elementos-chave do NIDCAP: coordenação, avaliação, meio ambiente tranquilo, consistência nos cuidados colaborativos, agrupamento de cuidados (estruturar as 24 horas), posicionamento adequado, oportunidades para contato pele a pele, suporte individualizado para a alimentação e conforto para a família.[19]

Outra estratégia relevante na atenção humanizada ao RN de baixo peso é o Método Canguru, que tem como objetivos melhorar o vínculo afetivo, a estabilidade térmica e o desenvolvimento do RN, reduzir o tempo de separação entre a mãe e o RN, bem como o risco de infecção hospitalar, diminuir o estresse e a dor do RN, melhorar as taxas de aleitamento materno, aumentar a competência e a confiança dos pais, reduzir o número de internações e otimizar os leitos das unidades neonatais.[6] O método se divide em três fases: a primeira começa no acompanhamento pré-natal com as gestantes de risco e segue por todo o processo de internação do RN na UTIN; a segunda ocorre quando o RN se encontra estável e pode ser internado na enfermaria Canguru com sua mãe; e a terceira tem início na alta hospitalar e finaliza quando o RN alcança o peso de 2.500g.[8]

Assim, entre as estratégias de humanização apresentadas, cabe aos profissionais da equipe multi e interdisciplinar escolher aquelas que mais se adaptem ao RN e à sua família, considerando o contexto clínico, as preferências do RN e dos pais e a experiência da equipe em executar as ações específicas para implementação dessas estratégias.

ESTRATÉGIAS DE HUMANIZAÇÃO REALIZADAS PELA EQUIPE DE FISIOTERAPIA

Na literatura, há carência de referências que descrevam a atuação específica da fisioterapia na assistência humanizada ao RN e à sua família. As estratégias da equipe multiprofissional se repetem aqui. Somam-se a elas a própria intervenção (ou estimulação) sensório-motora realizada pelo fisioterapeuta neonatal, a orientação destinada aos pais e cuidadores familiares e o brincar.

A intervenção (ou estimulação) sensório-motora, quando realizada com o manejo agradável durante a fisioterapia motora e respiratória, consiste em uma estratégia de humanização.[9] Reforça-se essa afirmação quando se parte do princípio de que a própria intervenção sensório-motora auxilia o RN a se organizar e lidar melhor com a sobrecarga sensorial e diminui os efeitos deletérios do ambiente da unidade neonatal já discutidos neste capítulo.

Faz parte da intervenção fisioterapêutica do RN e da criança a orientação aos pais e familiares. É no manejo do RN ao longo das atividades de vida diária que ele recebe estímulos para os padrões típicos e funcionais do movimento e que surgem e fortalecem o vínculo entre o RN e sua família.[20] Uma das características que favorecem a efetividade dos programas de intervenção precoce é o alto grau de envolvimento dos pais.[20] Essa intervenção tem início nas unidades neonatais, e quando realizada durante o período de internação prepara os pais para a alta e os torna mais seguros para dar continuidade à estimulação precoce em casa. O envolvimento e a participação da família no tratamento e nos procedimentos realizados, orientando-os sobre os procedimentos realizados, favorecem um sentimento de mais segurança diante da internação do RN.[9]

As estratégias lúdicas encontradas na literatura são citadas com mais frequência para a humanização do paciente pediátrico.[2,9] Contudo, mesmo no período neonatal já é possível estimular o brincar, favorecendo a interação dos pais com o RN, o que fortalece o vínculo, além de serem consideradas estratégias de estimulação tátil, visual, auditiva e vestibular. Essas condutas diminuem o estresse que a separação pela internação causa tanto nos pais como no RN. *Tummy Tub*[9], chocalhos, livrinhos e bichinhos de banho higienizáveis com mais facilidade podem ser utilizados como recursos lúdicos. Convém considerar a possibilidade de lactentes permanecerem por meses nas UTIN, os quais são privados do brincar em casa com seus pais e a família. Portanto, é importante incentivar o colo terapêutico, favorecer a interação dos pais com seu(sua) filho(a), orientar a forma de segurar ou posicionar no colo, que irá estimular a interação visual e fortalecer os vínculos, e de certo modo ir treinando os pais para uma interação que favoreça o desenvolvimento após a alta hospitalar.

O Quadro 24.6 apresenta brincadeiras que podem ser ensinadas aos pais pelo fisioterapeuta neonatal ainda na UTIN e que foram adaptadas das atividades propostas por Jackie Silberg.[21] A adaptação das atividades teve como base a ontogênese dos sistemas sensoriais e objetivos da intervenção (estimulação) sensório-motora de promover postura flexora e dar orientação à linha média ao RN/lactente. As brincadeiras propostas devem ser iniciadas de preferência quando o RN/lactente se encontrar em estado de alerta ativo ou inativo.

DESAFIOS PARA IMPLEMENTAÇÃO DA HUMANIZAÇÃO NA NEONATOLOGIA

Por se tratar de um ambiente complexo e gerador de estresse não só para os RN, mas também para os pais e os profissionais, é evidente a importância de uma assistência humanizada dentro das UTIN. Contudo, a implementação de medidas humanizadoras no âmbito assistencial depende da sensibilização e preparação dos profissionais.[5] O cuidado humanizado deve respeitar a individualidade e garantir uma tecnologia que promova a segurança do RN e o acolhimento dele e de sua família, com ênfase no cuidado voltado para o desenvolvimento e o psiquismo, buscando facilitar o vínculo mãe-bebê durante a permanência no hospital e após a alta.[17]

Seção VII • Abordagem Fisioterapêutica em Situações Especiais

Quadro 24.6 Brincadeiras ensinadas aos pais durante a internação do recém-nascido/lactente na Unidade de Terapia Intensiva Neonatal

Brincadeira	Orientação
Quem me chama?	Ao chegar para visitar seu bebê, se aproxime do berço ou incubadora pelo lado contrário ao que seu bebê está deitado e o chame pelo nome Continue dizendo seu nome, talvez ele mova os olhos ou a cabeça em direção à sua voz (a depender da idade gestacional corrigida, alguns RN ou lactentes são capazes de perceber o som e diminuir sua atividade motora ou virar os olhos ou a cabeça em direção à fonte sonora) Vá até o outro lado do berço ou incubadora e chame por seu bebê outra vez Realize o toque parado, olhe-o nos olhos e o chame pelo nome Indicada para todos os bebês
Gracinha, amo você!	Faça o enrolamento, pegue o bebê no colo com o rosto de seu bebê voltado para o seu a uma distância de 25 a 30cm Com o bebê junto ao seu corpo, balance-o suavemente para frente e para trás e, enquanto o balançar, diga o quanto o ama Indicada para todos os bebês, a não ser que a equipe defina a contraindicação (instabilidade hemodinâmica, uso de algum dispositivo que possa ser perdido etc.)
Cadê minha mãozinha?	Sente-se próximo ao leito, apoie seus pés em algum anteparo para que seus joelhos fiquem em um nível mais elevado do que seu quadril. Coloque seu bebê sobre as pernas, ajuste seu corpo para que ele fique alinhado em seu colo e a cabeça alinhada aos ombros e ao quadril (Figuras 24.1 e 24.2) Toque em uma das mãos de seu bebê ou nas duas ao mesmo tempo, com um toque firme e parado, olhando para seu bebê, e converse com ele e pergunte: "Cadê minha mãozinha?" (Figura 24.3) Você pode fazer isso com outras partes do corpo do bebê, nomeando cada parte tocada, como as orelhas, o nariz, as bochechas, os cotovelos, os joelhos e os pés (Figura 24.4) Indicada para bebês com IGC > 34 semanas Importante observar se o bebê já consegue controlar a temperatura para evitar hipotermia durante a brincadeira
Olha meu dedo!	Repita a posição de segurar o bebê da brincadeira "Cadê minha mãozinha?" Coloque seu indicador na mão do bebê. Ele provavelmente vai segurar seu dedo – resposta do reflexo de preensão palmar (Figura 24.5) Toda vez que ele segurar seu dedo, diga palavras positivas como: "Que bebê maravilhoso!" ou "Nossa, que força!". Movimente o braço do bebê em direção ao campo visual do bebê – em direção à linha média, a cerca de 20 a 30cm dos olhos (Figura 24.6) Indicada para bebês com IGC > 34 semanas Importante observar se o bebê já consegue controlar a temperatura para evitar hipotermia durante a brincadeira
Olá!	Repita a posição de segurar o bebê da brincadeira "Cadê minha mãozinha?" Aproxime seu rosto do rosto do seu bebê, e cante: *Olá, bebezinho, olá!* *Olá, meus dedos sabem tocar.* *Olá, vou tocar seu narizinho* (toque o nariz do seu bebê) *Olá, vou beijar seu narizinho* (beije o nariz do bebê). Repita essas frases, mudando as duas últimas e se referindo a outras partes do corpo do bebê: orelhas, bochechas, cotovelos, joelhos e pés Indicada para bebês com IGC > 34 semanas Importante observar se o bebê já consegue controlar a temperatura para evitar hipotermia durante a brincadeira
Onde está?	Repita a posição de segurar o bebê da brincadeira "Cadê minha mãozinha?" ou deixe o bebê de barriga para cima no berço Segure um livro de banho, de preferência com figuras de alto contraste e baixa complexidade, bichinhos de banho ou chocalho bem colorido (Figuras 24.7 e 24.8). Se o bebê estiver de barriga para baixo, você pode utilizar um brinquedo com rodinhas Mova o brinquedo lentamente e converse com seu bebê, comentando o quanto o brinquedo é colorido, ou conte uma história sobre o brinquedo Quando perceber que seu bebê está olhando para o brinquedo, mova-o lentamente de um lado para o outro (Figuras 24.9 e 24.10) Indicada para bebês com IGC > 34 semanas Importante observar se o bebê já consegue controlar a temperatura para evitar hipotermia durante a brincadeira
Brincadeiras com o chocalho	Repita a posição de segurar o bebê da brincadeira "Cadê minha mãozinha?" ou deixe o bebê de barriga para cima no berço Segure um chocalho em frente ao bebê e agite-o delicadamente, fazendo algumas pausas ao agitá-lo Ao sacudir o chocalho, cante uma música qualquer de que goste Quando tiver certeza de que seu bebê está olhando para o chocalho, mova-o lentamente para o lado e cante de novo a mesma música. Repita o movimento para o outro lado Coloque o chocalho na mão do bebê e cante a música de novo Indicada para bebês com IGC > 34 semanas Importante observar se o bebê já consegue controlar a temperatura para evitar hipotermia durante a brincadeira
Olhar	Repita a posição de segurar o bebê da brincadeira "Cadê minha mãozinha?" ou deixe o bebê de barriga para cima no berço Olhe para seu bebê e quando tiver certeza de que ele está prestando atenção, mude a expressão de seu rosto. Sorria, faça ruídos ou mexa o nariz Curta a reação de seu bebê quando ele estiver olhando para seu rosto. Ele provavelmente vai mostrar excitação, abrindo mais os olhos ou começando a mexer as pernas e os braços Indicada para bebês com IGC > 34 semanas Importante observar se o bebê já consegue controlar a temperatura para evitar hipotermia durante a brincadeira

IGC: idade gestacional corrigida.
Fonte: adaptado de Jackie Silberg.[21]

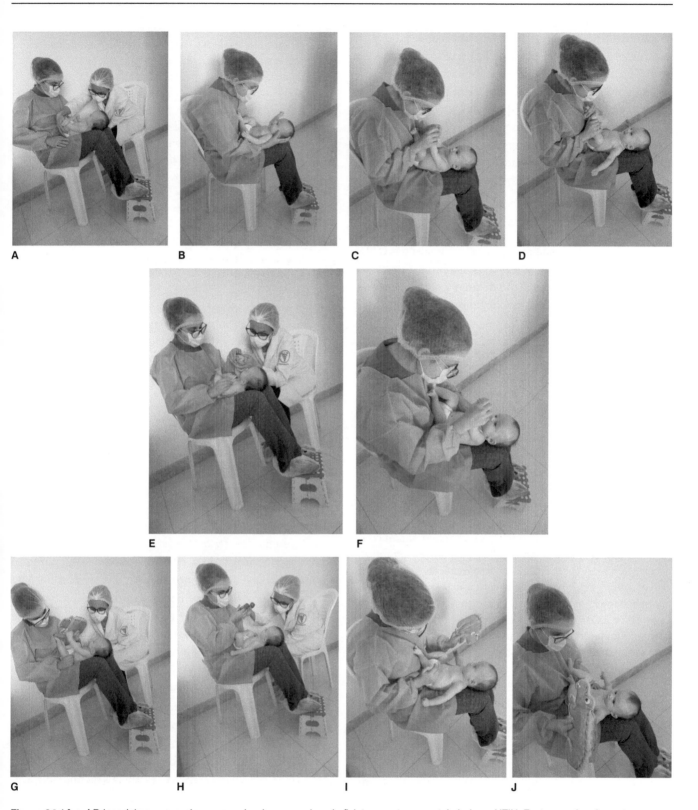

Figura 24.1A a J Brincadeiras que podem ser ensinadas aos pais pelo fisioterapeuta neonatal ainda na UTIN. Fonte: arquivo das autoras.

A participação ativa dos pais e da família do RN tem sido apontada como fator importante para humanização dos cuidados, por meio da qual os profissionais conseguem prestar uma assistência centrada no respeito ao outro e melhorar a comunicação com a família do RN hospitalizado.[12]

Embora o cuidado humanizado seja amplamente defendido nessas unidades, alguns fatores foram apontados em recente revisão na literatura[22] como limitações/barreiras para implementação do cuidado humanizado aos RN nas UTIN. Entre esses fatores estão a complexidade na prestação de cuidados relacionados com a condição de saúde do RNPT de extremo baixo peso (< 1.000g), a falta de organização, a escassez de recursos pessoais e a infraestrutura das UTIN, além de treinamento insuficiente, aumento da carga de trabalho, falta de diretrizes e de suporte gerencial, falta de apoio dos médicos, disponibilidade do profissional, insegurança técnica, ambiente agitado e barulhento.[22] Ademais, o próprio tratamento altamente especializado do qual depende a sobrevivência do RN representa grandes desafios para o RN e seus pais no cuidado humanizado.[23]

Diante do exposto, cabe ressaltar a importância da documentação e do registro das ações de humanização realizadas pelos profissionais atuantes na assistência nas UTIN, dificuldades e limitações, a fim de possibilitar a discussão e a revisão constante, por parte de toda a equipe, em relação aos protocolos e diretrizes de boas práticas neonatais adotados na unidade.

CASO CLÍNICO

Lactente, nascido com 24 semanas de IG, extremo baixo peso ao nascer, necessitou de suporte ventilatório prolongado (30 dias em ventilação mecânica invasiva e 3 dias em ventilação não invasiva). Atualmente se encontra em uso de oxigenoterapia suplementar, internado na Unidade Canguru junto à mãe, com proposta de alta nos próximos 7 dias. O diagnóstico atual é de displasia broncopulmonar e leucomalácia periventricular.

Após o nascimento, a mãe foi encaminhada à Unidade de Terapia Intensiva Adulta por apresentar quadro de eclâmpsia grave, permanecendo por 36 dias, sem contato algum com o bebê. Esse processo causou muita insegurança e a ruptura do vínculo mãe-bebê. Embora estivesse presente, o pai teve de se dividir entre os cuidados com a mãe e com o bebê, permanecendo a maior parte do tempo ausente dos cuidados com o filho. Como estratégia de preparo para alta segura, o lactente foi inserido no programa do cuidador, que consiste em acompanhamento multidisciplinar para orientação da família quanto aos cuidados pós-alta hospitalar.

A Figura 24.11 apresenta um fluxograma segundo a Classificação Internacional de Funcionalidade, Incapacidade e Saúde (CIF) para estratificação do caso clínico.

Exercício

1. Nesse contexto, quais estratégias de cuidados direcionadas à humanização o fisioterapeuta pode utilizar em relação a essa família para que os pais possam contribuir com o cuidado desse lactente ainda no processo de internação?
2. Qual o plano terapêutico de intervenção precoce e cuidados com oxigenoterapia após a internação?

Resposta

1. O fisioterapeuta participa de todo o processo de humanização, desde o nascimento do bebê até a alta hospitalar. O fisioterapeuta deve orientar e encorajar essa família quanto aos cuidados que aumentam os vínculos mãe-bebê e pai-bebê em razão da ruptura dos vínculos nessa família. Entre as estratégias disponíveis, o fisioterapeuta pode utilizar recursos para encorajar a família quanto aos cuidados a partir de orientações referentes ao contato pele a pele e à posição canguru, explicando os benefícios desses cuidados e considerando os aspectos do desenvolvimento neuropsicomotor. Além disso, ele deve orientar a família quanto à estimulação sensório-motora, além dos cuidados com a oxigenoterapia e com as vias aéreas desde o período de internação até o momento após alta hospitalar.
2. O plano terapêutico pode incluir estratégias para fortalecer a interação dos pais com o bebê a partir da estimulação tátil, visual, auditiva, vestibular e de manipulações motoras, capacitação dos pais quanto aos cuidados com a oxigenoterapia e orientações sobre sinais de alerta, como coloração da pele, estado geral e padrão respiratório do bebê. Convém encaminhar o bebê para um programa de intervenção precoce com acompanhamento multidisciplinar.

CONSIDERAÇÕES FINAIS

Humanizar o cuidado neonatal é imprescindível para o desenvolvimento do RN/lactente, colaborando com o processo terapêutico e diminuindo o estresse e o sofrimento do RN/lactente e de sua família causados pela internação na UTIN. A humanização da assistência em neonatologia deve transcender o âmbito apenas conceitual e ser incorporada à prática dos atores do cuidado neonatal, à equipe multiprofissional e à família do RN/lactente. Para isso, faz-se necessário inicialmente mudar o foco do cuidado: em vez de centrado na doença, deve ser centrado no indivíduo, no RN ou no lactente, considerando seu contexto familiar e social. O segundo passo consiste na elaboração e aplicação de estratégias e programas de educação permanentes e continuados em saúde, para que a equipe seja capacitada a se tornar cada vez mais humanizadora. O terceiro passo consiste na reavaliação constante dessas estratégias.

Os fisioterapeutas, como membros das equipes multi e interprofissionais em UTIN, são essenciais na humanização da assistência neonatal em razão das estratégias que lhes são próprias, sendo os profissionais responsáveis por utilizar recursos e procedimentos com o objetivo de garantir e restabelecer a funcionalidade dos RN de acordo com a idade e o contexto ambiental e familiar. Contudo, é necessária a realização de mais pesquisas e estudos, bem como publicações científicas e até mesmo relatos de experiências sobre a atuação dos fisioterapeutas na prática da humanização para que esta seja implementada efetivamente nas UTIN.

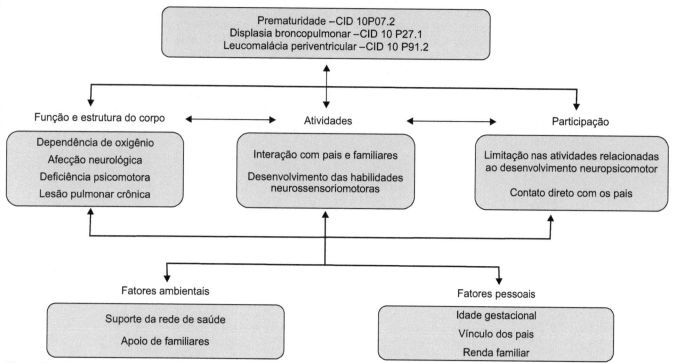

Figura 24.11 Fluxograma para estratificação do caso clínico segundo a Classificação Internacional de Funcionalidade, Incapacidade e Saúde (CIF).

Referências

1. Ministério da Saúde (Brasil). Portaria 930, de 10 de maio de 2012. Define as diretrizes e objetivos para a organização da atenção integral e humanizada ao recém-nascido grave ou potencialmente grave e os critérios de classificação e habilitação de leitos de Unidade Neonatal no âmbito do Sistema Único de Saúde (SUS). Brasília, 2012. Disponível em: https://bvsms.saude.gov.br/bvs/saudelegis/gm/2012/prt0930_10_05_2012.html.

2. Zuana AD, Fernandes CRA, Juliani RCTP. Humanização na assistência de fisioterapia. In: Lahóz ALC, Nicolau CM, Paula LCS, Juliani RCTP. Fisioterapia em UTI pediátrica e neonatal. São Paulo: Manole, 2009: 21-34.

3. Conselho Federal de Fisioterapia e de Terapia Ocupacional. Resolução 424, de 08 de Julho de 2013. Código de Ética e Deontologia da Fisioterapia. Diário Oficial da União 01 ago 2000. Disponível em: https://www.coffito.gov.br/nsite/wp-content/uploads/2018/08/8Codigo_de_Etica.pdf.

4. Araújo LZS, Neves WAJR. A bioética e a fisioterapia nas Unidades de Terapia Intensiva. Rev Fisioter da USP 2003; 10(2):52-60.

5. Santuzzi CH, Scardua MJ, Reetz JB, Firme KS, Lira NO, Gonçalves WLS. Aspectos éticos e humanizados da fisioterapia na UTI: Uma revisão sistemática. Fisioterapia e Movimento 2013; 26(2):415-22.

6. Scavacini AS, Davidson J. Humanização nas unidades de terapia intensiva neonatais. In: Lanza FC, Gazzotti MR, Palazzin A. (orgs.) Fisioterapia em pediatria e neonatologia: da uti ao ambulatório. 2 ed. Barueri: Manole, 2019.

7. Baldini SM, Krebs VLJ. Humanização em UTI Pediátrica e neonatal: Estratégias de intervenção junto ao paciente, aos familiares e à equipe. São Paulo: Atheneu, 2010.

8. Albergaria TFS (coord.). Manual de fisioterapia pediátrica. Salvador: SANAR, 2019.

9. Santos AZ, Talerman C. Assistência humanizada ao neonato e à criança. In: Prado C; Vale LA. Fisioterapia neonatal e pediátrica. Barueri: Manole, 2012: 521-37.

10. Maciel HIA, Costa MF, Costa ACL, Marcatto JO, Manzo BF, Bueno M. Medidas farmacológicas e não farmacológicas de controle e tratamento da dor em recém-nascidos. Rev Bras Terapia Intensiva, 2019; 1(31):21-6.

11. Balda RCX, Guinsburg R. A linguagem da dor no recém-nascido. Documento Científico do Departamento de Neonatologia da Sociedade Brasileira de Pediatria 2018. Disponível em: https://www.sbp.com.br/fileadmin/user_upload/DocCient-Neonatol-Linguagem_da_Dor_atualizDEz18.pdf.

12. Motta GDCP, Shardosim JM, Cunha MLC. Neonatal Infant Pain Scale: Cross-cultural adaptation and validation in Brazil. J Pain Symptom Manage 2015; 3(50):394-401.

13. Pereira ALST, Guinsburg, R.A, Monteiro MFB, Santos AC, Santos AMN, Kopelman BI. Validity of behavioral and physiologic parameters for acute pain assessment of term newborn infants. São Paulo Medical Journal 1999; 117(2):72-80.

14. Dias FSB, Gasparino RC, Carmona EV, Marba STM. Validation of the Échelle Douleur Inconfort Nouveau-Né for Brazilian culture. Rev Esc Enferm USP 2017: e03285.

15. Andreazza MG, Motter AA, Cat ML, Silva RPGVC. Alívio da dor em neonatos prematuros durante a aspiração de vias aéreas superiores comparando posicionamentos. Rev Pesquisa em Fisioterapia 2020; 4(10):674-82.

16. Falcão FRC, Silva MAB. Contenção durante a aspiração traqueal em recém-nascidos. Rev Ciências Médicas e Biológicas 2008; 2(7).

17. Ministério da Saúde (Brasil). Atenção humanizada ao recém-nascido: Método Canguru: Manual técnico. 3. ed. Brasília: 2017.
18. Als H. Cuidados do desenvolvimento individualizado para bebês prematuros. Enciclopédia sobre o desenvolvimento na primeira infância. Montreal: 2017.
19. Santos AO. NIDCAP®: Uma filosofia de cuidados. Nascer e Crescer 2011; 20(1).
20. Formiga CKMR, Pedrazzani ES, Tudella E. Intervenção precoce para bebês de risco. São Paulo: Atheneu, 2010.
21. Silberg J. 125 brincadeiras para estimular o cérebro do seu bebê. Dinah Abreu Azevedo (trad.). 2. ed. São Paulo: Ground, 2008.
22. Luz SCL, Backes MTS, Rosa R, Schmit EL, Santos EKA. Método Canguru: Potencialidades, barreiras e dificuldades nos cuidados humanizados ao recém-nascido na UTI Neonatal. Rev Bras Enfermagem 2021; 75(2):1-8.
23. Lamengo DTC, Deslandes DF, Moreira MEL. Desafios para a humanização do cuidado em uma unidade de terapia intensiva neonatal cirúrgica. Ciência e Saúde Coletiva 2005; 10(3):669-75.

Gestão da Qualidade em Saúde – Visão da Fisioterapia em Neonatologia

CAPÍTULO

25

Lívia Barboza de Andrade
Laís Ribeiro do Valle Sales

INTRODUÇÃO

Não é mais novidade que a sobrevivência das organizações está condicionada à sua capacidade de atingir e superar resultados que atendam às necessidades dos clientes e das partes interessadas e que garantam a competitividade. Segundo Falconi (2009),[1] 100% dos problemas operacionais em uma organização são decorrentes da rotina. As operações do dia a dia devem funcionar com perfeição para que possam ser atingidas metas cada vez mais desafiadoras. Por isso, cuidar da rotina é essencial para qualquer empresa, incluindo cada vez mais as organizações na área da saúde.

A gestão da qualidade é um processo de melhoria contínua dos serviços prestados e envolve mudanças organizacionais e culturais, mas sobretudo na mentalidade, conhecida pelo termo em inglês *mindset*, dos colaboradores (da alta gestão até a linha de frente). Essa gestão é necessária para diminuir custos com a assistência à saúde, melhorar a efetividade dos processos, diminuir, mapear e gerenciar riscos e melhorar a satisfação do paciente/cliente.

Nesse sentido, para mudar ou aprimorar a assistência é preciso conhecer e aplicar ferramentas (*frameworks*) ou metodologias que ajudarão os gestores a diagnosticar e encontrar soluções para os problemas que comprometem suas atividades diárias. Cabe ressaltar que a qualidade da assistência se apoia concretamente na avaliação de três dimensões – estrutura, processo e resultado. Além disso, os profissionais da saúde envolvidos na gestão da qualidade precisam identificar os principais problemas associados à qualidade da assistência à saúde, entre os quais podem ser citados os relacionados com: uso excessivo (*overuse*) (p. ex., antibióticos, sedação, oxigênio), uso insuficiente (*underuse*) (p. ex., mobilização, sedação, estimulação, analgesia) e uso inadequado (*misuse*) (p. ex., prescrição medicamentosa incorreta, aspiração).

Da mesma maneira, responder com eficácia às necessidades e expectativas dos usuários é justamente a garantia da qualidade do serviço – para isso, é necessário que o conjunto de propriedades desse serviço oferecido seja adequado para cumprir essa missão.

A utilização de indicadores pode ser conceituada como unidade de medida de uma atividade ou processo fundamental para o direcionamento de políticas de ação e planejamento dos programas e serviços de saúde. Nessa perspectiva, os indicadores avaliam aspectos tanto quantitativos como qualitativos relativos aos serviços de saúde. Sua classificação e aplicabilidade envolvem indicadores de estrutura, produção, produtividade, qualidade percebida, econômico-financeiros e indicadores de economia da saúde.

Para isso, é necessária a adoção de ferramentas da qualidade que surgem como instrumentos relevantes, pois contribuem para o desenvolvimento de um serviço de excelência que antecipa as demandas dos usuários e viabiliza as ações gerenciais e colaboram para identificação, compreensão e solução de problemas. Esses instrumentos são conhecidos como ferramentas da gestão da qualidade e seu objetivo é chegar a um grau de eficiência/eficácia em determinada atividade ou processo. No entanto, convém ter à disposição profissionais capacitados para que as ferramentas sejam aplicadas e analisadas da maneira correta; do contrário, corre-se o risco de alcançar resultados incorretos ou equivocados.

São inúmeras as ferramentas que podem ser empregadas na implantação e consolidação do processo de gestão de qualidade e produtividade de uma instituição (p. ex., metodologia do programa 5S, método PDCA, diagrama de Pareto, fluxogramas, gráficos de dispersão, diagrama de controle, folha de verificação, diagrama de causa e efeito, histograma e *brainstorming*).

TEMPESTADE DE IDEIAS (*BRAINSTORMING*)

A tempestade de ideias estimula o processo criativo para o desenvolvimento de novos projetos ou a solução dos riscos para um problema. Utiliza-se da experiência de um grupo de trabalhadores ou de especialistas no assunto candidatos de maneira voluntária. Nessa ferramenta é gerado o máximo de ideias em curto espaço de tempo; assim, as críticas são dispensáveis e o pensamento deve ser livre.[2,3]

No *brainstorming* é necessária a presença de uma pessoa para coordenar o grupo, e o problema deve estar claro para os participantes. Recomenda-se a participação voluntária e que as pessoas tenham vivências diferentes, bem como que o local seja apropriado, de preferência diferente do local de trabalho dos participantes. Deve ser determinado um prazo de acordo com a complexidade do problema a ser resolvido e com a quantidade de pessoas e é importante que as ideias verbalizadas sejam anotadas.[2,3]

OS CINCO PORQUÊS

O principal objetivo dos cinco porquês é encontrar a causa-raiz de um problema para obter uma solução eficaz, evitando o reaparecimento do risco. Nessa ferramenta são aplicadas perguntas que colocam em questão o motivo de um problema, sempre questionando sua causa. O número de perguntas pode ser variável, já que na prática a causa-raiz do problema pode ser encontrada com mais ou com menos questionamentos.[4,5]

DIAGRAMA DE ISHIKAWA – DIAGRAMA DE ESPINHA DE PEIXE

O diagrama usado para mostrar relações existentes entre causa e efeito auxilia a equipe a visualizar várias causas que contribuem para um problema, promovendo informações que ajudam na identificação de todas as possíveis causas-raiz do risco. Cada espinha se refere a uma causa, e a cabeça é o problema.[3,5]

As causas de um problema podem ser agrupadas com base nos 6M, que envolvem falhas de métodos, materiais,

máquinas, meio ambiente, mão de obra e medidas. Desse modo, a identificação da falha auxilia o raciocínio de sua análise. Cada causa encontrada pode ser usada com outras ferramentas de gestão, como os cinco porquês, para que seja mais aprofundada.[2,3]

MATRIZ GUT – MATRIZ DE PRIORIDADES

A matriz GUT contém três determinantes a partir dos quais os problemas serão analisados – gravidade, urgência e tendência. Assim, mostra as prioridades das ações corretivas e preventivas dos problemas. Um número de 1 a 5 é atribuído para cada dimensão (G-U-T), sendo 5 correspondente à maior intensidade e 1, à menor (Quadro 25.1). Então, G = 1 em ocorrências de baixa gravidade e G = 5 em ocorrências graves; U = 1 para baixa urgência e U = 5 em casos de resolução de alta urgência; T = 1, em caso de um potencial baixo de crescimento do problema se nada for feito e T = 5 quando é grande a possibilidade de piora. Multiplica-se os valores para se obter uma pontuação para cada situação analisada.[6]

Essa ferramenta informa as prioridades para resolução do problema – quanto maior a pontuação, maior a necessidade de resolução do problema. Cabe salientar que o julgamento das dimensões é subjetivo, ou seja, um problema pode ser considerado muito grave para uma pessoa e pouco grave para outra. Desse modo, é necessário treinamento para utilização da matriz e avaliação dos resultados.[6]

PLAN (PLANEJAR), *DO* (EXECUTAR), *CHECK* (VERIFICAR) E *ACT* (ATUAR)

O PDCA consiste em um ciclo gerencial focado na melhoria contínua e é utilizado para controle dos processos organizacionais. Na primeira fase – Planejamento (*Plan*) – são programadas as atividades, pensando nas metas a serem atingidas e nos métodos usados, analisando os possíveis desdobramentos e elaborando um plano de ação. A fase de

Quadro 25.1 Matriz GUT com seus determinantes

Pontuação	G (gravidade)	U (urgência)	T (tendência)
1	Sem gravidade	Pode esperar	Não irá mudar
2	Pouco grave	Pouco urgente	Irá piorar em longo prazo
3	Grave	O mais rápido possível	Irá piorar
4	Muito grave	É urgente	Irá piorar em pouco tempo se nada for feito
5	Extremamente grave	Precisa de ação imediata	Irá piorar rapidamente se nada for feito

Fonte: Ferreira, 2012.[6]

execução (*Do*) consiste na realização da fase anterior – o plano de ação é posto em prática. Nessa fase também são realizados os treinamentos dos envolvidos no plano e tem início a coleta dos dados que serão analisados nas próximas fases. Na terceira fase – verificar (*Check*) – avalia-se se o planejamento foi alcançado e se os resultados alcançados são compatíveis com as metas traçadas. Na quarta e última fase – Ação (*Action*) – é implementada uma ação corretiva para definição dos problemas encontrados no ciclo e refeito o ciclo com as alterações necessárias – se as metas foram atingidas, as ações do ciclo podem ser padronizadas. O ciclo PDCA deve ser cumprido em períodos como aperfeiçoamento contínuo.[2,7]

5W2H

Essa ferramenta orienta as ações e identifica com rapidez os elementos necessários para implementação de um projeto, definindo métodos, responsabilidades, recursos e prazo:

- *What* (o quê?): define o que será realizado.
- *Why* (por quê?): motivo para execução do que será realizado.
- *Who* (quem?): quem são os responsáveis pela execução.
- *When* (quando?): determina o período de execução das atividades por meio de um cronograma.
- *Where* (onde?): define o local onde as atividades serão executadas.
- *How* (como?): determina de que modo cada atividade será realizada.
- *How much* (quanto custa?): define orçamento dos custos para realização do plano.[3,8]

O planejamento deve ser detalhado por escrito, mostrando as etapas e as atividades que serão desenvolvidas para auxiliar o entendimento dos executores, evitando possíveis dúvidas durante a execução das atividades. Convém mensurar, apresentar resultados e identificar oportunidades de melhoria do processo.[3,8]

INDICADORES

Os indicadores são usados para mensurar situações específicas (p. ex., aferir a qualidade em programas e serviços de saúde). Trata-se de uma ferramenta importante que realiza o controle no dia a dia, auxiliando o monitoramento da assistência, verificando os resultados do trabalho e identificando falhas no processo. Assim, os indicadores podem estabelecer padrões e promover melhoria contínua nos setores de saúde. É necessário os indicadores sejam elaborados de acordo com a realidade local.[2,9]

OS CINCO S

Essa ferramenta transforma a ideia de qualidade em um hábito, e não apenas em um ato. Seu nome se origina de cinco conceitos de origem japonesa, cada um definindo uma etapa da metodologia. As cinco etapas são:

- **SEIRI (senso de utilização):** na qual se separa o útil do inútil e elimina-se o que é desnecessário para o setor.
- **SEITON (senso de arrumação):** nessa fase identifica-se e arruma-se para que qualquer pessoa localize facilmente o que necessita.
- **SEISOU (senso de limpeza):** visa manter o ambiente sempre limpo e eliminar as causas da sujeira, pensando em aprender a não sujar.
- **SEIKETSU (senso de saúde e higiene):** objetiva manter um ambiente de trabalho favorável para a saúde e a higiene.
- **SHITSUKE (senso de autodisciplina):** faz com que essas medidas se tornem um hábito e transformem os 5s em um modo de vida.[5,10]

FLUXOGRAMA

Um fluxograma descreve os passos, ordenados de maneira lógica, de um processo por meio de uma representação gráfica. Trata-se de uma ferramenta extremamente útil nas fases iniciais do processo de melhoria, pois ajuda a compreender suas etapas. Oferece uma visão geral do procedimento, possibilitando a detecção de falhas e melhorias.[2]

Para a elaboração de um fluxograma são necessários símbolos, como setas, retângulos, losangos e conectores, que representem sequencialmente as fases do processo. Um *brainstorming* pode ser elaborado para auxiliar sua criação.[2,11]

CHECKLIST

O *checklist* é aplicado na forma de um formulário com as atividades que serão desenvolvidas assinaladas com um X ao lado do item verificado. Essa ferramenta pode fornecer informações sobre a qualidade de um produto ou um processo. Também pode ser estabelecido um critério de avaliação, como ruim, regular ou bom. Deve ser aplicada por pessoa treinada para a obtenção de um resultado adequado à realidade do setor.[8,12]

GESTÃO DA FISIOTERAPIA NOS CENÁRIOS DA NEONATOLOGIA

De modo geral, os principais objetivos do fisioterapeuta no hospital incluem minimizar os efeitos da imobilidade no leito, prevenir e tratar as complicações respiratórias e neurológicas e promover maior integração e facilitação sensório-motora e cognitiva dos pequenos pacientes. O primeiro e mais importante passo para implementação de políticas voltadas para melhorar a gestão dos processos assistenciais consiste na composição e capacitação da equipe, em sua distribuição nos turnos seguindo as normatizações vigentes e na capacidade de redistribuição dessa equipe em períodos de maior demanda.

Assim, o fisioterapeuta integra a equipe interprofissional que trabalha em prol de um único objetivo: atender a necessidade real do paciente e de seus familiares naquele momento ou caso específico com segurança e qualidade. Atualmente, são muito valorizados os profissionais que conseguem se envolver com as pessoas, tenham um conhecimento ampliado, boa capacidade técnica e um *mindset* disruptivo e aberto para as mudanças.

Os indicadores criados e gerenciados pela fisioterapia no ambiente hospitalar ou no cenário da terapia intensiva podem estar relacionados com custo, desempenho, qualidade, risco e moral. É necessário, porém, que esses profissionais atendam ao perfil epidemiológico da unidade e estejam totalmente atrelados ao objetivo geral da instituição.

Por definição, os indicadores de saúde são medidas que refletem informações sobre diferentes dimensões e atributos da saúde e dos fatores que a determinam.[1,13] Seguem algumas sugestões de indicadores da fisioterapia para o ambiente de terapia intensiva neonatal:

- Tempo médio de uso da ventilação mecânica invasiva (VMI) – número de dias de uso de VMI / número de pacientes submetidos a VMI.
- Tempo médio de uso da ventilação mecânica não invasiva (VNI).
- Taxa de sucesso da VNI – número de pacientes não convertidos de VNI para VMI / número total de pacientes expostos a VNI/dia × 100.
- Taxa de efetividade da extubação programada – número de pacientes extubados que não retornaram ao tubo/ número de pacientes extubados × 100.
- Estratificação da falha da extubação (precoce, intermediária ou tardia).
- Estratificação de pacientes em desmame simples e prolongado (após 10 dias de ventilação mecânica).
- Taxa de extubação acidental.
- Taxa de prevenção de lesão de septo nasal ou face.

Cabe ressaltar que para cada indicador é necessário o estabelecimento de metas, e essa decisão deve considerar o perfil da unidade, seus dados históricos (retrospectivos) e a evidência da literatura para aquele marcador ou ponto de corte.

Os gestores de maneira geral devem entender como determinar qual ou quais mudanças deverão ser feitas em sua unidade de negócio (clínica, UTI, enfermaria etc.). O Institute for Healthcare Improvement (http://www.ihi.org/ resources/Pages/default.aspx) sugere como plano de melhoria dos serviços algumas medidas para determinação de mudanças. São elas:

- **Pense de maneira crítica sobre o sistema atual:** faça um gráfico do fluxo do processo e analise as partes que não estão funcionando bem; analise seus próprios dados históricos e atuais.
- *Benchmarking:* compare seu processo e seus resultados às melhores práticas disponíveis.
- **Procure novas tecnologias que possam ajudar.**
- **Pensamento criativo:** existem várias técnicas para estimular a criatividade em sua equipe.
- **Use conceitos de mudança:** quais as mudanças possíveis que resultarão em melhora?

Além disso, no acompanhamento da gestão da fisioterapia é possível e sugerido avaliar de modo específico ou compartilhado com a equipe interprofissional alguns protocolos assistenciais. A elaboração de protocolos deve, por um lado, refletir os mais rigorosos critérios da saúde baseada em evidências e, por outro, ser de fácil compreensão e aplicabilidade para que eles se tornem realmente de máxima utilidade para melhoria do atendimento aos pacientes segundo as boas práticas de saúde. São exemplos:

- Protocolo de prematuridade (compartilhado).
- Protocolo de sepse (compartilhado).
- Protocolo de prevenção de lesão de face (específico).
- Protocolo de asma (compartilhado).
- Protocolo de pneumonia (compartilhado).
- Protocolo de prevenção de pneumonia associada à ventilação mecânica (compartilhado).
- Protocolo de prevenção de extubação acidental (específico).
- Protocolo de estimulação sensório-motora (específico).

Por fim, é sugerido ainda o mapeamento dos riscos relacionados com a assistência (riscos clínicos) mediante análise do risco de algum procedimento, consequências e danos indesejáveis e tratamento de risco (ação preventiva e plano de ação). O processo deve ser avaliado mensalmente e discutido em equipe (reuniões de análise crítica). São exemplos de riscos para procedimentos relacionados com a fisioterapia: risco de pacientes expostos à mobilização, risco de pacientes em VNI, risco de lesão de face, risco de broncoaspiração etc.

CONSIDERAÇÕES FINAIS

A essência de qualquer metodologia de qualidade é a contínua eliminação das atividades desnecessárias, dos desperdícios que permeiam praticamente todos os tipos de processos: assistenciais, de suporte e administrativos. Quando se é capaz de eliminar o esforço desnecessário, há mais tempo e recursos disponíveis para o que é realmente importante. Eliminar desperdícios significa ser capaz de deixar de fazer o que é irrelevante e que muitas vezes não faz parte do *rol* de procedimentos, liberando a capacidade de trabalho para aprimorar aquilo que realmente interessa: a segurança do paciente e a qualidade do cuidado.

Referências

1. Falconi V. O verdadeiro poder. Nova Lima-MG: INDG Tecnologia e Serviços Ltda., 2009.
2. Galdino SV, Reis EMB, Santos CB et al. Ferramentas de qualidade na gestão dos serviços de saúde: Revisão integrativa de literatura. Rev Eletrônica Gestão Saúde 2016; 07(supl.):1023.
3. Barros GRM, Bovério MA, Amorim FR. Gestão da qualidade. SITEFA – Simpósio Tecnol da Fatec Sertãozinho 2021; 3(1):113-223.
4. Serrat O. Knowledge solutions: Tools, methods, and approaches to drive organizational performance. Knowl Solut Tools, Methods, Approaches to Drive Organ Perform 2017: 1-1140.
5. Zoppi JV, Okada RH. Métodos e ferramentas que auxiliam empresas na resolução de problemas. Rev Interface Tecnológica 2019; 16(1):667-79.
6. Ferreira AL, Dalto JL, Ferreira MA, Oliveira R. Práticas de gestão de produção e operações. Londrina: Universal, 2012.
7. Christoff P. Running PDSA cycles. Curr Probl Pediatr Adolesc Health Care 2018; 48(8):198-201.
8. Machado B, Viegas M. Estudo de caso: As ferramentas da qualidade utilizadas no laboratório de análises clínicas de um hospital para a otimização de processos. UNOPAR Cient, Ciênc Juríd Empres Londrina 2012; 13(1):75-80.
9. Cavalheiro LV, Eid RAC, Talerman C, do Prado C, Gobbi FCM, Andreoli PBA. Design of an instrument to measure the quality of care in Physical Therapy. São Paulo: Einstein 2015; 13(2):260-8.
10. Pertence PP, Melleiro MM. Implantação de ferramenta de gestão de qualidade em Hospital Universitário. Rev da Esc Enferm da USP 2010; 44(4):1024-31.
11. Querido DL, Christoffel MM, Almeida VS, Esteves APVDS, Andrade M, Amim Junior J. Assistance flowchart for pain management in a Neonatal Intensive Care Unit. Rev Bras Enferm 2018; 71(suppl 3):1281-9.
12. Diego LAS, Salman FC, Silva JH et al. Construção de uma ferramenta para medida de percepções sobre o uso do checklist do Programa de Cirurgia Segura da Organização Mundial da Saúde. Brazilian J Anesthesiol 2016; 66(4):351-5.
13. Oliveira CAS, Pinto FCC, Vasconcelos TB, Bastos VPD. Análise de indicadores assistenciais em uma Unidade de Terapia Intensiva Pediátrica na cidade de Fortaleza/CE. Cad Saúde Colet 2017; 25(1):99-105.

Farmacologia Aplicada à Fisioterapia em Terapia Intensiva Neonatal

CAPÍTULO

26

Ana Cristina de Oliveira Costa
Antônio Macêdo Costa Filho

INTRODUÇÃO

Originado do grego *pharmakos*, droga, e *logos*, estudo, o termo farmacologia abrange o campo de estudo da interação entre substâncias endógenas e exógenas e o organismo. Esse campo surgiu no século XVIII, porém se desenvolveu no final do século XIX, com o incremento de novas tecnologias, e ao longo dos anos vem passando por processos de adaptação a partir do aprimoramento de novas técnicas.[1,2]

A farmacologia é subdividida em quatro campos de atuação: farmacologia básica, que estuda as substâncias químicas e sua interação com os sistemas biológicos; farmacodinâmica, que descreve os efeitos bioquímicos, fisiológicos e o mecanismo de ação dos fármacos; farmacocinética, que estuda a absorção, distribuição, metabolismo e excreção dos fármacos; e farmacologia clínica, que avalia a segurança e a eficácia dos fármacos em seres humanos.

Na Unidade de Terapia Intensiva Neonatal (UTIN), o uso de medicamentos é amplamente difundido, sendo parte integrante das ações assistenciais ofertadas. A utilização e via de administração são definidas a partir da condição clínica preexistente e da terapêutica pretendida, podendo ser preventiva, curativa, substitutiva ou paliativa, além de fatores como idade gestacional (IG) do recém-nascido (RN), peso corporal e outras circunstâncias que impõem particularidades à eficácia, à segurança e às ações dos medicamentos.[3]

Os medicamentos podem ser administrados via oral, retal, percutânea, endovenosa, intramuscular, intratecal ou inalatória, sendo recomendado que sejam administrados segundo a prescrição do profissional habilitado, seguindo protocolos preestabelecidos institucionalmente para garantir a prática segura no uso de medicamentos. Para essa garantia, além de protocolos bem definidos, é importante que todos os profissionais envolvidos na assistência ao neonato, diretamente ligados ou não à prescrição e à administração de medicamentos, conheçam seus efeitos,[4-6] pois, segundo a Organização Mundial da Saúde (OMS), as práticas inseguras e a administração incorreta de medicação são a principal causa de lesões e danos evitáveis nos sistemas de saúde em todo o mundo.[7]

No âmbito da assistência fisioterapêutica em ambiente de UTIN é de fundamental importância que o fisioterapeuta conheça os principais fármacos utilizados, seus efeitos terapêuticos e adversos, sobretudo quando podem indicar ou contraindicar a intervenção fisioterapêutica. Nesse sentido, a leitura deste capítulo pode contribuir sobremaneira para melhorar a qualidade da assistência prestada ao RN.

PRINCIPAIS FÁRMACOS UTILIZADOS NA UNIDADE DE TERAPIA INTENSIVA NEONATAL

Fármacos de ação no sistema respiratório

Citrato de cafeína

Amplamente utilizada na UTIN para tratamento e prevenção da apneia da prematuridade, a cafeína pode ser

Capítulo 26 • Farmacologia Aplicada à Fisioterapia em Terapia Intensiva Neonatal

administrada via endovenosa ou oral. Seu mecanismo de ação consiste na estimulação do centro respiratório.[8] As doses, peso-dependentes, são calculadas em mg/kg/dia, com recomendações variando entre dosagem alta (10 a 20mg/kg/dia) e baixa (5 a 10mg/kg/dia). As evidências apontam melhores eficácia e segurança com a utilização de dosagem mais alta e administração precoce, entre 1 e 3 dias de vida, com redução da frequência e duração da apneia, na taxa de falha na extubação e na utilização de ventilação com pressão positiva. O efeito adverso apresentado consiste no aumento da incidência de taquicardia.[9,10] Além do efeito positivo no centro respiratório, esse fármaco demonstrou prevenir efeitos adversos de longo prazo para o desenvolvimento neurológico mediante indução de mediadores anti-inflamatórios.[8,11]

Surfactante

Utilizado para tratamento da síndrome do desconforto respiratório (SDR), o surfactante é considerado uma das terapêuticas com melhor embasamento científico, agindo na interface ar-líquido dos alvéolos pulmonares, de modo a reduzir a tensão superficial alveolar, estabilizar as dimensões alveolares e, por consequência, evitar seu colapso.[12] Diferentes tipos de surfactante estão disponíveis no mercado, e a diferença entre eles é a fonte originária da substância tensoativa, que pode advir do extrato alveolar suíno ou bovino, do lavado alveolar bovino, ou que pode ser manipulada sinteticamente – a diferença também se estende à concentração da substância por mililitro.[13-15] Apesar da diversidade de tipos de surfactante comercializados, todos promovem, em graus diferentes, redução nas taxas de mortalidade neonatal, no tempo de internação hospitalar e dos casos de displasia broncopulmonar (DBP) aos 28 dias de vida e 36 semanas de IG corrigida.[16-18]

A dosagem administrada ao RN para tratamento da SDR é peso-dependente, sendo recomendada dose única, mas com a indicação de uma segunda caso haja sinais de persistência da SDR, como demanda por fração inspirada de oxigênio (FiO_2) > 30% e aumento de parâmetros ventilatórios para manutenção da saturação periférica de oxigênio (SpO_2) dentro dos parâmetros de normalidade.[16,17] A administração precoce (< 2 horas de vida) demonstra

superioridade em relação à tardia (> 2 horas de vida) no que se refere à redução do risco de pneumotórax, enfisema pulmonar intersticial, mortalidade neonatal e DBP.[19] O Quadro 26.1 apresenta os diferentes tipos de surfactante licenciados para utilização no Brasil e a dosagem sugerida para administração na primeira dose, a qual representa um condicionante importante para redução da SDR, do tempo de internação, da demanda por segunda dose do fármaco e da mortalidade de RN pré-termo (RNPT) no período neonatal.[14,20]

Diferentes técnicas podem ser utilizadas para administração do surfactante, sendo as principais: a invasiva, quando o surfactante é administrado por sonda via tubo endotraqueal, com o RN conectado ou não à ventilação pulmonar mecânica; o INSURE (*intubation-surfactant-extubation*), quando a intubação traqueal é realizada para que o fármaco seja administrado por sonda via tubo, seguida de remoção do dispositivo e conexão do RN à pressão positiva contínua na via aérea (CPAP), e o método LISA (*Less Invasive Surfactant Administration*), no qual, com o RN em uso de CPAP, o profissional habilitado visualiza a traqueia por laringoscopia e introduz um cateter com 0,04F de diâmetro, posicionando a porção de 1,5cm distal da sonda entre as cordas vocais, e administra o surfactante. Outros métodos de administração são descritos na literatura, porém, nas últimas décadas, estudos têm demonstrado que técnicas minimamente invasivas são mais eficazes na prevenção da utilização de ventilação pulmonar mecânica invasiva e da DBP.[18,21,22]

Corticosteroides

Potentes anti-inflamatórios derivados do hormônio cortisol[23], os corticosteroides são podem ser administrados no período pré-natal em mulheres com risco de trabalho de parto prematuro com o objetivo de favorecer o amadurecimento pulmonar fetal, reduzindo a SDR e a mortalidade neonatal.[24] No período pós-natal, seu uso é indicado para prevenção de DBP, uma condição que cursa com morbimortalidade significativa.[25,26]

A administração pós-natal pode ser precoce (≤ 7 dias de vida) ou tardia (> 7 dias de vida), promovendo diferentes efeitos benéficos e adversos. Com a administração

Quadro 26.1 Surfactantes disponíveis no Brasil

Nome genérico	Nome comercial	Origem	Concentração	Dosagem recomendada
Beractant	Survanta	Bovina	25mg/mL	100mg/kg/dose (4mL/kg)
Poractant alfa	Curosurf	Suína	80mg/mL	100 a 200 mg/kg/dose (1,25 a 2,5mL/kg)
Bovactant	Alveofact	Bovina	40mg/mL	50mg/kg/dose (1,2mL/kg)
Colfosceril plamitate	Exosurf	Sintética	13,5mg/mL	5mL/kg

Fonte: adaptado de Sweet *et al*. (2019).[18]

precoce, os benefícios apresentados são extubação precoce, redução da DBP aos 28 dias de vida e 36 semanas de IG corrigida e redução da persistência do canal arterial (PCA). Entretanto, a administração precoce pode acarretar efeitos adversos, como sangramento gastrointestinal, hipertensão, hiperglicemia, cardiomiopatia hipertrófica, atraso de desenvolvimento neurológico e falha de crescimento.[23,25,26] Com a administração tardia observa-se redução da DBP aos 28 dias de vida e 36 semanas de IG corrigida, da mortalidade neonatal, da falha de extubação, de resgate tardio com corticosteroide* e da demanda por oxigenoterapia domiciliar. Os efeitos adversos são sangramento gastrointestinal, hiperglicemia, hipertensão e retinopatia da prematuridade grave, porém sem aumento do risco de cegueira.[27]

As doses de corticosteroides variam de acordo com o tipo utilizado e o objetivo do tratamento. Nas UTIN, a dexametasona é o corticosteroide mais amplamente administrado[29], cuja ação supera em 25 a 30 vezes a do cortisol. A dosagem é peso-dependente, calculada em mg/kg/dia. Recomenda-se é para extubação a administração de doses variando entre 0,1 e 0,25mg/kg/dose, não ultrapassando 1mg/kg/dia, iniciadas até 24 horas antes do procedimento de extubação e continuadas com três a quatro doses pós-extubação. Quando o objetivo é o tratamento da DBP, recomenda-se a adoção de protocolos que priorizem doses iniciais mais elevadas (0,6mg/kg/dia) com redução progressiva ao longo dos dias, até a suspensão do uso da medicação. Em ambas as situações, a via de administração é a endovenosa.[30,31]

Fármacos de ação no sistema circulatório

Medicamentos inotrópicos e vasopressores** são comumente utilizados para o tratamento de disfunções hemodinâmicas, como hipotensão sistêmica, baixa perfusão tecidual, redução da contratilidade miocárdica e hipertensão pulmonar arterial (HP), entre outras condições em RNPT e a termo. A indicação clínica dos medicamentos é baseada no histórico pré, peri e pós-natal, na dinâmica do comportamento cardiovascular e nos efeitos fisiológicos esperados (Quadro 26.2).[32-34] A modulação adequada de uma condição hemodinâmica adversa é fundamental para prevenção de déficit neurológico de longo prazo, lesão cerebral e morte neonatal.[35] Muitos são os fármacos utilizados para controle dessas adversidades, mas alguns merecem destaque devido ao efeito que ocasionam, bem como à recorrência de seus usos na UTIN.[33]

Dopamina

Anti-hipotensivo de ação vasopressiva comumente utilizado em RN, a dopamina age por meio da estimulação direta dos receptores dopaminérgicos e adrenérgicos ou através da estimulação indireta do receptor da dopamina$_2$, o que promove a liberação de concentrações de norepinefrina que ficam armazenadas nas terminações nervosas simpáticas periféricas, fator que inviabiliza o uso em longo prazo desse fármaco, pois, à medida que há liberação de norepinefrina há concomitantemente redução de sua reserva.[33,36] A dosagem é peso-dependente, porém seu efeito é afetado pelo estado crítico em que o RN se encontra. Por isso, a titulação da dose não deve ser padronizada, mas definida de acordo com o efeito hemodinâmico apresentado. Doses consideradas baixas (< 2 a 4mcg/kg/min) atuam na função renal, moderadas (4 a 10mcg/kg/min) têm ação cronotrópica/inotrópica e as altas (10 a 20mcg/kg/min) são consideradas vasoconstritoras.[33]

Dobutamina

Classificada como inotrópica e vasodilatadora, a dobutamina, análogo sintético da dopamina, tem seu uso recomendado como segunda opção, após a utilização da dose máxima indicada de dopamina. Sua ação ocorre por estimulação de receptores β1 miocárdicos, aumentando o débito cardíaco (DC), a contratilidade miocárdica e a frequência cardíaca, e de receptores β2 periféricos, ocasionando vasodilatação periférica.[32,33]

Epinefrina/adrenalina

Fármaco inotrópico indicado para o tratamento da hipotensão arterial, a epinefrina/adrenalina age predominantemente nos adrenorreceptores α-1 e α-2 e β-1 e β-2, cujos efeitos são aumento da PA e da perfusão cerebral e coronariana. Estudos na população neonatal demonstraram que, quando são administradas doses consideradas baixas (0,01 a 0,04mcg/kg/min), o efeito desejado ocorre, porém sem aumento dos efeitos adversos provenientes de seu uso, como déficits urinário, de base e de bicarbonato e aumento do lactato e da glicemia.[33,35,37]

Norepinefrina/noradrenalina

Considerada uma amina simpaticomimética endógena, a norepinefrina/noradrenalina age como anti-hipotensivo de segunda ou terceira linha, atuando principalmente nos receptores α-1 vasculares e miocárdicos e com menos ênfase estimulando os adrenorreceptores β-1 e β-2. Seu efeito é

---

* Resgate tardio com corticosteroide consiste na utilização de dois ou mais ciclos da medicação com o objetivo de auxiliar a extubação de bebês em uso de ventilação mecânica prolongada ou o desmame do suporte ventilatório não invasivo com altos parâmetros.

** Medicamentos inotrópicos são aqueles que têm como função aumentar o tônus e a contratilidade do músculo cardíaco em situações de déficit dessas funções. As medicações vasopressoras elevam a pressão arterial (PA) e a pressão arterial média (PAM) por meio de vasoconstrição, ocasionando aumento da resistência vascular sistêmica.

a vasoconstrição periférica com mínima ação inotrópica, culminando no aumento da PA sistólica e na melhora da PA sistólica coronariana, incrementando o fluxo sanguíneo coronariano do ventrículo direito, especialmente durante a insuficiência cardíaca direita aguda, que pode ser ocasionada pela hipertensão pulmonar. Deve ser recomendada cautela em situações de disfunção miocárdica, pois a vasoconstrição sistêmica excessiva pode prejudicar ainda mais a contratilidade ventricular.[33,37-39]

Milrinona

A milrinona é definida como um fármaco inotrópico com ação vasodilatadora por promover aumento do DC mediante melhora da contratilidade miocárdica e redução da resistência vascular sistêmica e pulmonar que decorrem, respectivamente, da vasodilatação sistêmica e pulmonar.[32,33] Age por meio da inibição seletiva da enzima fosfodiesterase tipo III, um agente inibidor das propriedades vasodilatadoras pulmonares, e por isso seu uso é recomendado em casos de HP e na prevenção da síndrome de baixo débito cardíaco.[40] Os protocolos de administração da milrinona para tratamento da HP variam na literatura, mas todos sugerem que inicialmente seja infundida uma dose de ataque de aproximadamente 50mg/kg, administrada ao longo de 60 minutos, seguida de infusão contínua de manutenção com doses variando entre 0,2 e 1mg/kg/min.[33,40,41]

Fármacos para tratamento de infecção

Na UTIN é possível identificar dois padrões temporais de infecção: o de início precoce (ascendente ou transplacentária) e o de início tardio (adquirida em hospital). A temporalidade impõe a essa condição distintos desfechos que demandam diferentes tratamentos.[42,43] O manejo adequado da sepse neonatal precoce ou tardia irá impactar as taxas de sobrevida, porém uma diversidade de terapêuticas pode ser utilizada.[44] Diferentes fármacos são utilizados no tratamento de infecções bacterianas (Quadro 26.3) e fúngicas (Quadro 26.4). A ressalva que se faz quanto à administração de antibacterianos e antifúngicos diz respeito à importância do uso racional, cuja indicação deve ser precedida por demanda clínica e análise laboratorial, evitando-se o risco de indução de resistência e o surgimento de espécies multirresistentes.[45,46]

Antibioticoterapia

Ampicilina

A ampicilina é um fármaco indicado para tratamento de infecções causadas por microrganismos enterococos, *Haemophilus*, *Proteus*, *Salmonella* e *Escherichia coli*. A dosagem indicada é peso/idade-dependente e seu uso é recomendado para o tratamento de sepse neonatal precoce e

Quadro 26.2 Fármacos utilizados no tratamento de distúrbios cardiovasculares em recém-nascidos

Nome	Dosagem recomendada	Efeito fisiológico
Dopamina	5 a 20mg/kg/min	Aumenta a frequência cardíaca Aumento da contratilidade miocárdica Aumento do volume sistólico
Dobutamina	2 a 20mg/kg/min	Aumento da frequência cardíaca Aumento da pressão arterial Aumento da contratilidade miocárdica
Epinefrina/ adrenalina	0,05 a 1mg/kg/min	Aumento da frequência cardíaca Aumento do volume sistólico
Norepinefrina/ noradrenalina	0,02 a 1mg/kg/min	Aumento da frequência cardíaca Aumento da contratilidade miocárdica Aumento da resistência vascular (vasoconstrição ⮕ aumento da pressão arterial)
Milrinona	0,2 a 1mg/kg/min	Diminuição da resistência vascular pulmonar Diminuição da resistência vascular sistêmica Aumento da frequência cardíaca Diminuição da pressão arterial

enterocolite necrosante. Habitualmente é associada à gentamicina e pode ser administrada via oral, intramuscular ou endovenosa.[44,46,47]

Gentamicina

O espectro de ação desse fármaco abrange infecções causadas por cepas de *Pseudomonas aeruginosa*, *Proteus mirabilis*, *Escherichia coli*, *Klebsiella*, *Enterobacter*, *Serratia marcescens*, *Citrobacter freundii*, *Providencia*, *Staphylococcus* e *Neisseria gonorrhoeae*. Assim como a ampicilina, a dosagem indicada é peso e idade-dependente, sendo esperados um nível sérico máximo entre 5 e 10mcg/mL e um mínimo < 2mcg/mL.[48] Seu uso é recomendado para tratamento de sepse neonatal precoce e enterocolite necrosante, mas também costuma ser indicada no tratamento da sepse neonatal tardia, e as vias de administração são a intramuscular ou endovenosa.[44,46,47]

Amicacina

Indicada para tratamento de infecções causadas por cepas de *Pseudomonas aeruginosa*, *Escherichia coli*, *Proteus mirabilis*, *Providencia*, *Klebsiella*, *Enterobacter*, *Serratia marcescens* e *Acinetobacter*, seu uso é prevalente no tratamento da sepse neonatal tardia, associada à vancomicina,

Quadro 26.3 Antibióticos comumente utilizados em Unidade de Terapia Intensiva Neonatal

Nome	Via de administração	Idade		Dosagem (mg/kg/dose)
		Idade gestacional	Idade pós-natal	
Ampicilina	Endovenosa	≤ 34 semanas	≤ 7 dias	50
		≤ 34 semanas	≥ 8 e ≤ 28 dias	75
		> 34 semanas	≤ 28 dias	50
Gentamicina	Endovenosa Intramuscular	< 30 semanas	0 a 14 dias > 14 dias	5 5
		≥ 30 e < 35 semanas	0 a 10 dias > 10 dias	5 5
		≥ 35 semanas	0 a 7dias > 7 dias	4 5
Amicacina	Endovenosa Intramuscular	< 30 semanas	0 a 14 dias > 14 dias	15 15
		≥ 30 e < 35 semanas	0 a 10 dias > 10 dias	15 15
		≥ 35 semanas	0 a 7 dias > 7 dias	15 17,5
Meropenem*	Endovenosa	< 32 semanas	< 14 dias ≥ 14 dias	20 20
		≥ 32 semanas	< 14 dias ≥ 14 dias	20 30
Cefepima	Endovenosa Intramuscular	< 36 semanas	< 30 dias	30 a 50
		≥ 36 semanas	< 30 dias	50

*Para tratamento de meningite, a dosagem recomendada é de 40mg/kg/dose.
Fonte: adaptado de Bradley & Nelson (2018);[48] Rivera-Chaparro, Cohen-Wolkowiez & Greenberg (2017).[52]

Quadro 26.4 Antifúngicos comumente utilizados em Unidade de Terapia Intensiva Neonatal

Nome	Via de administração	Dosagem
Fluconazol	Oral Endovenosa	Inicial: 12mg/kg/dia Manutenção: 6mg/kg/dia
Anfotericina B	Endovenosa	0,5 a 1mg/kg/dia
Nistatina	Oral	4 a 6mL/dose (400.000 a 600.000 unidades/dose) 1 ou 2 comprimidos (200.000 unidades/cada)
	Tópica	100.000 unidades/g

para tratamento da enterocolite necrosante e com menos frequência pode ser utilizada para controle da sepse neonatal precoce. A dosagem indicada é peso e idade-dependente, sendo recomendado que sua concentração plasmática não ultrapasse valores máximos de 20 a 35mcg/mL, enquanto o mínimo pode ser < 10mcg/mL. Para administração, as vias utilizadas são a intramuscular e a endovenosa.[44,48-50]

Vancomicina

A vancomicina é um antibactericida utilizado em casos de infecções graves causadas por cepas de *Staphylococcus aureus*, sendo principalmente utilizada na sepse neonatal tardia, em associação à ampicilina, e na enterocolite necrosante.[44,49-51] A dosagem indicada é peso e idade-dependente, e a via de administração é exclusivamente endovenosa. Recomenda-se iniciar com uma dose de ataque de 20mg/kg e ajustar a dose para alcançar um nível sérico de 10 a 15mcg/mL, mensurado previamente à administração da quarta ou quinta dose.[48]

Meropenem

O meropenem atua em infecções graves ocasionadas por bactérias multirresistentes* originárias de cepas de *Staphylococcus*, *Streptococcus*, *Escherichia coli*, *Klebsiella*,

* Bactérias multirresistentes são as que apresentam resistência a diferentes classes de antibacterianos, e as infecções causadas por esse grupo cursam com alta letalidade, o que se justifica pela limitação terapêutica.

Proteus mirabilis, Providencia, Neisseria gonorrhoeae, Haemophilus influenzae, Pseudomonas aeruginosa, Acinetobacter baumannii, Bacteroides e *Fusobacterium* e está indicado para tratamento de sepse neonatal tardia, enterocolite necrosante, quando associado à vancomicina[44,48] e meningite, em virtude de sua capacidade de gerar concentrações no sistema nervoso central (SNC) de até 25% das concentrações séricas.[48] A via de administração é endovenosa, e a dosagem recomendada é peso e idade-dependente, variando entre 20 e 30mg/kg/dose.[52]

Cefepima

A cefepima apresenta seu espectro mais amplo de atividade, incluindo *Pseudomonas aeruginosa, Burkholderia cepacia, Stenotrophomonas maltophilia* e *Staphylococcus aureus*, entre outras bactérias gram-negativas, e está indicada mais comumente para tratamento de sepse ocasionada por bactérias multirresistentes e de meningite em razão de sua excelente capacidade de penetração no SNC. As vias de administração são a endovenosa e a intramuscular, e a dosagem recomendada é peso e idade-dependente, variando entre 30 e 50mg/kg/dose.[52]

Terapia antifúngica

Fluconazol

O fluconazol pode ser utilizado para tratamento da sepse fúngica e também para profilaxia, quando associado a outras medidas farmacológicas e não farmacológicas em grupos com risco maior de infecção fúngica, como pacientes prematuros extremos, em uso de cateter venoso central, com exposição prolongada à antibioticoterapia, após longo período de internação e com doenças gastrointestinais. Os principais patógenos que ocasionam a sepse fúngica são *Candida albicans* e *Candida parapsilosis*, mas outros agentes de menor expressão também podem causar infecções, como *Candidas tropicalis, Candida krusei, Candida lusitaniae, Candida glabrata* e *Candida krusei*.

A ação do fluconazol é dependente da concentração e do tempo e seu efeito pós-antifúngico é prolongado.[54] As vias de administração são a oral e a endovenosa. Para o tratamento, recomenda-se uma dose de ataque de 800mg, seguida de doses de manutenção de 400mg, o que equivale, respectivamente, a 12mg/kg/dia e 6mg/kg/dia.[54,55] Para o tratamento profilático, a dosagem sugerida varia entre 3 e 6mg/kg duas vezes por semana, havendo evidência de redução significativa das taxas de candidíase invasiva em RNPT em UTIN com incidência muito alta de infecções por *Candida*.[55]

Anfotericina B

Considerada o tratamento de primeira linha para infecção sistêmica por *Candida* (*albicans, parapsilosis, tropicalis, krusei, lusitaniae* e *glabrata*), a anfotericina B apresenta meia-vida sérica prolongada em RN em comparação com o paciente adulto. A dosagem indicada varia entre 0,5 e 1mg/kg/dia, a depender do patógeno. A via de administração é preferencialmente endovenosa. Apesar da baixa penetração no líquido cefalorraquidiano, é indicado seu uso associado ao antifúngico flucitosina para tratamento da meningite criptocócica.[43,54,55]

Nistatina

A nistatina é o antifúngico recomendado para inibir o crescimento de *Candida albicans*, patógeno que pode causar infecções em pele e mucosas (candidíase mucocutânea). Sua administração pode ser tópica por meio de creme, pomada, *spray* ou pó. Com concentração do fármaco de 100.000 unidades/g na forma oral, e administrada por meio de solução líquida com concentração de 100.000 unidades/mL ou via comprimido com contração variando de 200.000 a 500.000 unidades/comprimido. A dosagem é determinada segundo a gravidade da lesão, podendo variar de 4 a 6mL ou um a dois comprimidos de 200.000 unidades cada, e a aplicação tópica é feita sobre a lesão.[55]

Fármacos opioides e sedativos

Os neonatos internados em UTIN ficam expostos a diferentes procedimentos que culminam em respostas fisiológicas, bioquímicas e clínicas que indicam dor e estresse no RN, e recursos como opioides e sedativos são frequentemente utilizados para tratamento da dor neonatal, uma vez que a exposição à dor pode ocasionar atrasos de desenvolvimento.[9] Os opioides agem através da inibição da aferência da dor na medula espinhal concomitantemente à ativação cortical descendente inibitória da dor. Além de estimularem as vias inibitórias da dor, os opioides atuam em distintos receptores e acarretam depressão do sistema respiratório em graus variados de sedação, bem como dependência física, entre outros efeitos.[56]

Outra estratégia aplicada para controle da dor consiste na utilização de sedativos, especialmente em neonatos submetidos a procedimentos de intubação traqueal e uso de ventilação mecânica.[57] A administração adequada de opioides e sedativos auxilia o manejo do estresse e potencializa os resultados clínicos, porém o uso inadequado representa risco para os neonatos: doses insuficientes podem cursar com manutenção da dor, agitação e possível remoção de dispositivos, como cateteres e tubo, e doses excessivas podem levar à permanência prolongada na UTIN, aumentar o tempo de ventilação mecânica e causar dependência.[58]

Diferentes opioides e sedativos são considerados recursos terapêuticos nas UTIN, cada um apresentando uma maneira de controlar e inibir a dor, com graus variados de recomendações e evidências sobre seus efeitos.[59]

Morfina

Considerada um dos opioides mais utilizados nas UTIN, a morfina tem ação analgésica, mas também efeito de sedação, a depender da dose administrada. Não é recomendada para uso rotineiro, mas apenas diante da confirmação da dor em neonatos. Nem sempre é indicada como fármaco de primeira linha pois condições preexistentes são indicação de uso de outras drogas, como em caso de hipotensão arterial.[60,61] Não há consenso sobre a dosagem indicada, mas recomenda-se iniciar com uma dose de ataque de 100 a 200mcg/kg/dose, seguida de infusão contínua de 10 a 30mcg/kg/h.[60] Também está indicada em caso de síndrome de abstinência de opioide. Para essa condição, é considerada o tratamento farmacológico de primeira linha. Vale ressaltar que sua indicação em caso de dor e de abstinência deve ocorrer após avaliação da escala de dor/abstinência protocolar da instituição.[62,63]

Fentanil

A fentanil é um opioide cujo uso é amplamente difundido na UTIN. Seu efeito analgésico ocorre logo após a administração (analgésico de ação rápida); além disso, promove efeitos hemodinâmicos mínimos em RN a termo e RNPT. Com frequência é indicada para analgesia antes de procedimentos potencialmente dolorosos.[61,64] A infusão contínua não é consensualmente recomendada, porém é habitual nas UTIN, especialmente nos RNPT em uso de ventilação mecânica, já que sua administração contínua nas 72 primeiras horas de vida confere proteção ao cérebro em desenvolvimento.[65]

Apesar dos menores efeitos hemodinâmicos, quando comparado à morfina, seu uso pode ocasionar maior tolerância aos opioides e abstinência, também em comparação com a morfina.[61,64] Quando administrado em *bolus* (intermitente), a dose recomendada varia de 1 a 4mcg/kg/dose; por outro lado, quando administrado em infusão contínua, a dose recomendada situa-se entre 0,5 e 3mcg/kg/h para RN termos e de 0,5 a 2mcg/kg/h para RNPT – a via de administração para ambas as formas é a endovenosa.[56,66] Cuidado adicional deve ser tomado em caso de necessidade de administração desse fármaco, pois, se injetado rapidamente, pode cursar com rigidez muscular, especialmente da caixa torácica, o que irá dificultar a ventilação e induzir a ocorrência de laringoespasmo.[56] Outra via de administração, considerada segura e eficaz, é a intranasal, a qual está indicada quando se objetiva analgesia de curto prazo para realização de pequenos procedimentos.[67]

Midazolam

O midazolam é um sedativo de ação rápida muito utilizado na UTIN, sobretudo em associação ao fentanil.[68] Sua meia-vida é relativamente curta (6,5 a 12 horas). Geralmente administrado por infusão contínua, também pode ser administrado em *bolus* (intermitente).[56,69] Além de ser um sedativo, seu uso como medicamento de segunda linha é reconhecido no tratamento de crises convulsivas em razão da ineficácia do fenobarbital em alguns casos.

Doses em torno de 0,1mg/kg/h costumam ser suficientes para sedação. Em caso de crise convulsiva, doses ≥ 0,3mg/kg/h são recomendadas. Ambas as dosagens são indicadas para que seja alcançada a concentração plasmática de 0,1mg/L. Concentração plasmática > 0,1mg/L está relacionada com aumento da eficácia no tratamento da crise convulsiva, mas, devido à toxicidade do fármaco, concentrações > 2,4mg/L não são indicadas[69] por se associarem a efeitos adversos graves[70], como morte, leucomalácia e hemorragia peri/intraventricular[56], especialmente quando administrado concomitantemente a opioides.[71]

O uso cauteloso, além do efeito sedativo e do controle das crises convulsivas, pode alcançar outro bom resultado: quando associado à cafeína, aumenta a capacidade antioxidante total e reduz os marcadores de apoptose neuronal em prematuros.[8] A principal via de administração é a endovenosa, porém, quando o objetivo é a sedação de curto prazo para realização de pequenos procedimentos, é possível o uso da via intranasal, considerada eficaz e segura.[67,72]

Metadona

Agonista opioide com meia-vida relativamente longa – aproximadamente 25 a 32 horas – a metadona é recomendada para tratamento de dor crônica e aguda e como tratamento de primeira linha para a síndrome de abstinência de opioides[62,73,74] com efeito superior ao da morfina.[6263] A dose recomendada é frequentemente complexa e exige redução gradual ou período de desmame assim que os sintomas de abstinência estejam controlados.[73] A concentração-alvo para efeito analgésico em neonatos pode ser alcançada por meio de *bolus* (intermitente) de 0,6mg/kg/dose, seguido de 0,15mg/kg/dose, podendo ser administrada via endovenosa.[74] Quando usada para controle da abstinência, recomendam-se doses proporcionais à pontuação conferida pela escala de abstinência, podendo variar de 0,3 a 0,9mg/kg/dose.[63]

Fenobarbital

Fármaco antiepiléptico de primeira linha, com eficácia de até 65% no controle das crises convulsivas, o fenobarbital ativa os receptores do ácido gama-aminobutírico (GABA) no SNC, o que leva ao aumento pós-sináptico dos íons cloreto, reduzindo a excitabilidade neuronal. Sua meia-vida em neonatos é longa – cerca de 1 semana. Administrada em *bolus* (intermitente), são consideradas como seguras e eficazes concentrações plasmáticas entre 20 e 40mg/L.[69] A dose de ataque do fenobarbital é de 20mg/kg, sendo recomendada a administração via endovenosa, seguida de dose de manutenção entre 3 e4 mg/kg via oral.[75]

Fármacos de ação no sistema renal

O uso de diuréticos é frequente em pacientes internados nas UTIN, os quais estão indicados na presença de condições clínicas que cursam com retenção inadequada de água e sódio, com ou sem formação de edema, como insuficiência cardíaca congestiva, HA, desequilíbrio eletrolítico, distúrbios renais e doenças hepáticas, entre outras.[76,77]

Furosemida

Diurético de alça que inibe a reabsorção ativa de cloreto de sódio (NaCl) e aumenta a natriurese (excreção urinária de sódio)[76], a furosemida está entre os 20 medicamentos mais prescritos no período neonatal, com uma taxa geral de exposição de 6,9% em RN atendidos em UTIN e de até 44,2% em RNPT com IG < 27 semanas.[77] Seu uso está indicado, principalmente, em casos de estados edematosos, insuficiência pré-renal e distúrbios eletrolíticos. Sua meia-vida plasmática em neonatos prematuros é longa (até 72 horas), decaindo com o aumento da idade pós-natal.

Em RNPT, seu uso entre o sétimo dia de vida pós-natal e a 36ª semana está associado à redução da ocorrência de DBP. Há duas explicações para esse efeito: a primeira está relacionada com a ação diurética do fármaco, que culmina com a redução do volume de líquido intravascular, diminuindo assim o fluxo de líquido para os pulmões; a segunda diz respeito à atuação em caso de vasodilatação periférica ou pulmonar por meio da síntese de prostaglandinas, o que diminui a congestão pulmonar.[78] Pode ser administrada via endovenosa ou oral. Quando administrada em *bolus* (intermitente), as doses são de 1 a 2mg/kg/dia via oral a 0,5 a 1,5mg/kg/dia via endovenosa; quando administrada em infusão contínua, recomenda-se o uso de 0,1 a 0,4mg/kg/h.[76]

Hidroclorotiazida

A hidroclorotiazida é um diurético tiazida que inibe a reabsorção ativa de NaCl e aumenta a excreção de água. Seu uso está indicado em casos de estados edematosos, hipercalciúria, HA e diabetes insípido nefrogênico. Sua administração é oral, na dose de 1 a 3mg/kg/dia.[76] Não há evidências de efeitos benéficos com o uso desse fármaco para prevenção ou tratamento da DBP e, quando empregado para esse fim, pode cursar com elevada incidência de anormalidades eletrolíticas e redução significativa do ganho de peso em RNPT.[79]

FÁRMACOS E SUA APLICAÇÃO NO CONTEXTO DA CLASSIFICAÇÃO INTERNACIONAL DE FUNCIONALIDADE, INCAPACIDADE E SAÚDE (CIF)

No contexto da CIF, os efeitos ocasionados pelos fármacos podem manifestar-se de maneiras diversas influir na saúde funcional. O RN está exposto a um ambiente singular (hospitalar) com seus sistemas corporais ainda imaturos diante de sua breve experiência pós-natal, e que se caracteriza, principalmente, por experiências sensoriais. É nesse contexto que deve ser enfatizada a associação dos componentes da CIF às ações dos principais fármacos utilizados em terapia intensiva neonatal, onde a ação dos fármacos tem efeito direto. Portanto, destacam-se os códigos concentrados no componente *funções do corpo* (b), funções mentais (b1), funções sensoriais e dor (b2), funções dos sistemas cardiovascular e outros (b4), funções dos sistemas digestório, metabólico e endócrino (b5), funções urinárias (b61- b63), funções neuromusculares (b7) e funções da pele e estruturas relacionadas (b8).

Segundo a CIF[80], *funções do corpo* são definidas como as funções fisiológicas dos sistemas corporais (incluindo as funções psicológicas). Os problemas na função, como desvio ou perda significativa, são definidos como *deficiências*. Considerando o componente *funções do corpo*, as ações dos fármacos podem alterar distintas funções, acarretando deficiência transitória ou permanente.

As alterações nas funções corporais, pode desencadear alterações nos demais domínios no âmbito da CIF, como atividade e participação. Além disso, é importante considerar que os fatores ambientais e pessoais podem contribuir positiva ou negativamente para o quadro de funcionalidade do RN sob efeito dos fármacos.

CASO CLÍNICO

RNPT com IG de 28 semanas e histórico materno de uso de ciclo completo de corticoterapia foi admitido em UTIN 20 minutos após seu nascimento, em uso de CPAP, apresentando sinais de desconforto respiratório leve, como retração intercostal superior com declive inspiratório, retração intercostal inferior pouco visível e discreto batimento de aleta nasal, necessitando aumento da FiO_2 de 30% para 40% para manutenção de SpO_2 de 95%. Ao exame radiológico, também foram evidenciados sinais da SDR neonatal. O prescritor de plantão opta pela realização de surfactante e solicita o auxílio da equipe de fisioterapia para a decisão quanto à melhor técnica para administração do fármaco.

Exercício

Com base nessas informações, qual a melhor técnica para administração do fármaco e qual sua indicação?

> **Resposta**
>
> O uso de suporte ventilatório não invasivo e a presença de desconforto respiratório leve sugerem que o RNPT apresenta capacidade de respirar espontaneamente com auxílio, porém a demanda radiográfica associada ao desconforto indica a necessidade de utilização de surfactante. Em vista das distintas técnicas de administração, convém optar pela minimamente invasiva, sendo sugerida a técnica LISA. Essa escolha deve ser realizada com base na capacidade de execução técnica de quem irá administrar o fármaco. A escolha por uma técnica minimamente invasiva se deve à sua eficácia em prevenir a utilização de ventilação pulmonar mecânica invasiva e a DBP.

CONSIDERAÇÕES GERAIS

Difundida nas UTIN, a utilização de fármacos é fonte importante para manutenção da vida, controle e prevenção de disfunções. Os fármacos interagem nos diferentes sistemas e entre si, e a maneira como se comportam na população neonatal nem sempre se assemelha à encontrada entre os adultos. A compreensão dos mecanismos de ação e dos efeitos benéficos e adversos é essencial para todos os envolvidos no cuidado ao neonato de modo a minimizar os efeitos deletérios que possam estar presentes desde o processo de indicação, prescrição e administração.

Referências

1. Allegaert K, Simons S, Van Den Anker J. Research on medication use in the neonatal intensive care unit. Expert Rev Clin Pharmacol abr 2019; 12(4):343-53.
2. Bittencourt SC, Caponi S, Maluf S. Farmacologia no século XX: A ciência dos medicamentos a partir da análise do livro de Goodman e Gilman. História Ciênc Saúde-Manguinhos 20 mai 2013; 20:499-520.
3. Allegaert K, Mian P, Van den Anker JN. Developmental pharmacokinetics in neonates: Maturational changes and beyond. Curr Pharm Des 2017; 23(38):5769-78.
4. Nasrollahi S, Meera NK, Boregowda S. Pharmaceutical excipient exposure in a Neonatal Intensive Care Unit. Indian Pediatr 15 set 2020; 57(9):801-4.
5. Alghamdi AA, Keers RN, Sutherland A, Ashcroft DM. Prevalence and nature of medication errors and preventable adverse drug events in paediatric and neonatal intensive care settings: A systematic review. Drug Saf dez 2019; 42(12):1423-36.
6. Eslami K, Aletayeb F, Aletayeb SMH, Kouti L, Hardani AK. Identifying medication errors in neonatal intensive care units: a two-center study. BMC Pediatr 22 out 2019; 19:365.
7. Medication without Harm [Internet]. Disponível em: https://www.who.int/publications-detail-redirect/WHO-HIS-SDS-2017.6. Acesso em 29 nov 2021.
8. Okan MA, Büyükkayhan D, Karatekin G. The effect of midazolam on oxidative stress and apoptosis in preterm infants. Fetal Pediatr Pathol 3 set 2021; 40(5):423-9.
9. Alhersh E, Abushanab D, Al-Shaibi S, Al-Badriyeh D. Caffeine for the treatment of apnea in the Neonatal Intensive Care Unit: A systematic overview of meta-analyses. Paediatr Drugs ago 2020; 22(4):399-408.
10. Chen J, Jin L, Chen X. Efficacy and safety of different maintenance doses of caffeine citrate for treatment of apnea in premature infants: A systematic review and meta-analysis. BioMed Res Int 24 dez 2018; 2018:e9061234.
11. Abu-Shaweesh JM, Martin RJ. Caffeine use in the Neonatal Intensive Care Unit. Semin Fetal Neonatal Med 1 out d 2017; 22(5):342-7.
12. Ochs M, Hegermann J, Lopez-Rodriguez E et al. On top of the alveolar epithelium: Surfactant and the glycocalyx. Int J Mol Sci 27 abr 2020; 21(9):3075.
13. Foligno S, De Luca D. Porcine versus bovine surfactant therapy for RDS in preterm neonates: Pragmatic meta-analysis and review of physiopathological plausibility of the effects on extra-pulmonary outcomes. Respir Res 7 jan 2020; 21(1):8.
14. Ramanathan R, Biniwale M, Sekar K et al. Synthetic surfactant CHF5633 compared with poractant alfa in the treatment of neonatal respiratory distress syndrome: A multicenter, double-blind, randomized, controlled clinical trial. J Pediatr out 2020; 225:90-96.e1.
15. Singh N, Halliday HL, Stevens TP, Suresh G, Soll R, Rojas-Reyes MX. Comparison of animal-derived surfactants for the prevention and treatment of respiratory distress syndrome in preterm infants. Cochrane Database Syst Rev 21 dez 2015; (12):CD010249.
16. Hennelly M, Greenberg RG, Aleem S. An update on the prevention and management of bronchopulmonary dysplasia. Pediatr Health Med Ther 2021; 12:405-19.
17. Sekar K, Fuentes D, Krukas-Hampel MR, Ernst FR. Health economics and outcomes of surfactant treatments for respiratory distress syndrome among preterm infants in US level III/IV Neonatal Intensive Care Units. J Pediatr Pharmacol Ther JPPT 2019; 24(2):117-27.
18. Sweet DG, Carnielli V, Greisen G et al. European Consensus Guidelines on the Management of Respiratory Distress Syndrome – 2019 Update. Neonatology 2019; 115(4):432-50.
19. Bahadue FL, Soll R. Early versus delayed selective surfactant treatment for neonatal respiratory distress syndrome. Cochrane Database Syst Rev 14 nov 2012; 11:CD001456.
20. Ricci F, Murgia X, Razzetti R, Pelizzi N, Salomone F. In vitro and in vivo comparison between poractant alfa and the new generation synthetic surfactant CHF5633. Pediatr Res fev 2017; 81(2):369-75.
21. Bellos I, Fitrou G, Panza R, Pandita A. Comparative efficacy of methods for surfactant administration: a network meta-analysis. Arch Dis Child Fetal Neonatal Ed set 2021; 106(5):474-87.
22. Herting E, Härtel C, Göpel W. Less invasive surfactant administration: best practices and unanswered questions. Curr Opin Pediatr abr 2020; 32(2):228-34.
23. Doyle LW, Cheong JL, Ehrenkranz RA, Halliday HL. Early (< 8 days) systemic postnatal corticosteroids for prevention of bronchopulmonary dysplasia in preterm infants. Cochrane Database Syst Rev 24 out 2017; 2017(10):CD001146.
24. Wynne K, Rowe C, Delbridge M et al. Antenatal corticosteroid administration for fetal lung maturation. F1000 Research 30 mar 2020; 9:F1000 Faculty Rev-219.
25. Cuna A, Quigley A, Varghese K et al. Effectiveness and safety of repeat dexamethasone for bronchopulmonary dysplasia. J Perinatol Off J Calif Perinat Assoc ago 2021; 41(8):1956-62.
26. Halliday HL. Update on postnatal steroids. Neonatology 2017; 111(4):415-22.
27. Doyle LW, Cheong JL, Ehrenkranz RA, Halliday HL. Late (> 7 days) systemic postnatal corticosteroids for prevention of bronchopulmonary dysplasia in preterm infants. Cochrane Database Syst Rev 24 out 2017; 2017(10):CD001145.
28. Dassios T, Kaltsogianni O, Greenough A. Second course of systemic dexamethasone: efficacy and respiratory function changes. J Matern Fetal Neonatal Med 14 abr 2020; 0(0):1-4.
29. Filippone M, Nardo D, Bonadies L, Salvadori S, Baraldi E. Update on postnatal corticosteroids to prevent or treat bronchopulmonary dysplasia. Am J Perinatol jul 2019; 36(S 2):S58-62.
30. Zeng L, Tian J, Song F et al. Corticosteroids for the prevention of bronchopulmonary dysplasia in preterm infants: a network

meta-analysis. Arch Dis Child Fetal Neonatal Ed nov 2018; 103(6):F506-11.

31. Onland W, De Jaegere AP, Offringa M, Van Kaam A. Systemic corticosteroid regimens for prevention of bronchopulmonary dysplasia in preterm infants. Cochrane Database Syst Rev 31 jan 2017; 1:CD010941.

32. Dempsey E, Rabe H. The use of cardiotonic drugs in neonates. Clin Perinatol jun 2019; 46(2):273-90.

33. Joynt C, Cheung P-Y. Cardiovascular supportive therapies for neonates with asphyxia – A literature review of pre-clinical and clinical studies. Front Pediatr 2018; 6:363.

34. Ergenekon E, Rojas-Anaya H, Bravo MC, Kotidis C, Mahoney L, Rabe H. Cardiovascular drug therapy for human newborn: Review of pharmacodynamic data. Curr Pharm Des 2017; 23(38):5850-60.

35. Lee G, Kaiser JR, Moffett BS, Rodman E, Toy C, Rios DR. Efficacy of low-dose epinephrine continuous infusion in Neonatal Intensive Care Unit patients. J Pediatr Pharmacol Ther JPPT 2021; 26(1):51-5.

36. Miller LE, Laughon MM, Clark RH et al. Vasoactive medications in extremely low gestational age neonates during the first postnatal week. J Perinatol Off J Calif Perinat Assoc set 2021; 41(9):2330-6.

37. Giesinger RE, McNamara PJ. Hemodynamic instability in the critically ill neonate: An approach to cardiovascular support based on disease pathophysiology. Semin Perinatol abr 2016; 40(3):174-88.

38. Rizk MY, Lapointe A, Lefebvre F, Barrington KJ. Norepinephrine infusion improves haemodynamics in the preterm infants during septic shock. Acta Paediatr Oslo Nor 1992, mar 2018; 107(3):408-13.

39. Tourneux P, Rakza T, Bouissou A, Krim G, Storme L. Pulmonary circulatory effects of norepinephrine in newborn infants with persistent pulmonary hypertension. J Pediatr set 2008; 153(3):345-9.

40. El-Khuffash A, McNamara PJ, Breatnach C et al. The use of milrinone in neonates with persistent pulmonary hypertension of the newborn – a randomized controlled trial pilot study (MINT 1): Study protocol and review of literature. Matern Health Neonatol Perinatol 2018; 4:24.

41. Hallik M, Tasa T, Starkopf J, Metsvaht T. Dosing of milrinone in preterm neonates to prevent post-ligation cardiac syndrome: Simulation study suggests need for bolus infusion. Neonatology 2017; 111(1):8-11.

42. Procianoy RS, Silveira RC. The challenges of neonatal sepsis management. J Pediatr (Rio J) 17 abr 2020; 96:80-6.

43. Fanos V, Cuzzolin L, Atzei A, Testa M. Antibiotics and antifungals in neonatal intensive care units: A review. J Chemother Florence Italy fev 2007; 19(1):5-20.

44. Garrido F, Allegaert K, Arribas C et al. Variations in antibiotic use and sepsis management in Neonatal Intensive Care Units: An European survey. Antibiotics set 2021; 10(9):1046.

45. Silva JJD, Bruno MAP, Silva DBDN. Multidimensional poverty in Brazil: Analysis of the period 2004-2015. Braz J Polit Econ mar 2020; 40(1):138-60.

46. Metsvaht T, Ilmoja M-L, Parm Ü, Maipuu L, Merila M, Lutsar I. Comparison of ampicillin plus gentamicin vs. penicillin plus gentamicin in empiric treatment of neonates at risk of early onset sepsis. Acta Paediatr Oslo Nor 1992, mai 2010; 99(5):665-72.

47. Tzialla C, Borghesi A, Serra G, Stronati M, Corsello G. Antimicrobial therapy in neonatal intensive care unit. Ital J Pediatr 1 abr 2015; 41:27.

48. Nelson's Pediatric Antimicrobial Therapy 2021. 5 jan 2020. Disponível em: https://publications.aap.org/aapbooks/book/645/Nelson-s-Pediatric-Antimicrobial-Therapy-2021. Acesso em 21 nov 2021.

49. Prates ICRF, Cozac EE. Perfil epidemiológico e o gerenciamento do uso racional de antibióticos na UTI Neonatal da Santa Casa de Anápolis. Braz J Dev 19 out 2021; 7(10):98587-603.

50. Marzban A, Samaee H, Mosavinasab N. Changing trend of empirical antibiotic regimen: Experience of two studies at different periods in a neonatal intensive care unit in Tehran, Iran. Acta Med Iran out 2010; 48(5):312-5.

51. Dong Y, Basmaci R, Titomanlio L, Sun B, Mercier J-C. Neonatal sepsis: Within and beyond China. Chin Med J (Engl) 20 set 2020; 133(18):2219-28.

52. Rivera-Chaparro ND, Cohen-Wolkowiez M, Greenberg RG. Dosing antibiotics in neonates: Review of the pharmacokinetic data. Future Microbiol set 2017; 12:1001-16.

53. Sakai AM, Iensue TNAN, Pereira KO et al. Colonization profile and duration by multi-resistant organisms in a prospective cohort of newborns after hospital discharge. Rev Inst Med Trop, 2020. São Paulo. 62:e22.

54. Sinnollareddy MG, Roberts JA, Lipman J et al. Pharmacokinetic variability and exposures of fluconazole, anidulafungin, and caspofungin in Intensive Care Unit patients: Data from multinational defining antibiotic levels in Intensive Care Unit (DALI) patients study. Crit Care Lond Engl 4 fev 2015; 19:33.

55. Pappas PG, Kauffman CA, Andes D et al. Clinical practice guidelines for the management candidiasis: 2009 update by the Infectious Diseases Society of America. Clin Infect Dis 1 mar 2009; 48(5):503-35.

56. Silva YP, Gomez RS, Máximo TA, Silva ACS. Sedação e analgesia em neonatologia. Rev Bras Anestesiol out 2007; 57:575-87.

57. Carbajal R, Eriksson M, Courtois E et al. Sedation and analgesia practices in neonatal intensive care units (EUROPAIN): Results from a prospective cohort study. Lancet Respir Med out 2015; 3(10):796-812.

58. Harris J, Ramelet A-S, Van Dijk M et al. Clinical recommendations for pain, sedation, withdrawal and delirium assessment in critically ill infants and children: An ESPNIC position statement for healthcare professionals. Intensive Care Med 2016; 42:972-86.

59. Bellù R, Romantsik O, Nava C, Waal KA, Zanini R, Bruschettini M. Opioids for newborn infants receiving mechanical ventilation. Cochrane Database Syst Rev [Internet] 2021; (3). Disponível em: https://www.cochranelibrary.com/cdsr/doi/10.1002/14651858.CD013732.pub2/full. Acesso em 21 nov 2021.

60. Abushanab D, Abounahia FF, Alsoukhni O, Abdelaal M, Al-Badriyeh D. Clinical and economic evaluation of the impact of midazolam on morphine therapy for pain relief in critically ill ventilated infants with respiratory distress syndrome. Paediatr Drugs 23 dez 2020: 1-15.

61. Hall RW, Anand KJS. Pain management in newborns. Clin Perinatol dez 2014; 41(4):895-924.

62. Van den Anker J. Is it time to replace morphine with methadone for the treatment of pain in the neonatal intensive care unit? Pediatr Res 2021; 89(7):1608-9.

63. Davis JM, Shenberger J, Terrin N et al. Comparison of safety and efficacy of methadone vs morphine for treatment of neonatal abstinence syndrome. JAMA Pediatr. ago 2018; 172(8):741-8.

64. Ancora G, Lago P, Garetti E et al. Efficacy and safety of continuous infusion of fentanyl for pain control in preterm newborns on mechanical ventilation. J Pediatr set 2013; 163(3):645-651.e1.

65. Qiu J, Zhao L, Yang Y, Zhang J, Feng Y, Cheng R. Effects of fentanyl for pain control and neuroprotection in very preterm newborns on mechanical ventilation. J Matern Fetal Neonatal Med 17 nov 2019; 32(22):3734-40.

66. Wu Y, Völler S, Flint RB et al. Pre– and postnatal maturation are important for fentanyl exposure in preterm and term newborns: A pooled population pharmacokinetic study. Clin Pharmacokinet [Internet] 13 nov 2021. Disponível em: https://doi.org/10.1007/s40262-021-01076-0. Acesso em 21 nov 2021.

67. Ku LC, Simmons C, Smith PB et al. Intranasal midazolam and fentanyl for procedural sedation and analgesia in infants in the Neonatal Intensive Care Unit. J Neonatal-Perinat Med 1 jan 2019; 12(2):143-8.

68. Avila-Alvarez A, Carbajal R, Courtois E, Pertega-Diaz S, Muñiz-Garcia J, Anand KJS. Manejo de la sedación y la analgesia en Unidades de Cuidados Intensivos Neonatales españolas. An Pediatría 1 ago 2015; 83(2):75-84.

69. Favié LMA, Groenendaal F, Van den Broek MPH et al. Phenobarbital, midazolam pharmacokinetics, effectiveness, and drug-drug interaction in asphyxiated neonates undergoing therapeutic hypothermia. Neonatology ago 2019; 116(2):154-62.

70. Ng E, Taddio A, Ohlsson A. Intravenous midazolam infusion for sedation of infants in the neonatal intensive care unit. Cochrane Database Syst Rev 31 jan 2017; 2017(1):CD002052.

71. Endo M, Hirano R, Shibasaki H, et al. Midazolam Intoxication in a Premature Neonate. *Clin Ther*. 2020;42(5):946-951. doi:10.1016/j.clinthera.2020.03.013

72. Milési C, Baleine J, Mura T et al. Nasal midazolam vs ketamine for neonatal intubation in the delivery room: a randomised trial. Arch Dis Child – Fetal Neonatal Ed 1 mai 2018; 103(3):F221-6.

73. Van Donge T, Samiee-Zafarghandy S, Pfister M et al. Methadone dosing strategies in preterm neonates can be simplified. Br J Clin Pharmacol jun 2019; 85(6):1348-56.

74. Ward RM, Drover DR, Hammer GB et al. The pharmacokinetics of methadone and its metabolites in neonates, infants and children. Paediatr Anaesth jun 2014; 24(6):591-601.

75. Gian MP. Clinical pharmacology of phenobarbital in neonates: Effects, metabolism and pharmacokinetics. Curr Pediatr Rev 31 jan 2016; 12(1):48-54.

76. Guignard J-P, Iacobelli S. Use of diuretics in the neonatal period. Pediatr Nephrol 1 set 2021; 36(9):2687-95.

77. Gouyon B, Martin-Mons S, Iacobelli S et al. Characteristics of prescription in 29 level 3 neonatal wards over a 2-year period (2017-2018): An inventory for future research. PLOS ONE 19 set 2019; 14(9):e0222667.

78. Greenberg RG, Gayam S, Savage D et al. Furosemide exposure and prevention of bronchopulmonary dysplasia in premature infants. J Pediatr mai 2019; 208:134-40.e2.

79. Tan C, Sehgal K, Sehgal K, Krishnappa SB, Sehgal A. Diuretic use in infants with developing or established chronic lung disease: A practice looking for evidence. *J Paediatr Child Health*. 2020;56(8):1189-1193. doi:10.1111/jpc.14877

80. Organização Mundial de Saúde. CIF – Classificação Internacional de Funcionalidade, Incapacidade e Saúde. 1 ed. Centro Colaborador da Organização Mundial da Saúde para a Família de Classificações Internacionais em português (org.) São Paulo: EDUSP, 2015. 335 p.

Índice remissivo

A

Adrenalina, 384
Age and stages questionnaire (ASQ-3), 264
AHEMDI-IS, 267
Alodínia, 323
Amicacina, 385
Ampicilina, 385
Anfotericina B, 387
Apneia, 128
- prematuridade, 185
  - - classificação, 185
  - - classificação internacional de funcionalidade, incapacidade e saúde, 191
  - - definição, 185
  - - diagnóstico, 188
  - - estado de sono, 187
  - - estratégias fisioterapêuticas, 190
  - - estratégias terapêuticas, 188
  - - imaturidade do controle respiratório, 185
  - - infecção, 187
  - - inflamação, 187
  - - mecânica pulmonar, 186
  - - patogênese, 185
  - - polissonografia em unidade de terapia intensiva neonatal, 191
  - - prognóstico, 191
  - - vias aéreas superiores e reflexos pulmonares, 187
Asfixia perinatal, 277
- causas, 278
- classificação, 279
- classificação internacional de funcionalidade, incapacidade e saúde, 282
- definição, 277
- epidemiologia, 279
- fisiopatologia, 278
- manejo ventilatório e impacto no desenvolvimento neuropsicomotor, 281
- tratamento, 280

Aspiração de vias aéreas superiores e cânula orotraqueal, 141
Assistência neonatal, avanços na qualidade, 4
Atelectrauma, 72
Audição, 315

B

Balanço hídrico na UTI, 122
Barotrauma, 70
Bayley III, 264
Biotrauma, 71
Bloqueios atrioventriculares na UTI, 120
Boletim de Apgar, 12
Bradicardia sinusal na UTI, 120
Bradipneia, 127

C

Caderneta da criança, 265
Cânula nasal
  - alto fluxo de oxigênio (CNAF), 30
    - - efeitos fisiológicos, 33
  - longa e estreita, 84
  - RAM, 84
  - simples, 30
Capnografia na UTI, 128
Cardiopatias congênitas, 175
  - aspectos clínicos, 176
  - bases do tratamento, 175
  - classificação
    - - geral, 175
    - - internacional de funcionalidade, incapacidade e saúde, 182
  - conceitos, 175
  - epidemiologia, 175
  - pós-operatório imediato, 179
  - pré-operatório, avaliação e assistência fisioterapêutica ao neonato, 176

- ventilação mecânica
  - - assistência fisioterapêutica, 179
  - - desmame, 180
  - - estratégias, 179
  - - extubação, 180, 181
Cefepima, 386
Cérebro, desenvolvimento, 312
Citrato de cafeína, 382
Clinical risk index babies (CRIB), 12
Correção da idade gestacional, 11
Corticosteroides, 383
Cuidados paliativos, 362
  - aspectos bioéticos, 363
  - atuação dos fisioterapeutas, 365
  - dor neonatal, 363
  - indicação, 363
  - tratamento não farmacológico para dor, 364
  - ventilação mecânica, 364
Curva de dissociação da hemoglobina, 22

D

Decúbito
  - dorsal, 133
  - lateral, 134
  -ventral, 134
Desenvolvimento
  - articular, 204
  - musculoesquelético, 204
  - neuropsicomotor, 259-269
    - - avaliação, 260
      - - - age and stages questionnaire, 264
      - - - AHEMD-IS, 267
      - - - Bayley III, 264
      - - - caderneta da criança, 265
      - - - Denver II, 264
      - - - ecomapa, 268
      - - - escala motora infantil de Alberta, 263
      - - - movimentos do bebê,260, 262
      - - - neurológica neonatal de Hammersmith, 262
      - - - PEDI-CAT, 265
      - - - Test infant performance, 263
      - - - YC-PEM, 266
    - - fatores pessoais, 260
  - ósseo, 204
Desmame da ventilação pulmonar mecânica invasiva, 62
  - extubação não planejada, 64
  - falha da extubação, 64
  - histórico, 63
  - objetivos, 63
  - otimização, 63
  - testes de respiração espontânea, 65
Desobstrução rinofaríngea retrógrada com instilação de soro
  fisiológico, 140
Displasia
  - broncopulmonar, 25, 69, 193
    - - classificação, 194
    - - classificação internacional de funcionalidade, incapacidade
      e saúde, 196
    - - definição, 194
    - - epidemiologia, 194
    - - prevenção de broncodisplasia, 195
  - desenvolvimental de quadril, 234
    - - avaliação fisioterapêutica, 238
    - - classificação, 235
    - - definição, 235
    - - diagnóstico, 235
    - - epidemiologia, 235

- - etiologia, 235
- - prognóstico, 235
Dobutamina, 384
Dopamina, 384
Dor neonatal, 322-331
  - aguda recorrente, 324
  - analgesia farmacológica, 329
  - avaliação, escalas, 323
  - causas, 326
  - classificação, 323
  - classificação internacional de funcionalidade, incapacidade e
    saúde, 329
  - crônica, 324
  - definição, 322
  - efeitos, 326
  - epidemiologia, 322
  - episódio agudo, 324
  - manejo, 327
  - persistente, 324
  - prolongada, 324

E

Efeito Bohr, 22
Eletrocardiograma na UTI, 119
Enterocolite necrosante neonatal, 26
Epinefrina, 384
Equilíbrio, 313
Escala motora infantil de Alberta (AIMES), 263
Escore de mortalidade em neonatologia, 12
Estado comportamental neonatal, 255
Estimulação sensório-motora, 333
  - auditiva, 335
  - tátil-cinestésica, 333
  - vestibular, 334
  - visual, 336
Expiração lenta e prolongada, 137
Extrassístoles na UTI, 120

F

Farmacologia aplicada à fisioterapia em terapia intensiva neonatal, 382
  - adrenalina, 384
  - amicacina, 385
  - ampicilina, 386
  - anfiterecina B, 387
  - cefepima, 387
  - citrato de cafeína, 382
  - corticosteroides, 383
  - dobutamina, 384
  - dopamina, 384
  - epinefrina, 384
  - fenobarbital, 388
  - fentanil, 388
  - fluconazol, 387
  - furosemida, 389
  - gentamicina, 385
  - hidroclorotiazida, 389
  - meropenem, 386
  - metadona, 388
  - midazolam, 388
  - milrinona, 385
  - morfina, 388
  - nistatina, 387
  - noradrenalina, 384
  - norepinefrina, 385
  - surfactante, 383
  - vancomicina, 386

Índice remissico

Fidgety movements, 261
Fisioterapia neonatal, 9
- aspectos gerais, 9
- avanços na qualidade da assistência neonatal, 4
-história, 3
- nomenclatura, 9
- respiratória, recursos, 132
- - aspiração de vias aéreas superiores e cânula orotraqueal, 141
- - aumento do fluxo expiratório, 138
- - desobstrução rinofaríngea retrógrada com instilação de soro fisiológico, 140
- - expiração lenta e prolongada, 137
- - hiperinsuflação manual, 141
- - posicionamento terapêutico, 132
- - vibração torácica, 136
Fluconazol, 387
Fração inspirada de oxigênio, 50
Frequência
- cardíaca na UTI, 118
- respiratória, 49
- - UTI, 127

G

Gasometria arterial, 108
- UTI, 125
Gastrosquise, 285
- classificação, 286
- classificação internacional de funcionalidade, incapacidade e saúde, 287
- diagnóstico, 287
- embriologia, 286
- epidemiologia, 285
General movements assessment (GMA), 261
Gentamicina, 386
Gestão da qualidade em saúde, 377

H

Halo cefálico, 34
Hammersmith neonatal neurological examination (HNE), 262
Hemoglobina, 22
Hemorragia intraventricular, 272
- diagnóstico, 273
- epidemiologia, 273
- fisiopatologia, 274
- tratamento, 275
Hérnia diafragmática congênita, 170
- atenção do fisioterapeuta no período de hospitalização até o seguimento ambulatorial, 171
- Bochdaleck, 170
- dados epidemiológicos, 170
- diagnóstico no período neonatal, 171
- hiato esofágico, 171
- Morgagni, 171
- prognóstico, 171
- tratamento, 171
Hidrocefalia, 293
- diagnóstico, 297
- fisiopatologia, 295
- prematuridade, 296
- prognóstico, 297
- repercussões neurológicas, 297
- sinais e sintomas, 297
- tratamento, 298

Hidroclorotiazida, 389
Hiperalgesia, 323
Hiperinsuflação manual, 141
Hiperoxemia, 281
Hipertensão pulmonar persistente do recém-nascido, 165
- definição, 165
- epidemiologia, 165
- fisiopatologia, 165
- tratamento, 165
Hipocapnia, 281
Hipoxemia, 2
- aguda, 24
- refratária, 24
- riscos associados, 24
Hipoxia, 24
Humanização em neonatologia com ênfase na fisioterapia, 367

I

Idade gestacional, 11
Incubadora de fluxo interno, 33
Indicador de morbidade neonatal, 13
Índices
- oxigenação na UTI, 126
- saturação de oxigênio, 127

K

Klisic, teste, 236

L

Lesões
- induzidas por ventilação pulmonar mecânica, 69
- - atelectrauma, 71
- - barotrauma, 70
- - biotrauma, 71
- - cerebral, 71
- - diafragmática, 72
- - estratégias para redução, 72
- - mecanismos, 70
- - oxitrauma, 71
- - volutrauma, 71
- sistema nervoso central, 25
Leucomalácia, 272

M

Manobras
- Barlow, 235
- cachecol ou echarpe, 250
- Galeazzi, 236
- Ortolani, 235
Máscara nasal, 84
Massagem cardíaca, 350
Meropenem, 386
Microcefalia, 299
- avaliação, 300
- diagnóstico, 299
- etiologia, 300
- prognóstico, 301
Metadona, 388
Midazolam, 388
Milrinona, 385
Monitoramento
- cardiorrespiratório do paciente pediátrico na unidade de tratamento intensivo, 117
- - desenvolvimento, 117

- - hemodinâmico, 118
- - - balanço hídrico, 122
- - - frequência cardíaca, 118
- - - pressão arterial pulmonar, 122
- - - pressão arterial sistêmica, 120
- - - pulsos e perfusão periférica, 121
- - - ritmo cardíaco, 119
- - respiratório, 123
- - - gasometria arterial, 125
- - - índices de oxigenação, 126
- - - índices de saturação do oxigênio, 127
- - - oximetria de pulso, 123
- - ventilação, 127
- - - capnografia, 128
- - - frequência respiratória, 127
- transcutâneo de oxigênio, 26
Morbidade neonatal, indicador, 13
Morfina, 388
Mortalidade em neonatologia, escore, 12
Movimento dos bebês, avaliação, 260, 262, 313

N

Neonatologia oxigenoterapia, 21
Nervos cranianos, 255, 256
Ninho, efeitos terapêuticos, 136
Nistatina, 387
Noradrenalina, 384
Norepinefrina, 384

O

Onfalocele, 285
- classificação, 286
- classificação internacional de funcionalidade, incapacidade e saúde, 287
- diagnóstico, 287
- embriologia, 286
- epidemiologia, 285
Oxigenoterapia, 21-34
- classificação dos sintomas de oferta, 28
- conceitos da oferta de oxigênio, 24
- definição, 23
- distúrbios associados à toxicidade, 25
- efeitos sistêmicos, 27
- - cardiovasculares, 27
- - sistema nervoso central, 27
- - sistema respiratório, 27
- monitoramento transcutâneo de oxigênio, 26
- recursos em neonatologia, 30
- - cânula nasal de alto fluxo de oxigênio, 30
- - cânula nasal simples, 30
- - halo cefálico, 33
- - incubadora de fluxo interno, 33
- - tenda de oxigênio, 33
- sistema respiratório, 21
Oximetria de pulso, 27, 108
- UTI, 123
Oxitrauma, 71

P

Paralisia braquial obstétrica, 211
- classificação, 212
- classificação internacional de funcionalidade, incapacidade e saúde, 213

- definição, 211
- diagnóstico, 212
- epidemiologia, 211
- Erb ou Erb-Duchenne, 212
- Klumpke, 212
- total ou Erb-Klumpke, 212
- tratamento fisioterapêutico, 212
Parto, preparação, 343
PEDI-CAT, 265
Pé torto congênito, 215
- avaliação, 215
- classificação internacional de funcionalidade, incapacidade e saúde, 220
- definição, 215
- epidemiologia, 215
- etiologia, 215
- novas terapêuticas, 219
- tratamento, 218
Perímetro cefálico, 249
Período neonatal, 9
Posição canguru, 337
Prematuridade, 311
- classificação, 10
- complicações, 11
- contextualização, 10
Pressão
- arterial
- - pulmonar na UTI, 120
- - sistêmica na UTI, 120
- expiratória positiva final, 49
- inspiratória, 46
Pronga nasal, 83
Pulsos avaliação na UTI, 121

Q

Quadril, desenvolvimento, 234
Qualidade da assistência neonatal, avanços, 4

R

Radiografia de tórax, 110
Reanimação neonatal na sala de parto, 346
Recém-nascidos
- classificação, 9
- conceitos, 9
- pré-termo, monitoramento da oxigenação, 26
- toxicidade do oxigênio na hiperóxia em pacientes neonatais, 25
Reflexos primitivos, 250, 251
- busca ou de voracidade ou ponto-cardeal, 252
- colocação dos pés, 255
- curvatura troncular, 254
- cutâneo plantar em extensão, 255
- extensor cruzado, 254
- marcha automática, 254
- Moro, 253
- preensão palmar, 252
- preensão plantar, 252
- sucção, 252
- tônico-cervical assimétrico ou de Magnus-De Kleijn, 252
Retinopatia da prematuridade, 25
Ritmo cardíaco na UTI, 119
- bloqueios atrioventriculares, 120
- bradicardia sinusal, 120
- extrassístoles, 120

Índice remissico

- síndromes bradicárdicas, 120
- taquicardia atrial, 121
- taquicardia sinusal, 120
- taquicardias supraventriculares, 120
- síndromes taquicárdicas, 120

S

Sala de parto, 343
- avaliação
- - frequência cardíaca, 345
- - frequência respiratória, 345
- anamnese materna, 343
- classificação internacional de funcionalidade, incapacidade e saúde, 353
- equipamentos, 343
- equipe, 344
- materiais, 343
- momento do parto, 344
- oxigênio suplementar, 345
- reanimação neonatal, 346
- - dispositivos de ventilação pulmonar, 346
- - massagem cardíaca, 350
- - medicações, 353
- - pressão positiva contínua nas vias aéreas (CPAP), 351
- - ventilação com pressão positiva, 346
- - ventilação pulmonar com máscara facial, 348
- - ventilação pulmonar por cânula traqueal, 350
Síndromes
- aspiração do mecônio, 161
- - definição, 161
- - epidemiologia, 161
- - fisiopatologia, 162
- - tratamento, 163
- bradicárdicas na UTI, 120
- desconforto respiratório neonatal, 152
- - classificação, 154, 156
- - diagnóstico, 154
- - fisiopatologia, 153
- - incidência, 154
- - manejo, 155
- - manifestações clínicas, 154
- taquicárdicas na UTI, 120
Sistema
- auditivo, 315
- cardiorrespiratório, 99
- - aplicabilidade clínica da classificação internacional de funcionalidade, incapacidade e saúde (CIF), 114
- - avaliação fisioterapêutica, 101
- - - ambiente, 101
- - - anamnese, 102
- - - exame físico, 102
- - - exames complementares, 108
- - - exames de imagem, 110
- - - exames laboratoriais, 108
- - - gasometria arterial, 108
- - - inspeção dinâmica, 104
- - - inspeção estática, 102
- - - oximetria de pulso, 108
- - - radiografia de tórax, 110
- - - sinais vitais, 102
- - - ultrassonografia de tórax, 111
- - desenvolvimento, 99
- - monitoramento do paciente pediátrico na unidade de tratamento intensivo, 117
- - - desenvolvimento, 117

- - - hemodinâmico, 118
- - - respiratório, 123
- - - ventilação, 127
- - tratamento fisioterapêutico, 146-199
- - - apneia da prematuridade, 185
- - - cardiopatias congênitas, 175
- - - displasia broncopulmonar, 193
- - - hérnia diafragmática congênita, 170
- - - hipertensão pulmonar persistente do recém-nascido, 165
- - - taquipneia transitória do recém-nascido, 146
- - - síndrome de aspiração do mecônio, 161
- - - síndrome do desconforto respiratório neonatal, 152
- gustativo, 315
- musculoesquelético, 203-209
- - avaliação fisioterapêutica, 205
- - desenvolvimento, 203
- - displasia desenvolvimental de quadril, 234
- - paralisia braquial obstétrica, 211
- - pé torto congênito, 215
- - torcicolo muscular congênito, 223
- neurológico, 247-257
- - asfixia perinatal, 277
- - avaliação, 249
- - desenvolvimento, 247
- - exame físico, 249
- - - estado comportamental neonatal, 255
- - - perímetro cefálico, 249
- - - reflexos primitivos, 250
- - - tônus muscular e postura, 249
- - gastrosquise, 285
- - hemorragia peri/intraventricular, 272
- - hidrocefalia, 293
- - leucomalácia, 272
- - microcefalia, 293
- - onfalocele, 285
- - transição da etapa fetal para neonatal, 248
- ofativo, 315
- respiratório, 21
- - condições e fatores de dissociação, 23
- - curva de dissociação da hemoglobina, 22
- - efeito Bohr, 22
- - hematose, transporte e consumo de oxigênio, 22
- sensorial, 311
- - ambiente intrauterino e desenvolvimento sensorial, 317
- - estruturas, 311
- - funções, 311
- - unidade de terapia intensiva e desenvolvimento sensorial, 317
- tátil, 313
- vestibular, 313
- visual, 316
Sono, 312
Surfactante, 383

T

Talipes equinovarus congênito, 215
Taquicardias
- atrial na UTI, 120
- sinusal na UTI, 120
- supraventriculares na UTI, 120
Taquipneia, 128
- transitória do recém-nascido, 146
- - apresentação clínica, 147

- - classificação internacional de funcionalidade, incapacidade e saúde (CIF), 149
- - epidemiologia, 146
- - etiopatogenia, 146
- - evolução da doença, 147
- - posicionamento terapêutico como adjuvante da otimização da mecânica ventilatória, 150
- - suporte ventilatório, 148

Tempo inspiratório, 48
Tenda de oxigênio, 33
Test infant motor performance (TIMP), 263
Tônus muscular e postura, 249
Toque, 313
Torcicolo muscular congênito, 223
- classificação, 223
- classificação internacional de funcionalidade, incapacidade e saúde, 224
- definição, 223
- diagnóstico, 224
- epidemiologia, 223
- etiologia, 223
- prognóstico, 224
Toxicidade do oxigênio na hiperóxia em pacientes neonatais, 25
Transporte neonatal, 356
- inter-hospitalar, 356, 358
- - aéreo, 358
- - desfecho clínico, 359
- - terrestre, 358
- - ventilação mecânica, 358
- intra-hospitalar, 356
- - ambiente adequado, 357
- - comunicação entre as áreas, 357
- - equipe especializada, 357
- - fases, 357
- - materiais envolvidos, 357

U

Ultrassonografia de tórax, 111
UTI, monitoramento cardiorrespiratório do paciente pediátrico, 117
- desenvolvimento, 117
- hemodinâmico, 118
- respiratório, 123
- ventilação, 127

V

Vancomicina, 386
Ventilação pulmonar mecânica invasiva
- avançada neonatal, 52-61
- - alta frequência, 57
- - assistência ventilatória ajustada neuralmente, 57
- - ciclagem e tempo neural, 54
- - controle automático de fração inspirada de oxigênio, 60
- - controle e monitoramento de fluxo, 54
- - limite e proteção contra barotrauma/volutrauma, 53
- - nomenclatura das modalidades ventilatórias neonatais, 55
- - tempo controlado, pressão limitada, 55
- - *trigger* e sincronização, 53
- - sistemas de *biofeedback* negativo, 56
- - sistemas de biofeedback positivo, 56
- convencional, 37-51
- - breve histórico, 37
- - ciclada a tempo e limitada a pressão (TCPL), 43
- - fase do ciclo ventilatório, 39
- - indicação, 38
- - modalidades ventilatórias, 43
- - modos ventilatórios básicos, 40

- - objetivos, 38
- - parâmetros ventilatórios, 46
- - pressão positiva contínua das vias aéreas/ventilação com suporte de pressão (CPAP/PSV), 46
- - ventilação com pressão controlada, 44
- - ventilação com volume controlado, 46
- desmame, 62-68
- lesões induzidas, 69-76
- - atelectrauma, 71
- - barotrauma, 70
- - biotrauma, 71
- - cerebral, 71
- - diafragmática, 72
- - estratégias para redução, 72
- - oxitrauma, 71
- - volutrauma, 71
Ventilação pulmonar na sala de parto
- cânula traqueal, 350
- dispositivos, 346
- máscara facial, 348
- pressão positiva, 346
Ventilação pulmonar na UTI, monitoramento, 127
- capnografia, 128
- frequência cardíaca, 127
Ventilação pulmonar não invasiva, 78-93
- aparelhos, 81
- boas práticas, 90
- causas de falha, 90
- complicações, 79
- contraindicações, 80
- desmame, 92
- efeitos adversos, 79
- efeitos fisiológicos, 78
- equipamentos, 81
- evidências científicas, 88
- indicações, 80
- interfaces, 83
- modalidades, 85
- *-bilevel*, 85
- - CPAP bolhas ou artesanal, 87
- - CPAP com fluxo variável, 88
- - CPAP convencional, 85
- - NIPPV, 85
- - VNI-NAVA, 87
Ventilação pulmonar protetora/gentil, 72
- alta frequência, 74
- controle da oferta de oxigênio, 73
- controle de volume corrente, 73
- extubação precoce, 75
- hipercapnia permissiva, 73
- INSURE, 74
- LISA, 74
- pressão expiratória positiva final, 73
- profilaxia farmacológica, 75
- suporte ventilatório não invasivo, 74
- sincronização, 74
- volume-alvo, 75
Vibração torácica, 136
Visão, 316

W

Writhing movements, 261

Y

YC-PEM , 266